นวดกดจุดบำบัดโรค

Nuad Kod Jud

ACUPRESSION THAIE

Pour les troubles tendino-musculaires

Selon l'école du Wat Po de Bangkok

Nuad kod Jud bumbud rok
"Soigner par le massage et la pression des points"

Apprenez l'acupression thaï en vidéo
sur le site : www.thaiacu.com

CONTACT
info@thaiacu.com
www.thaiacu.com

Acupression thaïe pour les troubles tendino-musculaires
selon l'école du Wat Po de Bangkok (Wat Chetuphon)

ISBN 978-965-92242-3-4

Les protocoles thérapeutiques doivent être pratiqués par des praticiens qualifiés en thérapies manuelles.

Ce livre ne remplace en aucun cas l'avis d'un médecin diplômé. Pour tout avis médical, consultez un médecin. L'acupression ne peut se pratiquer que par des personnes ayant reçu au préalable une formation adéquate. Il convient pour les praticiens et leurs patients de toujours se référer aux encadrés de contre-indications et mises en garde, à chaque début de chapitre, et de prendre les précautions nécessaires avant toute manipulation physique thérapeutique. Pour tout cas sujet à caution, état de santé, maladie ou blessure, demandez l'avis d'un médecin. Toute douleur intense ou projetée, survenue pendant ou après une session d'acupression, peut être le signe de problèmes sous-jacents, qui requièrent de consulter le plus rapidement possible un médecin. L'auteur et l'éditeur déclinent toute responsabilité quant aux effets secondaires qui pourraient survenir suite à l'utilisation inappropriée des informations contenues dans ce livre.

Publié en Israel par Noam Tyroler en 2017
P.B. 430, Ha-Iros 37, Metula 10292, Israel

E-mail : noamtyroler@gmail.com

Site internet : http://www.thaiacu.com

Édition : **Robin Treistman**

Édition médicale : **Gilaad Holy-Or**

Design graphique : **Nicole Gluch**
avec **Noam Tyroler** et **Zohar Sde-Or**

Mise en page : **Amy Caron**
avec **Chamutal Leket**

Photographe : **Dudi Ardon**

Adaptation des dessins : **Alon Lindenbaum**

Retouche des images : **Alon Lindenbaum**

Anatomie : **Ayala Arad**

Localisation des points chinois : **Eran Goldstein**

Receveur Modèle : **Daniel Loebenstein**

Praticien modèle : **Noam Tyroler**

Traduction en français : **Emilie Didier**

Ce livre est dédié à mes parents
Rachel et **Jano Tyroler**

à ma femme **Idit**
et à mes filles **Gal** et **Ilil**
avec tout mon amour.

Merci à
Judy Becker Worsley du fond du coeur, de m'avoir autorisé
à utiliser les superbes dessins de son livre
Traditional Chinese Acupuncture Meridians and Points.

Merci également à
Mme Maureen Postins
de "Worsley Inc"
pour son aide et sa gentillesse.

Je tiens également à remercier les personnes suivantes :

Mon père Jano Tyroler et mon ami Izhar Atzmon
pour leur aide financière et pour avoir rendu la création de ce livre possible.

Sally Reidman,
président et fondateur de l'Université Reidman de médecine holistique, pour
son chaleureux accueil, et pour l'accueil du massage thaï et des études d'acupression à
l'Université, ainsi que pour son encouragement et son soutien pendant toutes ces années.

Sanghati (Gary) Kshepitzki
pour son aide et ses conseils précieux, sans lesquels ce livre n'aurait pu exister.

Eran Goldstein
à l'origine de ce livre, pour son aide dans la localisation des points,
et pour ses importantes recommandations.

Roy Henig
pour ses conseils et son soutien.

Professor Avshalom Mizrahi,
directeur des études et de la faculté de naturopathie de l'Université Reidman,
pour son soutien et ses conseils.

Muli Glazer
pour son enthousiasme et ses conseils.

Dalia Avigdor
pour ses conseils judicieux.

Amos Bahat
pour sa générosité, son aide et ses conseils pour l'impression.

Merci à :
M. Preeda Tangtrongchitr – fondateur de l'école du Wat Po
M. Serat Tangtrongchitr – manager de l'école du Wat Po
d'avoir aimablement répondu à toutes mes questions.

J'aimerais également remercier mes enseignants merveilleux en acupression thaïe thérapeutique :
M. Suchat Wongurapraserт (Ting)
Mme Guniga Piyapong (Kanika)

Je souhaite rermercier tous mes enseignants en massage thaï :
Les enseignants de l'école de massage traditionnel thaï
Shivaga Komarpaj du vieil hôpital de Chiang Mai

M. Pichet Boonthamme
Véritable maître, enseignant remarquable de massage thérapeutique thaï.

M. Chongkol Setthakorn (John)
Grand enseignant et fondateur d'ITM, École Internationale de Massage thaï, à Chiang Mai.

Dr. Sombat Tapanya
Merveilleux enseignant et auteur du livre Le Massage thaï traditionnel.

M. Sutichai Tameesak (Piak)
Thérapeute de grand talent et formidable enseignant.

Mme Nid Chaimongkol
Adorable femme et enseignante.

M. Chayut Priazit
Praticien incomparable et maître en techniques de massage thaï innombrables.

Un merci tout particulier à :
Avi Treistman, Daniel Lobenstein, Ayala Arad, Ziv Raviv, Rinat Goffer, Yosi Rachmani, Sarit Barak, Roee Tsuk, Meirav Avraham, Shlomi Patito, et Javier Yusupoff.

Je remercie tous mes étudiants en massage et en acupression thaïs, qui partagent avec moi l'amour de cette thérapeutique ancestrale.

Je tiens à rendre hommage aux générations d'enseignants et d'élèves qui ont su garder ces connaissances dans leurs cœurs et leurs esprits, les affiner, les transmettre, d'une génération à l'autre, continuant ainsi une chaîne ininterrompue depuis des centaines d'années.

Symboles et vocabulaire

●●● affection très courante

Courante ou rare

Les 60 protocoles de traitement ont tous une étiquette : " affection courante, très courante ou rare ". Apprenez-bien les traitements des affections les plus courantes. Lors de votre diagnostic, partez du principe que celle qu'on vous soumet est courante.

Ligne

Ligne d'acupression, segment d'une ligne Sen sur laquelle sont situés les points d'acupression. Lorsqu'on a suffisamment de temps, on fait d'abord un travail général des lignes du protocole, avant d'exercer des pressions plus intenses sur chaque point. Les lignes d'un protocole de traitement sont celles sur lesquelles se trouvent les points d'acupression : si un point est sur une ligne, il faut travailler cette ligne. Le travail des lignes est, à lui seul, très puissant. Travailler les points à la suite l'est encore plus. Toutes les lignes d'acupression sont répertoriées dans l'atlas anatomique.

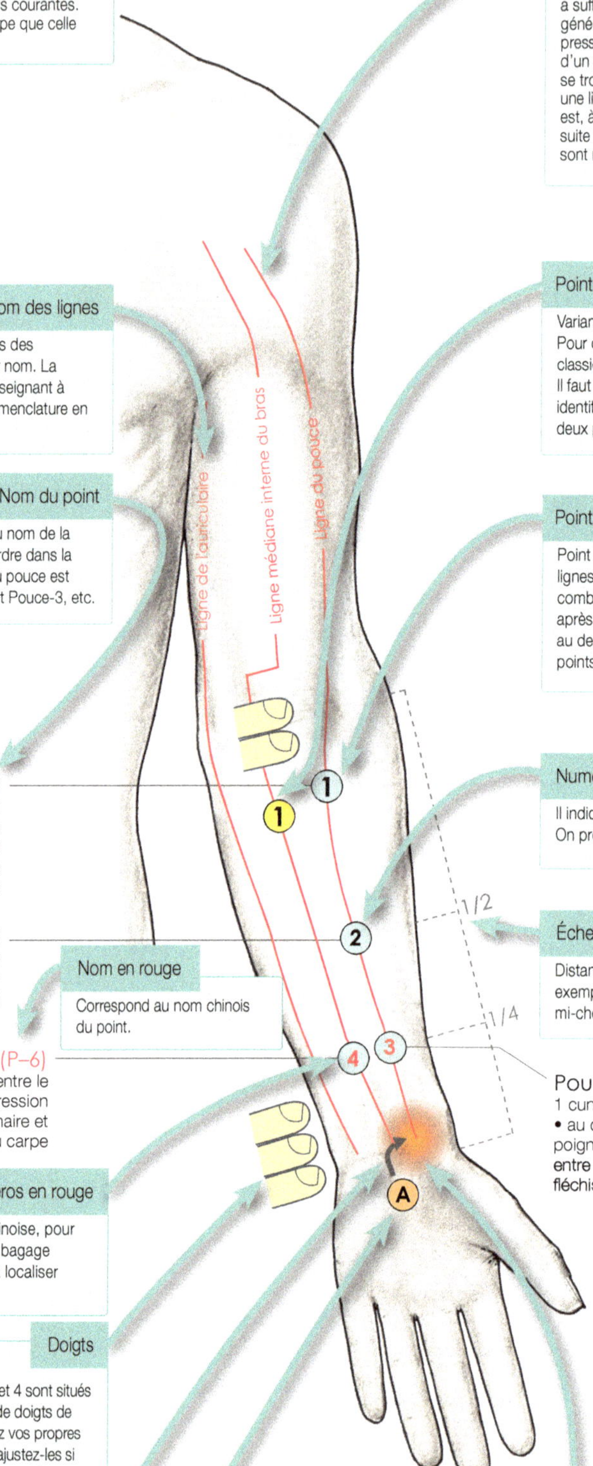

Nom des lignes

Les lignes correspondent à des segments des lignes Sen, mais elles ne portent pas leur nom. La nomenclature, très variée, diffère d'un enseignant à l'autre. Dans ce livre, nous utilisons la nomenclature en usage au Wat Po.

Point en jaune

Variante. Le point jaune 1 est une variante du point 1. Pour certains patients, parfois, les points du protocole classique s'avèrent plus efficaces dans leur variantes. Il faut donc préférer ces derniers. Essayez les deux, pour identifier celui qui est le plus efficace. Bien souvent, les deux points le seront.

Nom du point

Le nom de chaque point est composé du nom de la ligne sur laquelle il se trouve, et de son ordre dans la séquence. Le premier point de la ligne du pouce est Pouce-1, le troisième point sur la ligne est Pouce-3, etc.

Point

Point d'acupression thaïe. Tous les points sont sur des lignes. Un protocole de traitement correspond à une combinaison de points que l'on presse un à un, l'un après l'autre, pendant 10 à 15 secondes, du point 1 au dernier point. On peut réitérer chaque séquence de points, jusqu'à 9 passages, si nécessaire.

Numéro du point

Il indique l'ordre de passage du point dans la séquence. On presse donc les points dans l'ordre : 1, 2, 3, etc.

Pouce-3
2 doigts en-dessous du creux principal du coude • dans la dépression entre le brachio-radial et le fléchisseur radial du carpe • presser contre l'os • irradie dans le pouce

Échelle

Distances relatives qui séparent deux points – par exemple : à mi-chemin, au quart. Ici, le point 2 est à mi-chemin entre le poignet et le coude.

Pouce-2
à mi-chemin entre le poignet et le coude • dans la dépression entre le fléchisseur radial du carpe et le brachio-radial

Nom en rouge

Correspond au nom chinois du point.

Médiane interne du bras-1 (P–6)
au quart (3 doigts) du chemin entre le poignet et le coude • dans la dépression entre les deux tendons - le long palmaire et le fléchisseur radial du carpe

Pouce-1 (Zone PO-7 Japonaise)
1 cun au-dessus du point PO-7 japonais • au quart (3 doigts) du chemin entre le poignet et coude • dans une dépression entre les deux tendons, le radius et le fléchisseur radial du carpe

Numéros en rouge

Les même points qu'en acupuncture chinoise, pour aider les praticiens et étudiants avec un bagage en médecine chinoise et/ou japonaise, à localiser certains points plus aisément.

Nom et zone en rouge

Lorsque le point d'acupression est très proche d'un point d'acupuncture, on précise la zone, décrite par son nom en rouge, pour permettre de localiser le point d'acupression par rapport au point d'acupuncture.

Doigts

Unité de distance pour localiser les points. 1 doigt=1 travers de doigt. Ici, les points 3 et 4 sont situés à une distance qui équivaut à trois travers de doigts de votre patient, au-dessus du poignet. Utilisez vos propres doigts pour effectuer ces "mesures", mais ajustez-les si votre patient est bien plus petit ou bien plus grand que vous, en ajoutant ou retirant un peu de longueur.

Flèches

Elles indiquent dans quelle direction effectuer la pression, pour les cas où il s'agit de ne pas presser comme d'habitude, vers le centre du bras ou de la jambe, ou vers le centre de la zone où se trouve le point concerné.

Point orange

Un point additionnel. Dans certains protocoles, il est nécessaire de rajouter des points. À vous de constater s'ils sont efficaces. Si c'est le cas, incorporez-les à votre séquence de traitement. Sinon, ignorez-les.

Centre de la douleur

Repère graphique indiquant la zone douloureuse.

(doigts)	Unités de distance
1	Point d'acupression
1 (jaune)	Variante d'un point
A	Point additionnel
1 (rouge)	Point d'acupuncture
(tache orange)	Centre de la douleur
(flèche)	Direction de la pression du pouce

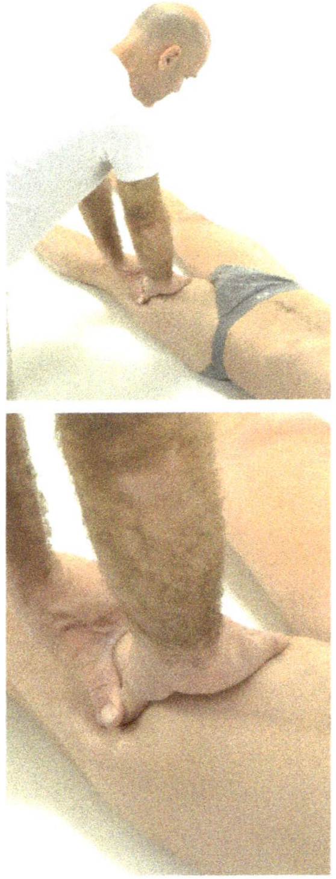

Pouces croisés
Permet d'exercer une pression vers l'avant, ou vers le sol. C'est la technique la plus utilisée.

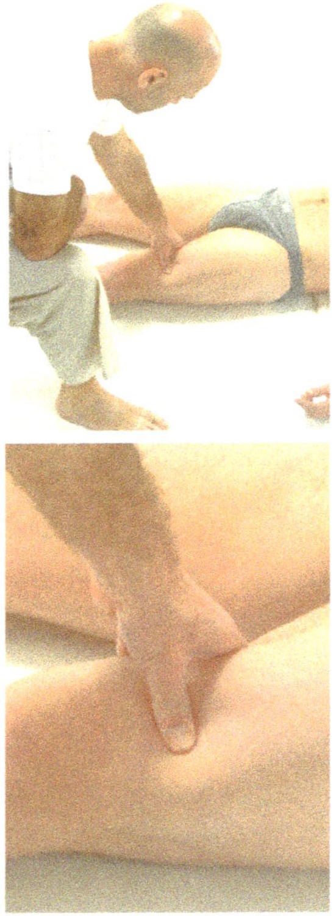

Un seul pouce
Pour exercer une pression vers l'avant, vers l'arrière, vers vous, ou directement vers le sol. Technique très utilisée.

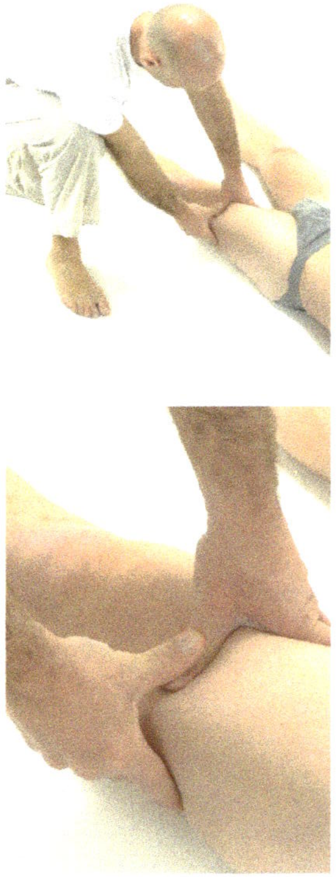

Pouce sur pouce, en parallèle
Pour exercer une pression directe vers le sol, parfois vers l'avant. Technique très courante.

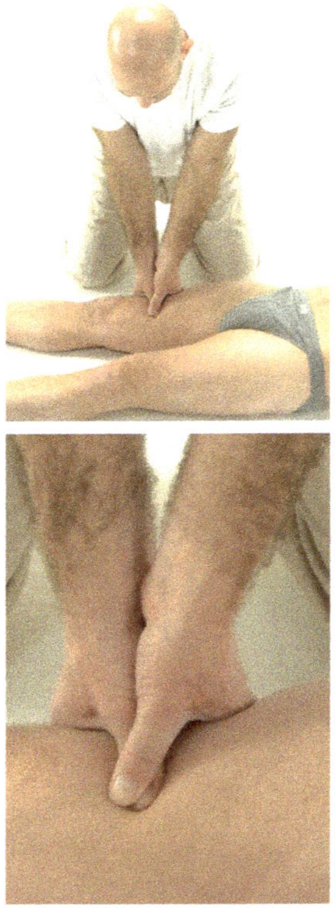

Pouce sur pouce
Pour exercer une pression vers le sol et vers vous. A utiliser quand vous ne souhaitez pas changer de position, pour éviter de vous déplacer de l'autre côté du patient.

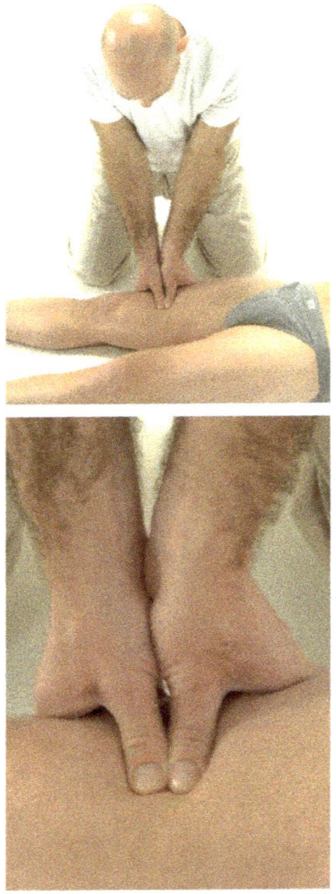

Pouce contre pouce
Pour exercer une pression vers le sol et vers vous. Permet d'effectuer une pression de surface.

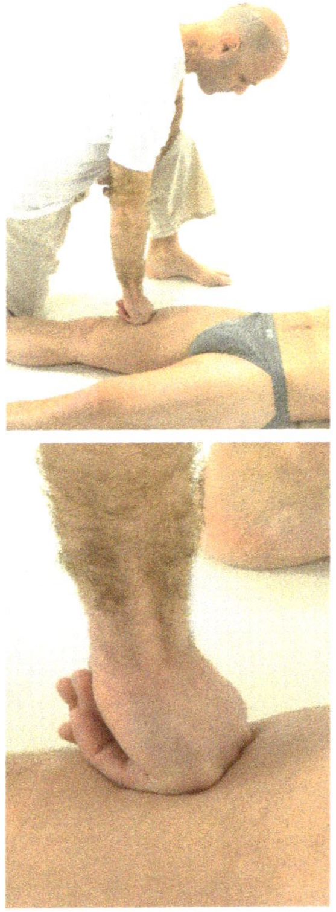

Poing
Pour presser vers le sol. Cette technique permet une pression en surface, mais puissante. À utiliser si vos pouces fatiguent.

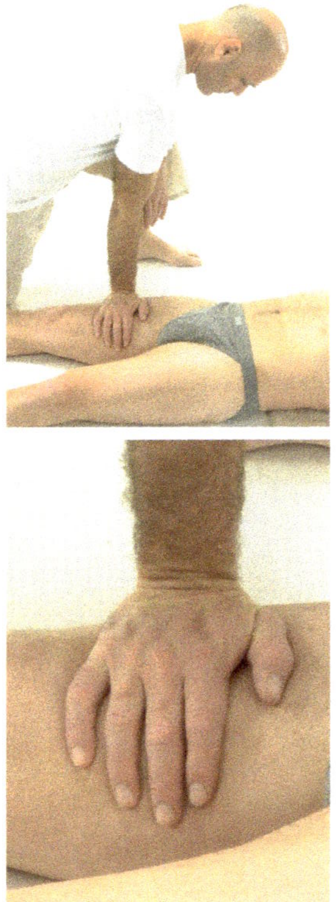

Paume
Pour exercer une pression vers le sol. Permet une pression douce, pas trop profonde, pour traiter une personne ou une zone sensible.

TABLE DES MATIÈRES

ATLAS ANATOMIQUE DES POINTS DE L’ACUPRESSION THAIE TRADITIONNELLE

Face antérieure du corps

Bras et mains

Les séries de points

Les points, combinés en série, sont un aspect crucial des traditions thérapeutiques d'acupuncture et d'acupression. Ils peuvent représenter un outil thérapeutique très efficace, même pour des praticiens ayant une formation basique en thérapies manuelles et peu ou pas de connaissances médicales théoriques. En outre, ces séries constituent une base solide pour développer une conscience intuitive des lignes et des points du corps.

Les séries de points du Wat Po

Les 60 combinaisons de points de ce livre sont des fondamentaux. Ils constituent la référence de base des protocoles de traitement de l'acupression thaïe thérapeutique (auxquels il faut ajouter ceux de l'école de massage thérapeutique du roi). Ils ont été recueillis et compilés en 1955 par un groupe d'enseignants rassemblés par le fondateur de l'école de massage du Wat Po, M. Preeda Tangtrongchitr, lors d'une série de séminaires.
C'est au cours de ces séminaires, grâce à l'échange et au partage de connaissances, que des standards pour le traitement des troubles tendino-musculaires ont été établis : un protocole de référence pour le massage ainsi qu'un corpus de séries de points d'acupression efficaces, reconnus et éprouvés dans le temps.

Les troubles tendino-musculaires simples

Les protocoles de ce livre permettent de soigner nombre de pathologies musculaires et tendineuses les plus courantes, pouvant être traitées par des méthodes thérapeutiques manuelles : les affections des tissus mous, tels que l'hypertonie musculaire, les "trigger points" (points détente ou gâchette), la faiblesse musculaire, les entorses, les problèmes de tendons tels que tendinose, tendinite et ténosynovite, les entorses ligamentaires, l'ostéo-arthrite, les compressions neuro-vasculaires et les tensions nerveuses. En revanche, ces protocoles ne s'appliquent pas aux pathologies graves telles que fracture, luxation d'articulation, et toute affection tendino-musculaire dont l'origine est virale, bactériologique, interne, ou systémique. Il existe en Thaïlande de nombreux autres protocoles de points qui sont utilisés pour traiter de multiples maux. Des classes avancées, proposées par différentes écoles et praticiens partout en Thaïlande, offrent l'opportunité d'étudier ces protocoles.

Ce livre est conçu comme un manuel d'étude. Il s'adresse à tout élève en acupression thaïe mais également à tout autre praticien en thérapies manuelles. Les 60 protocoles peuvent être utilisés directement, sans la supervision d'un professeur certifié. Il va de soi que l'apprentissage auprès d'un enseignant qualifié est fortement recommandé, et reste irremplaçable.

Prenez soin de tester les 60 protocoles d'abord sur votre famille et vos amis. Une fois que vous serez familiarisé avec les principes de ces méthodes simples, que vous saurez localiser les points, vous pourrez aisément traiter vos patients, à l'aide de ce guide.

La tradition thaïe, très ancienne, se transmet oralement depuis des générations. Les savoirs et connaissances s'enseignent dans la durée, et lorsqu'ils sont écrits, sont souvent obscurs. De nos jours, l'apprentissage ne peut se faire par cœur, comme à l'époque. Ce livre se veut le plus clair possible. Il est conçu pour des sessions intensives, très courtes. Pour apprendre autant sur une formation aussi courte, il faut un manuel clair, qui permette d'assimiler l'enseignement par la pratique et l'entraînement régulier, dans les mois qui suivent la formation.

Avec ce livre, j'ai également cherché à rendre accessible à tout praticien en thérapies manuelles une tradition méconnue. Pour tous les maux liés aux muscles et tendons, je ne connais pas de méthode qui soit à la fois aussi efficace, tout en étant aussi simple à apprendre et à mettre en œuvre.
Ces protocoles de traitement sont très séduisants, car ils vont droit au but : directement là où ça fait mal. Et le soulagement est immédiat. "Ah, voilà ! C'est exactement ce qu'il me fallait".

Dans le traitement des douleurs liées aux troubles tendino-musculaires, il est primordial de rechercher les points, les lignes et les zones sensibles, qui "ont faim" et demandent qu'on s'occupe d'eux.
Chaque patient a des points qui lui sont propres. À vous de les trouver. Votre patient les connaît déjà peut-être. Il est peut-être même capable de vous en indiquer, au moins quelques-uns. Les praticiens ayant une bonne expérience et une bonne intuition sauront trouver tous les points pertinents et nécessaires pour que le traitement soit parfait. J'ai assisté à quelques sessions en Thaïlande, avec des praticiens qui n'avaient jamais étudié les combinaisons de points, et j'ai été émerveillé de les voir trouver des séries complètes.

Pour chaque trouble, qu'il soit musculaire, tendineux, articulaire, certaines lignes et points deviennent sensibles, douloureux ou déficients, et ont besoin d'être travaillés. Ce peut être avec des aiguilles, des pressions, ou du massage. Le travail de ces points est un aspect crucial du soin.

Grâce aux séries de combinaisons, répertoriées dans ce guide, les praticiens pourront trouver ces points. Peu de personnes sont capables de les trouver seuls. C'est la raison pour laquelle ces séries de combinaisons peuvent faire le bonheur de nombre de praticiens. Puisse ce livre, tel un véritable guide, vous accompagner à réaliser un court diagnostic de votre patient, puis à trouver la bonne combinaison. Vous saurez vite identifier quels points "crient" et ont besoin de votre toucher.

Essayez et constatez par vous-même la puissance de guérison qu'ils représentent. Puissiez-vous, comme moi, tomber en amour pour cet tradition ancestrale. C'est mon souhait le plus cher.

Note : Par convention d'écriture, et pour le confort de lecture, les références au genre sont systématiquement masculines ("le patient"), bien qu'elles s'appliquent tout autant aux femmes qu'aux hommes.

La séance d'acupression

Elle peut se réaliser au sol, sur un matelas, sur un lit, sur une table de massage, ou bien sur une chaise, pour les maux du haut du dos. Le patient est habillé. Il arrive qu'en Thaïlande les hommes soient torse nu, comme dans cet ouvrage. Ceci nous permet de bien distinguer les lignes et les points, afin de comprendre précisément le travail effectué par le thérapeute.

Protocole de traitement et massage : quelle différence ?

D'un point de vue thérapeutique, un massage global s'utilise plutôt de manière préventive. Tandis que les protocoles visent à soigner un désordre existant. Ils ne s'attachent qu'à des points, des lignes ou des zones spécifiques (parfois on ajoute quelques étirements). Les lignes et points d'un protocole sont le cœur d'un traitement, tandis qu'on ignore les autres lignes et parties du corps, ou qu'on les traite uniquement si on a le temps. Traiter des zones du corps qui ne sont pas pertinentes est une perte de temps. Votre patient n'en a ni l'envie, ni le besoin. Il veut qu'on s'occupe de sa douleur. Autrement, il sera frustré. Une fois que vous aurez consacré le temps et la pression nécessaires aux lignes et points, poursuivez avec un massage global du corps, en prenant garde à n'exercer aucun étirement ou pression douloureux.

Une session courte - points uniquement - de 20 à 30 minutes

Lorsque vous êtes limité en temps, utilisez uniquement une combinaison de points.
Commencez par le premier point du protocole, puis passez au deuxième, et continuez avec le reste de la séquence. Après le premier passage, effectuez une deuxième passage, et continuez à enchaîner ces séries jusqu'à la fin de la session. Pressez un point aussi longtemps que vous le sentez, 10 à 15 secondes en général, parfois même plus longtemps. La pression est généralement profonde. Idéalement, il faut qu'elle soit la plus puissante possible, tout en faisant en sorte que votre patient l'apprécie, sans mouvement de repli ou de recul de sa part.

Un traitement complet - De 1 heure et demie à 3 heures

La session idéale de traitement devrait durer aussi longtemps que nécessaire pour votre patient.
Certains maux se traitent intégralement en 20 minutes. D'autres requièrent une séance complète de 3 heures. Pour la plupart des maux du bas du dos, par exemple, il faut de longues sessions. Mais ce sont des problèmes qui peuvent être traités également de manière efficace en sessions courtes de 25 minutes. Dans l'idéal, on continue tant qu'on constate un soulagement, une amélioration, et tant que le patient le désire. Il faut s'arrêter lorsque les points "fatiguent". C'est l'expérience qui permet au thérapeute de sentir à quel moment les points saturent et n'ont plus besoin de pression.

Traitement des pathologies sévères

Attention ! Ne travaillez que les lignes et points d'acupression des protocoles adéquats. Dans certains cas graves, le travail des lignes peut provoquer une circulation qui aggrave la douleur. Quand c'est le cas, travaillez les points uniquement. Les lignes pourront être manipulées plus tard, au cours de la session, si la douleur persiste. Pressez les points, encore et encore, répétez les pressions, jusqu'à ce qu'ils soient "contents". Passer du temps sur d'autres parties du corps, non pertinentes, ne vous fera que gaspiller un temps précieux. À proscrire également : les étirements, habituellement pratiqués lors des massages, car ils peuvent aggraver l'état de votre patient.

Traitement des troubles chroniques

Pour traiter des affections chroniques, telles que les douleurs lombaires - où la raideur devient plus gênante que la douleur - pratiquer des étirements doux des jambes et du dos, pendant le massage, peut être bénéfique. Au fil des améliorations, progressivement, incluez de plus en plus d'éléments d'un massage général. L'objectif final étant de pouvoir effectuer un massage complet du corps, tout en faisant très attention aux lignes propres à la pathologie traitée.

Le massage général se pratique au "début", en prévention et à la "fin", en réadaptation. Pratiqué une fois par semaine, ou deux fois par mois, il préviendra la plupart des troubles traités par les protocoles d'acupression.

Choisir le bon protocole

À chaque trouble, qu'il soit musculaire, articulaire ou lié aux tendons, correspond un protocole. Ce livre vous aide à trouver le bon et vous guide, étape par étape, dans son application concrète.

1. Trouver le bon chapitre

Identifiez le siège de la douleur et quels mouvements l'accentuent.
Si la douleur se manifeste au niveau du cou, par exemple, et qu'elle augmente dès qu'on bouge le cou, il s'agit d'un problème de cou. Ouvrez donc le chapitre correspondant. De la même manière, si la douleur est lombaire, ouvrez le chapitre des douleurs du bas du dos.

2. Choisir parmi les protocoles proposés dans le chapitre

Une fois au bon chapitre, référez-vous aux parties "Choisir le traitement adapté" et "Tableau de diagnostic", pour trouver le protocole qui correspond le mieux à l'état de votre patient. Dans certains cas, il faut combiner deux protocoles.

3. Aller aux "Étapes du traitement" et suivre les instructions

Commencez le traitement à l'étape 1, puis suivez les instructions dans l'ordre. Si vous avez trop peu de temps, limitez-vous à la partie "Points thérapeutiques".

4. Localiser les lignes et points d'acupression du protocole

Localisez les points sur le schéma, à l'aide des indications de lignes, d'échelle et de doigts. Vous pouvez également vous référez à la "Sélection des points thérapeutiques" à chaque fin de section des "Étapes du traitement".

5. Un doute sur la localisation exacte d'un point ?

L'atlas anatomique vous aide à localiser précisément les points d'acupression.

Les étapes du traitement

Échauffement

Commencez votre traitement, si vous en avez le temps, par une préparation générale. Travaillez les lignes des jambes, des bras ou du dos en pressions palmaires, ou bien effectuez un massage complet du haut du dos, ou un massage du ventre, si vous devez traiter ces zones, selon les instructions par étapes que vous trouverez dans les pages suivantes.

Lignes d'énergie

Continuez ensuite avec un travail plus profond de pressions au pouce sur les lignes énergétiques du protocole. Si vous en avez le temps, travaillez d'abord les lignes où se trouvent les points spécifiques du protocole, avant de travailler les points. Ce travail des lignes, effectué en préalable, démultiplie les effets du travail des points réalisé par la suite. Le traitement est d'autant plus efficace. En effet, le travail des lignes adéquates est très puissant à lui tout seul, mais il l'est encore plus quand il est associé à celui des points d'acupression.

Combinaison de points

Vient ensuite la partie la plus importante du protocole de traitement : les points d'acupression. Travaillez les combinaisons de points en répétant les séquences. Vous pouvez faire jusqu'à 10 passages maximum. Si votre session est limitée en temps, travaillez les points uniquement. Le travail des points à lui tout seul est bénéfique.

Techniques complémentaires, en option

Après avoir effectué entièrement un traitement, si vous en avez le temps, continuez avec ces procédures complémentaires, en suivant les instructions des "Étapes du traitement". Par exemple, dans le cas d'une affection de la nuque, vous pouvez ajouter plusieurs étirements et un travail de certaines lignes thérapeutiques du dos et de la hanche. Avec ces compléments, vous gagnerez en efficacité sur le traitement des troubles chroniques.

Techniques de traitement, plus globales

Si vous en avez le temps, une fois toutes les étapes du traitement effectuées, vous pouvez passer à des techniques de massage général sur le corps, selon les besoins. Cependant, faites attention à ne pas presser ni créer de douleurs supplémentaires dans les zones déjà sensibles que vous venez de traiter.

Comment choisir un protocole ?

Le choix d'un protocole de traitement thaï se fait selon plusieurs critères : Où se trouve la douleur ? Comment se manifeste t-elle ? Quels sont les mouvements qui la créent ou l'augmentent ? Cherchez le protocole qui correspond le mieux au mal dont souffre votre patient. Lorsqu'il est effectué par un praticien expérimenté, le diagnostic dure entre 1 et 2 minutes.

1. Identifier d'abord où se manifeste la douleur, et quels mouvements la créent ou l'accentuent

Demandez à votre patient de vous indiquer d'abord là où il a mal.
Demandez-lui ensuite vous montrer, doucement, quels sont les positions et mouvements douloureux.
Pour plus de précision, demandez-lui pendant les mouvements qu'il vous montre à nouveau l'endroit exact de sa douleur.

2. Choisir le protocole

Parmi les protocoles proposés, faites votre choix en fonction des symptômes établis selon le diagnostic thaï, indépendamment de la définition médicale moderne de la pathologie. À chaque fois que les symptômes de votre patient concordent avec ceux qui sont décrits dans l'un des protocoles thaïs, essayez ce protocole et observez la réaction de votre patient. Si vos pressions sont bien accueillies, le traitement pourra donner de bons résultats. Si vous constatez une amélioration, continuez. Parfois il s'agit d'une combinaison de problèmes. Dans ce cas, deux protocoles peuvent être utilisés. Mais attention : effectuer deux protocoles, s'il n'en faut qu'un, vous fera perdre un temps précieux.
Les 60 protocoles du livre sont tous qualifiés de "courants" ou "rares". Lors du diagnostic, il faut partir du principe que le problème est, selon toute probabilité, l'un des plus courants, tout en sachant identifier un trouble plus rare.

3. Commencer le traitement et vérifier que le protocole est adéquat

Une grande partie du diagnostic s'effectue pendant le traitement en lui-même. Un praticien expérimenté doit pouvoir sentir à quel point les lignes et points sont efficaces et pertinents, tandis qu'un patient réceptif doit indiquer au praticien si le traitement est efficace. Pressez chaque point et observez les réactions de votre patient. Surtout ne l'embêtez pas avec trop de questions dès le début ! Laissez-le plonger dans un état de concentration, de plus en plus profonde. Il lui faudra souvent un peu de temps pour "rentrer" dans le traitement et être en mesure d'indiquer (sans forcément la verbaliser) l'efficacité des points. En général, c'est assez simple : si le patient apprécie, s'il semble satisfait, veut continuer, et vous revoir : vous avez là de bonnes preuves que votre traitement est ce qu'il lui faut !

Les diagnostics sont abordés de manière précise, dans chaque chapitre.

Pertinence et efficacité des points

Il est avantageux de savoir évaluer la pertinence d'un point pour pouvoir diagnostiquer et traiter. Certains patients sont capables de dire quel point est pertinent et quel autre ne l'est pas. Avec leur aide, vous pouvez localiser le point très précisément, diriger la pression avec exactitude, et ajuster l'intensité et la durée des pressions. Certains patients au contraire, ne le pourront pas. Mais ils vous diront quand vous êtes sur un "bon" point. Et d'autres ne vous diront pas grand chose. Il faudra donc se baser sur votre ressenti, sur les réactions physiques du receveur. Et si rien ne vous aide, contentez-vous de suivre le protocole.

Les trois types de points

Il y a différentes façons de ressentir l'efficacité et la justesse des points, pour le thérapeute comme pour le patient. La première, la plus facile, concerne les points durs et "pleins" : ces points ont besoin d'être travaillés à de multiples reprises. Pour le patient, ils seront souvent douloureux ou sensibles, mais également agréables, et "en demande". Car le receveur sent qu'à travers ce point, on touche la douleur en elle-même.

La deuxième n'est pas aussi simple, mais très importante. Les points sont durs mais plats. C'est à dire qu'ils ne sont pas "pleins", qu'ils ne "débordent" pas. Ils paraissent "fermés", "vides", "sans vie". Le thérapeute va sentir un besoin impérieux de les presser très loin et longtemps, pour retrouver un peu de vie, un "pouls", une réponse. Pour le receveur, ces points sont engourdis, et il ne ressentira pas la pression tout de suite, mais uniquement après une pression prolongée ou très profonde. Il lui faudra les deux : puissance et durée. Il pourra également être somnolent.

La troisième famille de points, plus simple à sentir, d'une certaine manière, est extrêmement importante. Ils sont très "profonds" : attirant graduellement le pouce du praticien très loin dans le corps, ils demandent à ce qu'il reste de plus en plus (souvent plus de 15 secondes, entre 30 et 60, et même quelques minutes), jusqu'à ce que le pouce soit repoussé progressivement du corps. Pour le patient, le point est insensible, il a "faim" et réclame puissance et profondeur. Le patient peut également être somnolent.

Évaluer la douleur

L'évolution de la douleur va permettre de mesurer l'efficacité de votre traitement. Demandez à votre patient de noter sa douleur de 1 à 10 avant le traitement, puis après le traitement. Si elle a diminué, si votre patient se sent mieux, c'est que le traitement est efficace.

Évaluer la qualité et l'amplitude des mouvements

Mesurez l'amplitude des mouvements avant et après le traitement. Si les mouvements sont moins restreints, plus souples, aisés et naturels, c'est que le traitement est efficace.

Le traitement est-il vraiment efficace ?

Si vos pressions sont mal accueillies par votre patient, qu'il a l'impression que ça ne lui fait pas du bien, ou que certains points "réagissent" et pas d'autres, il faut peut-être essayer un autre protocole. Il peut arriver, qu'au cours d'une session, vous réalisiez que certains symptômes correspondent en fait à un autre protocole, et à un autre chapitre. Par exemple, une épaule douloureuse indique peut-être en fait un problème au cou, qui doit être traité en conséquence.

Les symptômes s'aggravent, ou de nouveaux symptômes apparaissent ?

Si c'est le cas, arrêtez votre session. Ce n'est peut-être pas le bon protocole, ou bien l'acupression thaïe est contre-indiquée pour ce type d'affection. C'est le cas de certains troubles lombaires, par exemple, où il est contre-indiqué d'appuyer sur les points du dos car cela peut aggraver les symptômes. Les autres parties des protocoles, impliquant les points du ventre ou des jambes, peuvent en revanche donner d'excellents résultats.

Samatha

L'acupression thaïe, à l'instar d'autres thérapies manuelles, utilise le pouvoir de la quiétude (Samatha). Chez votre patient, le développement de cette quiétude va s'opérer naturellement, de lui-même. Elle va également s'installer en vous, mais souvent moins vite et de manière moins profonde. Le rôle du praticien est de permettre au receveur de développer cette concentration, une certain calme de l'esprit, afin qu'il puisse traverser différents états méditatifs, avec le moins de distractions possibles. Ainsi, trop parler ou se laisser interrompre (par le téléphone, des gens qui frappent à la porte, etc.) sont à éviter. Une atmosphère méditative rendra votre traitement plus efficace. Cela ne veut pas dire nécessairement un silence absolu, ni trop de grave ou de sérieux. Simplement, essayez de ne pas perturber ce processus qui est à l'œuvre.

Sentir ce que l'on fait

L'efficacité du traitement et les effets thérapeutiques dépendent grandement de la qualité de votre technique. Même avec le bon diagnostic, le bon protocole, et la localisation précise des points, le traitement peut ne pas être très efficace... Tout dépend de la manière dont vous allez presser les points et les lignes. L'expérience y joue pour beaucoup, mais il est tout à fait possible de réaliser des séances très efficaces, même en débutant. L'erreur commune consiste à vouloir être très "technique", en se dépêchant de faire toutes les lignes et les points d'un protocole, sans vraiment sentir ce que l'on est en train de faire. Ce n'est pas grave ! Car effectivement, lorsqu'on apprend l'acupression thaïe, on cherche d'abord à bien connaître et localiser les points. Une fois qu'on est plus à l'aise avec les protocoles, il devient beaucoup plus facile et ludique d'envisager la façon de bouger, les postures, et votre receveur : vous commencerez alors à sentir ce que vous faites.

Concentrer son poids sur un point précis

Essayez de concentrer le poids de votre corps sur le point que vous pressez. Il est essentiel d'avoir une posture corporelle confortable. À vous de trouver comment vous positionner, afin de pouvoir appuyer de manière profonde et prolongée, pendant 10 à 15 secondes. Votre traitement deviendra efficace lorsque vous saurez comment presser un point de manière très profonde, tout en étant à l'aise et détendu.

Sentir le receveur à travers le point

C'est en ressentant à la fois son pouce, le point et le patient, à travers la pression qu'on exerce, qu'on est le plus efficace. Faites confiance à votre pouce, suivez-le intuitivement.

Se poser les bonnes questions

Avant de toucher un point : Comment l'aborder ? Comment est-ce qu'il va réagir ?
Quand on touche le point : Mon toucher est-il bienvenu ici ? Dans quelle direction mon pouce souhaite-t-il appuyer ?
Jusqu'où aller sur ce point ? Quelle profondeur maximum ?
Dois-je presser plus fort ? Est-ce que c'est assez fort ? Trop fort ?
Dois-je diminuer la pression ? Rester plus longtemps ? En a-t-il assez, ce point ?

À travers un point, traiter le corps dans son ensemble

Lors d'un mal de tête, par exemple, la tête et le corps entier souffrent.
Les points du protocole concerné visent le corps dans son ensemble, et non uniquement la tête. Quand vous pressez un point qui ne fait pas partie d'un protocole, il agit juste sur la zone où il se trouve. Tandis que les points d'un protocole précis concernent le corps tout entier. Quand vous réalisez cela, le traitement devient bien plus efficace.

Un trouble n'est pas répertorié dans ce livre ?

Essayez de trouver vous-même les lignes et points pertinents. Commencez par un massage complet de la zone concernée. Puis travaillez les lignes, à la paume d'abord, puis aux pouces. Certaines lignes et points se révéleront spontanément. Généralement, ils sont plus durs, plus "pleins", "fermés", "sans vie" ou plus profonds. Ce sont ceux qui ont besoin d'être traités, qui sont souvent le plus sensibles. Si votre patient a l'habitude et qu'il réagit bien, il peut vous aider à les trouver.

Blessures ou lésions d'origine traumatique
Une blessure d'origine traumatique peut être la conséquence d'un accident de voiture, une chute, une explosion, un choc, etc. Même si les protocoles thaïs sont efficaces pour soigner certains traumas, ils ne peuvent en aucun cas être appliqués à une personne qui souffre d'un traumatisme grave, surtout lors de sa phase aiguë, et avant d'avoir été examinée par un spécialiste. Ce serait irresponsable. Des spasmes ou une inflammation peuvent en effet cacher des pathologies graves : fractures, luxations des articulations, des ligaments, tendons, déchirements musculaires, atteintes aux nerfs, vaisseaux sanguins et/ou aux organes internes. Il vaut mieux traiter un traumatisme chronique lorsqu'il est installé, ce qui donnera de meilleurs résultats, en prenant tout de même de grandes précautions.

Blessure ou lésions de surmenage
Les blessures dites de surmenage (ou de "sursollicitation") sont des affections des tissus mous, des os ou des fascia, causées par : une mauvaise conscience corporelle, le stress, le manque d'activité physique, l'usure des années, ou une activité professionnelle ou sportive répétitive. Pour ces affections, les protocoles thaïs sont tout indiqués, sans risque, et efficaces. Cependant, les cas aigus demandent une grande précaution.

Maladies internes ou systémiques
Les protocoles d'acupression thaïe ne soignent pas les douleurs ou troubles dont la cause est interne ou systémique, tels : infections bactériennes, virales, articulaires ou du système nerveux central, tumeurs, maladies auto-immunes telles que la goutte, ou l'arthrite rhumatoïde, carences alimentaires, troubles congénitaux, ou toute malade interne.

Certaines maladies dans cette catégorie sont des urgences. Envoyez toute personne concernée immédiatement chez un médecin ! En effet, le massage thaï ne traite pas ces maladies, même s'il peut être très bénéfique pour les cas chroniques, après les phases de poussée de l'arthrite rhumatoïde ou de goutte. En revanche, pour traiter les maladies liées au système locomoteur (articulations, muscles, tendons, nerfs) chez les personnes qui ont également une autre maladie interne (du diabète par exemple), il n'y a aucun problème.

Cas aigus
Le terme "aigu", tel qu'il est employé dans ce livre, dénote les affections impliquant des symptômes sévères du premier stade de la maladie - 1er, 2e ou 3e jour. Cela correspond au pic des symptômes.
Lorsqu'une affection est sévère, elle est suivie d'une phase aiguë sévère. De la même manière une affection légère sera suivie d'une phase aiguë légère. La phase aiguë implique : douleurs intenses, sensibilité accrue, spasme musculaire de protection, restriction des mouvements, inflammation prononcée.

Les protocoles thaïs sont efficaces pour soigner les affections aiguës, cependant les praticiens doivent exclure toute affection relevant de l'urgence médicale - ou que l'acupression risque d'aggraver. En cas de doute, ne traitez qu'après avis médical. Pour le traitement, procédez lentement, avec grande prudence, ne faites aucun étirement, et soyez attentif aux réactions de votre patient. Le traitement thaï peut se révéler trop profond ou trop puissant, et totalement contre-indiqué chez les personnes hypersensibles ou dans les cas très aigus. Si le patient n'apprécie pas, se rétracte, recule, se contracte ou se raidit, arrêtez. Si vos pressions aggravent ou créent de nouveaux symptômes, arrêtez. Laissez passer quelques jours avant de réessayer l'acupression.

Affections sous aiguës
Le terme "sous-aigu", tel qu'il est employé dans cet ouvrage, dénote les affections dont les symptômes ne sont plus à leur pic, et qui sont en phase d'amélioration. La douleur est encore là, mais moins forte. La sensibilité est amoindrie, le spasme musculaire s'est transformé en raideur. Les mouvements sont un peu moins restreints, et l'inflammation a légèrement diminué.

Une affection sous-aiguë peut toujours être grave, avec de sérieux symptômes. Prendre de grandes précautions lors du traitement. Travaillez doucement, évitez tout étirement, et surveillez les réactions de votre patient. S'il le faut, intensifiez la pression, mais en vous assurant, auprès du receveur, que ce n'est pas trop fort.

Traiter une maladie chronique
Le terme "chronique", tel qu'il est employé dans ce livre, désigne une affection légère ou dont la phase est post-aiguë. C'est une phase stagnante, au cours de laquelle il y a peu de chance que la maladie évolue ou s'améliore. C'est douloureux, mais dans une moindre mesure. On constate toujours une certaine raideur, une restriction des mouvements et le patient semble coincé avec son trouble. La phase chronique dure de quelque jours à plusieurs années, voire toute la vie, selon sa nature et la façon dont elle est traitée. Les affections non traitées peuvent durer très longtemps.

Une pathologie, selon la définition de la médecine moderne, peut provoquer diverses affections ou troubles. Les protocoles de ce livre correspondent à certaines affections précises. Ils ne peuvent couvrir l'ensemble des affections liées à une même pathologie. Les troubles liés à une hernie discale, par exemple, vont varier en fonction du degré de la hernie, de sa position et de sa direction. Les protocoles thaïs vous permettent d'en soigner efficacement un certain nombre, mais pas tous. À l'inverse, un seul protocole de traitement d'acupression pourra soigner plusieurs pathologies différentes. Le protocole "Douleur à l'épaule en levant le bras", par exemple, est utilisé de manière très efficace pour soigner les pathologies de l'épaule comme la capsulite adhésive (épaule gelée), la bursite sous-acromiale, la tendinite calcifiante, les lésions de la coiffe externe des rotateurs ou la tendinose, le conflit sous-acromial, la tendinite bicipitale ou ténosynovite. Les tableaux ci-dessous présentent la liste de pathologies spécifiques concernées par les protocoles de traitement de ce livre, dans la colonne de gauche, et à droite, les pathologies spécifiques qui n'ont pas de protocole adéquat. Vous trouverez dans chaque chapitre de plus amples informations sur les pathologies occidentales et leurs liens avec les pathologies thaïs.

Pathologies du pied, de la cheville et de la jambe	
Traitée par les protocoles thaïs	**Non traitée par les protocoles thaïs**
Entorse externe de la cheville	Pied grec
Entorse interne de la cheville	Hallux valgus
Syndrôme du tunnel tarsien	Orteils en griffe
Bursite rétro-calcanéenne	Névrome de Morton
Troubles du tendon d'Achille	Fasciite plantaire
Entorse d'orteil	Fracture de stress du pied
Entorse de l'articulation tibio-fibulaire inférieure	Rupture du tendon d'Achille
	Syndrome des loges
	Syndrome tibial médial d'effort (STME, ou périostite tibiale)
	Fracture de stress de la jambe

Genou et cuisse	
Traitée par les protocoles thaïs	**Non traitée par les protocoles thaïs**
Tendinite patellaire ("genou du sauteur")	Élongation des ischio-jambiers
Syndrome patello-fémoral ("genou du coureur")	
Bursite pré-patellaire ("genou de la femme de ménage")	
Kyste de Baker (ou kyste poplité)	
Syndrome de la bandelette ilio-tibiale	
Ménisque abîmé	
Piège poplité	
Compression du nerf fibulaire commun	
Entorse du ligament croisé antérieur	
Entorse du ligament croisé postérieur	
Entorse du ligament collatéral tibial	
Entorse du ligament collatéral fibulaire	
Élongation des adducteurs	

Hanche et pelvis	
Traitée par les protocoles thaïs	**Non traitée par les protocoles thaïs**
Syndrome du piriforme	
Dysfonction de l'articulation sacro-iliaque	
Bursite trochantérienne	
Tendinite des muscles moyen et petit fessier	
Ostéoarthrite de la hanche	
Ressaut de hanche	

Vertèbres thoraciques et lombaires	
Traitée par les protocoles thaïs	**Non traitée par les protocoles thaïs**
Spondylose	
Syndrome des facettes lombaires	
Spondylose et spondylolisthésis	
Hernie discale	
Sciatique	

Vertèbres cervicales	
Traitée par les protocoles thaïs	**Non traitée par les protocoles thaïs**
Syndrome des facettes cervicales	
Hernie discale	
Ostéoarthrite des articulations cervicales	
Coup du lapin	
Torticolis	
Entorse vertébrale ligamentaire	

Épaule, omoplate et haut du dos	
Traitée par les protocoles thaïs	**Non traitée par les protocoles thaïs**
Capsulite adhésive (épaule gelée)	Luxation de l'épaule
Bursite sous-acromiale	
Tendinopahtie calcifiante	
Lésions de la coiffe des rotateurs ou tendinose	
Conflit sous-acromial (conflit coiffe des rotateurs)	
Tendinite bicipitale ou ténosynovite	
Lésions du complexe labro-bicipital supérieur (lésions SLAP)	
Arthrose de l'articulation gléno-humérale	

Bras, coude et avant-bras	
Traitée par les protocoles thaïs	**Non traitée par les protocoles thaïs**
Syndrome de la traversée thoraco-brachiale (STTB)	Épicondylite médiale
Épicondylite latérale ("tennis ebow")	Bursite olécranienne
	Syndrome du canal cubital
	Syndrome du rond pronateur
	Syndrome du canal radial

Poignet et main	
Traitée par les protocoles thaïs	**Non traitée par les protocoles thaïs**
Syndrome du canal carpien	Doigt à ressaut
Syndrome du canal de Guyon	
Kyste synovial	
Ténosynovite des extenseurs	
Ténosynovite de De Quervain	
Entorse du doigt	

Les protocoles de traitement d'acupression thaïe

CHAPITRES

CHAPITRE 1 MAUX DE TÊTE

Protocoles de traitement dans ce chapitre

Protocole -1 **"Céphalée bilatérale"**
Protocole -2 **"Céphalée unilatérale, yeux secs et vision floue (migraine)"**
Protocole -3 **"Céphalée de tension"**
Protocole -4 **"Douleur temporale"**

Le traitement des céphalées

Les maux de tête (céphalées) sont très courants, à tel point qu'ils sont souvent considérés comme naturels, faisant partie de la condition humaine. Pour la plupart, les céphalées n'ont pas de cause grave (98% des cas), et peuvent être très bien soignées par des traitements manuels. Ce sont des céphalées de tension, liées à des contractions musculaires. Les protocoles thérapeutiques thaïs sont très efficaces pour les traiter. Ils sont également efficaces pour soigner les céphalées vasculaires (migraines), plus rares et beaucoup plus douloureuses.
Le protocole "Céphalée unilatérale, yeux secs et vision floue (migraine)" traite les céphalées de tension. Il vaut mieux, en cas de céphalée vasculaire, intervenir le plus tôt possible. Car en phase aiguë, le traitement sera à peine efficace (et il faut que le client soit à ce stade, encore intéressé). En phase sous-aiguë, en revanche, il est efficace. Les protocoles "Céphalée bilatérale" "Céphalée de tension" et "Douleur temporale" sont indiqués pour les cas de céphalées liées à des tensions musculaires. Choisissez votre protocole en fonction des symptômes établis selon le diagnostic thaï (voir le tableau de diagnostic), indépendamment de la définition médicale moderne de la pathologie.
Lorsque les symptômes de votre patient concordent avec ceux qui sont décrits dans l'un des protocoles thaïs, essayez ce protocole et observez la réaction de votre patient. Si vos pressions sont bien accueillies, le traitement pourra donner de bons résultats. Si vous constatez une amélioration, continuez.

Protocole thaï	Pathologie sous-jacente éventuelle
Céphalée bilatérale	Céphalée de contraction musculaire Céphalée vasculaire (migraineuse)
Céphalée unilatérale, yeux secs et vision floue (migraine)	Céphalée de contraction musculaire Céphalée vasculaire (migraineuse)
Céphalée de tension	Céphalée de contraction musculaire
Douleur temporale	Céphalée de contraction musculaire

Les pathologies des maux de tête

Céphalées de tension musculaire

90% des cas de maux de têtes. Causes possibles : entorse ligamentaire ou musculaire de la nuque, tensions musculaires liées à un stress postural ou mental, déplacement des vertèbres cervicales avec irritation des ligaments ou spasmes musculaires, déplacement des os crâniens, troubles de l'articulation temporo-mandibulaire et points "gâchettes" dans les muscles du cou avec douleur projetée à la tête. Souvent la mauvaise ergonomie des postes de travail est à l'origine de nombre de maux de têtes de tension.

Céphalées migraineuses (vasculaires)

Elles concernent 8% des maux de tête. Il s'agit de céphalées sévères, dont les causes sont mal comprises. Un rétrécissement progressif des vaisseaux sanguins (vasoconstriction) s'opère dans un hémisphère, suivi d'une dilatation (vasodilatation), entraînant un afflux important de sang dans cette partie du crâne. Cet afflux liquide crée une pression sur les méninges et une violente douleur. Les céphalées vasculaires sont bien plus fréquentes chez les femmes que les hommes et liées à des facteurs génétiques. Symptômes associés : douleur intense unilatérale, nausées et parfois vomissements, hypersensibilité à la lumière, aux bruits, et aux mouvements de la tête.

Parmi les sous-catégories de céphalées migraineuses, on distingue :

La migraine classique, où la douleur est précédée de troubles de la vision et de "flashs" de lumière.
La migraine commune, où la douleur pulse d'un seul côté et peut provoquer un écoulement d'un côté du nez et d'un œil.
La migraine "en grappe", rare, touche les hommes plus que les femmes. Les maux de tête se répètent par épisodes, sur plusieurs jours voire parfois plusieurs semaines. Les migraines en grappes surviennent souvent la nuit. On constate parfois un gonflement du visage, et une transpiration unilatérale. La céphalée liée aux sinus est congestive. Elle peut être due à une pression trop forte exercée sur les sinus, plutôt que sur le crâne lui-même.

Céphalées inflammatoires ou céphalées de traction

Les céphalées de ce type sont des urgences médicales. Les traitements thaïs ou tout autre forme de thérapie manuelle sont contre-indiqués.

Les céphalées inflammatoires ou céphalées de traction représentent 2% des cas, et accompagnent des pathologies telles que : maladie d'origine bactérienne ou virale avec infection du système nerveux central (méningite), tumeurs au cerveau, ou anévrisme cérébral. Symptômes associés : forte fièvre, maux de tête intenses et répétés, sans rémission, persistants (4 à 5 jours), et difficultés motrices.

Mises en garde et contre-indications

- **Ne pas traiter les céphalées de traction ou inflammatoires**
- **Pas de pressions sur des lignes ou des points sensibles qui créent ou aggravent les symptômes**
- **Éviter toute pression qui fasse se rétracter ou reculer votre patient**

Attention danger !

En présence des symptômes suivants, votre patient doit être examiné par un médecin.

- **Céphalée faisant suite à un traumatisme grave récent**
  Les symptômes suivants peuvent être le signe d'une infection bactérienne ou virale, pouvant atteindre le système nerveux central (méningite), d'une tumeur cérébrale ou d'une rupture d'anévrisme
- **Céphalée accompagnée d'une extrême raideur de la nuque, d'une limitation des mouvements, surtout pour se pencher en avant**
- **Céphalée accompagnée de fièvre**
- **Céphalée intense, persistante, qui ne s'arrête jamais**
- **Céphalée persistant au-delà de 4 ou 5 jours**
- **Céphalée accompagnée de difficultés motrices, de difficultés à parler et d'engourdissement dans une zone du corps**
- **Etat très critique**
- **Tout signe inhabituel**

Choisir un traitement - méthode à suivre

1. Localisez le siège de la douleur, vérifiez ses caractéristiques et si elle est apparue graduellement ou progressivement.

Demandez au patient de :

Vous indiquer précisément où il a mal, de vous décrire les caractéristiques de sa douleur, son apparition, son évolution.

2. Choisissez le traitement adapté

Une fois le siège de la douleur, ses caractéristiques, son origine, identifiés, vous êtes en mesure de choisir un protocole (voir le tableau de diagnostic).

3. Commencez le traitement et vérifiez que vous avez choisi le bon protocole

Pour vérifier si les points du protocole choisi sont pertinents et efficaces, pressez chaque point et observez les réactions de votre patient. Surtout ne l'embêtez pas avec trop de questions dès le début ! Laissez-le plonger dans un état de concentration, de plus en plus profonde. Il lui faudra souvent un peu de temps pour "rentrer" dans le traitement et être en mesure d'indiquer (sans forcément la verbaliser) l'efficacité des points. Les réactions commencent à être "fiables" à partir du deuxième passage. Posez des questions brèves, du type : "Là ?", "C'est agréable ?", "Douloureux ?" Si les lignes et les points sont pertinents et efficaces, continuez le traitement : vous avez choisi le bon protocole.

PROTOCOLE 1 (PAGE 34)

Céphalée bilatérale

- Douleur des deux côtés du crâne.
- Symptômes associés : douleur pulsatile qui apparaît soudainement, et non progressivement.
- La douleur peut être la conséquence de longues sessions devant l'ordinateur ou la télévision, ou de séances de lecture prolongée.

PROTOCOLE 2 (PAGE 36)

Céphalée unilatérale, yeux secs et vision floue (migraine)

- Douleur localisée sur une seule moitié du crâne, souvent accompagnée d'une pression douloureuse autour des yeux.
- Possibles symptômes : yeux secs et vision floue.
- La douleur, dans ce type de céphalée, augmente progressivement.
- À mesure que le mal de tête s'accentue, la personne devient plus sensible aux mouvements, aux bruits forts et à la lumière vive.

LOCALISATION DE LA DOULEUR

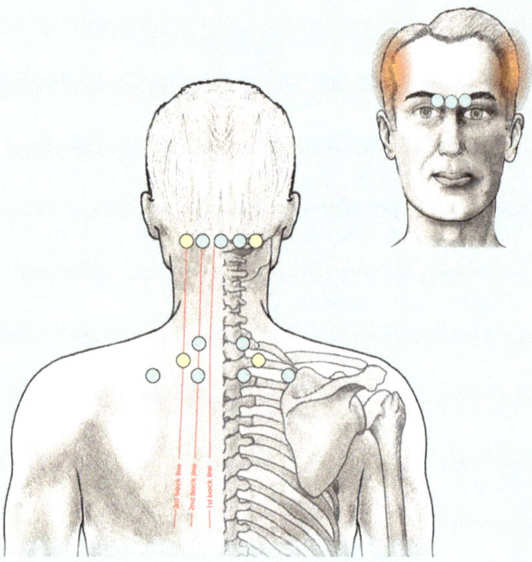

LOCALISATION DE LA DOULEUR

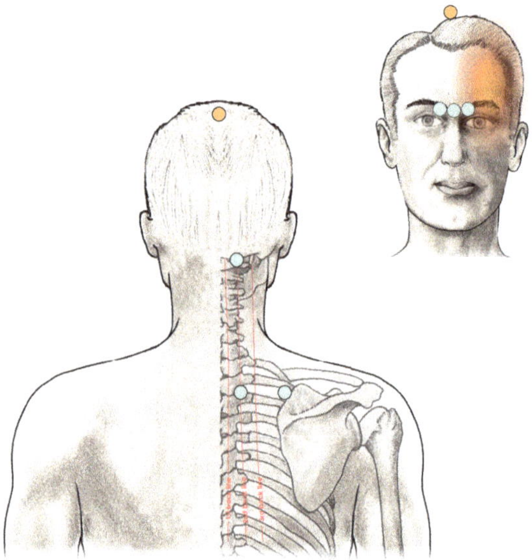

PROTOCOLE 3 (PAGE 38)

Céphalée de tension

- La douleur affecte tout le crâne.
- Symptômes associés : raideur du cou, du haut du dos, des épaules et de l'omoplate.
- La douleur peut être la conséquence d'un surmenage des yeux et des bras, des épaules, des omoplates, et du cou.
- Parfois, c'est le stress émotionnel ou mental qui est à l'origine de ce type de maux de tête.

LOCALISATION DE LA DOULEUR

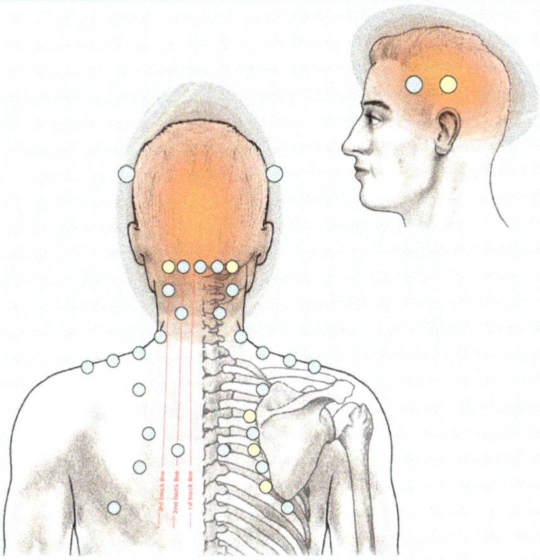

PROTOCOLE 4 (PAGE 40)

Douleur temporale

- Douleur dans la région temporale, uni- ou bilatérale.
- Douleur concentrée sur une toute petite zone, entre l'extrémité latérale de l'œil et l'oreille. Elle ne s'étend pas sur une grande zone comme dans d'autres types de céphalées.
- Possible douleur pulsatile rapide.

LOCALISATION DE LA DOULEUR

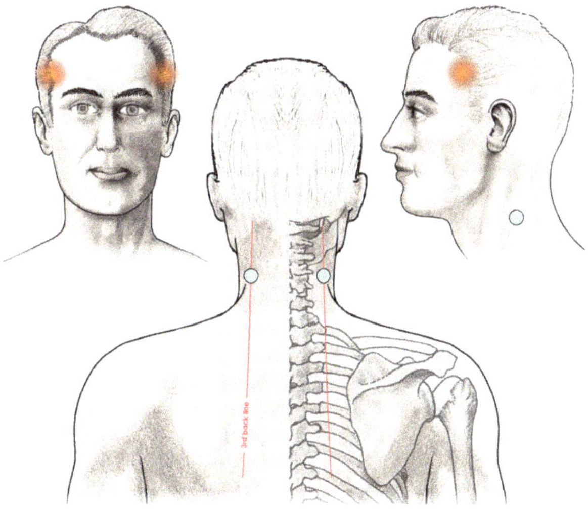

Protocole - 1 MAUX DE TÊTE
Céphalée bilatérale

●●● affection très courante

Sourcil médial (VE-2)
à l'extrémité médiale du sourcil • 1 doigt en-dehors de la la ligne médiane • sur l'arcade sourcilière

Médiane du visage-2 (Yintang)
au-dessus de la crête du nez • entre les extrémités internes des sourcils (glabelle)

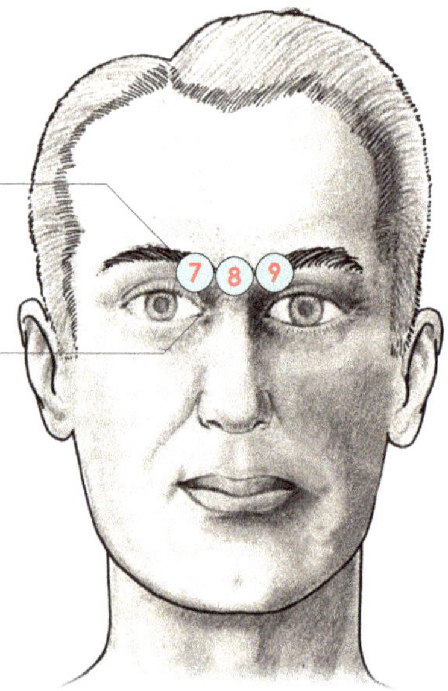

2e ligne du dos-6 (Ding chuan)
1 doigt en-dehors du processus épineux de C-7 • sur le point saillant des muscles para-vertébraux • presser vers l'avant et à 45° vers le bas

3e ligne du dos-9
2 doigts en-dehors du processus épineux de T-1 • en-dessous de C-7, dans la dépression en latéral des muscles para-vertébraux • à mi-chemin entre l'angle supérieur de la scapula et C-7 • presser vers l'avant

Scapulaire-3 (IG-14)
à l'angle supérieur de la scapula • 1 doigt au-dessus de l'épine scapulaire • faire glisser le bout du doigt le long du bord médial de la scapula jusqu'à ce qu'elle dévie sur le côté et disparaisse sous l'élévateur. Là : presser ce point, en évitant de "lâcher" le muscle, qu'il ne roule d'un côté ou de l'autre • point très sensible qui irradie de tous côtés y compris jusque dans la tête

3e ligne du dos-1 (VB-20)
sous la ligne occipitale, dans la dépression entre le trapèze et le sterno-cléido-mastoïdien • 4 doigts en-dehors de la ligne médiane et au-dessus de C-1 • presser vers l'intérieur, en direction du centre de la nuque, tout en maintenant le front de la personne avec votre autre main

2e ligne du dos-1 (VE-10)
à la base du crâne, juste en-dessous de l'os occipital • 1 doigt en-dehors de la ligne médiane • sur le point le plus saillant des muscles para-vertébraux • maintenir le front avec une main, presser vers l'avant au pouce avec l'autre main

Mi-occiput (VG-16)
dans une dépression, au milieu, sous l'os occipital • au-dessus de C-1

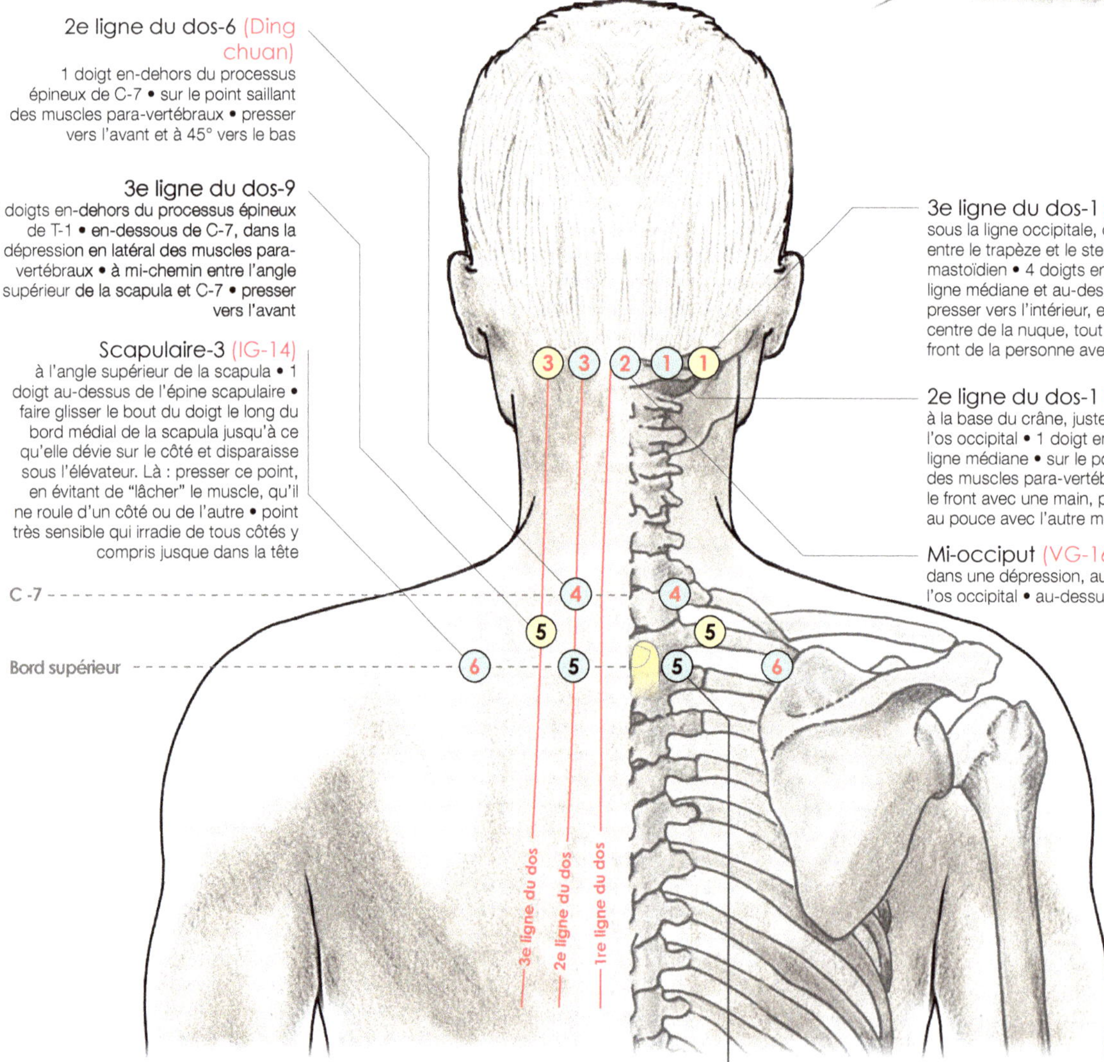

2e ligne du dos-8
1 doigt en-dehors du processus épineux de T-2 • 1 doigt en-dessous de C-7 • aligné avec l'angle supérieur de la scapula • sur le point le plus saillant des muscles para-vertébraux • presser vers l'intérieur, à 45° vers le bas

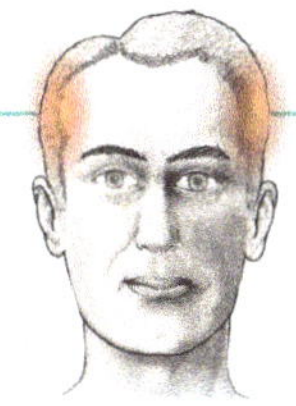

Description du problème :

- *Douleur des deux côtés du crâne.*
- *Symptômes associés : douleur pulsatile qui apparaît soudainement, et non progressivement.*
- *La douleur peut être la conséquence de sessions prolongées devant l'ordinateur, la télévision, ou un livre.*

Les étapes du traitement

1. Préparez un environnement calme

Éteignez les lumières ainsi que toute source lumineuse vive, produite par un écran ou venant de l'extérieur. Laissez votre patient s'installer calmement, en faisant le moins de mouvements possibles. Déplacez-vous lentement, effectuez votre traitement lentement, et parlez très doucement, uniquement quand c'est nécessaire. Assurez-vous que la personne ait bu suffisamment d'eau.

2. Travail du cou et de l'épaule

Installez votre patient assis, les jambes croisées ou étendues. Si la position assise par terre lui est inconfortable, utilisez un coussin ou une chaise. Massez la nuque, le haut du dos, et le long du bord médial de l'omoplate, avec la méthode qui vous convient le mieux. Évitez tout étirement.

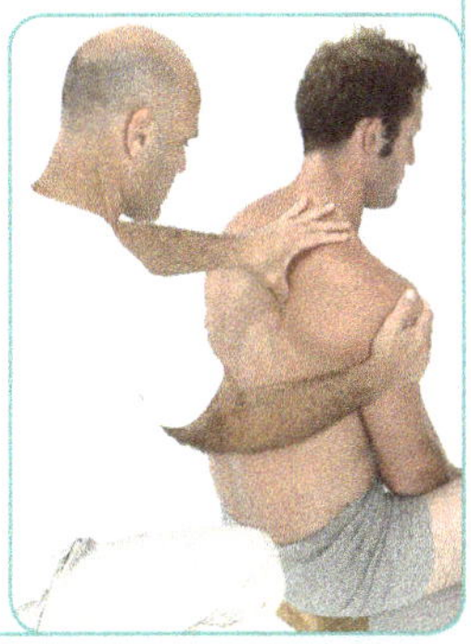

3. Travail des points d'acupression

Étape a : Presser au pouce les points (1) à (6). Restez 10 à 15 secondes. Répétez cette séquence et le travail de pression des points tant que vous constatez une amélioration, jusqu'à 10 passages. Arrêtez dès que les points deviennent sensibles. Adaptez le niveau de pression à votre patient.

Étape b : Presser au pouce les points (7) à (9) en restant 5 à 10 secondes sur chaque point. Presser d'abord les points (7) et (9) en même temps, puis le point (8). Répétez cette séquence de trois points plusieurs fois, en fonction de votre patient. Ces points peuvent être vraiment très sensibles, adaptez donc le niveau de pression à la personne.

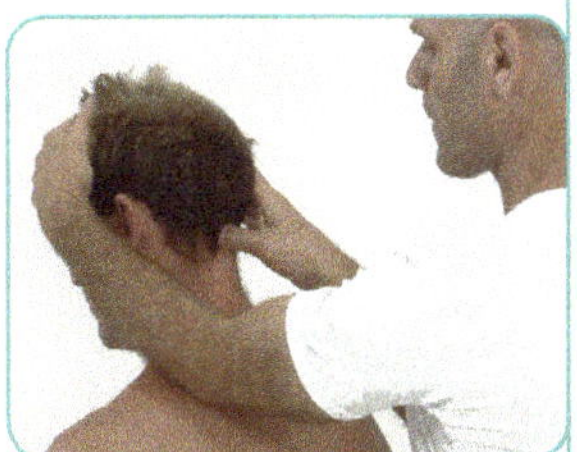

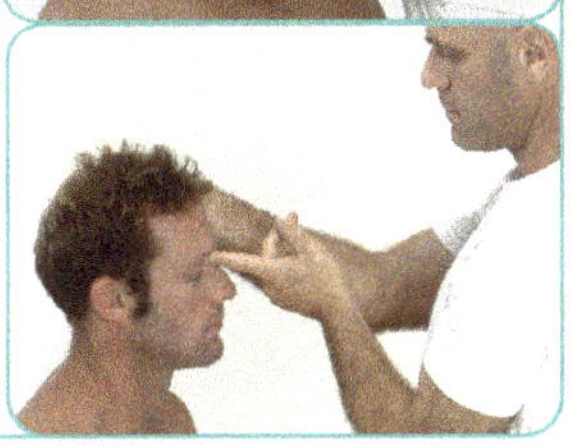

Technique complémentaire, en option

4. Massage facial

Une fois le protocole effectué, vous pouvez effectuer un massage facial, en position assise ou couchée sur le dos, au choix.

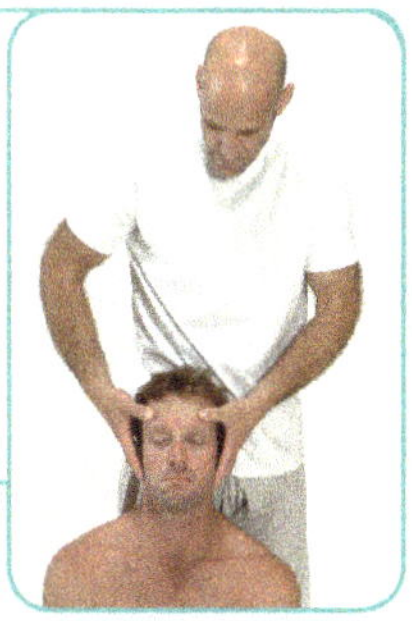

5. Massage des mains et des pieds

Vous pouvez également effectuer, après le protocole, un massage plus global des mains et des pieds, en position assise ou couchée sur le dos.

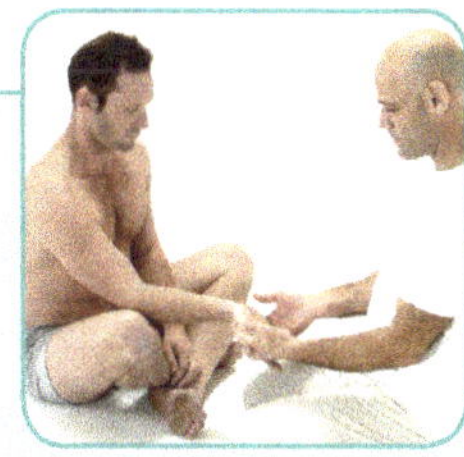

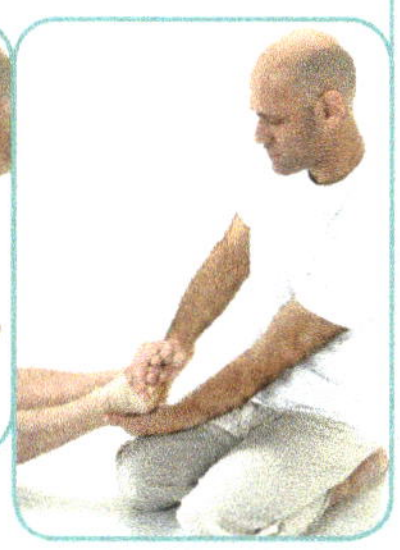

Précautions :

- *Consultez un spécialiste avant de traiter toute affection grave ou sujette à caution.*
- *Évitez de bouger la tête et le corps de la personne, car tout mouvement peut aggraver son mal de tête.*
- *Maintenez le calme : lumière tamisée, parlez doucement, avec lenteur.*
- *Assurez-vous que la personne soit suffisamment hydratée.*
- *Ne traitez que s'il y a douleur - ne pas utiliser les protocoles en prévention des maux de tête.*
- *Ces protocoles, s'ils sont appliqués alors qu'il n'y a pas de douleur, peuvent provoquer un mal de tête.*

Sélection des points thérapeutiques

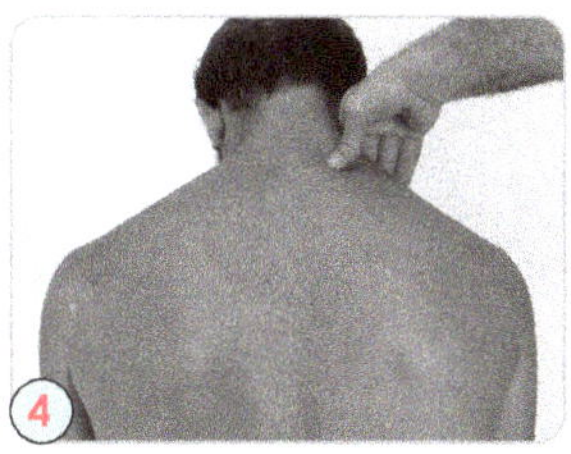

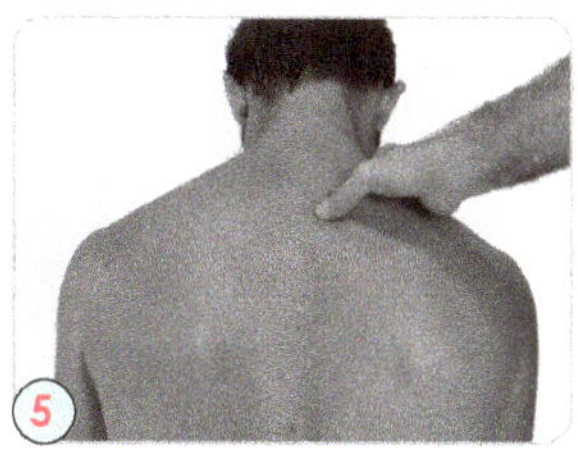

Protocole - 2 MAUX DE TÊTE

Céphalée unilatérale, yeux secs et vision floue (migraine)

●●● affection très courante

Haut du crâne (G-20)
au milieu du sommet du crâne, sur une ligne qui relie les deux oreilles, en partant du bord postérieur des oreilles

Sourcil médial (VE-2)
à l'extrémité médiale du sourcil • 1 doigt en-dehors de la ligne centrale • sur l'arcade sourcilière

Médiane du visage-2 (Yintang)
au-dessus de la crête du nez • entre les extrémités médiales des sourcils (glabelle)

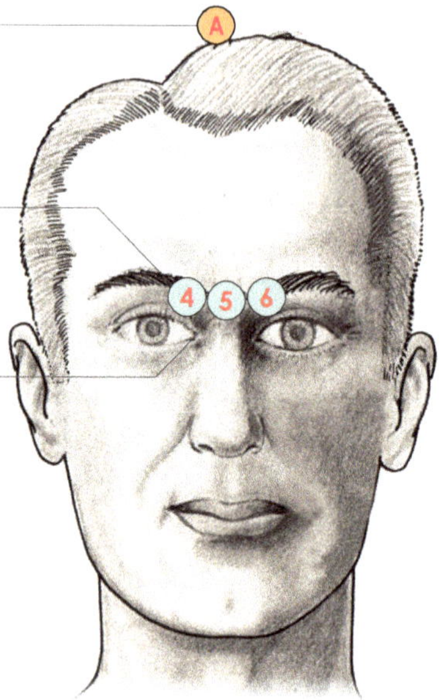

2e ligne du dos-1 (VE-10)
à la base du crâne, juste en-dessous de l'os occipital • 1 doigt en-dehors de la ligne médiane • sur le point le plus saillant des muscles para-vertébraux • maintenir le front avec une main, presser vers l'avant au pouce avec l'autre main

Scapulaire-3 (IG-14)
à l'angle supérieur de la scapula • 1 doigt au-dessus de l'épine scapulaire • faire glisser le bout du doigt le long du bord médial de la scapula jusqu'à ce qu'elle dévie sur le côté et disparaisse sous l'élévateur. Là : presser ce point, en évitant de "lâcher" le muscle, qu'il ne roule d'un côté ou de l'autre • point très sensible qui irradie de tous côtés y compris jusque dans la tête

2e ligne du dos-8
1 doigt en-dehors du processus épineux de T-2 • 1 doigt en-dessous de C-7 • aligné avec l'angle supérieur de la scapula • sur le point le plus saillant des muscles para-vertébraux • presser vers l'intérieur, à 45° vers le bas

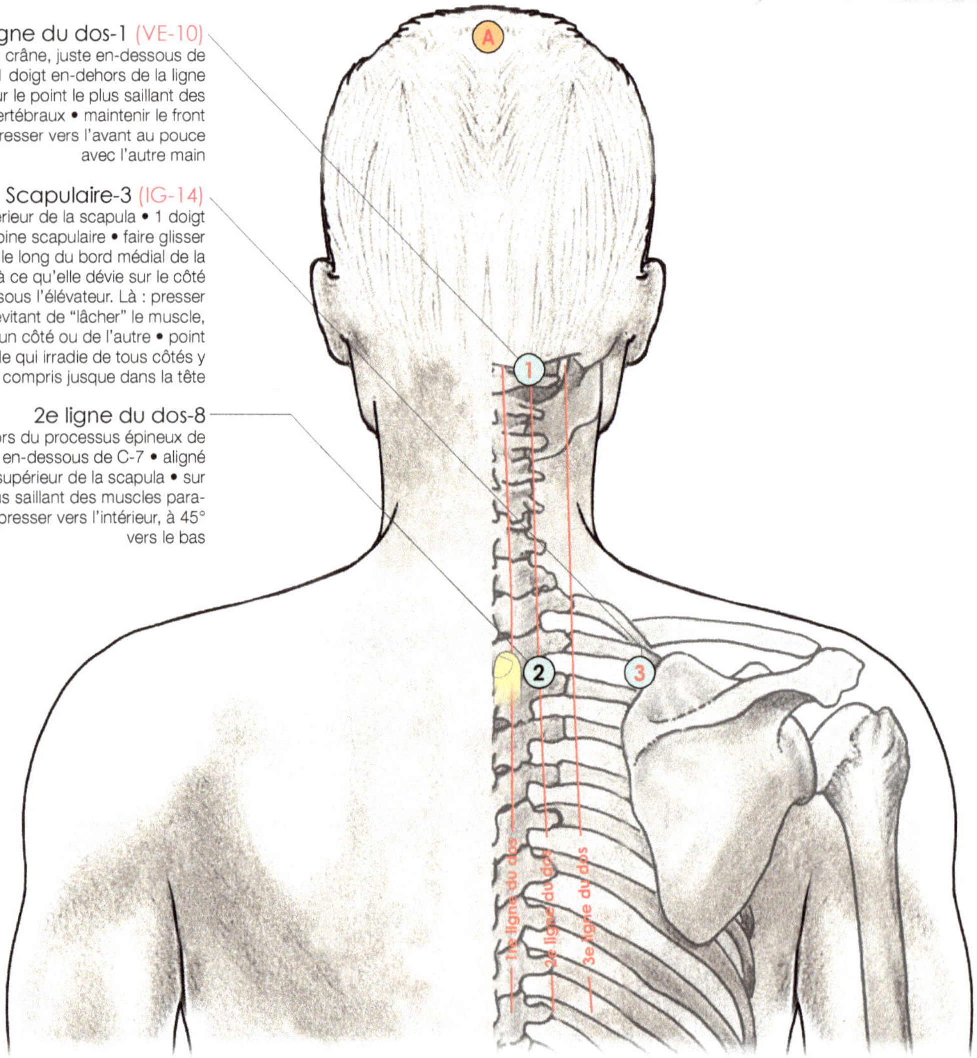

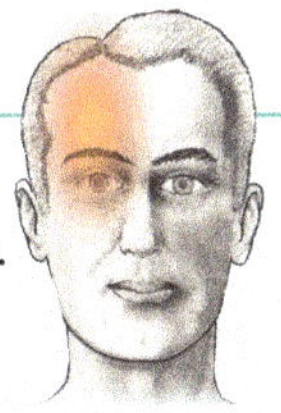

Description du problème :

- *Douleur localisée sur une seule moitié du crâne, souvent accompagnée d'une pression douloureuse autour des yeux.*
- *Possibles symptômes : yeux secs et vision floue.*
- *La douleur, dans ce type de céphalée, augmente progressivement.*
- *À mesure que le mal de tête s'accentue, la personne devient plus sensible aux mouvements, aux bruits forts et à la lumière vive.*

Les étapes du traitement

1. Préparez un environnement calme

Éteignez les lumières, ainsi que toute source lumineuse vive (écrans, fenêtres, etc.). Laissez votre patient s'installer calmement, limitez les mouvements. Déplacez-vous lentement, effectuez votre traitement lentement, et parlez très doucement, uniquement quand c'est nécessaire. Assurez-vous que la personne ait bu suffisamment d'eau.

2. Travail du cou et de l'épaule

Installez votre patient assis, les jambes croisées ou étendues. Si la position assise au sol est inconfortable, utilisez un coussin ou une chaise. Massez la nuque, le haut du dos, et le long du bord médial de la scapula, avec la méthode qui vous convient le mieux. Aucun étirement !

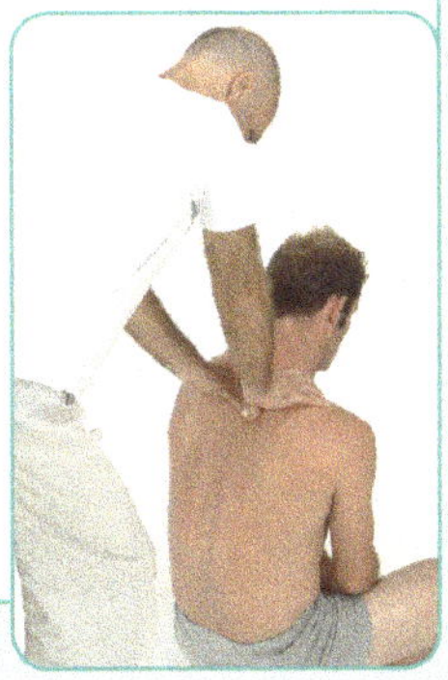

3. Travail des points d'acupression

Étape a : Presser au pouce les points ① à ③. Restez 10 à 15 secondes. Répétez cette séquence et le travail de pression des points tant que vous constatez une amélioration, jusqu'à 10 passages. Arrêtez dès que les points deviennent sensibles. Adaptez le niveau de pression à votre patient.
Étape b : Presser au pouce les points ④ à ⑥, en restant 5 à 10 secondes sur chaque point. Presser d'abord les points ④ et ⑥ en même temps, puis le point ⑤. Répétez cette séquence de trois points plusieurs fois, en fonction de votre patient. Ces points peuvent être vraiment très sensibles, adaptez le niveau de pression à la personne.
Étape c : Presser le point additionnel Ⓐ. S'il est efficace, répétez la pression 2 à 3 fois.

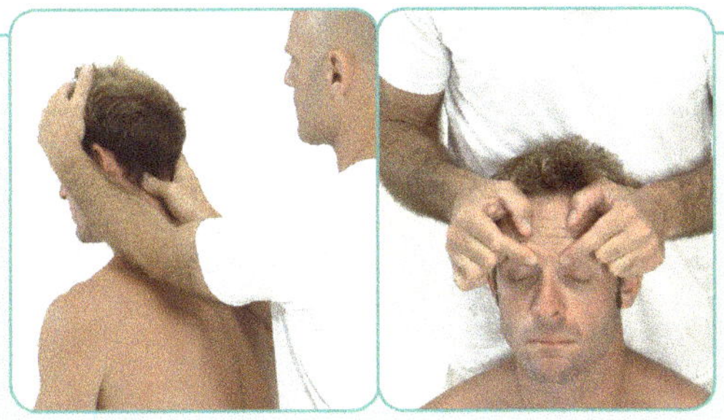

Technique complémentaire, en option

4. Massage facial

Une fois le protocole effectué, vous pouvez faire un massage facial, en installant la personne en position assise, ou sur le dos, au choix.

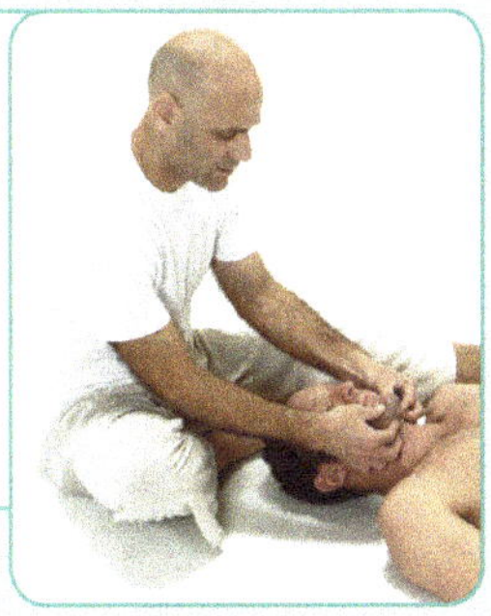

5. Massage des mains et des pieds

Vous pouvez également effectuer, après le protocole, un massage plus global des mains et des pieds, en position assise ou couchée sur le dos.

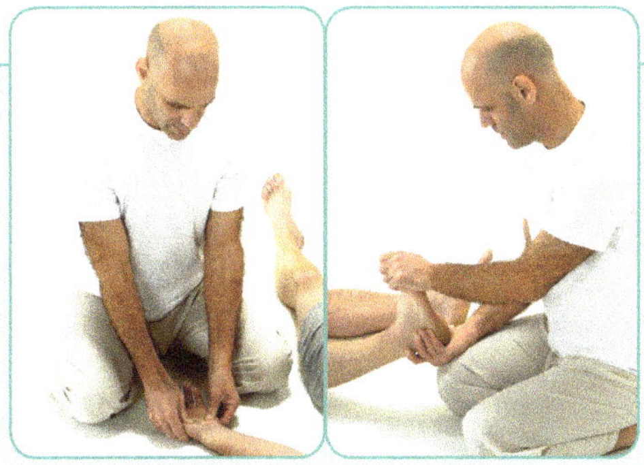

Précautions :

- *Consultez un spécialiste avant de traiter toute affection grave ou sujette à caution.*
- *Évitez de bouger la tête et le corps de la personne, car tout mouvement peut aggraver son mal de tête.*
- *Maintenez le calme : lumière tamisée, parlez lentement, avec douceur.*
- *Assurez-vous que la personne soit suffisamment hydratée.*
- *Ne traitez que s'il y a douleur - ne pas utiliser les protocoles en prévention des maux de tête.*
- *Ces protocoles, s'ils sont appliqués alors qu'il n'y a pas de douleur, peuvent provoquer un mal de tête.*

Sélection des points thérapeutiques

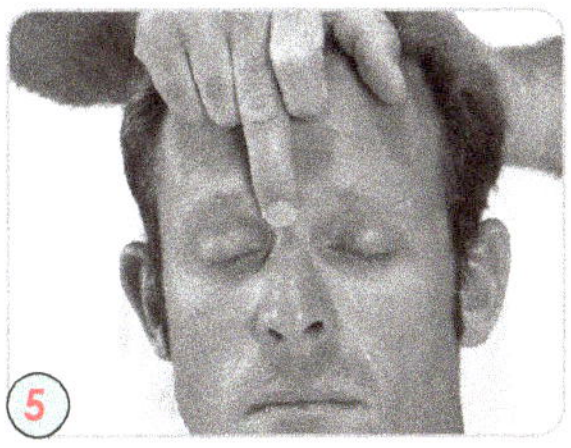

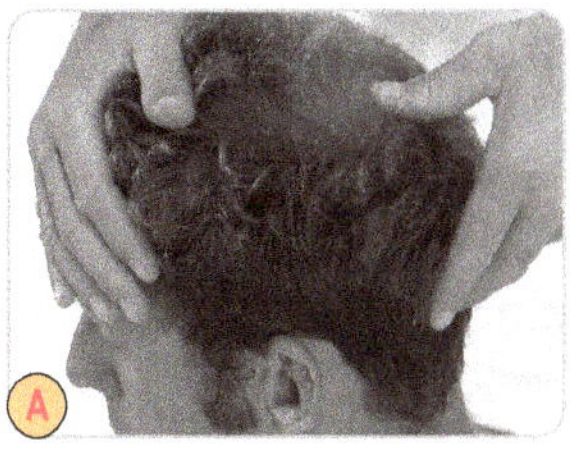

Protocole - 3 MAUX DE TÊTE

Céphalée de tension

●●● affection très courante

2e ligne du dos-1 (VE-10)
à la base du crâne, juste en-dessous de l'os occipital • 1 doigt en-dehors de la ligne médiane • sur le point le plus saillant des muscles para-vertébraux • en maintenant le front de la personne avec votre autre main, presser vers l'avant au pouce

3e ligne du dos-1 (VB-20)
sous la ligne occipitale, dans la dépression entre le trapèze et le sterno-cléido-mastoïdien • 4 doigts en-dehors de la ligne médiane et au-dessus de C-1 • presser vers l'intérieur, en direction du centre de la nuque, tout en maintenant le front de la personne avec votre autre main

3e ligne du dos-2
2 doigts en-dessous de la ligne occipitale • dans la dépression entre le trapèze et le sternocléidomastoidien • au tiers supérieur de la nuque • presser vers l'intérieur, en direction du centre de la nuque, tout en maintenant le front de la personne avec l'autre main

3e ligne du dos-4
4 doigts en-dehors du bord du processus épineux de C-6 • un point sensible, à la naissance du cou, sur le bord antérieur du trapèze • presser vers l'intérieur à 45°, et vers le bas, en direction de C-7

3e ligne du dos-5
sur le bord supérieur du trapèze • à la verticale du bord médial de la scapula • un point sensible et raide, presser vers le bas, avec précaution

3e ligne du dos-6 (GB-21)
sur le bord supérieur du trapèze • à mi-chemin entre la ligne médiane et l'acromion • juste au-dessus du point Scapulaire-1 • un point sensible et raide, presser vers le bas, avec précaution

3e ligne du dos-7
sur le bord supérieur du trapèze • juste en-dedans de l'articulation de l'épaule • presser vers le bas, sur le tendon supra-épineux

Côté de la tête
au-dessus de l'oreille • à l'horizontale de la tempe • presser avec la paume, et non le pouce

Tempe
aligné avec le point "Ligne du visage-1" • 1 doigt en dehors d'une ligne verticale qui part de l'extrémité latérale des sourcils • attention, point sensible ! • presser avec la paume, non le pouce

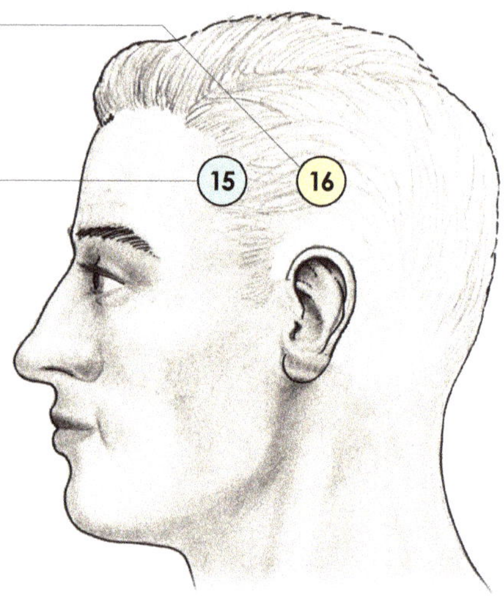

Mi-occiput (VG-16)
dans la dépression sous la protubérance externe • au-dessus de c-1

2e ligne du dos-3
à mi-chemin entre l'occiput et C7 • 1 doigt en-dehors de la ligne médiane • au pli du cou, quand la tête penche en arrière • sur le point le plus saillant des muscles paravertébraux • presser vers l'intérieur du cou, en maintenant le front avec l'autre main

Scapulaire-3 (IG-14)
à l'angle supérieur de la scapula • 1 doigt au-dessus de l'épine • faire glisser le bout de votre doigt vers le haut, le long du bord médial de la scapula, jusqu'à ce qu'elle dévie et disparaisse sous l'élévateur. Là : presser ce point, sans laisser le muscle glisser d'un côté ou de l'autre

Scapulaire-4
au niveau du bord médial de l'épine scapulaire

Scapulaire-5
en dedans du bord médial de la scapula • à l'horizontale d'une ligne qui court en-dessous de l'épine scapulaire

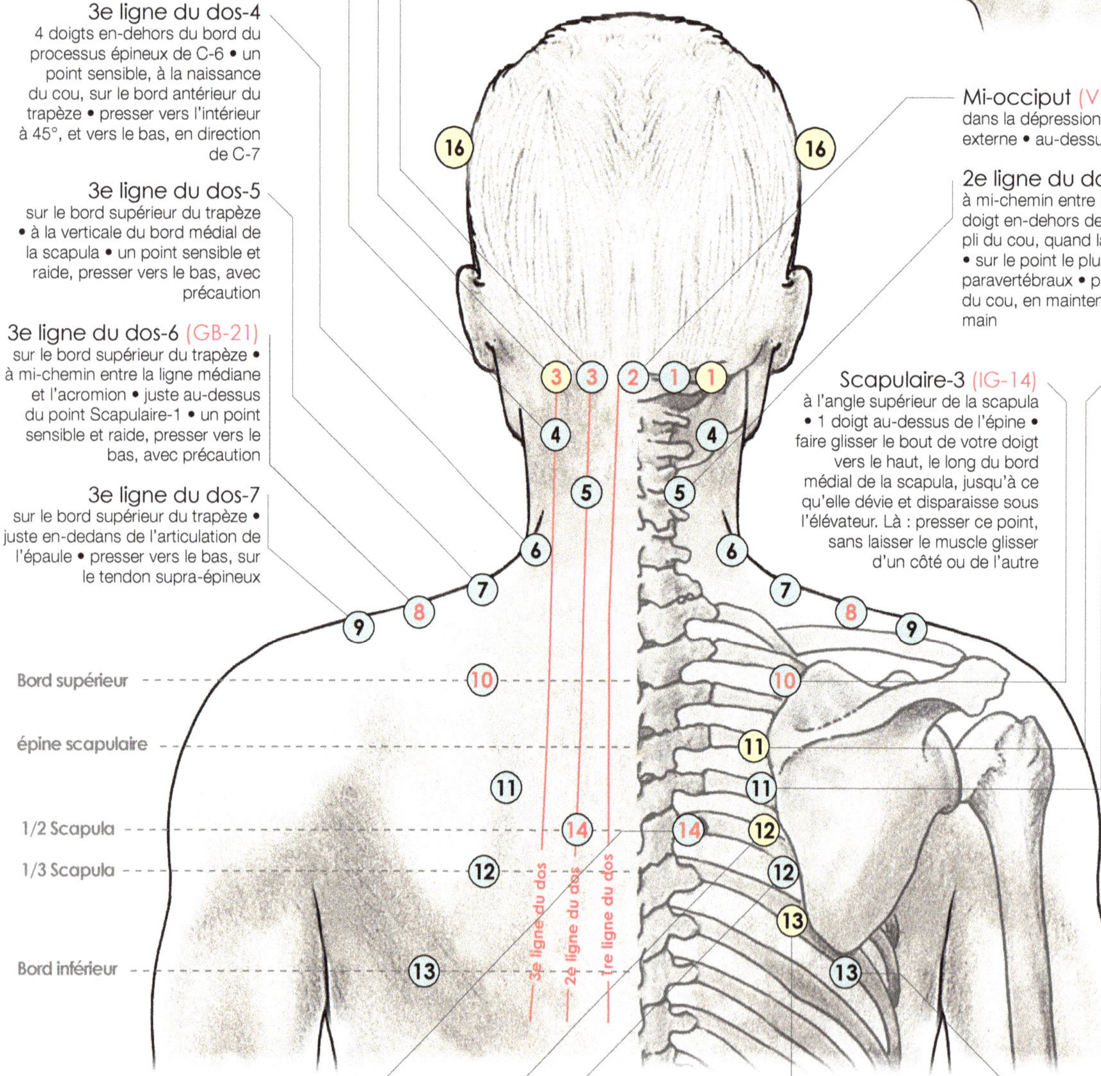

2e ligne du dos-11 (VE-15)
1 à 1,5 doigt en dehors du processus épineux de T-5 • aligné avec le point central du bord médial de la scapula • au point le plus saillant des muscles paravertébraux

Scapulaire-6
milieu du bord médial de la scapula

Scapulaire-7
en dedans du bord médial de la scapula • au 1/3 du chemin entre les angles inférieur et supérieur de la scapula • 1 doigt en-dessous du milieu du bord médial de la scapula

Scapulaire-8
en dedans du bord médial de la scapula • à 1/5 du chemin entre les angles inférieurs et supérieurs de la scapula • 1 doigt au-dessus de l'angle inférieur de la scapula

Scapulaire-9
sous l'angle inférieur de la scapula, légèrement en dehors • trouver un muscle fin qui glisse sous les doigts

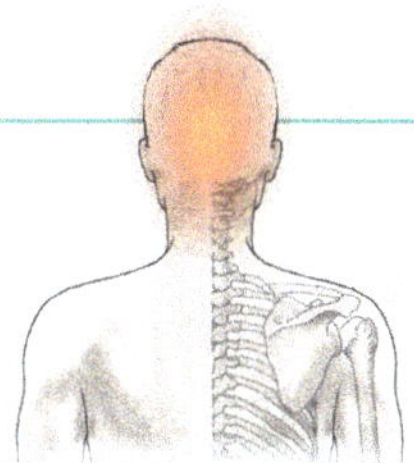

Description du problème :

- *Douleur sur toute la tête.*
- *Symptômes associés : raideur de la nuque, du haut du dos, des épaules et des omoplates.*
- *Causes possibles : surmenage combiné des yeux et des bras, des épaules, des omoplates et de la nuque. Parfois, stress émotionnel ou mental.*
- *À mesure que le mal de tête s'accentue, la personne devient plus sensible aux mouvements, aux bruits forts et à la lumière vive.*

Les étapes du traitement

1. Préparez un environnement calme

Éteignez les lumières, ainsi que toute source lumineuse vive (écrans, fenêtres, etc.). Laissez votre patient s'installer calmement, limitez les mouvements. Déplacez-vous lentement, effectuez votre traitement lentement, et parlez très doucement, uniquement quand c'est nécessaire. Assurez-vous que la personne ait bu suffisamment d'eau.

2. Travail du cou et de l'épaule

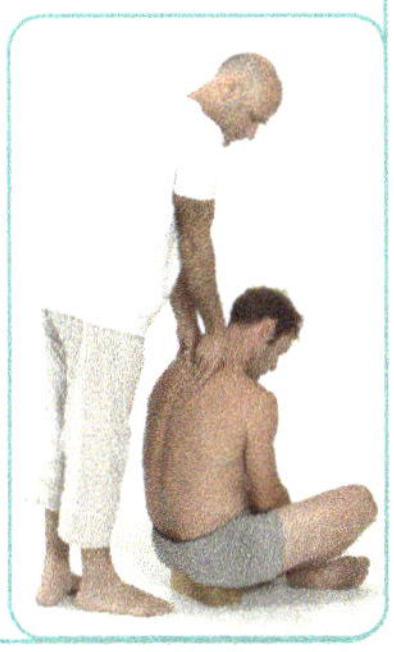

Installez votre patient assis, les jambes croisées ou étendues. Si la position assise par terre lui est inconfortable, utilisez un coussin ou une chaise. Massez la nuque, le haut du dos, et le long du bord médial de la scapula, avec la méthode qui vous convient le mieux. Évitez tout étirement.

3. Travail des points d'acupression

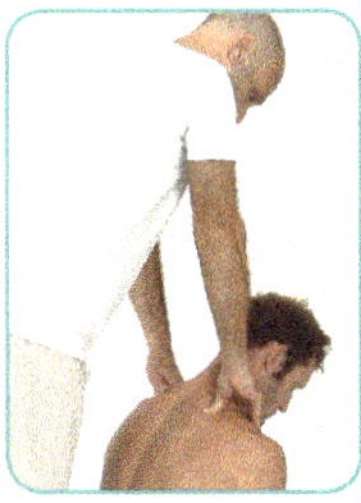

Étape a : Presser au pouce les points (1) à (14). Restez 10 à 15 secondes. Les points (10) doivent être pressés en même temps. Répétez le travail de pression des points de cette séquence, tant que vous constatez une amélioration, jusqu'à 10 passages. Arrêtez dès que les points deviennent sensibles. Adaptez le niveau de pression à votre patient.

Étape b : Presser à la paume et non au pouce les points (15) à (16). Presser doucement vers l'intérieur, puis vers le haut, 5 secondes, relâchez ensuite la pression, puis ré-appuyez. En fonction de votre patient, répétez une troisième ou une quatrième fois. Ces points sont très sensibles, n'en faites pas trop. Vérifiez les variantes et travaillez les points qui sont les plus efficaces. Travaillez les deux, si les deux fonctionnent.

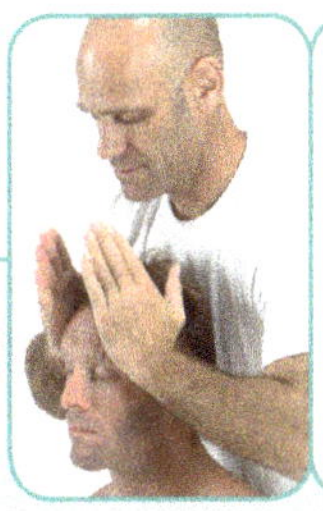

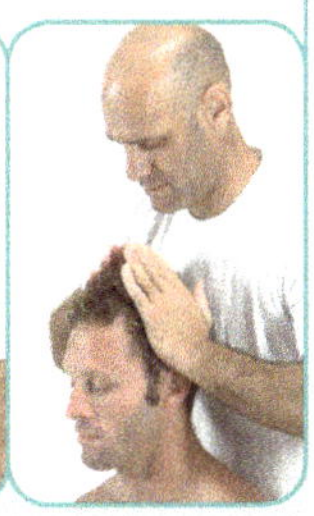

Technique complémentaire, en option

4. Massage facial

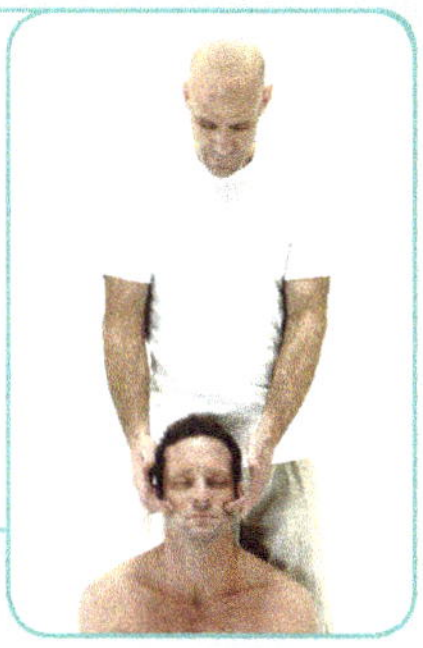

Une fois le protocole effectué, vous pouvez faire un massage facial, en installant la personne en position assise, ou sur le dos, au choix.

5. Massage des mains et des pieds

Vous pouvez également effectuer, après le protocole, un massage plus global des mains et des pieds, en position assise ou couchée sur le dos.

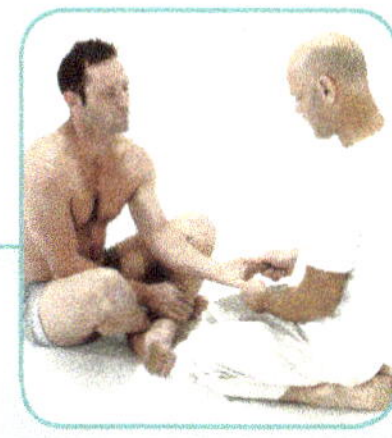

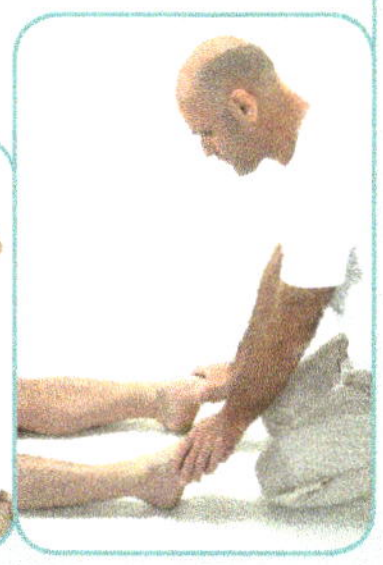

Précautions :

- *Consultez un spécialiste avant de traiter toute affection grave ou sujette à caution.*
- *Évitez de bouger la tête et le corps de la personne, car tout mouvement peut aggraver son mal de tête.*
- *Maintenez le calme autour : lumière tamisée, parlez avec douceur, lentement.*
- *Assurez-vous que la personne soit suffisamment hydratée.*
- *Ne traitez que s'il y a douleur - ne pas utiliser les protocoles en prévention des maux de tête.*
- *Ces protocoles, s'ils sont appliqués alors qu'il n'y a pas de douleur, peuvent provoquer un mal de tête.*

Sélection des points thérapeutiques

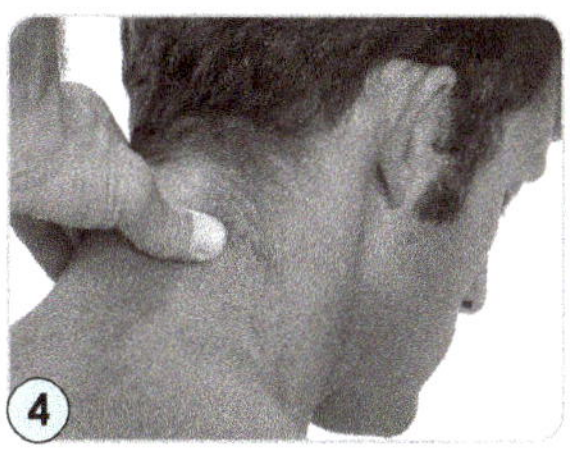

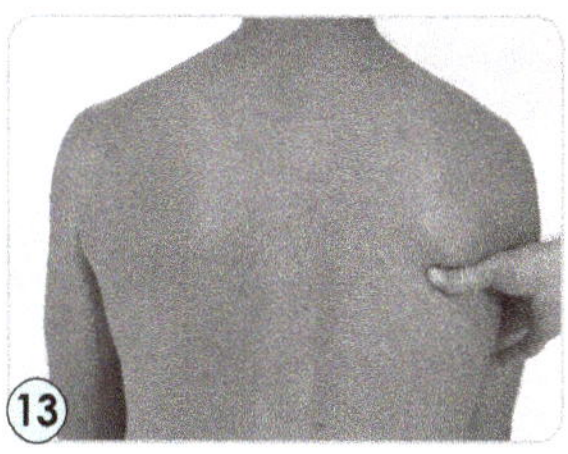

Protocole - 4 MAUX DE TÊTE

Douleur temporale

affection rare

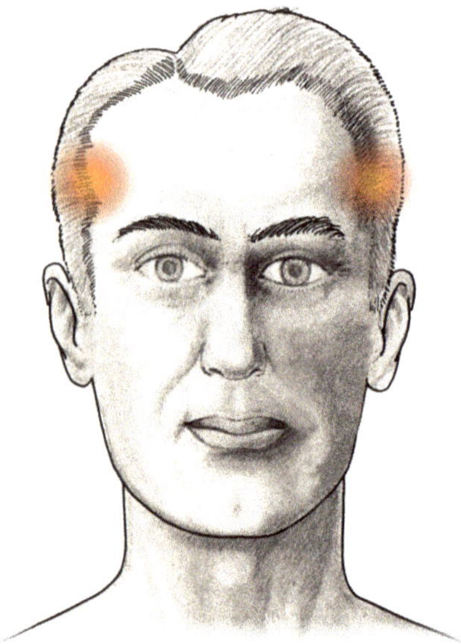

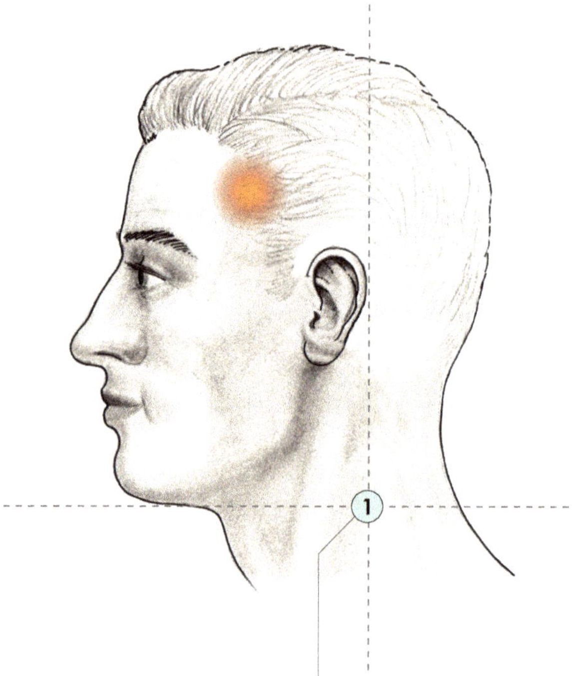

3e ligne du dos-3
4 doigts en-dessous de la ligne occipitale • dans la dépression entre le trapèze et le muscle sterno-cléido-mastoïdien • à mi-chemin entre l'occiput et C7

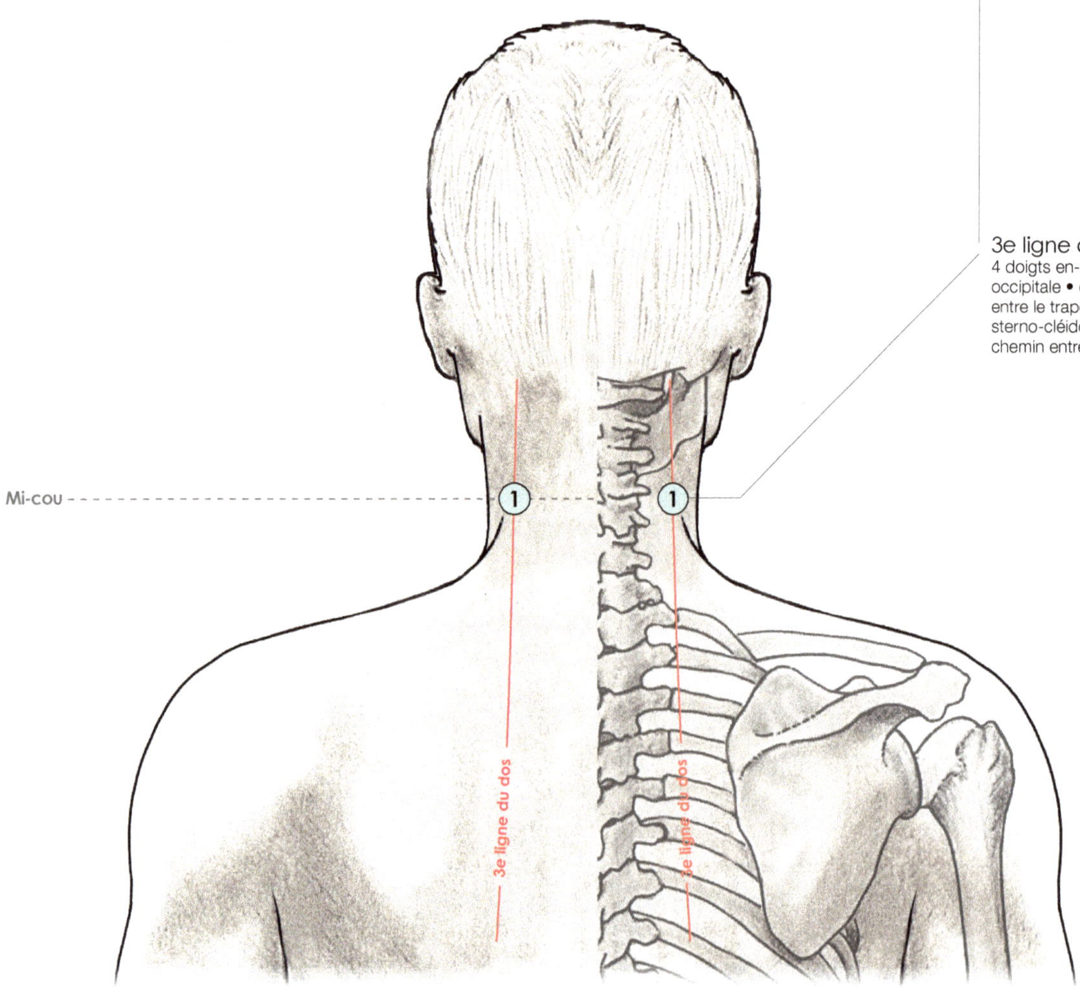

Description du problème :

- *Douleur à la tempe, de façon uni ou bilatérale.*
- *Douleur concentrée sur une toute petite zone, entre l'extrémité latérale de l'œil et l'oreille. Elle ne s'étend pas sur une grande zone comme dans d'autres types de céphalées.*
- *Symptômes associés : douleur pulsatile rapide.*
- *À mesure que le mal de tête s'accentue, la personne devient plus sensible aux mouvements, aux bruits forts et à la lumière vive.*

Les étapes du traitement

1. Préparez un environnement calme

Éteignez les lumières, ainsi que toute source lumineuse vive, produite par un écran ou venue de l'extérieur. Laissez votre patient s'asseoir calmement, limitez les mouvements. Déplacez-vous lentement, effectuez votre traitement lentement, et parlez très doucement, uniquement quand c'est nécessaire. Assurez-vous que la personne ait bu suffisamment d'eau.

2. Travail du cou et de l'épaule

Installez votre patient assis, les jambes croisées ou étendues. Si la position assise par terre lui est inconfortable, utilisez un coussin ou une chaise. Massez la nuque, le haut du dos, et le long du bord médial de la scapula, avec la méthode qui vous convient le mieux. Évitez tout étirement.

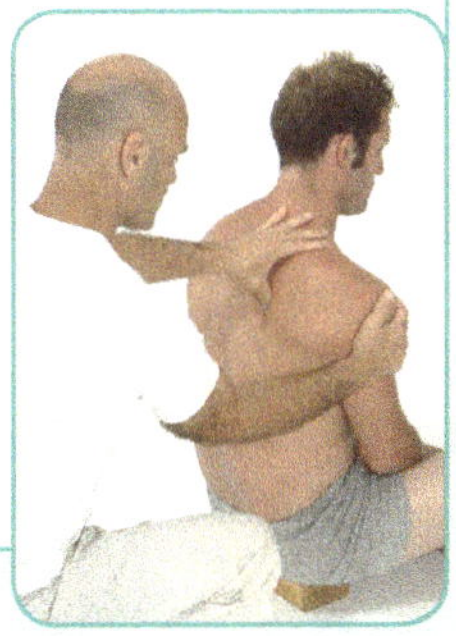

3. Travail des points d'acupression

Presser au pouce le point (1) sur le côté qui est douloureux. Si la douleur est bilatérale, presser en même temps des deux côtés, plusieurs fois au pouce, de 10 à 15 secondes. Les points 10 doivent être pressés en même temps. Travaillez ces points, jusqu'à 10 fois. Arrêtez dès qu'ils deviennent sensibles. Adaptez le niveau de pression à votre patient.

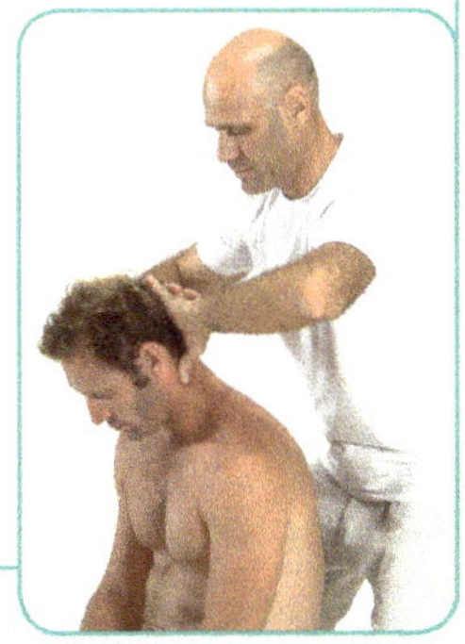

Technique complémentaire, en option

4. Massage facial

Une fois le protocole effectué, vous pouvez faire un massage facial, en installant la personne en position assise, ou sur le dos, au choix.

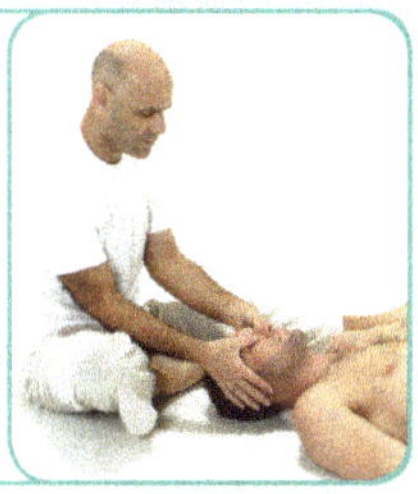

5. Massage des mains et des pieds

Vous pouvez également effectuer, après le protocole, un massage plus global des mains et des pieds, en position assise ou couchée sur le dos.

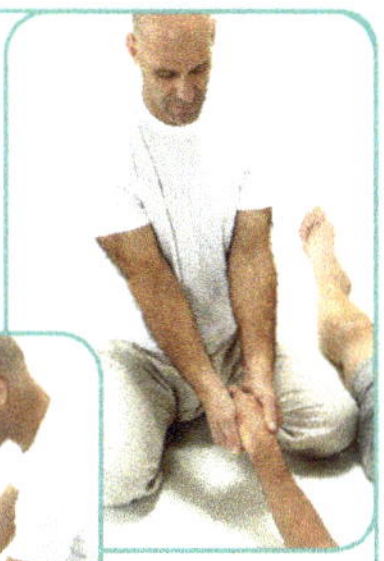

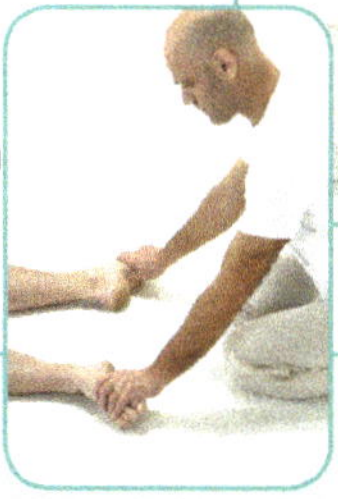

Montrez à votre patient
comment il peut s'auto-traiter, ou s'auto-masser, en croisant les doigts le long du cou.

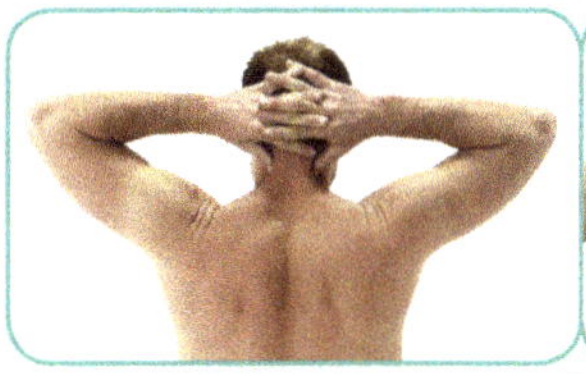

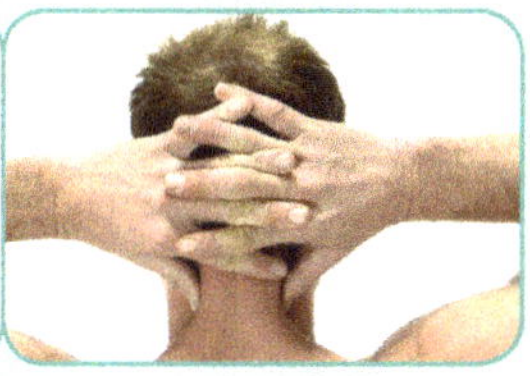

Précautions :

- *Consultez un spécialiste avant de traiter toute affection grave ou sujette à caution.*
- *Évitez de bouger la tête et le corps de la personne, car tout mouvement peut aggraver son mal de tête.*
- *Maintenez le calme : lumière tamisée, parlez avec douceur, avec lenteur.*
- *Assurez-vous que la personne soit suffisamment hydratée.*
- *Ne traitez que s'il y a douleur - ne pas utiliser les protocoles en prévention des maux de tête.*
- *Ces protocoles, s'ils sont appliqués alors qu'il n'y a pas de douleur, peuvent provoquer un mal de tête.*

Les protocoles de traitement dans ce chapitre

Protocole - 5 **"Déformation buccale (paralysie faciale *a frigore*, ou paralysie de Bell)"**
Protocole - 6 **"Douleur à la mâchoire (troubles ATM)"**

Traitement des pathologies du visage

Les déformations de la bouche et les douleurs à la mâchoire sont peu communes. Pour ces deux affections, les protocoles d'acupression thaïe peuvent s'avérer très efficaces.
Parmi les deux protocoles proposés, faites un choix en fonction des symptômes établis selon le diagnostic thaï (voir le tableau diagnostic), indépendamment de la définition médicale moderne de la pathologie. À chaque fois que les symptômes de votre patient concordent avec ceux qui sont décrits dans l'un des protocoles thaïs, essayez ce protocole et observez la réaction de votre patient. Si vos pressions sont bien accueillies, le traitement pourra donner de bons résultats. Si vous constatez une amélioration, continuez.

Protocole thaï	Pathologie sous-jacente éventuelle
Déformation buccale (paralysie faciale a frigore, ou paralysie de Bell)	Névralgie faciale (paralysie faciale a frigore ou paralysie de Bell)
Douleur à la mâchoire (TTM)	Troubles de l'articulation temporo-mandibulaire (TTM)

Les pathologies du visage

Troubles de l'articulation temporo-mandibulaire (TTM)

Les troubles temporo-mandibulaires sont causés par : un mauvais alignement de l'articulation, l'arthrite, ou une hypertonie musculaire due au stress, au surmenage de l'articulation, en ne mâchant que d'un côté par exemple, ou après une visite chez le dentiste, ou avec le grincement et le serrement des dents pendant le sommeil (bruxisme). Symptômes associés : douleurs et courbatures à la mâchoire, raideur, difficulté à ouvrir grand la bouche, bruits de claquement douloureux en mâchant, douleurs à l'oreille, à la nuque et dans le haut du dos, maux de tête.

Névralgie faciale (paralysie faciale a frigore ou paralysie de Bell)

Faiblesse passagère ou paralysie des muscles de la moitié du visage. Causes : infection, gonflement, compression du nerf facial qui passe dans un petit orifice à la base du crâne. Le gonflement est souvent dû à une infection virale comme l'herpès, le virus d'Epstein-Barr, la grippe, ou encore l'agent infectieux de la maladie de Lyme. Les symptômes apparaissent souvent 1 à 2 semaines après l'infection et disparaissent d'eux-mêmes, de plusieurs semaines à 3 mois après. Les paralysies du visage peuvent devenir permanentes lorsqu'elles ne sont pas soignées. Parmi les symptômes associés : relâchement d'une moitié du visage, raideur, impossibilité de bouger cette partie du visage, difficultés à clore l'œil complètement, perte du goût sur le bout de la langue, du côté affecté. Affection rarement douloureuse.

Contre-indications et mises en garde

- **Pas de pressions sur des lignes ou des points sensibles qui créent ou aggravent les symptômes**
- **Éviter toute pression qui fasse se rétracter ou reculer votre patient**

Attention, danger !

En présence des symptômes suivants, votre patient doit être examiné par un médecin..

- **Récent traumatisme grave**
- **Symptômes qui ne se limitent pas au visage, étendus à d'autres parties du corps**
- **Douleur constante ou progressive**
- **Douleur persistante, apparue soudainement et sans cause apparente**
- **État critique**
- **Tout signe inhabituel**

Choix du traitement - méthode à suivre

1.Vérifiez s'il s'agit d'une déformation d'un côté du visage, ou s'il y a douleur dans la région de l'articulation de la mâchoire, à l'ouverture et à la mastication.

2. Choisissez le traitement adapté

3. Commencez le traitement et vérifiez que vous avez choisi le bon protocole

Pour vérifier si les points du protocole choisi sont pertinents et efficaces, pressez chaque point et observez les réactions de votre patient. Surtout ne l'embêtez pas avec trop de questions dès le début ! Laissez-le plonger dans un état de concentration, de plus en plus profonde. Il lui faudra souvent un peu de temps pour "rentrer" dans le traitement et être en mesure d'indiquer (sans forcément la verbaliser) l'efficacité des points. Les réactions commencent à être "fiables" à partir du deuxième passage. Posez des questions brèves, du type : "Là ?", "C'est agréable ?", "Douloureux ?" Si les lignes et les points sont pertinents et efficaces, continuez le traitement : vous avez choisi le bon protocole.

PROTOCOLE 5 (PAGE 46)

Déformation de la bouche (paralysie faciale *a frigore* ou paralysie de Bell)

- Paralysie d'un côté du visage, entraînant le relâchement ou la distorsion des muscles du côté affecté. Possibles difficultés à boire, ou à fermer l'œil de ce côté.
- Douleur rarement présente, ou alors peu prononcée.
- Affection qui apparaît soudainement et disparaît souvent d'elle-même en quelques jours.
- La bouche ou l'œil peuvent être les seuls affectés.

LOCALISATION DE LA DOULEUR

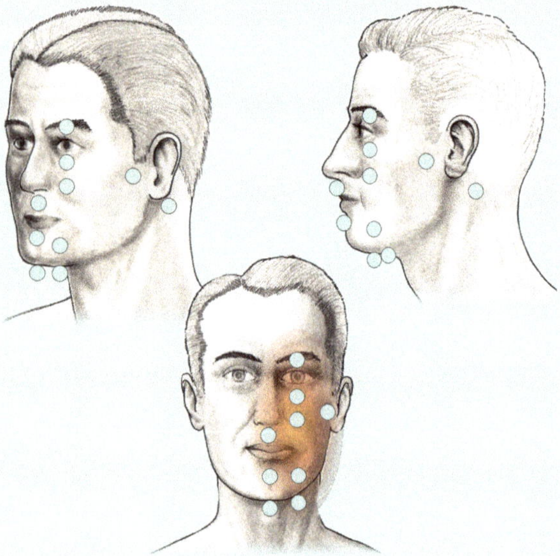

PROTOCOLE 6 (PAGE 48)

Douleur à la mâchoire (TTM)

- Douleur située dans la région des points, pouvant être accompagnée de douleurs au cou et dans les épaules.
- La douleur augmente à la mastication, ou à l'ouverture de la bouche.
- Raideur prononcée des muscles de la mâchoire.
- Affection pouvant résulter d'une session prolongée en position bouche ouverte chez le dentiste, du fait de ne mâcher que d'un seul côté, ou de grincer des dents la nuit ou avec le stress (bruxisme).

LOCALISATION DE LA DOULEUR

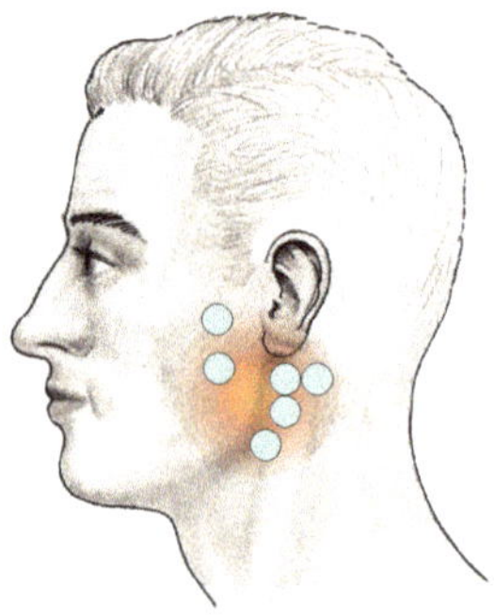

Protocole - 5 VISAGE

Déformation de la bouche (paralysie faciale *a frigore* ou "paralysie de Bell")

• affection rare

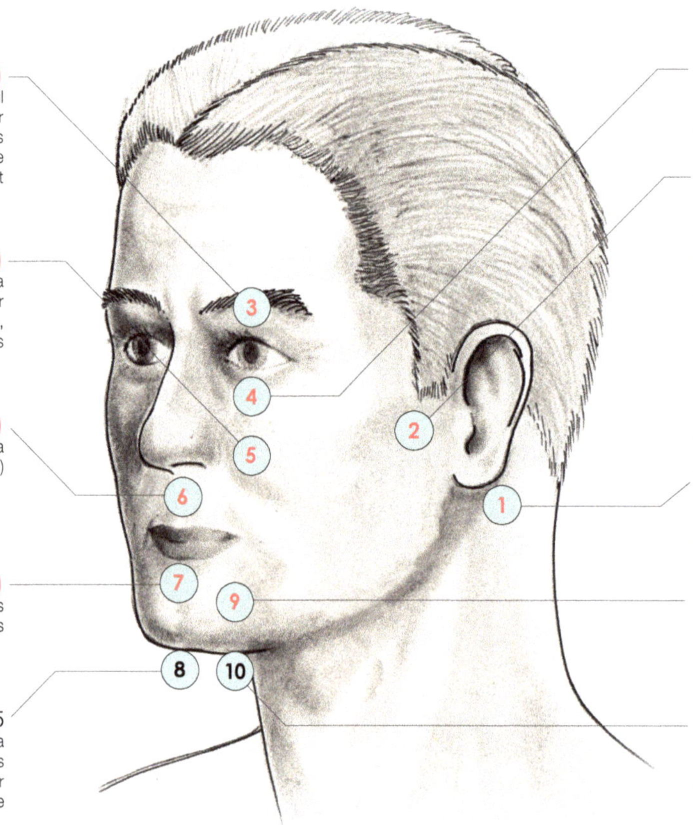

Milieu du sourcil (Yuyao)
un point sensible au milieu du sourcil • juste au-dessus de la pupille • sur l'arcade sourcilière • presser le dessus de l'os, ou variante : la partie inférieure de l'os en pressant vers le haut

Visage-2 (ES-3)
juste en-dessous, à la verticale de la pupille • au niveau des narines • sur le bord latéral du sillon naso-génien, sous l'os

Milieu visage-3 (VC-26)
Au 2/3 entre le bord supérieur de la lèvre et le nez (dans le philtrum)

Milieu visage-4 (C-24)
Dans la dépression juste au-dessus du menton • presser vers le bas

Milieu visage-5
sous le menton • derrière la mandibule • sur les tissus mous (digastriques antérieurs) du plancher buccal • irradie dans la langue

Visage-1 (ES-2)
1 doigt en-dessous de la pupille • dans une mince dépression de l'os maxillaire (foramen infra-orbitaire)

Visage-9 (ES-7)
dans une petite dépression en-dessous de la pommette (arcade zygomatique) • cette dépression disparaît quand la bouche est grande ouverte • 1 doigt avant l'oreille • faire glisser le bout de votre doigt en partant du nez, passez sous la pommette, jusqu'à l'oreille, en vous arrêtant un doigt avant l'oreille • antérieur au processus condiloïde de la mandibule • irradie dans les dents, la bouche, le nez, les yeux et les tempes

Processus mastoïde (VB-12)
en arrière et en-dessous du bord inférieur du processus mastoïde • presser le SCM

Visage-3 (Jiachengjiang)
1 doigt en-dehors du point Médiane du visage-4 • sous le menton, sur le foramen mentonnier • presser vers le bas

Visage-4
sous le menton (sous Visage-3) • sous la mandibule • sur les tissus mous (digastriques antérieurs) du plancher buccal • irradie dans la

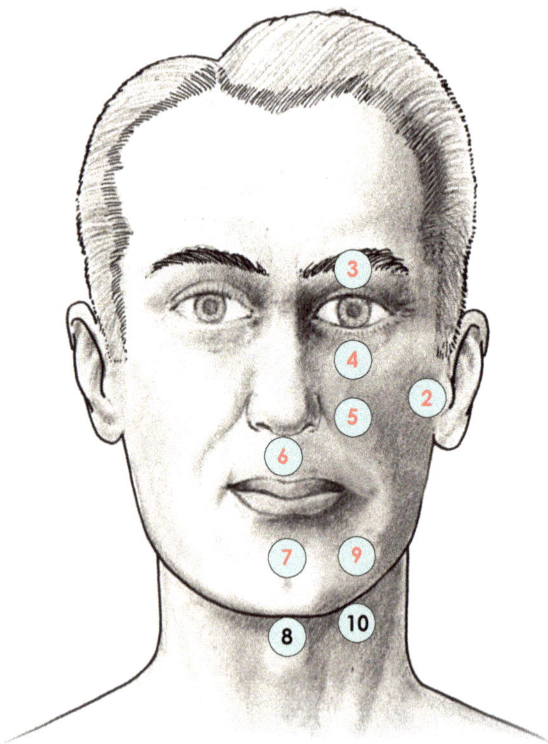

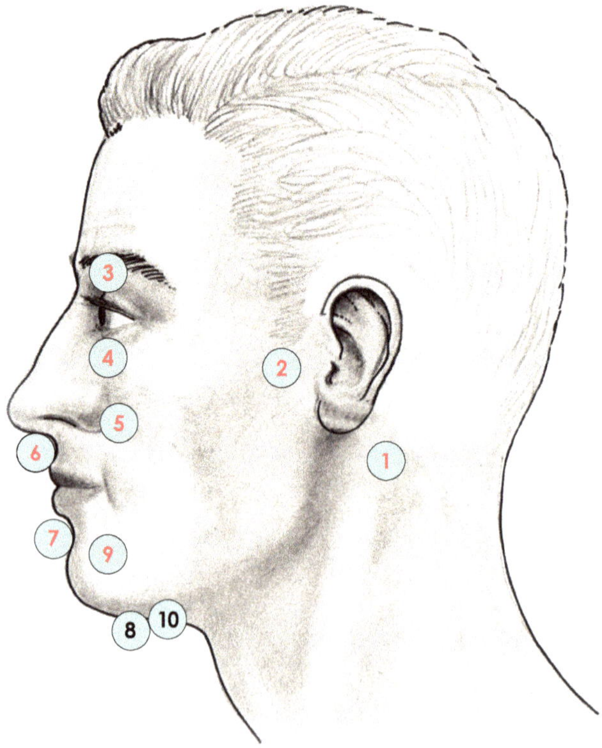

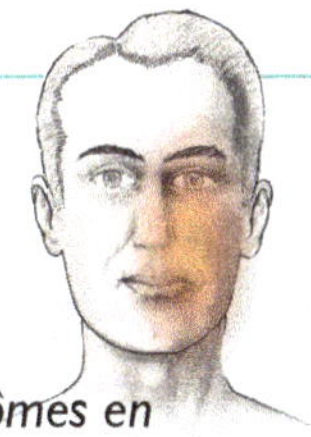

Description du problème :

- *Paralysie d'un côté du visage, entraînant le relâchement ou la distorsion des muscles du côté affecté. Possibles difficultés à boire, ou à fermer l'œil de ce côté.*
- *Douleur rarement présente, ou alors peu prononcée.*
- *Affection qui apparaît soudainement et disparaît souvent d'elle-même en quelques jours. Certains symptômes en revanche peuvent subsister, qui nécessitent un traitement à long terme, parfois sur plusieurs mois.*
- *Le traitement accélère la rémission et prévient le risque de dommages permanents.*
- *La bouche ou l'œil peuvent être les seuls affectés (voir étape 1).*

Les étapes du traitement

1. Travail des points d'acupression

Pressez les points (1) à (10). Répétez cette séquence tant que vous constatez une amélioration, jusqu'à 10 passages. Si les points deviennent trop sensibles, arrêtez. Ajustez l'intensité des pressions à votre patient. Lorsque l'œil est la seule partie affectée, n'utilisez que les points (1) à (4). Si le problème concerne la bouche uniquement, ignorez les points (3) et (4)

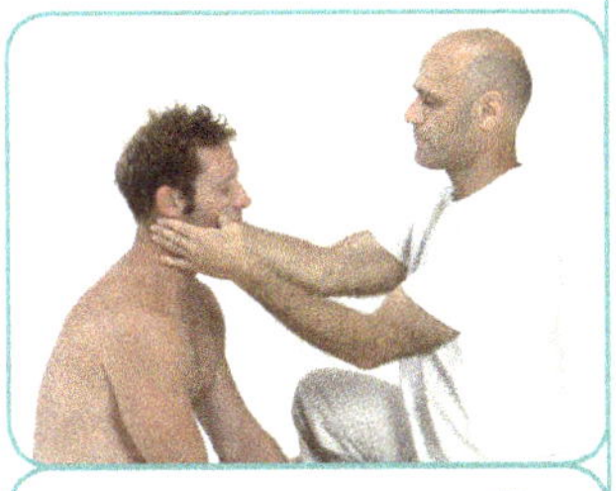

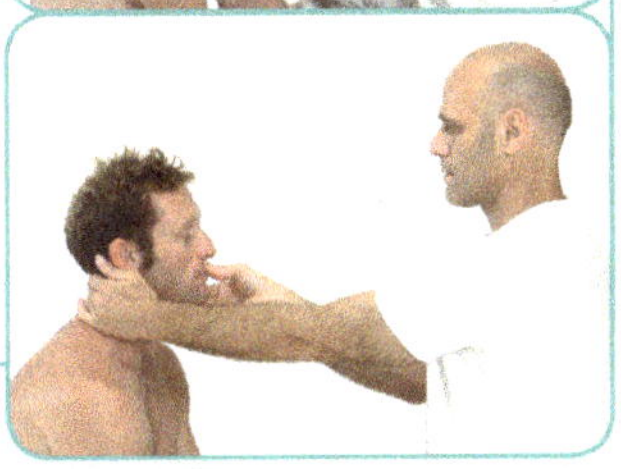

4. Traitement du cou et des épaules

Un travail global et complet du cou, des épaules, du haut du dos et des omoplates peut être très bénéfique.

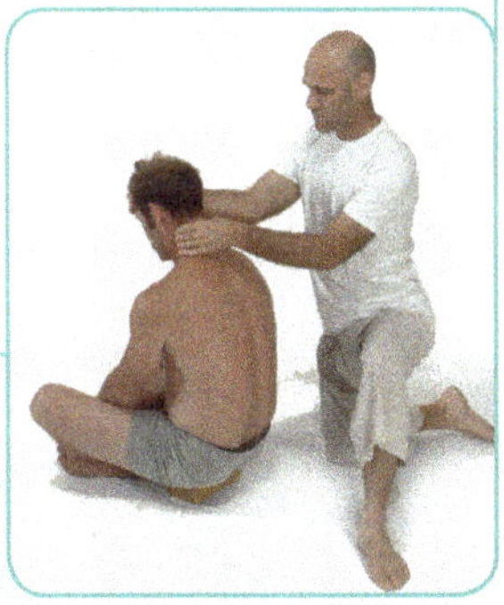

Précautions :

- *Ne traitez qu'une fois le diagnostic établi par un spécialiste.*
- *Traitez tous les jours jusqu'à rémission. Pour les cas non aigus, traitez deux fois par semaine.*
- *Avant de répéter le traitement, attendez que votre patient n'ait plus de douleur (le cas échéant) liée au traitement précédent.*

Techniques complémentaires, en option

2. Étirement du visage

Doucement, faites glisser votre main sur un côté du visage, pour tirer la peau, en partant du nez jusqu'à l'oreille. Répétez plusieurs fois. Vous pouvez également utiliser la même technique avec votre index. En partant du nez, allez jusqu'à l'oreille, en passant au-dessus, puis en-dessous de la pommette.

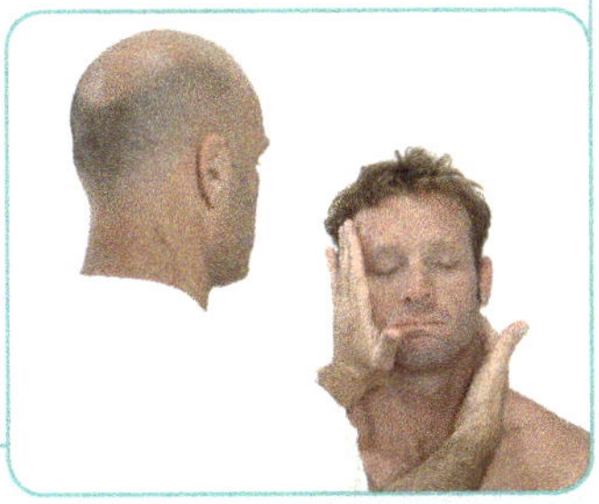

3. Massage facial

Une fois le protocole effectué, vous pouvez faire un massage complet du visage.

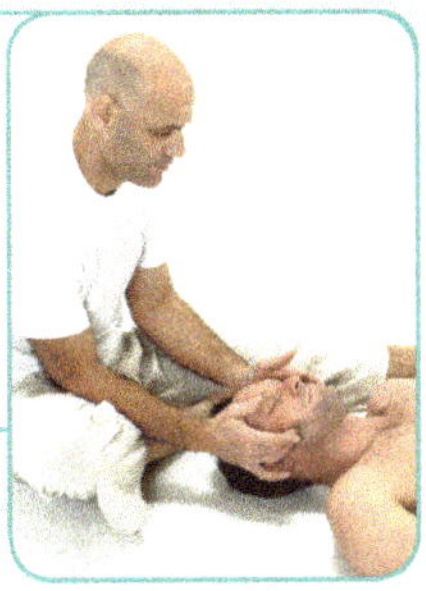

Sélection des points thérapeutiques

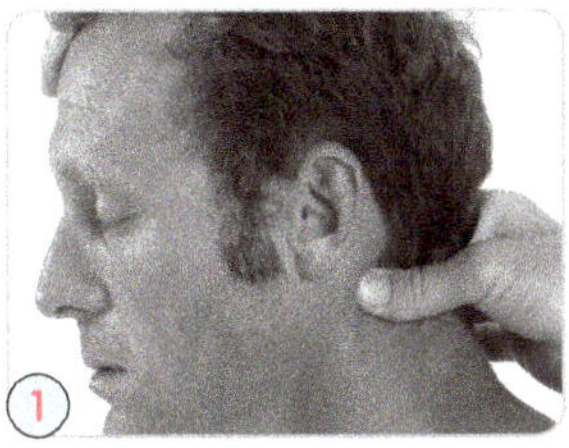

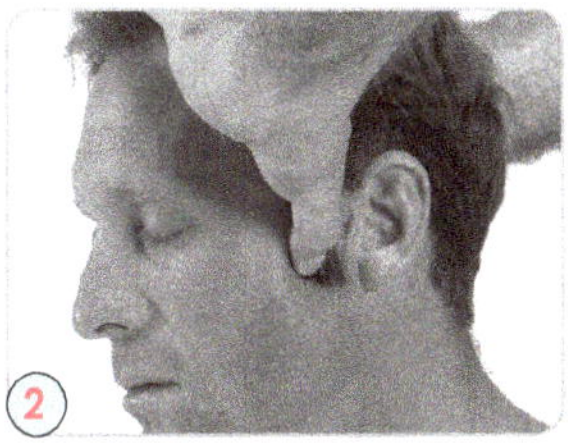

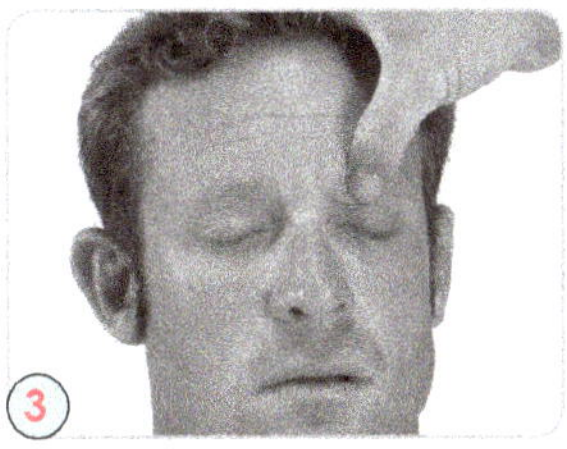

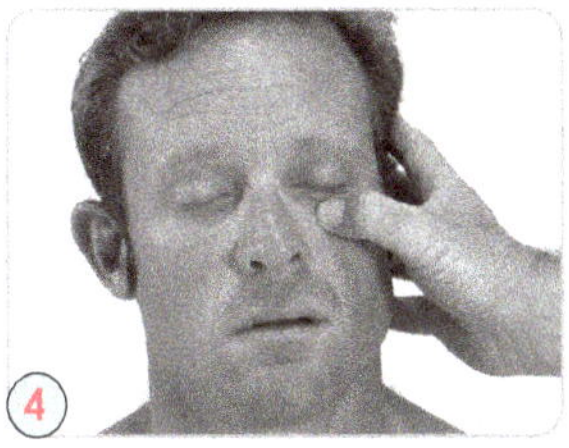

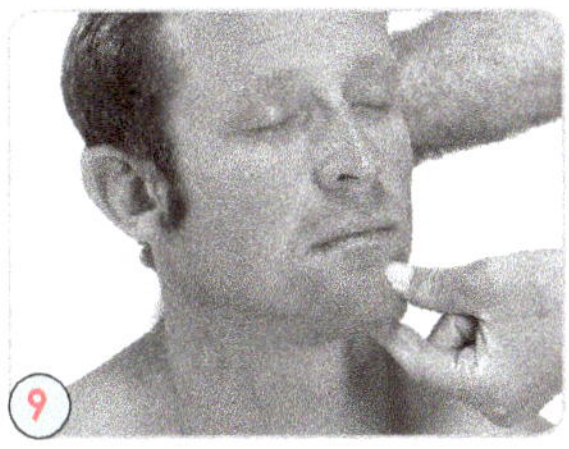

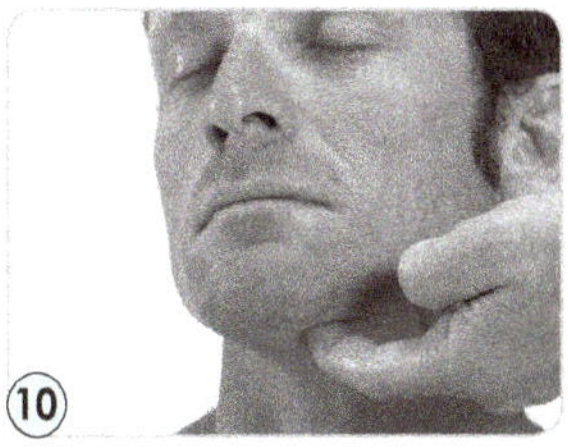

Protocole - 6 VISAGE

Douleur à la mâchoire (troubles ATM)

●● affection courante

Visage-8
1 doigt juste en-dessous du point Visage-9 • en-dessous de la ligne du lobe de l'oreille • un doigt avant le bord postérieur de la mandibule • trouver le petit muscle dur

Visage-9 (ES-7)
dans une petite dépression en-dessous de la pommette (arcade zygomatique) • cette dépression disparaît quand la bouche est grande ouverte • 1 doigt avant l'oreille • faire glisser le bout de votre doigt en partant du nez, passer sous la pommette, jusqu'à l'oreille, et s'arrêter un doigt avant l'oreille • antérieur au processus condiloïde de la mandibule • irradie dans les dents, la bouche, le nez, les yeux et les tempes

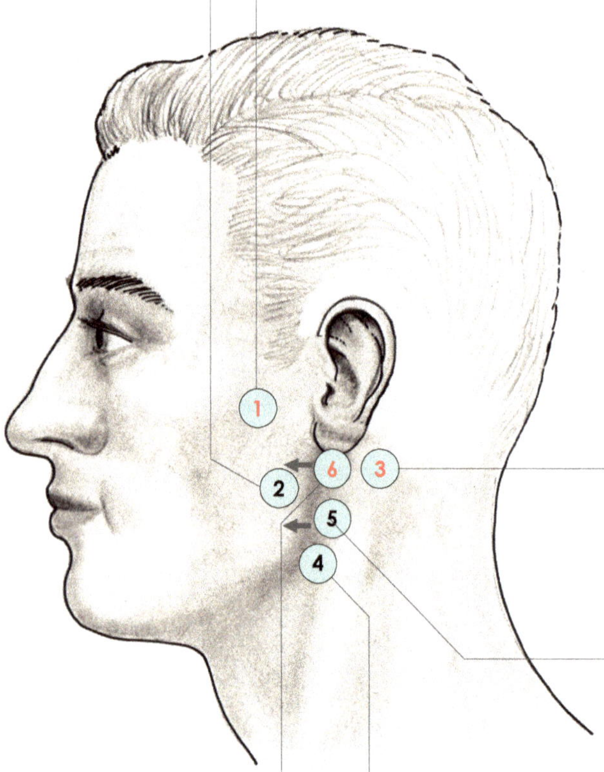

Processus mastoïde (VB-12)
en arrière et en-dessous du bord inférieur du processus mastoïde • presser le SCM

Visage-6
sur le bord postérieur de la mandibule • au-dessus du point Visage-5 • placer le bout de votre doigt ou de votre pouce entre la mandibule et le SCM et presser en direction de l'os

Visage-7 (TR-17)
dans la dépression entre la mandibule et le SCM • juste en-dessous du niveau du processus mastoïde • presser en direction de la mandibule

Visage-5
à l'angle postérieur de la mandibule ou bien juste au-dessus • faire glisser le bout de votre doigt ou de votre pouce entre la mandibule et le SCM, en tirant l'os latéralement (en l'éloignant du patient) pendant que votre patient résiste

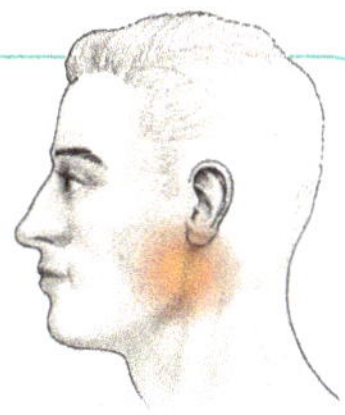

Description du problème :

- *Douleur située dans la région des points, pouvant être accompagnée de douleurs au cou et dans les épaules.*
- *La douleur augmente à la mastication, et réduit la capacité d'ouverture de la bouche.*
- *Raideur prononcée des muscles de la mâchoire.*
- *Causes possibles : session prolongée chez le dentiste avec la bouche ouverte, mâcher d'un seul côté, grincer des dents la nuit (bruxisme), ou le stress.*

Les étapes du traitement

1. Travail des points d'acupression

Pressez les points (1) à (6). Pour le point (4) : placez le bout de votre index derrière la mandibule, pour tirer l'os comme avec un crochet (voir photo).

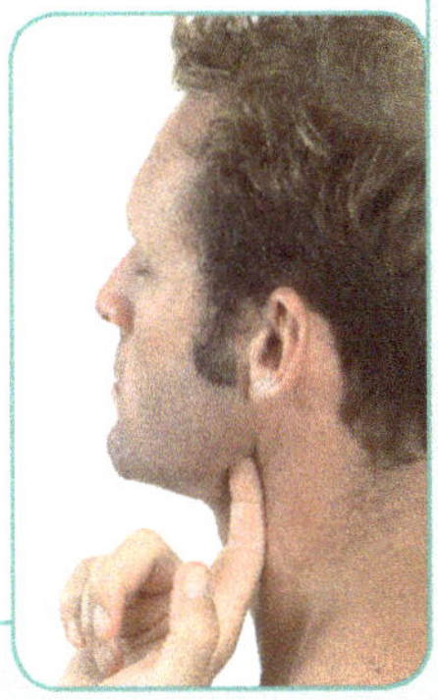

Répétez le travail des points tant que vous constatez une amélioration, jusqu'à 10 passages. Cessez, dès que les points deviennent trop sensibles. Ajustez l'intensité des pressions à votre patient.

Précautions :

- *Consultez un spécialiste avant de traiter un cas grave, ou toute affection de la mâchoire sujette à caution.*
- *Traitez tous les jours jusqu'à rémission. Pour les cas non aigus, traitez deux fois par semaine.*
- *Avant de répéter le traitement, attendez que votre patient n'ait plus de douleur (le cas échéant) liée au traitement précédent.*

Sélection des points thérapeutiques

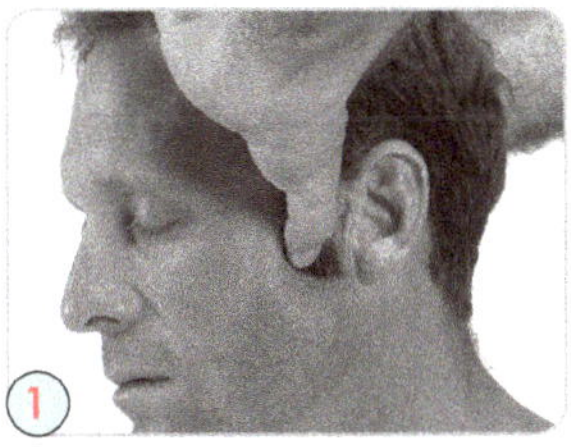

1

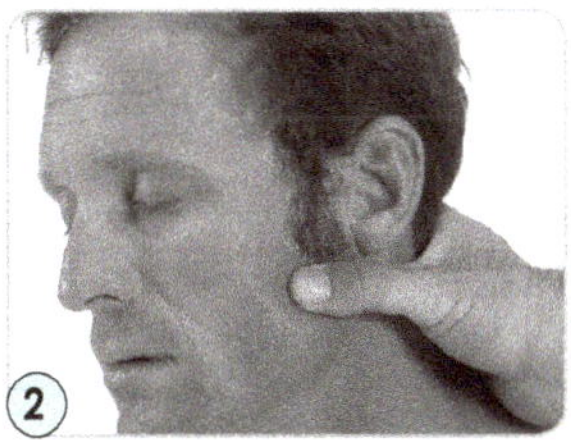

2

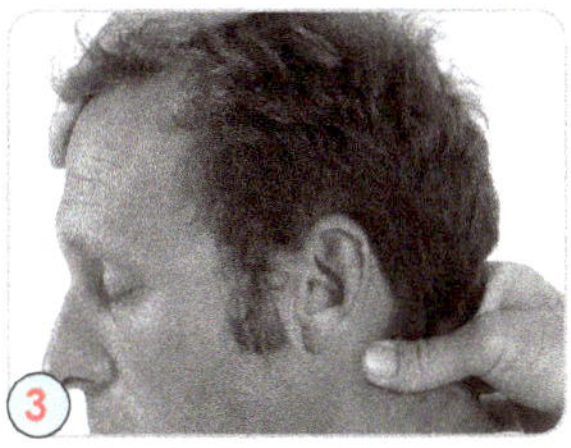

3

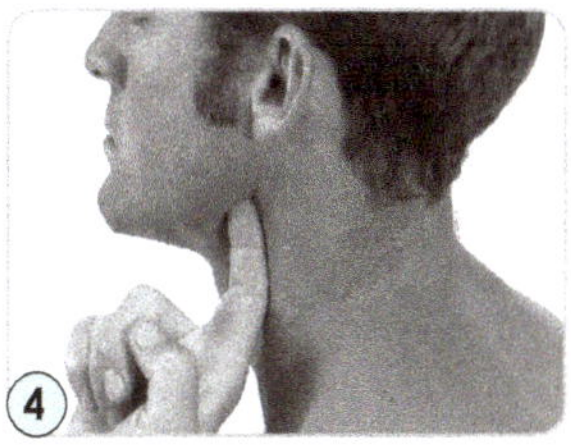

4

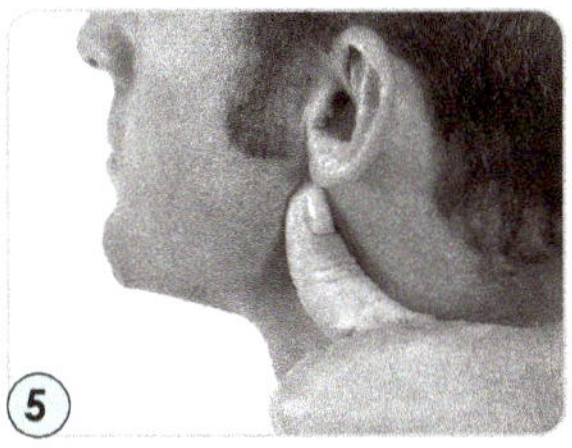

5

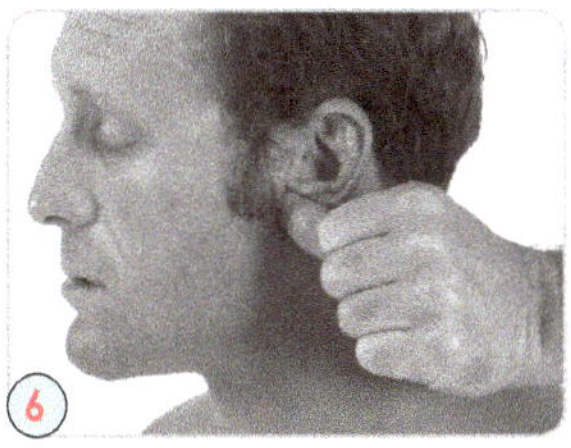

6

Techniques complémentaires, en option

2. Massage facial

Une fois le protocole effectué, vous pouvez faire un massage complet du visage.

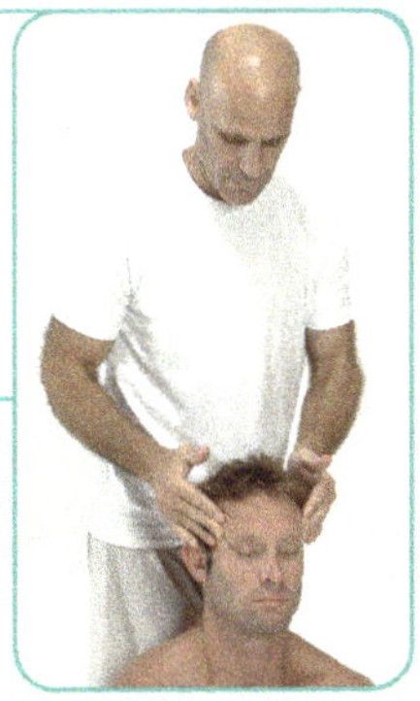

3. Traitement du cou et des épaules

Vous pouvez également faire un travail global et complet du cou, des épaules, du haut du dos et des omoplates.

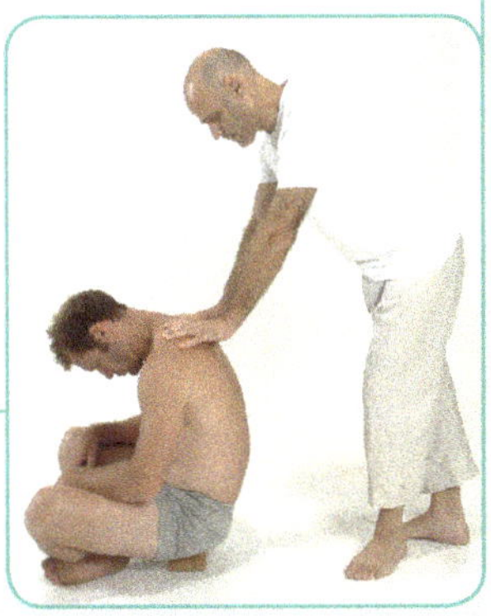

CHAPITRE 3 COU

Les protocoles de traitement dans ce chapitre

Protocole -7 **"Entorse du cou"**
Protocole -8 **"Nuque raide"**
Protocole -9 **"Douleur au cou en tournant la tête 1"**
Protocole -10 **"Douleur au cou en tournant la tête 2"**

Traitement des pathologies du cou

Les pathologies du cou sont très courantes. Le rôle du cou est de soutenir la tête, pour qu'elle puisse réaliser une grande variété de mouvements, ce qui met les muscles et ligaments sous haute pression. Comme la colonne cervicale est moins protégée que ses parties thoracique et lombaire, elle est exposée à de multiples blessures. À l'origine des problèmes, on trouve de multiples causes : mauvaises habitudes et déviations posturales, stress, répétition de certains gestes, surmenage de la zone, lésions graves ou légères...
La plupart des cas réagissent bien aux protocoles de traitement d'acupression thaïe.
Parmi les quatre protocoles proposés, faites un choix en fonction des symptômes établis selon le diagnostic thaï (voir le tableau diagnostic), indépendamment de la définition médicale moderne de la pathologie. À chaque fois que les symptômes de votre patient concordent avec ceux qui sont décrits dans l'un des protocoles thaïs, essayez ce protocole et observez la réaction de votre patient. Si vos pressions sont bien accueillies, le traitement pourra donner de bons résultats. Si vous constatez une amélioration, continuez.

Protocole thaï	Pathologie sous-jacente éventuelle
Entorse du cou	Traumatisme du "coup du lapin" Tension musculaire Entorse vertébrale ligamentaire Hypertonie musculaire et "trigger points" myofasciaux (points gâchettes ou détente) Hernie discale Ostéoarthrite des articulations cervicales (spondylose) Syndrome facettaire cervical Sténose rachidienne cervicale Torticolis Cyphose ("Bosse" du dos) Position tête en avant Cyphose cervicale ("cou militaire")
Nuque raide	Tension musculaire Entorse vertébrale ligamentaire Hypertonie musculaire et "trigger points" myofasciaux (points gâchettes ou détente) Hernie discale Syndrome facettaire cervical Ostéoarthrite des articulations cervicales (spondylose) Sténose rachidienne cervicale Cyphose ("Bosse" du dos) Position tête en avant Cyphose cervicale ("cou militaire")
Douleur au cou en tournant la tête 1	Hypertonie musculaire et "trigger points" myofasciaux (points gâchettes ou détente) Tension musculaire Entorse vertébrale ligamentaire Syndrome facettaire cervical Ostéoarthrite des articulations cervicales (spondylose)
Douleur au cou en tournant la tête 2	Hypertonie musculaire et "trigger points" myofasciaux (points gâchettes ou détente) Cyphose ("Bosse" du dos)

Les pathologies du cou

Le plus souvent, plusieurs pathologies ou dysfonctions tissulaires sont combinées.

Syndrome facettaire cervical

Irritation douloureuse des facettes articulaires liée à une blessure, à une déviation posturale, ou à la dégénérescence d'un disque. Symptômes pouvant être associés : douleurs à la nuque et douleurs projetées dans les trapèzes, omoplates, bras et dans la tête. La douleur matinale est typique, ainsi que dans certaines postures assises. La douleur augmente en extension et en flexion latérale, mais principalement lorsque les facettes articulaires se massent en "paquet fermé" (rotation + flexion latérale du même côté).

Hernie discale et compression de nerf due à une hernie (radiculopathie)

Le disque fait saillie, irritant les ligaments voisins et possiblement les racines nerveuses, ou le sac dural de la moelle. Le disque fait saillie ou glisse suite à un trauma grave, à la dégénérescence liée à l'âge, à de mauvaises habitudes posturales telles que flexion prolongée du cou, surmenage, et traumas légers anciens. Un nerf irrité de façon continue peut entraîner des sérieux troubles (dommages neurologiques irréversibles).
Une hernie postérieure (droite), avec compression directe de la dure-mère et de la moelle épinière peut entraîner des déficits neurologiques moteurs ou sensitifs. Les symptômes, chroniques ou aigus, peuvent inclure : douleurs dans la nuque, le haut du dos, et les omoplates. Le cou peut être limité en mouvement et très douloureux, dans plusieurs directions, avec élancements dans l'épaule ou dans le bras, engourdissement ou picotements dans les doigts et/ou douleur lancinante, sensation de chaud ou de froid irradiant dans le corps et dans les jambes, parfois difficultés à marcher. Les symptômes peuvent se manifester uniquement à l'avant-bras et la main, et augmenter dans différentes positions du cou.

Ostéoarthrite des articulations cervicales (spondylose)

Maladie dégénérative de l'articulation, due à l'usure naturelle et à l'âge, du cartilage des facettes cervicales, disques intervertébraux et ligaments, provoquant inflammation et instabilité de l'articulation, ayant pour résultat le développement d'ostéophytes et la possible compression d'une racine nerveuse et de la moelle épinière. L'ostéoarthrite concerne les 5e, 6e et 7e vertèbres, qui sont les plus affectées par les mauvaises postures. Symptômes chroniques pouvant être associés : raideur et douleurs à la nuque, dans le haut du dos, restriction des mouvements dans plusieurs directions, et parfois douleurs irradiées dans les bras. Dans les cas graves, les symptômes peuvent comprendre : douleurs intenses, mouvements très limités ou très douloureux, douleur dans le bras et/ou la main, faiblesse de certains groupes musculaires, modifications des réflexes, sensations de picotements, engourdissements et paralysie. À des stades plus avancés, les vertèbres peuvent se souder ensemble en position fléchie, laissant le cou courbé en permanence.

Sténose rachidienne cervicale

La sténose est l'évolution naturelle de la spondylose, ou l'évolution chronique d'une lésion. Il s'agit d'un rétrécissement continu du canal rachidien et/ou des foramens vertébraux, dû à l'épaississement des vertèbres ou au développement d'ostéophytes. Le rétrécissement du foramen vertébral comprime les racines nerveuses, et le rétrécissement du canal rachidien comprime la moelle épinière. Cette pathologie peut s'aggraver dès lors que la pression exercée sur la racine nerveuse ou sur la moelle devient suffisamment forte pour créer des déficits neurologiques. Si cette pression n'est pas libérée par la chirurgie à temps, elle peut, en quelques semaines, provoquer des dommages neurologiques irréversibles. La sténose rachidienne survient le plus souvent chez les personnes de plus de 50 ans. Les personnes plus jeunes ayant subi une lésion de la colonne, ou présentant un canal rachidien étroit, sont également exposées. Les symptômes sont progressifs, ou inexistants, selon l'endroit et l'importance de la compression sur les nerfs. On compte parmi eux : douleur au cou, haut du dos, omoplates et engourdissement, faiblesses ou douleurs dans les bras ou les jambes. Des difficultés à marcher avec douleur sourde, une sensation de chaud ou de froid irradiant dans le corps et dans les deux jambes, sont également des signes d'une compression forte de la moelle épinière. Une dysfonction intestinale ou urinaire (perte de contrôle) peut être très grave et irréversible. Dans ces cas-là, la chirurgie est inévitable.

Traumatisme de type "coup du lapin"

Traumatisme du cou, grave ou non, survenant généralement lors d'accidents de voiture. Il entraîne des lésions des muscles, ligaments, disques, facettes articulaires, parfois luxations des articulations, extension de la moelle épinière, atteinte au cerveau. Les symptômes varient en fonction de la gravité du trauma : douleurs à la nuque, maux de tête, douleurs à l'épaule ou entre les omoplates, douleurs lombaires, douleurs ou engourdissement du bras et/ou de la main, étourdissements, vertiges, acouphènes, troubles de la vue, difficultés à parler, pertes de mémoire, irritabilité, troubles du sommeil, fatigue et paralysie (quadriplégie).

Torticolis

Torsion de la tête avec contraction musculaire des muscles du cou, sur un côté, causée par un trauma léger, le stress ou la sursollicitation du muscle. Dans les cas aigus, la personne a des difficultés à maintenir le cou droit, à cause d'une faiblesse des muscles stabilisateurs du cou. Dans les cas chroniques, le corps maintient une posture déviée. Les torticolis peuvent être d'origine congénitale (perturbation du système nerveux, pour les torticolis spasmodiques). Les torticolis chez les nourrissons peuvent survenir dans les dernières étapes de la grossesse, lors d'une torsion de la tête du fœtus, entraînant une distorsion musculaire et articulaire. Symptômes associés : raideur, douleur, restriction des mouvements, tête légèrement fléchie et tournée d'un côté.

Entorse vertébrale ligamentaire
Déchirures traumatiques graves ou légères des ligaments, lors d'un sur-étirement, ou due à l'accumulation d'un stress léger répété, lors d'une activité sportive par exemple, en sur-étirement. Les entorses ligamentaires peuvent engendrer des irritations ligamentaires chroniques, accompagnées de raideur musculaire, instabilité articulaire et usure. Symptômes associés : douleur et raideur dans le cou, douleur dans l'épaule ou entre les omoplates, et mouvements très limités et douloureux. Pour ces entorses ligamentaires, la douleur peut être projetée dans la tête, la poitrine et les bras.

Tension musculaire
Sur-sollicitation (étirement) des muscles para-vertébraux, liée à un traumatisme léger ou grave, pouvant entraîner raideurs et douleurs musculaires chroniques. Des micro-déchirures, qui ne sont pas entièrement remises, peuvent entraîner raideur, douleur, limiter les mouvements, et créer des points et régions douloureux.

Hypertonie musculaire et "trigger points" myofasciaux (points détente ou gâchette)
Tension des muscles cervicaux et thoraciques, pouvant être la conséquence de mauvaises habitudes posturales, de déviations posturales, de surmenage musculaire chronique, ou de micro-traumatismes dans les fibres et les fascias, créant raideur et douleur, et limitant les mouvements. Des bandes musculaires sensibles (les "points gâchette" myofasciaux) peuvent se développer à l'intérieur même de ces muscles et fascias, créant douleurs et douleurs projetées dans le cou, le haut du dos, les épaules et les omoplates.

Cyphose ("Bosse" du dos)
Une courbure dorsale exagérée qui peut être d'origine génétique, liée à des maladies systémiques (ostéoporose, arthrite rhumatoïde, maladie de Scheuermann), des troubles du développement, une mauvaise posture, ou l'âge. La cyphose peut être la cause sous-jacente de différentes pathologies entraînant des symptômes tels que fatigue, douleurs dans la région cervicale et thoracique, douleur projetée dans les omoplates, épaules et bras.

Position de la tête en avant
Le bas du cou est penché vers l'avant (flexion), tandis que la tête va vers l'arrière (extension), ce qui est le résultat de mauvais schémas posturaux chroniques, qui entraînent : distorsion dans les régions cervicale, thoracique, et dans la poitrine, avec points "trigger" douloureux au cou, haut du dos et poitrine, et possibles douleurs projetées dans la tête et la mâchoire. Une position "tête en avant" peut être sous-jacente à d'autres pathologies.

Cou militaire
Perte de la lordose cervicale suite à un trauma de la nuque (coup du lapin, chute, chirurgie cervicale), dont l'origine est soit une déviation posturale temporaire créée par un spasme réflexe protectif des muscles, soit de nature génétique, ou encore liée à de mauvaises habitudes posturales. Le cou militaire entraîne une hypertonie musculaire et des points gâchettes myofaciaux. Il peut également être la cause sous-jacente de l'irritation des articulations facettaires, de la dégénérescence d'un disque ou d'une hernie discale.

Attention !

Une intervention chirurgicale est parfois nécessaire, pour certains cas aigus d'affections du cou (notamment dans les heures qui suivent un traumatisme). Pour certains autres maladies dégénératives, l'opération est nécessaire, dans les jours ou semaines qui suivent, afin de prévenir certains dommages neurologiques irréversibles. Ces maladies n'entraînent pas forcément de douleurs au cou. C'est par exemple une faiblesse dans les jambes, en marchant, qui peut être le signe d'une compression importante de la moelle épinière cervicale. Lorsque vous soignez une pathologie grave du cou (uniquement avec l'agrément d'un médecin), procédez doucement et avec grandes précautions. Surtout, pas d'étirements !

Les pressions profondes des protocoles de traitement thaïs ne sont pas les plus indiquées pour les affections graves comme le "coup du lapin", qui peut causer une inflammation et un spasme musculaire de protection très violent. Un trauma tel que le "coup du lapin" peut être léger ou grave. Évitez de travailler la zone en phase aiguë, tant que la douleur et la contracture sont très importants (les 3 premiers jours suivant le trauma). Traitez en phase sous-aiguë quand douleur et spasme faiblissent, et uniquement après avoir obtenu la permission d'un spécialiste qui a au préalable examiné et évalué le cas.

Soyez le plus doux possible lors de vos pressions au cou sur des personnes âgées de plus de soixante ans (surtout les femmes), au risque d'endommager les vaisseaux sanguins ou les articulations, en mauvais état du fait de l'ostéoarthrite, l'ostéoporose et l'arthrite rhumatismale, qui souvent affectent le haut du cou, vers C-2.

Un état dégénératif de sténose rachidienne peut évoluer en pathologie lourde, qui doit être examinée par un spécialiste. Parfois la chirurgie est indispensable. Les points d'acupression ne sont pas toujours efficaces dans certains cas de spinoses. Mais si votre patient a été examiné et ne doit pas subir d'opération, quelques sessions de traitement peuvent lui être bénéfiques. Ces protocoles soulagent à court terme, avec des effets qui s'inscrivent dans la durée.

Contre-indications et mises en garde

- **Pas de pressions en cas de spasme prononcé de protection**
- **Pas de pressions sur des tissus enflammés**
- **Pas de pressions sur des lignes ou des points sensibles qui créent ou aggravent les symptômes**
- **Éviter toute pression qui fasse se rétracter ou reculer votre patient**
- **Pas de pressions profondes sur le cou des patients âgés**

Attention, danger !

En présence des symptômes suivants, votre patient doit être examiné par un médecin.

- **Récent traumatisme grave**
- **Douleur constante ou progressive**
- **Douleur constante apparue soudainement, et sans cause apparente**
- **Douleur lancinante constante, sensation de brûlure ou de picotements le long du bras (surtout s'il s'agit des deux bras), ou alors engourdissement, picotements dans les doigts (surtout s'il s'agit des deux mains)**
  Il peut s'agir d'une compression grave des nerfs spinaux.
- **Blessure entraînant une déformation autour de la cheville.** Il peut s'agir d'une fracture.
- **Raideur très prononcée du cou, restriction des mouvements notamment difficultés à pencher la tête en avant, accompagnée de maux de tête.** Il peut s'agir d'une méningite.
- **État critique**
- **Tout signe inhabituel**

Les symptômes suivants peuvent être le signe d'un problème neurologique :

- **Maux de tête**
- **Étourdissements**
- **Vertiges**
- **Acouphènes ou troubles de la vue**
- **Difficultés à se concentrer et pertes de mémoire**
- **Irritabilité, troubles du sommeil, fatigue**
- **Douleur lancinante, engourdissement ou faiblesse des bras ou des jambes, sans douleur spécifique à la nuque**
- **Perte de force musculaire, raideur des jambes, difficultés à marcher**
- **Douleur sourde, sensation de chaleur ou de froid irradiant dans le corps et dans les jambes**
- **Modification des habitudes urinaires ou des selles, notamment incontinence soudaine**
- **Douleur sourde irradiant dans l'épaule, dans l'omoplate ou le long du bras, ou bien engourdissement ou picotements dans les doigts**

Choix du traitement - méthode à suivre

1. Localisez d'abord le siège de la douleur, puis identifiez les mouvements qui la provoquent ou l'aggravent.

Demandez au patient de :

Pencher la tête doucement vers l'avant, le menton vers la poitrine.

Amener le cou en tension/extension, en ramenant sa tête en arrière, comme pour toucher le haut du dos avec l'arrière de la tête.

Tourner la tête de gauche à droite.

Dès que la douleur se manifeste ou augmente, demandez-lui qu'il vous indique précisément où. La localisation sera ainsi plus précise.

2. Choisissez le traitement adapté

Une fois le siège et le mouvement à l'origine de la douleur identifiés, vous êtes en mesure de choisir un protocole.

3. Commencez le traitement et vérifiez que vous avez choisi le bon protocole.

Pour vérifier si les points du protocole choisi sont pertinents et efficaces, pressez chaque point et observez les réactions de votre patient. Surtout ne l'embêtez pas avec trop de questions dès le début ! Laissez-le plonger dans un état de concentration, de plus en plus profonde. Il lui faudra souvent un peu de temps pour "rentrer" dans le traitement et être en mesure d'indiquer (sans forcément la verbaliser) l'efficacité des points. Les réactions commencent à être "fiables" à partir du deuxième passage. Posez des questions brèves, du type : "Là ?", "C'est agréable ?", "Douloureux ?" Si les lignes et les points sont pertinents et efficaces, continuez le traitement : vous avez choisi le bon protocole.

Pour trouver C-7

Faites courir le bout de votre doigt sur la ligne médiane du cou, la première vertèbre que vous sentirez est C-6. Si votre patient penche la tête en arrière, le cou en hyperextension, vous ne la sentirez plus à la palpation.

La vertèbre juste en-dessous, C-7, est beaucoup plus simple à trouver et reste palpable en extension. Si votre patient tourne le cou, C-7 tourne légèrement, tandis que la vertèbre en-dessous, T-1, non.

PROTOCOLE 7 (PAGE 58)

Entorse du cou

- Douleur chronique ou aiguë sur un ou sur tous les points thérapeutiques, mais principalement autour de la région de C-7, et au-dessus de l'angle supérieur de l'omoplate.
- La douleur est souvent bilatérale, avec un côté plus douloureux.
- À l'examen approfondi, pas de douleur au cou au-dessus de C-7.
- La douleur irradie généralement le long des points de la colonne, au niveau du bord médial de l'omoplate, du bord latéral de l'omoplate et des bras.
- La douleur augmente avec la flexion du cou, en penchant la tête en avant pour rapprocher le menton de la poitrine, et parfois en extension.
- Tourner la tête est souvent le mouvement le plus douloureux, principalement d'un seul côté.
- En tournant la tête vers la droite, la douleur augmente à droite (du même côté), et vice versa.
- La position du cou peut être décalée.

LOCALISATION DE LA DOULEUR

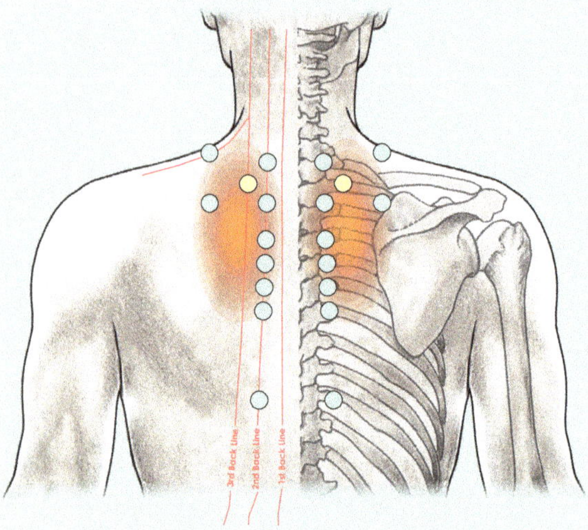

MOUVEMENTS DOULOUREUX

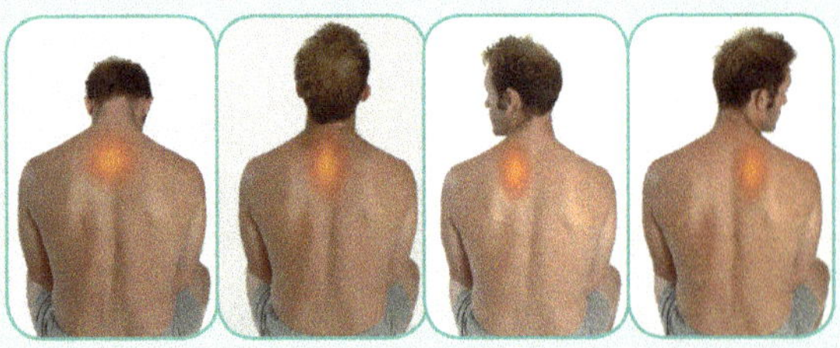

PROTOCOLE 8 (PAGE 60)

Nuque raide

- Raideur chronique avec ou sans douleur, localisée sur un ou tous les points thérapeutiques, mais principalement dans la région en-dessous de C-7, et au-dessus de l'angle supérieur de l'omoplate.
- La douleur n'est pas forcément intense. La personne se plaint plus de raideur que de douleur.
- Douleur et raideur sont bilatérales, avec un côté plus douloureux.
- La douleur irradie le long des points de la colonne, jusqu'au niveau du milieu de l'omoplate, et parfois jusqu'à un point au-dessus de l'épine scapulaire.
- La douleur augmente avec l'extension du cou, en penchant la tête pour regarder le plafond. La douleur est principalement localisée au creux du cou.
- Le mouvement de flexion de la tête est douloureux, et limité.
- La raideur est présente surtout en tournant la tête d'un côté ou de l'autre, mais plus prononcée d'un côté.
- En tournant la tête vers la droite, la douleur augmente à gauche (côté opposé), et vice-versa.

LOCALISATION DE LA DOULEUR

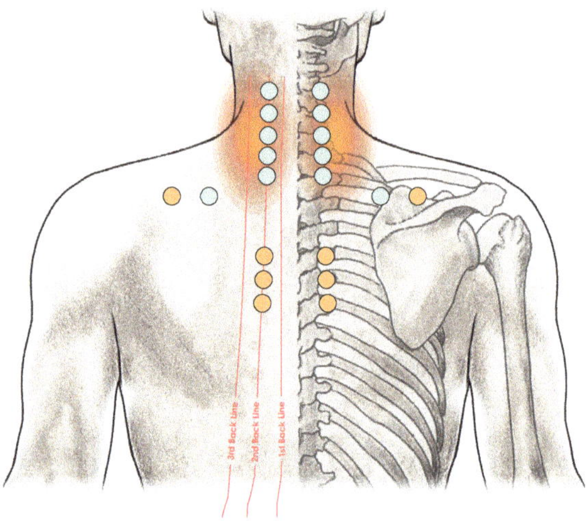

MOUVEMENTS DOULOUREUX

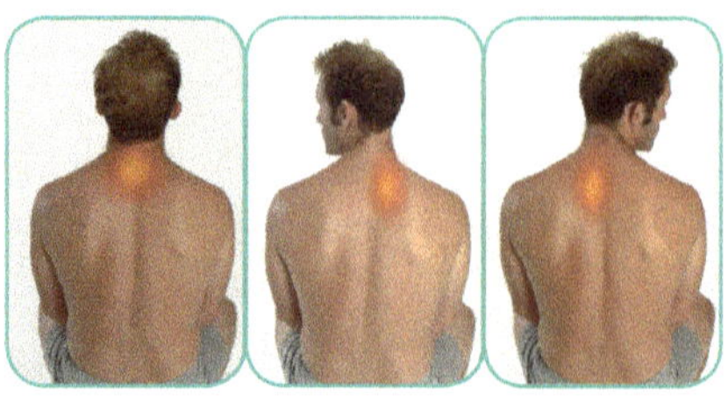

PROTOCOLE 9 (PAGE 62)

Douleur au cou en tournant la tête 1

- Douleur chronique ou aiguë sur un ou sur tous les points thérapeutiques, mais principalement autour de la région de C-7, et au-dessus de l'angle supérieur de l'omoplate
- La douleur irradie le long du côté du cou (ligne 3), et le long du haut du trapèze.
- La douleur peut irradier dans l'épaule et le bras.
- Douleur presque toujours unilatérale.
- La douleur est très rarement aggravée par la flexion/extension du cou.
- Tourner la tête est toujours douloureux, principalement d'un seul côté. En tournant la tête vers la droite, la douleur augmente à droite (du même côté), et vice versa.
- Parfois lever le bras provoque une douleur, le mouvement est limité comme pour un problème à l'épaule.

LOCALISATION DE LA DOULEUR

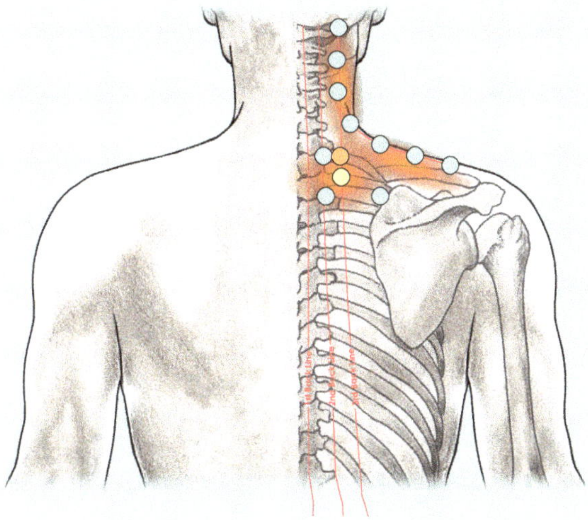

MOUVEMENTS DOULOUREUX

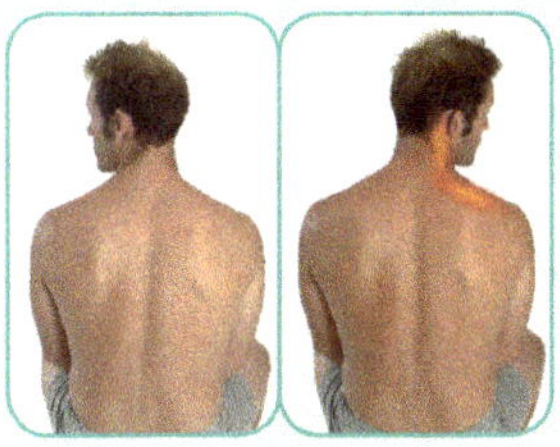

PROTOCOLE 10 (PAGE 66)

Douleur au cou en tournant la tête 2

- Douleur chronique et raideur sur les 3 points thérapeutiques du cou.
- La douleur peut irradier en haut du trapèze.
- La douleur est très rarement aggravée par la flexion/extension du cou.
- Douleur en tournant la tête principalement unilatérale. En tournant la tête vers la droite, la douleur augmente à gauche (du côté opposé), et vice versa. La douleur peut apparaître également du même côté.

LOCALISATION DE LA DOULEUR

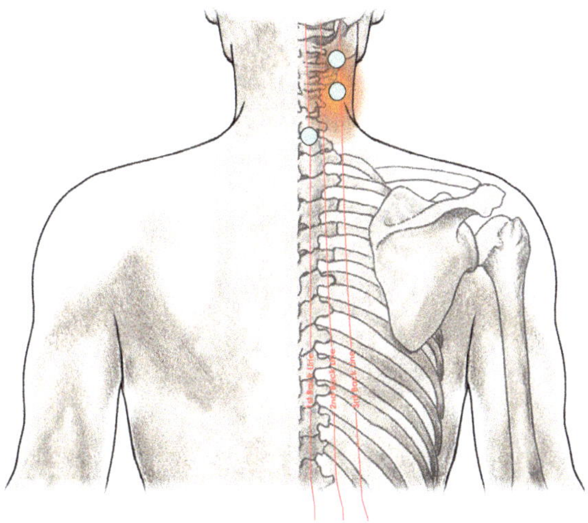

MOUVEMENTS DOULOUREUX

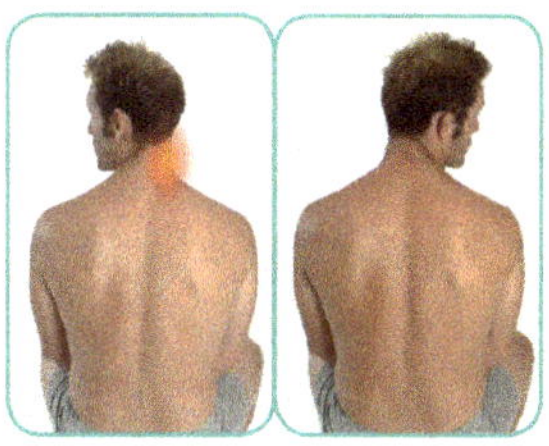

Entorse du cou

●●● affection très courante

2e ligne du dos - 6 (Ding chuan)
1 doigt en-dehors du processus épineux de C-7 • sur le point saillant des muscles para-vertébraux • presser vers l'avant et à 45° vers le bas

3e ligne du dos - 9
2 doigts en-dehors du processus épineux de T-1 • en-dessous de C-7, dans la dépression en latéral des muscles paravertébraux • à mi-chemin entre le bord supérieur de la scapula et C-7 • presser vers l'intérieur

2e ligne du dos - 8
1 doigt en-dehors du processus épineux de T-2 • 1 doigt en-dessous de C-7 • aligné avec l'angle supérieur de la scapula • sur le point le plus saillant des muscles para-vertébraux • presser vers l'intérieur, à 45° en direction vers le bas

3e ligne du dos - 5
sur le bord supérieur du trapèze • à la verticale du bord médial de la scapula • un point sensible et raide, pressez vers le bas, avec précaution

Scapulaire-3 (IG-14)
à l'angle supérieur de la scapula • 1 doigt au-dessus de l'épine scapulaire • faire glisser le bout du doigt le long du bord médial de la scapula jusqu'à ce qu'elle dévie sur le côté et disparaisse sous l'élévateur. Là : presser ce point, en évitant de "lâcher" le muscle, qu'il ne roule d'un côté ou de l'autre • point très sensible qui irradie de tous côtés y compris jusque dans la tête

2e ligne du dos - 9 (VE-13)
1 doigt en-dehors du processus épineux de T-3 • aligné avec le bord médial de l'épine scapulaire • sur le point le plus saillant des muscles para-vertébraux • presser vers l'intérieur

2e ligne du dos - 10 (VE-14)
1 doigt en-dehors du processus épineux de T-4 • 1 doigt au-dessus du point "2e ligne du dos-11", sur le point le plus saillant des muscles para-vertébraux • à l'horizontale d'une ligne qui passe sous l'épine scapulaire • presser vers l'intérieur

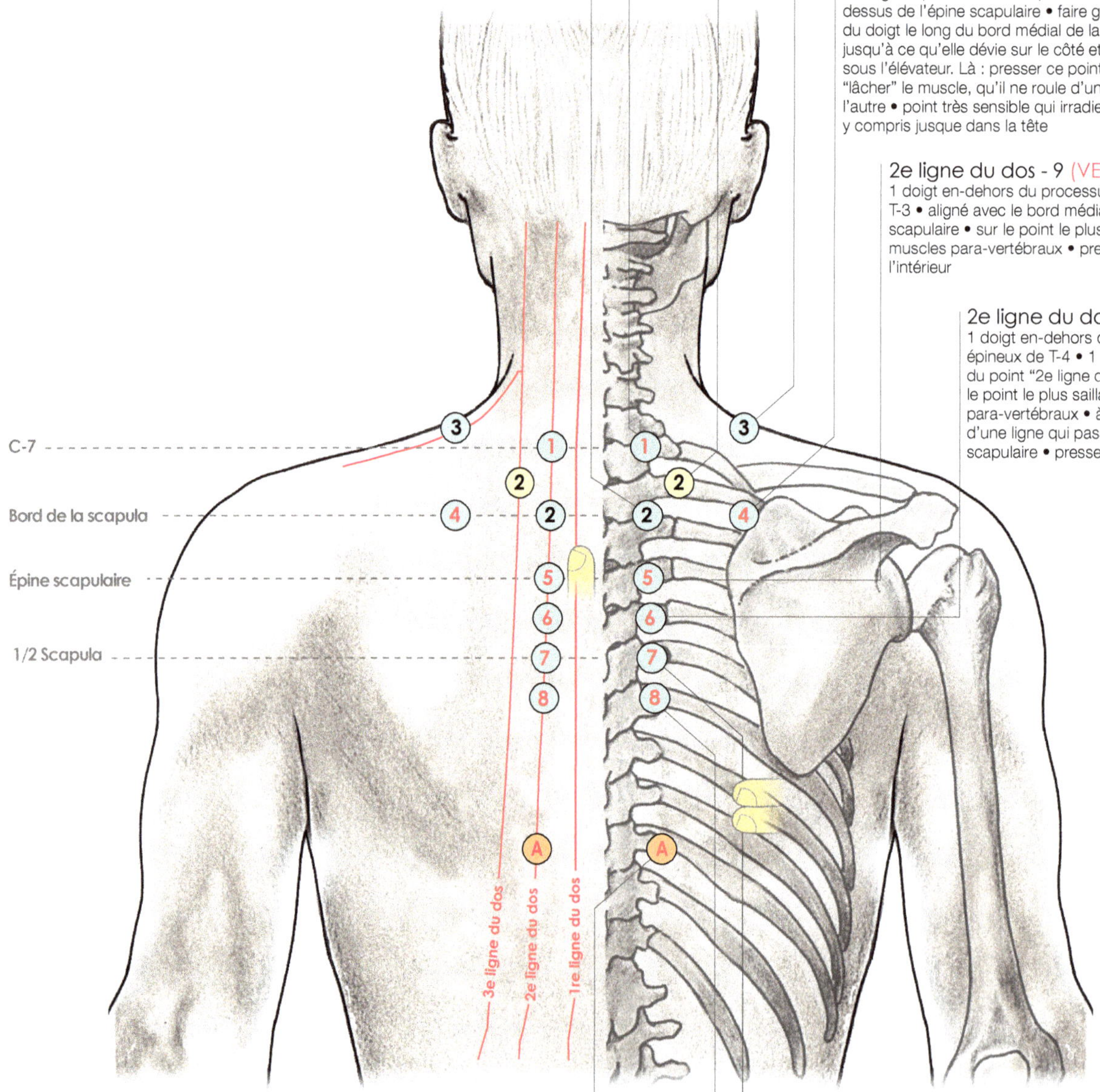

2e ligne du dos-14 (VE -18)
1,5 doigt en dehors du processus épineux de T-9 • 2 doigts en-dessous du bord inférieur de la scapula • au point le plus saillant des muscles paravertébraux

2e ligne du dos-11 (VE -15)
1 à 1,5 doigt en dehors du processus épineux de T-5 • au niveau du milieu du bord médial de la scapula • au point le plus saillant des muscles paravertébraux

2e ligne du dos-12 (VE -16)
1 à 1,5 doigt en dehors du processus épineux de T-6 • au niveau du premier tiers en partant du bas d'un ligne verticale reliant les angles supérieur et inférieur de la scapula • 1 doigt en-dessous du point 7 • au point le plus saillant des muscles paravertébraux

Description du problème :

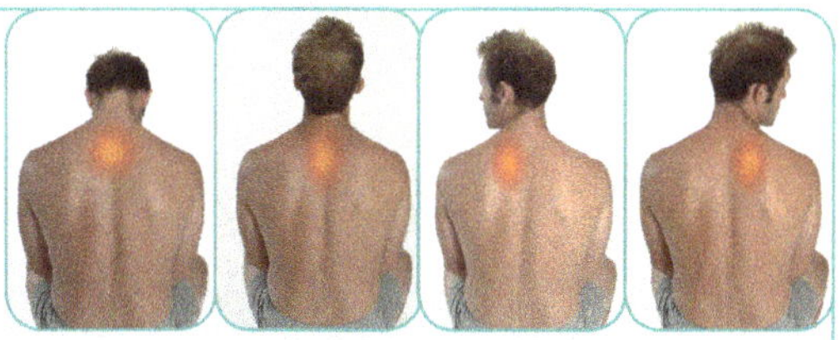

- *Douleur chronique ou aiguë sur un ou sur tous les points thérapeutiques, mais principalement aux points (1), (2), (3) et (4).*
- *Douleur souvent bilatérale, avec un côté plus douloureux.*
- *À l'examen approfondi, pas de douleur au cou au-dessus de C-7.*
- *Douleur surtout manifestée aux points 1, 2, 3 et 4 ; parfois également aux bords médial et latéral de la scapula. Peut irradier dans le bras.*
- *La douleur augmente avec la flexion du cou, pour rapprocher le menton de la poitrine, et parfois en extension.*
- *Tourner la tête est souvent le mouvement le plus douloureux, principalement d'un seul côté.*
- *En tournant la tête vers la droite, la douleur augmente à droite (du même côté), et vice versa.*
- *La position du cou peut être décalée.*

Les étapes du traitement

1. Travail du cou et de l'épaule

Installez votre patient assis, les jambes croisées ou étendues. Si la position assise au sol est inconfortable, utilisez un coussin ou une chaise. Massez la nuque, le haut du dos, et le long du bord médial de la scapula, avec la méthode qui vous convient le mieux. Aucun étirement !

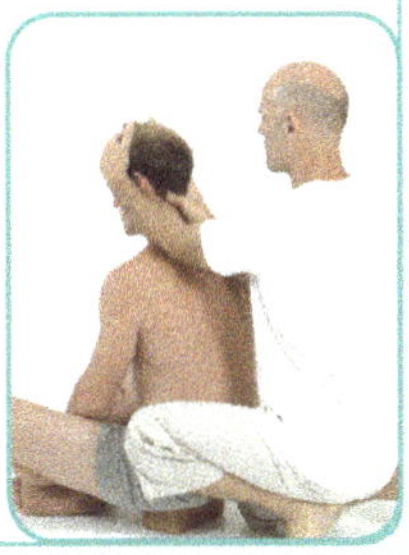

2. Travail des points d'acupression

Pressez au pouce les points (1) à (4) d'un côté d'abord, puis de l'autre. Pressez ensuite les points (5) à (8) d'un côté, puis de l'autre. Vérifiez si les points (A) sont efficaces, pressez-les si c'est le cas. Adaptez l'intensité de pression à votre patient.

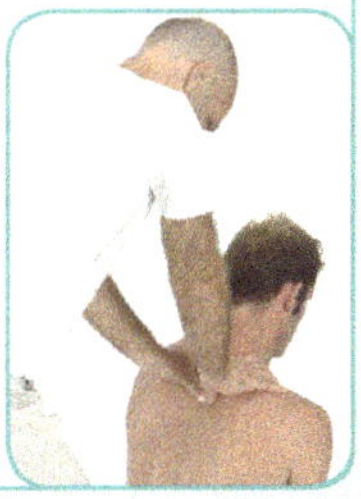

Technique complémentaire, en option

3. Flexion et extension du cou

Avec vos deux pouces, pressez le point (1) de chaque côté, en même temps. Demandez à votre patient de faire une flexion du cou vers l'avant, puis une extension, tête en arrière. Faites-le répéter deux fois ce mouvement, lentement, pendant que vous pressez les points. Passez ensuite au point (2), puis (5), puis (6) et finalement (7) en faisant faire la flexion/extension du cou pour chaque point. Assurez-vous bien que votre patient ne s'étire pas trop le cou. Cela doit être agréable et non douloureux.

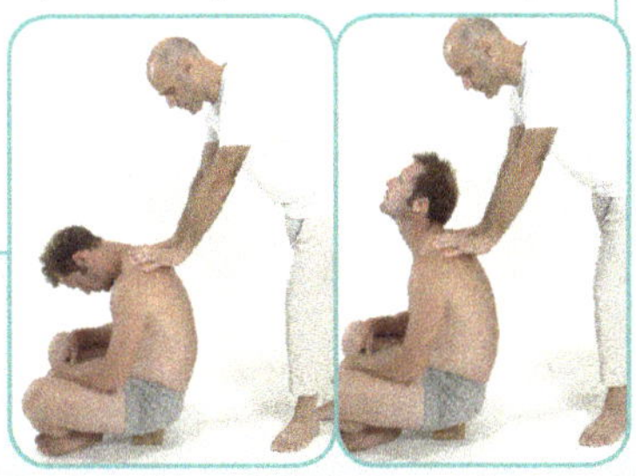

4. Rotations du cou

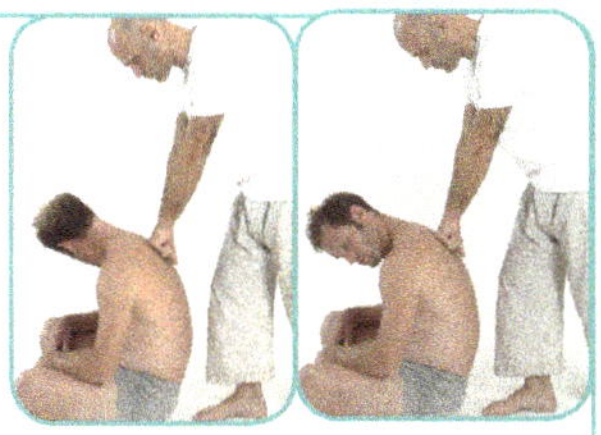

Pressez les mêmes points qu'à l'étape 3, mais cette fois en utilisant les phalanges du poing, au lieu des pouces. Demandez à votre patient de légèrement pencher la tête en avant, et, dans cette position, de tourner la tête d'un côté puis de l'autre. Assurez-vous bien que ce n'est pas douloureux.

5. Massage du dos et de la hanche

Une fois le protocole de traitement effectué, vous pouvez travailler toutes les lignes du dos, et de la hanche, en position couchée sur le côté.

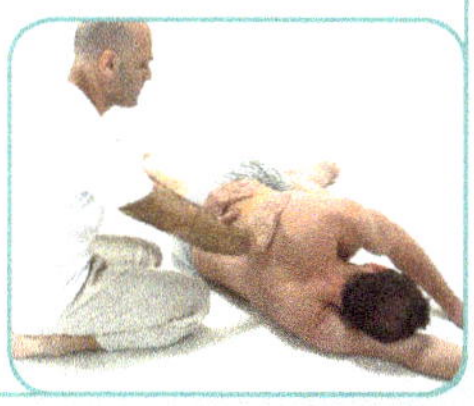

6. Étirements du cou

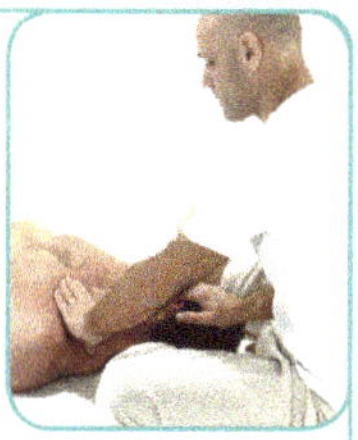

Une fois le protocole effectué, pour les cas non sévères, vous pouvez étirer ensuite le cou avec grandes précautions. Si cet étirement provoque la moindre douleur, arrêtez. Pour les praticiens en massage thaï : préférez les étirements du cou en position couchée sur le dos, moins risqués que ceux de la position assise.

Précautions :

- *Consultez un spécialiste avant de traiter un cas grave ou sujet à caution.*
- *Pas d'étirements pour les cas sévères.*
- *Pour les patients âgés (plus de soixante ans), faites attention et soyez très doux dans vos pressions au pouce sur le cou.*
- *Traitez tous les jours jusqu'à rémission. Pour les cas non aigus, traitez deux fois par semaine.*
- *Avant de répéter le traitement, attendez que votre patient n'ait plus de douleur (le cas échéant) liée au traitement précédent.*
- *Demandez à votre patient d'éviter tout geste brusque ou soudain, ou toute activité ou posture susceptible de le blesser.*
- *Demandez à votre patient d'éviter de dormir sur le ventre, ou alors sur le ventre, mais sans oreiller.*

Protocole - 8 COU

Nuque raide

●●● affection très courante

2e ligne du dos - 3
à mi-chemin entre l'occiput et C7 • 1 doigt en-dehors de la ligne médiane • au pli du cou, quand la tête penche en arrière • au point le plus saillant des muscles paravertébraux • presser vers l'intérieur du cou, en maintenant le front avec l'autre main

2e ligne du dos - 4
en-dessous du point "2e ligne du dos-3" • 1 doigt en-dehors de la ligne médiane • au point le plus saillant des muscles para-vertébraux • presser vers l'intérieur du cou, en maintenant le front avec votre autre main

2e ligne du dos - 5
1 doigt en-dehors de la ligne médiane • au niveau du processus épineux de C-6 • juste au-dessus de C-7 • sur le point saillant des muscles para-vertébraux • presser vers l'intérieur du cou, en maintenant le front avec l'autre main

2e ligne du dos - 6 (Ding chuan)
1 doigt en-dehors du processus épineux de C-7 • au point le plus saillant des muscles para-vertébraux • presser vers l'avant et à 45° vers le bas

2e ligne du dos - 7
1 doigt en-dehors du processus épineux de T-1 • 1 doigt en-dessous de C-7 • au point le plus saillant des muscles para-vertébraux • presser vers l'intérieur et à 45° vers le bas

Scapulaire-3 (IG-14)
à l'angle supérieur de la scapula • 1 doigt au-dessus de l'épine scapulaire • faire glisser le bout de votre doigt le long du bord médial de la scapula, vers le haut, jusqu'à ce qu'elle dévie et disparaisse sous l'élévateur : presser ce point, sans laisser le muscle glisser d'un côté ou de l'autre

Scapulaire-1 (IG-12)
dans la fosse supra-épineuse, au-dessus de l'épine scapulaire • à mi-chemin entre les bords médial et latéral de la scapula • contre le bord supérieur de la scapula • 1 doigt en latéral du point 6

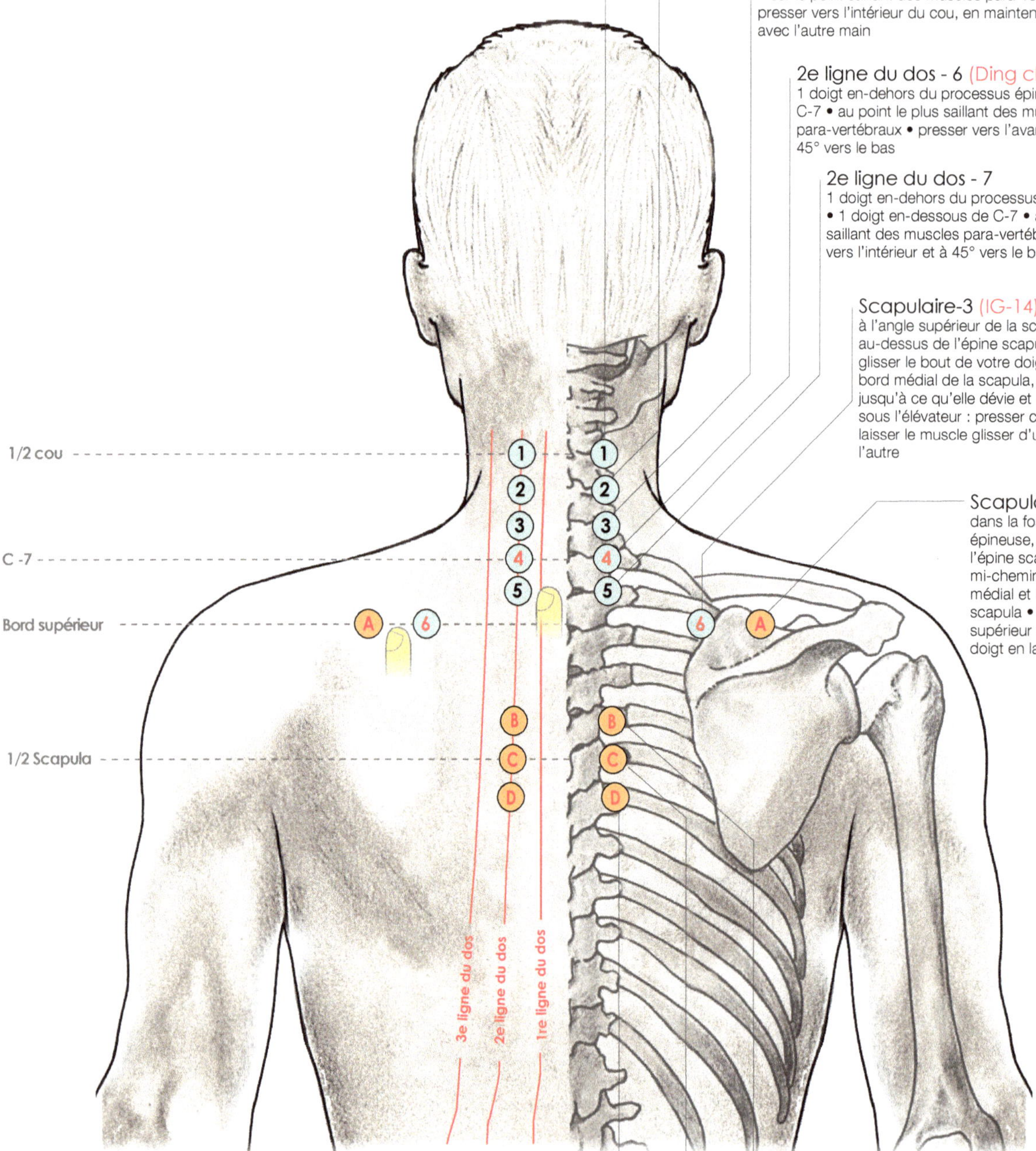

2e ligne du dos - 12 (VE -16)
1 à 1,5 doigt en dehors du processus épineux de T-6 • au niveau du premier tiers en partant du bas d'un ligne verticale reliant les angles supérieur et inférieur de la scapula • 1 doigt en-dessous du point 7 • au point le plus saillant des muscles paravertébraux

2e ligne du dos - 10 (VE -14)
1 doigt en dehors du processus épineux de T-4 • 1 doigt au-dessus du point C, au point le plus saillant des muscles paravertébraux • au niveau d'une ligne horizontale qui passe en-dessous de l'épine scapulaire • presser vers l'intérieur

2e ligne du dos - 11 (VE -15)
1 à 1,5 doigt en dehors du processus épineux de T-5 • au niveau du milieu du bord médial de la scapula • au point le plus saillant des muscles paravertébraux

Description du problème :

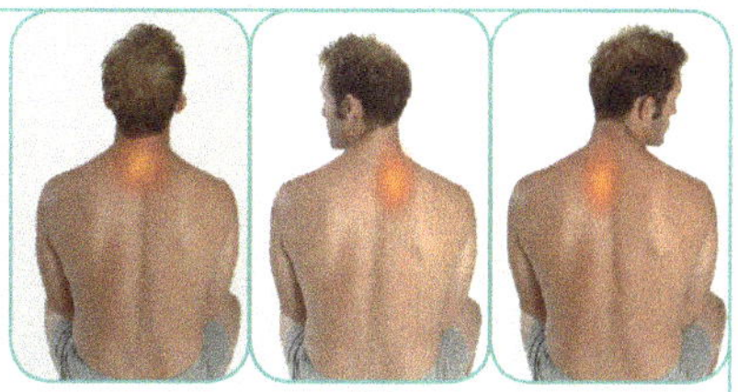

- *Raideur chronique avec ou sans douleur, localisée sur un, ou tous les points thérapeutiques, principalement les (4), (5) et (6).*
- *La douleur n'est pas forcément intense. La personne se plaint plus de raideur que de douleur.*
- *Douleur et raideur sont uni ou bilatérales.*
- *La douleur irradie aux points (3), (2) et (1), parfois aux points (A), (B) et (C).*
- *L'extension du cou accentue la douleur, en penchant la tête en arrière pour regarder le ciel. Douleur principalement située au creux du cou, au point 1.*
- *Les flexions de la tête sont douloureuses et limitées.*
- *La raideur se manifeste surtout en tournant la tête d'un côté ou de l'autre, mais est plus prononcée d'un côté.*
- *En tournant la tête vers la droite, la douleur augmente à gauche (côté opposé), et vice-versa.*

Les étapes du traitement

1. Travail du cou et de l'épaule

Installez votre patient assis, les jambes croisées ou étendues. Si la position assise au sol est inconfortable, utilisez un coussin ou une chaise. Massez la nuque, le haut du dos, et le long du bord médial de la scapula, avec la méthode qui vous convient le mieux. Aucun étirement !

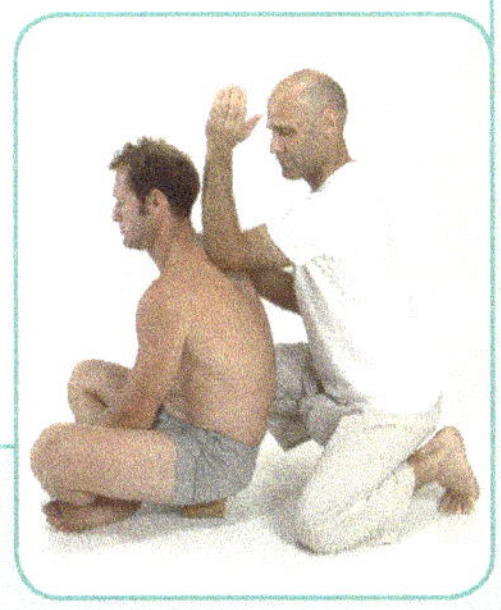

2. Travail des points d'acupression

Pressez au pouce les points (1) à (6), puis (A) à (D). Restez 10 à 15 s. sur chaque point. Répétez cette séquence tant que vous constatez une amélioration. Arrêtez dès que les points (A), (C) et (D) perdent de leur efficacité. Adaptez l'intensité de pression à votre patient.

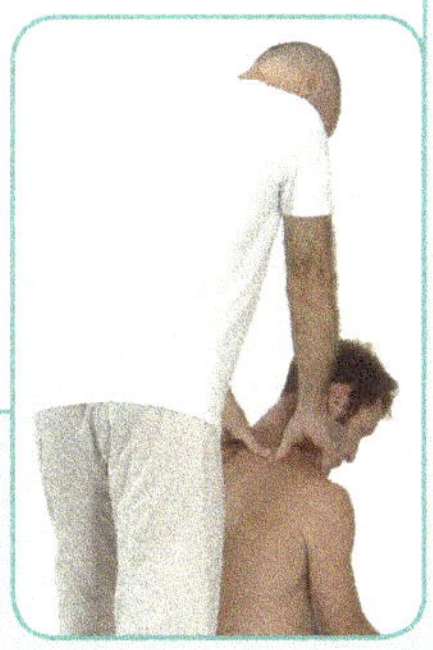

Techniques complémentaires, en option

3. Massage du dos et de la hanche

Une fois le protocole de traitement effectué, vous pouvez travailler toutes les lignes du dos, ainsi que celles de la hanche, en position couchée sur le côté.

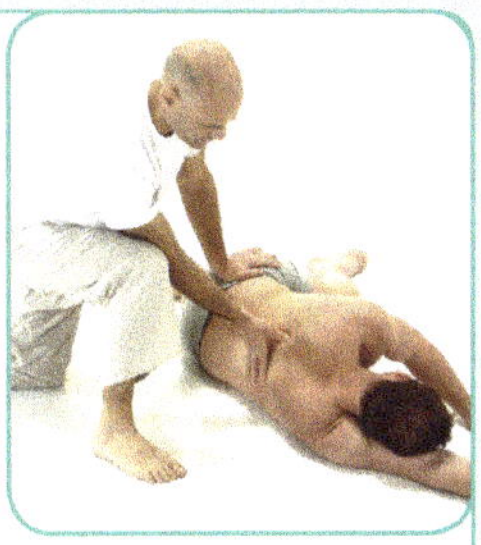

4. Étirements du cou

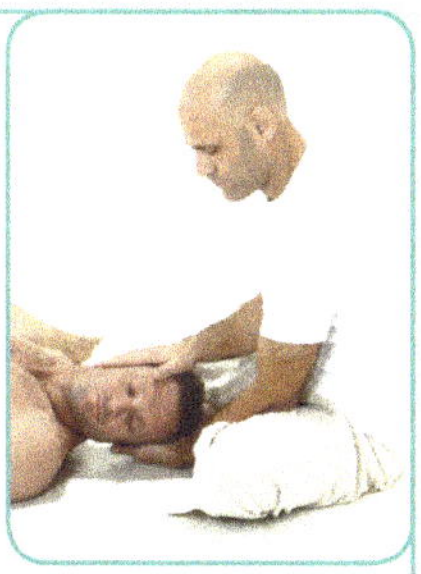

Une fois le protocole effectué, pour les cas non sévères, vous pouvez étirer ensuite le cou avec grandes précautions. Si cet étirement provoque la moindre douleur, arrêtez. Pour les praticiens en massage thaï : préférez les étirements du cou en position couchée sur le dos, moins risqués que ceux de la position assise.

Précautions :

- *Consultez un spécialiste avant de traiter un cas grave ou sujet à caution.*
- *Pas d'étirements pour les cas sévères.*
- *Pour les patients âgés (plus de soixante ans), faites attention et soyez très doux dans vos pressions au pouce sur le cou.*
- *Traitez tous les jours jusqu'à rémission. Pour les cas non aigus, traitez deux fois par semaine.*
- *Avant de répéter le traitement, attendez que votre patient n'ait plus de douleur (le cas échéant) liée au traitement précédent.*
- *Demandez à votre patient d'éviter tout geste brusque ou soudain, ou toute activité ou posture susceptible de le blesser.*
- *Demandez à votre patient d'éviter de dormir sur le ventre, ou alors sur le ventre, mais sans oreiller.*

Sélection des points thérapeutiques

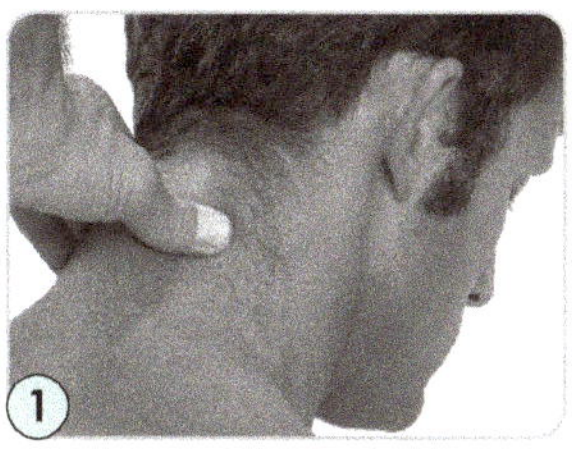

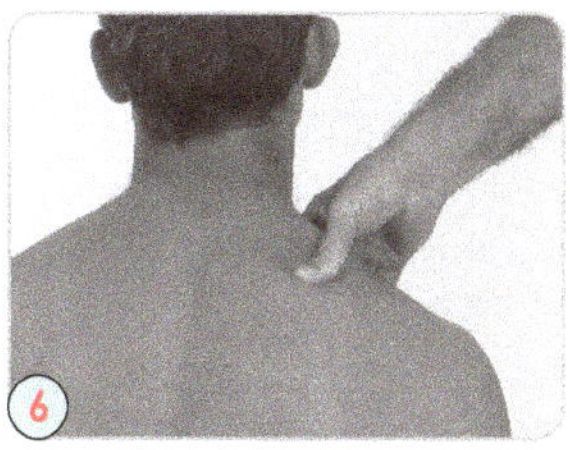

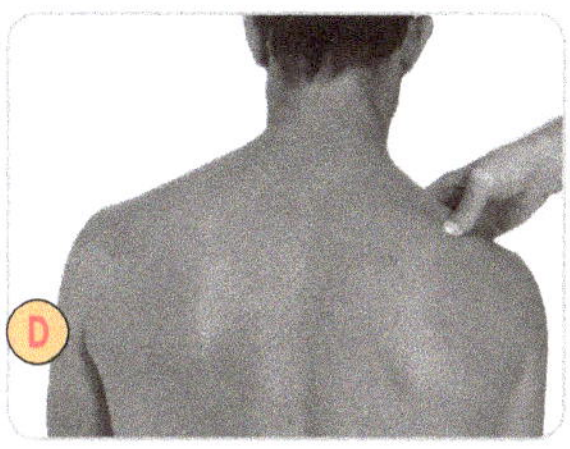

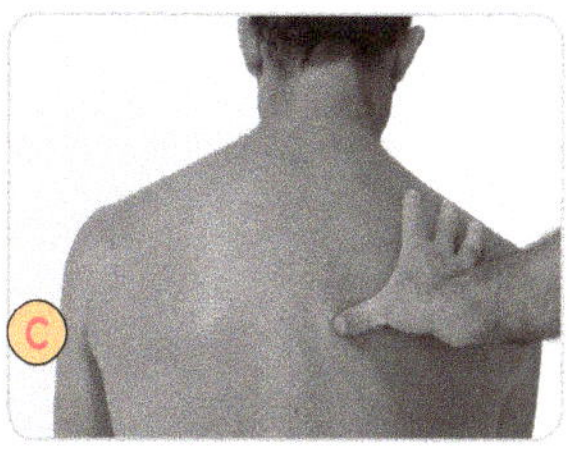

Protocole - 9 COU

Douleur au cou en tournant la tête 1

●●● affection très courante

3e ligne du dos - 2
2 doigts sous la ligne occipitale dans la dépression entre le trapèze et le SCM • au tiers supérieur du cou • maintenir le front avec une main, presser, au pouce avec l'autre main, vers l'intérieur et vers le centre du cou

3e ligne du dos - 1 (VB-20)
sous la ligne occipitale dans la dépression entre le trapèze et le SCM • 4 doigts en dehors de la ligne médiane et au-dessus de C-1 • maintenir le front avec une main, presser, au pouce avec l'autre main, vers l'intérieur et vers le centre du cou

3e ligne du dos - 3
4 doigts sous la ligne occipitale, dans la dépression entre le trapèze et le SCM • à mi-chemin entre l'occiput et C-7

3e ligne du dos - 4
4 doigts en-dehors du processus épineux de C-6 • un point sensible dans le creux du cou sur le bord antéro-latéral du trapèze • presser à 45° vers l'intérieur du cou et vers le bas, en direction de C-7

3e ligne du dos - 8
2 doigts en-dehors du processus épineux de C-7 • dans un petit creux en latéral des muscles para-vertébraux • presser à 45° vers l'intérieur

3e ligne du dos - 5
sur le bord supérieur du trapèze • à la verticale du bord médial de la scapula • un point sensible et raide, presser vers le bas, avec précaution

2e ligne du dos - 6 (Ding chuan)
1 doigt en-dehors du processus épineux de C-7 • sur le point saillant des muscles para-vertébraux • presser vers l'avant et à 45° vers le bas

3e ligne du dos - 6 (VB-21)
sur le bord supérieur du trapèze, à mi-chemin entre la ligne médiane et l'acromion • juste au-dessus du point "scapulaire-1"• un point sensible et raide, presser vers le bas, avec précaution

3e ligne du dos - 7
sur le bord supérieur du trapèze, en dedans de l'articulation de l'épaule • presser vers le bas, sur le tendon supra-épineux

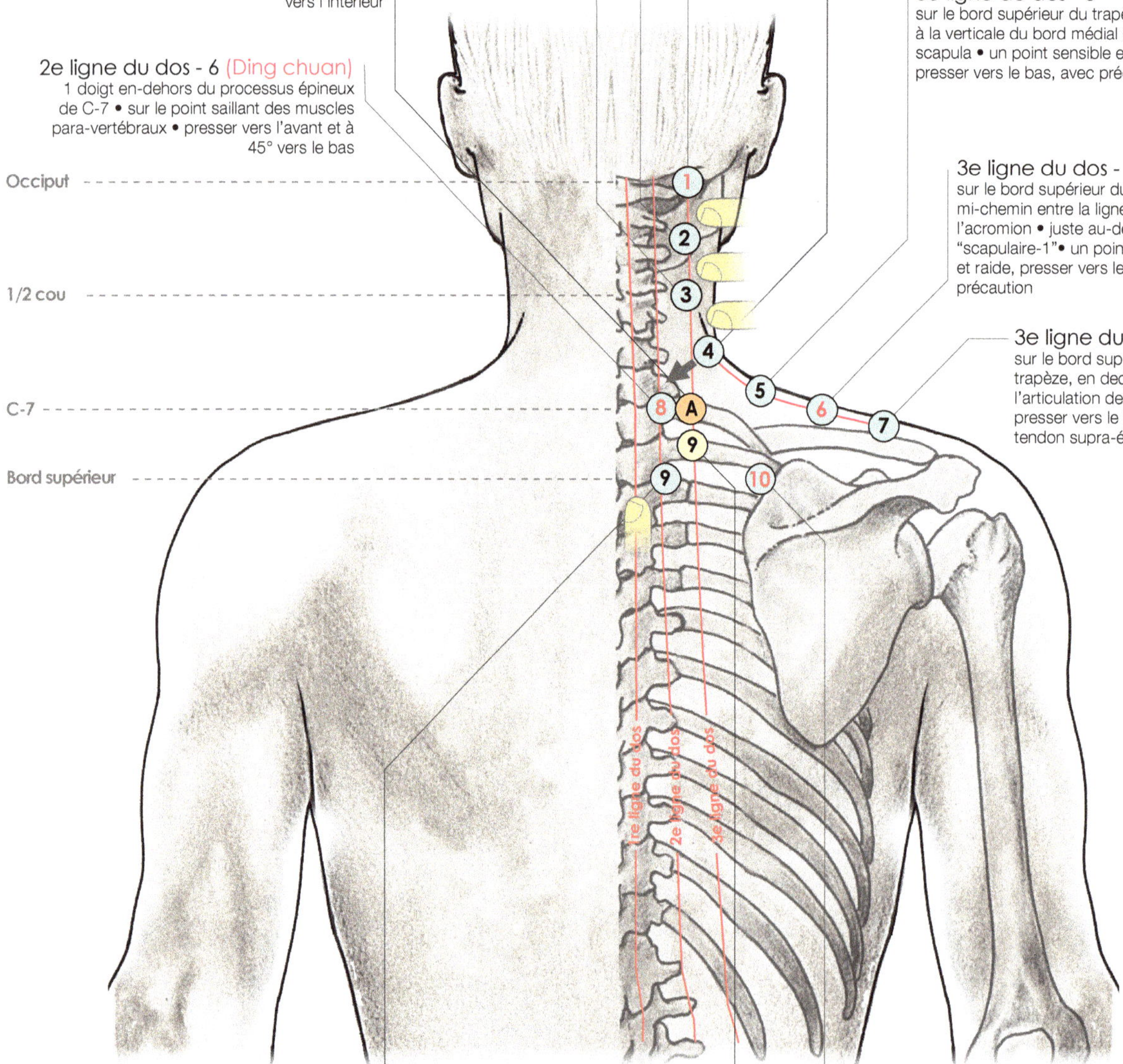

2e ligne du dos - 8
1 doigt en-dehors du processus épineux de T-2 • 1 doigt en-dessous de C-7 • aligné avec l'angle supérieur de la scapula • sur le point le plus saillant des muscles para-vertébraux • presser vers l'intérieur, à 45° en direction vers le bas

3e ligne du dos - 9
2 doigts en-dehors du processus épineux de T-1 • en-dessous de C-7, dans la dépression en latéral des muscles paravertébraux • à mi-chemin entre le bord supérieur de la scapula et C-7 • presser vers l'intérieur

Scapulaire-3 (IG-14)
à l'angle supérieur de la scapula • 1 doigt au-dessus de l'épine scapulaire • faire glisser le bout de votre doigt le long du bord médial de la scapula, vers le haut, jusqu'à ce qu'elle dévie et disparaisse sous l'élévateur. Là : presser ce point, en évitant de "lâcher" le muscle, qu'il ne roule d'un côté ou de l'autre

Description du problème :

- *Douleur chronique ou aiguë sur un ou sur tous les points thérapeutiques, principalement aux points (5), (8), (9) et (10).*
- *La douleur irradie dans la zone des points (1), (2), (3), (4) et (6) et (7).*
- *La douleur peut irradier dans l'épaule et le bras.*
- *Douleur presque toujours unilatérale.*
- *La douleur est très rarement aggravée par la flexion/extension du cou.*
- *Tourner la tête est toujours douloureux, principalement d'un seul côté. En tournant la tête vers la droite, la douleur augmente à droite (du même côté), et vice versa.*
- *Parfois, lever le bras provoque une douleur, le mouvement est limité comme pour un problème à l'épaule.*

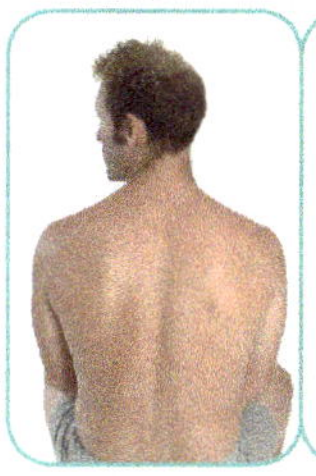
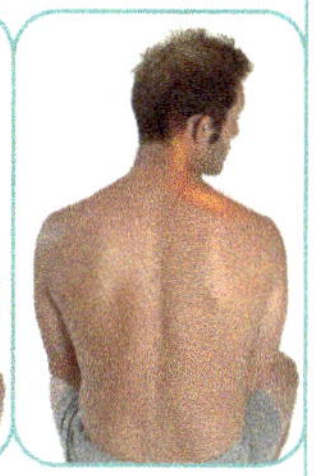

Les étapes du traitement

1. Travail du cou et de l'épaule

Installez votre patient assis, les jambes croisées ou étendues. Si la position assise au sol est inconfortable, utilisez un coussin ou une chaise. Massez la nuque, le haut du dos, et le long du bord médial de la scapula, avec la méthode qui vous convient le mieux. Aucun étirement !

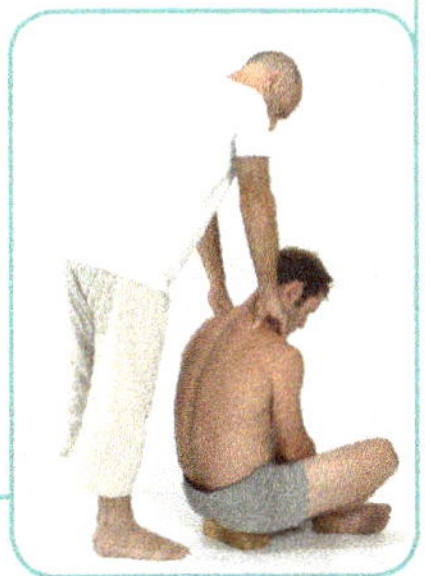

2. Travail des points d'acupression

Pressez au pouce les points (1) à (10). Restez 10 à 15 secondes sur chaque point. Répétez cette séquence tant que vous constatez une amélioration, jusqu'à 10 passages. Arrêtez dès que les points deviennent sensibles. Adaptez le niveau de pression à votre patient.

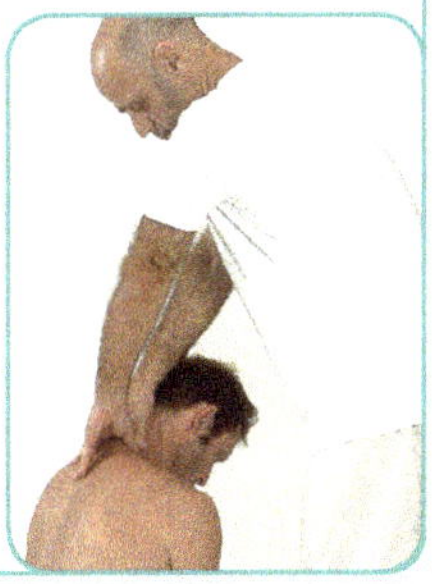

Technique complémentaire, en option

3. Massage au coude

Travaillez au coude la zone des points (8), (9) et (10) de la façon suivante : placez votre coude sur un point, pressez puis tirez légèrement la peau du patient vers le bas. Pressez puis tirez ensuite vers le haut, en sentant les muscles glisser sous votre coude. La partie importante du travail dans cette technique se fait en poussant vers le haut. Technique profonde, puissante, agréable, quoique parfois légèrement douloureuse.

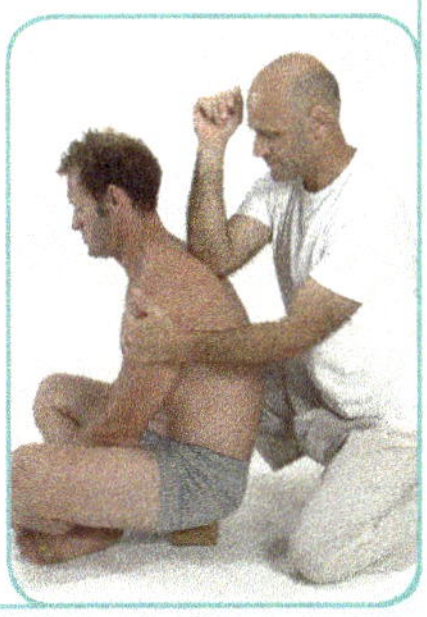

4. Torsion

Demandez à votre patient de croiser ses mains derrière la nuque. Tirez l'intérieur de son coude vers vous, en poussant l'omoplate vers l'autre côté. Maintenez doucement sa cuisse pour l'empêcher de bouger, à l'aide de votre pied, pendant que vous effectuez la torsion du haut du corps, mais sans appuyer sur la cuisse : il s'agit juste de l'empêcher de bouger. Emmenez la torsion le plus loin possible, sans créer de douleur. Puis effectuez la même torsion de l'autre côté. Répétez deux fois.

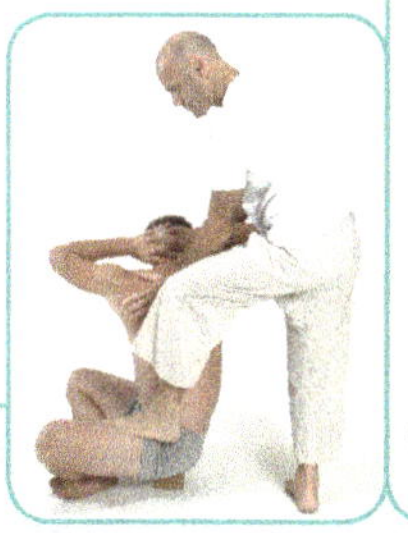
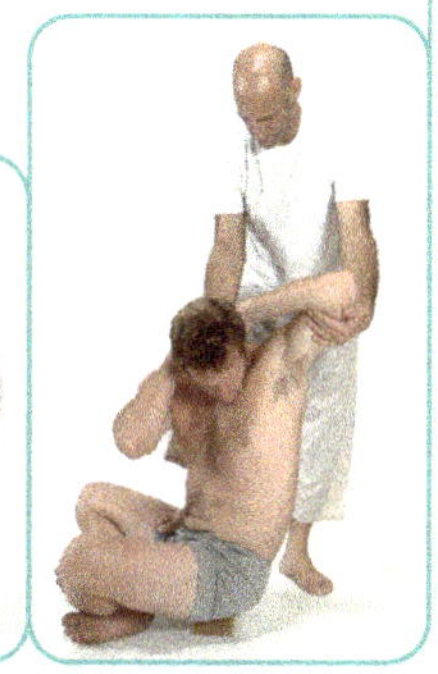

5. Manipulation de la colonne thoracique

Attention : technique qui requiert grande maîtrise et expérience !
Ne pas utiliser si ce n'est pas le cas.
Faites croiser les bras sous la poitrine à votre patient comme s'il s'attrapait les omoplates. Il doit relâcher complètement son corps, et se pencher en arrière, en se reposant sur vos genoux. Vos genoux sont de chaque côté de la colonne au milieu du dos. Puis, penchez-vous en arrière, en tirant ses mains, en poussant vos genoux avec une force croissante. Continuez à écraser progressivement son torse contre vos genoux, jusqu'à entendre un craquement de la colonne. Répétez deux fois, successivement, en remontant les genoux de 5 doigts plus haut, à chaque fois.

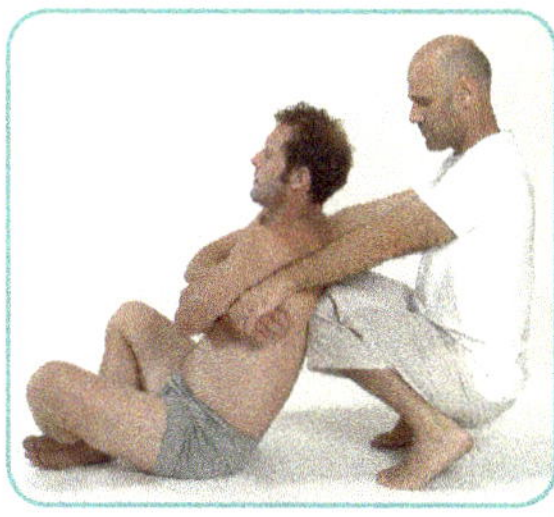

le traitement continue page suivante ➤

➤ *suite*

Douleur au cou en tournant la tête 1

6. Rotations du cou

Pressez le point (4) ou sa variante (5), en demandant au patient de tourner la tête d'un côté puis de l'autre, pendant que vous pressez. Relâchez la pression au bout de 20 secondes, pendant quelques secondes, puis répétez la pression, plusieurs fois. Ce point est douloureux, c'est normal, mais assurez-vous bien que votre patient ne s'étire pas trop le cou. L'étirement doit se faire sans douleur.

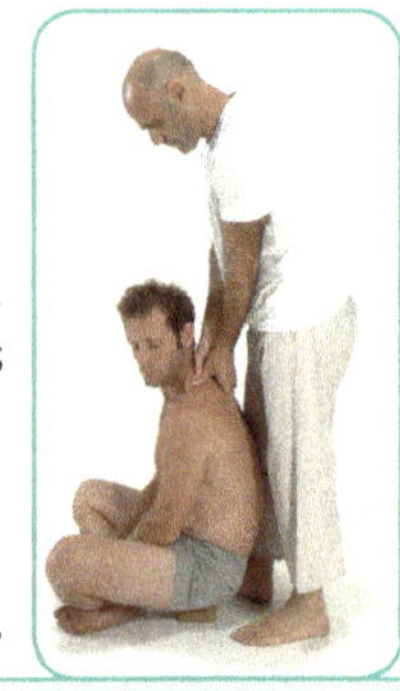

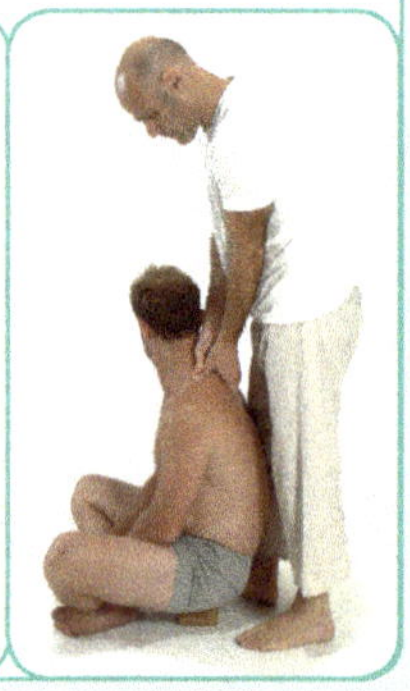

7. Massage du dos et de la hanche

Une fois le protocole de traitement effectué, vous pouvez travailler toutes les lignes du dos et de la hanche, en position couchée sur le côté.

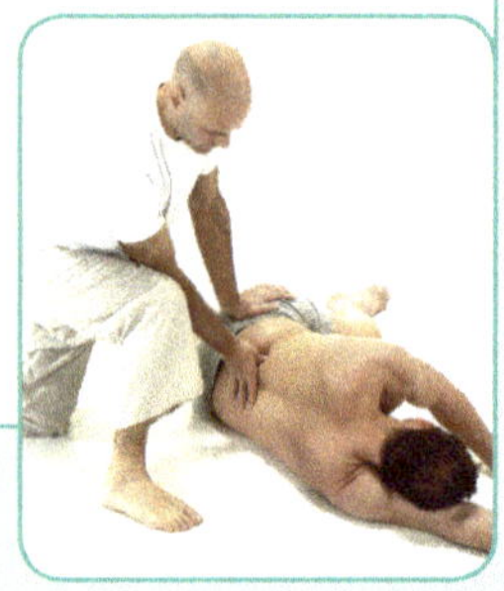

8. Étirements du cou

Une fois le protocole effectué, pour les cas non sévères, vous pouvez étirer ensuite le cou avec grandes précautions. Si cet étirement provoque la moindre douleur, arrêtez. Pour les praticiens en massage thaï : préférez les étirements du cou en position couchée sur le dos, moins risqués que ceux de la position assise.

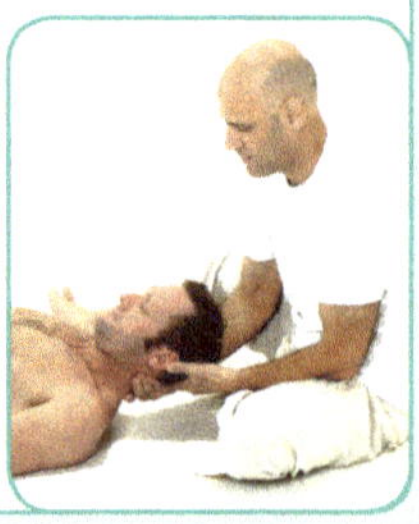

Précautions :

- *Consultez un spécialiste avant de traiter un cas grave ou sujet à caution.*
- *Pas d'étirements pour les cas sévères.*
- *Pour les patients âgés (plus de soixante ans), faites attention et soyez très doux dans vos pressions au pouce sur le cou.*
- *Traitez tous les jours jusqu'à rémission. Pour les cas non aigus, traitez deux fois par semaine.*
- *Avant de répéter le traitement, attendez que votre patient n'ait plus de douleur (le cas échéant) liée au traitement précédent.*
- *Demandez à votre patient d'éviter tout geste brusque ou soudain, ou toute activité ou posture susceptible de le blesser.*
- *Demandez à votre patient d'éviter de dormir sur le ventre, ou alors sur le ventre, mais sans oreiller.*

Sélection des points thérapeutiques

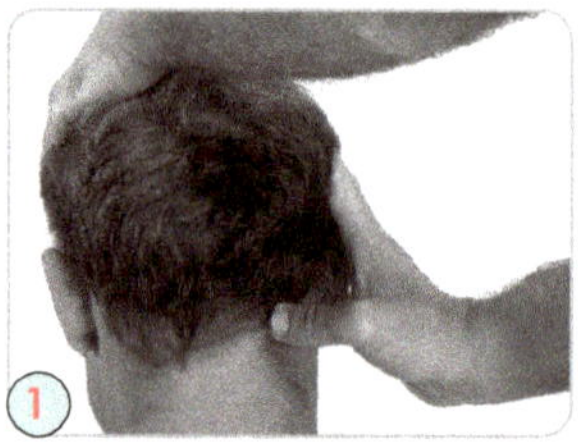

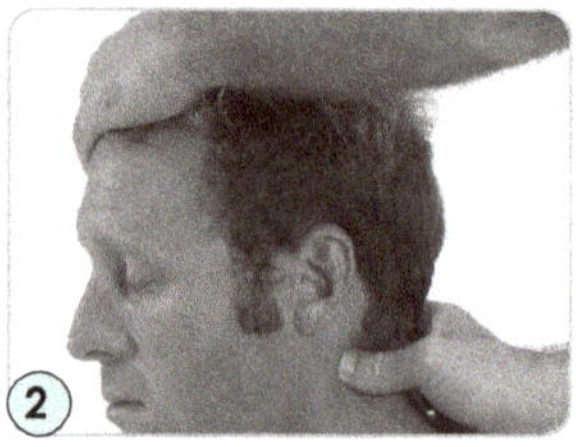

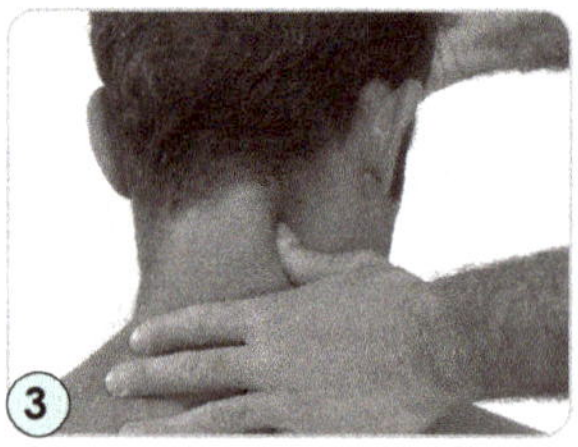

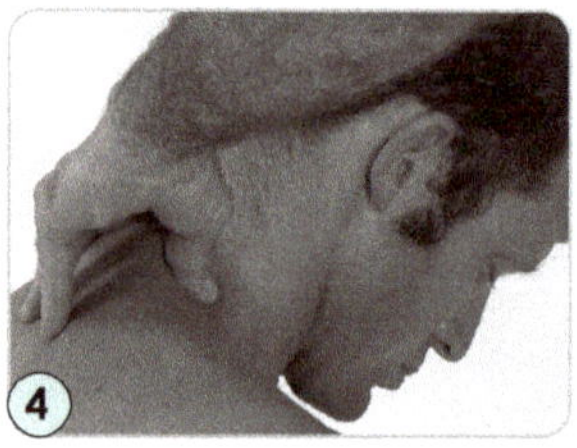

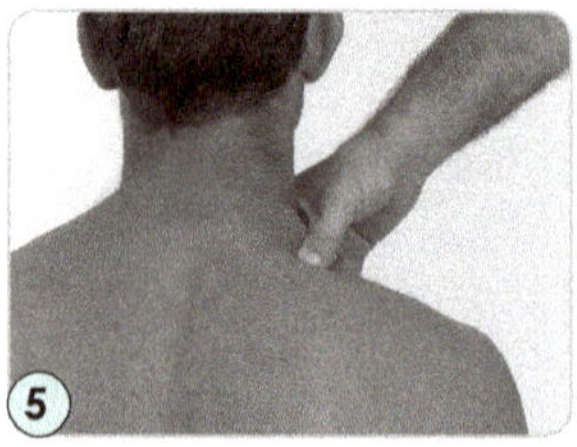

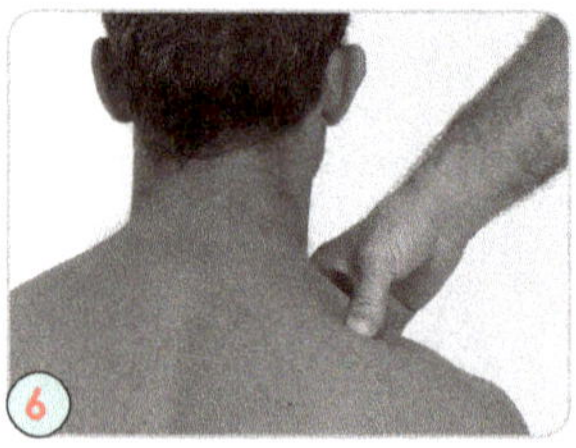

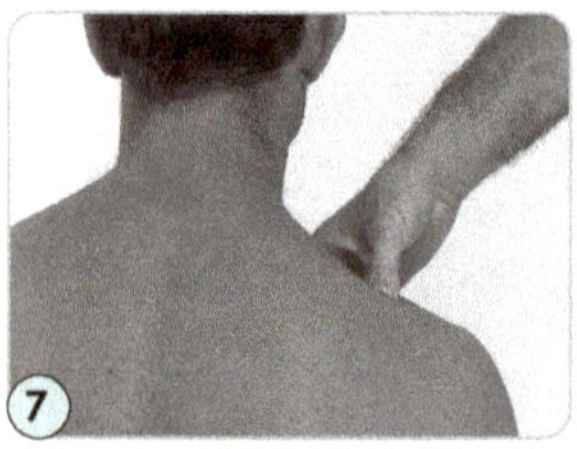

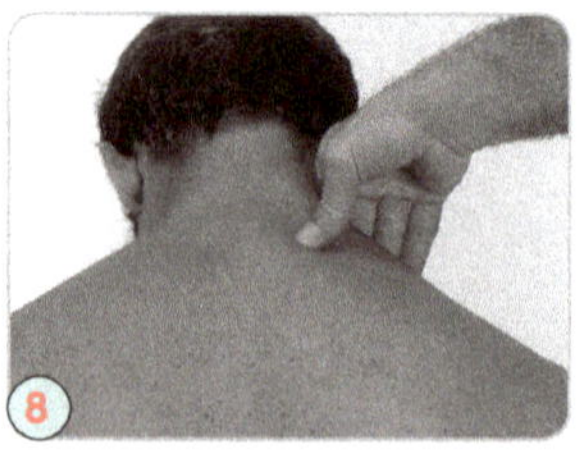

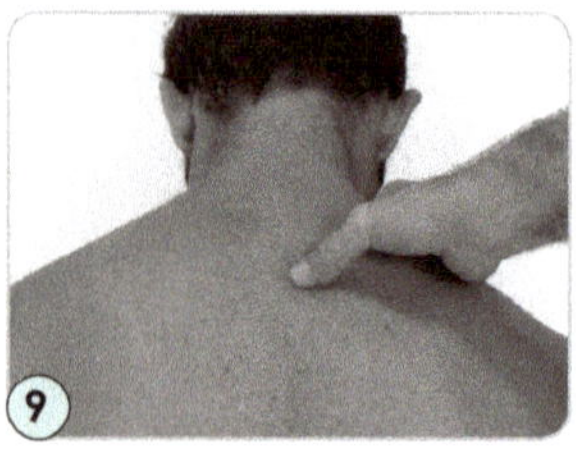

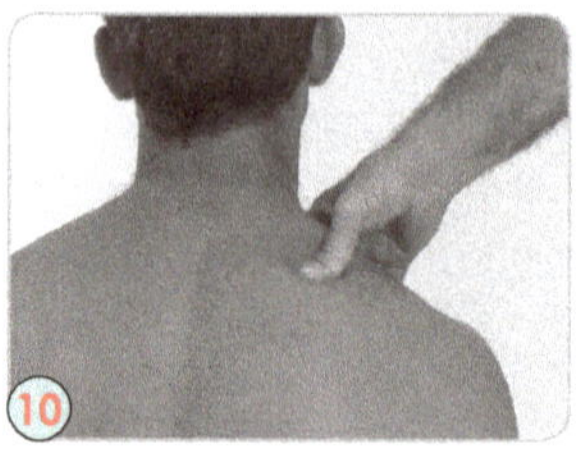

Protocole - 10 COU

Douleur au cou en tournant la tête 2

affection rare

3e ligne du dos - 2
2 doigts sous la ligne occipitale dans la dépression entre le trapèze et le SCM • au tiers supérieur du cou • maintenir le front avec une main, presser, au pouce avec l'autre main, vers l'intérieur et vers le centre du cou

3e ligne du dos - 3
4 doigts sous la ligne occipitale, dans la dépression entre le trapèze et le SCM • à mi-chemin entre l'occiput et C-7

1re ligne du dos-1
au-dessus de C-7, dans la gouttière paravertébrale • au niveau du processus épineux de C-6 • presser juste à côté du processus épineux vers le milieu du cou, en maintenant le front de la personne avec votre autre main

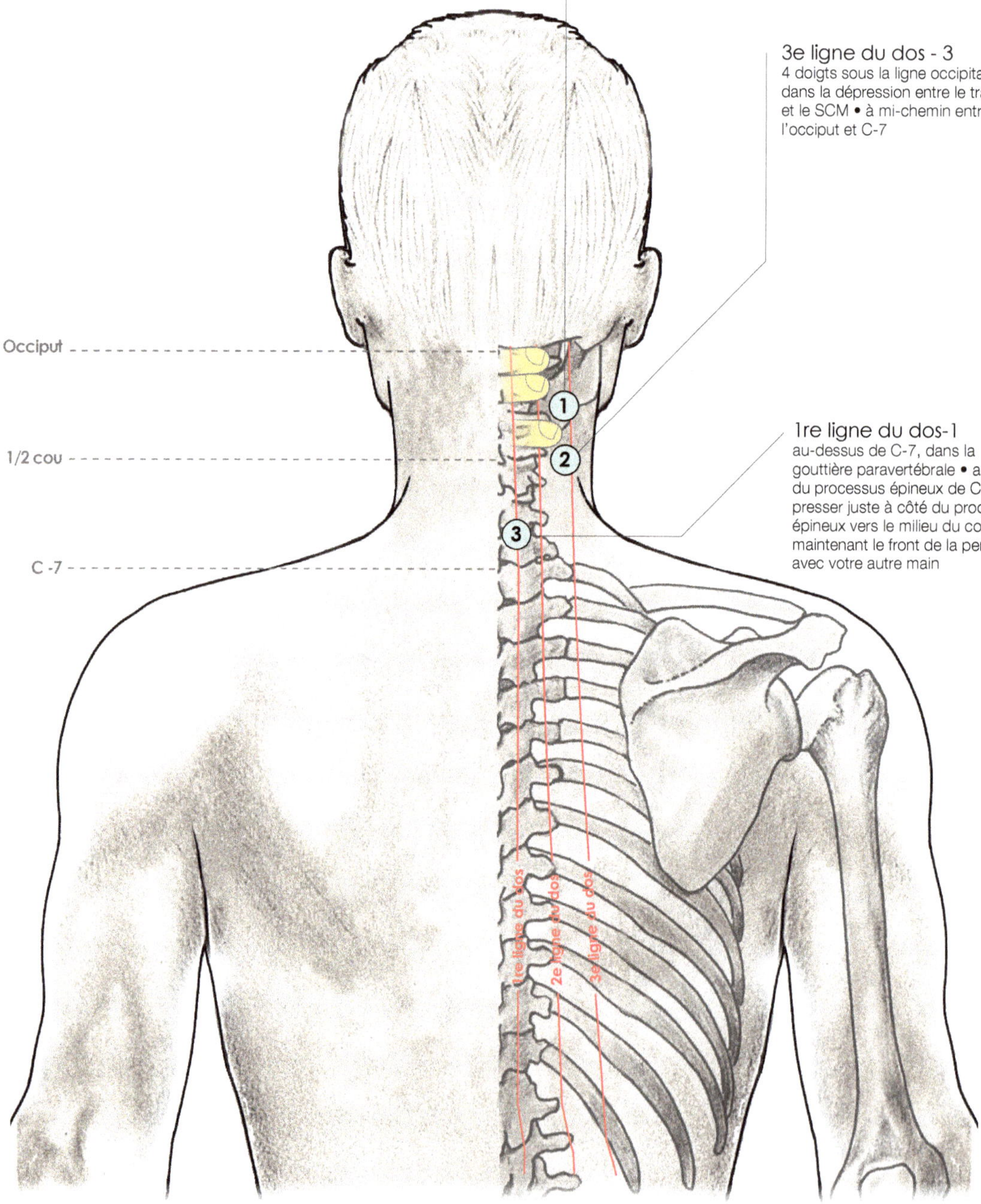

Description du problème :

- *Douleur chronique et raideur sur les 3 points thérapeutiques du cou.*
- *La douleur peut irradier en haut du trapèze.*
- *Douleur très rarement aggravée par la flexion/extension du cou.*
- *Tourner la tête est toujours douloureux, principalement d'un seul côté. En tournant la tête vers la droite, la douleur augmente à gauche (du côté opposé), et vice versa. La douleur peut apparaître également du même côté.*

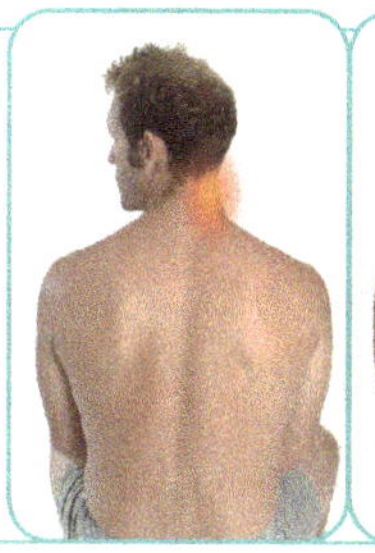

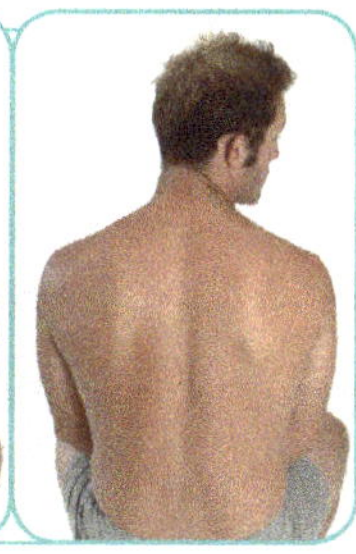

Les étapes du traitement

1. Travail du cou et de l'épaule

Installez votre patient assis, les jambes croisées ou étendues. Si la position assise au sol est inconfortable, utilisez un coussin ou une chaise. Massez la nuque, le haut du dos, et le long du bord médial de la scapula, avec la méthode qui vous convient le mieux. Aucun étirement !

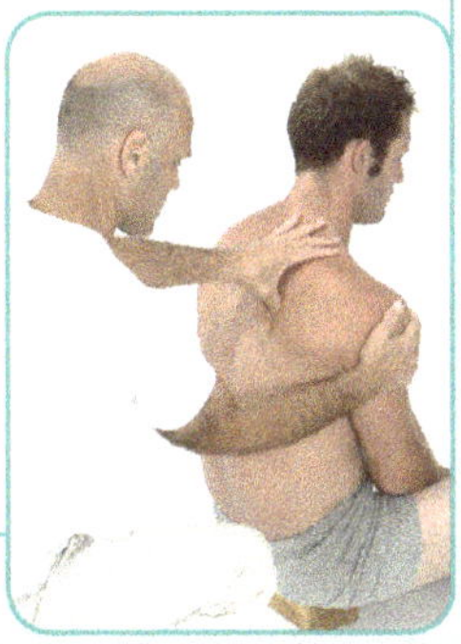

2. Travail des points d'acupression

Pressez au pouce les points ① à ③. Restez 10 à 15 secondes. Répétez cette séquence et le travail de pression des points tant que vous constatez une amélioration, jusqu'à 10 passages. Arrêtez dès que les points deviennent sensibles. Adaptez le niveau de pression à votre patient.

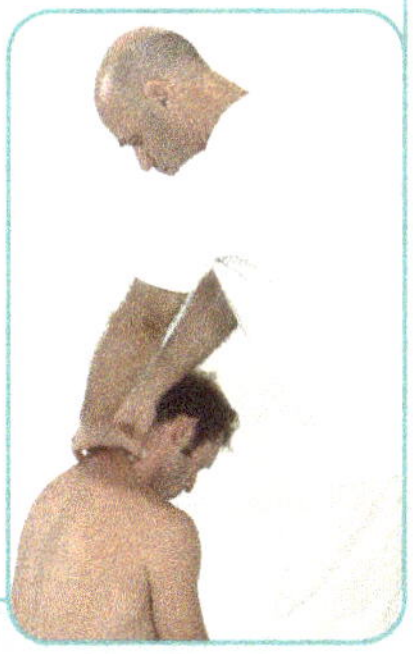

Technique complémentaires, en option

3. Massage du dos et de la hanche

Une fois le protocole de traitement effectué, vous pouvez travailler toutes les lignes du dos, et de la hanche, en position couchée sur le côté.

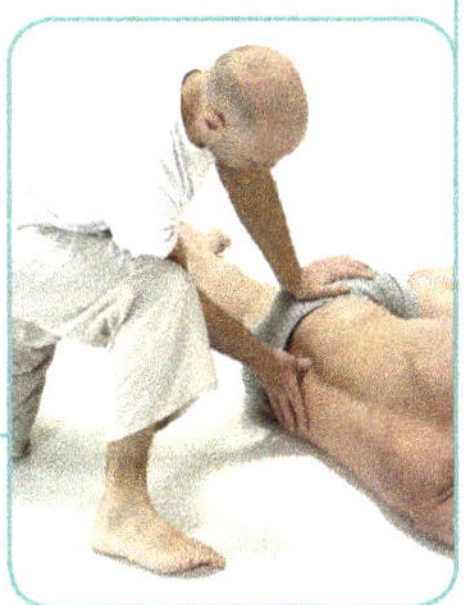

4. Étirements du cou

Une fois le protocole effectué, pour les cas non sévères, vous pouvez étirer ensuite le cou avec grandes précautions. Si cet étirement provoque la moindre douleur, arrêtez. Pour les praticiens en massage thaï : préférez les étirements du cou en position couchée sur le dos, moins risqués que ceux de la position assise.

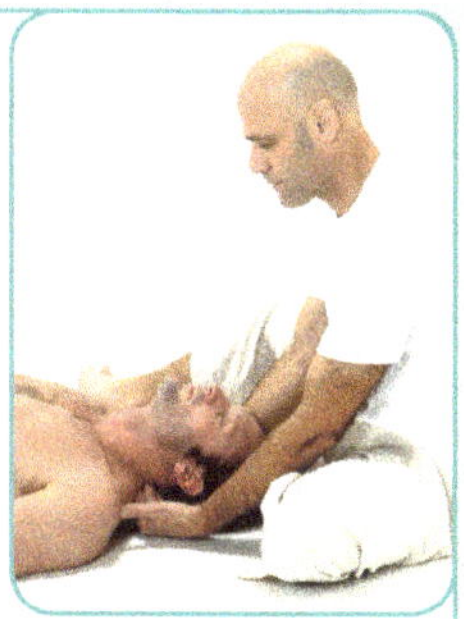

Précautions :

- *Consultez un spécialiste avant de traiter un cas grave ou sujet à caution.*
- *Pas d'étirements pour les cas sévères.*
- *Pour les patients âgés (plus de soixante ans), faites attention et soyez très doux dans vos pressions au pouce, surtout sur le cou.*
- *Traitez tous les jours jusqu'à rémission. Pour les cas non aigus, traitez deux fois par semaine.*
- *Avant de répéter le traitement, attendez que votre patient n'ait plus de douleur (le cas échéant) liée au traitement précédent.*
- *Demandez à votre patient d'éviter tout geste brusque ou soudain, ou toute activité ou posture susceptible de le blesser.*
- *Demandez à votre patient d'éviter de dormir sur le ventre, ou alors sur le ventre, mais sans oreiller.*

Sélection des points thérapeutiques

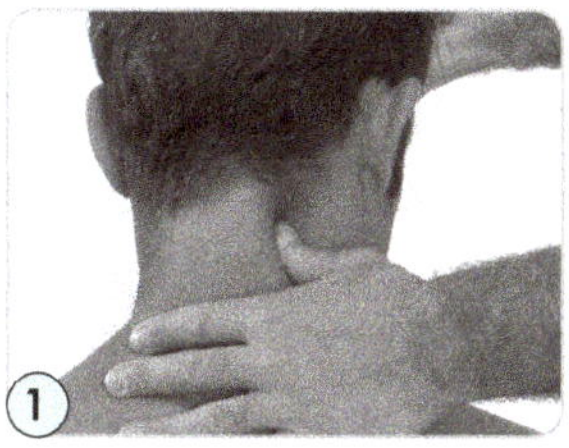

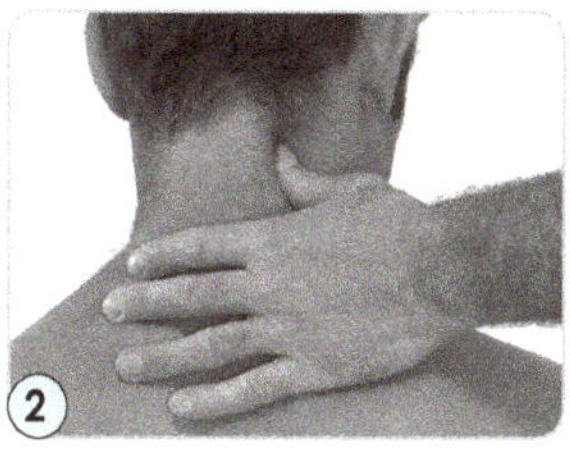

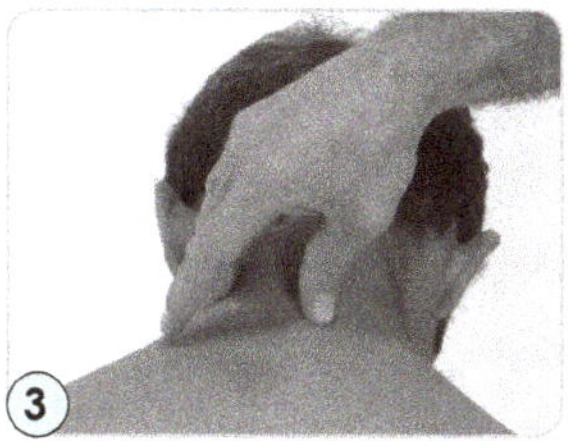

CHAPITRE 4 ÉPAULE

Protocoles de traitement dans ce chapitre

Pour ces quatre affections la douleur est indépendante des mouvements de l'épaule :

Protocole -11 **"Douleur au milieu du bord interne de l'omoplate"**

Protocole -12 **"Douleur au tiers inférieur du bord interne de l'omoplate"**

Protocole -13 **"Douleur à l'épaule, accentuée lors de la respiration"**

Protocole -14 **"Douleur près de la partie médiale inférieure de l'omoplate, et le long de la colonne thoracique"**

Pour ces deux affections c'est le mouvement des épaules qui provoque la douleur :

Protocole -15 **"Raideur et douleur à l'épaule en levant le bras"**

Protocole -16 **"Douleur à l'épaule en pliant le bras derrière le dos (rotation médiale)"**

Le traitement des pathologies du haut du dos, des épaules et des omoplates

Les douleurs à l'épaule sont la 3e cause de douleurs musculo-squelettiques, après le bas du dos et le cou. Les douleurs à l'épaule peuvent être dues à un trauma, mais le plus souvent elles résultent du stress, ou d'activités et de gestes répétitifs entraînant une sur-sollicitation, des contractures sportives, de mauvaises habitudes posturales, des déviations dans la posture. Dans ce chapitre, les protocoles sont divisés en deux groupes : troubles où la douleur est provoquée par les mouvements d'épaule, et troubles où la douleur n'est pas liée au mouvement. Dans le premier groupe les troubles de l'articulation de l'épaule (gléno-humérale et acromio-claviculaire), généralement plus graves et plus longs à guérir, obtiennent d'excellents résultats avec les protocoles thaïs, pour la plupart des cas où la chirurgie n'est pas requise. Une véritable "épaule gelée", avec adhésion des capsules articulaires (capsulite adhésive) est très difficile à soigner. Souvent, seul le temps peut faire son œuvre, et la guérison se fera toute seule, entre 1 et 3 ans.

Dans le second groupe, sont présentés les troubles thoraciques et scapulaires qui sont souvent des affections plus légères et dont les résultats sont plus rapides à constater. Les protocoles thaïs ne concernent pas les luxations de l'épaule qui demandent l'intervention d'un spécialiste. Ils peuvent s'utiliser après la blessure, sur des pathologies chroniques ou installées, mais attention : surtout, aucun étirement de l'épaule !

Parmi les cinq protocoles proposés, faites un choix en fonction des symptômes établis selon le diagnostic thaï (voir le tableau diagnostic), indépendamment de la définition médicale moderne de la pathologie. À chaque fois que les symptômes de votre patient concordent avec ceux qui sont décrits dans l'un des protocoles thaïs, essayez ce protocole et observez la réaction de votre patient. Si vos pressions sont bien accueillies, le traitement pourra donner de bons résultats. Si vous constatez une amélioration, continuez.

Protocole thaï	Pathologie sous-jacente éventuelle
Douleur au milieu du bord interne de l'omoplate	Hypertonie musculaire et "trigger points" myofasciaux (points gâchettes ou détente) Tension musculaire Compressions nerveuses non spécifiques Cyphose ("Bosse" du dos) Scoliose
Douleur au tiers inférieur du bord interne de l'omoplate	Hypertonie musculaire et "trigger points" myofasciaux (points gâchettes ou détente) Tension musculaire Compressions nerveuses non spécifiques Cyphose ("Bosse" du dos) Scoliose
Douleur à l'épaule, accentuée lors de la respiration	Hypertonie musculaire et "trigger points" myofasciaux (points gâchettes ou détente) Compressions nerveuses non spécifiques Douleurs articulaires costo-vertébrales Cyphose ("Bosse" du dos) Scoliose

Douleur près de la partie médiale inférieure de l'omoplate, et le long de la colonne thoracique	Hypertonie musculaire et "trigger points" myofasciaux (points gâchettes ou détente) Compressions nerveuses non spécifiques Scoliose Cyphose ("Bosse" du dos)
Raideur et douleur à l'épaule en levant le bras	Capsulite adhésive (épaule gelée) Bursite sous-acromiale Tendinite calcifiante Lésions de la coiffe des rotateurs ou tendinose Conflit sous-acromial Tendinite bicipitale ou ténosynovite Lésions du complexe labro-bicipital supérieur (lésions SLAP) Arthrose de l'articulation gléno-humérale Luxation de l'épaule (luxation acromio-claviculaire) Déboîtement de l'épaule Hypertonie musculaire et "trigger points" myofaciaux Scoliose Cyphose ("Bosse du dos")
Douleur à l'épaule en pliant le bras derrière le dos (rotation médiale)	Capsulite adhésive (épaule gelée) Tendinite calcifiante Conflit sous-acromial Tendinite bicipitale ou ténosynovite Lésions du complexe labro-bicipital supérieur (lésions SLAP) Hypertonie musculaire et "trigger points" myofaciaux Compression neurovasculaires non spécifiques Luxation de l'épaule (luxation acromio-claviculaire) Cyphose ("Bosse du dos")

Les pathologies de l'épaule, des omoplates et du haut du dos :

Souvent, concernant les douleurs à l'épaule, plusieurs pathologies ou plusieurs dysfonctions tissulaires sont impliquées.

Capsulite rétractile, ou "épaule gelée"

Perte importante de mouvement liée à l'enraidissement de l'épaule, par le raccourcissement de la capsule articulaire gléno-humérale et des ligaments. L'épaule est bloquée et très douloureuse. L'origine peut être une réaction auto-immune, et le processus de guérison très long.

Bursite sous-acromiale

Inflammation de la bourse sous-acromiale liée à la compression de la voûte acromio-coracoïdienne. Elle est causée par des mouvements nocifs répétitifs ou par une lésion. Inflammation très douloureuse qui limite de façon importante l'amplitude des mouvements, notamment pour lever le bras.

Tendinite calcifiante de l'épaule

Maladie des tendons, causée par un dépôt de cristaux de calcium à l'intérieur des tendons du biceps ou de la coiffe des rotateurs, le plus souvent le sus-épineux. Elle est très douloureuse et limite les mouvements de l'épaule.

Lésion des tendons de la coiffe des rotateurs ou tendinite

Affection de l'épaule la plus courante, liée à la répétition de mouvements, ou à des traumatismes, entraînant une usure et la dégénérescence plus ou moins importante des 4 muscles et tendons : supra-épineux, infra-épineux, sous-scapulaire et teres minor (petit rond). Elle est douloureuse, diminue la mobilité de l'épaule, favorise l'instabilité de l'articulation, et crée une sensation de craquement dans certains mouvements de l'épaule, voire, dans certains cas graves, les limite considérablement.

Syndrome du conflit sous-acromial

Correspond à la compression des tissus mous entre la voûte coracromiale et la partie supérieure de l'humérus, entraînant une réaction inflammatoire de la bourse séreuse ou du tendon, causée par des déviations posturales ou différentes pathologies de l'épaule. Typiquement, elle se traduit par une diminution mécanique à 90° en abduction (sur le côté).

Ténosynovite ou tendinite bicipitale

Tendinite sur la partie frontale de l'épaule, des tendons de la longue portion du du biceps brachial. Elle est causée par l'accumulation d'un stress dû à la répétition de mouvements et de gestes, créant une douleur sur le devant de l'épaule et une limitation de l'amplitude des mouvements.

Lésion SLAP (Superior Labrum from Anterior to Posterior)

Littéralement lésion du « bourrelet supérieur de l'avant vers l'arrière »), c'est à dire le bourrelet glénoïde, fibro-cartilage de l'articulation gléno-humérale. Lésion causée par blessure, sur-sollicitation, ou dégénérescence. Souvent lors d'une activité sportive, par une forte traction exercée sur le biceps (mouvement de lancer), et sur le bourrelet sur lequel s'attache ses tendons. Symptômes associés : douleurs intenses et diminution de la mobilité de l'épaule.

Arthrose de l'articulation gléno-humérale

Dégénérescence de l'articulation (cartilage et ligaments), provoquant inflammation, instabilité, le développement d'ostéophytes, le frottement des tissus mous, des douleurs, et une diminution de l'amplitude des mouvements de l'épaule.

Entorse acromio-claviculaire

Luxation des ligaments de l'articulation acromio-claviculaire, liée à une lésion traumatique à l'épaule plus ou moins grave, provoquant raideur de l'épaule et douleurs. Certains mouvements accentuent la douleur, surtout en adduction horizontale.

Subluxation de l'épaule

Subluxation ou dislocation de l'articulation gléno-humérale, causée par blessure. Elle s'accompagne d'une entorse de la coiffe des rotateurs. Symptômes associés : douleur intense, perte de mobilité de l'épaule. Ne pas traiter, mais envoyer la personne chez un médecin ! Avec les protocoles thaïs, vous pouvez traiter les affections liées à ce type de blessure, quand elles sont devenues chroniques. Surtout, aucun étirement de l'épaule du massage thaï : à proscrire !

Tension musculaire

Sur-sollicitation des muscles de la ceinture scapulaire et du haut du dos, liée à un traumatisme léger ou grave, pouvant entraîner raideurs et douleurs.

Hypertonie musculaire et "trigger points" myofasciaux (points détente ou gâchette)

Tension des muscles cervicaux, thoraciques et de la ceinture scapulaire pouvant être la conséquence de mouvements répétés, d'un stress postural ou émotionnel, ou de traumatismes. Les "points gâchette" myofasciaux -qui sont des bandes musculaires sensibles, à l'intérieur même de muscles hypertoniques cervicaux, de l'épaule et de la ceinture scapulaire, ou thoraciques- peuvent se développer, créant raideurs, douleurs et douleur projetée dans différentes zones de la région.

Compressions et tensions nerveuses non spécifiques

Il peut s'agir de la compression de racines nerveuses dans la colonne (radiculopathie), ou de nerfs périphériques (neuropathie), ou de vaisseaux sanguins, dans la région cervicale, thoracique ou de l'épaule. Ces compressions résultent d'une blessure (trauma aigu), de la station debout prolongée, de déviations posturales, et/ou d'hypertonie musculaire, créant des troubles chroniques. Symptômes souvent associés : douleur, sensation de brûlures ou de fourmillements, lourdeur, faiblesse dans la région thoracique, l'épaule et les omoplates, les jambes ou les bras. Les activités et positions qui compriment le nerf touché (le sommeil par ex.) peuvent aggraver les symptômes.

Cyphose ("Bosse" du dos)

Une courbure dorsale exagérée qui peut être d'origine génétique, liée à des conditions systémiques (ostéoporose, arthrite rhumatoïde, maladie de Scheuermann), des troubles du développement, une mauvaise posture, ou l'âge. La cyphose peut être la cause sous-jacente de différentes pathologies entraînant des symptômes tels que fatigue et douleurs dans la région cervicale et thoracique, et douleur projetée dans les omoplates, épaules, et les bras.

Scoliose

C'est une déviation latérale et en rotation surtout des vertèbres thoraciques, mais qui peut également affecter les lombaires voire les deux parties de la colonne vertébrale. La scoliose peut être fonctionnelle, structurelle, héréditaire ou acquise et est la conséquence d'un déséquilibre musculaire, ou d'une déformation osseuse vertébrale.

Elle se traduit par un déséquilibre et de l'hypertonie musculaires. Les symptômes associés sont : douleurs dorsales ou lombaires, ou douleurs dorsales et lombaires avec limitation de l'amplitude des mouvements. La scoliose peut être la cause sous-jacente de différentes pathologies affectant le bas, le milieu ou le haut du dos, ou encore l'épaule et l'omoplate. Toutefois, certaines personnes atteintes de scoliose (même avec une courbure importante) et qui pratiquent quotidiennement une activité physique modérée associée à des mesures de correction, peuvent ne souffrir d'aucun symptôme.

Douleur des articulations costovertébrales

Irritation d'une articulation entre une côte et une vertèbre, résultant de la pression liée à des traumatismes légers ou des déviations posturales. Douleurs locales et projetées, dans certains mouvements de la poitrine (comme pour la respiration) ou de la colonne thoracique.

Contre-indications et mises en garde

- **Pas de traitement si vous soupçonnez un déplacement, une dislocation, ou une subluxation de l'épaule.**
  Après l'intervention d'un spécialiste, les protocoles thaïs peuvent s'avérer très bénéfiques sur les symptômes créés par la dislocation ou la luxation de l'épaule. Mais les étirements de l'épaule sont à proscrire.
- **Pas d'étirements sur une personne avec des antécédents de luxation de l'épaule.**
- **Éviter tout traitement en phase aiguë, durant les 3 jours qui suivent un trauma de l'épaule, quand douleur et spasmes sont très prononcés.**
  Attendez la phase sous-aiguë pour effectuer votre traitement, lorsque douleur et contraction subsistent, et uniquement après examen approfondi et l'autorisation d'un spécialiste.
- **Pas de pressions quand ce sont les mouvements de l'épaule qui provoquent la douleur.**
  Des étirements doux pourront être bénéfiques, dans les cas chroniques installés.
- **Pas de pressions sur des zones enflammées de l'épaule.**
  Cependant un massage superficiel pourra être bénéfique, dans les cas chroniques installés.
- **Éviter toute pression qui fasse se rétracter ou reculer votre patient**

Attention, danger !

En présence des symptômes suivants, votre patient doit être examiné par un médecin.

- **Récent traumatisme grave, accident de voiture ou chute par exemple.**
- **Douleur intense à un os.**
  Peut être le signe d'une fracture ou d'une lésion d'un ligament.
- **Spasme réflexe de contraction musculaire très important.**
  Peut cacher une maladie grave de l'articulation.
- **Douleur constante ou progressive.**
- **Douleur constante apparue soudainement, et sans cause apparente.**
- **Douleur dont l'origine n'est pas mécanique.**
- **Douleur à l'épaule accompagnée d'anxiété, parfois de sueurs.**
  Ce peut être le signe d'une maladie cardiaque.
- **Tout signe inhabituel.**

Choix du traitement - méthode à suivre

1. Identifiez d'abord les mouvements qui provoquent ou accentuent la douleur.
Demandez au patient de :
Fléchir l'épaule, lever son bras en l'air, coude tendu.
Amener son épaule en abduction, en levant le bras sur le côté, coude tendu.
Faire une adduction horizontale, en croisant et serrant les bras, comme pour se faire une étreinte à soi-même.

2. Si les mouvements de l'épaule ne sont pas ce qui fait le plus mal, demandez au patient de situer précisément sa douleur.
Est-elle située près du bord médial de la scapula, au milieu, entre les angles supérieur et inférieur ?
Est-elle située près du bord médial de la scapula, mais plus bas que ce qu'on vient de décrire, à 2 ou 3 doigts au-dessus de l'angle inférieur de la scapula ?
Le siège de la douleur se situe-t-il entre la partie inférieure de l'omoplate et la colonne, cette douleur est-elle accentuée le long de la colonne thoracique ?

3. Choisissez le traitement adapté
Une fois le siège de la douleur, ses manifestations et/ou les mouvements qui l'accentuent identifiés, vous êtes en mesure de choisir un protocole (voir tableau de diagnostic).

4. Commencez le traitement et vérifiez que vous avez choisi le bon protocole.
Pour vérifier si les points du protocole choisi sont pertinents et efficaces, pressez chaque point et observez les réactions de votre patient. Surtout ne l'embêtez pas avec trop de questions dès le début ! Laissez-le plonger dans un état de concentration, de plus en plus profonde. Il lui faudra souvent un peu de temps pour "rentrer" dans le traitement et être en mesure d'indiquer (sans forcément la verbaliser) l'efficacité des points. Les réactions commencent à être "fiables" à partir du deuxième passage. Posez des questions brèves, du type : "Là ?", "C'est agréable ?", "Douloureux ?" Si les lignes et les points sont pertinents et efficaces, continuez le traitement : vous avez choisi le bon protocole.

PROTOCOLE -11 (PAGE 78)

Douleur au milieu du bord interne de l'omoplate

- Raideur douloureuse ou non, adjacente au bord médial de la scapula, juste à mi-chemin entre les angles inférieur et supérieur de la scapula.
- Douleur apparue soudainement, suite à un faux mouvement, ou après une nuit à dormir sur l'épaule.
- La douleur peut irradier dans la poitrine.
- La douleur peut s'accroître lorsque la personne essaie de toucher l'épaule opposée comme pour une étreinte à soi-même (adduction horizontale), ou lors d'une torsion.

LOCALISATION DE LA DOULEUR

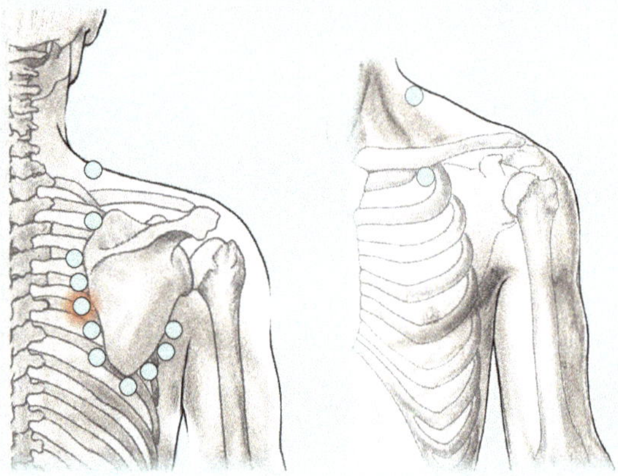

PROTOCOLE -12 (PAGE 80)

Douleur au tiers inférieur du bord interne de l'omoplate

- Raideur chronique et douloureuse dans la zone du bord médial inférieur de l'omoplate, au 1/3 ou au 1/5e du chemin entre les angles inférieur et supérieur de la scapula, 2 à 3 doigts au-dessus de l'angle inférieur de la scapula.
- La douleur peut être la conséquence de stress ou de mouvements répétés pendant des mois ou des années, et peut perturber le sommeil.
- On constate également une raideur prononcée sur les tissus mous dans la zone de la douleur.

LOCALISATION DE LA DOULEUR

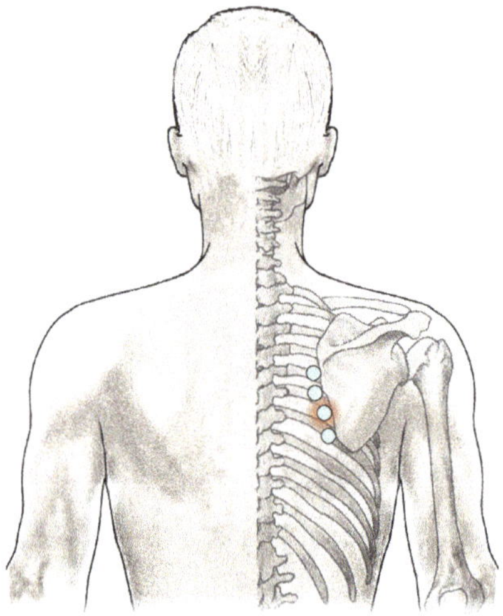

PROTOCOLE - 13 (PAGE 82)

Douleur à l'épaule, accentuée lors de la respiration

Deux protocoles sont rassemblés ici, pour deux affections similaires. Si la douleur s'accentue à l'avant, à la poitrine, on appliquera le protocole des 3 points du dos. Lorsque la douleur s'accentue dans le dos, on appliquera le protocole des points de la poitrine.

- Douleur aiguë ou chronique, au niveau du point 3 dans le haut du dos
- À l'inspire, la douleur s'accroît au point 3, ou bien une douleur supplémentaire apparaît sur le point 1 de la poitrine. La douleur apparue en respirant est souvent secondaire à la douleur principale du point 3.

LOCALISATION DE LA DOULEUR

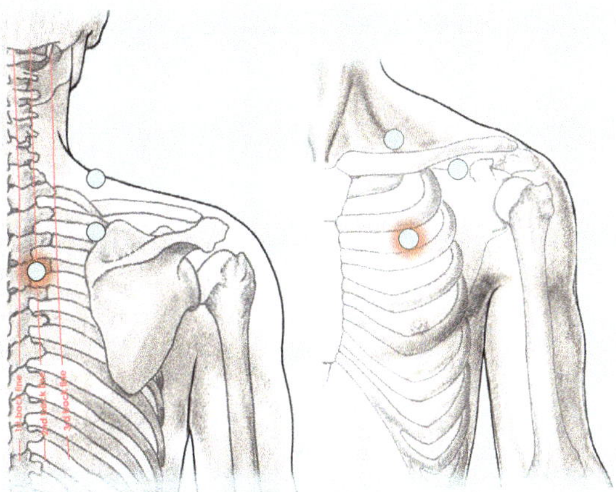

PROTOCOLE - 14 (PAGE 84)

Douleur près de la partie médiale inférieure de l'omoplate, ainsi que le long de la colonne thoracique

- Douleur située le long de la colonne thoracique, et vers le bord médial inférieur de l'omoplate.
- Raideur prononcée également sur les tissus mous du long du bord latéral de l'omoplate.

LOCALISATION DE LA DOULEUR

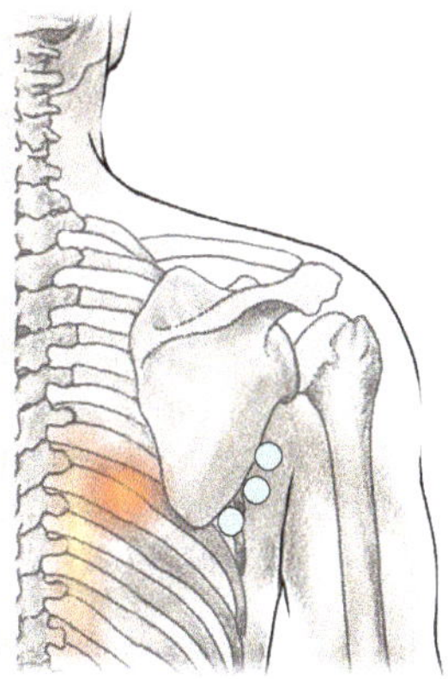

PROTOCOLE -15 (PAGE 86)

Raideur et douleur à l'épaule en levant le bras

- Douleur chronique ou aiguë localisée sur les faces antérieure et/ou postérieure de l'épaule.
- La douleur augmente en : levant le bras en haut (flexion), sur le côté (abduction), en essayant de toucher l'autre épaule, en serrant les bras comme pour se faire une étreinte à soi-même (adduction horizontale) ou en pliant le bras derrière le dos (rotation médiale).

LOCALISATION DE LA DOULEUR

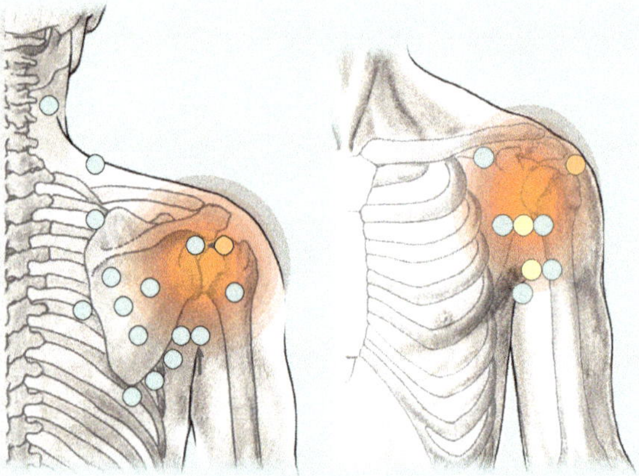

MOUVEMENTS DOULOUREUX

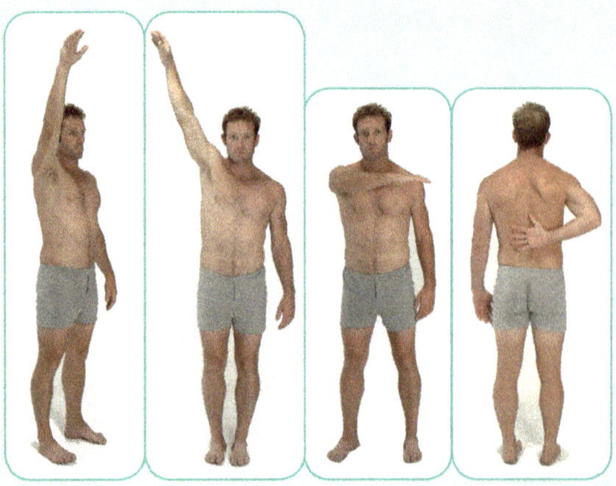

PROTOCOLE -16 (PAGE 88)

Douleur à l'épaule en pliant le bras derrière le dos (rotation médiale)

- Douleur chronique ou aiguë localisée sur la face antérieure de l'épaule.
- La douleur augmente en : levant le bras en arrière (extension), et encore plus en le pliant derrière le dos (rotation médiale).

LOCALISATION DE LA DOULEUR

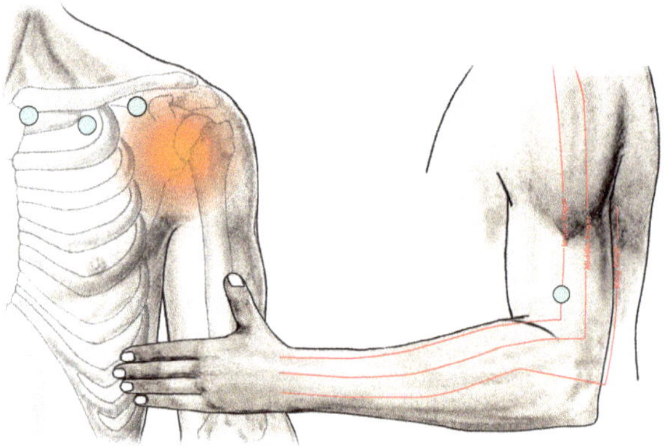

MOUVEMENTS DOULOUREUX

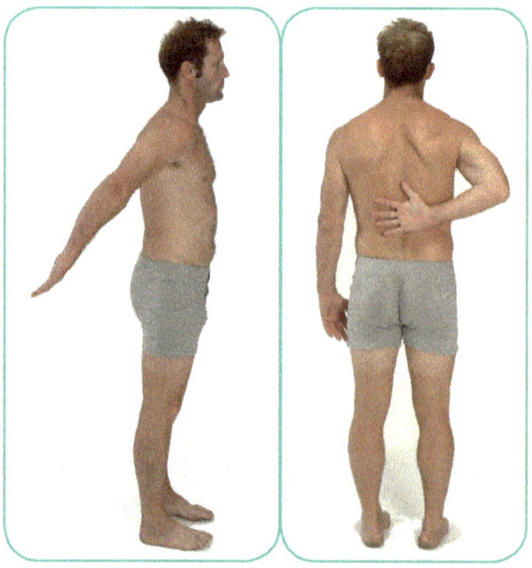

Douleur au milieu du bord interne de l'omoplate

●● affection courante

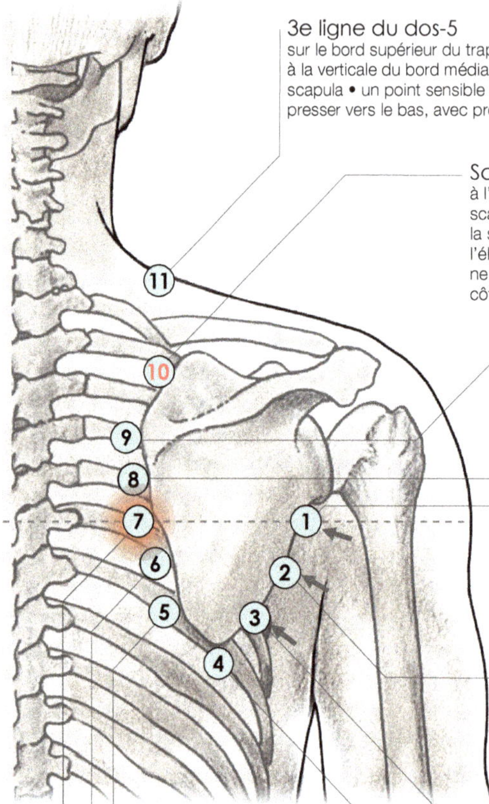

1/2 Scapula

3e ligne du dos-5
sur le bord supérieur du trapèze • à la verticale du bord médial de la scapula • un point sensible et raide, presser vers le bas, avec précaution

Scapulaire-3 (IG-14)
à l'angle supérieur de la scapula • 1 doigt au-dessus de l'épine scapulaire • faire glisser le bout du doigt le long du bord médial de la scapula jusqu'à ce qu'elle dévie sur le côté et disparaisse sous l'élévateur. Là : presser ce point, en évitant de "lâcher" le muscle, qu'il ne roule d'un côté ou de l'autre • point très sensible qui irradie de tous côtés y compris jusque dans la tête

Scapulaire-4
contre le bord médial de la scapula, en dedans • juste au niveau de l'épine scapulaire (bord médial)

Scapulaire-5
contre le bord médial de la scapula, en dedans • au niveau d'une ligne horizontale qui passe sous l'épine scapulaire

Scapulaire-12
contre le bord latéral de la scapula • 2 doigts au-dessus du creux axillaire, à l'horizontale • presser sur le bord en dedans • point très sensible sur le muscle petit rond

Scapulaire-11
contre le bord latéral de la scapula • au niveau du creux axillaire • presser sur le bord, en direction de l'os

Scapulaire-10
contre le bord latéral de la scapula • 1 doigt au-dessus du point "Scapulaire-9" • à mi-chemin entre l'angle inférieur de la scapula et le creux axillaire • presser sur le bord, en direction de l'os

Scapulaire-6
au milieu du bord médial de la scapula

Scapulaire-7
contre le bord médial de la scapula, en dedans • au 1/3 du chemin entre les angles supérieurs et inférieurs de la scapula • 1 doigt en-dessous du milieu du bord médial de la scapula

Scapulaire-8
contre le bord médial de la scapula, en dedans • au premier 1/5 du chemin entre les angles inférieur et supérieur de la scapula • environ 1 doigt au-dessus de l'angle inférieur de la scapula

Scapulaire-9
en-dessous de l'angle inférieur de la scapula, légèrement en latéral • trouver un petit muscle fin, qui glisse

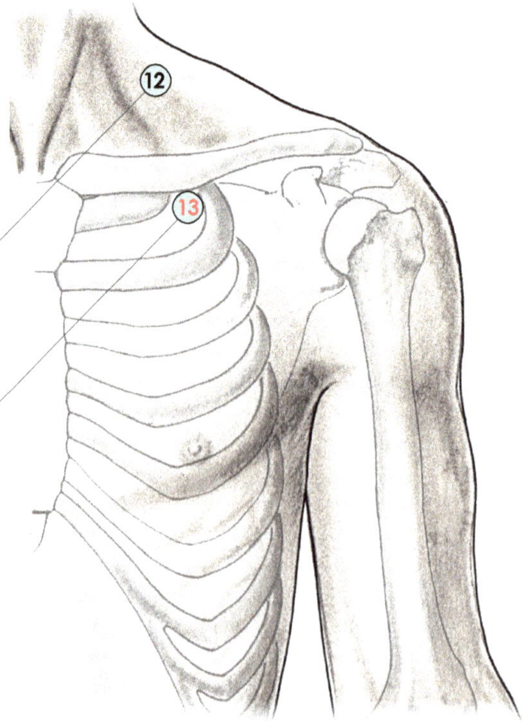

Scalène postérieur
un point sensible, aligné avec le bord latéral du cou • presser le scalène postérieur, en avant du sommet du trapèze

Poitrine-2 (ES-13)
juste en-dessous de la clavicule • à mi-chemin entre la ligne médiane et le bord latéral du thorax • 3 doigts en-dehors de la ligne médiane • aligné à la verticale du bord latéral du cou

Description du problème :

- *Raideur douloureuse ou non, adjacente au bord médial de la scapula, juste à mi-chemin entre les angles inférieur et supérieur de la scapula.*
- *Douleur apparue soudainement, suite à un faux mouvement, ou après une nuit à dormir sur l'épaule.*
- *La douleur peut irradier dans la poitrine.*
- *La douleur peut s'accroître lorsque la personne essaie de toucher l'épaule opposée comme pour une étreinte à soi-même (adduction horizontale), ou lors d'une torsion.*

Les étapes du traitement

1. Travail du cou et de l'épaule

Installez votre patient assis, les jambes croisées ou étendues. Si la position assise par terre lui est inconfortable, utilisez un coussin ou une chaise. Massez la nuque, le haut du dos, et le long du bord médial de la scapula, avec la méthode qui vous convient le mieux. Évitez tout étirement !

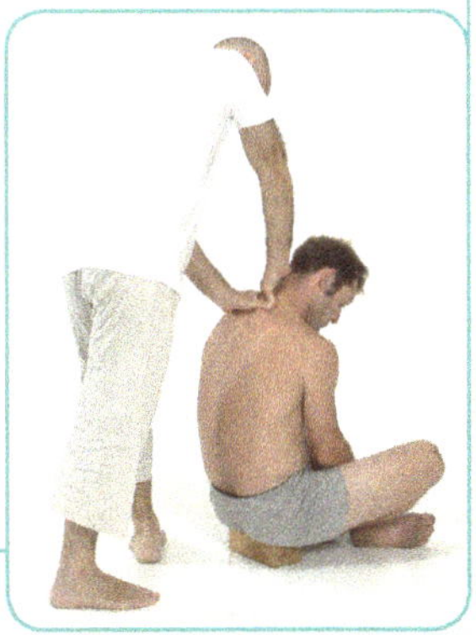

2. Travail des points d'acupression

Pressez au pouce les points (1) à (12), deux à 3 passages. Puis, pressez le point (13) sur la poitrine. Répétez la séquence de (1) à (12), puis le point (13) à nouveau. Restez 10 à 15 secondes sur chaque point. Continuez le travail de pression des points tant que vous constatez une amélioration, jusqu'à 10 passages. Arrêtez dès que les points deviennent sensibles. Adaptez le niveau de pression à votre patient.

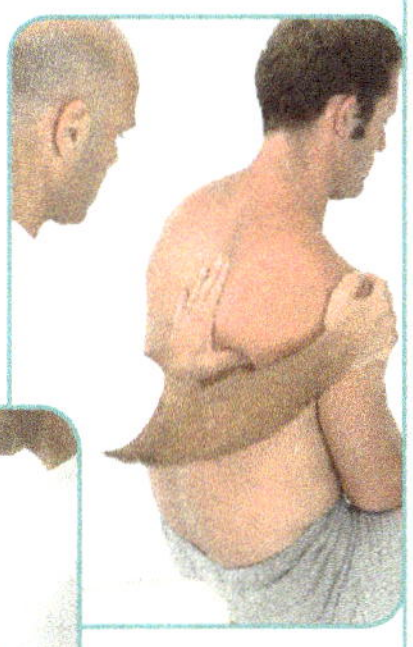

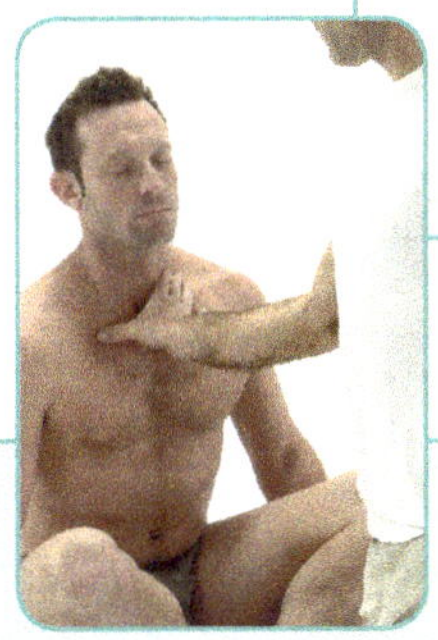

Précautions :

- *Consultez un spécialiste avant de traiter un cas grave ou sujet à caution.*
- *Pas d'étirements pour les cas sévères.*
- *Traitez tous les jours jusqu'à rémission. Pour les cas non aigus, traitez deux fois par semaine.*
- *Avant de répéter le traitement, attendez que votre patient n'ait plus de douleur (le cas échéant) liée au traitement précédent.*
- *Demandez à votre patient d'éviter tout geste brusque ou soudain, ou toute activité ou posture susceptible de le blesser.*

Sélection des points thérapeutiques

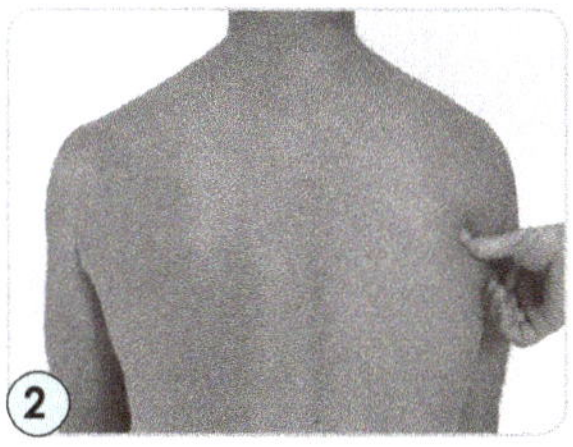

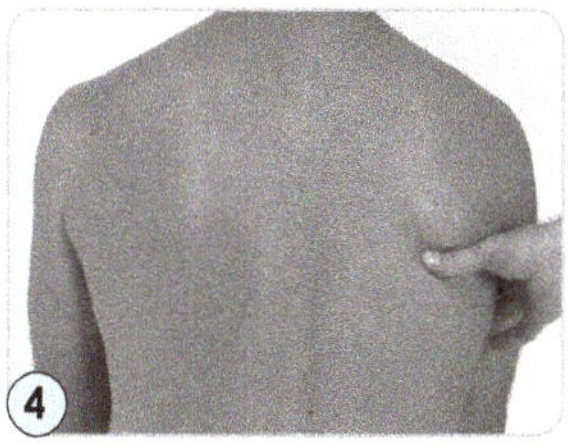

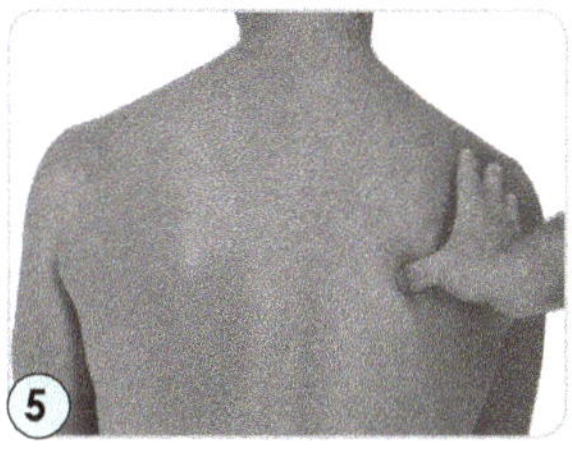

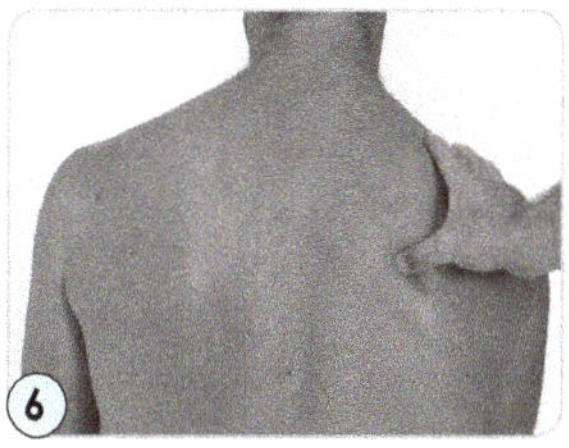

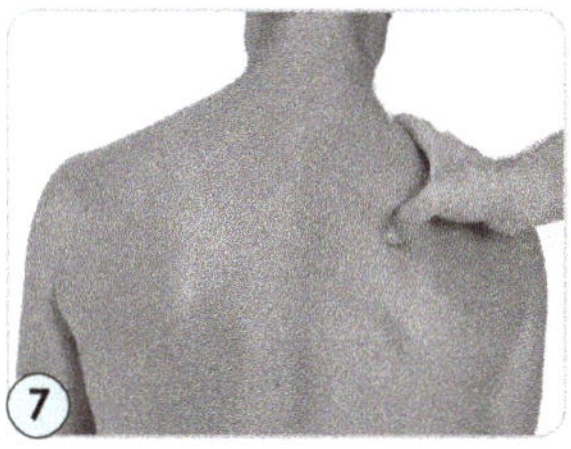

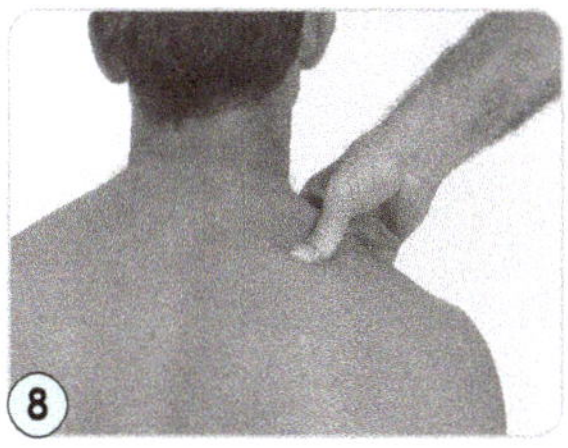

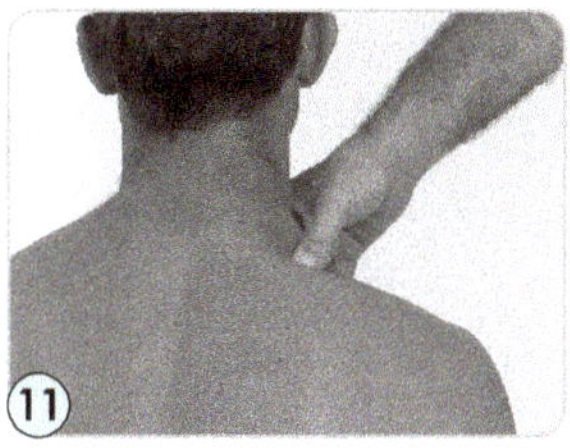

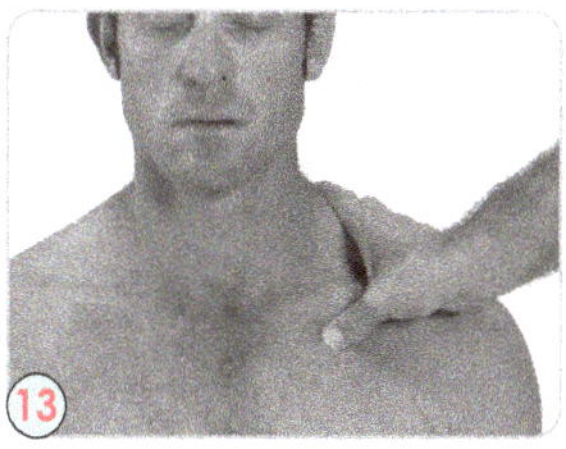

Douleur au tiers inférieur du bord interne de l'omoplate

●● affection courante

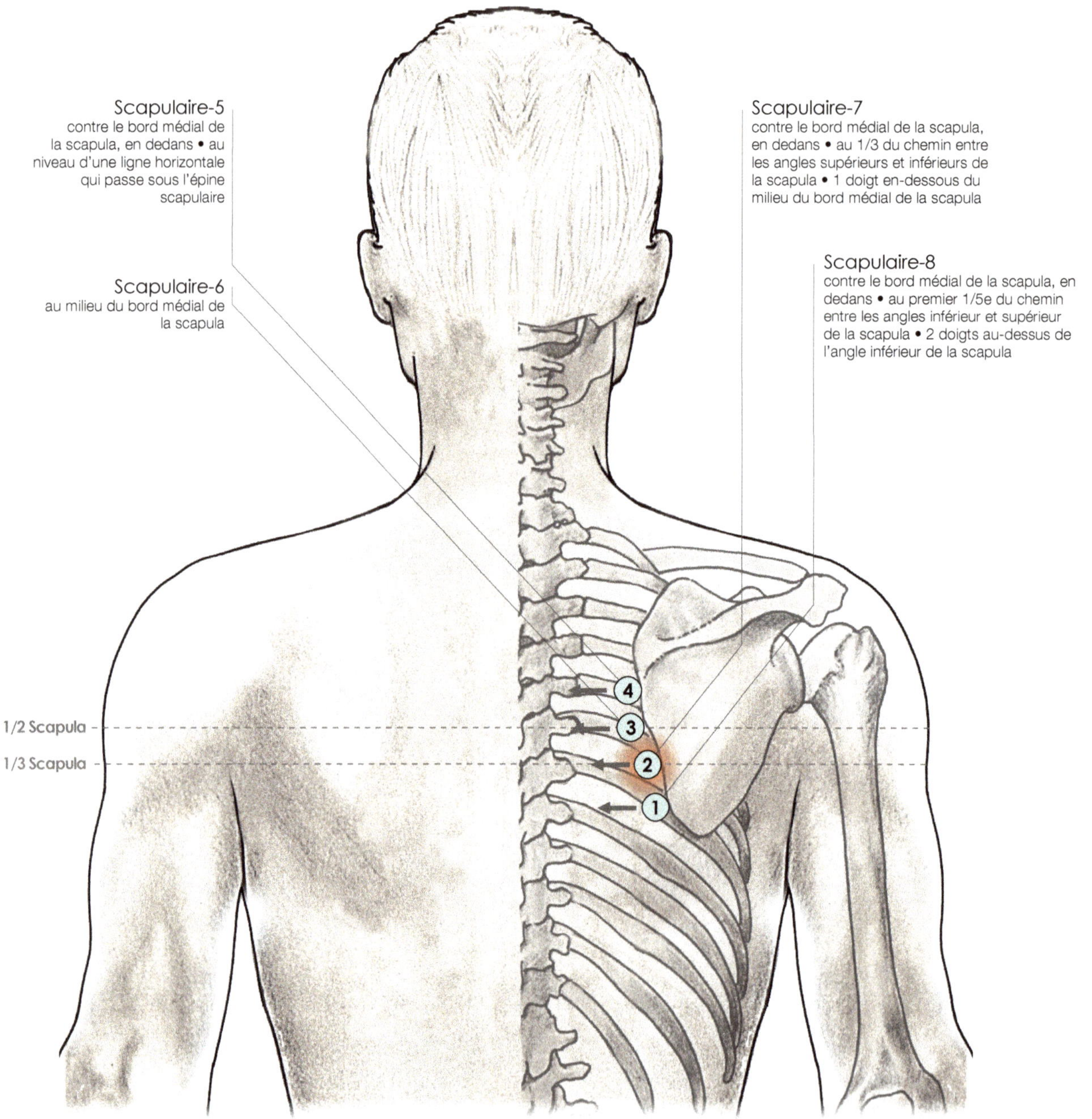

Description du problème :

- *Raideur chronique et douloureuse dans la zone du bord médial inférieur de l'omoplate, au 1/3 ou au 1/5e du chemin entre les angles inférieur et supérieur de la scapula, 2 à 3 doigts au-dessus de l'angle inférieur de la scapula.*
- *La douleur peut être la conséquence de stress ou de mouvements répétés, pendant des mois ou des années, et peut perturber le sommeil.*
- *On constate également une raideur prononcée sur les tissus mous dans la zone de la douleur.*

Les étapes du traitement

1. Travail du cou et de l'épaule

Installez votre patient assis, les jambes croisées ou étendues. Si la position assise par terre lui est inconfortable, utilisez un coussin ou une chaise. Massez la nuque, le haut du dos, et le long du bord médial de la scapula, avec la méthode qui vous convient le mieux. Évitez tout étirement !

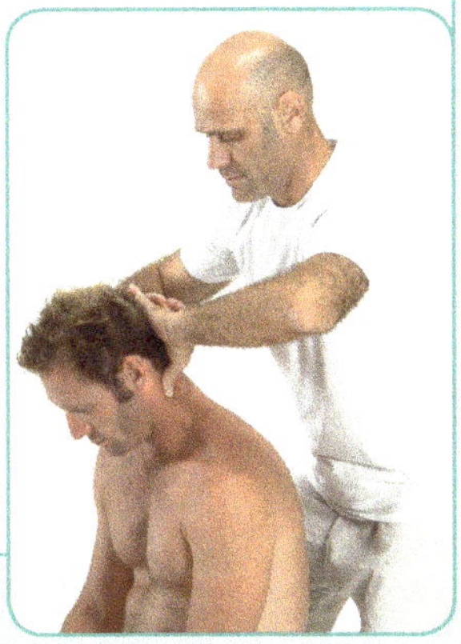

2. Travail des points d'acupression

Dans ce protocole, les points (1) à (4) sont travaillés différemment, car les pressions prolongées au pouce ne sont pas efficaces pour ce type de problème. Utilisez la technique suivante :

Étape a : Doucement, maintenez la cuisse de la personne à l'aide de votre genou. Maintenez son coude, en poussant son bras à l'horizontale (adduction horizontale) en direction de l'épaule opposée. Tirez ensuite pour relâcher la pression, puis poussez de nouveau en reproduisant ce geste, plusieurs fois. À chaque fois, tout en poussant le coude, pressez le point thérapeutique vers la colonne vertébrale, comme si vous grattiez la corde d'une guitare. Tirez puis poussez le coude de nouveau, et travaillez le point suivant. Ainsi de suite pour chaque point.

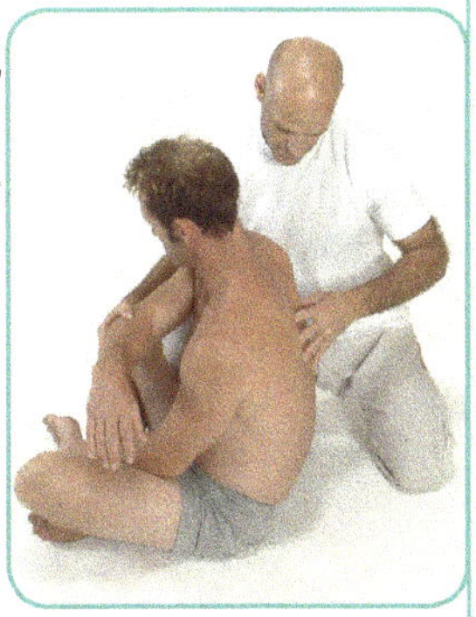

Répétez cette séquence et le travail de pression des points tant que vous constatez une amélioration, et tant que les tissus raides dans la région des points claquent ou glissent sous votre pouce. Travaillez jusqu'à ce que la raideur disparaisse, mais pas plus de 10 fois. Arrêtez dès que les points deviennent sensibles. Adaptez le niveau de pression à votre patient.

Étape b : Demandez à votre patient de mettre sa main sur l'épaule opposée. Tenez-lui la main pour qu'il ne fasse aucun effort pour tenir son bras. À l'aide de votre coude, travaillez toute la ligne le long du bord médial de la scapula. Posez votre coude sur le dos de votre patient, appuyez en tirant doucement pour étirer la peau vers le bas. Puis pressez sur le tissu mou en remontant vers le haut, comme pour gratter les muscles. Répétez plusieurs fois.

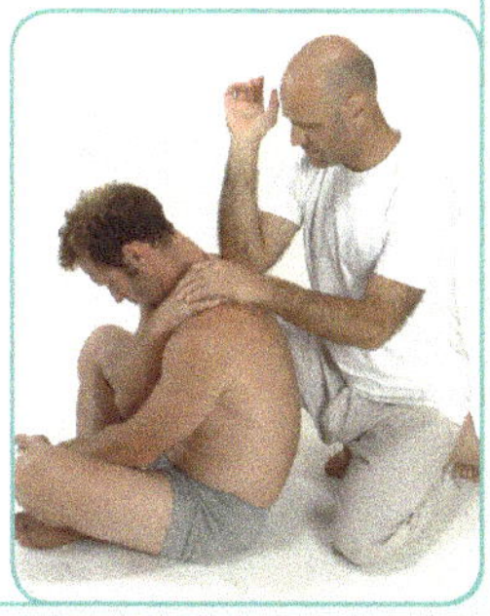

Précautions :

- *Consultez un spécialiste avant de traiter un cas grave ou sujet à caution.*
- *Pas d'étirements pour les cas sévères.*
- *Traitez tous les jours jusqu'à rémission. Pour les cas non aigus, traitez deux fois par semaine.*
- *Avant de répéter le traitement, attendez que votre patient n'ait plus de douleur (le cas échéant) liée au traitement précédent.*
- *Demandez à votre patient d'éviter tout geste brusque ou soudain, ou toute activité ou posture susceptible de le blesser.*

Sélection des points thérapeutiques

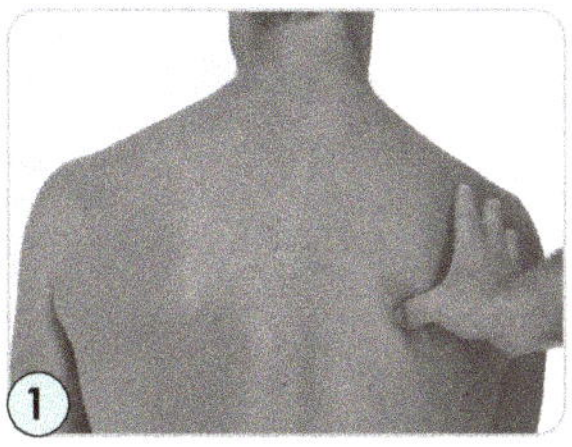

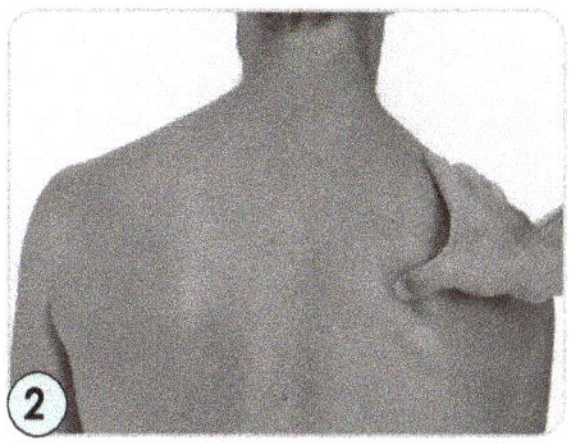

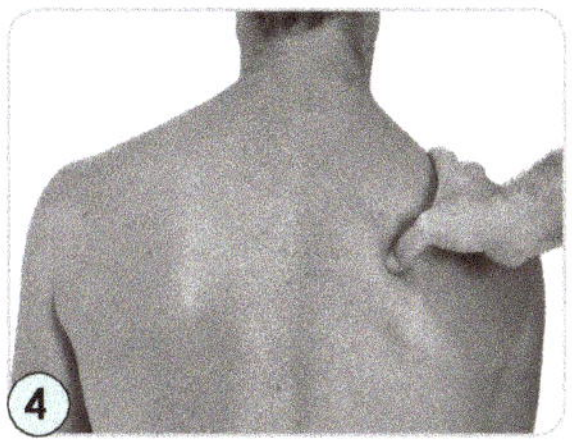

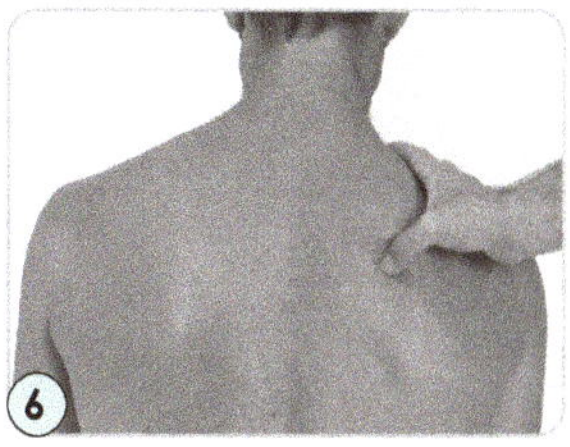

Douleur à l'épaule, accentuée lors de la respiration

●● affection courante

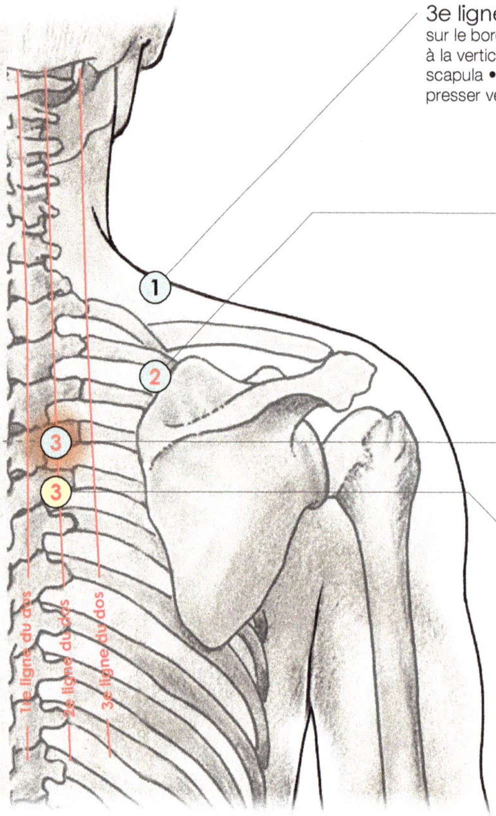

3e ligne du dos-5
sur le bord supérieur du trapèze • à la verticale du bord médial de la scapula • un point sensible et raide, presser vers le bas, avec précaution

Scapulaire-3 (IG-14)
à l'angle supérieur de la scapula • 1 doigt au-dessus de l'épine scapulaire • faire glisser le bout du doigt le long du bord médial de la scapula jusqu'à ce qu'elle dévie sur le côté et disparaisse sous l'élévateur. Là : presser ce point, en évitant de "lâcher" le muscle, qu'il ne roule d'un côté ou de l'autre • point très sensible qui irradie de tous côtés y compris jusque dans la tête

2e ligne du dos-9 (VE-13)
1 doigt en-dehors du processus épineux de T-3 • aligné avec le bord médial de l'épine de la scapula • sur le point le plus saillant des muscles para-vertébraux • presser vers l'intérieur

2e ligne du dos-10 (VE-14)
1 doigt en-dehors du processus épineux de T-4 • 1 doigt au-dessus du point "2e ligne du dos-11", sur le point le plus saillant des muscles para-vertébraux • à l'horizontale d'une ligne qui passe sous l'épine scapulaire • presser vers l'intérieur

Scalène antérieur (zone ES -12)
dans la fosse supra-claviculaire juste au-dessus du point "Poitrine-2" • à la verticale du bord latéral du cou • presser doucement le scalène antérieur en direction du cou • la douleur irradie dans le bras

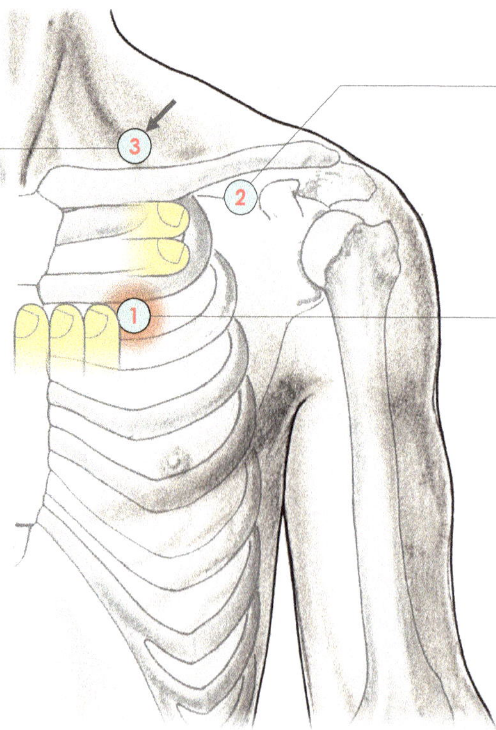

Poitrine-3 (PO-2)
juste en-dessous de la clavicule • au bord médial du processus coracoïde, dans la dépression juste avant l'épaule • presser en avant et vers le haut

Poitrine-6 (ES-15)
2 doigts sous la clavicule • dans le second espace intercostal • 3 doigts en dehors de la ligne médiane • aligné à la verticale du bord latéral du cou • juste sous le point 3

Description du problème :

- *Douleur aiguë ou chronique, au niveau du point (3) dans le haut du dos*
- *À l'inspire, la douleur s'accroît au point (3), ou bien une douleur supplémentaire apparaît sur le point (1) de la poitrine. La douleur apparue en respirant est souvent secondaire à la douleur principale du point (3). Parfois, certaines personnes pensent à une maladie cardiaque et vont à l'hôpital lorsqu'une douleur apparaît au niveau de la poitrine.*
- *Certains gestes peuvent accentuer cette douleur, mais ce n'est pas systématique, ni selon un schéma établi.*
- *Souvent, le moral est bas, la personne est déprimée.*

Les étapes du traitement

1. Travail du cou et de l'épaule

Installez votre patient assis, les jambes croisées ou étendues. Si la position assise par terre lui est inconfortable, utilisez un coussin ou une chaise. Massez la nuque, le haut du dos, et le long du bord médial de la scapula, avec la méthode qui vous convient le mieux. Évitez tout étirement !

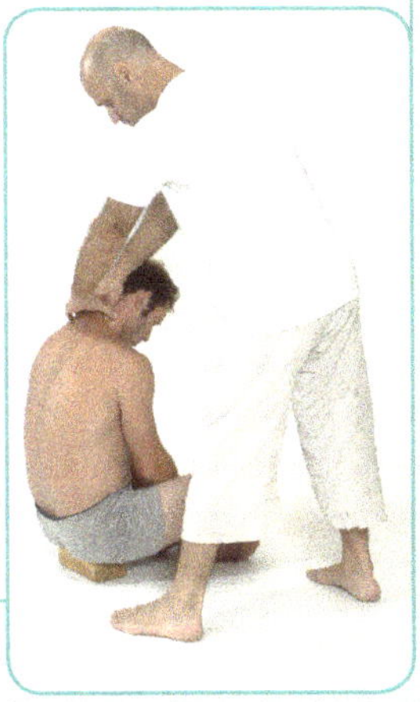

2. Travail des points d'acupression

Travaillez le côté opposé : les points qui sont de l'autre côté du siège de la douleur. Pressez au pouce les points (1) à (3) du dos, lorsqu'à l'inspire, la douleur apparaît à la poitrine. Pressez au pouce les points (1) à (3) de la poitrine, lorsqu'à l'inspire, la douleur apparaît sur le dos. Restez 10 à 15 secondes sur chaque point. Continuez le travail de pression des points tant que vous constatez une amélioration, jusqu'à 10 passages. Arrêtez dès que les points deviennent sensibles.
Adaptez le niveau de pression à votre patient.

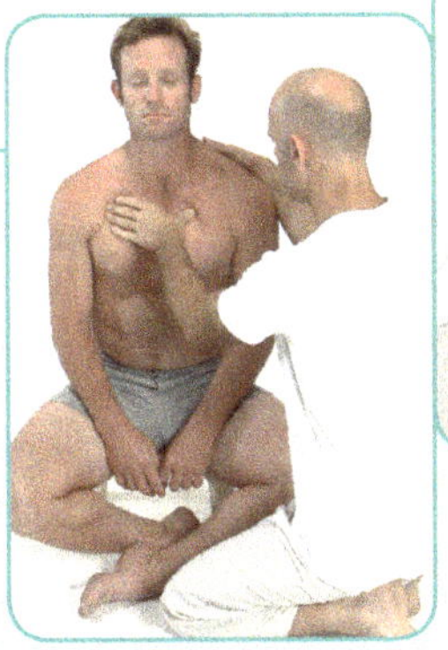

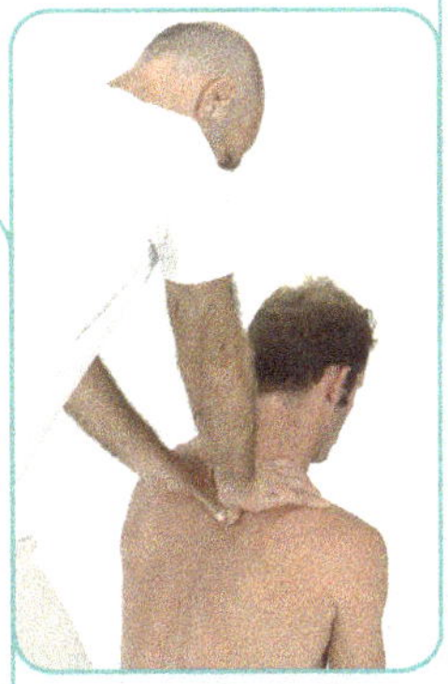

Précautions :

- *Consultez un spécialiste avant de traiter un cas grave ou sujet à caution.*
- *Pas d'étirements pour les cas sévères.*
- *Traitez tous les jours jusqu'à rémission. Pour les cas non aigus, traitez deux fois par semaine.*
- *Avant de répéter le traitement, attendez que votre patient n'ait plus de douleur (le cas échéant) liée au traitement précédent.*
- *Demandez à votre patient d'éviter tout geste brusque ou soudain, ou toute activité ou posture susceptible de le blesser.*

Sélection des points thérapeutiques

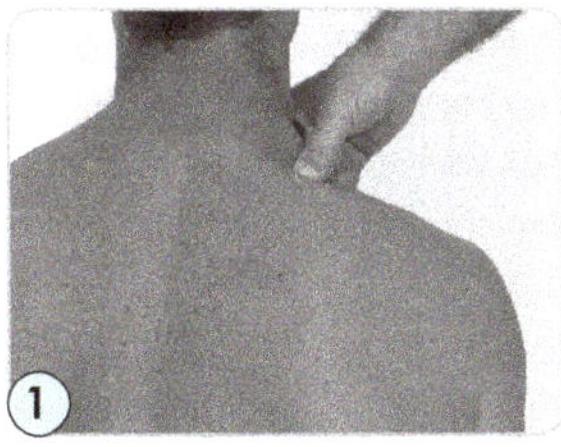

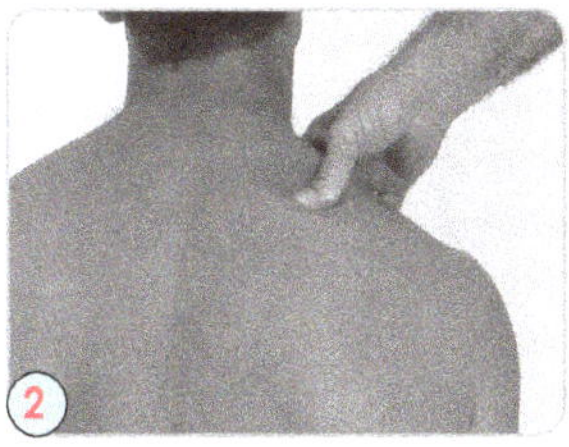

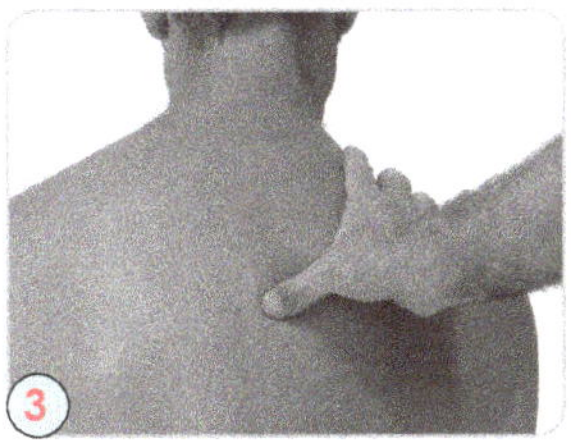

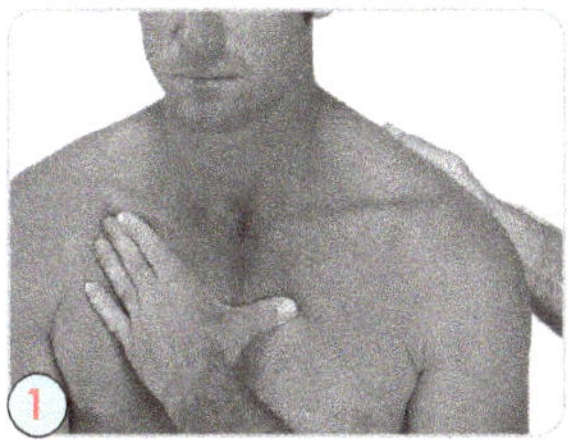

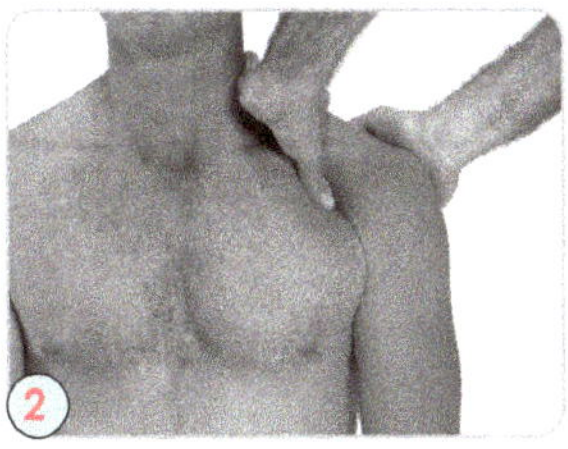

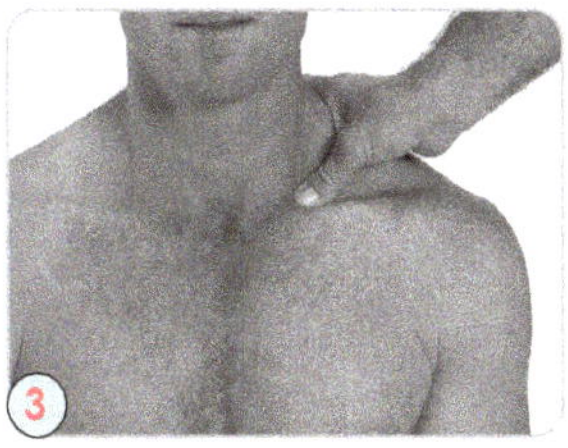

Douleur près de la partie médiale inférieure de l'omoplate, et le long de la colonne thoracique

● affection rare

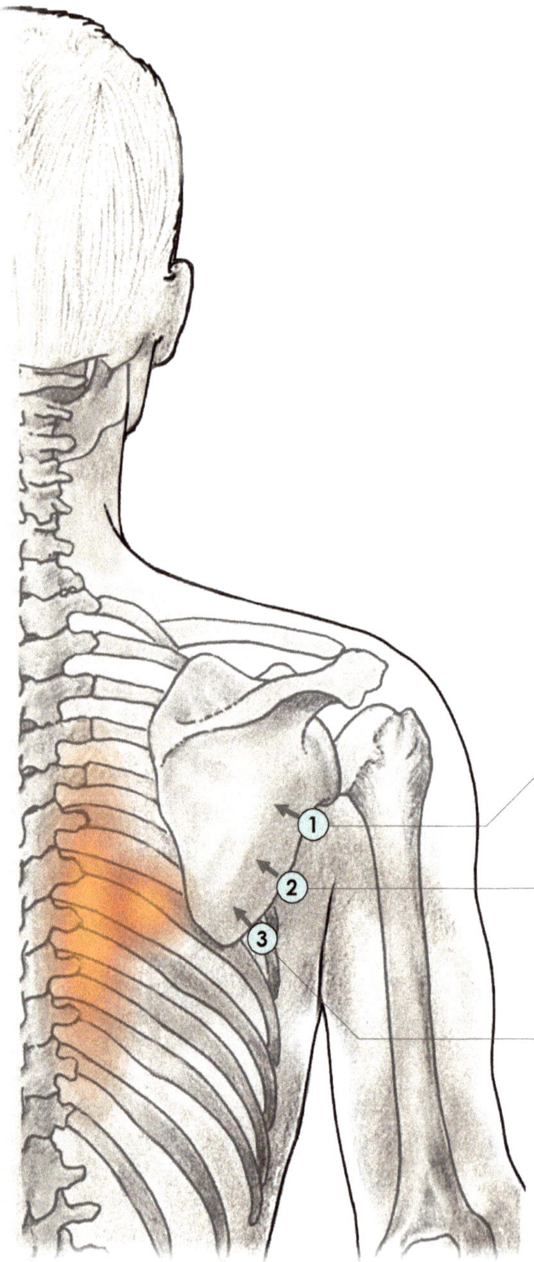

Scapulaire-12
contre le bord latéral de la scapula • 2 doigts au-dessus du creux axillaire à la verticale • presser sur le bord en dedans • point très sensible sur le muscle petit rond

Scapulaire-11
contre le bord latéral de la scapula • au niveau du creux axillaire • presser sur le bord, en direction de l'os

Scapulaire-10
contre le bord latéral de la scapula • 1 doigt au-dessus du point "Scapulaire-9" • à mi-chemin entre l'angle inférieur de la scapula et le creux axillaire • presser sur le bord, en direction de l'os

Description du problème :

- *Douleur située le long de la colonne thoracique, et vers le bord médial inférieur de l'omoplate.*
- *Raideur prononcée également sur les tissus mous du long du bord latéral de l'omoplate.*

Les étapes du traitement

1. Travail du cou et de l'épaule

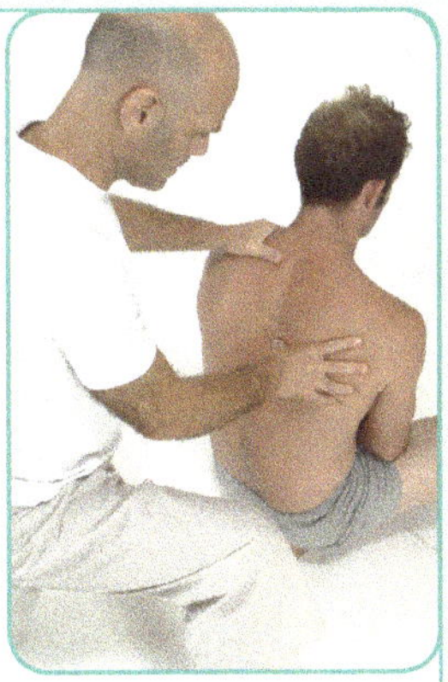

Installez votre patient assis, les jambes croisées ou étendues. Si la position assise par terre lui est inconfortable, utilisez un coussin ou une chaise. Massez la nuque, le haut du dos, et le long des bords médial et latéral de la scapula, ainsi que la ligne de l'annulaire le long du bras postérieur. Utilisez la méthode qui vous convient le mieux.

2. Travail des points d'acupression

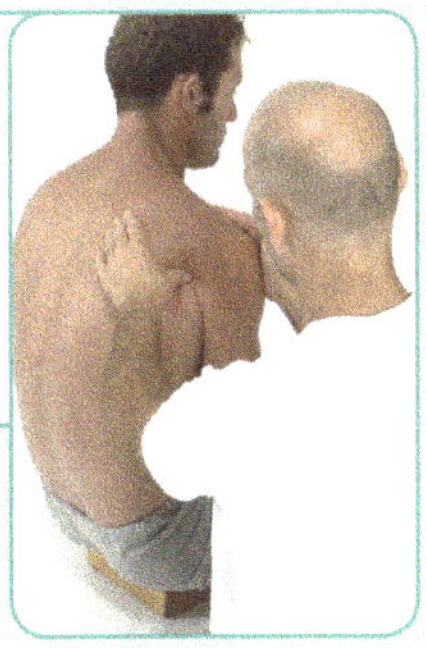

Pressez au pouce les points (1) à (3), en restant 10 à 15 secondes sur chaque point.

Technique complémentaire, en option

3. Gratter les points

Pressez au pouce les points (1) à (3) du dos, comme si vous grattiez les cordes d'une guitare, le long du bord latéral de la scapula. Continuez le travail de pression des points en les pressant ou en les "grattant", ou avec les deux techniques, tant que vous constatez une amélioration, jusqu'à 10 passages. Arrêtez dès que les points deviennent sensibles. Adaptez le niveau de pression à votre patient.

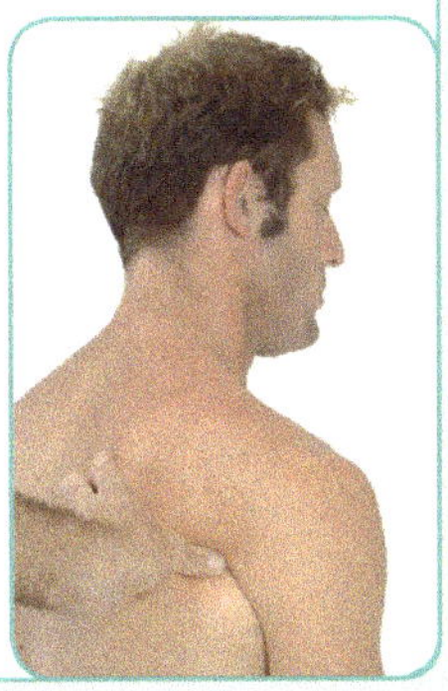

Précautions :

- *Consultez un spécialiste avant de traiter un cas grave ou sujet à caution.*
- *Pas d'étirements pour les cas sévères.*
- *Traitez tous les jours jusqu'à rémission. Pour les cas non aigus, traitez deux fois par semaine.*
- *Avant de répéter le traitement, attendez que votre patient n'ait plus de douleur (le cas échéant) liée au traitement précédent.*
- *Demandez à votre patient d'éviter tout geste brusque ou soudain, ou toute activité ou posture susceptible de le blesser.*

Sélection des points thérapeutiques

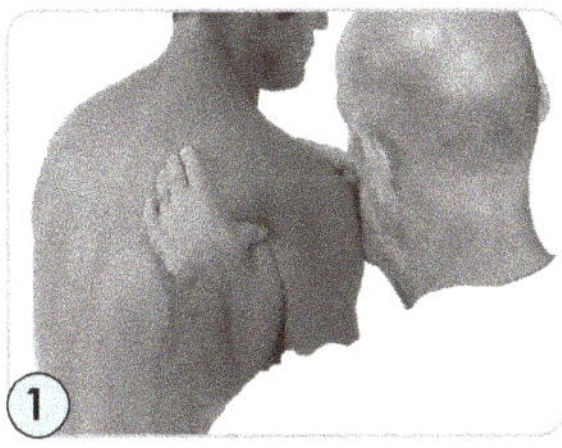

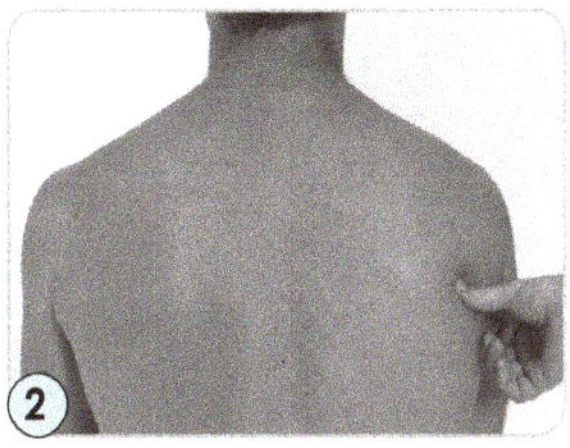

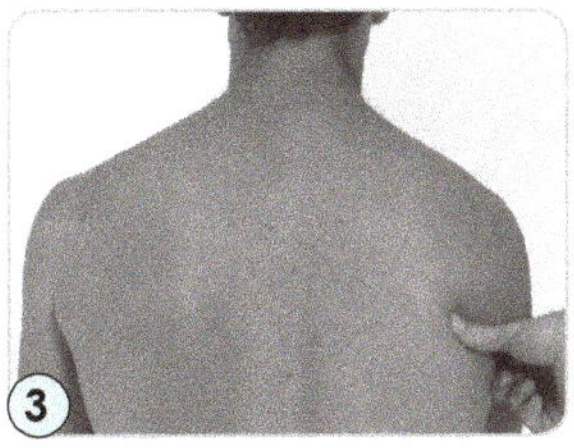

Protocole - 15 ÉPAULE ET OMOPLATE

Douleur à l'épaule en levant le bras

●●● affection très courante

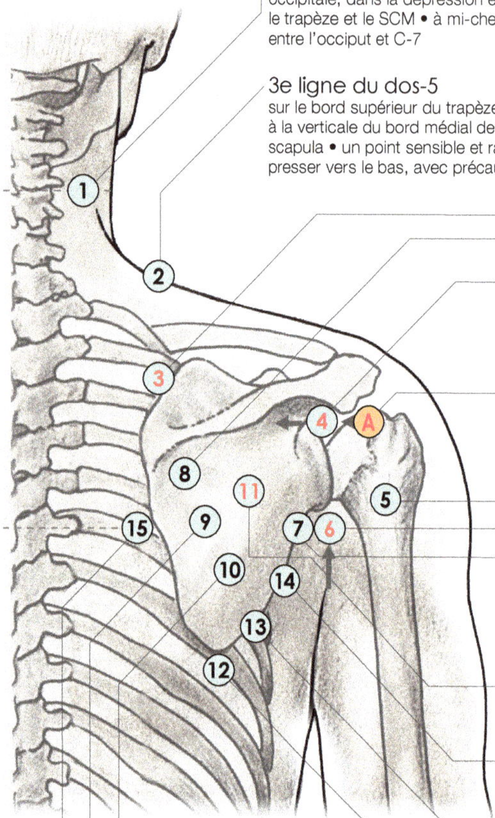

3e ligne du dos-3
4 doigts en-dessous de la ligne occipitale, dans la dépression entre le trapèze et le SCM • à mi-chemin entre l'occiput et C-7

3e ligne du dos-5
sur le bord supérieur du trapèze • à la verticale du bord médial de la scapula • un point sensible et raide, presser vers le bas, avec précaution

Scapulaire-3 (IG-14)
à l'angle supérieur de la scapula • 1 doigt au-dessus de l'épine scapulaire • faire glisser le bout du doigt le long du bord médial de la scapula jusqu'à ce qu'elle dévie sur le côté et disparaisse sous l'élévateur. Là : presser ce point, en évitant de "lâcher" le muscle, qu'il ne roule d'un côté ou de l'autre • point très sensible qui irradie de tous côtés y compris jusque dans la tête

Scapulaire-14
sous l'épine scapulaire • en dehors du bord médial de la scapula • le bord médial et l'épine de la scapula forment un angle : trouver un petit creux dans cet espace • 3 doigts juste au-dessus de l'angle inférieur de la scapula

Scapulaire-13 (IG-10)
directement au-dessus du creux axillaire • sous le bord inférieur de l'épine scapulaire • presser sur le bord, en dedans

Majeur-6
trois doigts sous la pointe latérale de l'acromion • dans la dépression entre le deltoïde moyen et le postérieur

Majeur-7 (TR-14)
dans un petit creux qui se forme lorsque le bras est levé sur le côté • en-dessous et en-arrière du bord latéral de l'acromion

Annulaire-6 (IG-9)
point sensible qui irradie dans le bras • placer votre pouce sous le creux axillaire et pressez vers le haut, sur les tissus musculaires à l'angle où le bras et la scapula se rencontrent, ou alternative : presser vers l'avant, 2 doigts au-dessus du creux axillaire

Scapulaire-12
contre le bord latéral de la scapula • 2 doigts au-dessus du creux axillaire au même niveau • presser sur le bord en dedans • point très sensible sur le muscle petit rond

Scapulaire-17 (IG-11)
sur la scapula, au tiers supérieur, à mi-chemin entre les deux bords latéral et médial • trouver un point très sensible entre l'angle supérieur de la scapula et le creux axillaire • 1 doigt en dessous du point "Scapulaire-14", en direction du creux axillaire

Scapulaire-11
contre le bord latéral de la scapula • au niveau du creux axillaire • presser sur le bord, en direction de l'os

Scapulaire-6
au milieu du bord médial de la scapula

Scapulaire-16
1 doigt en-dessous du point "Scapula 15" • les bords médial et latéral de la scapula forment un angle : au milieu,trouver un petit creux • 3 doigts juste au-dessus de l'angle inférieur de la scapula

Scapulaire-9
en-dessous de l'angle inférieur de la scapula, légèrement en latéral • trouver un petit muscle fin, qui glisse

Scapulaire-10
contre le bord latéral de la scapula • 1 doigt au-dessus du point "Scapulaire-9" • à mi-chemin entre l'angle inférieur de la scapula et le creux axillaire • presser sur le bord, en direction de l'os

Scapulaire-15
sur la scapula, latéral au bord médial • 1 doigt en dessous du point "Scapulaire-14"

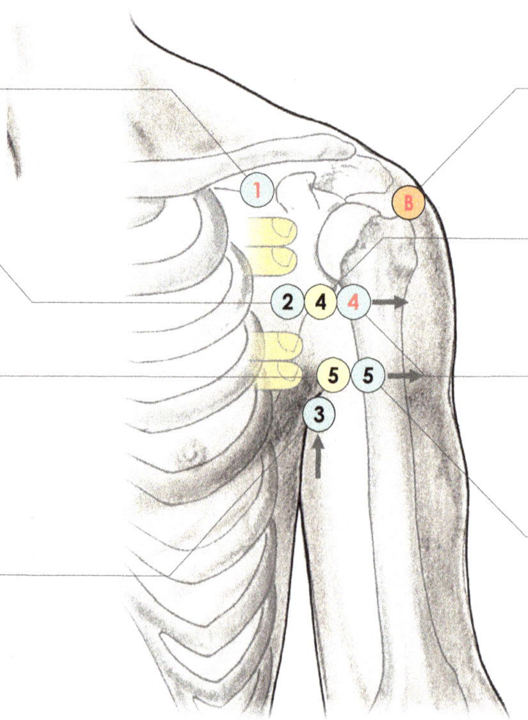

Poitrine-3 (PO-2)
juste en-dessous de la clavicule • au bord médial du processus coracoïde, dans la dépression juste avant l'épaule • presser en avant et vers le haut

Index-5 (FO-15)
dans le creux qui se forme lorsque le bras est levé sur le côté • sous le bord latéral de l'acromion entre les faisceaux moyen et antérieur du deltoïde

Médiane interne du bras-5
1 doigt en dehors d'une ligne verticale reliant le creux axillaire à la clavicule • à mi-chemin de cette ligne • placer le pouce à la frontière entre la poitrine et le bras, et presser en latéral sur le tendon du biceps, en direction de l'humérus

Poitrine-4
à la frontière entre l'épaule et la poitrine • à mi-chemin entre la clavicule et le creux axillaire

Médiane interne du bras-4
au-dessus du creux axillaire • 1 doigt en dehors d'une ligne reliant le creux axillaire à la clavicule • placer le pouce juste au-dessus du creux axillaire et presser en latéral sur le tendon du biceps, vers l'humérus

Pouce-7 (Jianqian)
à mi-chemin entre le creux axillaire et l'extrémité latérale de l'acromion • 2 doigts en dehors d'une ligne verticale reliant le creux axillaire à la clavicule • sur le col de l'humérus • presser dans la dépression, sur le bord médial du deltoïde antérieur

Poitrine-5
sur l'avant du creux axillaire lorsque le bras pend en adduction • presser le muscle vers le haut

Pouce-6
au-dessus du creux axillaire • 2 doigts en dehors d'une ligne verticale reliant le creux axillaire à la clavicule • presser dans la dépression, sur le bord médial du deltoïde antérieur

Description du problème :

- *Douleur chronique ou aiguë localisée sur les faces antérieure et postérieure de l'épaule.*
- *La douleur augmente en : levant le bras en haut (flexion), sur le côté (abduction), essayant de toucher l'autre épaule, en serrant les bras comme pour se faire une étreinte à soi-même (adduction horizontale) ou en pliant le bras derrière le dos (rotation médiale).*
- *Amplitude des mouvements légèrement, voire très réduite. Le mouvement du bras peut, au-delà d'un point qui varie d'une personne à l'autre, provoquer une douleur intense.*

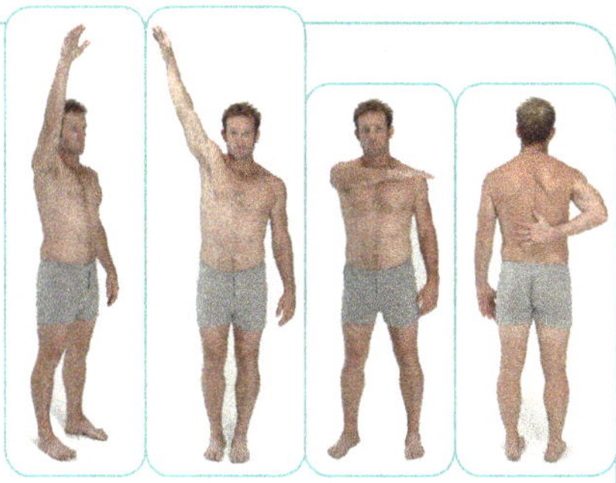

Les étapes du traitement

1. Travail du cou et de l'épaule

Installez votre patient assis, les jambes croisées ou étendues. Si la position assise par terre lui est inconfortable, utilisez un coussin ou une chaise. Massez la nuque, le haut du dos, et le long du bord médial de la scapula, avec la méthode qui vous convient le mieux. Évitez tout étirement !

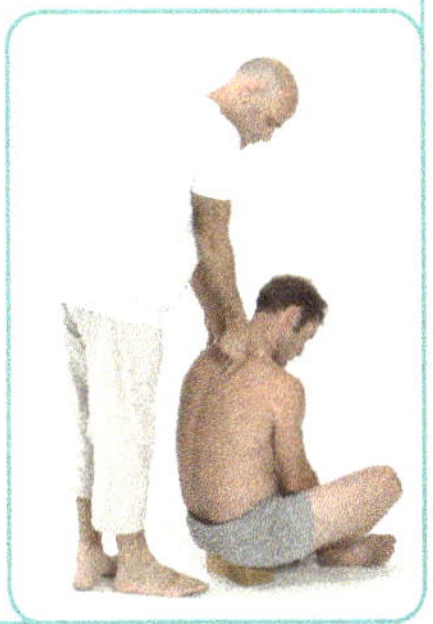

2. Travail des points d'acupression

Pressez au pouce les points (1) à (15) du dos, puis (1) à (5) de la poitrine. Essayez également les variantes (A) et (B), pour tester leur efficacité et le cas échéant, les utiliser. Parfois, la séquence des points du dos uniquement, ou bien celle de la poitrine, suffiront. Par exemple, s'il y a douleur sur le dos uniquement, et que les points de la poitrine semblent inefficaces, n'utilisez que les points du dos. Restez 10 à 15 secondes sur chaque point. Continuez le travail de pression des points tant que vous constatez une amélioration, jusqu'à 10 passages. Arrêtez dès que les points deviennent sensibles. Adaptez le niveau de pression à votre patient.

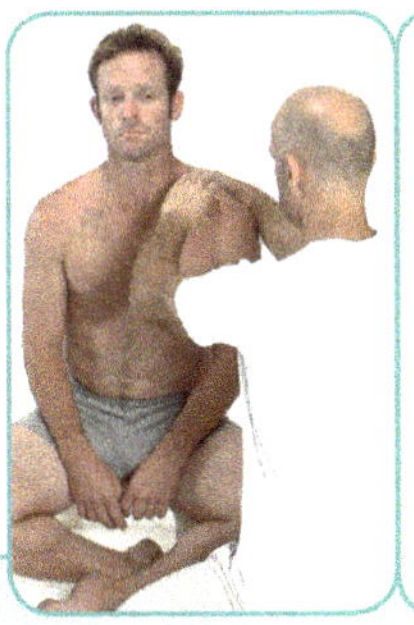

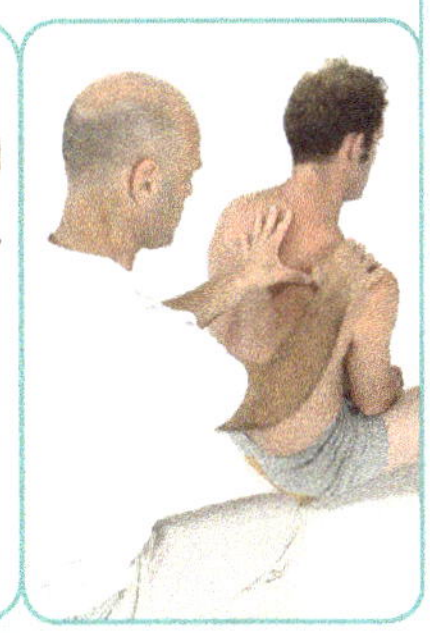

Sélection des points thérapeutiques

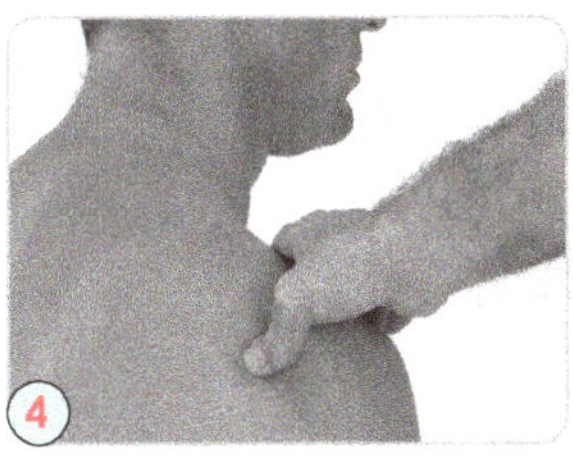

(4)

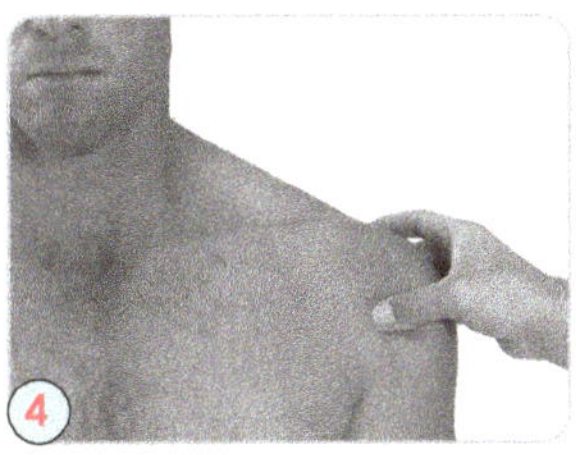

(4)

Technique complémentaire, en option

3. Adduction horizontale de l'épaule

Maintenez le coude de votre patient et poussez-le à l'horizontale (adduction horizontale), aussi loin que possible, jusqu'au point douloureux, mais pas au-delà. Tirez ensuite le coude en arrière, puis poussez-le de nouveau, en répétant ce mouvement plusieurs fois. Tout en poussant le coude, pressez le point (5) de la séquence du dos. Relâchez la pression en tirant sur le coude.

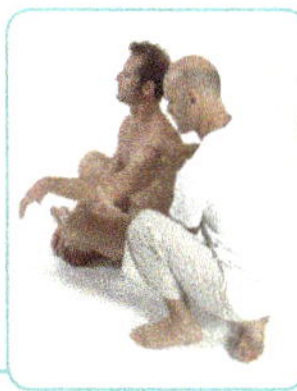

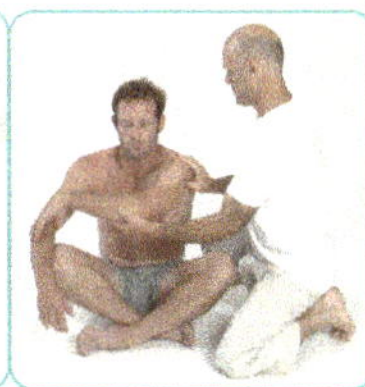

4. Travail du biceps et du triceps

Demandez à votre patient de poser doucement sa main sur votre épaule, le bras tendu. Ne levez pas son bras au-delà du point douloureux. Avec une main maintenez son bras. Avec l'autre main, travaillez le bras externe, le long de l'humérus (ligne de l'index), depuis l'épaule jusqu'au coude, et remontez plusieurs fois, en utilisant le bout de vos doigts pour écarter le biceps de l'os (l'humérus) et le faire rouler. Rythmez ces mouvements, dans un balancement fluide, de droite à gauche, l'un après l'autre.

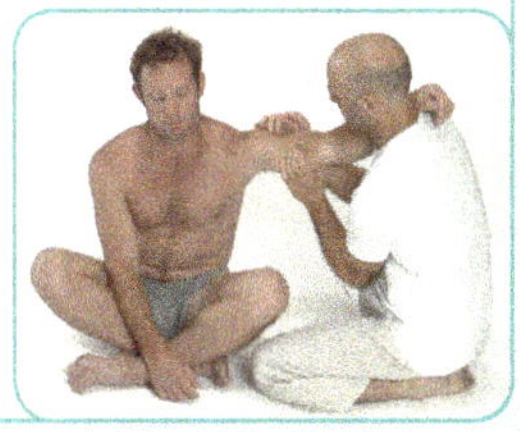

Précautions :

- *Consultez un spécialiste avant de traiter un cas grave ou sujet à caution.*
- *Pas d'étirements pour les cas sévères.*
- *Évitez, toute la durée du traitement, de faire bouger le bras au-delà du point douloureux.*
- *Traitez tous les jours jusqu'à rémission. Pour les cas non aigus, traitez deux fois par semaine.*
- *Avant de répéter le traitement, attendez que votre patient n'ait plus de douleur (le cas échéant) liée au traitement précédent.*
- *Demandez à votre patient d'éviter tout geste brusque ou soudain, ou toute activité ou posture susceptible de le blesser.*

Protocole - 16 ÉPAULE ET OMOPLATE

Douleur à l'épaule en pliant le bras derrière le dos (rotation médiale)

●● affection courante

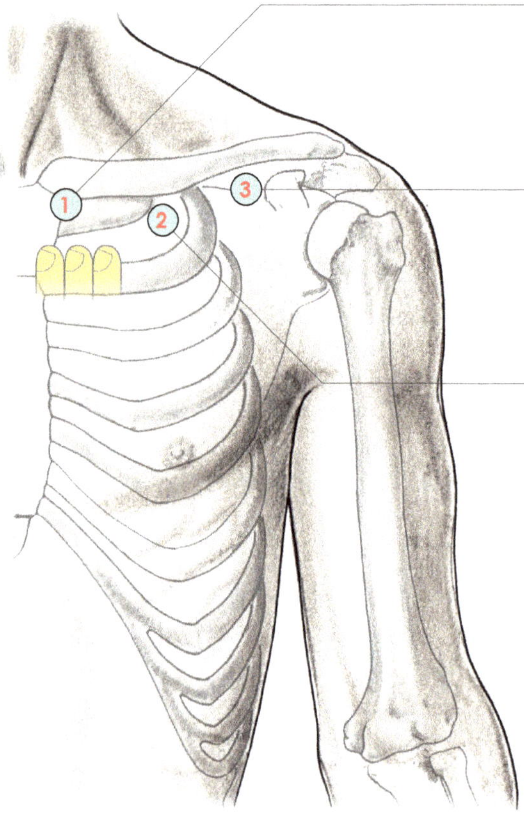

Poitrine-1 (RE-27)
sur le bord latéral du sternum - dans la fine dépression sous la tête de la clavicule, au-dessus de la première côte - irradie dans l'épaule

Poitrine-3 (PO-2)
juste en-dessous de la clavicule • au bord médial du processus coracoïde, dans la dépression juste avant l'épaule • presser en avant et vers le haut

Poitrine-2 (ES-13)
juste en-dessous de la clavicule • à mi-chemin entre la ligne médiane et le bord latéral du thorax • 3 doigts en-dehors de la ligne médiane • aligné avec le bord latéral du cou

Index-4 (FO-12)
2 doigts au-dessus du pli du coude • sur la face antérolatérale de l'humérus • entre le biceps et le triceps • pousser vers le haut puis puis presser • irradie dans tous les doigts

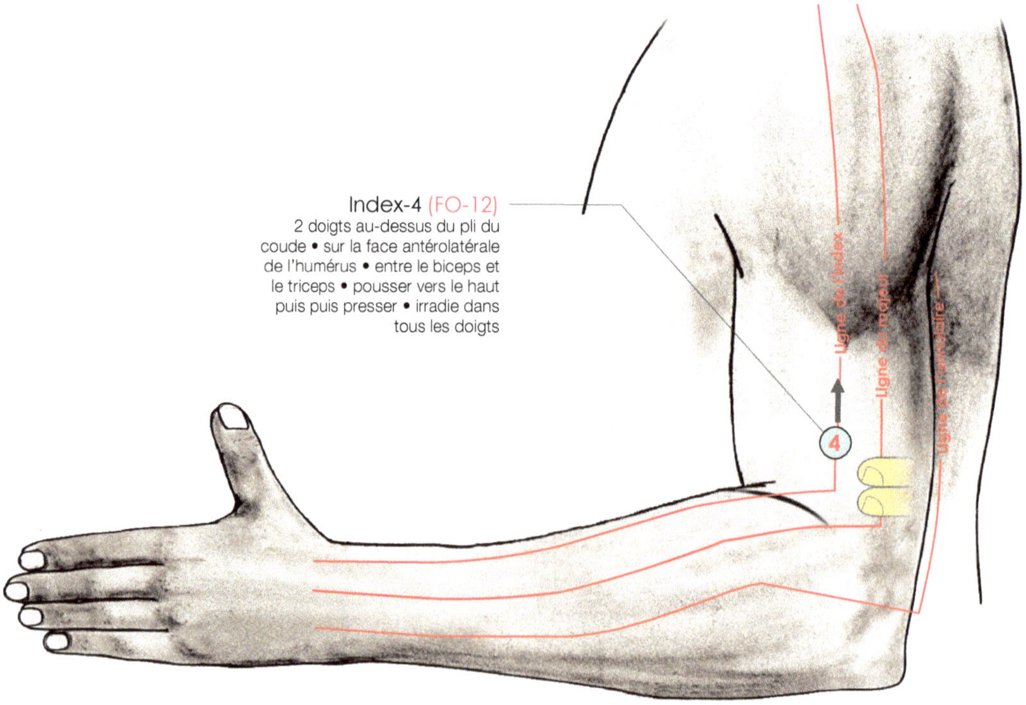

Description du problème :

- *Douleur chronique ou aiguë localisée sur la face antérieure de l'épaule.*
- *La douleur augmente en : levant le bras en arrière (extension), et encore plus en le pliant derrière le dos (rotation médiale).*
- *Amplitude de mouvement peu ou très réduite. Au-delà d'un certain point, qui varie selon les personnes, le mouvement du bras provoque une douleur intense.*

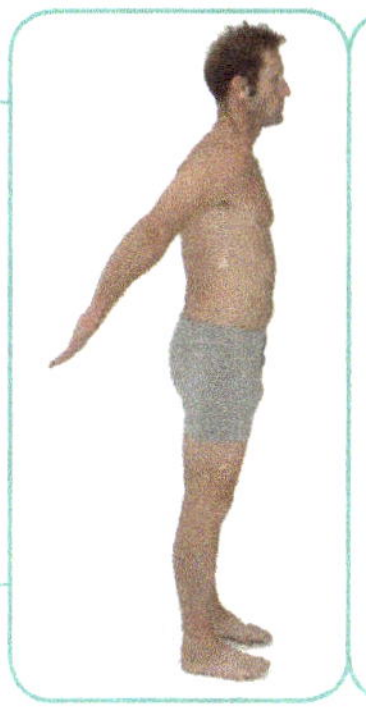

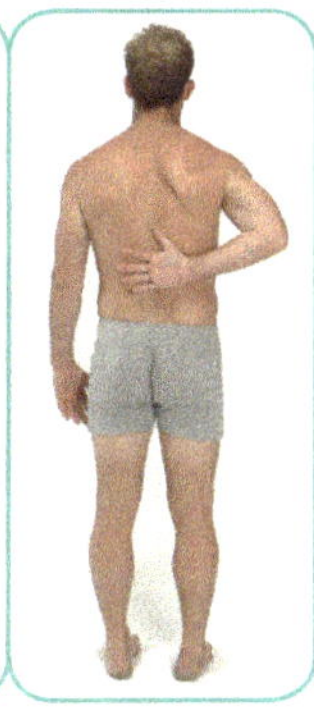

Les étapes du traitement

1. Travail du cou et de l'épaule

Installez votre patient assis, les jambes croisées ou étendues. Si la position assise par terre lui est inconfortable, utilisez un coussin ou une chaise. Massez la nuque, le haut du dos, et le long du bord médial de la scapula, avec la méthode qui vous convient le mieux. Évitez tout étirement !

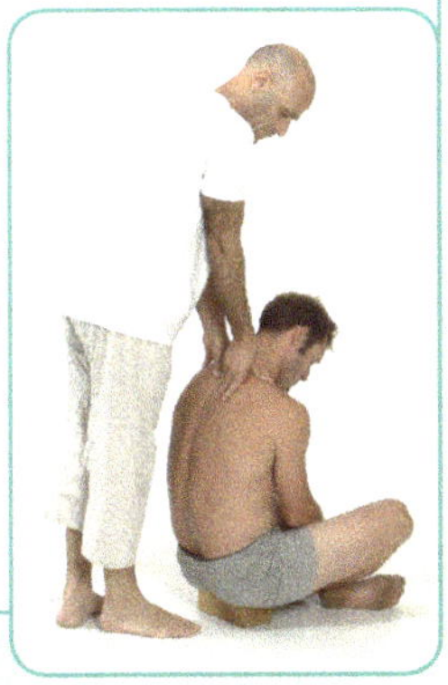

2. Travail des lignes thérapeutiques du bras

Travaillez les trois lignes externes du bras et la ligne du pouce, en vous attardant plus sur la ligne de l'index. Partez du creux axillaire, descendez jusqu'au coude, et remontez, de 1 à 3 fois. Utilisez la technique qui vous convient le mieux. Pour les praticiens en massage thaï : travail de ces lignes aux pouces.

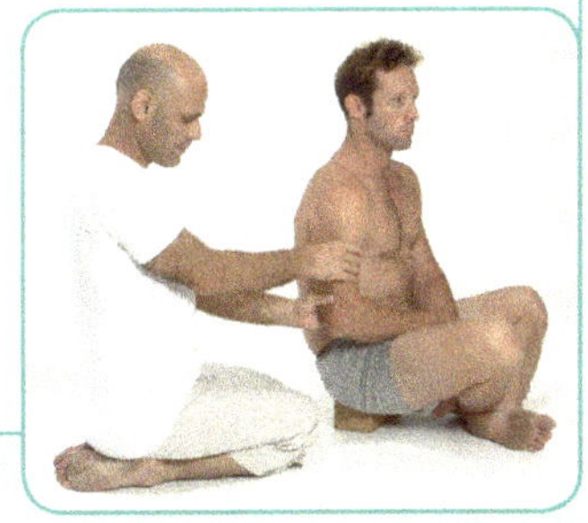

3. Travail des points d'acupression

Pressez au pouce les points (1) à (4). Restez 10 à 15 secondes sur chaque point. Continuez le travail de pression des points tant que vous constatez une amélioration, jusqu'à 10 passages. Arrêtez dès que les points deviennent sensibles. Adaptez le niveau de pression à votre patient.

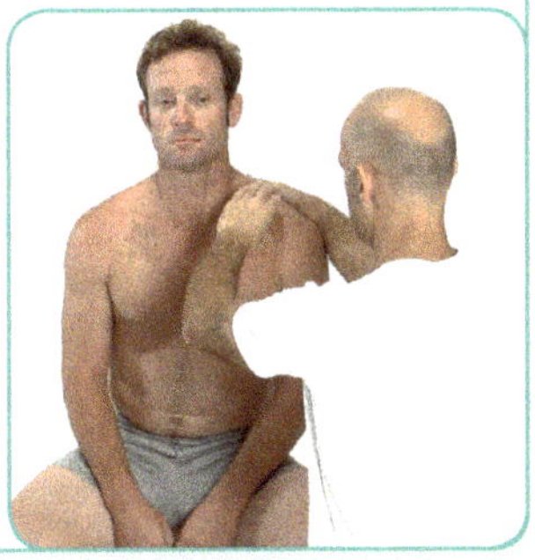

Précautions :

- *Consultez un spécialiste avant de traiter un cas grave ou sujet à caution.*
- *Pas d'étirements pour les cas sévères.*
- *Évitez, toute la durée du traitement, de faire bouger le bras au-delà du point douloureux.*
- *Traitez tous les jours jusqu'à rémission. Pour les cas non aigus, traitez deux fois par semaine.*
- *Avant de répéter le traitement, attendez que votre patient n'ait plus de douleur (le cas échéant) liée au traitement précédent.*
- *Demandez à votre patient d'éviter tout geste brusque ou soudain, ou toute activité ou posture susceptible de le blesser.*

Sélection des points thérapeutiques

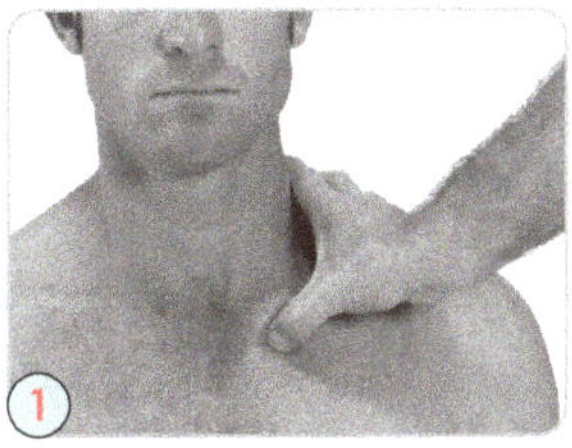

1

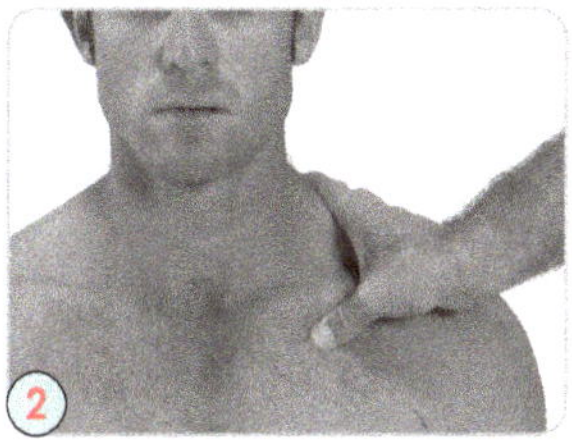

2

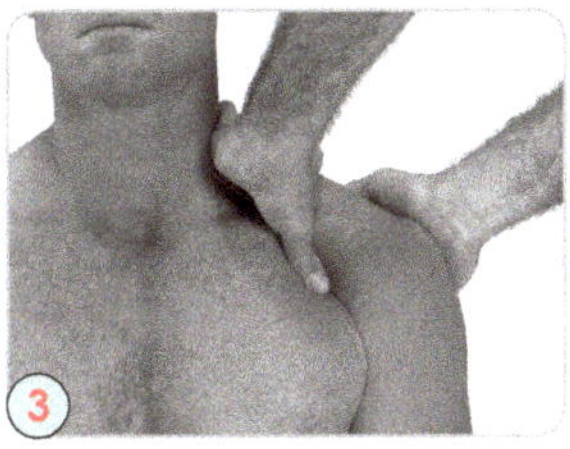

3

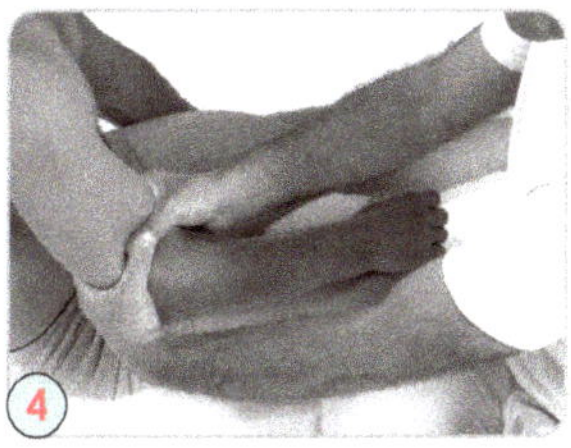

4

Les protocoles de traitement dans ce chapitre

Protocole - 17 **"Bras faible"**
Protocole - 18 **"Bras lourd"**
Protocole - 19 **"Main engourdie"**
Protocole - 20 **"Douleur de l'épaule au poignet"**

Le traitement des pathologies du bras

Ce chapitre présente quatre protocoles pour les affections du bras, lesquelles sont assez peu courantes et ne portent pas de nom spécifique.
Parmi ces protocoles, faites votre choix en fonction des symptômes établis selon le diagnostic thaï (voir le tableau diagnostic), indépendamment de la définition médicale moderne de la pathologie. À chaque fois que les symptômes de votre patient concordent avec ceux qui sont décrits dans l'un des protocoles thaïs, essayez ce protocole et observez la réaction de votre patient. Si vos pressions sont bien accueillies, le traitement pourra donner de bons résultats. Si vous constatez une amélioration, continuez.

Protocole thaï	Pathologie sous-jacente éventuelle
Bras faible	Syndrome de la traversée thoraco-brachiale (STTB) Compressions neurales et/ou vasculaires non spécifiques Cyphose ("Bosse" du dos) Hypertonie musculaire Points "trigger" myofaciaux (points "gâchettes")
Bras lourd	Syndrome de la traversée thoraco-brachiale (STTB) Compressions neurales et/ou vasculaires non spécifiques Hypertonie musculaire Points "trigger" myofaciaux (points "gâchettes") Cyphose ("Bosse" du dos)
Douleur de l'épaule au poignet	Syndrome de la traversée thoraco-brachiale (STTB) Compressions neurales et/ou vasculaires non spécifiques Cyphose ("Bosse" du dos)
Main engourdie	Syndrome de la traversée thoraco-brachiale (STTB) Compressions neurales et/ou vasculaires non spécifiques Hypertonie musculaire Points "trigger" myofaciaux (points "gâchettes") Cyphose ("Bosse" du dos)

Pathologies du bras

Syndrome de la traversée thoraco-brachiale (STTB)

Plusieurs affections créées par la compression du paquet nerveux et/ou vasculaire à la base du cou, de la clavicule, ou de la première côte, dues soit à une anomalie anatomique, des déviations posturales, une blessure, une sollicitation trop répétée et/ou l'hypertonie musculaire. Les symptômes sont neurologiques ou vasculaires, situés dans le bras et la main, et peuvent inclure : sentiment de lourdeur, de faiblesse, de froid, d'engourdissement, de gonflement, douleur, brûlures ou picotements. Plusieurs gestes (lever le bras sur le côté par ex.) ou postures (sommeil y compris) qui compriment la région thoraco-brachiale, peuvent aggraver les symptômes.

Compressions neurales et/ou vasculaires

Mauvaise circulation neurale ou vasculaire (et lymphatique) due à la compression de racines nerveuses dans la colonne cervicale (radiculopathie), ou de nerfs périphériques (neuropathie), et/ou de vaisseaux sanguins, dans la région cervicale, thoracique, scapulaire, ou le long du bras. Ces compressions résultent d'une blessure (trauma aigu), de mauvaises habitudes posturales, de déviations et/ou d'hypertonie musculaire liée à la répétition de gestes ou au stress, créant des troubles chroniques. Symptômes souvent associés : douleur, paresthésie, brûlures ou fourmillements, sensation de lourdeur, de faiblesse, de froid, d'engourdissement, de gonflement. Les activités et positions qui compriment le nerf ou le vaisseau touché (le sommeil par ex.) peuvent aggraver les symptômes.

Cyphose ("Bosse" du dos)
Une courbure dorsale exagérée qui peut être d'origine congénitale, liée à des conditions systémiques (ostéoporose, arthrite rhumatoïde, maladie de Scheuermann), des troubles du développement, un stress mental (typique chez les adolescents), une mauvaise posture, ou l'âge. La cyphose peut être la cause sous-jacente de différentes pathologies spécifiques ou non, entraînant des symptômes tels que fatigue et douleurs dans le haut du dos, dans la région cervicale et thoracique, et douleur projetée dans les omoplates, épaules, et les bras.

Hypertonie musculaire
Tension des muscles cervicaux, du haut du dos, des épaules et des omoplates pouvant être la conséquence de contractures répétées, de mauvaises habitudes et déviations posturales, d'un stress, ou de traumatismes. Les fonctions neurales musculaires sont perturbées, créant raideurs et douleurs au niveau du cou, du haut du dos, des omoplates, de la région de l'épaule et/ou le long des bras, des avant-bras et des mains.

"Trigger points" myofasciaux (points détente ou gâchette)
Bandes musculaires sensibles à l'intérieur même des muscles du cou, du haut du dos, des omoplates et de l'épaule, et des bras, produisant douleurs locales et projetées à la tête, aux mâchoires, haut du dos, omoplates, épaules, bras et/ou aux mains.

Contre-indications et mises en garde

- **Pas de pressions sur des lignes ou des points sensibles qui créent ou aggravent les symptômes**
- **Éviter toute pression qui fasse se rétracter ou reculer votre patient**

Attention danger !

En présence des symptômes suivants, votre patient doit être examiné par un médecin.

- **Récent traumatisme grave**
- **Douleur constante ou progressive**
- **Douleur constante apparue soudainement sans cause apparente**
- **Douleur constante ou lancinante, sensation de brûlure ou de picotements dans le bras (en particulier dans les deux mains), ou alors engourdissement ou picotements dans les doigts (en particulier dans les deux mains)**
  Lorsque les symptômes sont présents sur les deux mains ou bras, il peut s'agir de la compression d'une racine nerveuse, ou d'une pression exercée sur la moelle épinière
- **État critique**
- **Tout signe inhabituel**

Choix du traitement - méthode à suivre

Pour les débutants, choisir parmi les 4 protocoles proposés peut être source de confusion, surtout quand il faut choisir entre "Bras lourd" et "Bras faible".

1. Vérifiez si la personne ressent de la douleur, de la lourdeur, ou une faiblesse dans le bras, ou bien si elle sent sa main engourdie. Puis identifiez les mouvements qui aggravent ces symptômes.

Demandez au patient de :

a. Décrire ce qu'il ressent, en qualifiant la gêne : sont bras lui fait-il mal ? Est-il lourd, ou bien faible ? Sa main est-elle engourdie ?

b. Lever le bras qui ne pose pas de problème d'abord, puis le bras faible ensuite, afin de préciser clairement s'il s'agit de lourdeur ou de faiblesse du bras, ou s'il y a douleur. Comparez les bras pour voir si l'un des deux est significativement plus lourd. Note : on utilisera le protocole "Bras faible" pour traiter le bras le plus lourd, et non "Bras lourd".

c. Effectuer différents mouvements avec son bras, notamment pour identifier les mouvements douloureux, et ceux qui ne sont pas naturels (la douleur dans les mouvements est typique du "Bras lourd").

2. Choisissez le traitement adapté

Une fois que vous avez distingué s'il s'agit de douleur, lourdeur, faiblesse du bras, ou engourdissement de la main, et quels mouvements aggravent les symptômes, vous êtes en mesure de choisir un protocole (voir le tableau de diagnostic).

3. Commencez le traitement et vérifiez que vous avez choisi le bon protocole

Pour vérifier si les points du protocole choisi sont pertinents et efficaces, pressez chaque point et observez les réactions de votre patient. Surtout ne l'embêtez pas avec trop de questions dès le début ! Laissez-le plonger dans un état de concentration, de plus en plus profonde. Il lui faudra souvent un peu de temps pour "rentrer" dans le traitement et être en mesure d'indiquer (sans forcément la verbaliser) l'efficacité des points. Les réactions commencent à être "fiables" à partir du deuxième passage. Posez des questions brèves, du type : "Là ?", "C'est agréable ?", "Douloureux ?" Si les lignes et les points sont pertinents et efficaces, continuez le traitement : vous avez choisi le bon protocole.

PROTOCOLE 17 (PAGE 96)

Bras faible

- Faiblesse et lourdeur générales du bras, avec ou sans douleur.
- Douleur dont la localisation n'est pas spécifique, mais qui "tourne" ou irradie vers le bas.
- Faiblesse et lourdeur sont plus sensibles à la levée du bras (flexion et abduction).
- Différence de poids entre les deux bras très marquée, même si tout le monde a un bras légèrement plus lourd que l'autre.
- Causes possibles : surmenage musculaire, répétition de gestes, ou mauvaise posture.

LOCALISATION DE LA DOULEUR

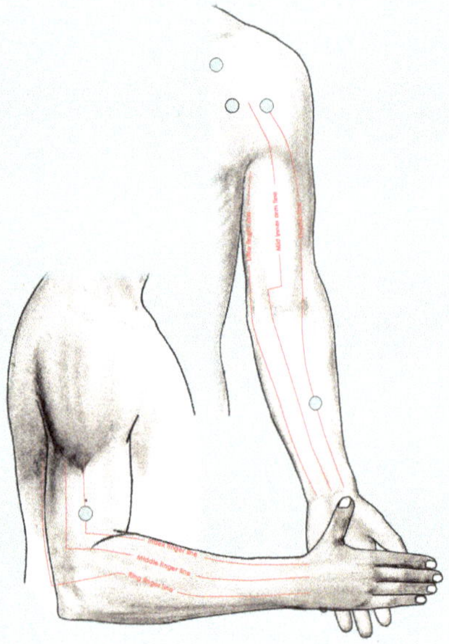

PROTOCOLE 18 (PAGE 98)

Bras lourd

- Faiblesse globale du bras.
- Douleur localisée sur le côté externe du bras et de l'avant-bras, dans différents gestes et mouvements.
- La douleur augmente quand le bras est sollicité, ou après qu'il ait travaillé.
- La douleur rend les mouvements du bras "non naturels".

LOCALISATION DE LA DOULEUR

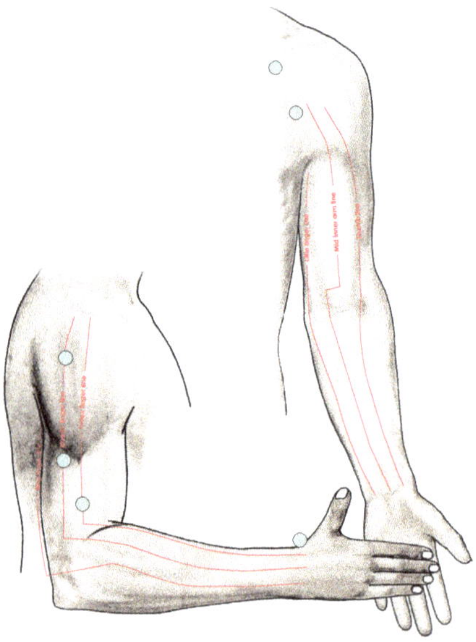

PROTOCOLE 19 (PAGE 100)	PROTOCOLE 20 (PAGE 102)

Main engourdie

- Sensation d'engourdissement dans la main.
- Perte de sensibilité de la main.
- L'engourdissement peut être causé par des gestes trop répétés, une mauvaise posture, ou le fait de dormir sur le bras.

Douleur du poignet à l'épaule

- Douleur tout le long du bras, depuis l'épaule, en passant par le centre, jusqu'au milieu du poignet externe.
- La douleur augmente lors de gestes et mouvements du bras, de l'épaule, parfois du cou.
- Souvent, la douleur est accompagnée du sentiment d'être déprimé, de n'avoir pas le moral.

LOCALISATION DE LA DOULEUR

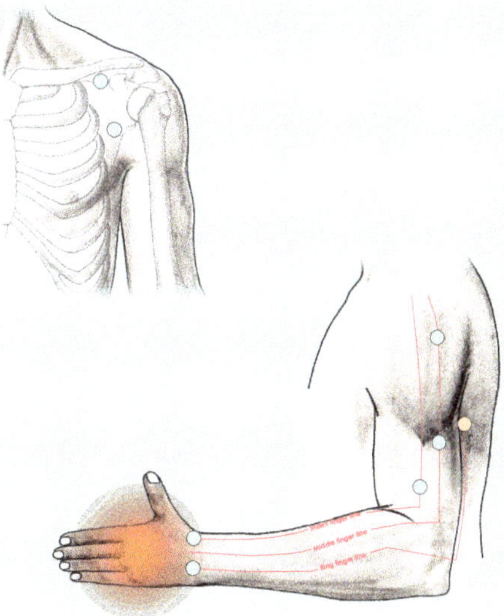

LOCALISATION DE LA DOULEUR

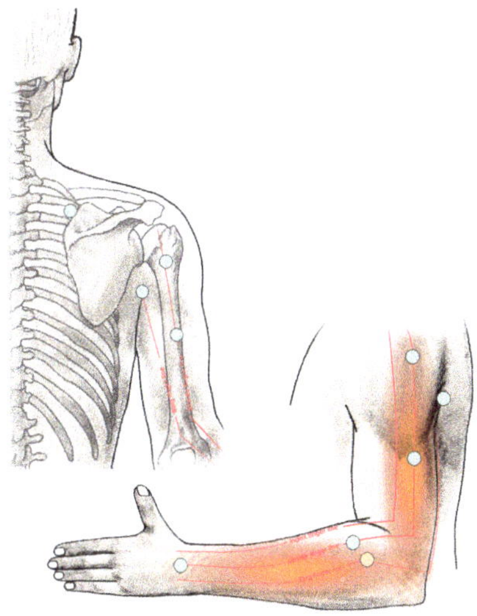

Bras faible

● affection rare

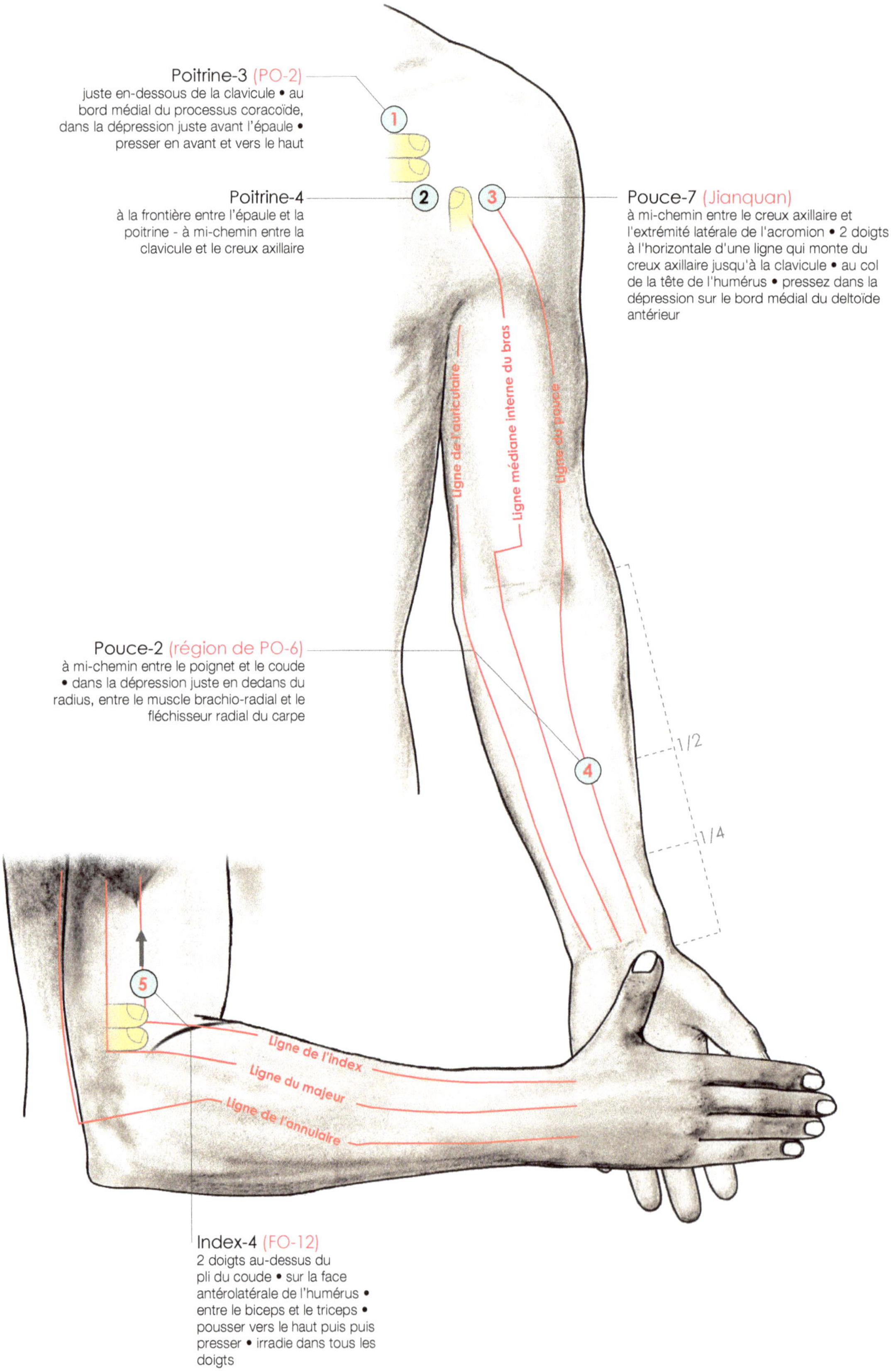

Description du problème :

- *Faiblesse et lourdeur générales du bras, avec ou sans douleur.*
- *Douleur dont la localisation n'est pas spécifique, mais qui "tourne" ou irradie vers le bas.*
- *Faiblesse et lourdeur sont plus sensibles à la levée du bras (flexion et abduction).*
- *Différence de poids entre les deux bras très marquée, même si tout le monde a un bras légèrement plus lourd que l'autre.*
- *La faiblesse peut être due à une sur-sollicitation répétée de gestes ou à une mauvaise posture.*

Les étapes du traitement

1. Massage du bras

Installez votre patient en position couchée sur le dos, ou alors assis les jambes croisées ou étendues. Si la position assise par terre lui est inconfortable, utilisez un coussin, une marche ou une chaise. Massez les faces internes et externes du bras, avec la méthode qui vous convient le mieux. Utilisez le poids du corps. Commencez au niveau de l'aisselle, descendez jusqu'au poignet, avant de remonter. De 1 à 3 passages. Pour les praticiens en massage thaï : travail des lignes internes et externes du bras en pressions palmaires.

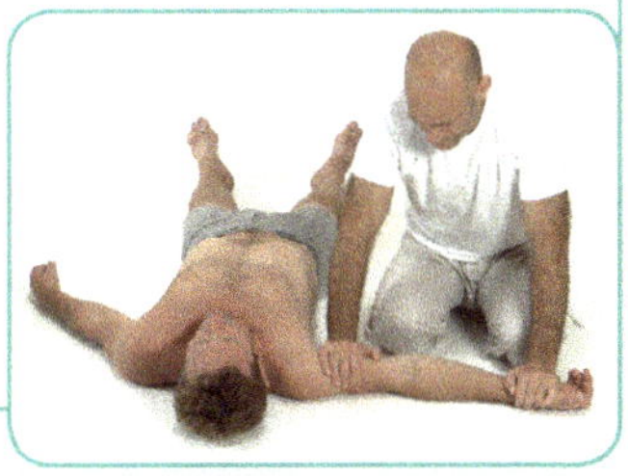

2. Travail des lignes thérapeutiques externes du bras (sen)

Travaillez les 3 lignes internes et les 3 externes des bras, en portant plus d'attention aux lignes des doigts Pouce et Majeur. Partez du poignet, montez à l'aisselle, puis redescendez, de 1 à 3 passages. Utilisez la technique qui vous convient le mieux. Pour les praticiens en massage thaï : travail de ces lignes au pouce.

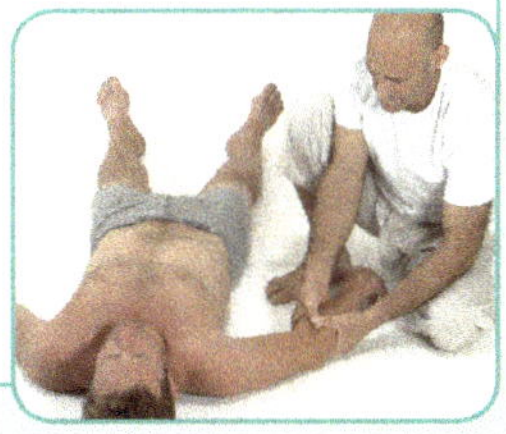

3. Travail des points d'acupression

Pressez au pouce les points ① à ⑤. Continuez le travail de pression des points tant que vous constatez une amélioration, jusqu'à 10 passages. Arrêtez dès que les points deviennent sensibles. Adaptez le niveau de pression à votre patient. Pour les points ① et ② de la poitrine, lorsque la personne est sur le dos, vous pouvez tenir sa main et la tirer pour soulever son bras, tout en pressant les points. Cela permet au pouce d'aller plus loin en profondeur.

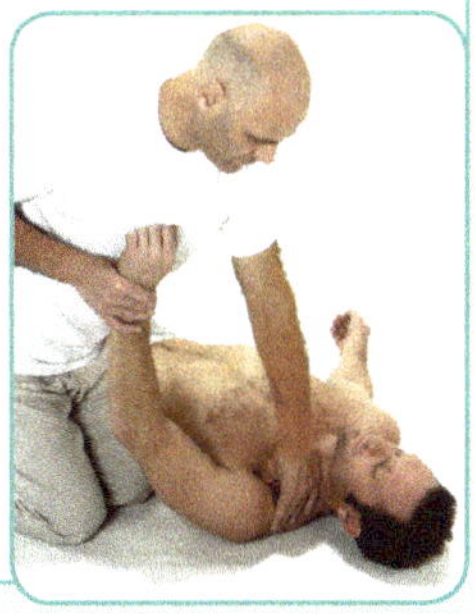

Technique complémentaire, en option

4. Étirements du bras

Effectuez différents étirements de tout le bras.

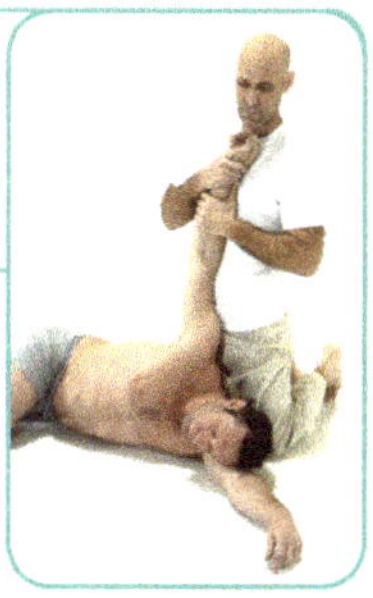

5. Massage de la poitrine

Effectuez un massage global de la poitrine.

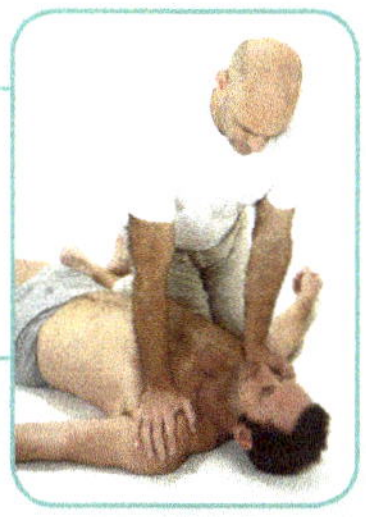

6. Massage du cou - sur le dos

Effectuez un massage global du cou, en position couchée sur le dos.

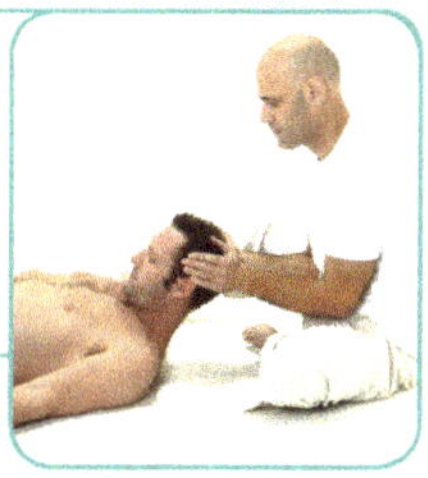

7. Travail du cou et de l'épaule

Effectuez un massage complet et global de la nuque, du haut du dos, des épaules et des omoplates. Vous pouvez réaliser différents étirements.

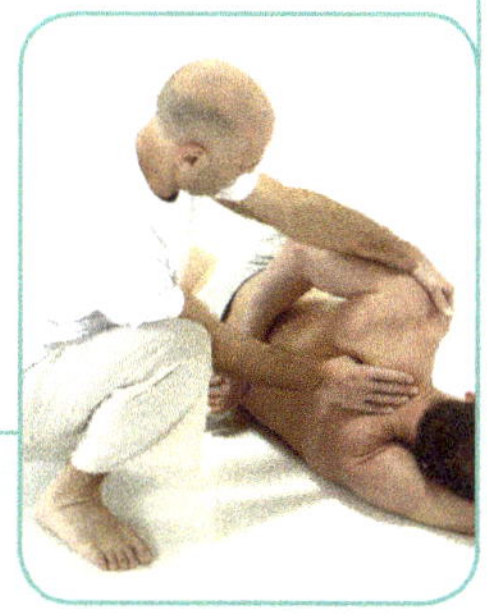

Précautions :

- *Consultez un spécialiste avant de traiter un cas grave, ou tout problème du bras sujet à caution.*
- *Traitez tous les jours jusqu'à rémission. Pour les cas non aigus, traitez deux fois par semaine.*
- *Avant de répéter le traitement, attendez que votre patient n'ait plus de douleur (le cas échéant) liée au traitement précédent.*
- *Demandez à votre patient d'éviter toute activité, position ou geste susceptible de le blesser.*

Bras faible

● affection rare

Poitrine-3 (PO-2)
juste en-dessous de la clavicule • au bord médial du processus coracoïde, dans la dépression juste avant l'épaule • presser en avant et vers le haut

Poitrine-4
à la frontière entre l'épaule et la poitrine - à mi-chemin entre la clavicule et le creux axillaire

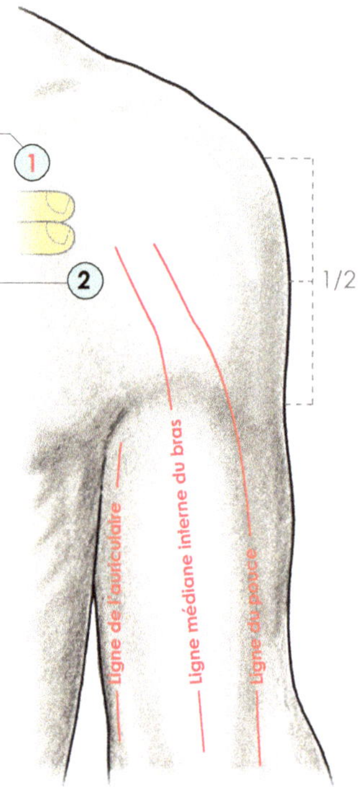

Majeur-6
3 doigts sous l'extrémité latérale de l'acromion • dans la dépression entre le deltoïde moyen et le deltoïde postérieur

Majeur-5 (région du TR-12)
juste au-dessus de TR-12 • un point sensible qui irradie vers le bas • à mi-chemin entre le coude et l'extrémité latérale de l'acromion • sur la face postéro-latérale de l'humérus • au niveau de la proéminence deltoïdienne • dans un creux entre l'humérus et la tête latérale du triceps • faire rouler le triceps vers l'arrière de l'humérus

Index-4 (FO-12)
2 doigts au-dessus du pli du coude • sur la face antérolatérale de l'humérus • entre le biceps et le triceps • pousser vers le haut puis presser • irradie dans tous les doigts

Poignet-pouce (FO-5)
sur le bord radial du poignet • dans le creux formé lorsque le pouce est en extension • entre les deux tendons extenseurs du pouce (le long et le court) • presser dans la dépression, puis dans la du pouce

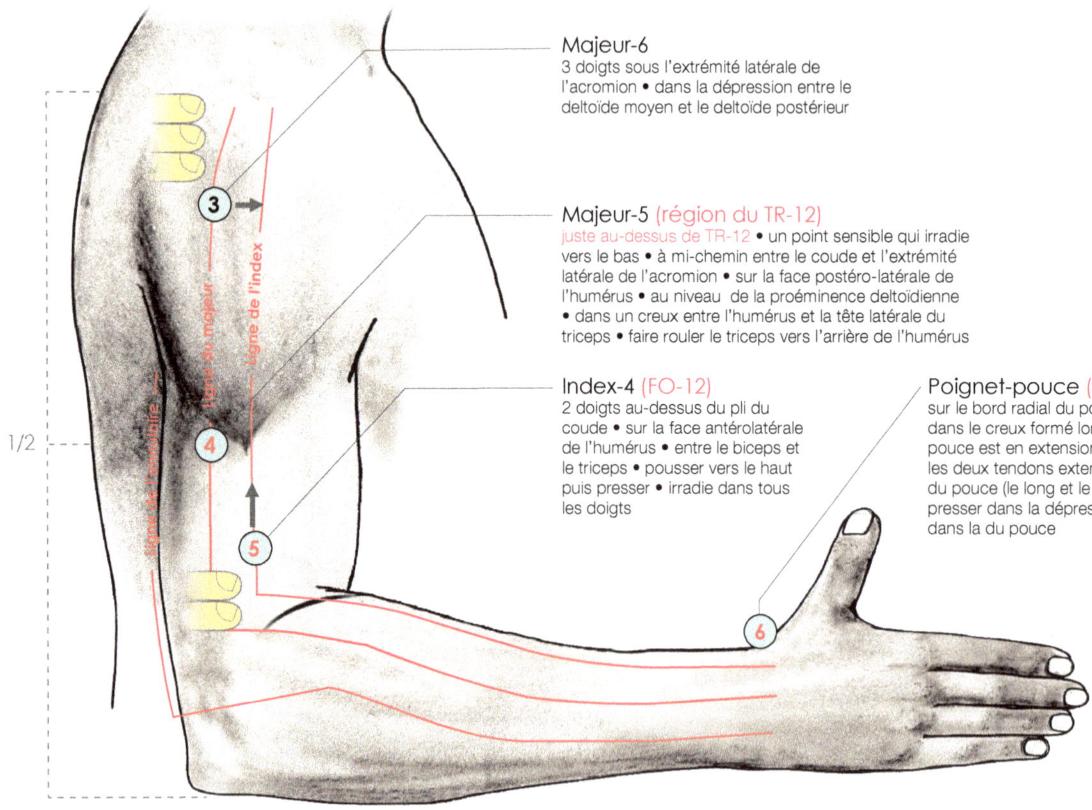

Description du problème :

- *Faiblesse globale du bras.*
- *Douleur localisée sur le côté externe du bras et de l'avant-bras, dans différents gestes et mouvements.*
- *La douleur augmente quand le bras est sollicité, ou après qu'il ait travaillé.*
- *La douleur rend les gestes "non naturels".*
- *Douleur provoquée soit par une sursollicitation répété des muscles, une mauvaise posture, ou le fait de dormir sur le bras.*

Les étapes du traitement

1. Massage du bras

Installez votre patient en position couchée sur le dos, ou alors assis les jambes croisées ou étendues. Si la position assise par terre lui est inconfortable, utilisez un coussin, une marche ou une chaise. Massez les faces internes et externes du bras, avec la méthode qui vous convient le mieux. Utilisez le poids du corps. Commencez au niveau de l'aisselle, descendez jusqu'au poignet, avant de remonter. De 1 à 3 passages. Pour les praticiens en massage thaï : travail des lignes internes et externes du bras en pressions palmaires.

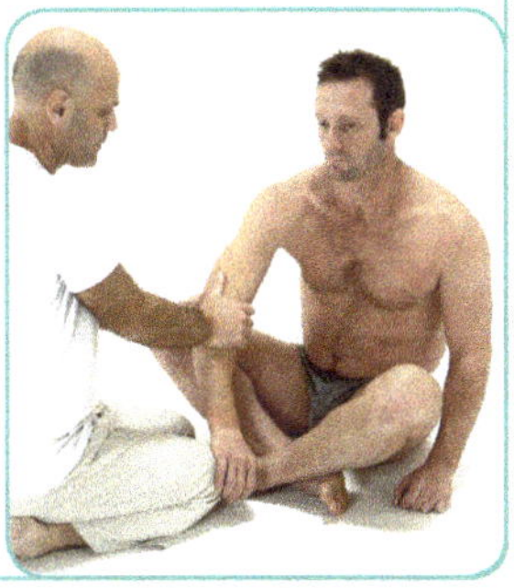

2. Travail des lignes thérapeutiques externes du bras (sen)

Travaillez les lignes des doigts Majeur et Annulaire. Partez de l'épaule, descendez au poignet, puis remontez, de 1 à 3 passages. Utilisez la technique qui vous convient le mieux. Pour les praticiens en massage thaï : travail de ces lignes au pouce.

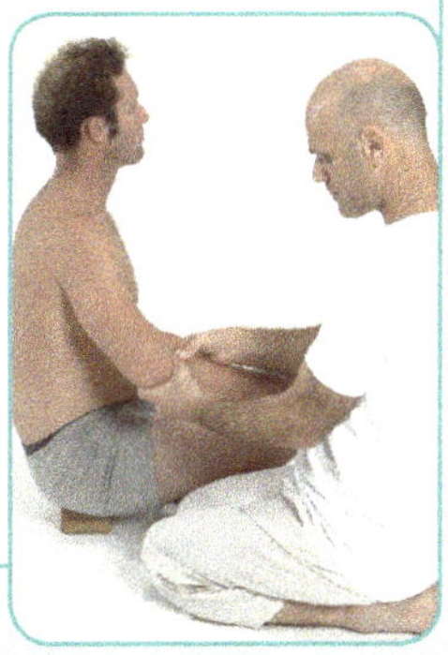

3. Travail des points d'acupression

Pressez au pouce les points (1) à (6). Continuez le travail de pression des points tant que vous constatez une amélioration, jusqu'à 10 passages. Arrêtez dès que les points deviennent sensibles. Adaptez le niveau de pression à votre patient. Pour les points (1) et (2) de la poitrine, lorsque la personne est sur le dos, vous pouvez maintenir sa main et la tirer pour soulever son bras, tout en pressant les points. Cela permet au pouce d'aller plus profondément.

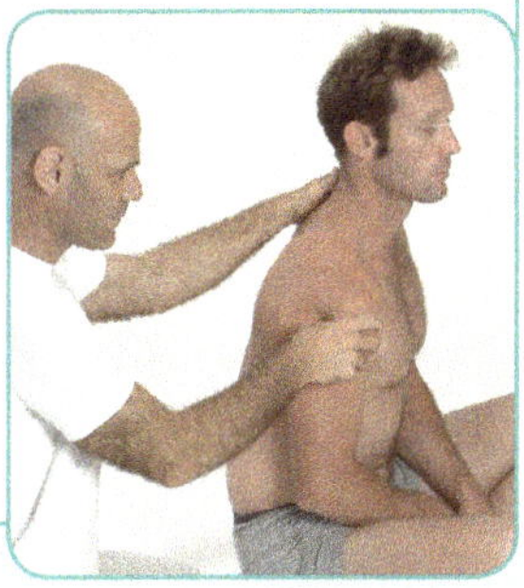

Technique complémentaire, en option

4. Étirements du bras

Effectuez différents étirements de tout le bras.

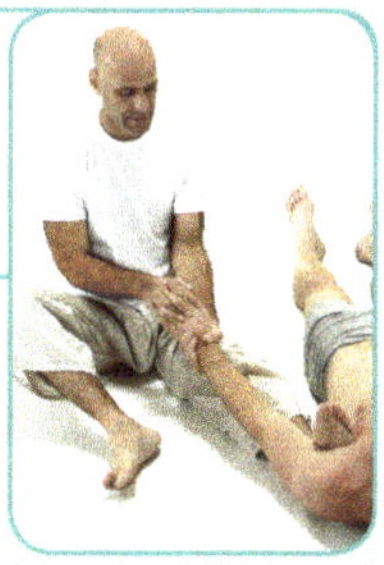

5. Massage de la poitrine

Faites un massage complet de la poitrine.

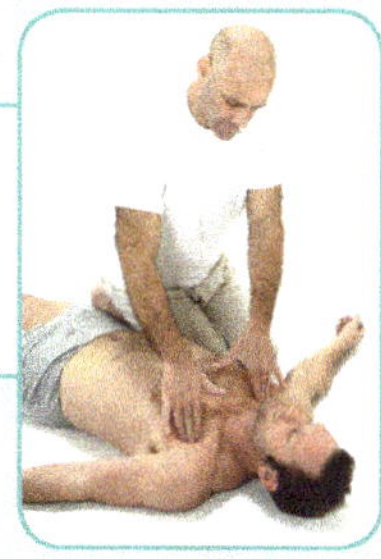

6. Massage du cou

Effectuez un massage global du cou, en position couchée sur le dos.

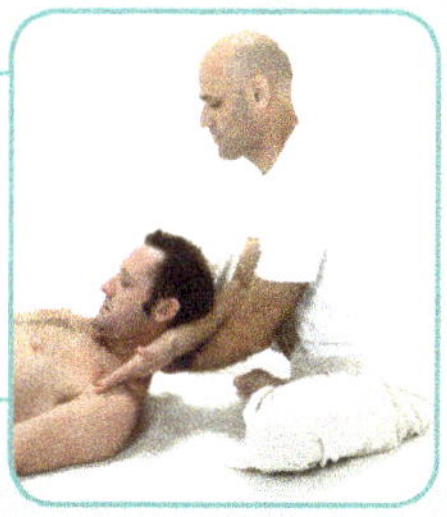

7. Travail du cou et de l'épaule

Effectuez un massage complet et global de la nuque, du haut du dos, des épaules et des omoplates. Vous pouvez réaliser différents étirements.

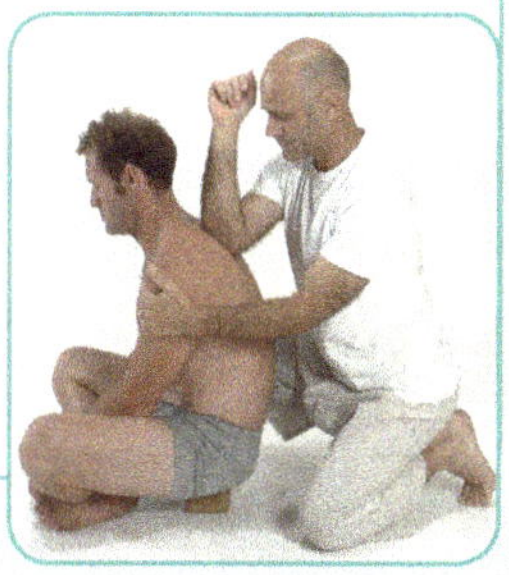

Précautions :

- *Consultez un spécialiste avant de traiter un cas grave, ou tout problème du bras sujet à caution.*
- *Traitez tous les jours jusqu'à rémission. Pour les cas non aigus, traitez deux fois par semaine.*
- *Avant de répéter le traitement, attendez que votre patient n'ait plus de douleur (le cas échéant) liée au traitement précédent.*
- *Demandez à votre patient d'éviter toute activité, position ou geste susceptible de le blesser.*

Main engourdie

●● affection courante

Si les points sont inefficaces, essayez les points du protocole 9 en y ajoutant : Scalène postérieur et Scalène antérieur.

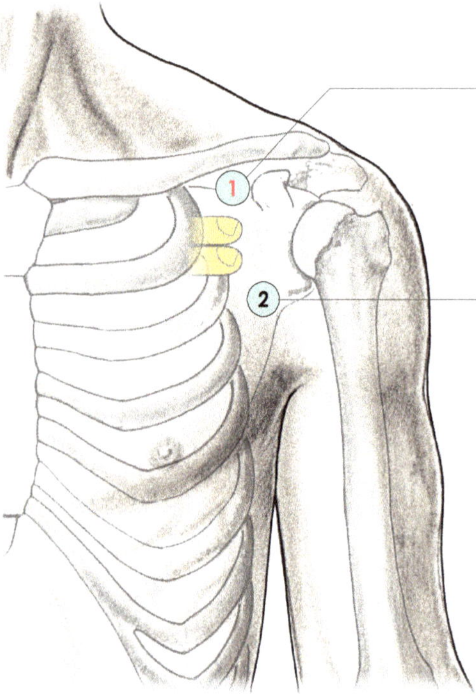

Poitrine-3 (PO-2)
juste en-dessous de la clavicule • au bord médial du processus coracoïde, dans la dépression juste avant l'épaule • presser en avant et vers le haut

Poitrine-4
à la frontière entre l'épaule et la poitrine - à mi-chemin entre la clavicule et le creux axillaire

Majeur-6
3 doigts sous l'extrémité latérale de l'acromion • dans la dépression entre le deltoïde moyen et le deltoïde postérieur

Annulaire-5
au 1/3 du chemin entre l'extrémité latérale de l'acromion du coude • 2 doigts sous l'aisselle • sur le chef médial du triceps

Majeur-5 (région du TR-12)
juste au-dessus de TR-12 • un point sensible qui irradie vers le bas • à mi-chemin entre le coude et l'extrémité latérale de l'acromion • sur la face postéro-latérale de l'humérus • au niveau de la proéminence deltoïdienne • dans un creux entre l'humérus et la tête latérale du triceps • faire rouler le triceps vers l'arrière de l'humérus

Poignet-Index
dans une dépression dans le prolongement de l'index • entre les deux tendons - extenseur long du pouce et extenseur des doigts • à 1/2 doigt vers l'ulna, bord radial du poignet

Index-4 (FO-12)
2 doigts au-dessus du pli du coude • sur la face antérolatérale de l'humérus • entre le biceps et le triceps • pousser vers le haut puis puis presser • irradie dans tous les doigts

Poignet-annulaire (TR-4)
dans une dépression, dans le prolongement de l'annulaire • entre les tendons des extenseurs ulnaire du carpe et du petit doigt • 1 doigt en-dessous du bord ulnaire (interne) du poignet

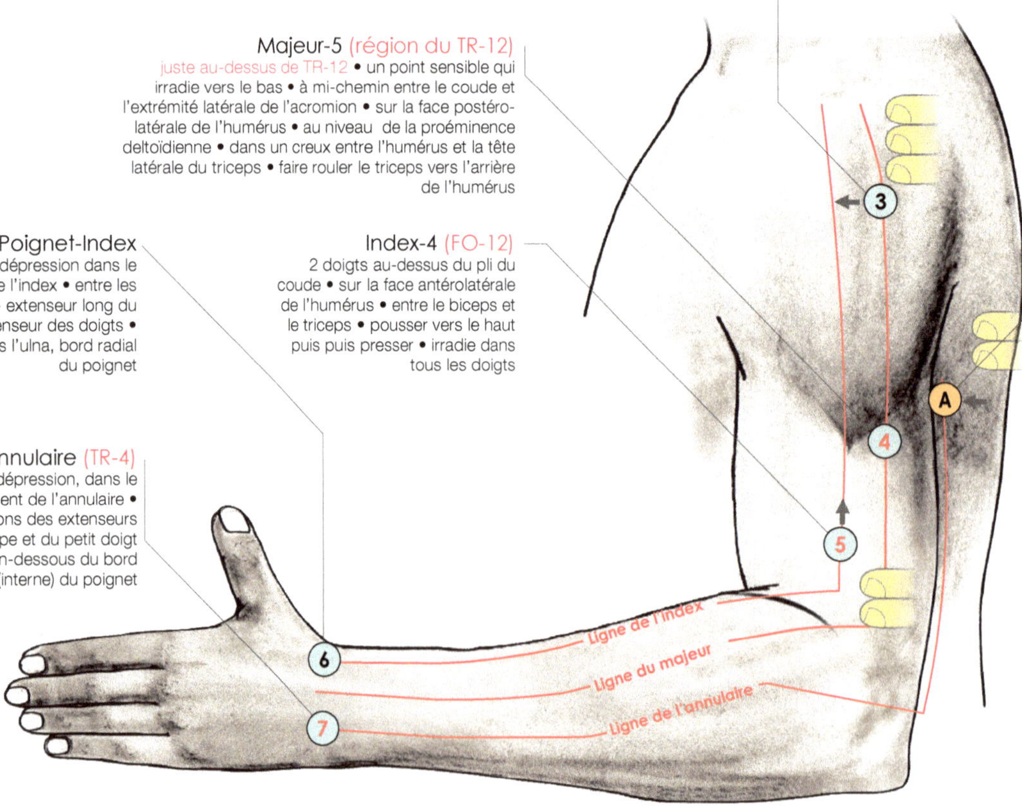

Description du problème :

- *Sensations d'engourdissement de la main.*
- *Perte de sensibilité de la main.*
- *L'engourdissement peut être causé par des gestes trop répétés, une mauvaise posture, ou le fait de dormir sur le bras.*

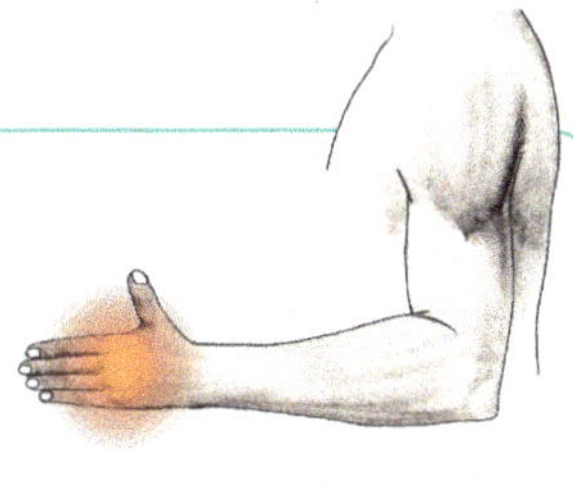

Les étapes du traitement

1. Massage du bras

Installez votre patient en position couchée sur le dos, ou alors assis les jambes croisées ou étendues. Si la position assise par terre lui est inconfortable, utilisez un coussin, une marche ou une chaise. Massez les faces internes et externes du bras, avec la méthode qui vous convient le mieux. Utilisez le poids du corps. Commencez au niveau de l'aisselle, descendez jusqu'au poignet, avant de remonter. De 1 à 3 passages. Pour les praticiens en massage thaï : travail des lignes internes et externes du bras en pressions palmaires.

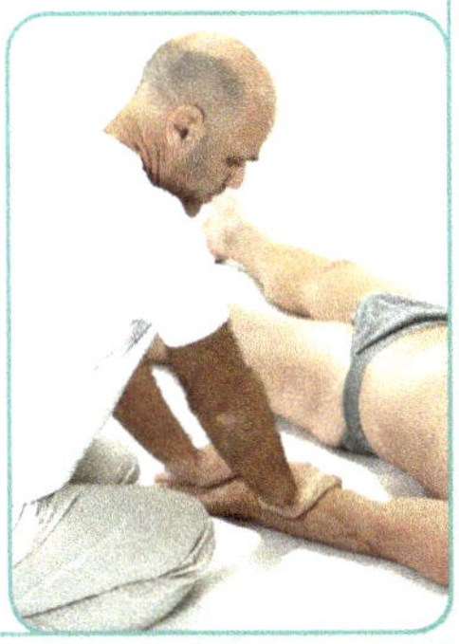

2. Travail des lignes thérapeutiques externes du bras (sen)

Travaillez les 3 lignes internes et les 3 externes des bras, en vous attardant sur les lignes des doigts Index et Majeur. Partez du poignet, montez à l'aisselle, puis redescendez, de 1 à 3 passages. Utilisez la technique qui vous convient le mieux. Pour les praticiens en massage thaï : travail de ces lignes au pouce.

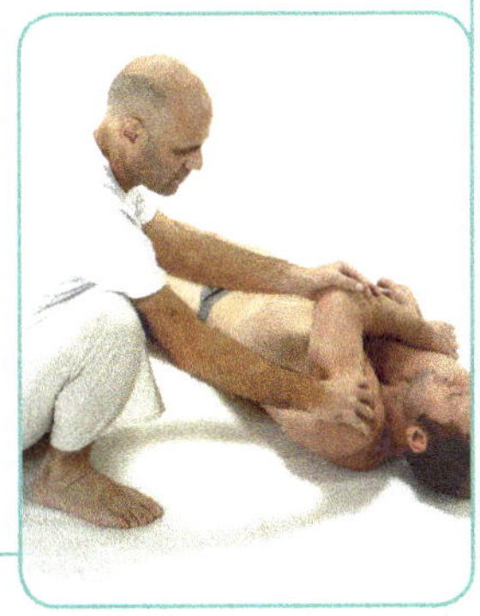

3. Travail des points d'acupression

Pressez au pouce les points ① à ⑦. Continuez le travail de pression des points tant que vous constatez une amélioration, jusqu'à 10 passages. Arrêtez dès que les points deviennent sensibles. Adaptez le niveau de pression à votre patient. Pour les points ① et ② de la poitrine, lorsque la personne est couchée sur le dos, vous pouvez maintenir sa main et la tirer pour soulever son bras, tout en pressant les points. Cela permet au pouce d'aller plus loin en profondeur.

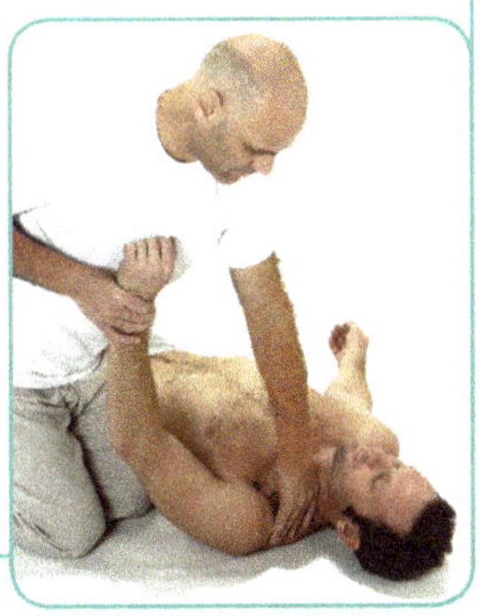

Technique complémentaire, en option

4. Massage de la main et étirements du bras

Faites un massage complet de la main, et différents étirements du bras.

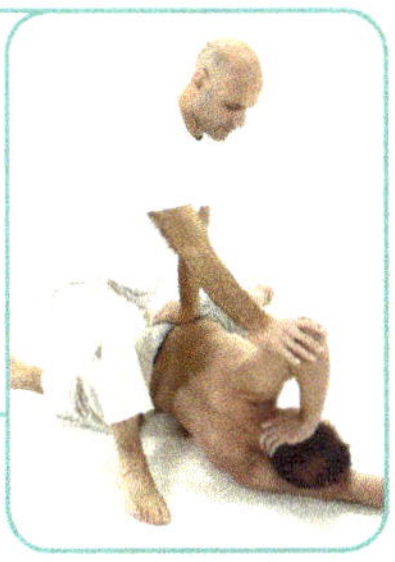

5. Massage de la poitrine

Faites un massage complet de la poitrine, position couchée sur le dos.

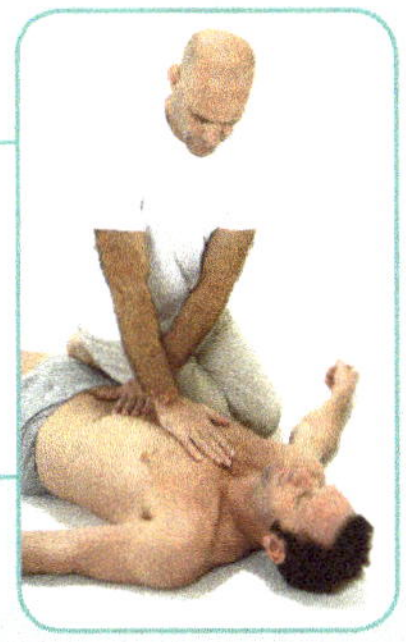

6. Massage du cou

Effectuez un massage global du cou, en position couchée sur le dos.

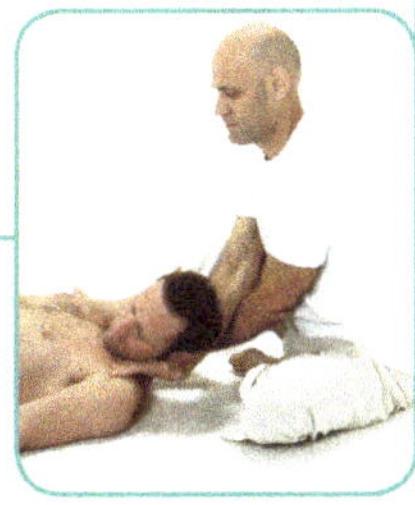

7. Travail du cou et de l'épaule

Effectuez un massage complet et global de la nuque, du haut du dos, des épaules et des omoplates. Vous pouvez réaliser différents étirements.

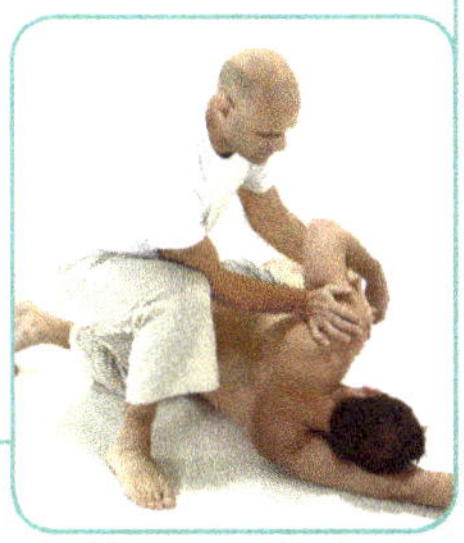

Précautions :

- *Consultez un spécialiste avant de traiter un cas*
- *grave, ou tout problème du bras sujet à caution.*
- *Si les pressions aggravent les symptômes, arrêtez.*
- *Avant de répéter le traitement, attendez que votre patient n'ait plus de douleur (le cas échéant) liée au traitement précédent.*
- *Demandez à votre patient d'éviter toute activité, position ou geste susceptible de le blesser.*

Douleurs de l'épaule au poignet

●● affection courante

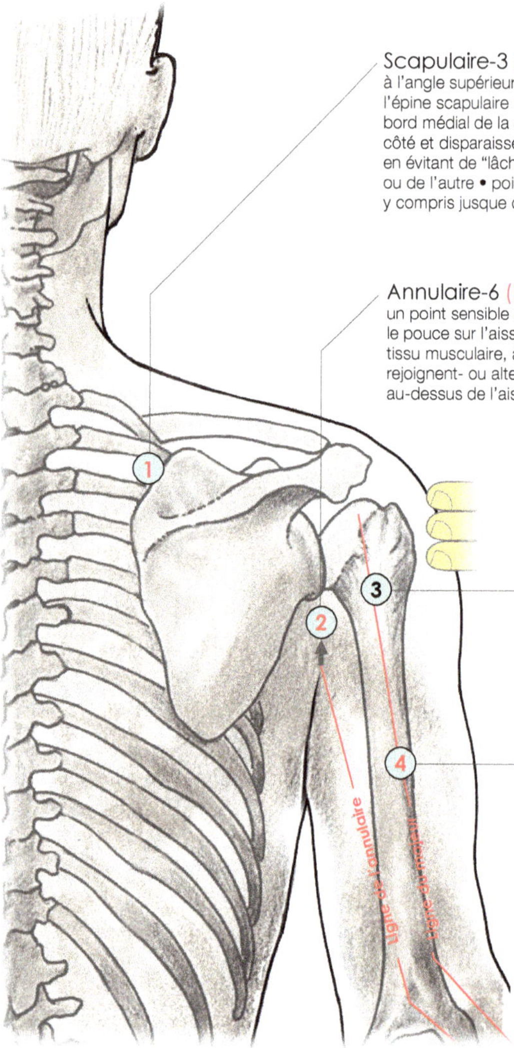

Scapulaire-3 (IG-14)
à l'angle supérieur de la scapula • 1 doigt au-dessus de l'épine scapulaire • faire glisser le bout du doigt le long du bord médial de la scapula jusqu'à ce qu'elle dévie sur le côté et disparaisse sous l'élévateur. Là : presser ce point, en évitant de "lâcher" le muscle, qu'il ne roule d'un côté ou de l'autre • point très sensible qui irradie de tous côtés y compris jusque dans la tête

Annulaire-6 (IG-9)
un point sensible qui irradie dans le bras • placer le pouce sur l'aisselle et presser vers le haut sur le tissu musculaire, à l'angle où le bras et la scapula se rejoignent- ou alternative : presser vers l'avant, 2 doigts au-dessus de l'aisselle

Majeur-6
3 doigts sous l'extrémité latérale de l'acromion • dans la dépression entre le deltoïde moyen et le deltoïde postérieur

Majeur-5 (région du TR-12)
juste au-dessus de TR-12 • un point sensible qui irradie vers le bas • à mi-chemin entre le coude et l'extrémité latérale de l'acromion • sur la face postéro-latérale de l'humérus • au niveau de la proéminence deltoïdienne • dans un creux entre l'humérus et la tête latérale du triceps • faire rouler le triceps vers l'arrière de l'humérus

Majeur-3 (FO-10)
2 doigts sous l'extrémité latérale du pli du coude lorsqu'il est fléchi • dans le petit creux entre les deux muscles - extenseur des doigts et extenseur du carpe radial

Annulaire-3
1 doigt sous le pli du coude • juste en-dessous de la tête du radius • sur le muscle extenseur des doigts

Poignet-majeur
dans une dépression, située sur le dos du poignet, au milieu • dans le prolongement du majeur

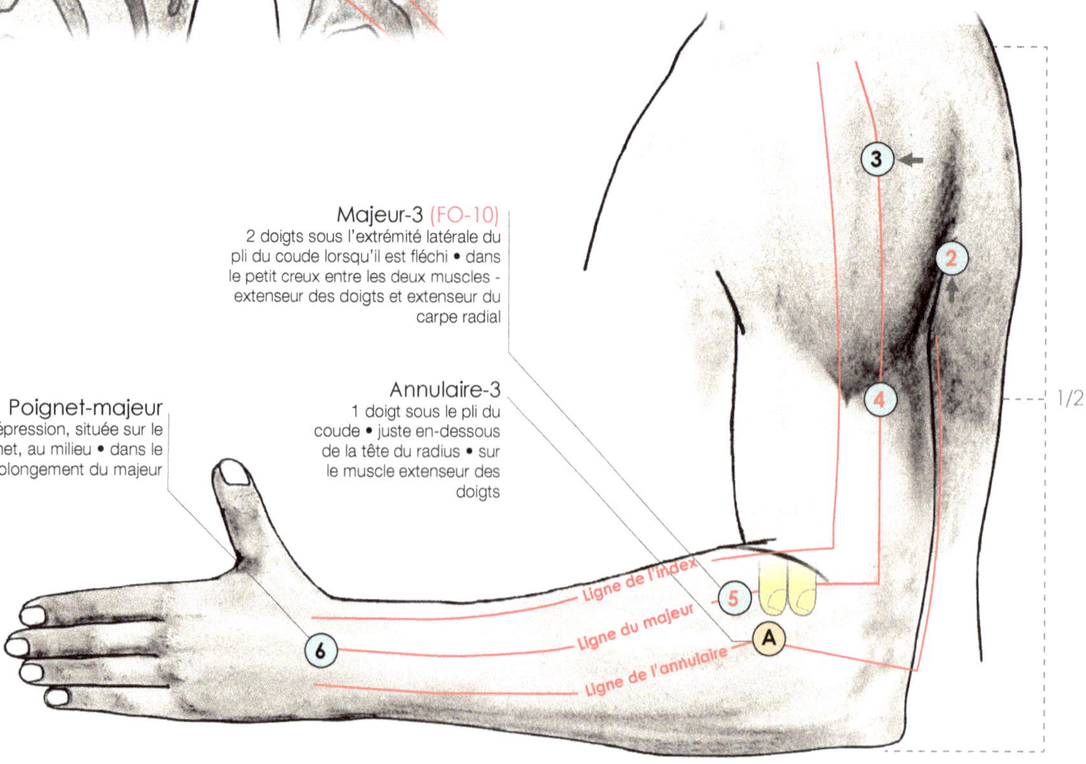

Description du problème :

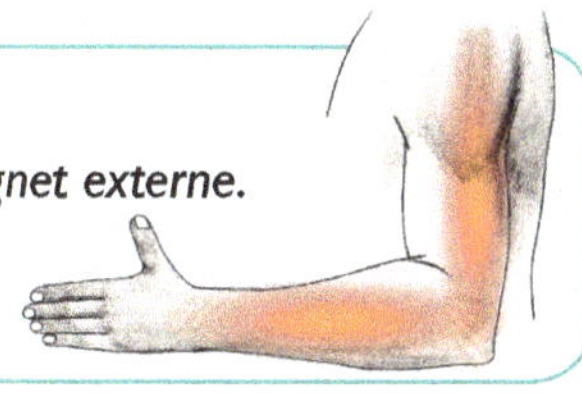

- *Douleur tout le long du bras, depuis l'épaule, en passant par le centre, jusqu'au milieu du poignet externe.*
- *La douleur augmente lors de gestes et mouvements du bras, de l'épaule, parfois du cou.*
- *Souvent, la douleur est accompagnée du sentiment d'être déprimé, de n'avoir pas le moral.*

Les étapes du traitement

1. Travail du cou et de l'épaule

Installez votre patient assis, les jambes croisées ou étendues. Si la position assise par terre lui est inconfortable, utilisez un coussin ou une chaise. Effectuez un massage complet et global de la nuque, du haut du dos, des épaules et de l'omoplate. Évitez tout étirement !

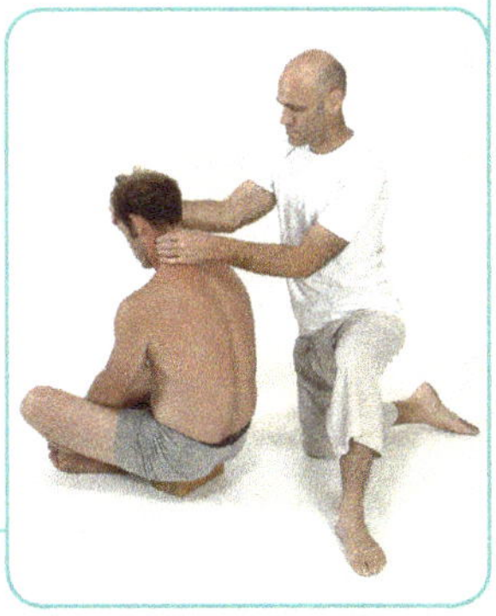

2. Travail des lignes thérapeutiques externes du bras (sen)

Travaillez les 3 lignes internes et externes des bras, en insistant plus sur les lignes des doigts Index et Majeur. Partez du poignet, montez à l'aisselle, puis redescendez, de 1 à 3 passages. Utilisez la technique qui vous convient le mieux. Pour les praticiens en massage thaï : travail de ces lignes au pouce.

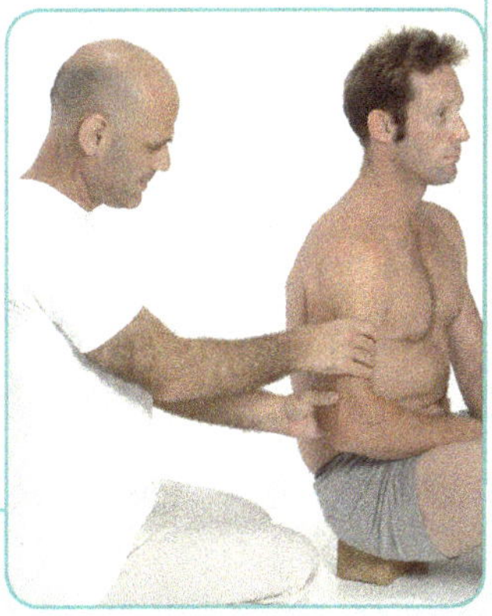

3. Travail des points d'acupression

Pressez au pouce les points ① à ⑥. Continuez le travail de pression des points tant que vous constatez une amélioration, jusqu'à 10 passages. Arrêtez dès que les points deviennent sensibles. Adaptez le niveau de pression à votre patient.

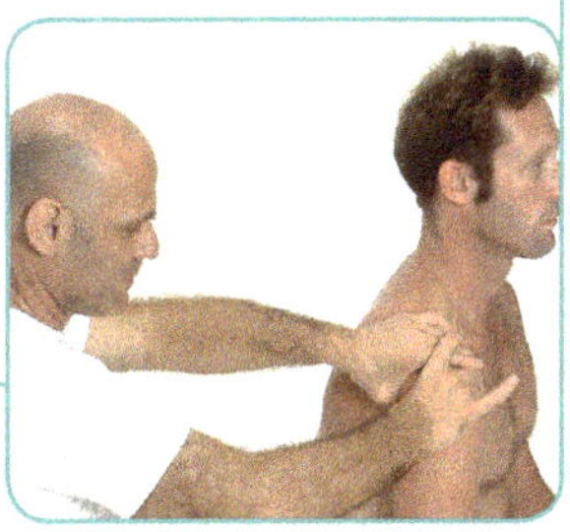

Technique complémentaire, en option

4. Massage du cou

Effectuez un massage global du cou, en position couchée sur le dos.

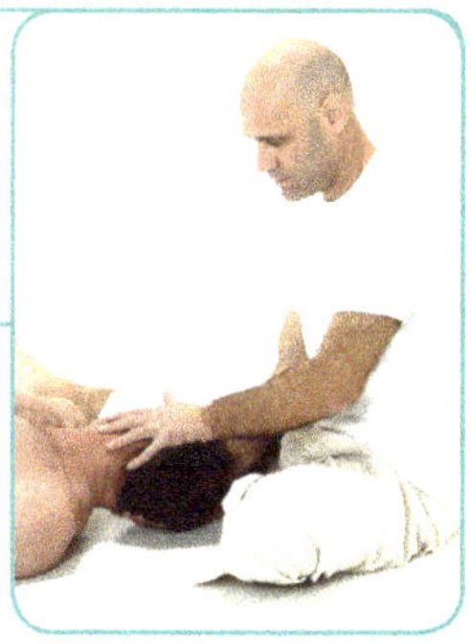

Précautions :

- *Consultez un spécialiste avant de traiter un cas*
- *grave, ou tout problème du bras sujet à caution.*
- *Traitez tous les jours jusqu'à rémission. Pour les cas non aigus, traitez deux fois par semaine.*
- *Avant de répéter le traitement, attendez que votre patient n'ait plus de douleur (le cas échéant) liée au traitement précédent.*
- *Demandez à votre patient d'éviter toute activité, position ou geste susceptible de le blesser.*

Sélection des points thérapeutiques

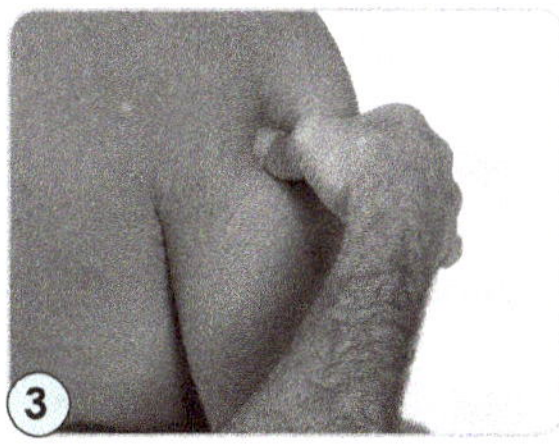

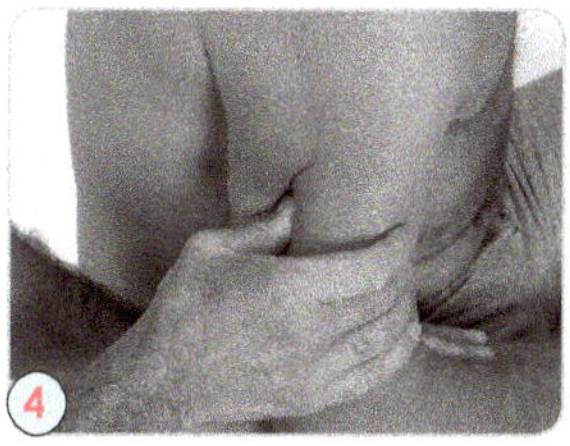

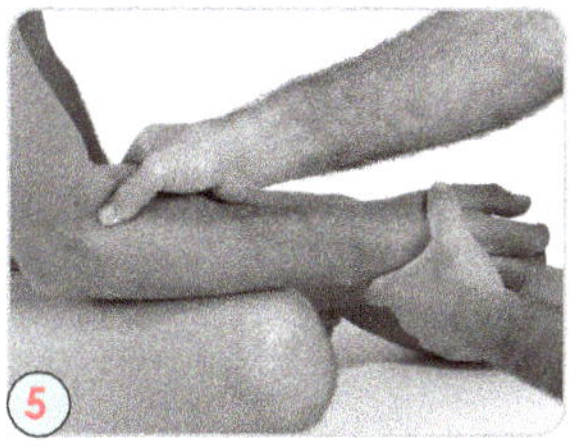

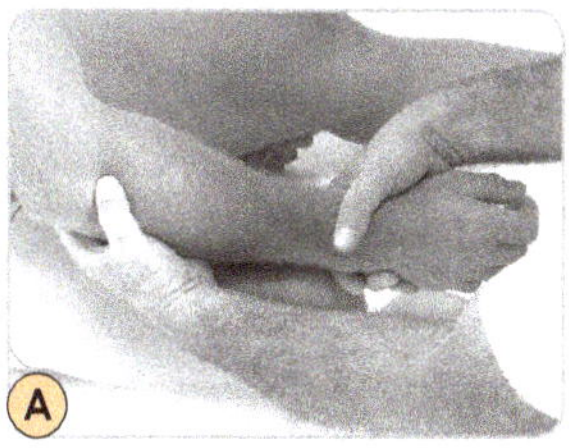

CHAPITRE 6 COUDE

Les protocoles de traitement dans ce chapitre

Protocole - 21 **"Tennis elbow"**

Protocole - 22 **"Raideurs et douleurs en pliant et dépliant le bras"**

Le traitement des pathologies du coude

Ce chapitre présente deux protocoles. Le premier est très efficace pour soigner les douleurs dites du "tennis elbow", ou épicondilyte, affection courante et bien connue. Le deuxième protocole permet de traiter différentes pathologies non spécifiques, qui comprennent des raideurs et des douleurs du coude. Choisissez votre protocole en fonction des symptômes établis selon le diagnostic thaï (voir le tableau diagnostic), indépendamment de la définition médicale moderne de la pathologie. À chaque fois que les symptômes de votre patient concordent avec ceux qui sont décrits dans l'un des protocoles thaïs, essayez ce protocole et observez la réaction de votre patient. Si vos pressions sont bien accueillies, le traitement pourra donner de bons résultats. Si vous constatez une amélioration, continuez.

Protocole thaï	Pathologie sous-jacente éventuelle
« Tennis elbow » ou épicondylite « Coude du joueur de tennis »	Épicondilyte latérale ("tennis ebow") Hypertonie musculaire et points "triggers" myofaciaux Ostéoarthrite du coude Tendinose non spécifique Compression nerveuse dans le coude
Raideurs et douleurs en pliant et dépliant le bras	Pathologie post-traumatique Tendinose non spécifique Compression nerveuse dans le coude Ostéoarthrite du coude Surmenage ou épuisement des ligaments du coude Inflammation de l'articulation

Les pathologies du coude

Épicondilyte latérale (« tennis elbow » ou « coude du joueur de tennis »)

Inflammation ou, cas fréquent, dégénérescence du collagène des tendons des muscles extenseurs du poignet, le plus souvent du court extenseur radial du carpe. Le "tennis elbow" est également provoqué par l'irritation des attaches de ces tendons sur l'épicondyle latéral, due à la répétition de certains gestes, au fait de saisir des objets. Les douleurs dites du "tennis elbow" sont courantes chez les sportifs ou les personnes dont le travail implique des gestes répétitifs. La détérioration est progressive. Symptômes associés : gêne, douleurs parfois intenses, dans la région externe du coude, irradiant dans l'avant-bras, difficultés à saisir des objets. Certaines activités ou gestes du coude et de l'avant-bras (pronation, supination, extension du poignet, et différentes sollicitations du bras ou de la main) augmentent la douleur. Le processus de guérison est lent.

Tendinose non spécifique

Dégénérescence du collagène d'un tendon du coude, liée au surmenage caractéristique des activités sportives impliquant un usage vigoureux et répété des bras, notamment et surtout la gymnastique.

Hypertonie musculaire et points "trigger" myofaciaux

Raidissement des muscles du bras et de l'avant-bras, liée à un stress répété, et créant raideurs et douleurs au coude, notamment des bandelettes sensibles à l'intérieur de ces muscles, pouvant projeter des douleurs dans le coude.

Compression nerveuse au coude

Compression de certains nerfs passant dans le coude, qui peuvent se coincer, entraînant raideurs et douleurs.

Entorse, ou surmenage et épuisement des ligaments du coude

Épuisement ou surmenage en étirement des ligaments, conséquence de lésions plus ou moins graves liée à une pratique sportive impliquant une utilisation des bras répétée à l'excès, comme la gymnastique. Un stress mécanique de répétition, dans certains métiers ou activités, peut également entraîner raideurs et douleurs à l'articulation du coude.

Inflammation de l'articulation

Inflammation de la capsule articulaire et/ou du cartilage, liée à une blessure grave ou légère, à un stress répété lors d'une activité sportive impliquant un usage intense et répété des bras, surtout la gymnastique.

Ostéoarthrite du coude
Dégénérescence chronique et progressive du cartilage entre les os de l'articulation du coude, causée par un traumatisme répété ou ancien, l'âge et/ou des facteurs métaboliques ou génétiques. Symptômes associés : déformation du coude, excroissances osseuses autour de l'articulation, douleurs, gonflements avec chaleur, raideurs, faiblesses, et perte de flexibilité. La maladie progresse lentement.

Pathologies post-traumatiques
Raideurs, faiblesse et douleurs consécutives à une blessure d'un genou ou d'une épaule (entorse par exemple), suivie d'une période prolongée d'inactivité du coude, et entraînant raideurs et douleurs à la flexion-extension du coude.

Contre-indications et mises en garde

- **Aucun étirement lors de cas grave**
  Si les les étirements doux sont parfois efficaces en cas de troubles chroniques, ils s'avèrent dangereux pour les cas sévères.
- **Pas de pressions sur des lignes ou des points sensibles qui créent ou aggravent les symptômes**
- **Éviter toute pression qui fasse se rétracter ou reculer votre patient**

Attention, danger !

En présence des symptômes suivants, votre patient doit être examiné par un médecin.

- **Récent traumatisme grave.**
- **Douleur constante ou progressive.**
- **Douleur persistante apparue soudainement, et sans cause apparente.**
- **Maladie grave.**
- **Tout signe inhabituel.**

Choix du traitement - méthode à suivre

1. Localisez le siège de la douleur et les mouvements qui provoquent ou accentuent la douleur
Demandez au patient de pointer là où il a mal :
a. en flexion et extension du coude.
b. en extension et flexion du poignet.
c. en rotation du coude (pronation et supination).

2. Choisissez le traitement adapté
Une fois le siège de la douleur ou les mouvements qui l'accentuent identifiés, vous êtes en mesure de choisir un protocole (voir tableau de diagnostic).

3. Commencez le traitement et vérifiez que vous avez choisi le bon protocole.
Pour vérifier si les points du protocole choisi sont pertinents et efficaces, pressez chaque point et observez les réactions de votre patient. Surtout ne l'embêtez pas avec trop de questions dès le début ! Laissez-le plonger dans un état de concentration, de plus en plus profonde. Il lui faudra souvent un peu de temps pour "rentrer" dans le traitement et être en mesure d'indiquer (sans forcément la verbaliser) l'efficacité des points. Les réactions commencent à être "fiables" à partir du deuxième passage. Posez des questions brèves, du type : "Là ?", "C'est agréable ?", "Douloureux ?" Si les lignes et les points sont pertinents et efficaces, continuez le traitement : vous avez choisi le bon protocole.

PROTOCOLE 21 (PAGE 108)	PROTOCOLE 22 (PAGE 110)

"Tennis elbow"

- Raideurs et douleurs sur le côté extérieur du bras en-dessous et au-dessus du coude.
- Douleurs accentuées lors de certains gestes et mouvements du coude et de l'avant-bras (pronation et supination), du poignet (flexion et extension), et de la main ou du bras.

Raideurs et douleurs en pliant et dépliant le bras

- Raideurs et douleurs se manifestent quand le patient plie ou déplie le bras.
- Blessure pouvant faire suite à une lésion du coude, ou à l'absence de mouvement du coude sur des périodes prolongées, comme par exemple avec un bras cassé et plâtré.

LOCALISATION DE LA DOULEUR

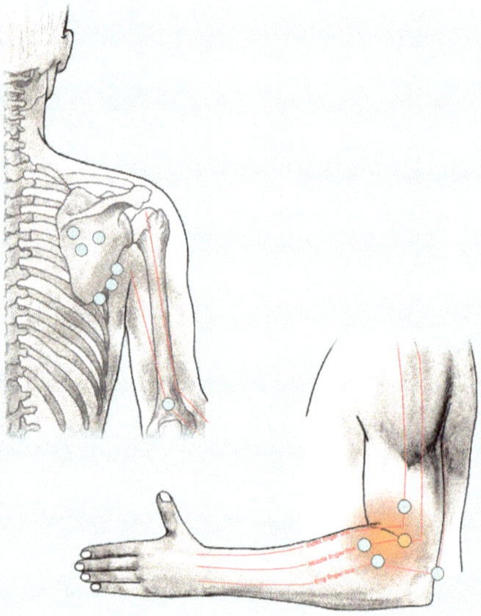

LOCALISATION DE LA DOULEUR

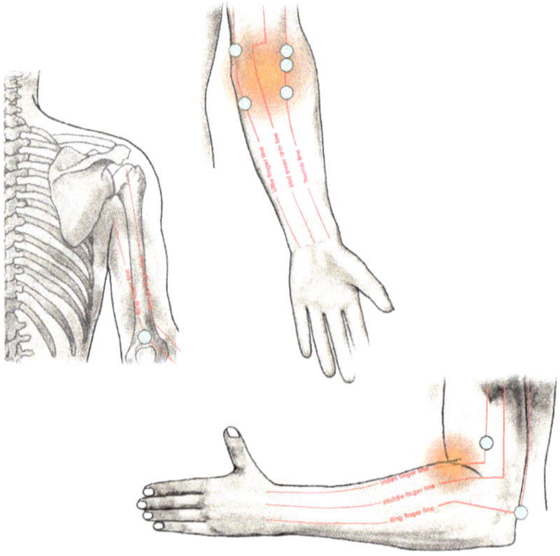

MOUVEMENTS DOULOUREUX

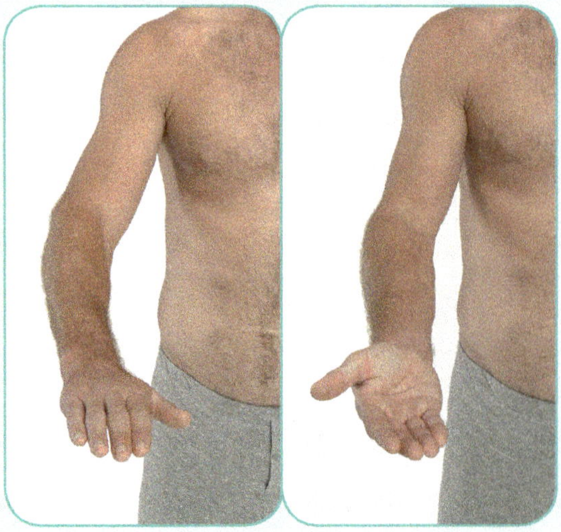

MOUVEMENTS DOULOUREUX

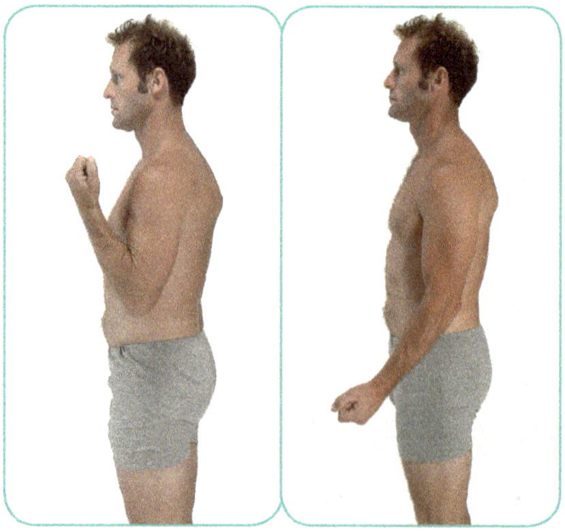

"Tennis elbow"

●● affection courante

Contre les douleurs dites du "golfer elbow", travailler la ligne Annulaire, depuis le pli axillaire jusqu'au coude, et la ligne Auriculaire, depuis le poignet jusqu'à l'aisselle, + presser les points : annulaire-4, auriculaire-3 et auriculaire-4.

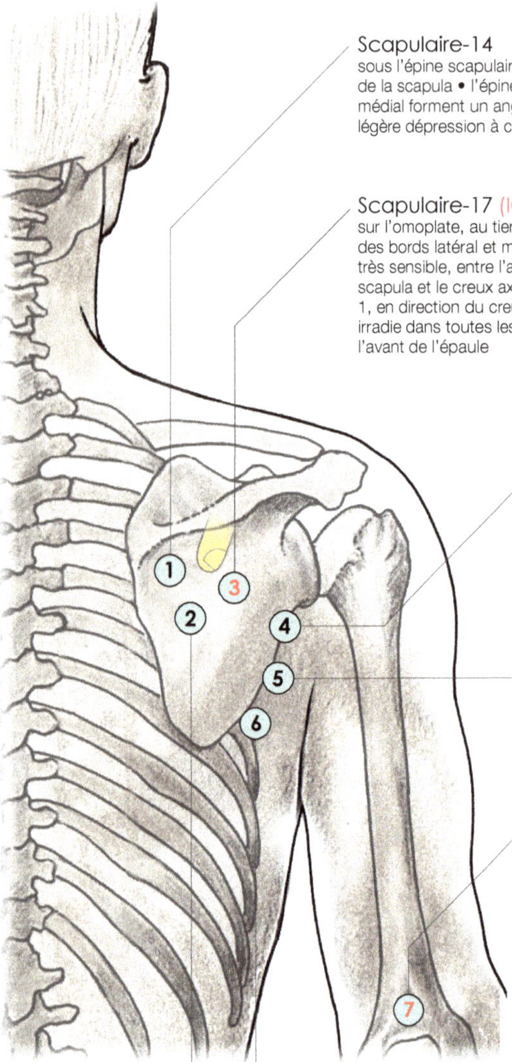

Scapulaire-14
sous l'épine scapulaire • latéral au bord médial de la scapula • l'épine scapulaire et le bord médial forment un angle osseux : trouver une légère dépression à ce niveau

Scapulaire-17 (IG-11)
sur l'omoplate, au tiers supérieur, à mi-chemin des bords latéral et médial • trouver un point très sensible, entre l'angle supérieur de la scapula et le creux axillaire • à 1 doigt du point 1, en direction du creux axillaire • ce point irradie dans toutes les directions, y compris vers l'avant de l'épaule

Scapulaire-12
contre le bord latéral de la scapula • deux doigts au-dessus du creux axillaire • presser en dedans • point très sensible sur le muscle petit rond (teres minor)

Scapulaire-11
contre le bord latéral de la scapula • à la hauteur du creux axillaire • presser sur le bord, en direction de l'os

Annulaire-4 (TR-10)
2 doigts au-dessus de l'olécrâne (pointe du coude) • au milieu de la dépression • sur le tendon du triceps

Scapulaire-15
sur la scapula, en dehors du bord médial • un doigt en-dessous du point "Scapulaire-14"

Scapulaire-10
contre le bord latéral de la scapula • 1 doigt en-dessous du point 5 • à mi-chemin entre l'angle inférieur de la scapula et le creux axillaire • presser sur le bord, en direction de l'os

Index-4 (FO-12)
2 doigts au-dessus du pli du coude • sur la face antérolatérale de l'humérus • entre le biceps et le triceps • pousser vers le haut puis presser • irradie dans tous les doigts

Majeur-4 (FO-11)
dans la dépression entre l'extrémité latérale du pli du coude lorsqu'il est fléchi et l'épicondyle latéral du coude

Majeur-3 (FO-10)
2 doigts sous l'extrémité latérale du pli du coude lorsqu'il est fléchi • dans le petit creux entre les deux muscles - extenseur des doigts et extenseur du carpe radial

Annulaire-3
1 doigt sous le pli du coude • juste en-dessous de la tête du radius • sur le muscle extenseur des doigts

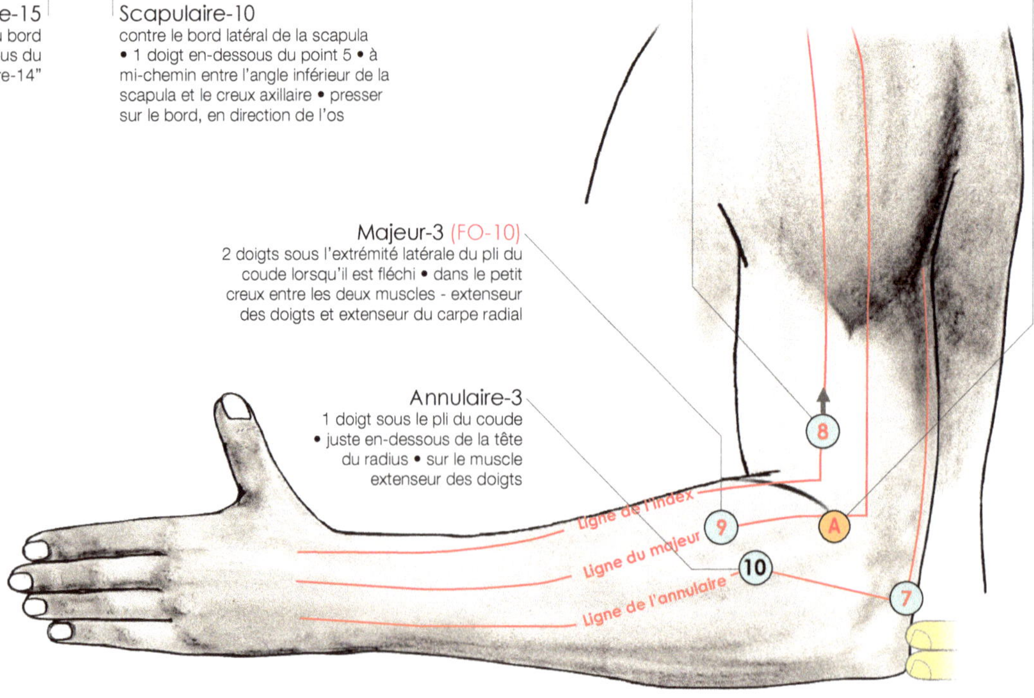

Description du problème :

- *Raideurs et douleurs sur le côté extérieur du bras au-dessus et en-dessous du coude.*
- *Douleurs accentuées lors de certains gestes et mouvements du coude et de l'avant-bras (pronation et supination), du poignet (flexion et extension), et de la main ou du bras.*

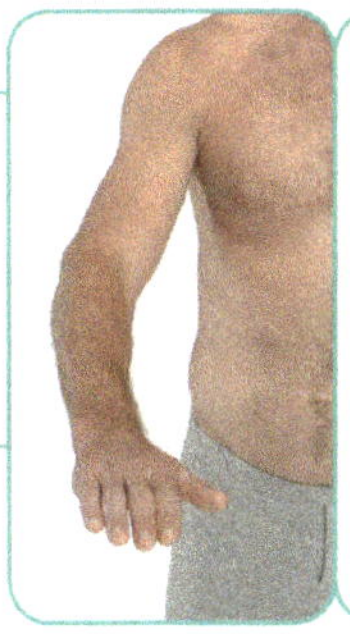

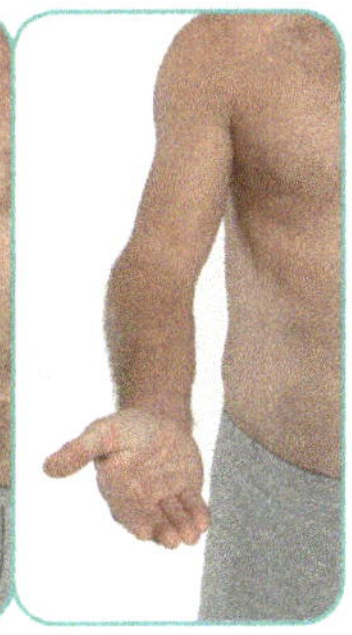

Les étapes du traitement

1. Massage du bord latéral de l'omoplate

Installez votre patient assis en tailleur, jambes croisées ou allongées. Si la position assise par terre lui est inconfortable, utilisez un coussin, un tabouret, ou une chaise. Massez le long du bord latéral de l'omoplate, avec la méthode qui vous convient le mieux.

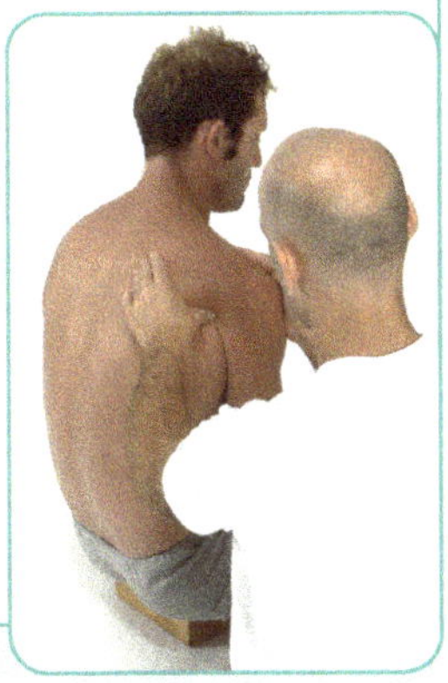

2. Travail des lignes thérapeutiques externes du bras (sen)

Travaillez les trois lignes externes du bras, en portant une attention particulière à la ligne de l'annulaire. Partez de l'épaule, descendez au poignet puis remontez - de 1 à 3 passages. Utilisez la technique que vous connaissez le mieux. Pour les praticiens en massage thaï : travail de ces lignes aux pouces.

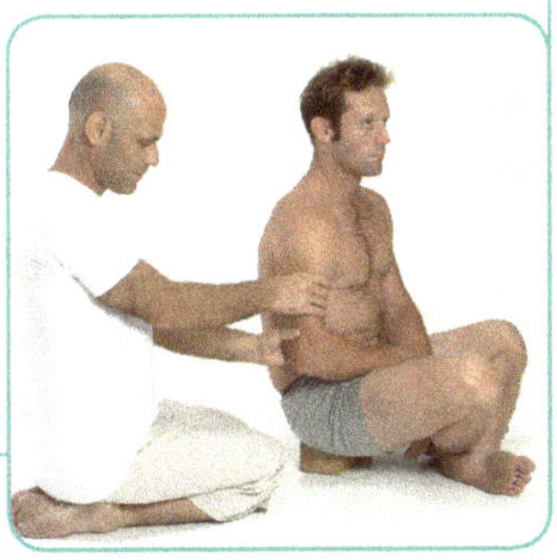

3. Travail des points d'acupression

Pressez au pouce les points (1) à (10), et le point additionnel (A). Répétez le travail de pression des points tant que vous constatez une amélioration, jusqu'à 10 passages. Arrêtez dès que les points deviennent sensibles. Adaptez le niveau de pression à votre patient.

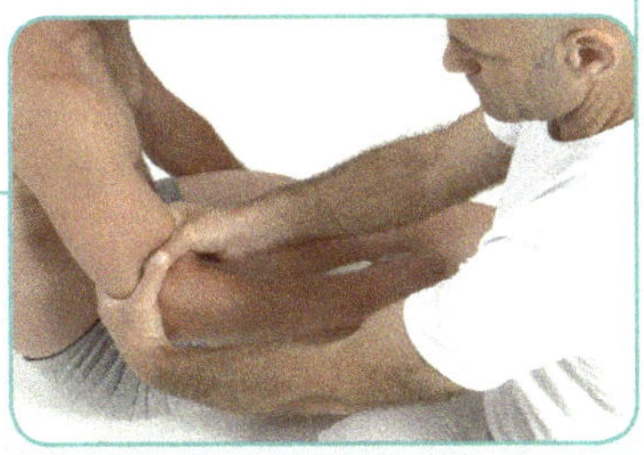

Technique complémentaire, en option

4. Massage du cou et de l'épaule

Effectuez un massage complet de la nuque, des épaules, du haut du dos, et le long des omoplates. Vous pouvez également réaliser différents étirements.

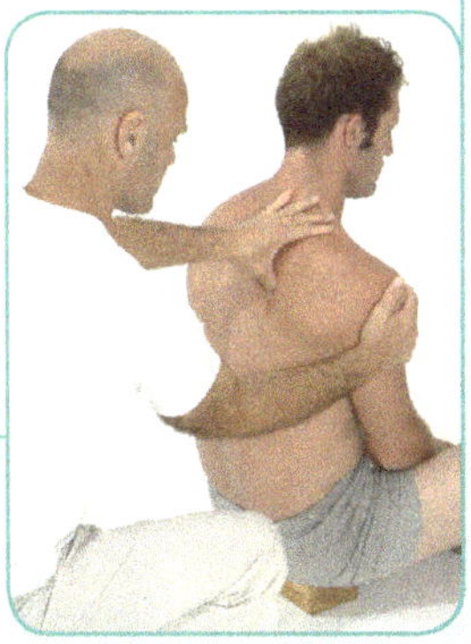

Précautions :

- *Consultez un spécialiste avant de traiter un cas grave ou sujet à caution.*
- *Traitez tous les jours jusqu'à rémission. Pour les cas non aigus, traitez deux fois par semaine.*
- *Avant de répéter le traitement, attendez que votre patient n'ait plus de douleur (le cas échéant) liée au traitement précédent.*

Sélection des points thérapeutiques

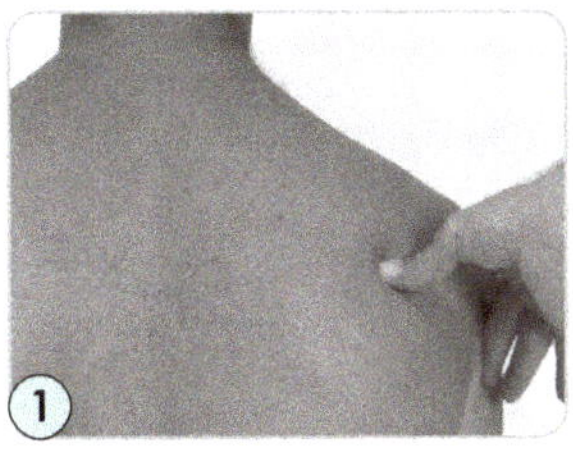

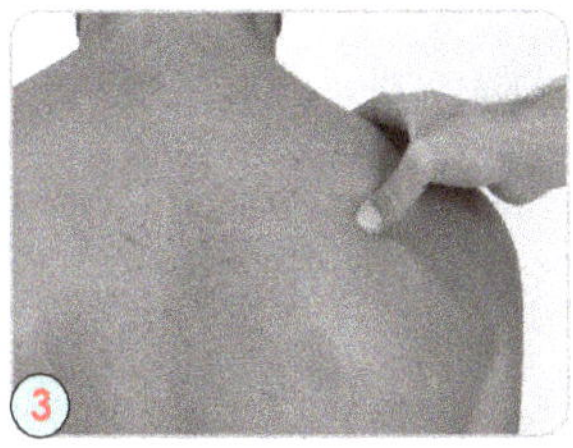

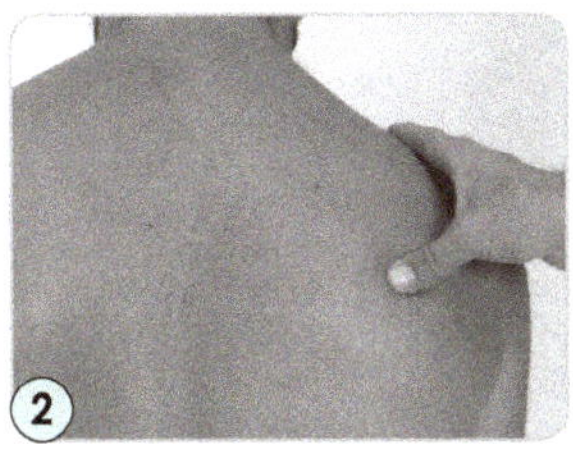

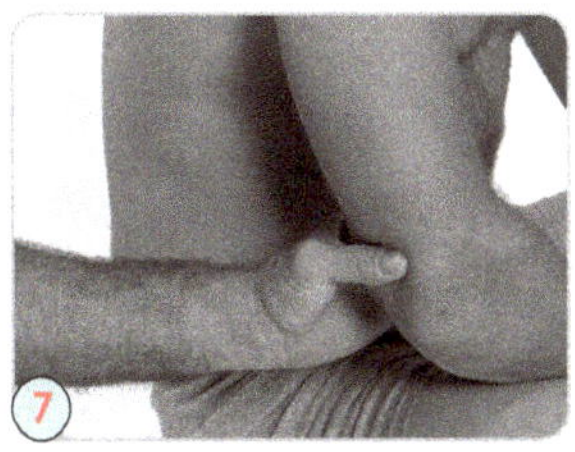

Protocole - 22 COUDE

Douleurs et raideurs en pliant et dépliant le coude

affection rare

Auriculaire-4
1 doigt au-dessus de l'épicondyle médial du coude • sur le chef médial du triceps • presser en direction de l'os • irradie dans le poignet et le petit doigt

Auriculaire-3
1 doigt en-dessous de l'épicondyle médial du coude • sur le tendon du fléchisseur ulnaire du carpe • irradie dans le petit doigt

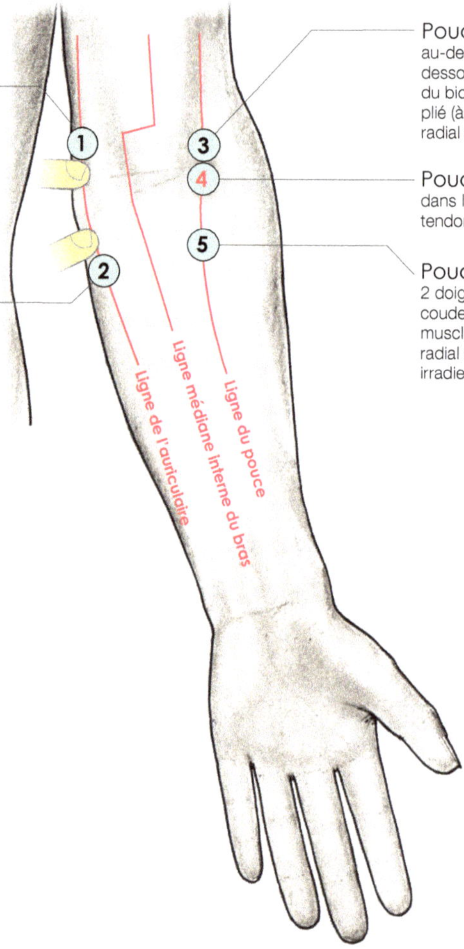

Pouce-5
au-dessus du grand pli du coude • en-dessous et en dehors du bord inférieur du biceps, lorsque le coude est à moitié plié (à 90°) • presser le muscle brachio-radial contre l'os

Pouce-4 (PO-5)
dans le pli du coude, en dehors du tendon du biceps

Pouce-3
2 doigts en-dessous du grand pli du coude • dans la dépression entre le muscle brachio-radial et le fléchisseur radial du carpe • presser contre l'os • irradie dans le pouce

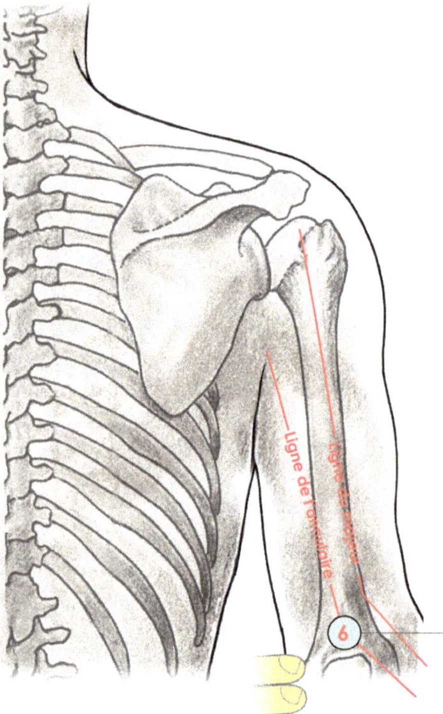

Annulaire-4 (TR-10)
2 doigts au-dessus de l'olécrâne (pointe du coude) • au milieu de la dépression • sur le tendon du triceps

Majeur-4 (FO-11)
dans la dépression entre l'extrémité latérale du pli du coude lorsqu'il est fléchi et l'épicondyle latéral du coude

Index-4 (FO-12)
2 doigts au-dessus du pli du coude • sur la face antéro-latérale de l'humérus • entre le biceps et le triceps • pousser vers le haut puis presser • irradie dans tous les doigts

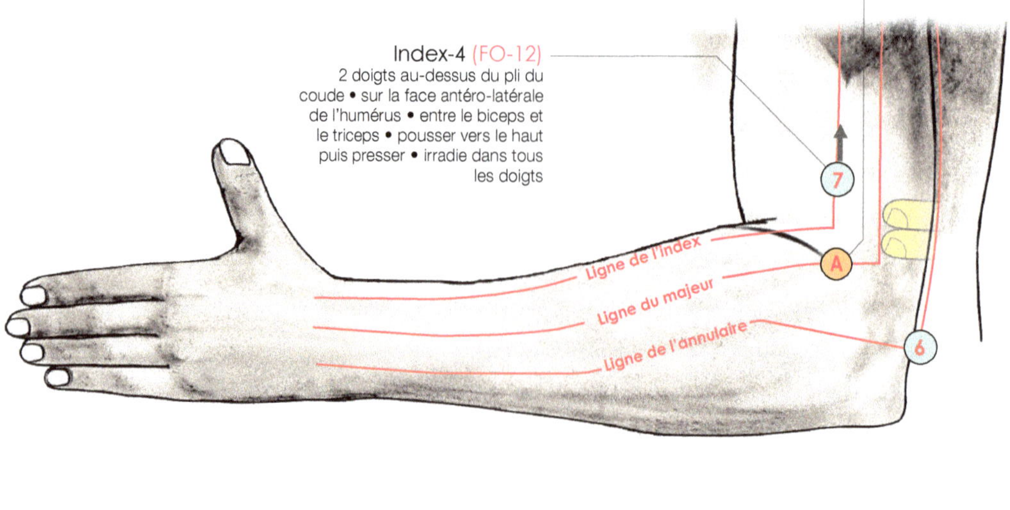

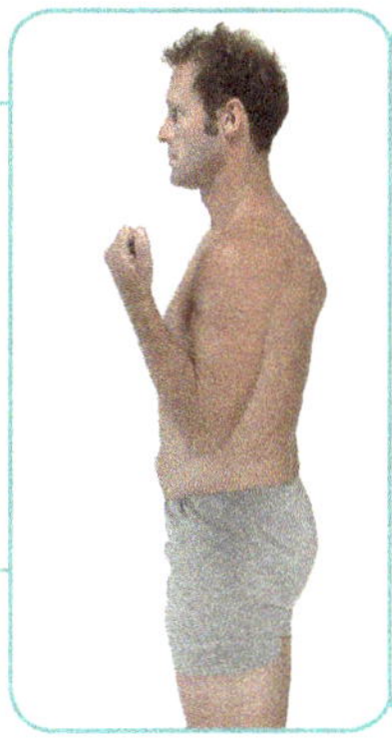

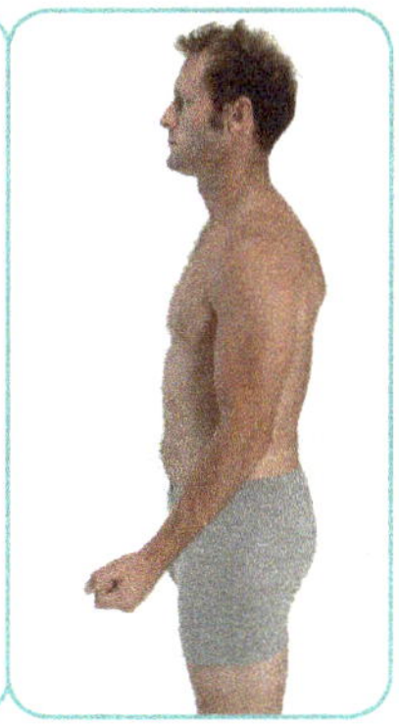

Description du problème :

- *Raideurs et douleurs au pliage et dépliage du coude, ou lorsqu'il faut soulever des charges lourdes.*
- *Blessure pouvant faire suite à une lésion du coude, ou à l'absence de mouvement du coude sur des périodes prolongées, comme par exemple avec un bras cassé, plâtré.*

Les étapes du traitement

1. Massage du bras

Installez votre patient en position couchée sur le dos, ou bien assis en tailleur, jambes croisées ou allongées. Si la position assise par terre lui est inconfortable, utilisez un coussin, un tabouret, ou une chaise. Massez le bras avec la méthode qui vous convient le mieux. Utilisez le poids de votre corps, en commençant au creux axillaire. Descendez jusqu'au poignet puis remontez. De 1 à 3 passages. Pour les praticiens en massage thaï : travail du bras interne et externe à la paume.

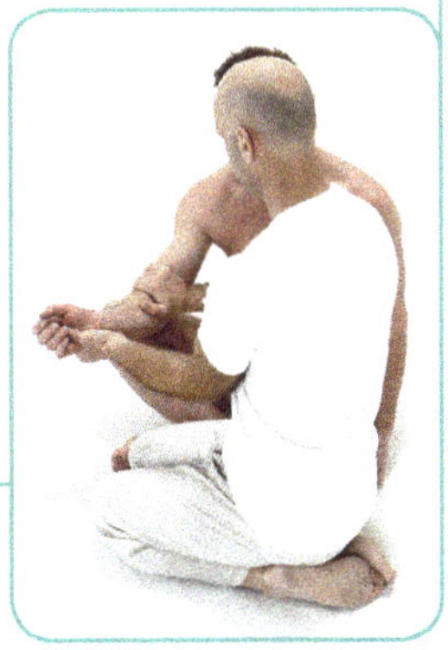

2. Travail des lignes thérapeutiques du bras (sen)

Travaillez les trois lignes internes et externes du bras, en portant une attention particulière à celles du pouce, de l'annulaire et de l'auriculaire. Partez du creux du poignet, remontez au pli de l'aisselle, puis redescendez - de 1 à 3 passages. Utilisez la technique que vous connaissez le mieux. Pour les praticiens en massage thaï : travail de ces lignes aux pouces.

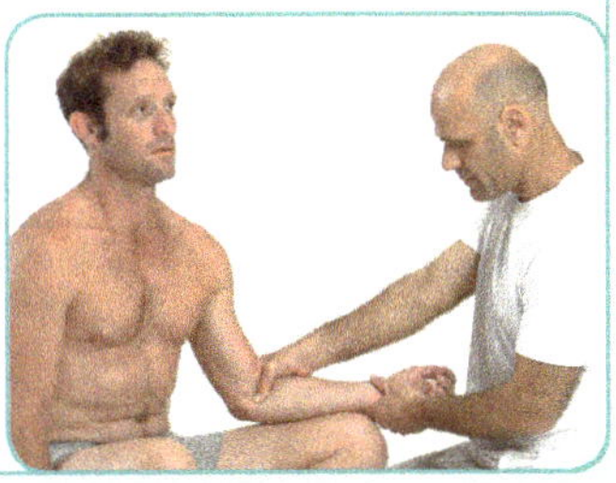

3. Travail des points d'acupression

Pressez au pouce les points (1) à (7), et le point (A). Répétez le travail de pression des points tant que vous constatez une amélioration, jusqu'à 10 passages. Arrêtez dès que les points deviennent sensibles. Adaptez le niveau de pression à votre patient.

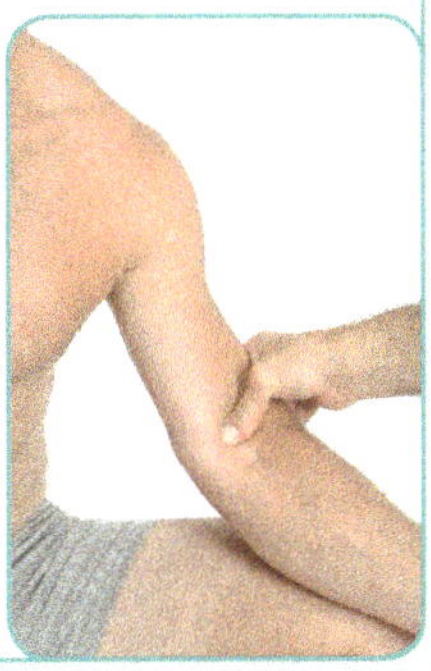

Technique complémentaire, en option

4. Massage du cou et de l'épaule

Effectuez un massage complet de la nuque, des épaules, du haut du dos, et le long des omoplates. Vous pouvez également réaliser différents étirements.

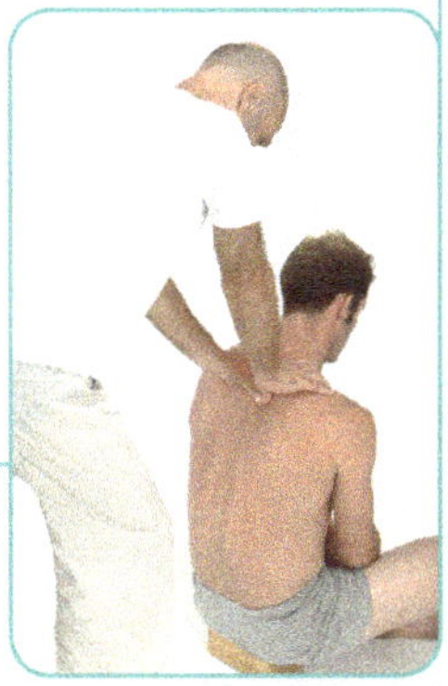

Précautions :

- *Consultez un spécialiste avant de traiter un cas grave ou sujet à caution.*
- *Traitez tous les jours jusqu'à rémission. Pour les cas non aigus, traitez deux fois par semaine.*
- *Avant de répéter le traitement, attendez que votre patient n'ait plus de douleur (le cas échéant) liée au traitement précédent.*
- *Demandez à votre patient d'éviter toute activité ou posture susceptible de le blesser.*

Sélection des points thérapeutiques

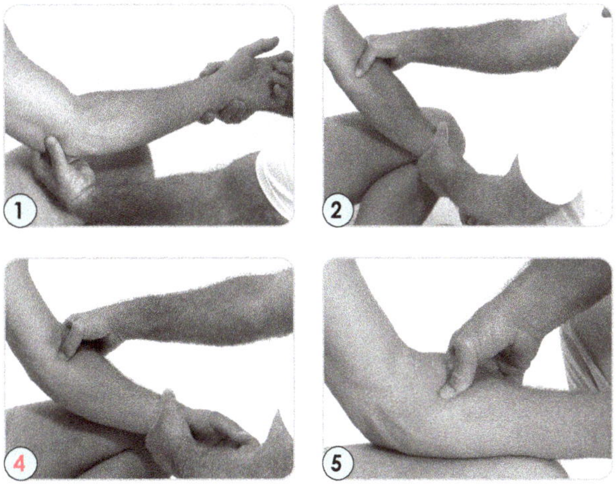

CHAPITRE 7 **POIGNET**

Les protocoles de traitement dans ce chapitre

Protocole - 23 **"Douleur au poignet sur la ligne de l'auriculaire"**
Protocole - 24 **"Douleur au poignet sur la ligne du pouce"**
Protocole - 25 **"Douleur au poignet sur la ligne du majeur"**
Protocole - 26 **"Poignet enflé"**

Le traitement des pathologies du poignet

Les douleurs du poignet sont très courantes et particulièrement réceptives aux protocoles thaïs.
La main joue un rôle essentiel dans la plupart des activités professionnelles et sportives. Le poignet est ainsi soumis à des tensions répétées, qui sont à l'origine de la plupart des troubles. Les praticiens en massage, par exemple, sont des candidats tout indiqués aux lésions liées aux tensions répétées du poignet. Mais des tensions bien moindres en apparence, liées à l'utilisation du clavier ou de la souris d'ordinateur, sont également à l'origine de troubles et douleurs importants du poignet. Du fait de la petite taille des os, articulations, tendons et ligaments, le poignet est une cible facile pour les traumas du sport, ou les chutes sur la main en hyper-extension. Les syndromes du canal carpien et du canal de Guyon nécessitent parfois de la chirurgie. Quand ce n'est pas le cas, la répétition de certains étirements du poignet peut donner de bons résultats, et sera beaucoup plus efficace que le travail des points.
Choisissez l'un des deux protocoles, en fonction des signes qui semblent pertinents pour le diagnostic thaï (voir le tableau de diagnostic), indépendamment de la définition moderne de la médecine.

Protocole thaï	Pathologie sous-jacente éventuelle
Douleur au poignet sur la ligne de l'auriculaire	Tendinose et tendinite Ostéoarthrite Entorse Hypertonie et points "trigger" myofaciaux
Douleur au poignet sur la ligne du pouce	Tendinose et tendinite Ténosynovite de De Quervain Ostéoarthrite Entorse Hypertonie et points "trigger" myofaciaux
Douleur au poignet sur la ligne du majeur	Kyste synovial Tendinose et tendinite Ténosynovite des extenseurs Ostéoarthrite Entorse Hypertonie et points "trigger" myofaciaux
Poignet enflé	Tendinose et tendinite Ténosynovite des extenseurs Ténosynovite de De Quervain Ostéoarthrite Entorse

Les pathologies du poignet

Syndrome du canal carpien (SCC)

Compression du nerf médian entraînant signes et symptômes fonctionnels. Des microtraumatismes répétés ou des blessures entraînent une inflammation et un gonflement qui compriment le nerf médian situé à l'intérieur du canal carpien. Certains cas, comme la rétention d'eau prémenstruelle, l'arthrite rhumatoïde précoce avec épaississement de la gaine synoviale du tendon, et/ou une ancienne fracture, peuvent être à l'origine de cette compression. On la trouve parfois chez les femmes enceintes. Symptômes associés : douleurs, gonflements, picotements, sensation de brûlures, engourdissement douloureux, en particulier la nuit, du poignet, de la paume de la main (moitié radiale), du pouce ou des doigts (index, majeur et moitié de l'auriculaire). Souvent, tous les doigts sont atteints. La douleur irradie parfois dans le coude. Possibles difficultés à saisir des objets, à des stades plus avancés, lorsque les muscles faiblissent. Les femmes entre 30 et 60 ans sont les plus affectées. Le gonflement, s'il n'est pas visible, se constate à la palpation. Traitement indiqué : étirements.

Syndrome du canal de Guyon

Compression du nerf ulnaire dans le canal de Guyon, situé entre le rétinaculum des muscles fléchisseurs des doigts, l'os pisiforme et le triquetrum, entraînant des signes et symptômes fonctionnels de l'annulaire et de l'auriculaire.

Kyste synovial

Grosseur fibreuse qui se développe souvent sur la face dorsale du poignet. Son origine est inconnue mais possiblement liée à une blessure (trauma) d'un tendon ou d'une articulation dans la région. Les kystes sont composés du liquide qui assure la lubrification des articulations, et sont très courants autour du poignet et sur la main. Symptômes possibles : boule, petite ou grosse, molle ou dure sur le dos du poignet. Bénignes (hormis complications nerveuses), elles peuvent être douloureuses. Souvent elles disparaissent d'elles-mêmes, mais peuvent réapparaître. Parfois, le gonflement n'est perceptible qu'avec le poignet en flexion palmaire.

Tendinose et tendinite

La tendinose est la dégénérescence du collagène d'un tendon du poignet, tandis que la tendinite concerne l'inflammation des tendons ou de leurs gaines, liée à la répétition de certaines activités ou étirements, et provoquant des micro-déchirures des tendons. Parmi les activités pouvant être à l'origine de ces lésions, ont compte : faire du sport, taper sur un clavier, écrire, utiliser la souris d'un ordinateur, peindre, coudre ou utiliser un outil qui vibre. Les symptômes peuvent inclure : douleurs au poignet lorsque les muscles sont sollicités, douleurs au repos, à des stades plus avancés, inflammation, gonflement et irritation.

Ténosynovite des extenseurs

Inflammation des parois fibreuses des gaines synoviales des tendons extenseurs du poignet (dos du poignet), qui s'épaississent et rendent le mouvement naturel des tendons difficile. Affection qui touche surtout les personnes entre 20 et 40 ans, souvent après une période d'activité intense. Symptômes pouvant être associés : gonflement, douleur et dos du poignet sensibilisé. La douleur augmente avec le mouvement.

Ténosynovite de De Quervain

inflammation et épaississement des gaines synoviales des tendons, sur le poignet côté pouce, rendant le mouvement des tendons difficile. Symptômes possibles : gonflement, douleurs, sensibilisation du côté du poignet où se trouve le pouce, que l'on remarque en serrant le poing, en saisissant ou en agrippant des objets, ou en tournant le poignet. L'irritation des nerfs du haut de la gaine peut entraîner l'engourdissement du dos du pouce et de l'index. La douleur atteint parfois le coude.

Ostéoarthrite

Maladie dégénérative inflammatoire de l'articulation du poignet. Chronique et progressive, la maladie se traduit par l'usure et la dégénérescence du cartilage entre les os, qui peut aller jusqu'à disparaître complètement, ayant pour résultat le frottement des os les uns contre les autres et une inflammation de l'articulation. Les facteurs suivants sont des sources possibles d'ostéoarthrite : mécaniques, tel que microtraumatismes répétés, mauvais alignement articulaire, anciennes blessures, ainsi que l'âge, ou encore des prédispositions génétiques ou métaboliques. Symptômes pouvant être associés : déformation du poignet, des mains et des doigts, développement d'ostéophytes autour des articulations avec limitation de la souplesse, raideurs et faiblesse articulaire au repos, sensibilité accrue aux changements météo. Les symptômes peuvent s'amplifier avec le froid, et s'améliorer au chaud. La maladie progresse avec le temps pour toucher la majorité des gens, à partir de 70 ans.

Entorse

Blessure du poignet traumatique par tension brutale, lors d'une chute ou d'une torsion violente de l'articulation, ayant entraîné un étirement ou le déchirement des ligaments.

Hypertonie et points "trigger" myofaciaux (points gâchettes ou détente)

La tension des muscles de l'avant-bras et de la main, lorsqu'ils sont trop sollicités, peut entraîner des douleurs dans la région. De fines bandes se développent à l'intérieur de ces muscles hypertoniques, créant douleurs locales et projetées dans toute la région.

Contre-indications et mises en garde

- **Pas de pressions sur des tissus enflammés**
La plupart des affections du poignet impliquent une inflammation. Il est contre-indiqué de presser directement une zone enflammée, car cela peut aggraver l'inflammation. Cependant, un massage superficiel pour les cas chroniques peut être bénéfique.
- **Pas d'acupression thérapeutique profonde pour les maladies graves. Les pressions profondes des protocoles thaïs ne sont pas indiquées pour les affections aiguës du poignet. Si vos pressions ne sont pas bien accueillies, ne faites rien. Ne traitez qu'en phase sous-aiguë ou chronique.**
- **Pas de pressions sur des lignes ou des points sensibles qui créent ou aggravent les symptômes**
- **Éviter toute pression qui fasse se rétracter ou reculer votre patient**

Attention, danger !

En présence des symptômes suivants, votre patient doit être examiné par un médecin.

- **Récent traumatisme grave**
- **Blessure ayant déformé l'articulation. Il peut s'agir d'une fracture.**
- **Gonflement ou œdème autour du poignet ou de l'avant-bras**
- **Douleur intense et perte de mobilité**
- **Blessure entraînant une déformation autour de la cheville. Il peut s'agir d'une fracture.**
- **Incapacité à utiliser le bras, le poignet ou la main**
- **Douleur au poignet qui réveille votre patient la nuit**
- **Douleur constante apparue soudainement, et sans cause apparente**
- **Signes d'infection tels que : fièvre, rougeurs et chaleur**
- **Tout signe inhabituel**

Choix du traitement - méthode à suivre

1. Vérifiez si le poignet est enflé en comparant les deux poignets.

a. Si le poignet est enflé et non douloureux, appliquez le protocole "Poignet enflé" sans points additionnels.

b. Si le poignet est enflé et douloureux, ajoutez les points additionnels, en suivant les instructions de traitement.

2. Demandez au patient de vous montrer :

a. Quels mouvements provoquent ou accentuent la douleur.

b. Où il a mal, précisément, lorsqu'il effectue un mouvement qui crée ou aggrave cette douleur. Cette méthode de localisation est plus précise.

3. Choisissez le traitement adapté

Une fois que vous avez identifié le siège de la douleur et vérifié si le poignet est enflé, vous êtes en mesure de choisir un protocole.

4. Commencez le traitement et vérifiez que vous avez choisi le bon protocole.

Pour vérifier si les points du protocole choisi sont pertinents et efficaces, pressez chaque point et observez les réactions de votre patient. Surtout ne l'embêtez pas avec trop de questions dès le début ! Laissez-le plonger dans un état de concentration, de plus en plus profonde. Il lui faudra souvent un peu de temps pour "rentrer" dans le traitement et être en mesure d'indiquer (sans forcément la verbaliser) l'efficacité des points. Les réactions commencent à être "fiables" à partir du deuxième passage. Posez des questions brèves, du type : "Là ?", "C'est agréable ?", "Douloureux ?" Si les lignes et les points sont pertinents et efficaces, continuez le traitement : vous avez choisi le bon protocole.

PROTOCOLE 23 (PAGE 118)	PROTOCOLE 24 (PAGE 120)
Douleur au poignet sur la ligne de l'auriculaire • Raideur localisée sur le côté ulnaire du creux interne du poignet, sur la ligne de l'auriculaire • La douleur augmente avec l'utilisation ou le mouvement de la main et du bras • La ligne de l'auriculaire et la ligne médiane interne du bras sont souvent raides et nécessitent un travail • La pression des points sur ces lignes irradie souvent jusqu'au cœur de la douleur	**Douleur au poignet sur la ligne du pouce** • Raideur localisée sur le bord radial du creux interne du poignet, sur la ligne du pouce • La douleur augmente avec l'utilisation ou le mouvement de la main et du bras • La ligne du pouce et la ligne du majeur sont souvent raides et nécessitent un travail • La pression des points sur ces lignes irradie souvent jusqu'au cœur de la douleur
LOCALISATION DE LA DOULEUR	LOCALISATION DE LA DOULEUR
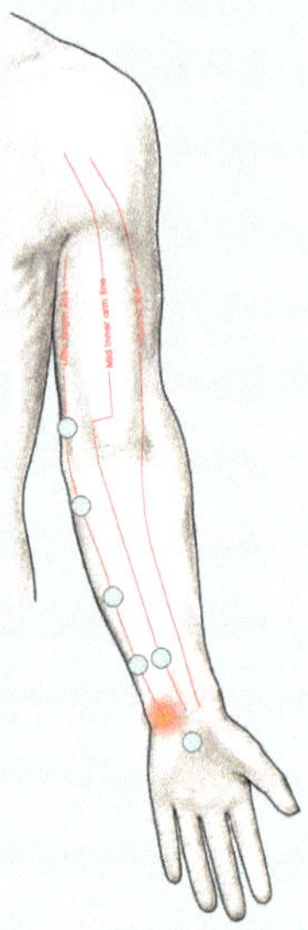	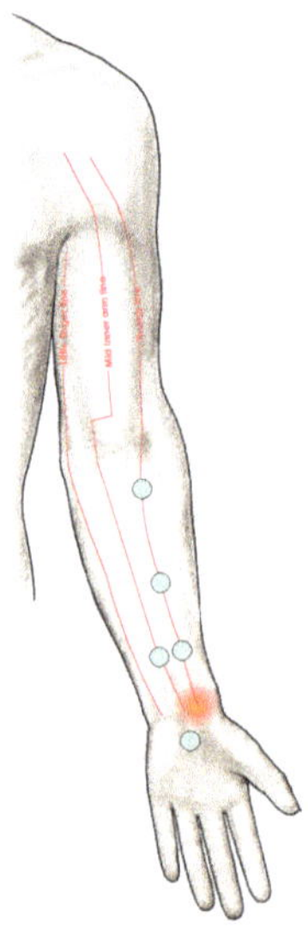

PROTOCOLE 25 (PAGE 122)

Douleur au poignet sur la ligne du majeur

- Douleur localisée à mi-chemin entre la face dorsale et le pli du poignet, sur la ligne du majeur.
- La douleur augmente avec l'utilisation ou le mouvement de la main et du bras.
- La ligne du majeur et la ligne médiane interne du bras sont souvent raides et nécessitent un travail.
- La pression des points sur ces lignes irradie souvent jusqu'au cœur de la douleur.

PROTOCOLE 26 (PAGE 124)

Poignet enflé

- Poignet enflé, douloureux ou non.
- Si le poignet est enflé et non douloureux, ce peut être dû au fait de dormir sur un bras, ou à un problème lymphatique.
- S'il y a douleur, elle peut se concentrer à un ou plusieurs endroits : sur la face ulnaire du pli interne du poignet (ligne de l'auriculaire), sur la face radiale du pli interne (ligne du pouce), au milieu du pli dorsal, face externe (ligne du majeur), ou tout autour du poignet.
- La zone gonflée peut être chaude, et sensible à la pression directe.

LOCALISATION DE LA DOULEUR

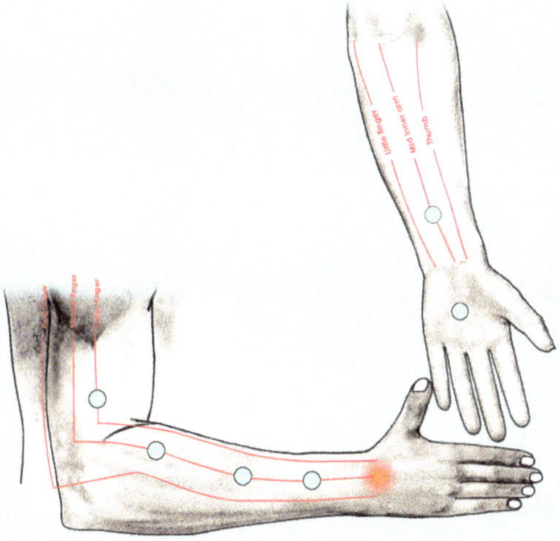

LOCALISATION DE LA DOULEUR

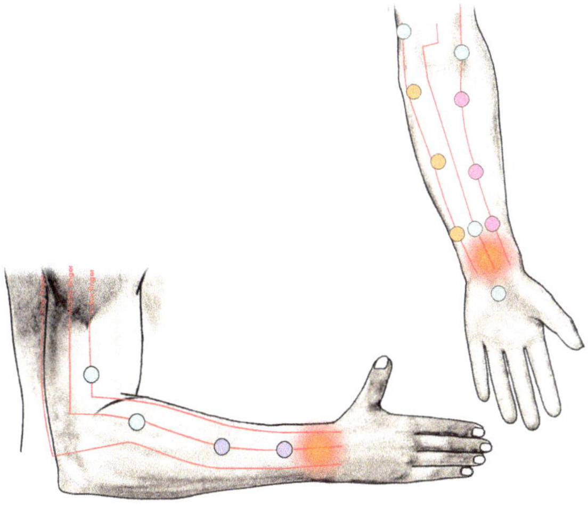

Protocole - 23 POIGNET

Douleur au poignet sur la ligne de l'auriculaire

● affection rare

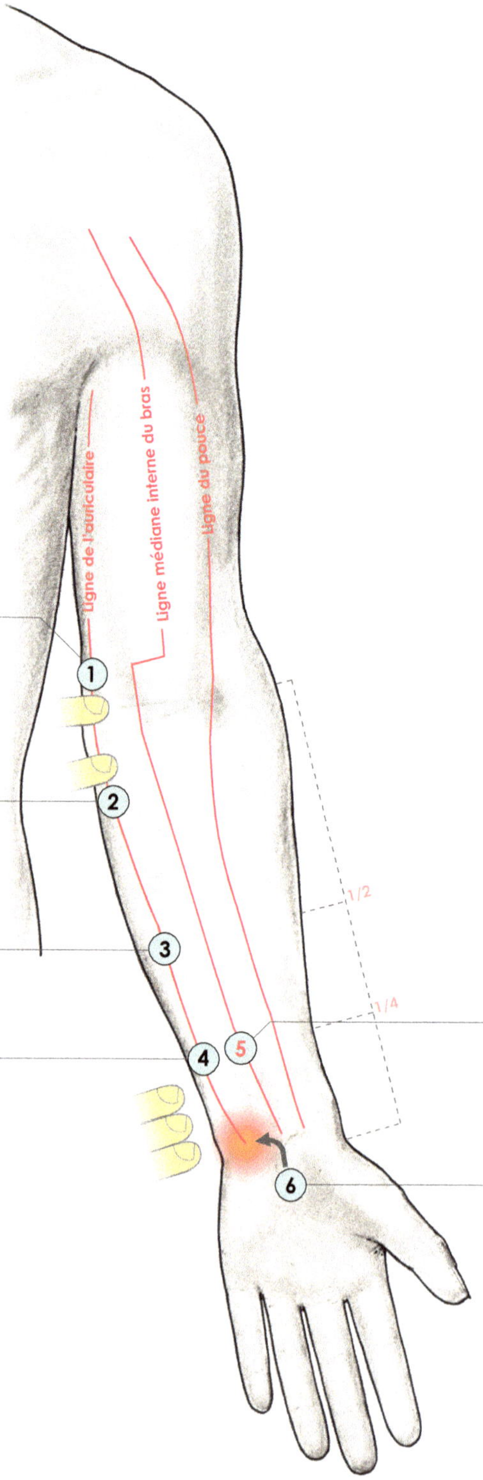

Auriculaire-4
1 doigt au-dessus de l'épicondyle médial du coude • sur le chef médial du triceps • presser en direction de l'os • irradie dans le poignet et le petit doigt

Auriculaire-3
1 doigt en-dessous de l'épicondyle médial du coude • sur le tendon du fléchisseur ulnaire du carpe • irradie dans le petit doigt

Auriculaire-2
à mi-chemin entre le coude et le poignet • dans la petite dépression entre les deux muscles - long palmaire et fléchisseur ulnaire du carpe

Auriculaire-1
au quart du chemin (3 doigts) entre le coude et le poignet • dans la petite dépression entre les deux tendons - long palmaire et fléchisseur ulnaire du carpe

Médiane interne du bras-1
(PO-5)
au 1/4 du chemin entre le poignet et le coude • dans la dépression entre les deux tendons -le long palmaire et le fléchisseur radial du carpe

Poignet paume
1 doigt sous le pli du poignet • sur le bord palmaire du rétinaculum des fléchisseurs • presser, puis pousser en direction de la zone douloureuse

Description du problème :

- *Raideur localisée sur le creux interne du poignet, côté ulnaire, sur la ligne de l'auriculaire*
- *La douleur augmente lorsqu'on sollicite ou bouge la main et le bras*
- *La ligne de l'auriculaire et la ligne médiane interne du bras sont souvent raides et nécessitent un travail*
- *La pression des points sur ces lignes irradie souvent jusqu'au cœur de la douleur*

Les étapes du traitement

1. Massage du bras

Installez votre patient assis en tailleur, jambes croisées ou allongées. Si la position assise par terre lui est inconfortable, utilisez un coussin, un tabouret, ou une chaise. Massez le bras avec la méthode qui vous convient le mieux. En utilisant le poids de votre corps, commencez à l'aisselle, descendez jusqu'au poignet, puis remontez - de 2 à 3 passages. Pour les praticiens en massage thaï : travail des lignes internes et externes du bras en pressions palmaires.

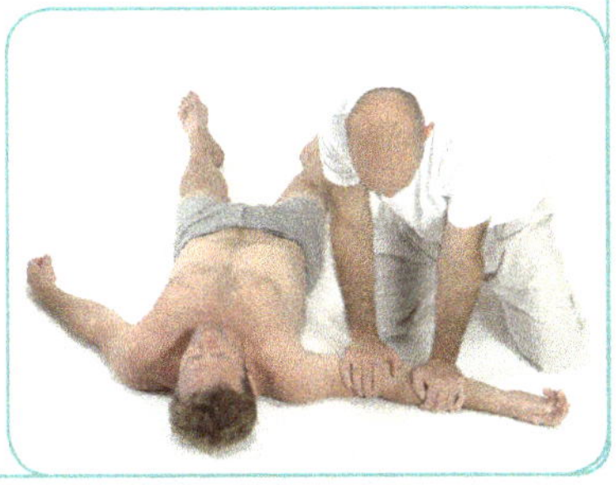

2. Travail des lignes thérapeutiques au pouce

Travaillez les lignes internes du bras Auriculaire et Majeur, en partant de l'aisselle, jusqu'au poignet, puis en remontant - 1, 2 ou 3 passages. Utilisez la technique que vous connaissez le mieux. Pour les praticiens en massage thaï : travail de ces lignes aux pouces.

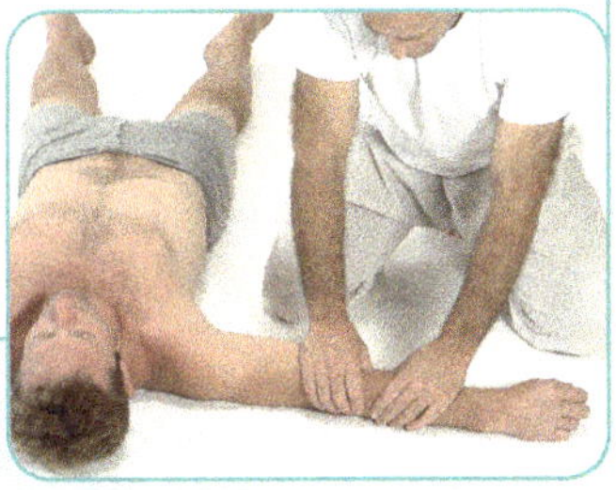

3. Travail des points d'acupression

Pressez au pouce les points ① à ⑥. Répétez le travail de pression des points tant que vous constatez une amélioration, jusqu'à 10 passages. Arrêtez dès que les points deviennent sensibles. Adaptez le niveau de pression à votre patient.

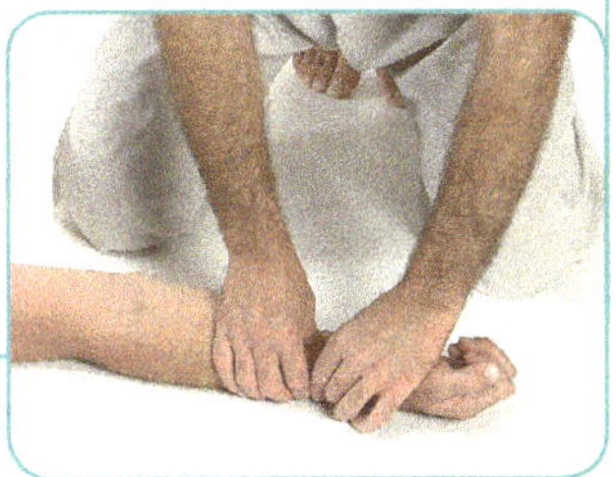

Techniques complémentaires, en option

4. Ouverture et fermeture du poing

Pendant que vous travaillez les points, demandez à votre patient d'ouvrir et fermer le poing, pour maximiser les effets du traitement.

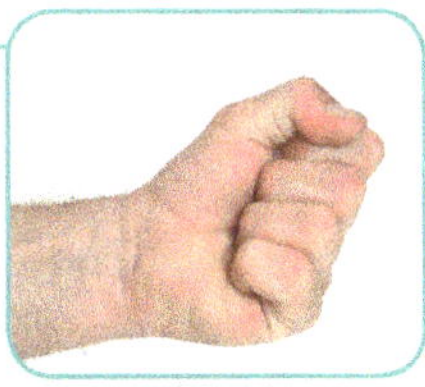

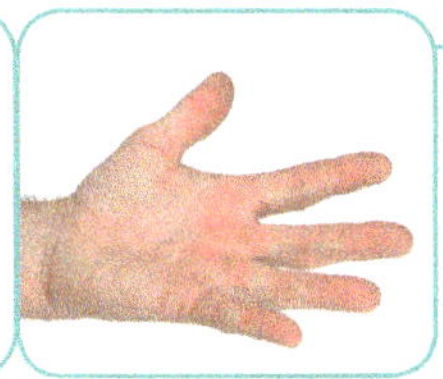

5. Massage du cou et de l'épaule

Effectuez un massage complet de la nuque, des épaules, et du haut du dos.

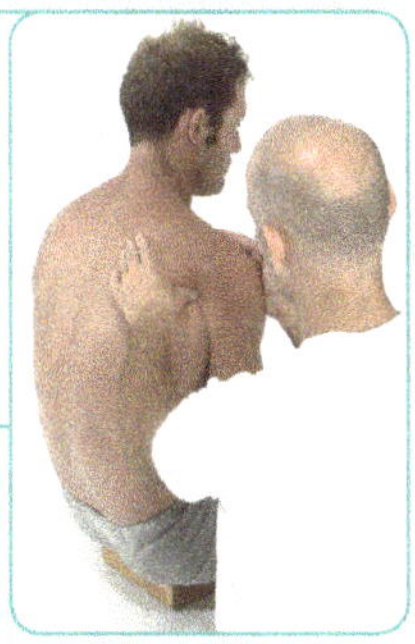

6. Étirements du bras et du poignet

Pour toute affection aiguë du poignet, vous pouvez masser et travailler les lignes, mais les étirements sont à éviter. Pour les cas non aigus, différents étirements sont possibles, de tout le bras, ou du poignet : rotations, tractions.

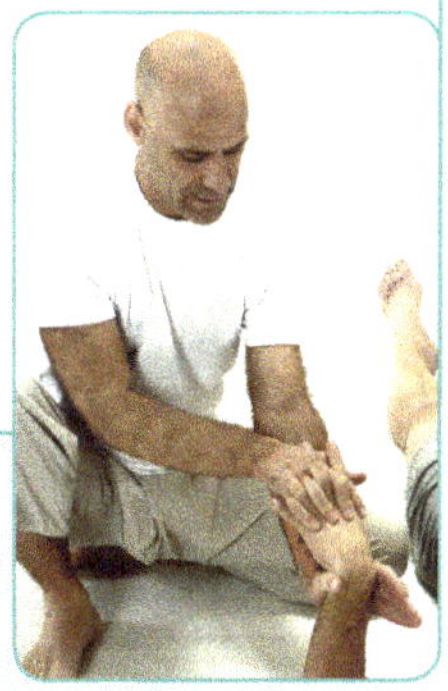

Précautions :

- *Consultez un spécialiste avant de traiter un problème de poignet grave ou sujet à caution.*
- *Pas de pression directe sur le siège de la douleur.*
- *En cas d'affection aiguë du poignet, évitez tout étirement.*
- *Traitez tous les jours jusqu'à rémission. Pour les cas non aigus, traitez deux fois par semaine.*
- *Avant de répéter le traitement, attendez que votre patient n'ait plus de douleur (le cas échéant) liée au traitement précédent.*
- *Demandez à votre patient d'éviter toute activité ou posture susceptible de le blesser.*

Protocole - 24 POIGNET
Douleur au poignet sur la ligne du pouce

● affection rare

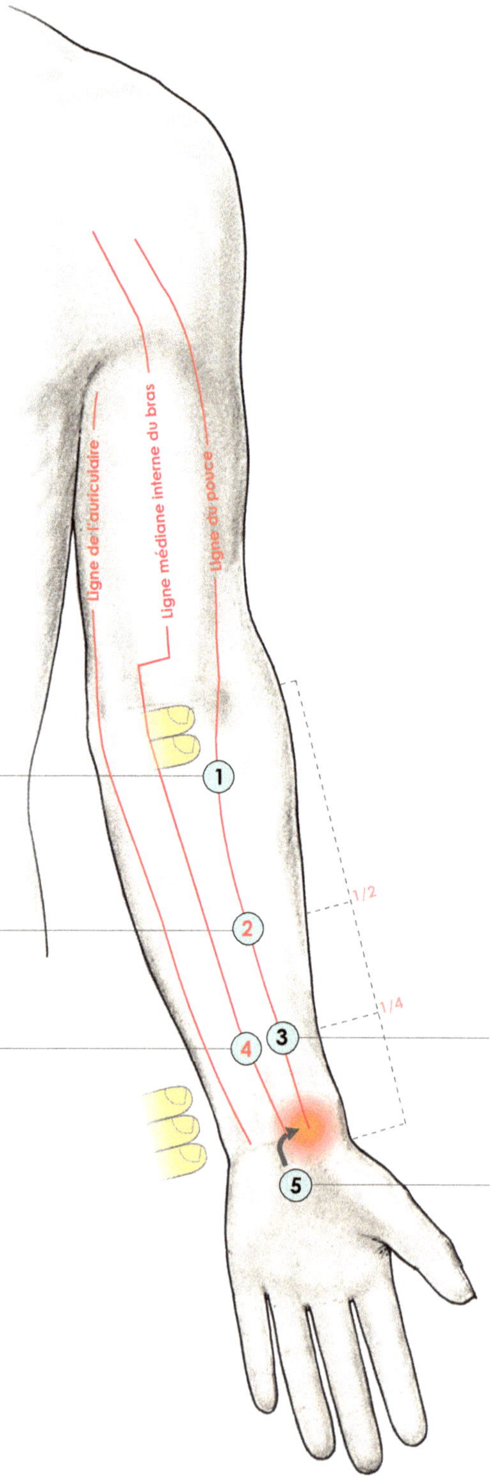

Pouce-3
2 doigts en-dessous du grand pli du coude • dans la dépression entre le muscle brachio-radial et le fléchisseur radial du carpe • presser contre l'os • irradie dans le pouce

Pouce-2 (région de PO-6)
à mi-chemin entre le poignet et le coude • dans la dépression juste en dedans du radius, entre le muscle brachio-radial et le fléchisseur radial du carpe

Médiane interne du bras-1 (PO-5)
au 1/4 du chemin entre le poignet et le coude • dans la dépression entre les deux tendons -le long palmaire et le fléchisseur radial du carpe

Pouce-1
au 1/4 du chemin (3 doigts) entre le poignet et le coude • dans la dépression entre le radius et le tendon du fléchisseur radial du carpe

Poignet paume
1 doigt sous le pli du poignet • sur le bord palmaire du rétinaculum des fléchisseurs • presser, puis pousser en direction de la zone douloureuse

Description du problème :

- *Douleur localisée sur le bord radial du creux interne du poignet, sur la ligne du pouce*
- *La douleur augmente avec l'utilisation ou le mouvement de la main et du bras*
- *La ligne du pouce et la ligne du majeur sont souvent raides et nécessitent un travail*
- *La pression des points sur ces lignes irradie souvent jusqu'au cœur de la douleur*

Les étapes du traitement

1. Massage du bras

Installez votre patient assis en tailleur, jambes croisées ou allongées. Si la position assise par terre lui est inconfortable, utilisez un coussin, un tabouret, ou une chaise. Massez le bras avec la méthode qui vous convient le mieux. En utilisant le poids de votre corps, commencez à l'aisselle, descendez jusqu'au poignet, puis remontez - de 2 à 3 passages. Pour les praticiens en massage thaï : travail des lignes internes et externes du bras en pressions palmaires.

2. Travail des lignes thérapeutiques au pouce

Travaillez les lignes internes du bras Pouce et Majeur, en partant de l'aisselle, jusqu'au poignet, puis en remontant - 1, 2 ou 3 passages. Utilisez la technique que vous connaissez le mieux. Pour les praticiens en massage thaï : travail de ces lignes aux pouces.

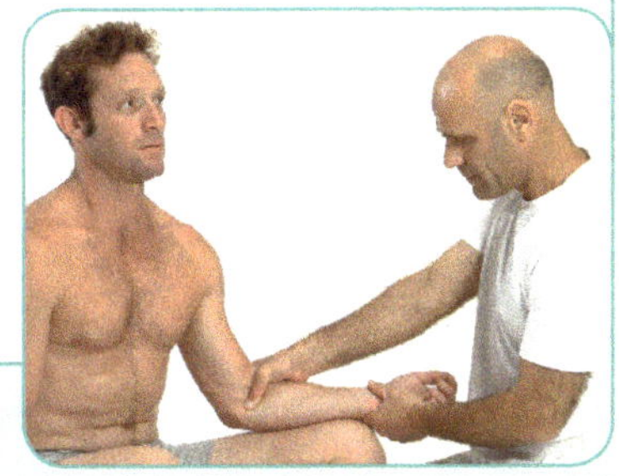

3. Travail des points d'acupression

Pressez au pouce les points (1) à (5). Répétez le travail de pression des points tant que vous constatez une amélioration, jusqu'à 10 passages. Arrêtez dès que les points deviennent sensibles. Adaptez le niveau de pression à votre patient.

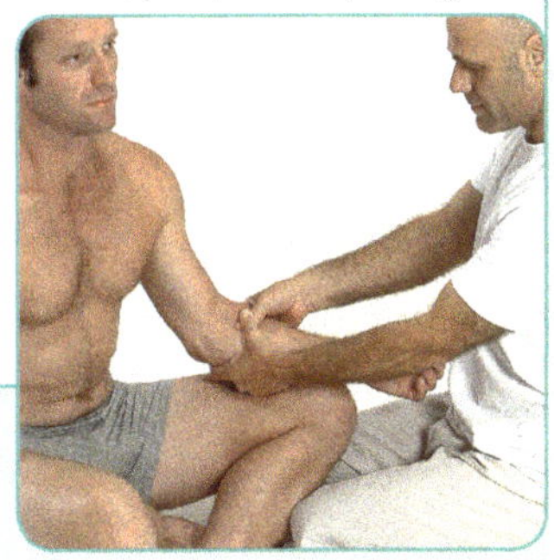

Techniques complémentaires, en option

4. Ouverture et fermeture du poing

Pendant que vous travaillez les points, demandez à votre patient d'ouvrir et fermer le poing, pour maximiser les effets du traitement.

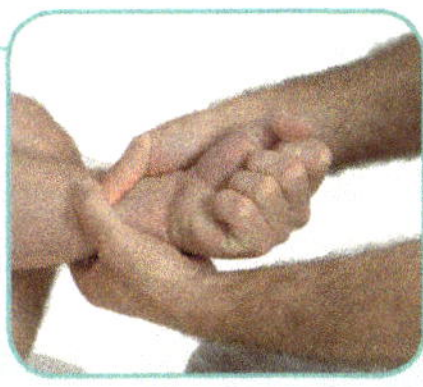

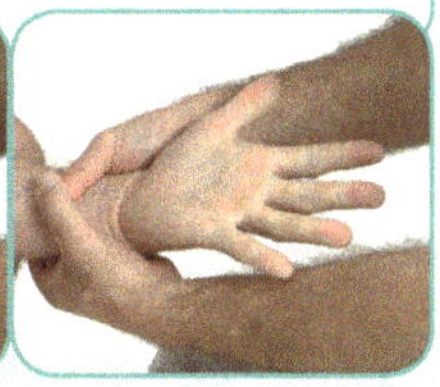

5. Massage du cou et de l'épaule

Effectuez un massage complet de la nuque, des épaules, et du haut du dos.

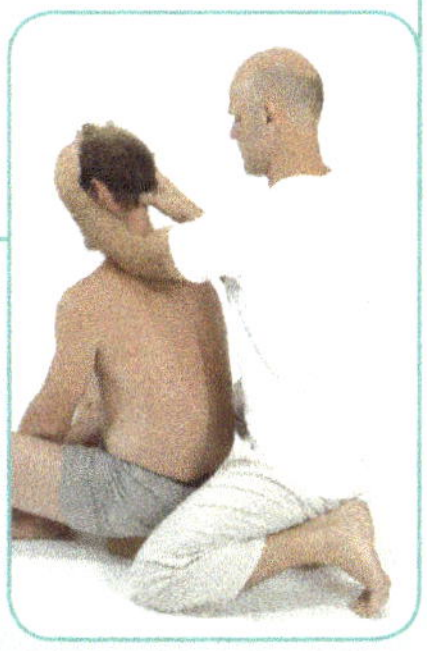

6. Étirements du bras et du poignet

Pour toute affection aiguë du poignet, vous pouvez masser et travailler les lignes, mais les étirements sont à éviter. Pour les cas non aigus, différents étirements sont possibles, de tout le bras, ou du poignet : rotations, tractions.

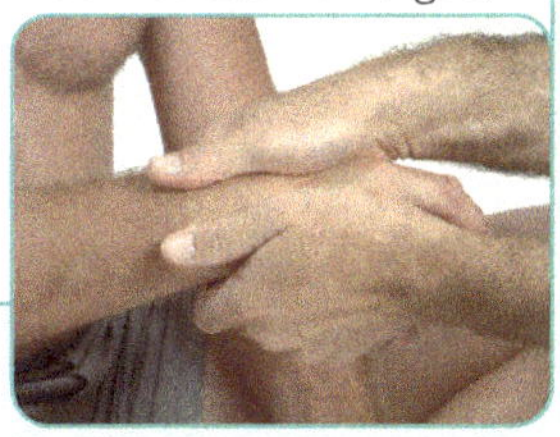

Précautions :

- *Consultez un spécialiste avant de traiter un problème de poignet grave ou sujet à caution.*
- *Pas de pression directe sur le siège de la douleur.*
- *En cas d'affection aiguë du poignet, évitez tout étirement.*
- *Traitez tous les jours jusqu'à rémission. Pour les cas non aigus, traitez deux fois par semaine.*
- *Avant de répéter le traitement, attendez que votre patient n'ait plus de douleur (le cas échéant) liée au traitement précédent.*
- *Demandez à votre patient d'éviter toute activité ou posture susceptible de le blesser.*

Protocole - 25 POIGNET

Douleur au poignet sur la ligne du majeur

●● affection courante

Majeur-2
à mi-chemin entre le poignet et le coude • sur le côté ulnaire du radius • sur l'extenseur des doigts

Majeur-1 (TR-6)
au 1/4 du chemin (3 doigts) entre le poignet et le coude • dans la dépression entre le radius et l'ulna

Index-4
(FO-12)
2 doigts au-dessus du pli du coude • sur la face antérolatérale de l'humérus • entre le biceps et le triceps • pousser vers le haut puis presser • irradie dans tous les doigts

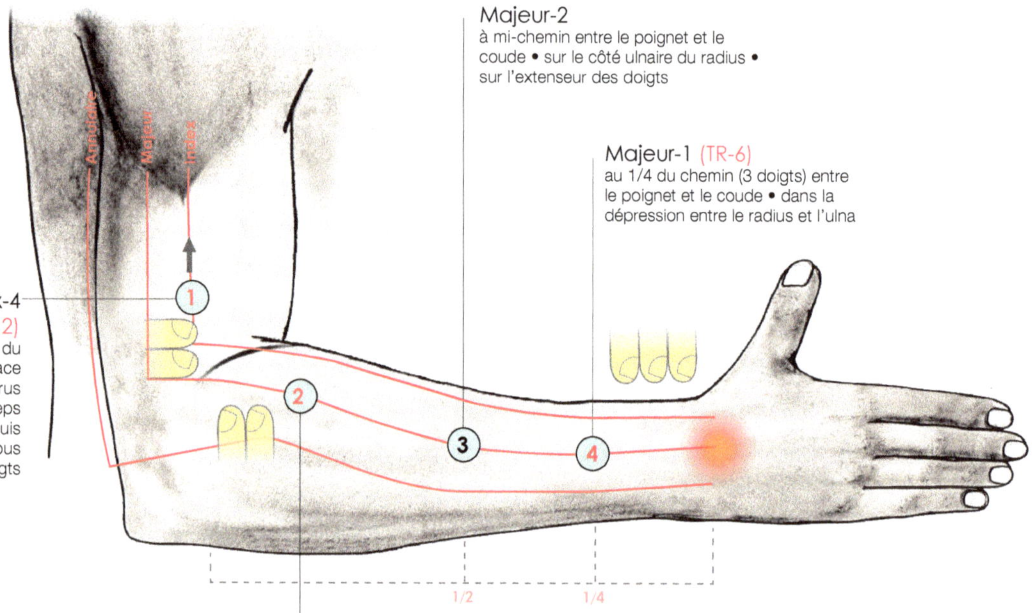

Majeur-3 (FO-10)
2 doigts sous l'extrémité latérale du pli du coude lorsqu'il est fléchi • dans le petit creux entre les deux muscles - extenseur des doigts et extenseur du carpe radial

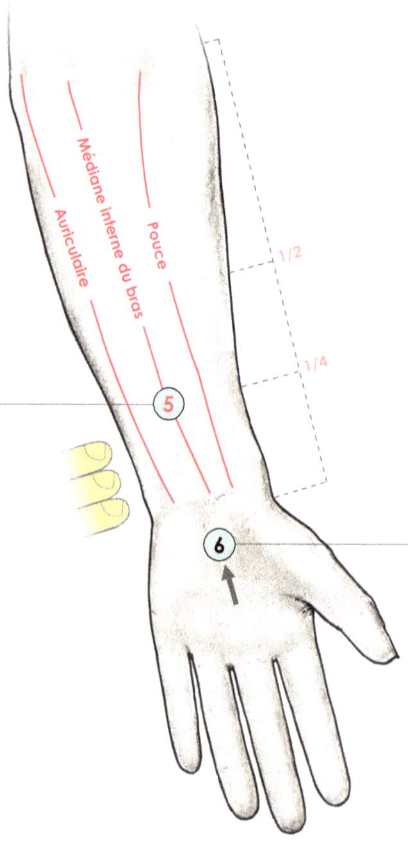

Médiane interne du bras-1
(PO-5)
au 1/4 du chemin entre le poignet et le coude • dans la dépression entre les deux tendons -le long palmaire et le fléchisseur radial du carpe

Poignet paume
1 doigt sous le pli du poignet • sur le bord palmaire du rétinaculum des fléchisseurs • presser, puis pousser en direction de la zone douloureuse

Description du problème :

- *Douleur située au milieu du pli dorsal du poignet, sur la ligne du majeur*
- *La douleur augmente avec l'utilisation ou le mouvement de la main et du bras*
- *La ligne du majeur et la ligne médiane interne du bras sont souvent raides et nécessitent un travail*
- *La pression des points sur ces lignes irradie souvent jusqu'au cœur de la douleur*

Les étapes du traitement

1. Massage du bras

Installez votre patient assis en tailleur, jambes croisées ou allongées. Si la position assise par terre lui est inconfortable, utilisez un coussin, un tabouret, ou une chaise. Massez le bras avec la méthode qui vous convient le mieux, à l'aide du poids de votre corps. Commencez à l'aisselle, descendez jusqu'au poignet, puis remontez - de 2 à 3 passages. Pour les praticiens en massage thaï : travail des lignes internes et externes du bras en pressions palmaires.

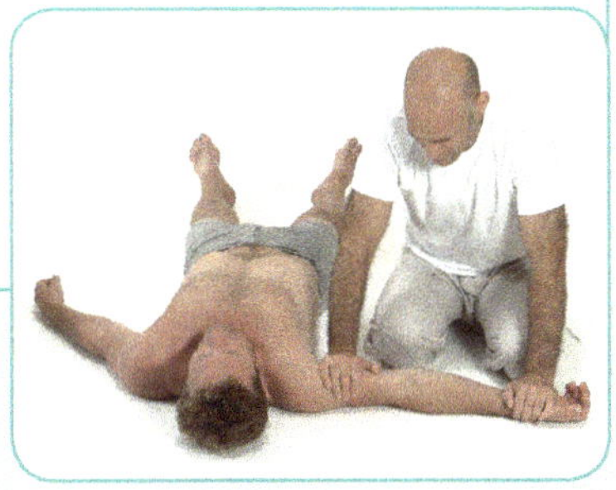

2. Travail des lignes thérapeutiques au pouce

Travaillez la ligne du Majeur, puis la ligne interne du bras, en partant de l'aisselle jusqu'au poignet, puis en remontant - 1, 2 ou 3 passages. Utilisez la technique que vous connaissez le mieux.
Pour les praticiens en massage thaï : travail de ces lignes aux pouces.

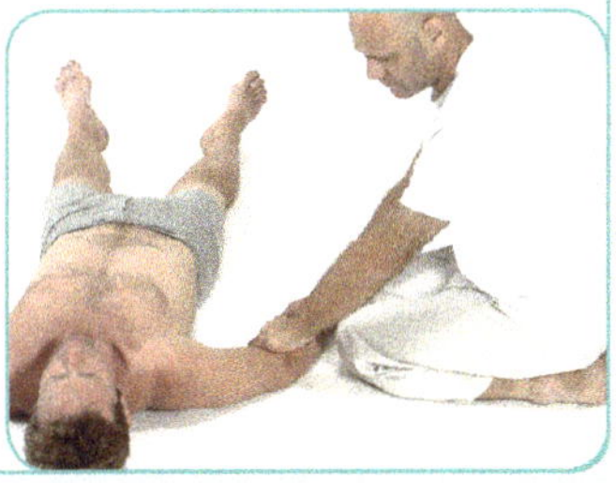

3. Travail des points d'acupression

Pressez au pouce les points ① à ⑥. Répétez le travail de pression des points tant que vous constatez une amélioration, jusqu'à 10 passages. Arrêtez dès que les points deviennent sensibles. Adaptez le niveau de pression à votre patient.

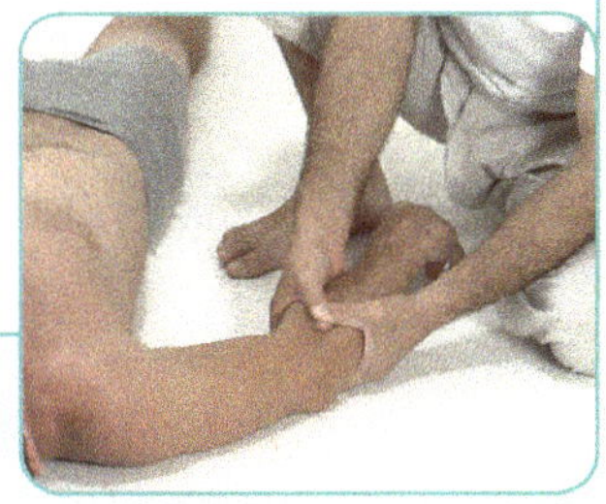

Techniques complémentaires, en option

4. Ouverture et fermeture du poing

Pendant que vous travaillez les points, demandez à votre patient d'ouvrir et fermer le poing, pour maximiser les effets du traitement.

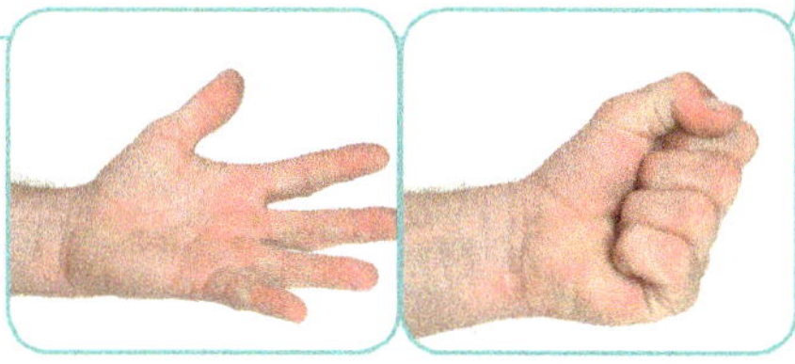

5. Massage du cou et de l'épaule

Effectuez un massage complet de la nuque, des épaules, et du haut du dos.

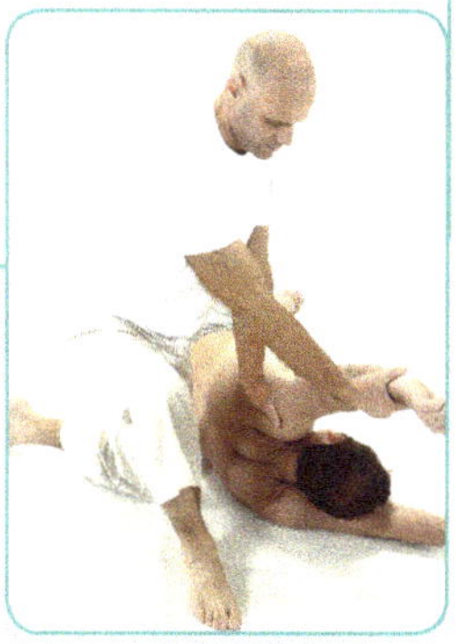

6. Étirements du bras et du poignet

Pour toute affection aiguë du poignet, vous pouvez masser et travailler les lignes, mais les étirements sont à éviter. Pour les cas non aigus, différents étirements sont possibles, de tout le bras, ou du poignet :
rotations, tractions.

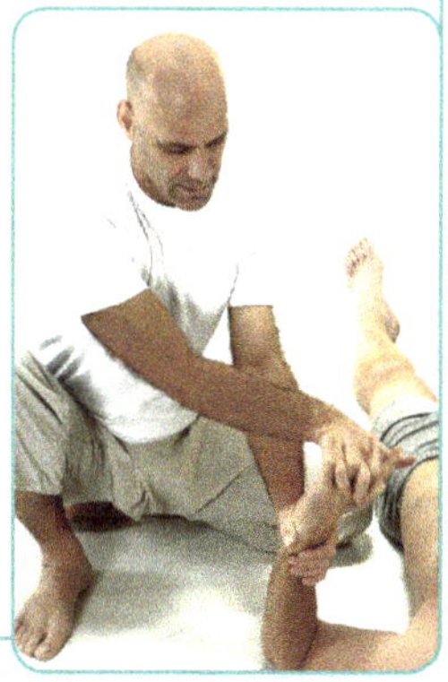

Précautions :

- *Consultez un spécialiste avant de traiter un problème de poignet grave ou sujet à caution.*
- *Pas de pression directe sur le siège de la douleur.*
- *En cas d'affection aiguë du poignet, évitez tout étirement.*
- *Traitez tous les jours jusqu'à rémission. Pour les cas non aigus, traitez deux fois par semaine.*
- *Avant de répéter le traitement, attendez que votre patient n'ait plus de douleur (le cas échéant) liée au traitement précédent.*
- *Demandez à votre patient d'éviter toute activité ou posture susceptible de le blesser.*

Protocole - 26 POIGNET
Poignet enflé

● affection rare

Auriculaire-4
1 doigt au-dessus de l'épicondyle médial du coude • sur le chef médial du triceps • presser en direction de l'os • irradie dans le poignet et le petit doigt

Auriculaire-3
1 doigt en-dessous de l'épicondyle médial du coude • sur le tendon du fléchisseur ulnaire du carpe • irradie dans le petit doigt

Auriculaire-2
à mi-chemin entre le coude et le poignet • dans la petite dépression entre les deux muscles - long palmaire et fléchisseur ulnaire du carpe

Auriculaire-1
au quart du chemin (3 doigts) entre le coude et le poignet • dans la petite dépression entre les deux tendons - long palmaire et fléchisseur ulnaire du carpe

Médiane interne du bras-1 (PO-5)
au 1/4 du chemin entre le poignet et le coude • dans la dépression entre les deux tendons -le long palmaire et le fléchisseur radial du carpe

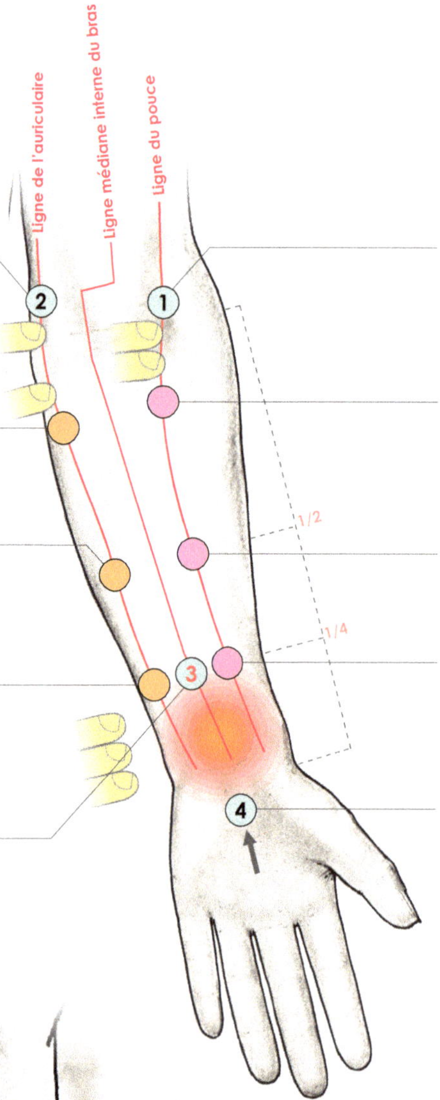

Pouce-5
un point situé au-dessus du grand pli du coude • en-dessous et en dehors du bord inférieur du biceps, lorsque le coude est à moitié plié (à 90°) • presser le muscle brachio-radial contre l'os

Pouce-3
2 doigts en-dessous du grand pli du coude • dans la dépression entre le muscle brachio-radial et le fléchisseur radial du carpe • presser contre l'os • irradie dans le pouce

Pouce-2 (région de PO-6)
1 cun en-dessous de PO-6 • à mi-chemin entre le poignet et le coude • dans la dépression juste en dedans du radius, entre le muscle brachio-radial et le fléchisseur radial du carpe

Pouce-1
au 1/4 du chemin (3 doigts) entre le poignet et le coude • dans la dépression entre le radius et le tendon du fléchisseur radial du carpe

Poignet paume
1 doigt sous le pli du poignet • sur le bord palmaire du rétinaculum des fléchisseurs • presser, puis pousser en direction de la zone douloureuse

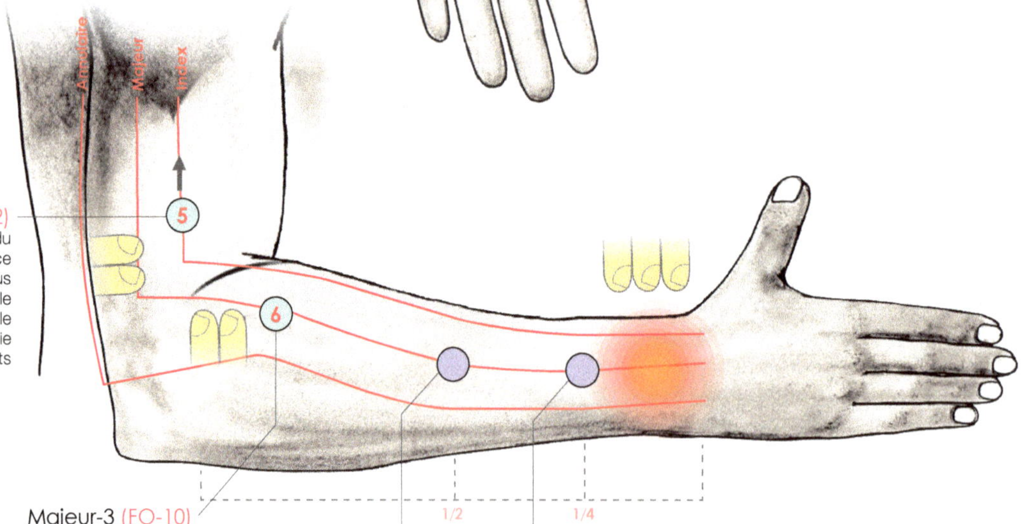

Index-4 (FO-12)
2 doigts au-dessus du pli du coude • sur la face antérolatérale de l'humérus • entre le biceps et le triceps • pousser vers le haut puis presser • irradie dans tous les doigts

Majeur-3 (FO-10)
2 doigts sous l'extrémité latérale du pli du coude lorsqu'il est fléchi • dans le petit creux entre les deux muscles - extenseur des doigts et extenseur du carpe radial

Majeur-2
à mi-chemin entre le poignet et le coude • sur le côté ulnaire du radius • sur l'extenseur des doigts

Majeur-1 (TR-6)
au 1/4 du chemin (3 doigts) entre le poignet et le coude • dans la dépression entre le radius et l'ulna

● ● ● Points additionnels, voir étape 4

Description du problème :

- *Poignet enflé, douloureux ou non*
- *Si le poignet est enflé mais n'est pas douloureux, ce peut être dû au fait de dormir sur un bras, ou à un problème lymphatique*
- *S'il y a douleur, elle peut se concentrer à un endroit : sur la face ulnaire du pli interne du poignet (ligne de l'auriculaire), sur la face radiale du creux interne du poignet (ligne du pouce), au milieu du pli dorsal du poignet (ligne du majeur), ou tout autour du poignet*

Les étapes du traitement

1. Massage du bras

Installez votre patient assis en tailleur, jambes croisées ou allongées. Si la position assise par terre lui est inconfortable, utilisez un coussin, un tabouret, ou une chaise. Massez le bras avec la méthode qui vous convient le mieux, en évitant de presser la partie enflée. En utilisant le poids de votre corps, commencez à l'aisselle, descendez jusqu'au poignet, puis remontez - de 2 à 3 passages. Pour les praticiens en massage thaï : travail des lignes internes et externes du bras en pressions palmaires.

2. Travail des lignes thérapeutiques (sen) au pouce

Travaillez la ligne du pouce, la ligne médiane interne du bras, la ligne de l'auriculaire et celle du majeur, en partant de l'aisselle jusqu'au poignet, puis en remontant - 1, 2 ou 3 passages. Utilisez la technique que vous connaissez le mieux, en évitant de presser la zone enflée. Pour les praticiens en massage thaï : travail de ces lignes aux pouces.

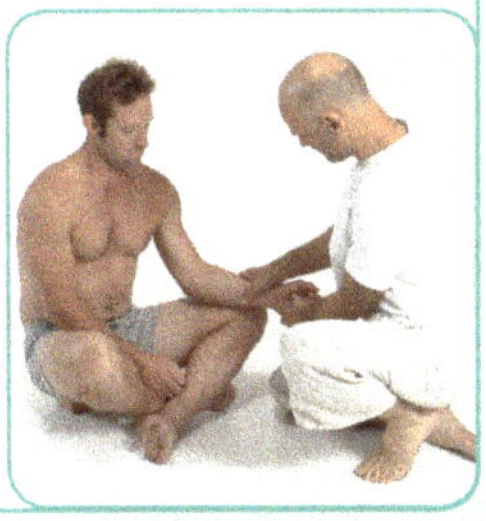

3. Travail des points d'acupression

Pressez au pouce les points (1) à (6). Répétez le travail de pression des points tant que vous constatez une amélioration, jusqu'à 10 passages. Arrêtez dès que les points deviennent sensibles. Adaptez le niveau de pression à votre patient.

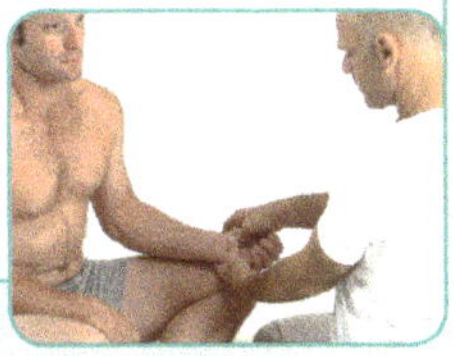

4. Points thérapeutiquesadditionnels, en cas de douleur

Pressez les points orange (○) si la douleur concerne la ligne Auriculaire. Si c'est la ligne du pouce qui est douloureuse, pressez les points roses (○) et pressez les points violets (○) pour la ligne du majeur. Si la douleur se manifeste tout autour du poignet, pressez tous les points orange, violets et roses.

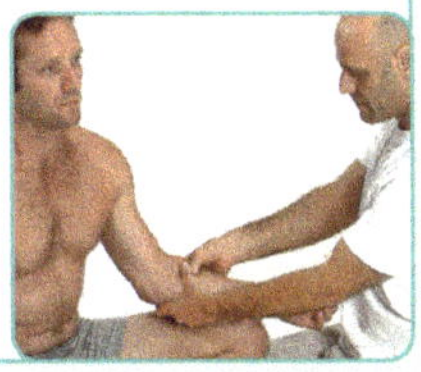

Techniques complémentaires, en option

5. Ouverture et fermeture du poing

Pendant que vous travaillez les points, demandez à votre patient d'ouvrir et fermer le poing, pour maximiser les effets du traitement.

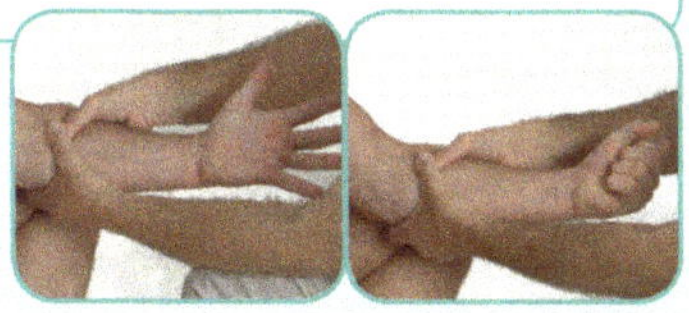

6. Massage du cou et de l'épaule

Effectuez un massage complet de la nuque, des épaules, et du haut du dos.

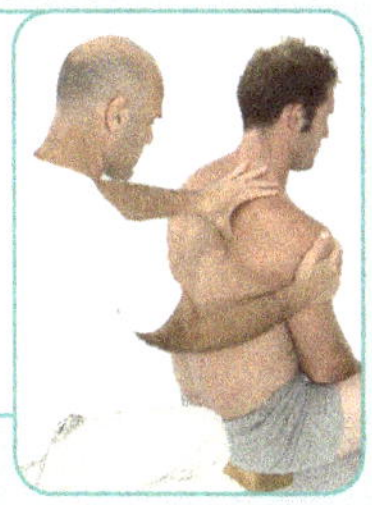

7. Étirements du bras et du poignet

Pour toute affection aiguë du poignet, vous pouvez masser et travailler les lignes, mais les étirements sont à éviter. Pour les cas non aigus, différents étirements sont possibles, de tout le bras, ou du poignet : rotations, tractions.

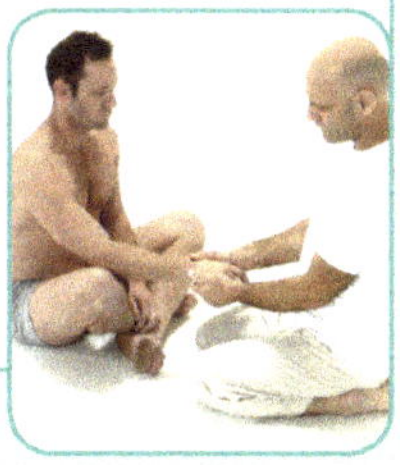

Précautions :

- *Consultez un spécialiste avant de traiter un problème de poignet grave ou sujet à caution.*
- *Pas de pression directe sur le siège de la douleur.*
- *Pas de pression sur la zone enflée. Mais les massages légers, en superficie, sont recommandés dans les cas non aigus.*
- *Évitez tout étirement dans les cas aigus.*
- *Demandez à votre patient d'éviter toute activité ou posture susceptible de le blesser.*
- *Cessez le travail de pression si les points deviennent sensibles.*
- *Traitez tous les jours jusqu'à rémission. Pour les cas non aigus, traitez deux fois par semaine.*
- *Avant de répéter le traitement, attendez que votre patient n'ait plus de douleur (le cas échéant) liée au traitement précédent.*

Les protocoles de traitement dans ce chapitre

Protocole - 27 **"Entorse du pouce"**
Protocole - 28 **"Entorse de l'index"**
Protocole - 29 **"Entorse du majeur"**
Protocole - 30 **"Entorse de l'annulaire"**
Protocole - 31 **"Entorse de l'auriculaire"**

Le traitement des pathologies des doigts

Les protocoles présentés dans ce chapitre sont utilisés pour soigner les entorses de doigts, qui sont des lésions traumatiques ligamentaires. Ils servent également pour les blessures de ligaments liée au surmenage de tension répétée, comme le pouce douloureux du thérapeute après une journée intense, ou après une session de traitement qui a demandé des pressions puissantes.
Choisissez votre protocole en fonction des symptômes établis selon le diagnostic thaï (voir le tableau diagnostic), indépendamment de la définition médicale moderne de la pathologie. À chaque fois que les symptômes de votre patient concordent avec ceux qui sont décrits dans l'un des protocoles thaïs, essayez ce protocole et observez la réaction de votre patient. Si vos pressions sont bien accueillies, le traitement pourra donner de bons résultats. Si vous constatez une amélioration, continuez.

Protocole thaï	Pathologie sous-jacente éventuelle
Entorse de l'auriculaire	Entorse du doigt Lésion par surmenage répété des ligaments
Entorse de l'annulaire	Entorse du doigt Lésion par surmenage répété des ligaments
Entorse du majeur	Entorse du doigt Lésion par surmenage répété des ligaments
Entorse de l'index	Entorse du doigt Lésion par surmenage répété des ligaments
Entorse du pouce	Entorse du doigt Lésion par surmenage répété des ligaments

Les pathologies des doigts

Entorse du doigt

Blessure traumatique entraînant douleur et inflammation, survenant par exemple lors d'une chute ou d'une activité sportive, surtout les jeux de ballon. L'articulation métacarpo-phalangienne est la plus souvent touchée. Pour le pouce, il s'agit souvent de la carpo-métacarpienne.

Lésion ligamentaire par surmenage répété des ligaments du doigt

Lésion non traumatique des ligaments, pouvant être due à une accumulation de tensions, liée à une pratique sportive ou à certaines activités professionnelles. Les ligaments épuisés par le surmenage peuvent entraîner douleurs et inflammation. L'articulation métacarpo-phalangienne est la plus souvent touchée. Pour le pouce, il s'agit parfois de la carpo-métacarpienne.

Maladie de De Quervain (Ténosynovite)

Lésion de surmenage, entraînant inflammation et épaississement des gaines synoviales des tendons, sur le poignet côté pouce, qui rendent le mouvement des tendons difficile. Symptômes possibles : gonflement, douleurs, sensibilisation du côté du poignet où se trouve le pouce, que l'on remarque en serrant le poing, en saisissant ou en agrippant des objets, ou en tournant le poignet. L'irritation des nerfs du haut de la gaine peut entraîner l'engourdissement du dos du pouce et de l'index. La douleur atteint parfois le coude.

Contre-indications et mises en garde

- **Pas d'étirements des doigts, pour les cas aigus**
  Pour les cas chroniques, des étirements doux peuvent être bénéfiques. Mais Ils sont dangereux pour les cas aigus.
- **Pas de pressions sur des lignes ou des points sensibles qui créent ou aggravent les symptômes**
- **Éviter toute pression qui fasse se rétracter ou reculer votre patient**

Attention, danger !

En présence des symptômes suivants, votre patient doit être examiné par un médecin.

- **Récent traumatisme grave.**
- **Douleur constante ou progressive.**
- **Difformité autour d'une articulation. Cela est peut-être un signe de fracture.**
- **Douleur persistante apparue soudainement, et sans cause apparente.**
- **Maladie grave.**
- **Tout signe inhabituel.**

Choix du traitement - méthode à suivre

Il est très simple de choisir parmi les cinq traitements.

1. Localisez le doigt blessé ou douloureux.

Demandez au patient de pointer là où il a mal, et de reproduire les mouvements douloureux.

2. Choisissez le traitement adapté

Une fois le doigt blessé ou douloureux identifié, vous êtes en mesure de choisir un protocole (voir tableau de diagnostic).

3. Commencez le traitement et vérifiez que vous avez choisi le bon protocole.

Pour vérifier si les points du protocole choisi sont pertinents et efficaces, pressez chaque point et observez les réactions de votre patient. Surtout ne l'embêtez pas avec trop de questions dès le début ! Laissez-le plonger dans un état de concentration, de plus en plus profonde. Il lui faudra souvent un peu de temps pour "rentrer" dans le traitement et être en mesure d'indiquer (sans forcément la verbaliser) l'efficacité des points. Les réactions commencent à être "fiables" à partir du deuxième passage. Posez des questions brèves, du type : "Là ?", "C'est agréable ?", "Douloureux ?" Si les lignes et les points sont pertinents et efficaces, continuez le traitement : vous avez choisi le bon protocole.

PROTOCOLE 27 (PAGE 130)

Entorse du pouce

- Douleur à l'articulation carpo-métacarpienne et/ ou métacarpo-phalangienne du pouce, et le long de la face externe du pouce, depuis le poignet jusqu'à la dernière articulation du pouce, et sur les muscles palmaires et dorsaux de la base du pouce. Parfois, la douleur atteint le coude.
- La douleur augmente avec l'utilisation ou le mouvement du pouce, surtout en abduction, extension et compression forcées, comme par exemple avec les pressions au pouce, en massant.
- Le plus souvent, l'entorse du pouce est provoquée par une blessure ou un surmenage répété.

LOCALISATION DE LA DOULEUR

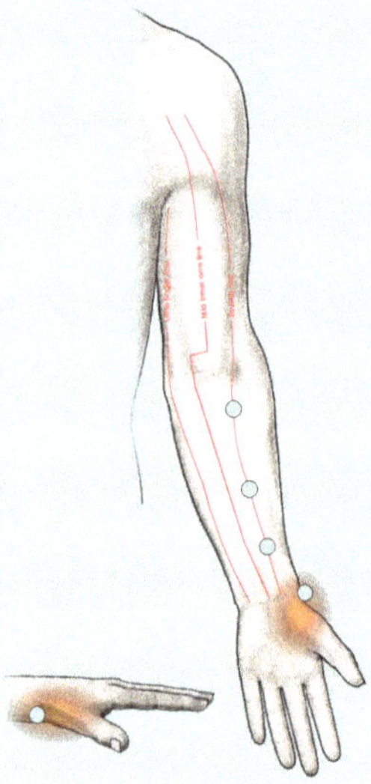

PROTOCOLE 28 (PAGE 132)

Entorse de l'index

- Douleur à l'articulation métacarpo-phalangienne de l'index.
- La douleur augmente avec l'utilisation ou le mouvement de l'index.
- L'entorse de l'index est souvent provoquée par une blessure.

LOCALISATION DE LA DOULEUR

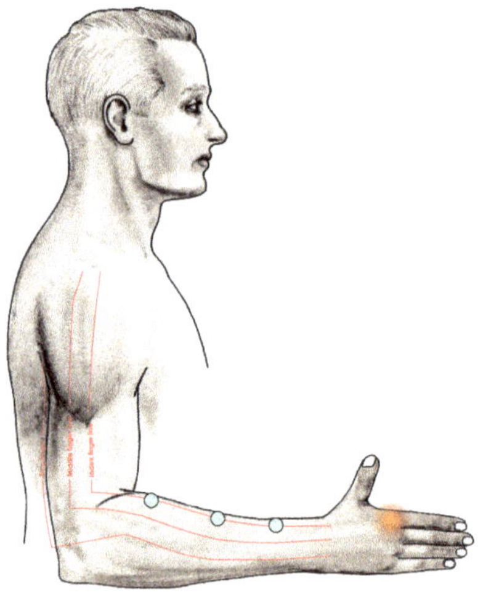

PROTOCOLE 29 (PAGE 134)

Entorse du majeur

- Douleur à l'articulation métacarpo-phalangienne du majeur.
- La douleur augmente avec l'utilisation ou le mouvement du majeur.
- Souvent provoquée par une blessure.

LOCALISATION DE LA DOULEUR

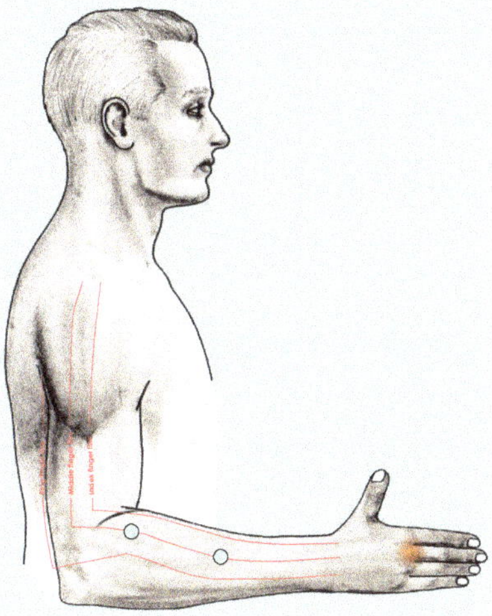

PROTOCOLE 30 (PAGE 136)

Entorse de l'annulaire

- Douleur à l'articulation métacarpo-phalangienne de l'annulaire.
- La douleur augmente avec l'utilisation ou le mouvement de l'annulaire.
- Souvent provoquée par une blessure.

LOCALISATION DE LA DOULEUR

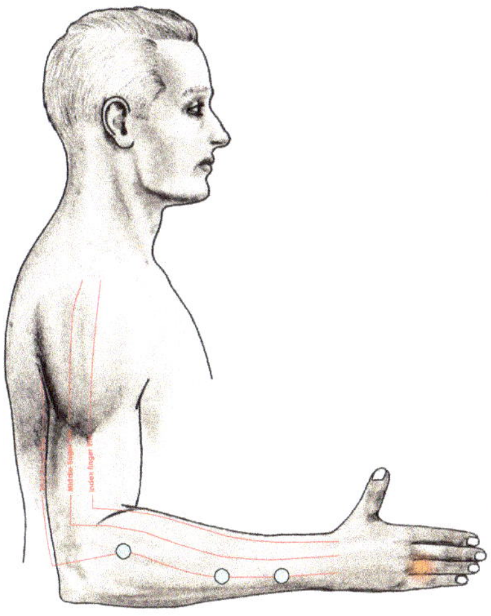

PROTOCOLE 31 (PAGE 138)

Entorse de l'auriculaire

- Douleur à l'articulation métacarpo-phalangienne de l'auriculaire.
- La douleur augmente avec l'utilisation ou le mouvement de l'auriculaire.
- Souvent provoquée par une blessure.

LOCALISATION DE LA DOULEUR

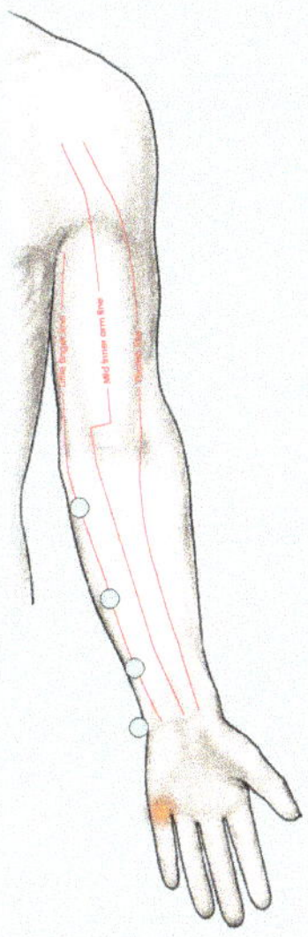

Entorse du pouce

●● affection courante

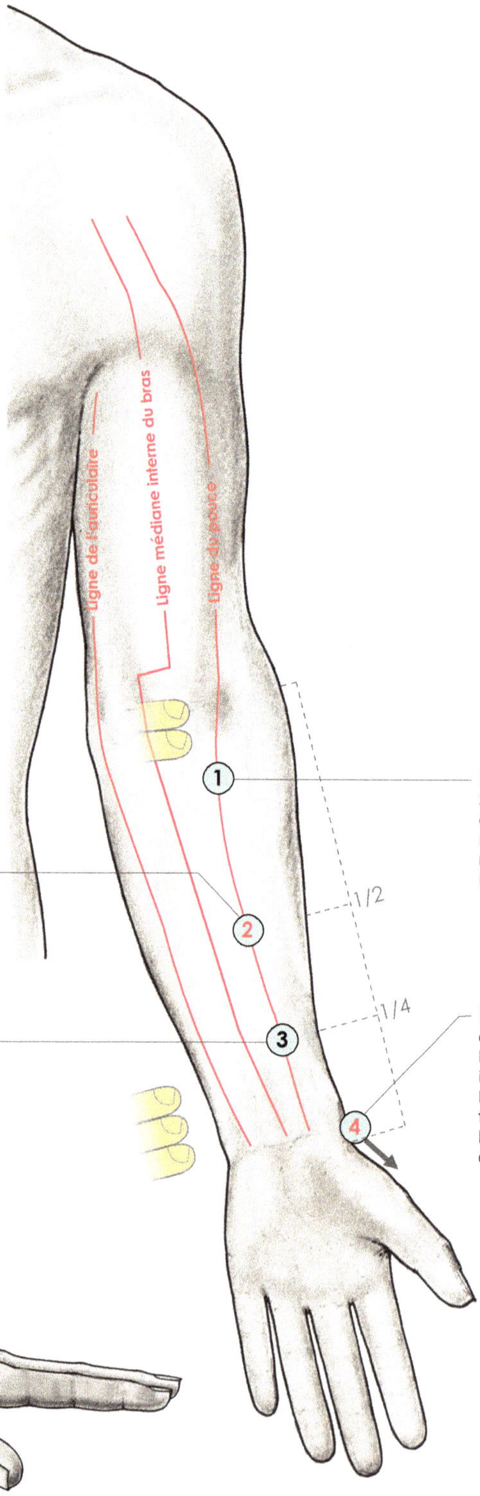

Pouce-3
2 doigts en-dessous du grand pli du coude • dans la dépression entre le muscle brachio-radial et le fléchisseur radial du carpe • presser contre l'os • irradie dans le pouce

Pouce-2 (région de PO-6)
à mi-chemin entre le poignet et le coude • dans la dépression juste en dedans du radius, entre le muscle brachio-radial et le fléchisseur radial du carpe

Pouce-1
au 1/4 du chemin (3 doigts) entre le poignet et le coude • dans la dépression entre le radius et le tendon du fléchisseur radial du carpe

Poignet-pouce (FO-5)
on sur le bord radial du poignet • dans le creux formé à base du pouce, quand il est en extension • entre les court et long extenseurs du pouce • dans la tabatière anatomique • presser dans la dépression, puis pousser dans la direction de la flèche, vers le pouce

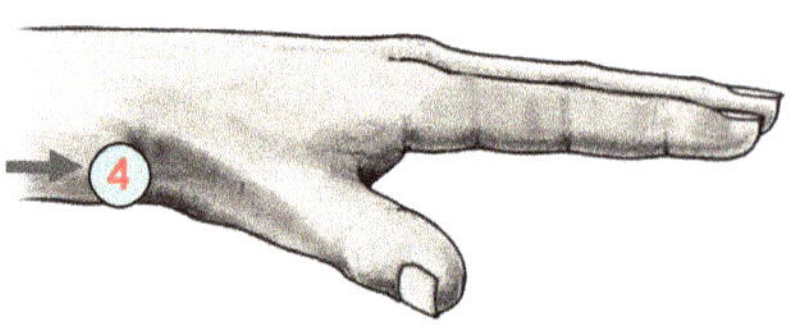

Description du problème :

- *Douleur à l'articulation carpo-métacarpienne et/ou métacarpo-phalangienne du pouce, et le long de la face externe du pouce, depuis le poignet jusqu'à la dernière articulation du pouce, et sur les muscles palmaires et dorsaux de la base du pouce. Parfois, la douleur atteint le coude.*
- *Douleur qui augmente en bougeant le pouce, surtout en abduction, extension et compression forcées, comme par exemple avec les pressions au pouce, en massant.*
- *Le plus souvent, l'entorse du pouce est provoquée par une blessure ou un surmenage répété.*

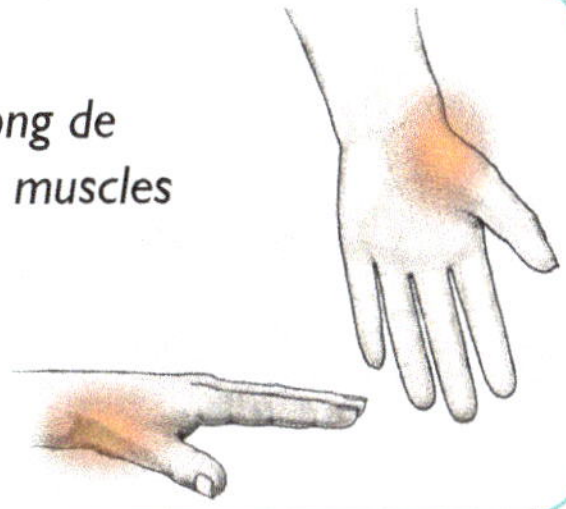

Les étapes du traitement

1. Massage du bras interne

Installez votre patient en position allongée, ou assis en tailleur, jambes croisées ou allongées. Si la position assise par terre lui est inconfortable, utilisez un coussin, un tabouret, ou une chaise. Massez l'intérieur du bras avec la méthode qui vous convient le mieux. En utilisant le poids de votre corps, commencez à l'aisselle, descendez jusqu'au poignet, puis remontez - de 2 à 3 passages. Pour les praticiens en massage thaï : travail des lignes internes du bras en pressions palmaires.

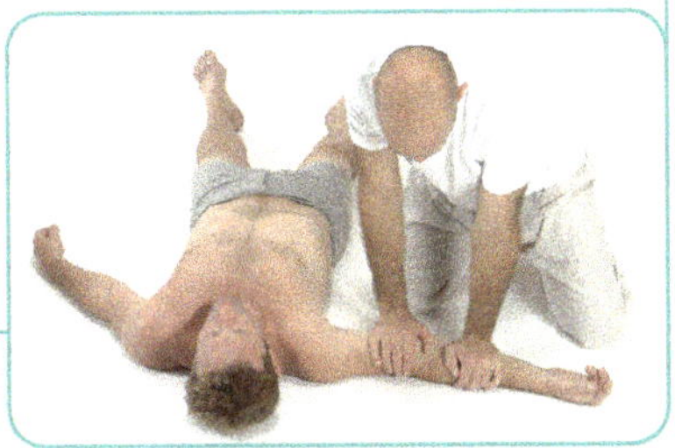

2. Travail de la ligne thérapeutique interne du bras

Travaillez la ligne du pouce, en partant du coude, jusqu'au poignet, puis en remontant - de 1 à 3 passages. Utilisez la technique que vous connaissez le mieux. Pour les praticiens en massage thaï : travail de cette ligne au pouce.

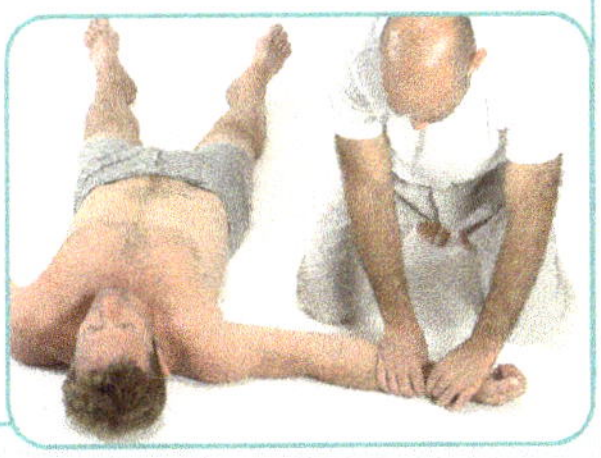

3. Travail des points d'acupression

Étape a: Pressez au pouce les points (1) à (3). Répétez le travail de pression des points tant que vous constatez une amélioration, jusqu'à 10 passages. Arrêtez dès que les points deviennent sensibles. Adaptez le niveau de pression à votre patient.

Étape b: Pressez le point (4) avec les deux pouces ou les index, l'un sur l'autre. Pressez puis tirez la première articulation du pouce (voir la flèche) comme pour la "détacher" du poignet. Vous pouvez également étirer le poignet, côté pouce (déviation ulnaire).

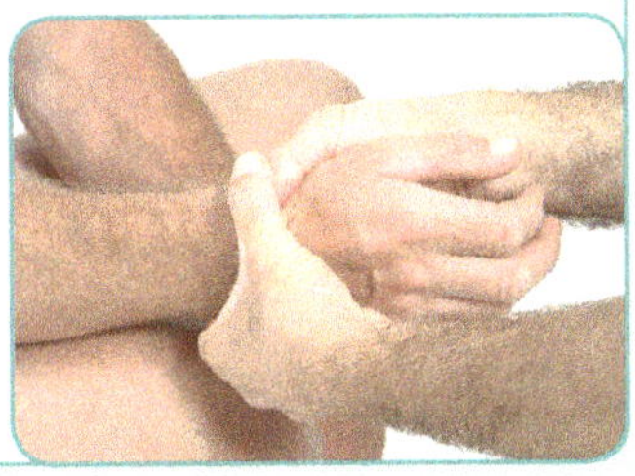

Techniques complémentaires, en option

4. Ouverture et fermeture du poing

Pendant que vous travaillez les points, demandez à votre patient d'ouvrir et fermer le poing, pour maximiser les effets du traitement.

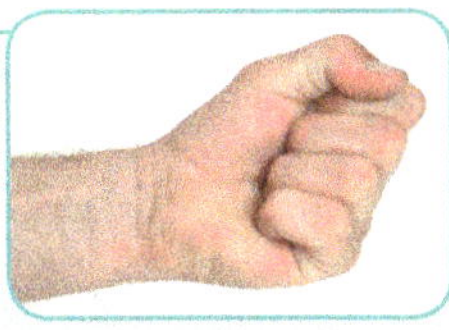

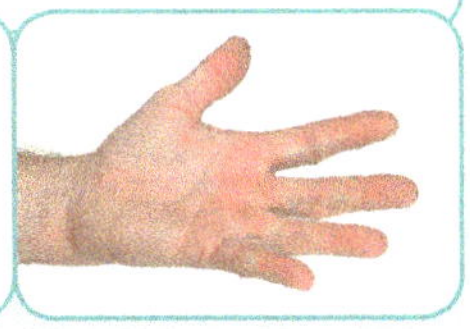

5. Massage du pouce

Massez le tendon le long de la face externe de l'annulaire, puis massez les muscles palmaires et dorsaux à la base du pouce, par petits mouvements circulaires. Tirez le pouce pour le faire craquer, mais uniquement si l'affection n'est ni grave ni aiguë.

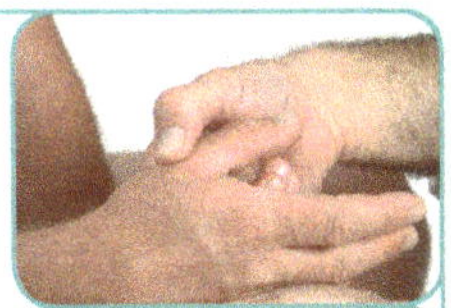

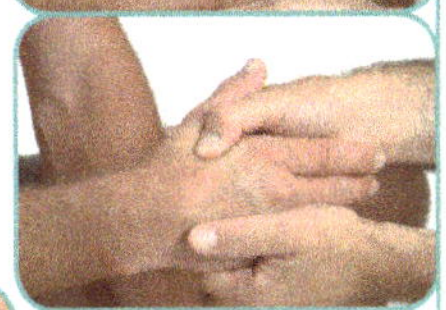

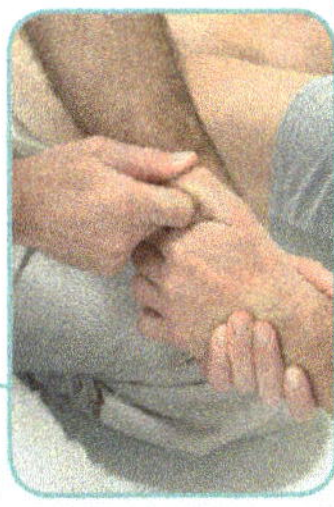

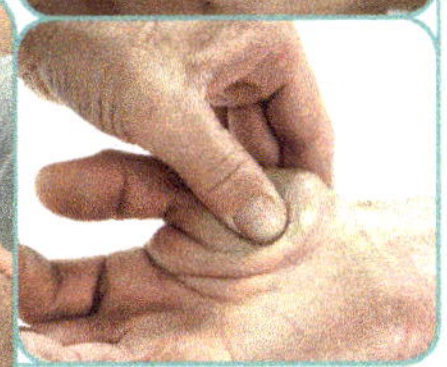

6. Auto massage

Les patients et thérapeutes qui utilisent beaucoup leurs pouces au cours de leur pratique peuvent se traiter quotidiennement à l'aide du coude, en pressant la ligne et les points du protocole (sauf le 4e point).

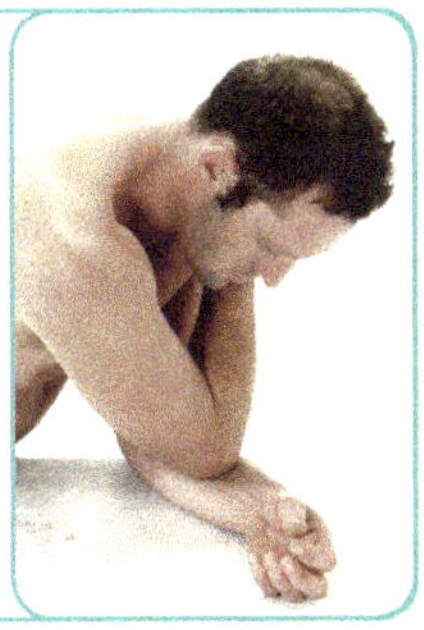

Précautions :

- *Consultez un spécialiste avant de traiter un problème de pouce grave ou sujet à caution.*
- *Traitez tous les jours jusqu'à rémission. Pour les cas non aigus, traitez deux fois par semaine.*
- *Avant de répéter le traitement, attendez que votre patient n'ait plus de douleur (le cas échéant) liée au traitement précédent.*
- *Demandez à votre patient d'éviter toute activité ou posture susceptible de le blesser.*

Protocole - 28 DOIGTS
Entorse de l'index

● affection rare

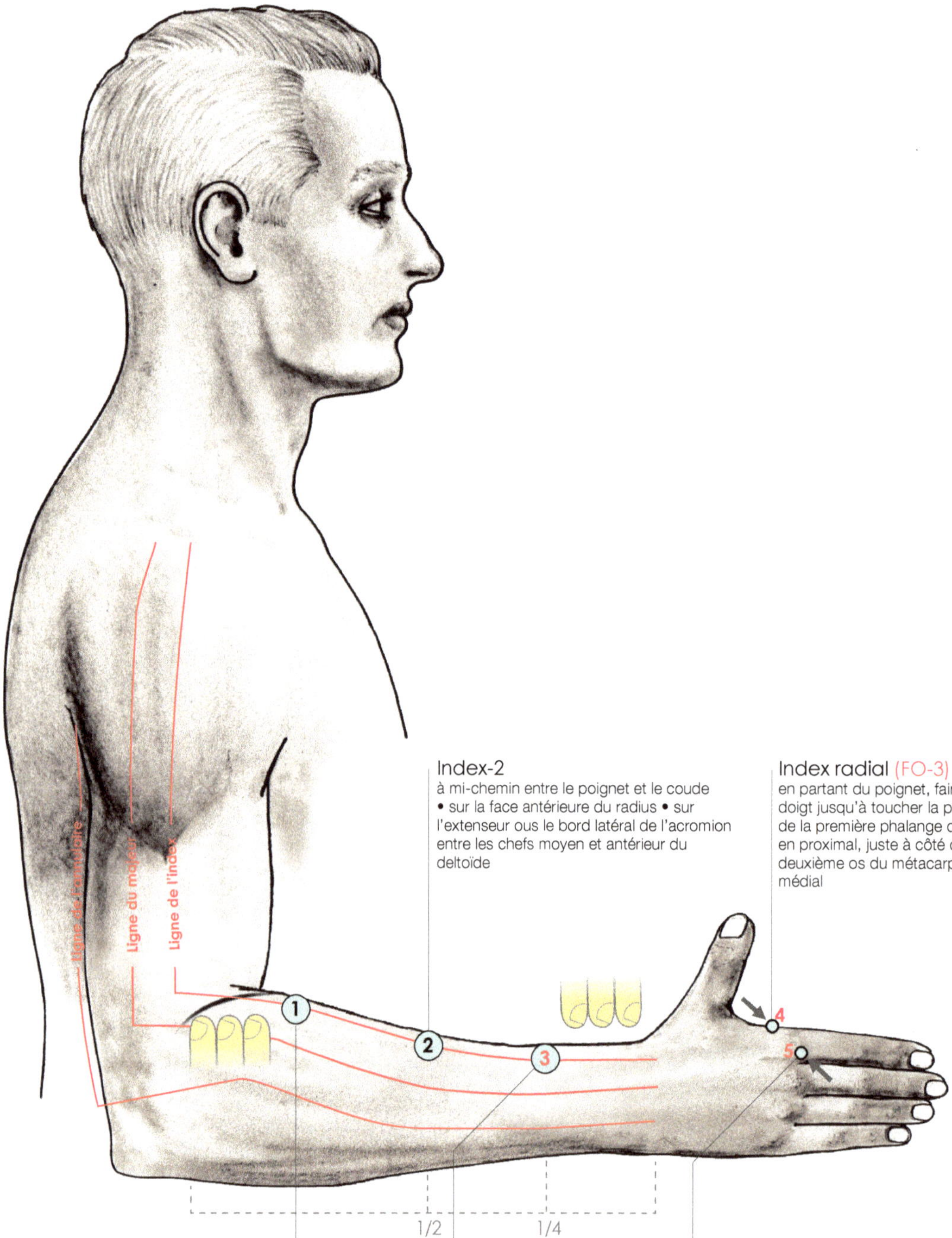

Index-2
à mi-chemin entre le poignet et le coude • sur la face antérieure du radius • sur l'extenseur ous le bord latéral de l'acromion entre les chefs moyen et antérieur du deltoïde

Index radial (FO-3)
en partant du poignet, faire glisser votre doigt jusqu'à toucher la partie saillante de la première phalange de l'index • en proximal, juste à côté de la tête du deuxième os du métacarpe, sur son bord médial

Index-3
3 doigts sous le pli du coude • sur le muscle brachio-radial • sur l'aspect antérieur du radius • presser contre l'os, en empêchant le muscle de glisser d'un côté ou de l'autre • irradie dans l'index

Index ulnaire (Baxie)
presser vers le trou de l'articulation • dans le creux, sur le bord ulnaire de la 1ere phalange de l'index • 1 doigt au-dessus du pli de la peau, à la jointure entre l'index et le majeur (lorsque la main est repliée en poing)

Index-1 (FO-6)
au quart du chemin (3 doigts) entre le poignet et le coude • sur la face antérieure du radius • sur le muscle diagonal long abducteur du pouce • presser contre l'os, en empêchant le muscle de glisser d'un côté ou de l'autre

Description du problème :
- *Douleur à l'articulation métacarpo-phalangienne de l'index.*
- *La douleur augmente avec l'utilisation ou le mouvement de l'index.*
- *L'entorse de l'index est souvent provoquée par une blessure.*

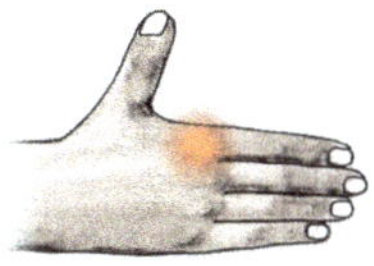

Les étapes du traitement

1. Massage du bras externe

Installez votre patient en position allongée, ou assis en tailleur, jambes croisées ou allongées. Si la position assise par terre lui est inconfortable, utilisez un coussin, un tabouret, ou une chaise. Massez l'extérieur du bras avec la méthode qui vous convient le mieux. En utilisant le poids de votre corps, commencez à l'épaule, descendez jusqu'au poignet, puis remontez - de 2 à 3 passages. Pour les praticiens en massage thaï : travail du bras externe en pressions palmaires.

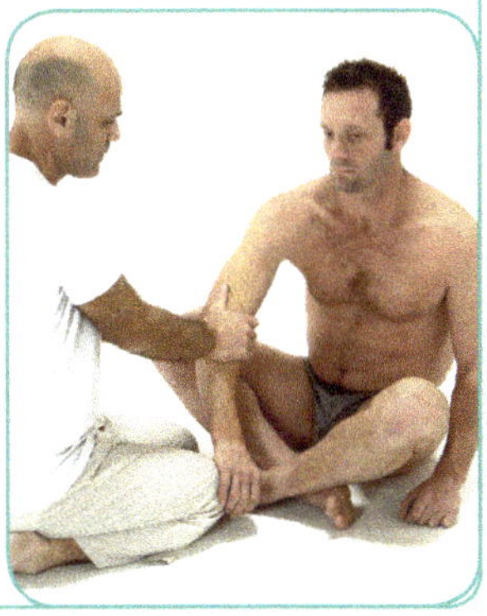

2. Travail de la ligne thérapeutique externe du bras

Travaillez la ligne de l'index, en partant du coude, jusqu'au poignet, puis en remontant - de 1 à 3 passages. Utilisez la technique que vous connaissez le mieux. Pour les praticiens en massage thaï : travail de cette ligne au pouce.

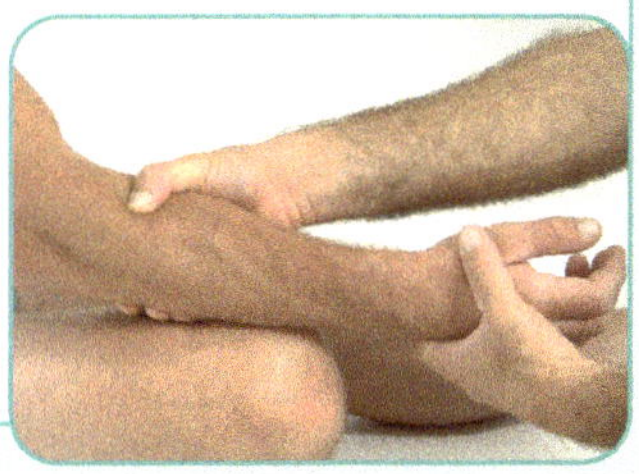

3. Travail des points d'acupression

Pressez au pouce les points (1) à (5). Répétez le travail de pression des points tant que vous constatez une amélioration, jusqu'à 10 passages. Arrêtez dès que les points deviennent sensibles. Adaptez le niveau de pression à votre patient.

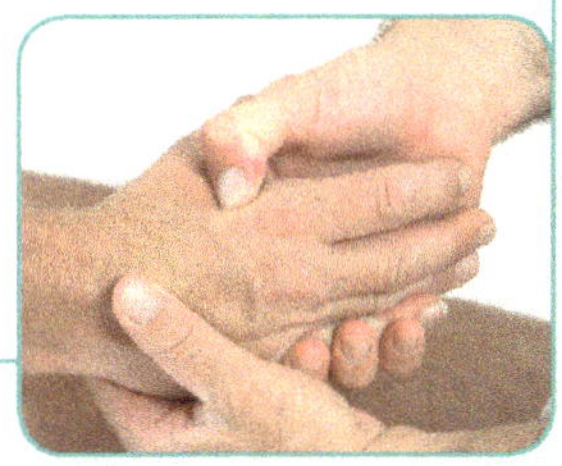

Techniques complémentaires, en option

4. Ouverture et fermeture du poing

Pendant que vous travaillez les points, demandez à votre patient d'ouvrir et fermer le poing, pour maximiser les effets du traitement.

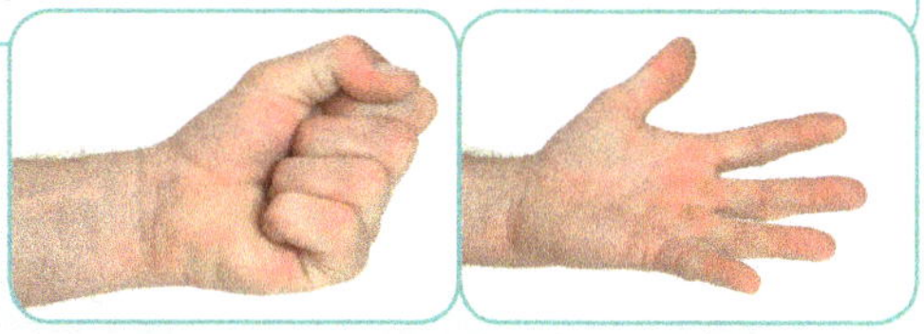

5. Massage de l'index

Massez le tendon le long de la face externe de l'index, puis massez les deux faces de l'articulation, par petits mouvements circulaires. Tirez le doigt pour le faire craquer, mais uniquement si l'affection n'est ni grave ni aiguë.

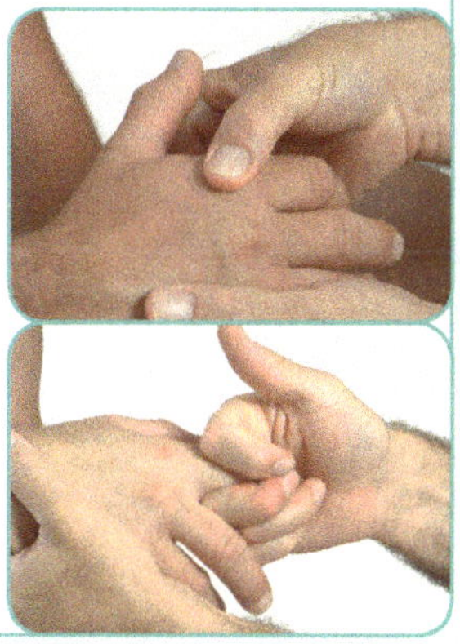

Précautions :
- *Consultez un spécialiste avant de traiter un problème de pouce grave ou sujet à caution.*
- *Traitez tous les jours jusqu'à rémission. Pour les cas non aigus, traitez deux fois par semaine.*
- *Avant de répéter le traitement, attendez que votre patient n'ait plus de douleur (le cas échéant) liée au traitement précédent.*
- *Demandez à votre patient d'éviter toute activité ou posture susceptible de le blesser.*

Sélection des points thérapeutiques

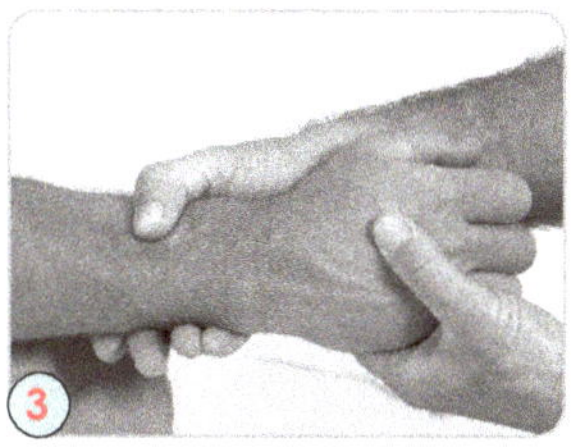

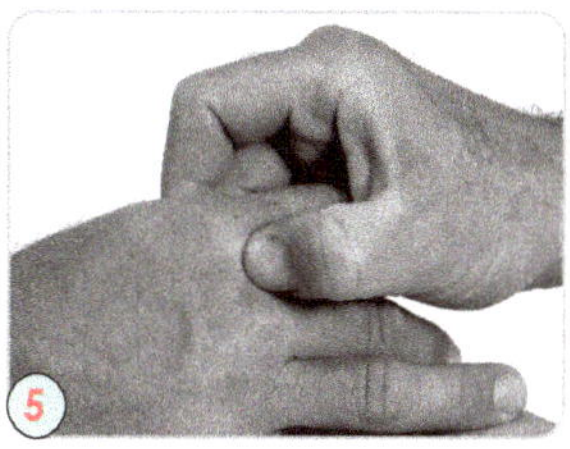

Protocole - 29 DOIGTS
Entorse du majeur

● affection rare

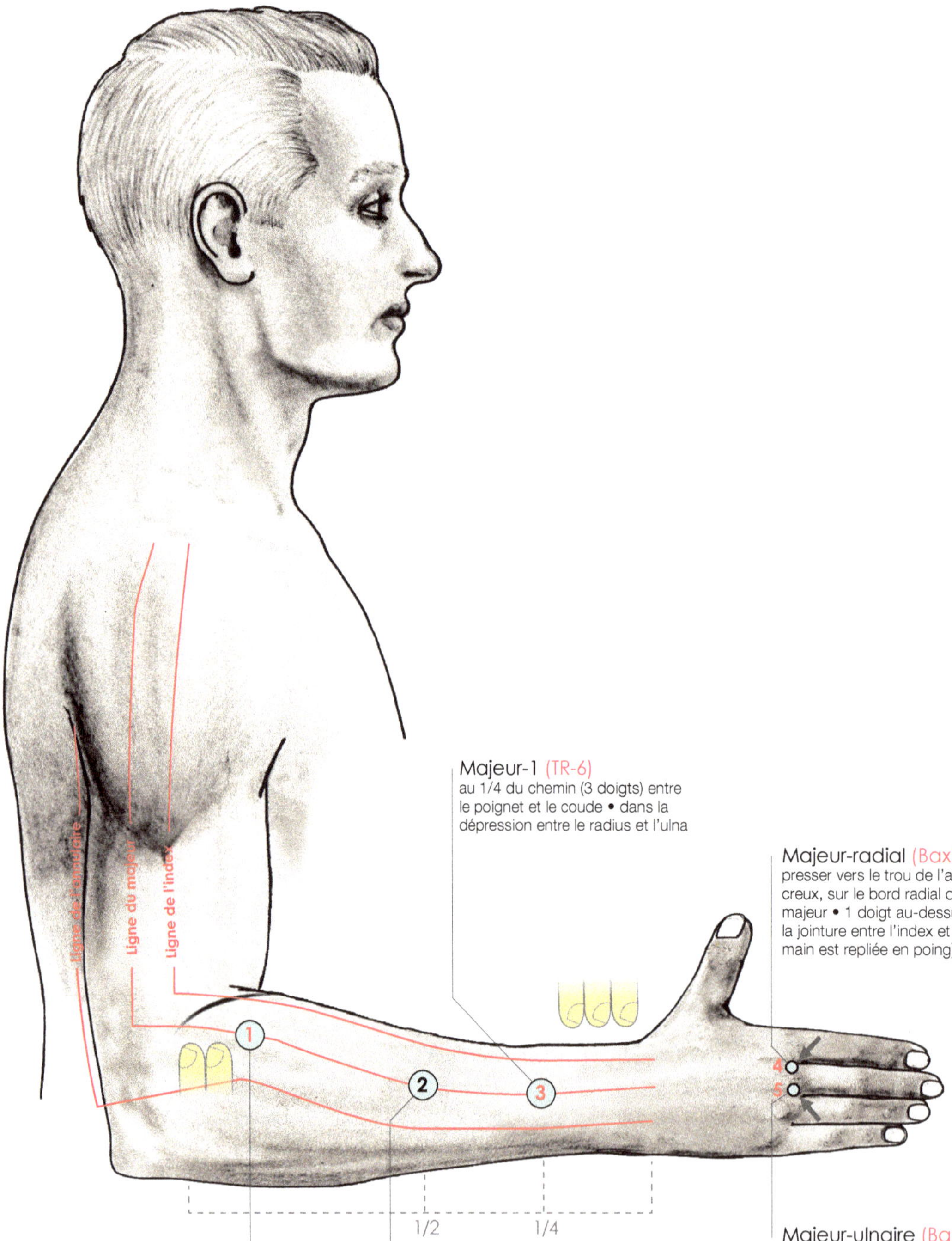

Majeur-1 (TR-6)
au 1/4 du chemin (3 doigts) entre le poignet et le coude • dans la dépression entre le radius et l'ulna

Majeur-radial (Baxie)
presser vers le trou de l'articulation • dans le creux, sur le bord radial de la 1ere phalange du majeur • 1 doigt au-dessus du pli de la peau, à la jointure entre l'index et le majeur (lorsque la main est repliée en poing)

Majeur-ulnaire (Baxie)
presser vers le trou de l'articulation • dans le creux, sur le bord ulnaire de la 1ere phalange du majeur • 1 doigt au-dessus du pli de la peau, à la jointure entre le majeur et l'annulaire (lorsque la main est repliée en poing)

Majeur-3 (FO-10)
2 doigts sous l'extrémité latérale du pli du coude lorsqu'il est fléchi • dans le petit creux entre les deux muscles - extenseur des doigts et extenseur du carpe radial

Majeur-2
à mi-chemin entre le poignet et le coude • sur le côté ulnaire du radius • sur l'extenseur des doigts

Description du problème :

- *Douleur à l'articulation métacarpo-phalangienne du majeur.*
- *La douleur augmente avec l'utilisation ou le mouvement du majeur.*
- *L'entorse du majeur est souvent provoquée par une blessure.*

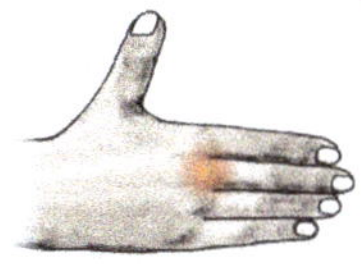

Les étapes du traitement

1. Massage du bras externe

Installez votre patient en position allongée, ou assis en tailleur, jambes croisées ou allongées. Si la position assise par terre lui est inconfortable, utilisez un coussin, un tabouret, ou une chaise. Massez l'extérieur du bras avec la méthode qui vous convient le mieux. En utilisant le poids de votre corps, commencez à l'épaule, descendez jusqu'au poignet, puis remontez - de 2 à 3 passages.

Pour les praticiens en massage thaï : travail du bras externe en pressions palmaires.

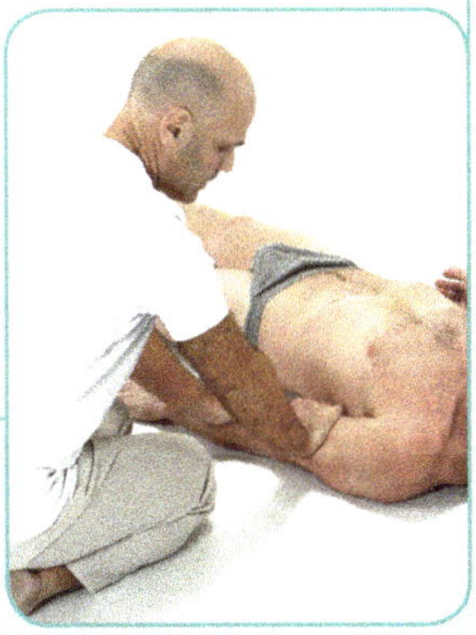

2. Travail de la ligne thérapeutique externe du bras

Travaillez la ligne du majeur, en partant du coude, jusqu'au poignet, puis en remontant - de 1 à 3 passages. Utilisez la technique que vous connaissez le mieux. Pour les praticiens en massage thaï : travail de cette ligne au pouce.

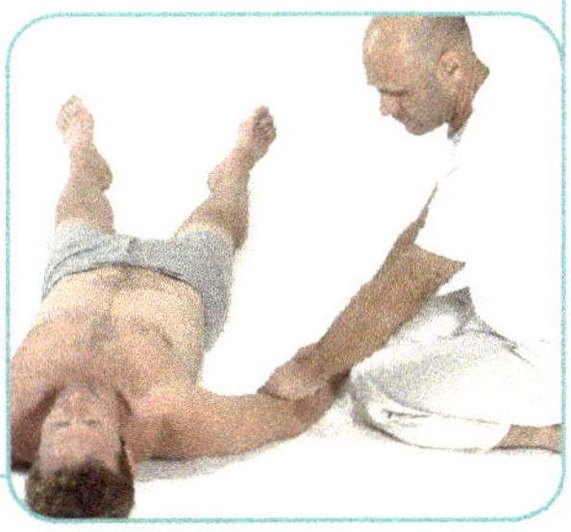

3. Travail des points d'acupression

Pressez au pouce les points (1) à (5). Répétez le travail de pression des points tant que vous constatez une amélioration, jusqu'à 10 passages. Arrêtez dès que les points deviennent sensibles. Adaptez le niveau de pression à votre patient.

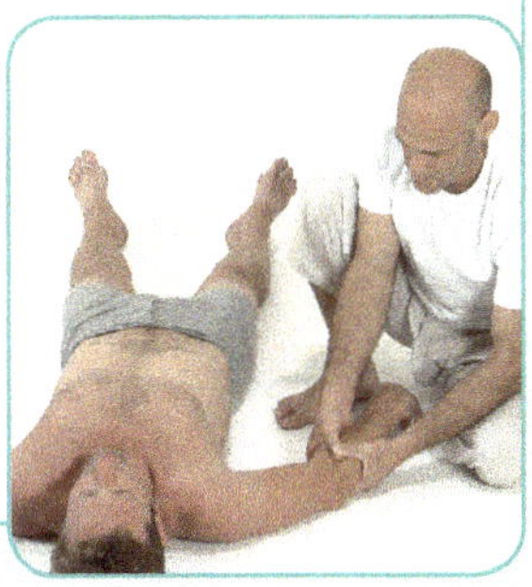

Techniques complémentaires, en option

4. Ouverture et fermeture du poing

Pendant que vous travaillez les points, demandez à votre patient d'ouvrir et fermer le poing, pour maximiser les effets du traitement.

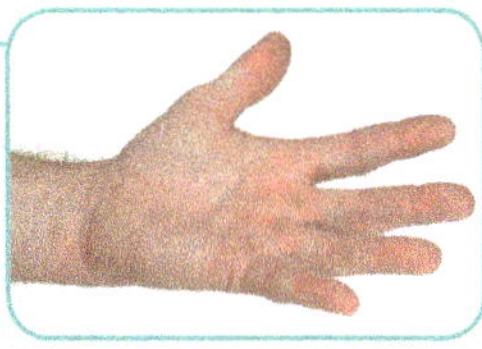

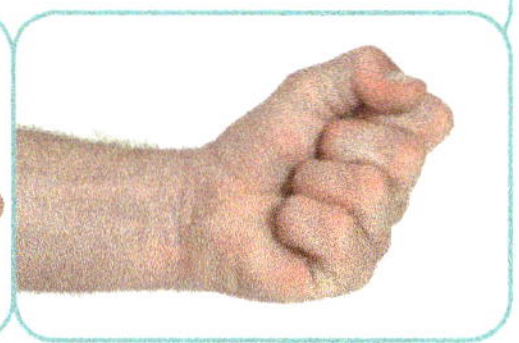

5. Massage du majeur

Massez le tendon le long de la face externe du majeur, puis massez les deux faces de l'articulation, par petits mouvements circulaires. Tirez le doigt pour le faire craquer, mais uniquement si l'affection n'est ni grave ni aiguë.

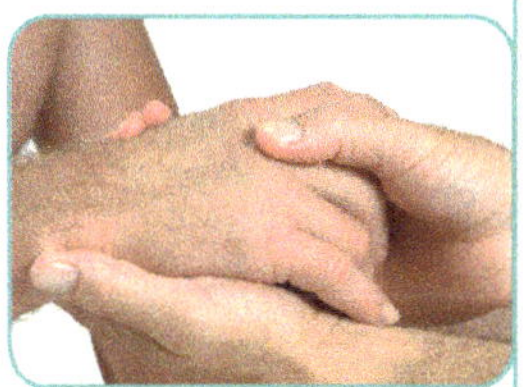

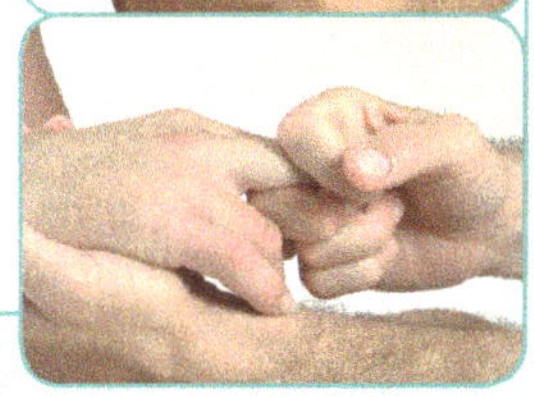

Précautions :

- *Consultez un spécialiste avant de traiter un problème du doigt grave ou sujet à caution.*
- *Traitez tous les jours jusqu'à rémission. Pour les cas non aigus, traitez deux fois par semaine.*
- *Avant de répéter le traitement, attendez que votre patient n'ait plus de douleur (le cas échéant) liée au traitement précédent.*
- *Demandez à votre patient d'éviter toute activité ou posture susceptible de le blesser.*

Sélection des points thérapeutiques

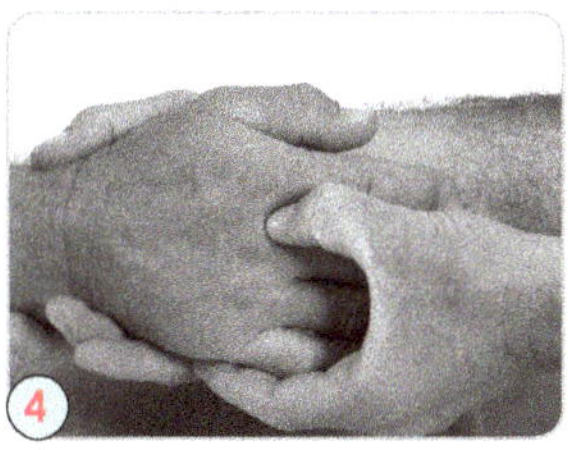

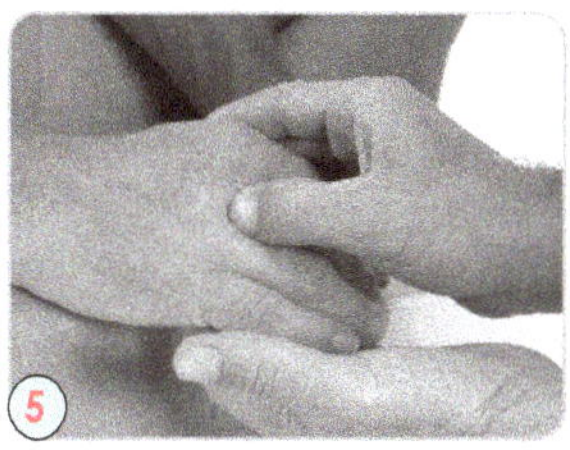

Protocole - 30 DOIGTS

Entorse de l'annulaire

● affection rare

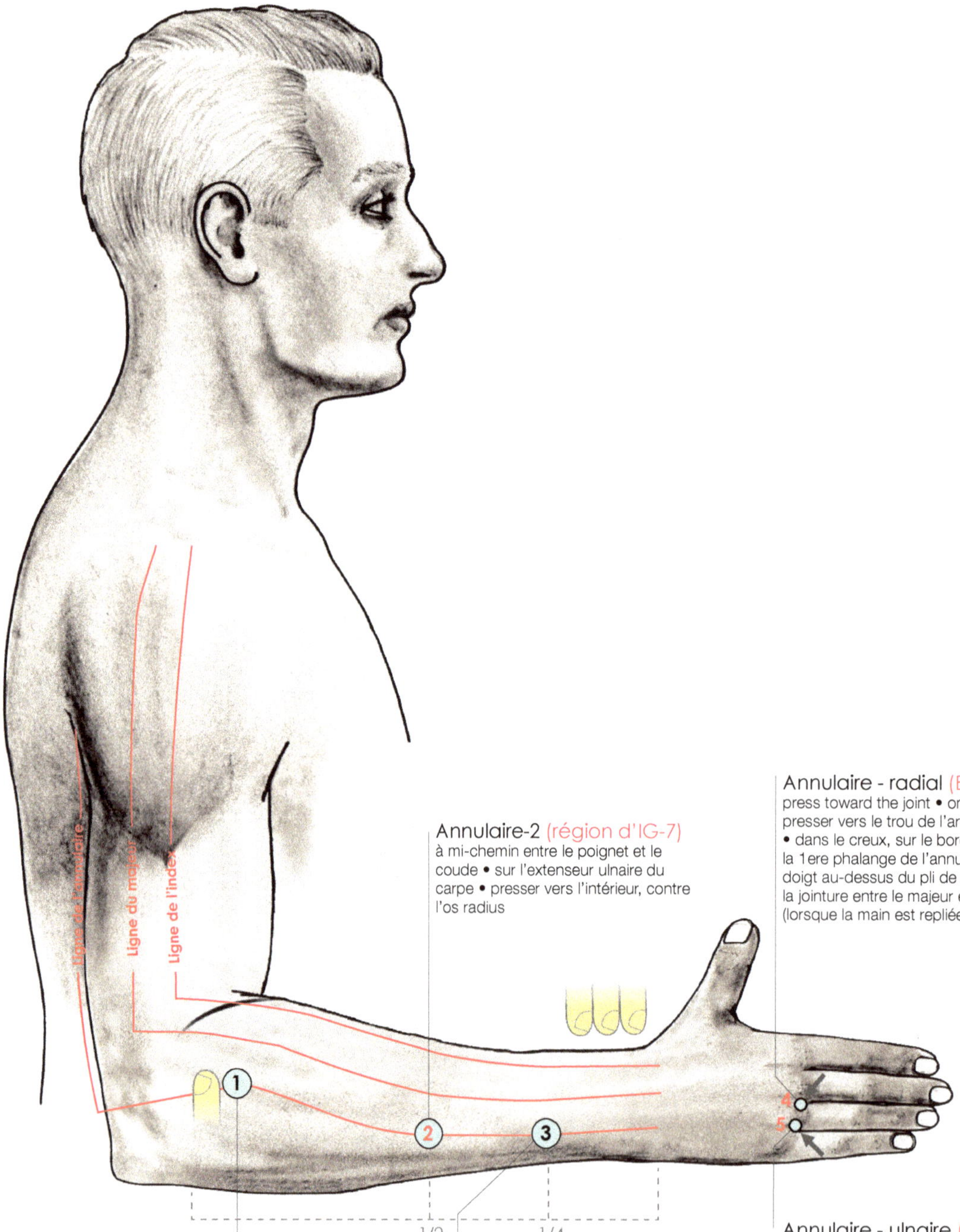

Annulaire - radial (Baxie)
press toward the joint • on the groove
presser vers le trou de l'articulation • dans le creux, sur le bord radial de la 1ere phalange de l'annulaire • 1 doigt au-dessus du pli de la peau, à la jointure entre le majeur et l'annulaire (lorsque la main est repliée en poing)

Annulaire-2 (région d'IG-7)
à mi-chemin entre le poignet et le coude • sur l'extenseur ulnaire du carpe • presser vers l'intérieur, contre l'os radius

Annulaire - ulnaire (Baxie)
presser vers le trou de l'articulation • dans le creux, sur le bord ulnaire de la 1ere phalange de l'annulaire • 1 doigt au-dessus du pli de la peau, à la jointure entre l'annulaire et l'auriculaire (lorsque la main est repliée en poing)

Annulaire-3
1 doigt sous le pli du coude • juste en-dessous de la tête du radius • sur le muscle extenseur des doigts

Annulaire-1
au quart du chemin (3 doigts) entre le poignet et le coude • sur l'extenseur ulnaire du carpe • presser vers l'intérieur, contre l'os radius

Description du problème :

- *Douleur à l'articulation métacarpo-phalangienne de l'annulaire.*
- *La douleur augmente avec l'utilisation ou le mouvement de l'annulaire.*
- *L'entorse de l'annulaire est souvent provoquée par une blessure.*

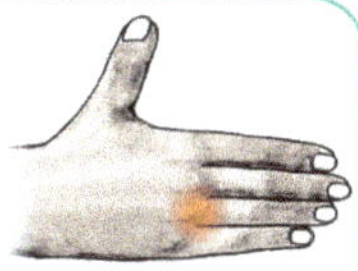

Les étapes du traitement

1. Massage du bras externe

Installez votre patient en position allongée, ou assis en tailleur, jambes croisées ou allongées. Si la position assise par terre lui est inconfortable, utilisez un coussin, un tabouret, ou une chaise. Massez l'extérieur du bras avec la méthode qui vous convient le mieux. En utilisant le poids de votre corps, commencez à l'épaule, descendez jusqu'au poignet, puis remontez - de 2 à 3 passages. Pour les praticiens en massage thaï : travail du bras externe en pressions palmaires.

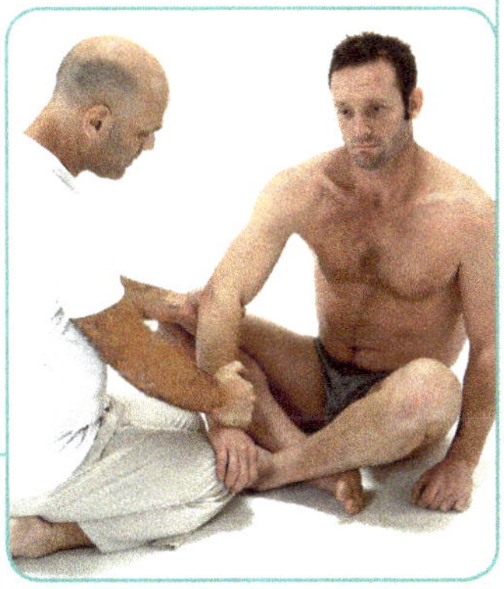

2. Travail de la ligne thérapeutique externe du bras

Travaillez la ligne de l'annulaire, en partant du coude, jusqu'au poignet, puis en remontant - de 1 à 3 passages. Utilisez la technique que vous connaissez le mieux. Pour les praticiens en massage thaï : travail de cette ligne au pouce.

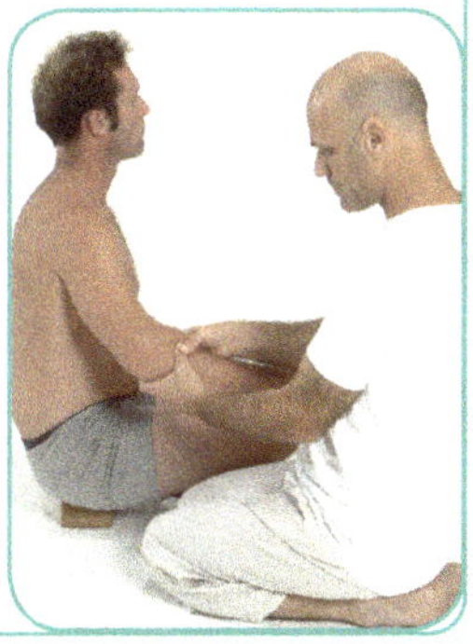

3. Travail des points d'acupression

Pressez au pouce les points (1) à (5). Répétez le travail de pression des points tant que vous constatez une amélioration, jusqu'à 10 passages. Arrêtez dès que les points deviennent sensibles. Adaptez le niveau de pression à votre patient.

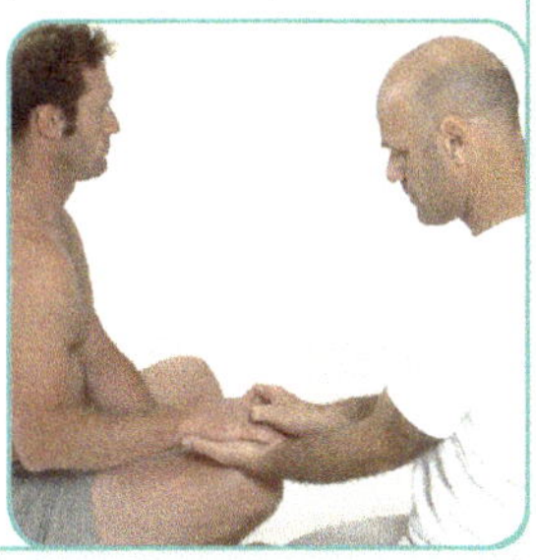

Techniques complémentaires, en option

4. Ouverture et fermeture du poing

Pendant que vous travaillez les points, demandez à votre patient d'ouvrir et fermer le poing, pour maximiser les effets du traitement.

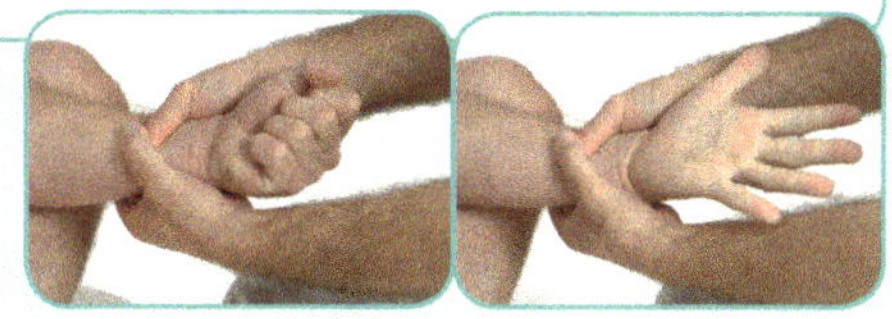

5. Massage de l'annulaire

Massez le tendon le long de la face externe de l'annulaire, puis massez les deux faces de l'articulation, par petits mouvements circulaires. Tirez le doigt pour le faire craquer, mais uniquement si l'affection n'est ni grave ni aiguë.

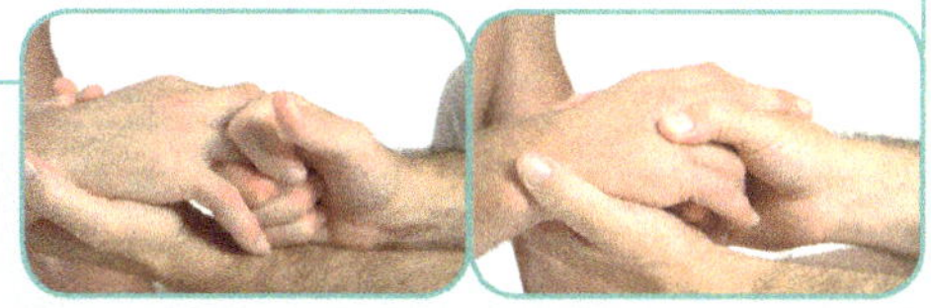

Précautions :

- *Consultez un spécialiste avant de traiter un problème du doigt grave ou sujet à caution.*
- *Traitez tous les jours jusqu'à rémission. Pour les cas non aigus, traitez deux fois par semaine.*
- *Avant de répéter le traitement, attendez que votre patient n'ait plus de douleur (le cas échéant) liée au traitement précédent.*
- *Demandez à votre patient d'éviter toute activité ou posture susceptible de le blesser.*

Sélection des points thérapeutiques

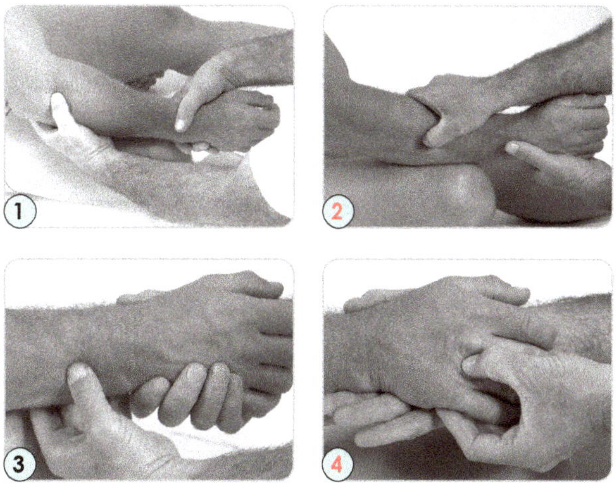

Protocole - 31 DOIGTS

Entorse de l'auriculaire

● affection rare

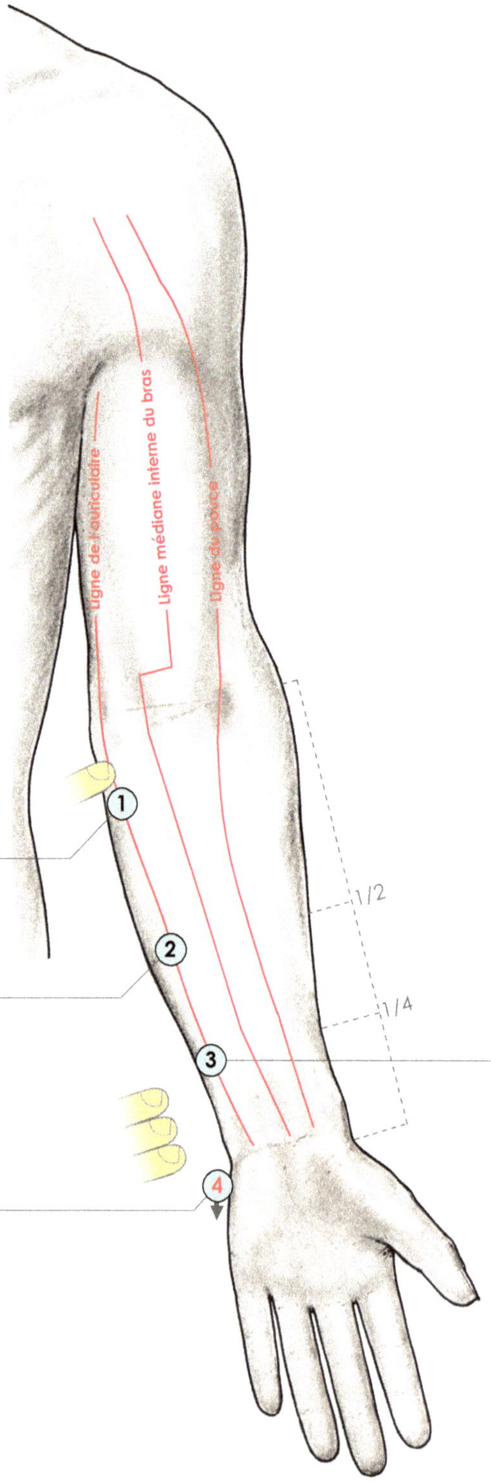

Auriculaire-3
1 doigt en-dessous de l'épicondyle médial du coude • sur le tendon du fléchisseur ulnaire du carpe • irradie dans le petit doigt

Auriculaire-2
à mi-chemin entre le coude et le poignet • dans la petite dépression entre les deux muscles - long palmaire et fléchisseur ulnaire du carpe

Auriculaire-1
au quart du chemin (3 doigts) entre le coude et le poignet • dans la petite dépression entre les deux tendons - long palmaire et fléchisseur ulnaire du carpe

Poignet - auriculaire (IG-4)
Presser le muscle entre le pisiforme et la base des os du métacarpe • presser dans le sens de la flèche (vers l'auriculaire)

Description du problème :

- *Douleur à l'articulation métacarpo-phalangienne de l'auriculaire.*
- *La douleur augmente avec l'utilisation ou le mouvement de l'auriculaire.*
- *L'entorse de l'auriculaire est souvent provoquée par une blessure.*

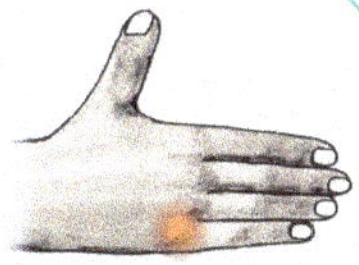

Les étapes du traitement

1. Massage du bras interne

Installez votre patient en position allongée, ou assis en tailleur, jambes croisées ou allongées. Si la position assise par terre lui est inconfortable, utilisez un coussin, un tabouret, ou une chaise. Massez l'intérieur du bras avec la méthode qui vous convient le mieux. En utilisant le poids de votre corps, commencez à l'épaule, descendez jusqu'au poignet, puis remontez - de 1 à 3 passages. Pour les praticiens en massage thaï : travail du bras interne en pressions palmaires.

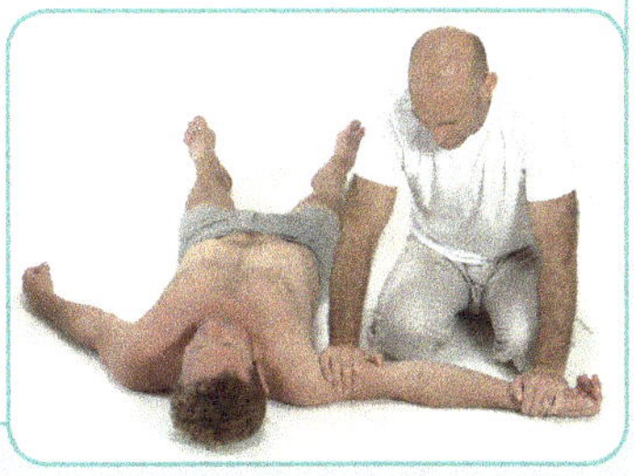

2. Travail de la ligne thérapeutique interne du bras (sen)

Travaillez la ligne de l'auriculaire, en partant du coude, jusqu'au poignet, puis en remontant - de 1 à 3 passages. Utilisez la technique que vous connaissez le mieux. Pour les praticiens en massage thaï : travail de cette ligne au pouce.

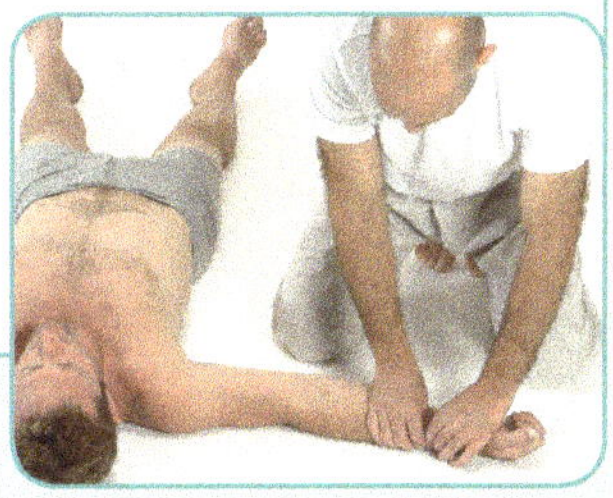

3. Travail des points d'acupression

Étape a: Pressez au pouce les points (1) à (3). Répétez le travail de pression des points tant que vous constatez une amélioration, jusqu'à 10 passages. Arrêtez dès que les points deviennent sensibles. Adaptez le niveau de pression à votre patient.

Étape b: Pressez le point (4) avec les deux pouces ou les index, l'un sur l'autre. Pressez puis tirez la main (voir la flèche) comme pour la "détacher" du poignet. Vous pouvez également étirer le poignet, côté auriculaire (déviation radiale). Pour pouvoir utiliser vos 2 pouces sur le point (4), demandez à votre patient de plier le coude et de lever la main.

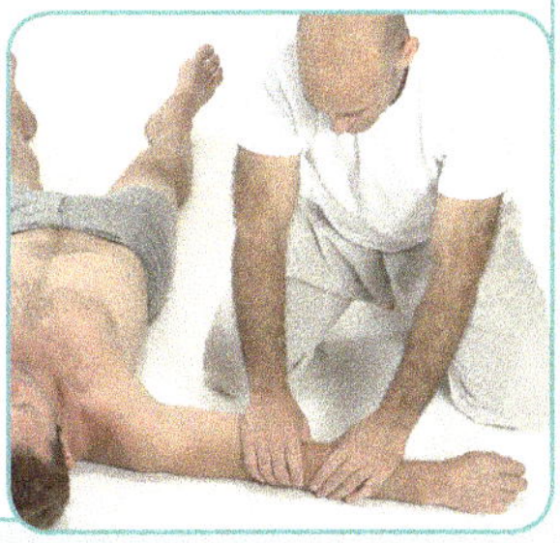

Techniques complémentaires, en option

4. Ouverture et fermeture du poing

Pendant que vous travaillez les points, demandez à votre patient d'ouvrir et fermer le poing, pour maximiser les effets du traitement.

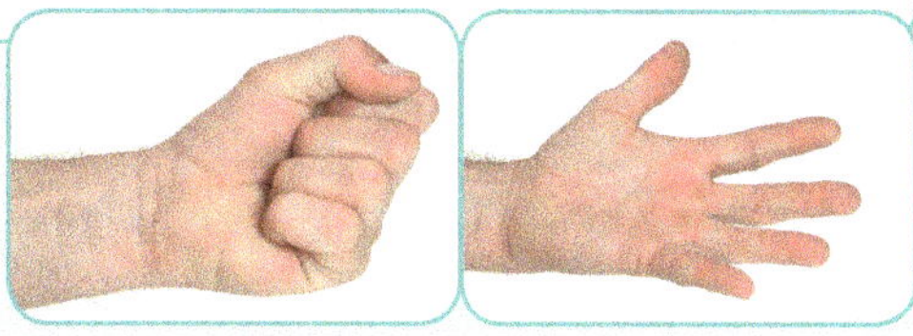

5. Massage de l'auriculaire

Massez le tendon le long de la face externe de l'auriculaire, puis massez les deux faces de l'articulation, par petits mouvements circulaires. Tirez le petit doigt pour le faire craquer, mais uniquement si l'affection n'est ni grave ni aiguë.

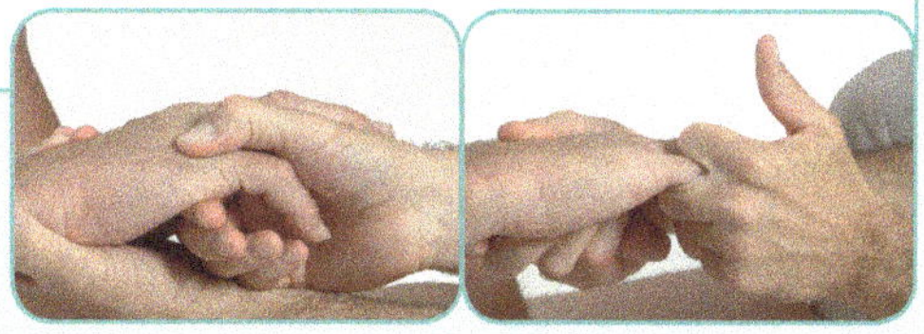

Précautions :

- *Consultez un spécialiste avant de traiter un problème du doigt grave ou sujet à caution.*
- *Traitez tous les jours jusqu'à rémission. Pour les cas non aigus, traitez deux fois par semaine.*
- *Avant de répéter le traitement, attendez que votre patient n'ait plus de douleur (le cas échéant) liée au traitement précédent.*
- *Demandez à votre patient d'éviter toute activité ou posture susceptible de le blesser.*

Sélection des points thérapeutiques

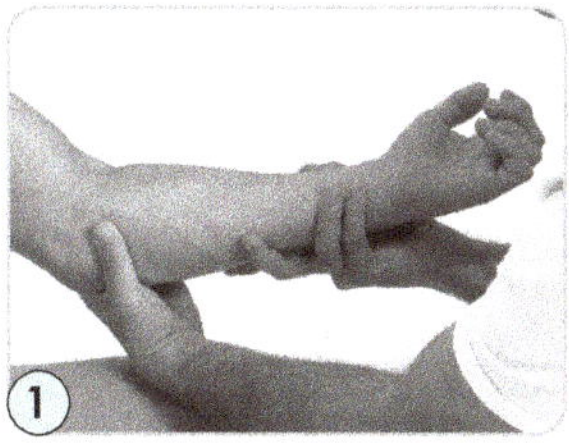

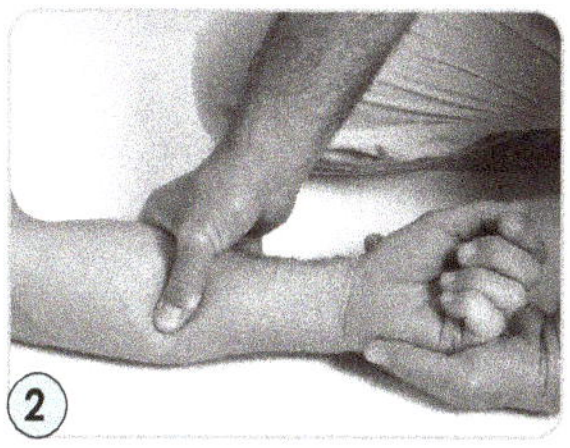

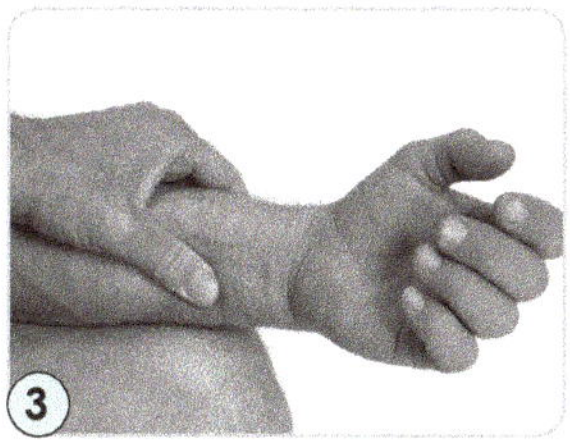

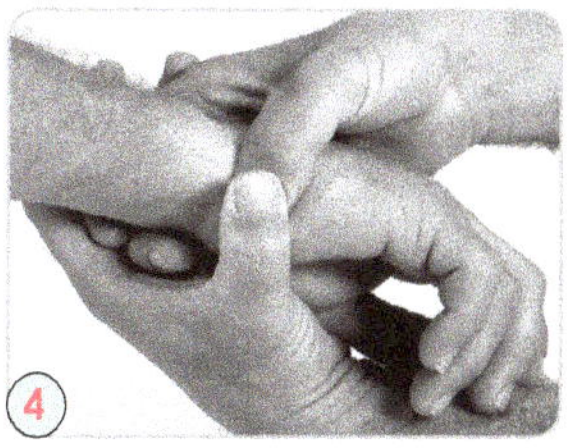

Les protocoles de traitement dans ce chapitre

Protocole -32 **"Douleur au milieu du dos"**
Protocole -33 **"Douleur au bas, milieu et dans le haut du dos"**
Protocole -34 **"Douleur au milieu du dos, irradiant derrière la jambe"**

Traitement des pathologies du milieu du dos

Le protocole du "mal de dos" traite une affection assez courante, ce qui n'est pas le cas des deux autres protocoles, surtout pour la "douleur au milieu du dos irradiant derrière la jambe". Car ces troubles, bien plus rares, sont souvent moins graves qu'un mal de dos ou une douleur à la nuque, même s'ils sont prononcés. Parmi les trois routines proposées, faites votre choix en fonction des symptômes établis selon le diagnostic thaï (voir le tableau diagnostic), indépendamment de la définition médicale moderne de la pathologie.
Lorsque les symptômes de votre patient concordent avec ceux qui sont décrits dans l'un des protocoles thaïs, essayez ce protocole et observez la réaction de votre patient. Si vos pressions sont bien accueillies, le traitement pourra donner de bons résultats. Si vous constatez une amélioration, continuez.

Protocole thaï	Pathologie sous-jacente éventuelle
Douleur au milieu du dos	Douleurs articulaires costo-vertébrales Compressions nerveuses non spécifiques Hypertonie musculaire et "trigger points" myofasciaux (points gâchettes ou détente) Syndrôme des facettes articulaires Hernie discale Tension musculaire Entorse vertébrale ligamentaire Scoliose Cyphose ("Bosse" du dos)
Douleur au bas, au milieu et dans le haut du dos	Hypertonie musculaire et "trigger points" myofasciaux (points gâchettes ou détente) Scoliose Cyphose ("Bosse" du dos)
Douleur au milieu du dos qui irradie derrière la jambe	Tension musculaire Hypertonie musculaire et "trigger points" myofasciaux (points gâchettes ou détente) Compressions nerveuses non spécifiques Hernie discale Scoliose Cyphose ("Bosse" du dos)

Les pathologies du dos

Douleurs articulaires costo-vertébrales

Irritation de l'articulation entre une côte et une vertèbre, qui peut avoir été provoquée par pression, lors d'une légère blessure ou d'une déviation posturale avec douleur locale et projetée dans certains mouvements du tronc (comme la respiration) et de la colonne dorsale.

Scoliose

C'est une déviation latérale et en rotation surtout des vertèbres thoraciques, mais qui peut également affecter les lombaires ou les deux parties de la colonne vertébrale. La scoliose peut être fonctionnelle, structurelle, héréditaire ou acquise et est la conséquence d'un déséquilibre musculaire, ou d'une déformation osseuse vertébrale.
Elle se traduit par un déséquilibre et de l'hypertonie musculaires. Les symptômes associés sont : douleurs dorsales ou lombaires, ou douleurs dorsales et lombaires avec limitation de l'amplitude des mouvements. La scoliose peut être la cause sous-jacente de différentes pathologies affectant le bas, le milieu ou le haut du dos, ou encore l'épaule et l'omoplate. Toutefois, certaines personnes atteintes de scoliose (même avec une courbure importante) et qui pratiquent quotidiennement une activité physique modérée associée à des mesures de correction, peuvent ne souffrir d'aucun symptôme.

Cyphose ("Bosse" du dos)

Une courbure dorsale exagérée qui peut être d'origine génétique, liée à des conditions systémiques (ostéoporose, arthrite rhumatoïde, maladie de Scheuermann), des troubles du développement, une mauvaise posture, ou l'âge. La cyphose peut être la cause sous-jacente de différentes pathologies entraînant des symptômes tels que fatigue et douleurs dans la région thoracique.

Compressions et tensions nerveuses non spécifiques

Il peut s'agir de la compression de racines nerveuses dans la colonne (radiculopathie), ou de nerfs périphériques (neuropathie), soit dans la hanche soit dans la jambe, ou encore d'une tension nerveuse périphérique causée par une blessure ou la station debout prolongée, par des déviations posturales, et/ou de l'hypertonie musculaire, due à la sur-sollicitation répétée des muscles ou à un certain stress mental. Symptômes souvent associés : douleur, sensation de brûlures ou de fourmillements, lourdeur, faiblesse dans la région thoracique et/ou les jambes. Les activités et positions qui compriment le nerf touché peuvent aggraver les symptômes.

Hypertonie musculaire et "trigger points" myofasciaux (points détente ou gâchette)

Tension des muscles thoraciques et lombaires pouvant être la conséquence de mouvements répétés, d'un stress postural ou émotionnel, ou de traumatismes. Les "points gâchette" myofasciaux -qui sont des bandes musculaires sensibles, à l'intérieur même de muscles lombaires ou thoraciques hypertoniques- peuvent se développer, créant raideurs, douleurs et douleur projetée dans différentes zones de la région.

Tension musculaire

Sur-sollicitation des muscles de la colonne thoracique, liée à un traumatisme léger ou grave, pouvant entraîner raideurs et douleurs.

Syndrôme des facettes articulaires

Irritation douloureuse des facettes articulaires liée à une blessure, ou plus souvent à une maladie chronique due à un stress biomécanique répété. Elle peut contribuer à la dégénérescence des disques et entraîner, par stades progressifs, le développement d'ostéophytes. Symptômes pouvant être associés : douleurs le long de la colonne et douleur projetée. Certains mouvements ou de longues périodes d'immobilité aggravent la douleur. La douleur matinale est typique.

Hernie discale

On distingue quatre degrés de hernies, selon le degré de pénétration du noyau pulpeux dans l'anneau fibreux : la protrusion, où le disque fait saillie sans endommager l'anneau ; la prolapse traverse l'anneau ; l'extrusion déchire une partie de l'anneau ; la séquestration correspond au déchirement complet de l'anneau. Les symptômes sont fonction du degré, de la position, et de la direction de la hernie. Des douleurs locales et projetées peuvent avoir pour origine le disque endommagé, ou la pression exercée par le disque sur les ligaments ou les muscles para-vertébraux, sur les racines nerveuses ou sur la colonne lorsque la hernie est dirigée directement vers l'arrière. Les douleurs augmentent souvent en position fixe (position assise par exemple), du fait que le disque contribue à porter le poids. Les hernies discales, bien souvent, sont asymptomatiques. La chirurgie, très utilisée par le passé, n'est plus aussi courante aujourd'hui, sauf pour les cas graves.

Entorse vertébrale ligamentaire

Traction traumatique extrême et soudaine des ligaments de la colonne thoracique. Les hernies discales peuvent également blesser les ligaments de la colonne. Les mouvements répétitifs sont une cause d'affaiblissement des ligaments dorsaux, les rendant plus sensibles à des pressions légères et moins aptes à soutenir les articulations spinales. La luxation des ligaments crée des douleurs locales et irradiantes.

Contre-indications et mises en garde

- **Pas d'étirements en cas de traumatisme grave**
  Des étirements doux peuvent être efficaces en cas de problèmes chroniques, mais ils sont dangereux en cas de traumatismes aigus. Avec un étirement, on peut créer des spasmes musculaires. On peut blesser encore plus un ligament ou un muscle endommagé, déplacer un disque ou une vertèbre, ou encore augmenter la compression des racines nerveuses ou de la moelle épinière, ce qui aggrave le problème. Les étirements peuvent également entraîner des dommages neurologiques irréversibles.
- **Pas de pression directe sur des points enflammés ou sensibles**
  Dans certains cas, la zone du milieu du dos est parfois enflammée et/ou très sensible. Toute pression directe sur la zone enflammée ou sensible est contre-indiquée, car elle aggraverait l'inflammation. Si pour certains points du protocole, vos pressions sont désagréables, et génèrent ou aggravent des spasmes musculaires au milieu du dos, arrêtez et travaillez le haut et le bas du dos. Votre traitement peut être efficace, même s'il n'est pas directement exercé sur le milieu du dos.
- **Pas de pressions sur des lignes ou des points** sensibles qui créent ou aggravent les symptômes
- **Éviter toute pression qui fasse se rétracter ou** reculer votre patient

Attention danger !

En présence des symptômes suivants, votre patient doit être examiné par un médecin.

- **Récent traumatisme grave**
- **Douleur constante ou progressive**
- **Douleur dont l'origine n'est pas mécanique**
- **Douleur persistante, apparue soudainement et sans cause apparente**
- **Tout signe inhabituel**
- **Etat critique**

Les symptômes suivants sont des signes d'une possible compression de la moelle épinière. Tout retard de diagnostic peut entraîner des dommages neurologiques irréversibles.

- **Dysfonction intestinale, vésicale ou sexuelle**
- **Déficience neurologique progressive**
- **Faiblesse musculaire de la jambe et difficultés à marcher**
- **Fourmillements et engourdissements bilatéraux, douleurs vives ou brûlures descendant dans les jambes**

Choix du traitement - méthode à suivre

1. Localisez d'abord la douleur, puis identifiez les mouvements qui provoquent ou accentuent cette douleur.

Demandez au patient de :

a. Se pencher doucement, la tête vers l'avant, jusqu'au pic de la douleur.

b. Remonter doucement, puis se pencher, la tête en arrière, jusqu'au pic de la douleur.

c. Vous indiquer les autres mouvements douloureux.

Si la douleur augmente ou apparaît pendant qu'il essaie de faire ces mouvements, demandez-lui de vous indiquer l'endroit où il a mal. La localisation est ainsi plus précise.

2. Choisissez le traitement adapté

Une fois le mouvement à l'origine de la douleur identifié, vous êtes en mesure de choisir un protocole.

3. Commencez le traitement et vérifiez que vous avez choisi le bon protocole.

Pour vérifier si les points du protocole choisi sont pertinents et efficaces, pressez chaque point et observez les réactions de votre patient. Surtout ne l'embêtez pas avec trop de questions dès le début ! Laissez-le plonger dans un état de concentration, de plus en plus profonde. Il lui faudra souvent un peu de temps pour "rentrer" dans le traitement et être en mesure d'indiquer (sans forcément la verbaliser) l'efficacité des points. Les réactions commencent à être "fiables" à partir du deuxième passage. Posez des questions brèves, du type : "Là ?", "C'est agréable ?", "Douloureux ?" Si les lignes et les points sont pertinents et efficaces, continuez le traitement : vous avez choisi le bon protocole.

PROTOCOLE 32 (PAGE 146)

Douleur au milieu du dos

- Douleur vive ou chronique au milieu du dos, en-dessous de l'omoplate.
- La douleur est ressentie sur un seul ou des deux côtés, de manière chronique ou aiguë.

LOCALISATION DE LA DOULEUR

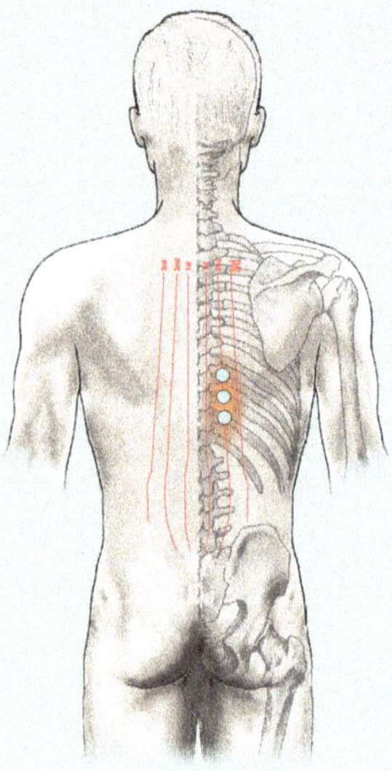

PROTOCOLE 33 (PAGE 148)

Douleur au milieu et dans le haut du dos

- Douleur vive ou chronique le long de la colonne lombaire et thoracique, jusqu'au niveau de l'épine de la scapula.
- Douleur des deux côtés, rarement aiguë ni intense.

LOCALISATION DE LA DOULEUR

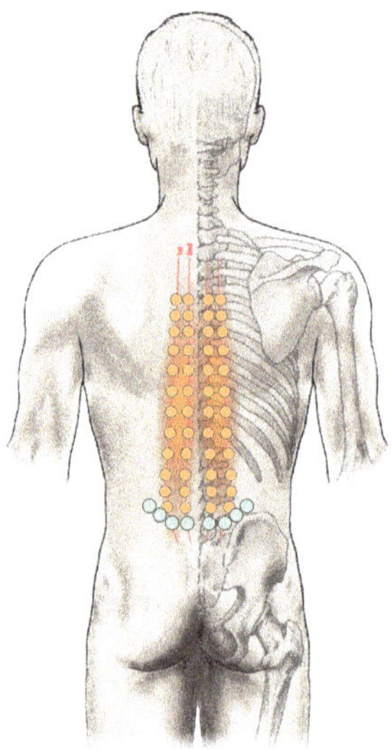

PROTOCOLE 34 (PAGE 150)

Douleur au milieu du dos irradiant à l'arrière de la jambe

- Douleur chronique ou aiguë, située au milieu du dos, sous la scapula. La douleur irradie à l'arrière de la jambe le long de la 1re ligne externe de la jambe, position de côté

LOCALISATION DE LA DOULEUR

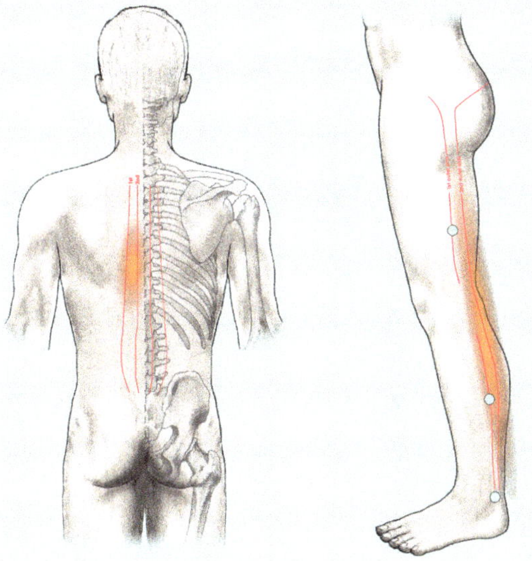

Protocole - 32 DOS

Douleur au milieu du dos

●● affection courante

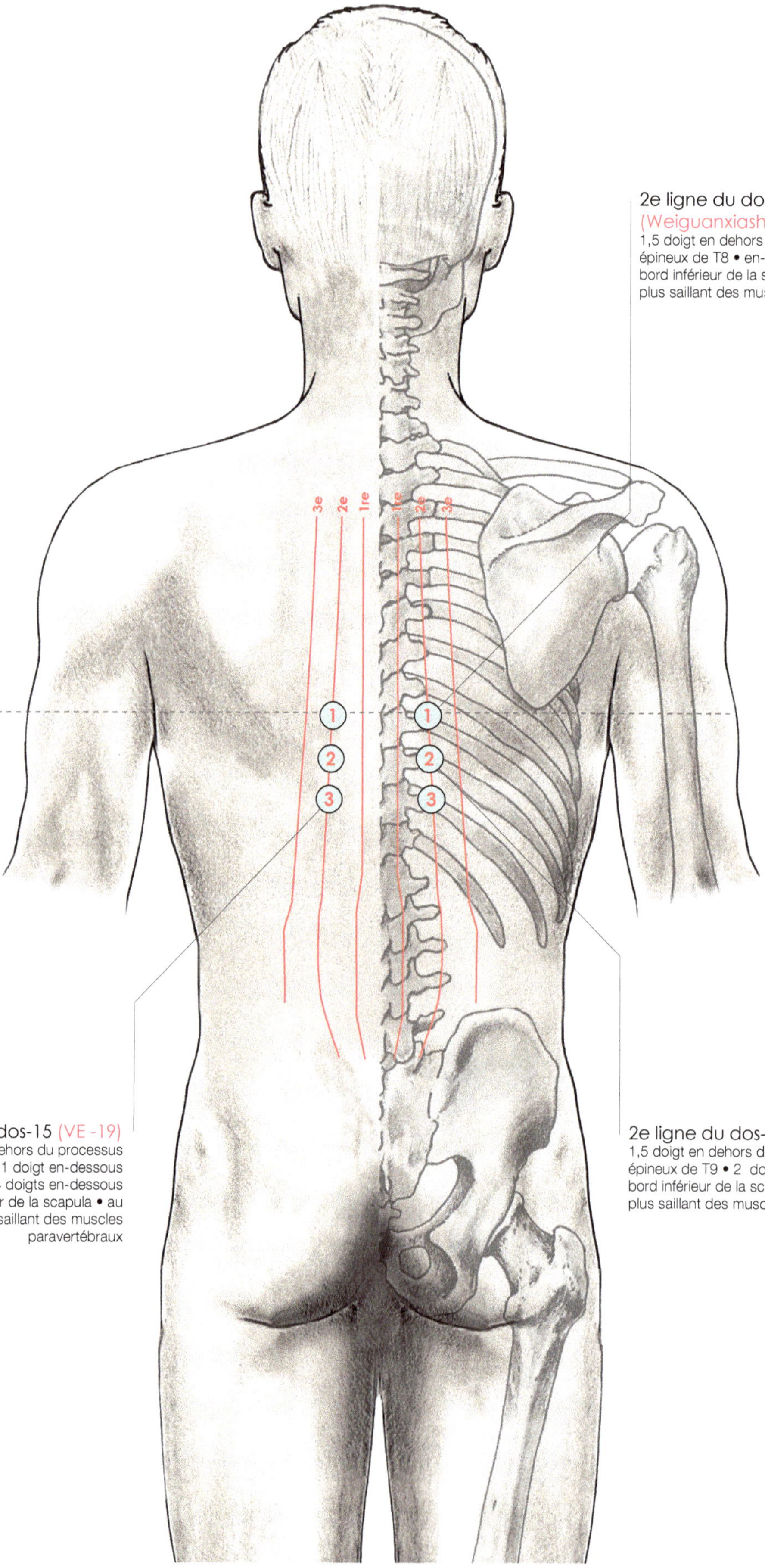

2e ligne du dos-13 (Weiguanxiashu)
1,5 doigt en dehors du processus épineux de T8 • en-dessous du niveau du bord inférieur de la scapula • au point le plus saillant des muscles paravertébraux

2e ligne du dos-15 (VE -19)
1,5 doigt en dehors du processus épineux de T10 • 1 doigt en-dessous du point 2 • 4 doigts en-dessous du bord inférieur de la scapula • au point le plus saillant des muscles paravertébraux

2e ligne du dos-14 (VE -18)
1,5 doigt en dehors du processus épineux de T9 • 2 doigts en-dessous du bord inférieur de la scapula • au point le plus saillant des muscles paravertébraux

Position couchée sur le ventre ou sur le côté

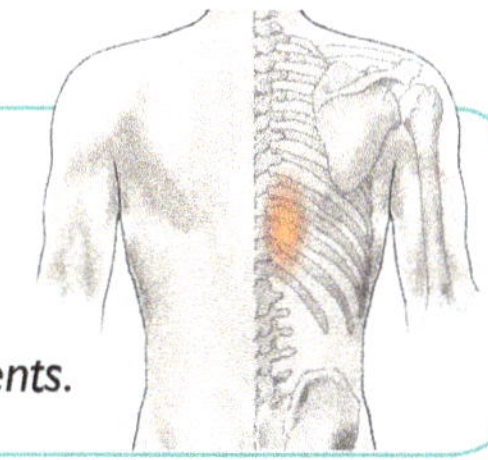

Description du problème :
- *Douleur vive ou chronique au milieu du dos, en-dessous de l'omoplate.*
- *Douleur uni ou bilatérale.*
- *Certaines activités peuvent accentuer la douleur. Dans les cas sévères, la douleur limite les mouvements.*

Les étapes du traitement

Instructions d'ordre général :
Traitez le côté douloureux uniquement, ou bien les deux côtés, s'ils sont tous les deux douloureux.

1. Travail des lignes thérapeutiques du dos

Installez votre patient soit sur le côté, soit sur le ventre. Choisissez une position qui n'aggrave pas la douleur. Travaillez les lignes 1 et 2 du dos au pouce, en accordant plus de temps à la 2e ligne du dos. Partez de la hanche, remontez jusqu'à la nuque, puis redescendez. Répétez une à deux fois.

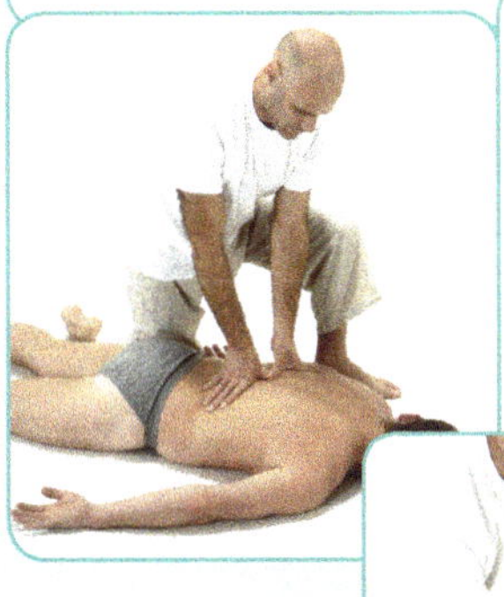
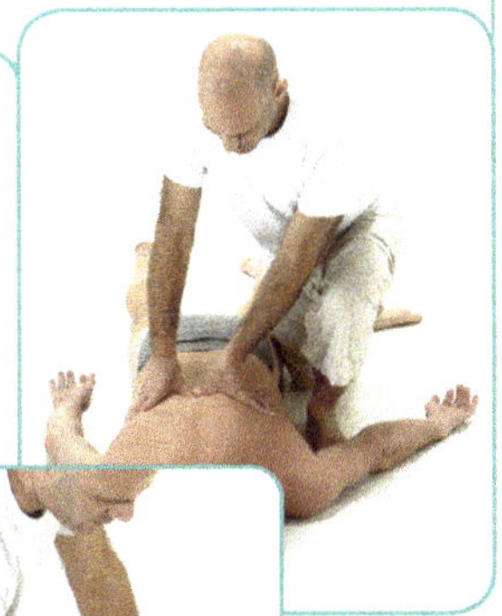
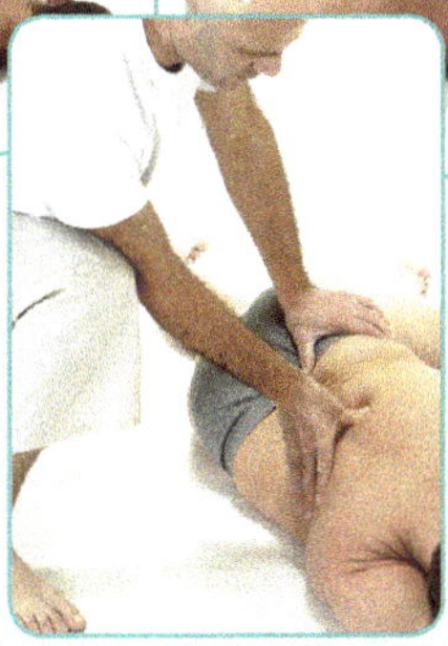

2. Travail des points d'acupression

Avec le pouce, pressez les points (1), (2) et (3). Continuez de travailler ces points tant que vous sentez une amélioration. Cessez s'ils deviennent douloureux. Adaptez le niveau de pression à votre patient.

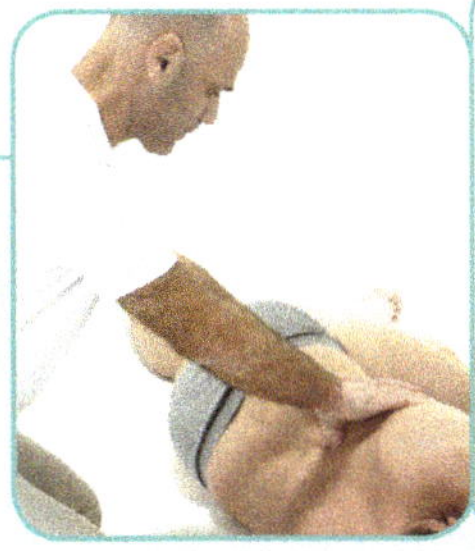
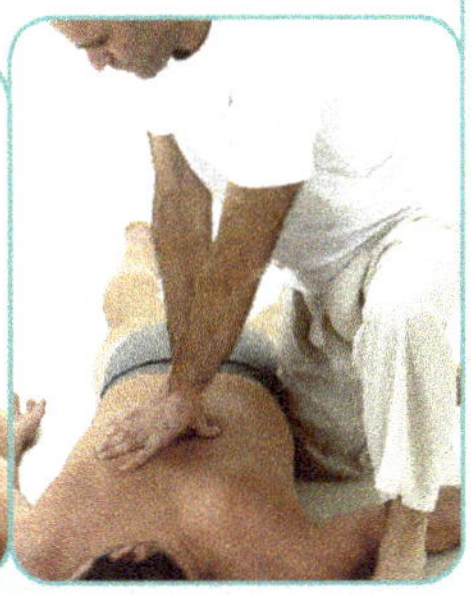

Technique complémentaire en option

3. Étirement du dos

Après avoir traité un cas non grave, et suivi le protocole, vous pouvez étirer le dos de votre patient en faisant très attention. Si l'étirement provoque la moindre douleur, arrêtez. Vous pouvez utiliser différents types d'étirements de la colonne thoracique - flexions, extensions et rotations.

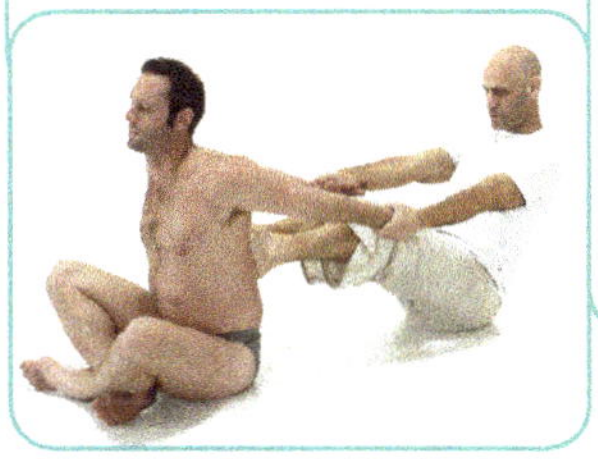
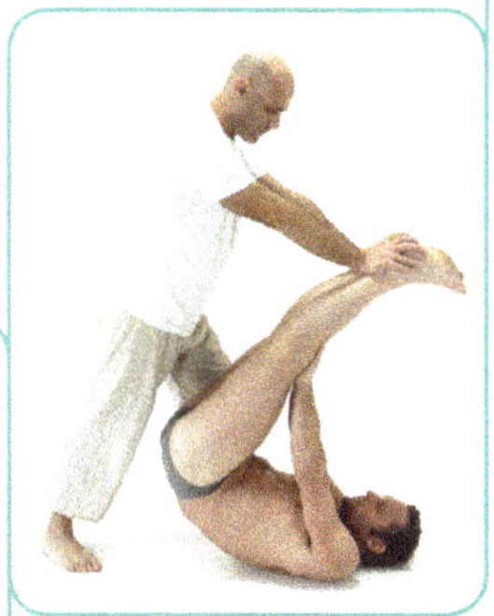

Précautions :
- *Consultez un spécialiste avant de traiter un cas grave ou sujet à caution.*
- *Aucun étirement pour les cas aigus.*
- *Traitez tous les jours jusqu'à rémission. Pour les cas non aigus, traitez deux fois par semaine.*
- *Avant de répéter le traitement, attendez que votre patient n'ait plus de douleur (le cas échéant) liée au traitement précédent.*

Sélection des points thérapeutiques

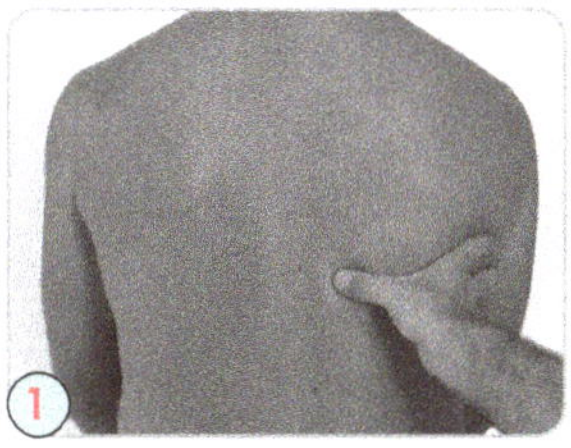

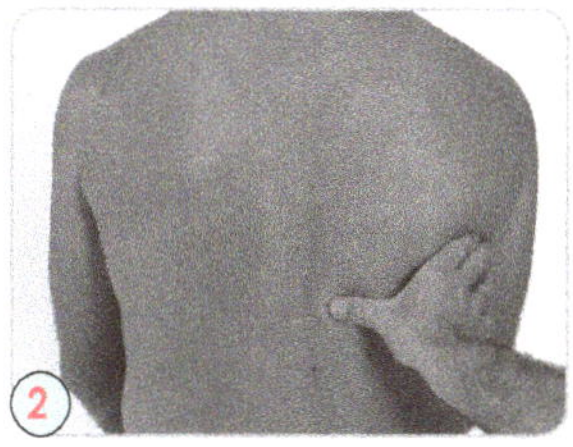

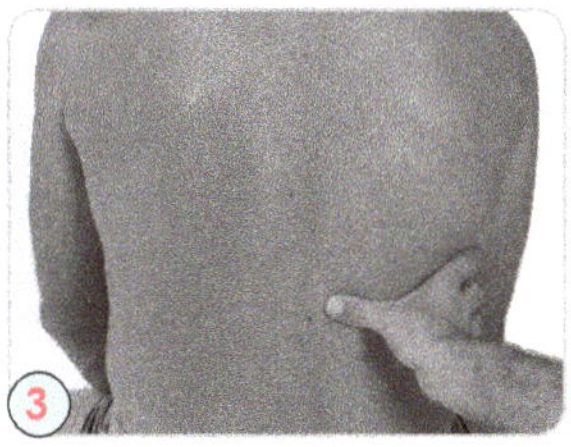

Protocole - 33 DOS

Douleur au bas, milieu et haut du dos

● affection rare

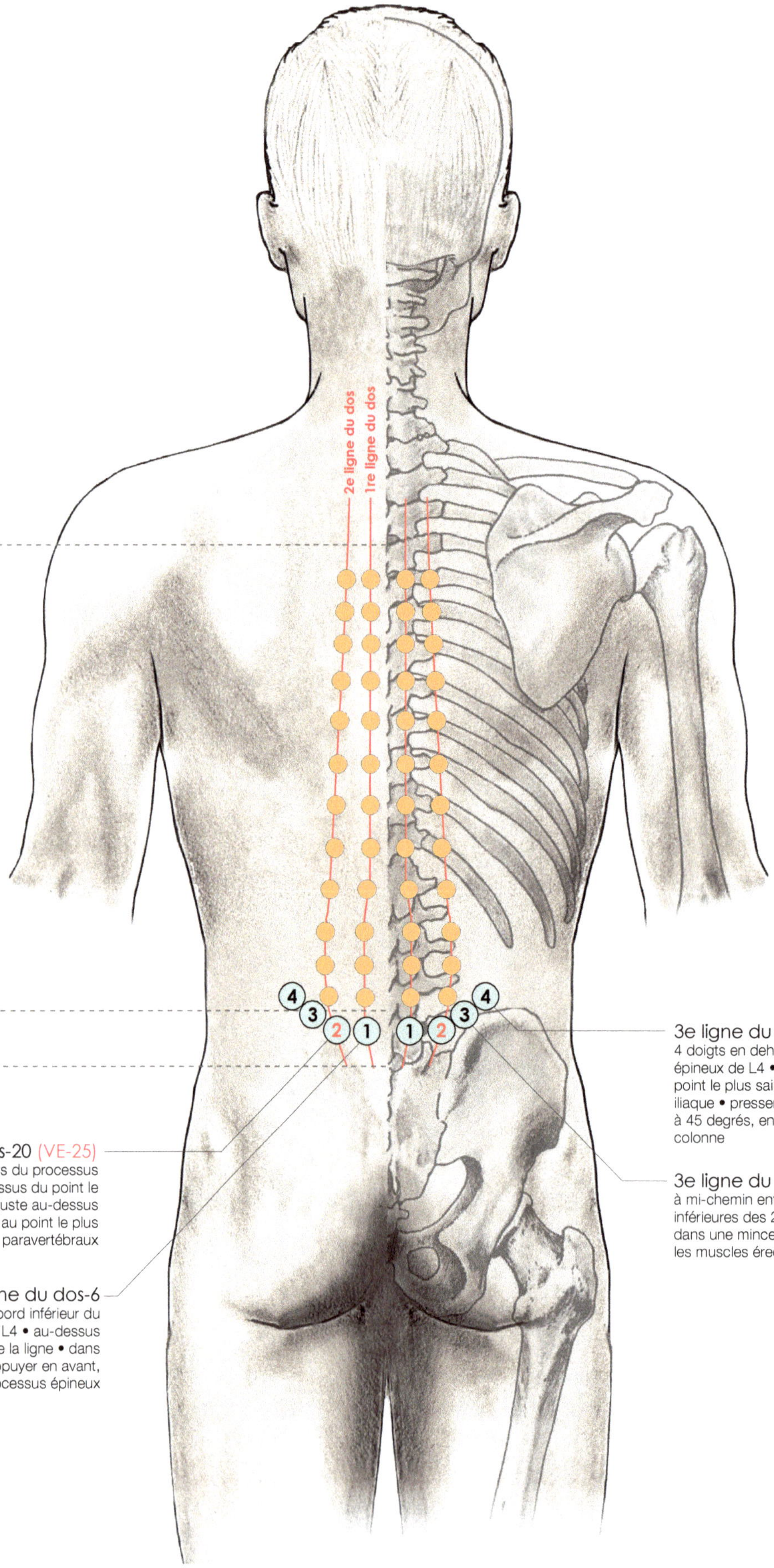

3e ligne du dos-12
4 doigts en dehors du processus épineux de L4 • à hauteur du point le plus saillant de la crête iliaque • presser vers l'avant, à 45 degrés, en direction de la colonne

3e ligne du dos-13
à mi-chemin entre les extrémités inférieures des 2e et 3e lignes • dans une mince dépression sur les muscles érecteurs du rachis

2e ligne du dos-20 (VE-25)
1 doigt en dehors du processus épineux de L4 • au-dessus du point le plus bas de la ligne, et juste au-dessus du niveau de l'EIPS • au point le plus saillant des muscles paravertébraux

1re ligne du dos-6
aligné avec le bord inférieur du processus épineux de L4 • au-dessus du point le plus bas de la ligne • dans le creux des reins • appuyer en avant, contre le bord du processus épineux

Position couchée sur le ventre ou sur le côté

Description du problème :

- *Douleur chronique le long de la colonne lombaire et thoracique, jusqu'au niveau de l'épine scapulaire.*
- *Douleur bilatérale, mais rarement aiguë ni intense.*
- *De nombreux mouvements peuvent accentuer la douleur, ainsi que certaines postures fixes telles que rester debout, assis ou allongé.*

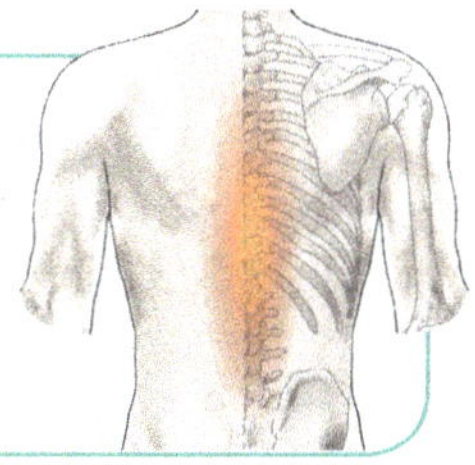

Les étapes du traitement

Instructions d'ordre général

Répétez ce protocole deux foix de chaque côté du dos. Si vous en avez le temps, répétez deux fois de plus, pour totaliser 4 passages de chaque côté.

1. Travail des lignes thérapeutiques du dos puis des points

Installez votre patient en position couchée sur le dos, ou sur le ventre.

Étape a : pressez le point (1) deux fois, au pouce. Maintenez 10 à 15 secondes chaque pression. Puis travaillez la 1re ligne du dos, du point (1) jusqu'à l'épine scapulaire, avant de redescendre. Maintenez chaque pression 3 secondes.

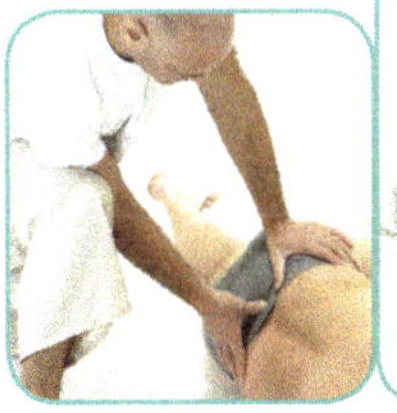

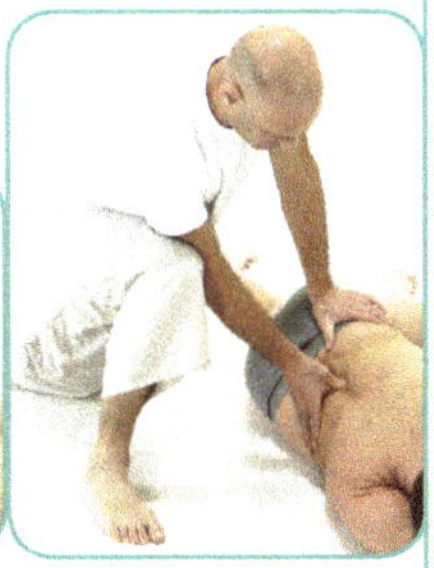

Étape b : pressez le point (2) au pouce, deux fois. Maintenez 10 à 15 secondes chaque pression. Puis travaillez la 2e ligne du dos au pouce, en partant du point (2) jusqu'à l'épine scapulaire, avant de redescendre. Maintenez chaque pression 3 secondes.

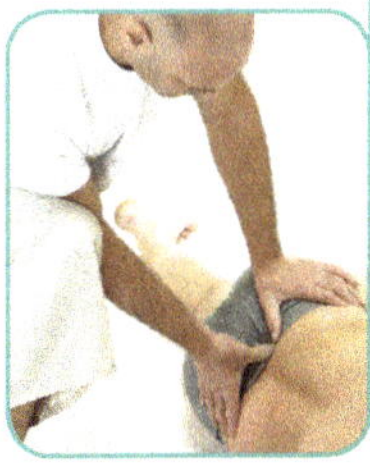

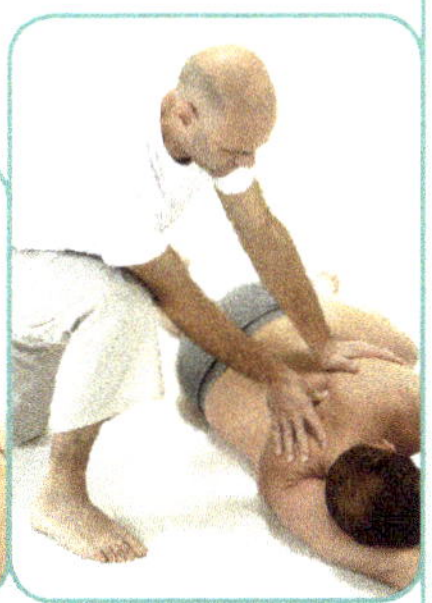

Étape c : pressez les points (3) et (4), au pouce. Maintenez 10 à 15 secondes.

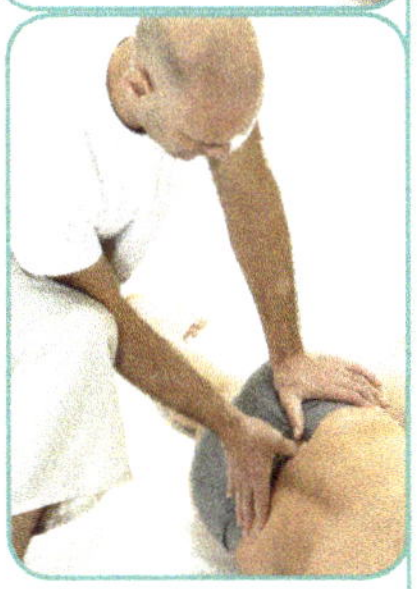

Technique complémentaire en option

2. Étirement du dos

Après avoir traité un cas non grave, et suivi le protocole, vous pouvez étirer le dos de votre patient en faisant très attention. Si l'étirement provoque la moindre douleur, arrêtez. Vous pouvez utiliser différents types d'étirements de la colonne lombaire et thoracique - flexions, extensions et rotations.

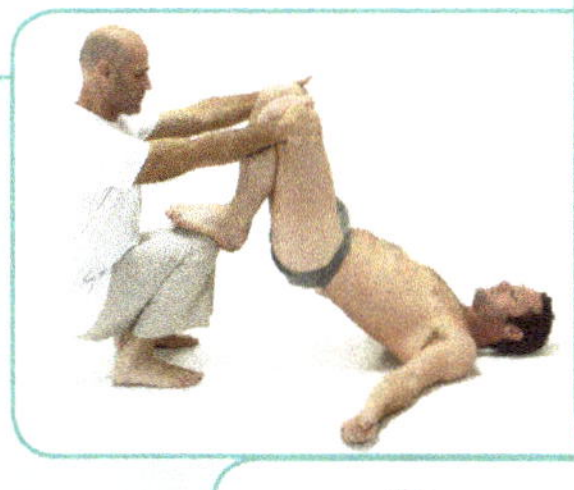

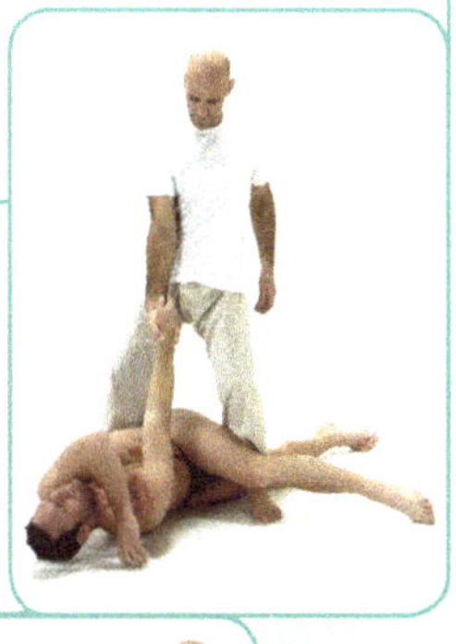

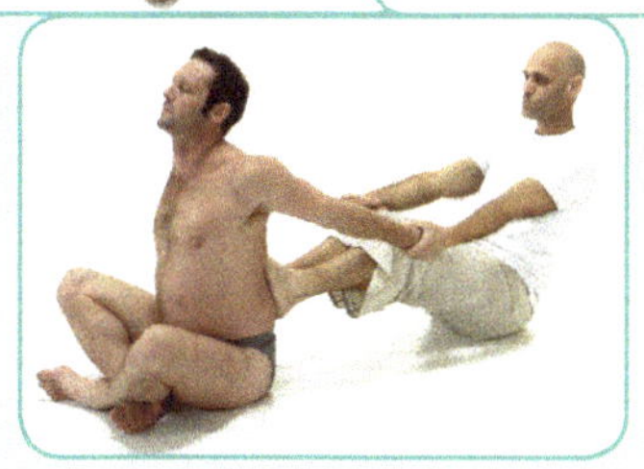

Précautions :

- *Consultez un spécialiste avant de traiter un cas grave ou sujet à caution.*
- *Traitez tous les jours jusqu'à rémission.*
- *Avant de répéter le traitement, attendez que votre patient n'ait plus de douleur (le cas échéant) liée au traitement précédent.*

Sélection des points thérapeutiques

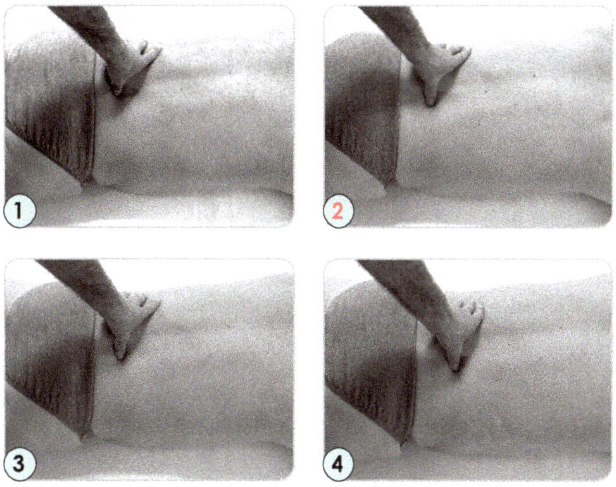

Protocole - 34 DOS

Douleur au milieu du dos irradiant à l'arrière de la jambe

● affection rare

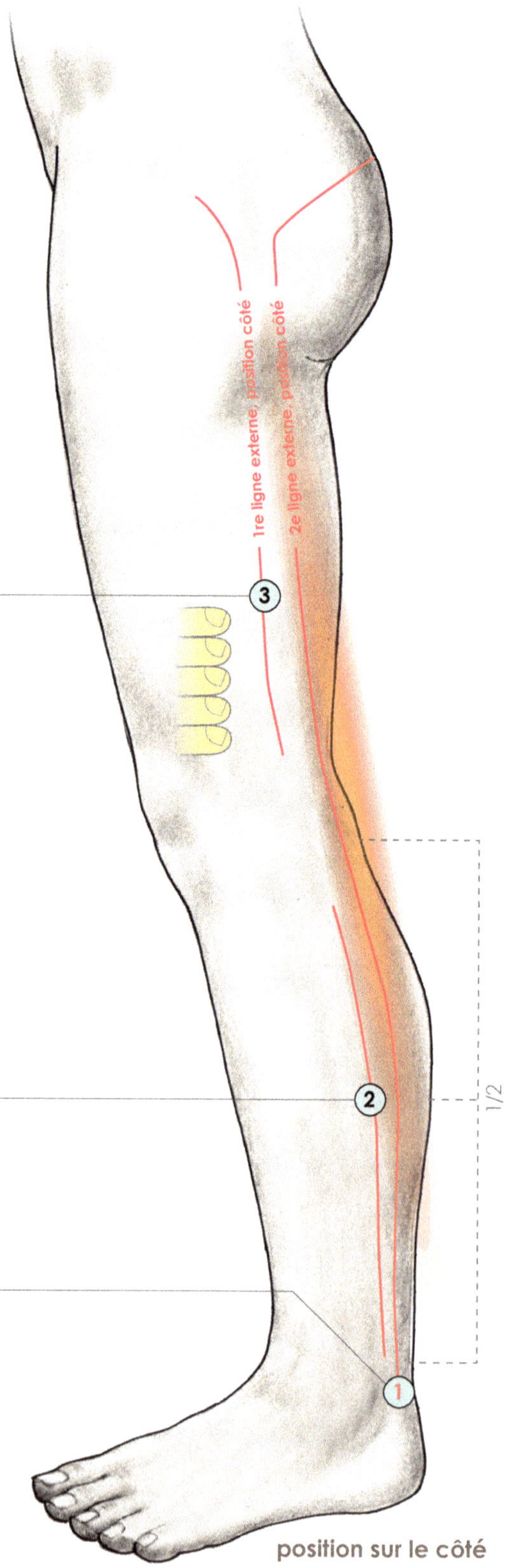

1re ligne externe, position de côté-5
5 doigts au-dessus du genou • dans une dépression en arrière du tractus ilio-tibial • sur le bord postérieur du tractus ilio-tibial, sur l'os du fémur

1re ligne externe, position de côté-2
à mi-chemin entre la cheville et le genou, dans une dépression entre la fibula et le muscle du mollet (le gastrocnémien)

2e ligne externe, position de côté-1
(VE-60)
dans une dépression sur le bord postérieur de la malléole • presser en direction de la malléole

Description du problème :

- *Douleur vive ou chronique le long de la colonne thoracique.*
- *Douleur irradiant à l'arrière de la jambe, le long de la 1re ligne externe de la jambe, position côté. Douleur ressentie sur un seul ou des deux côtés, chronique ou aiguë.*
- *Certaines activités peuvent aggraver la douleur. Dans les cas sévères, la douleur limite les mouvements, surtout les flexions arrière.*

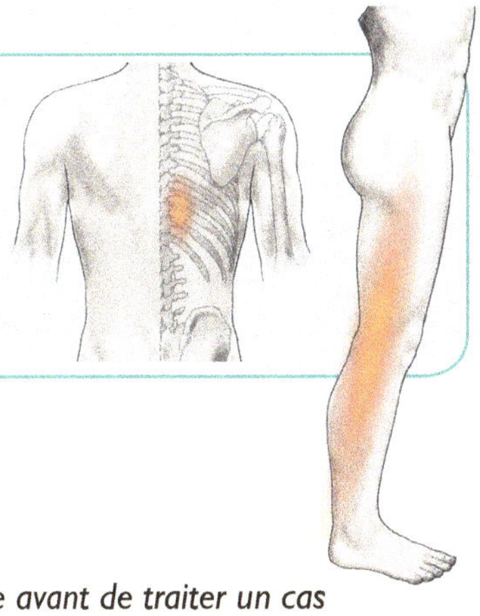

Les étapes du traitement

Instructions d'ordre général :
Il n'y a aucun point sur le dos dans ce protocole car pour pour les affections de ce type, traiter le dos n'est pas efficace.

1. Travail de la 1re ligne externe de la jambe, position sur le côté

Installez votre patient en position couchée sur le côté. Travaillez la 1re ligne externe au pouce. Partez des pieds et remontez à la hanche, puis redescendez. Répétez une à deux fois.

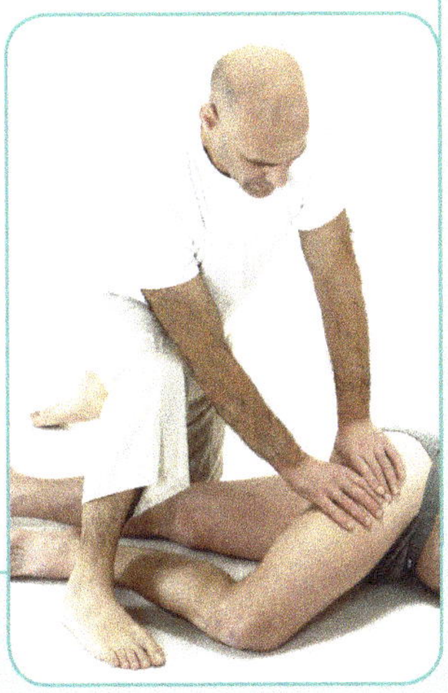

2. Travail des points d'acupression

Pressez les points (1), (2) et (3) à l'aide des pouces. Continuez ce travail de pression au pouce tant que vous sentez une amélioration, jusqu'à 10 passages. Cessez si les points deviennent douloureux. Adaptez le niveau de pression à votre patient.

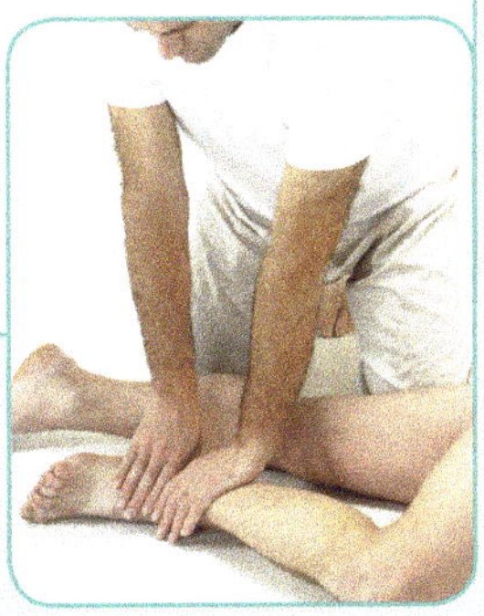

Précautions :

- *Consultez un spécialiste avant de traiter un cas grave ou sujet à caution.*
- *Aucun étirement pour les cas aigus.*
- *Traitez tous les jours jusqu'à rémission. Pour les cas non aigus, traitez deux fois par semaine.*
- *Avant de répéter le traitement, attendez que votre patient n'ait plus de douleur (le cas échéant) liée au traitement précédent.*

Sélection des points thérapeutiques

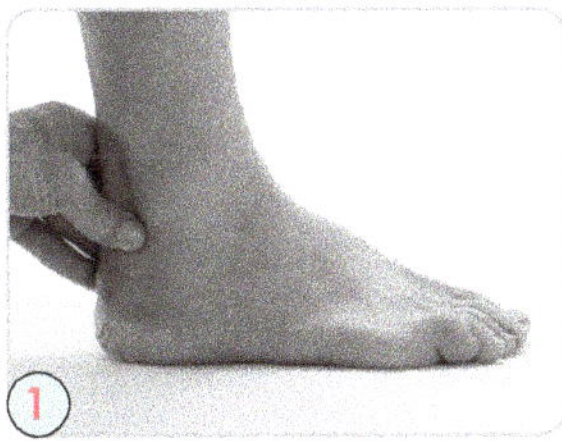

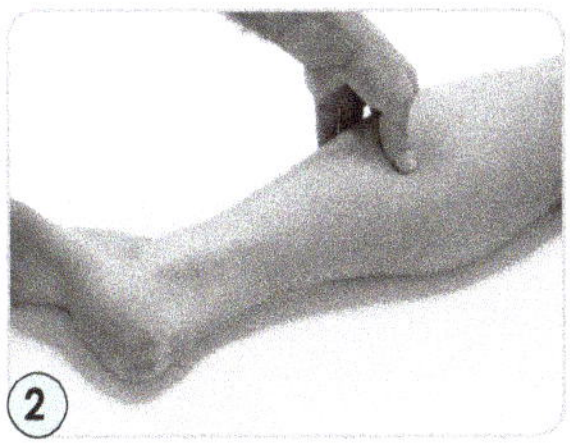

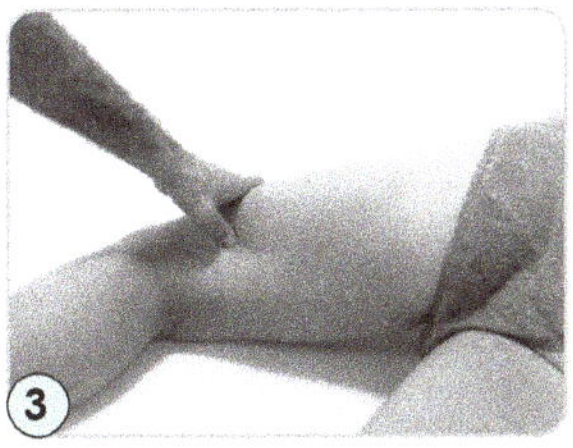

CHAPITRE 10 BAS DU DOS

Les protocoles de traitement dans ce chapitre

Protocole -35 **"Douleur au bas du dos dans la zone de L-5 et S-1"**
Protocole -36 **"Douleur aux vertèbres lombaires"**
Protocole -37 **"Douleur au bas du dos et dans les fesses"**
Protocole -38 **"Douleur irradiée dans la jambe"**
Protocole -39 **"Douleur au bas du dos en se penchant en avant"**
Protocole -40 **"Douleur au bas du dos en se penchant en arrière"**
Protocole -41 **"Douleur au bas du dos en torsion"**

Traitement des pathologies du bas du dos

De tous les troubles tendino-musculaires, les pathologies du bas du dos sont les plus courantes. Souvent, les médecins ne diagnostiquent pas une pathologie en particulier mais parlent simplement de "douleurs lombaires" ou "lombalgies". Ces douleurs sont naturelles, elles ont trait à notre patrimoine génétique, qui est différent selon chacun. Si certains membres de votre famille y sont sujets, il est probable que vous ayez à en souffrir vous-même. De mauvaises habitudes posturales, l'accumulation de stress - physique et psychologique- jouent un rôle prédominant. On peut obtenir d'excellents résultats dans le traitement et la prévention des douleurs lombaires, par une prise de conscience de la posture corporelle, en utilisant différentes méthodes correctives et en pratiquant une activité physique modérée (20 minutes de marche par jour suffisent), le tout combiné avec des traitements manuels. Les protocoles d'acupression thaïe sont sans danger et très efficaces. Cependant, avant de traiter les douleurs lombaires, les thérapeutes doivent s'assurer qu'il ne s'agit pas de pathologies nécessitant une intervention chirurgicale immédiate (voir les encarts "attention danger !").

Les problèmes dans la zone lombaire s'accompagnent souvent de douleurs aiguës, d'une perte en amplitude de mouvement, et de douleur projetée sur une jambe. Si les protocoles thaïs sont efficaces et sans danger, il convient de consulter un médecin pour les cas graves, car on ne peut pas déterminer leur degré de gravité. Pour identifier la source de la douleur, il faut parfois avoir recours à des méthodes avancées de diagnostic utilisant des technologies de pointe. Dans certains cas sévères de spondylolisthésis, d'hernie discale, ou de sténose spinale, où il y a une pression directe sur la "queue de cheval", il faut opérer. Mais dans la plupart des cas, le problème n'est pas si grave, ne nécessite pas d'opération, et votre traitement donnera de bons résultats. Le massage, l'acupression et l'acupuncture ne sont pas considérés comme des techniques efficaces dans les cas de sténose avec rétrécissement permanent du canal rachidien. Néanmoins, lorsqu'il n'est pas nécessaire d'opérer, la sténose peut se traiter en toute sécurité avec les protocoles thaïs, même si les résultats du traitement s'avèrent lents voire inexistants. Parmi les sept routines proposées, faites votre choix en fonction des symptômes établis selon le diagnostic thaï (voir le tableau diagnostic), indépendamment de la définition médicale moderne de la pathologie.

Lorsque les symptômes de votre patient concordent avec ceux qui sont décrits dans l'un des protocoles thaïs, essayez ce protocole et observez la réaction de votre patient. Si vos pressions sont bien accueillies, le traitement pourra donner de bons résultats. Si vous constatez une amélioration, continuez.

Protocole thaï	Pathologie sous-jacente éventuelle
Douleur au bas du dos dans la zone de L-5 et S-1	Spondylose et Spondylolisthésis Syndrôme facettaire lombaire Hernie discale Dysfonction de l'articulation sacro-iliaque Entorse vertébrale ligamentaire Hypertonie musculaire et "trigger points" myofasciaux (points gâchettes ou détente) Déviations structurelles et posturales
Douleur au bas du dos dans les vertèbres lombaires	Spondylose et sténose Spondylose et spondylolisthésis Syndrôme facettaire lombaire Hernie discale Entorse vertébrale ligamentaire Hypertonie musculaire et "trigger points" myofasciaux (points gâchettes ou détente) Déviations structurelles et posturales

Douleur au bas du dos et dans les fesses	Spondylose et sténose Spondylose et spondylolisthésis Syndrôme facettaire lombaire Hernie discale Syndrôme de "la queue de cheval" Sciatique et syndrôme du piriforme Dysfonction de l'articulation sacro-iliaque Entorse vertébrale ligamentaire Hypertonie musculaire et "trigger points" myofasciaux (points gâchettes ou détente) Déviations structurelles et posturales
Douleur irradiée dans la jambe	Spondylose et sténose Spondylose et spondylolisthésis Syndrôme facettaire lombaire Hernie discale Syndrôme de "la queue de cheval" Sciatique et syndrôme du piriforme Dysfonction de l'articulation sacro-iliaque Hypertonie musculaire et "trigger points" myofasciaux (points gâchettes ou détente) Déviations structurelles et posturales
Douleur au bas du dos en se penchant en avant	Spondylose et sténose Spondylose et spondylolisthésis Syndrôme facettaire lombaire Hernie discale Syndrôme de "la queue de cheval" Sciatique et syndrôme du piriforme Dysfonction de l'articulation sacro-iliaque Entorse vertébrale ligamentaire Hypertonie musculaire et "trigger points" myofasciaux (points gâchettes ou détente) Déviations structurelles et posturales
Douleur au bas du dos lors de l'étirement pour se pencher en arrière	Spondylose et sténose Spondylose et spondylolisthésis Syndrôme facettaire lombaire Hernie discale Sciatique et syndrôme du piriforme Dysfonction de l'articulation sacro-iliaque Entorse vertébrale ligamentaire Hypertonie musculaire et "trigger points" myofasciaux (points gâchettes ou détente) Déviations structurelles et posturales
Douleur au bas du dos en torsion	Hypertonie des muscles du bas du dos et "trigger points" myofasciaux (points gâchettes ou détente)

Les pathologies du bas du dos

Distinguer une pathologie d'une autre, s'agissant des maux du bas du dos, est purement théorique. Car en réalité, il s'agit d'une combinaison simultanée de plusieurs problèmes.

Spondylose et sténose

L'ostéoarthrite (maladie dégénérative des articulations) est due à l'usure naturelle de la colonne, avec l'âge. Elle se traduit par une inflammation, le rétrécissement des disques et des espaces intervertébraux, des altérations osseuses, et le développement possible d'ostéophytes. La spondylose concerne presque toutes les personnes âgées, et n'implique pas nécessairement de symptômes graves. La sténose spinale est une complication naturelle de la spondylose. Il s'agit d'un rétrécissement permanent d'un ou plusieurs foramens vertébraux et/ou de certaines zones du canal rachidien, causés par l'épaississement des vertèbres ou le développement d'ostéophytes. Lorsqu'un foramen vertébral se réduit, il comprime la racine nerveuse. Quand le canal rachidien se réduit, il comprime la "queue de cheval" (les nerfs qui prolongent la moelle épinière). Cela peut devenir grave, si la pression sur une racine nerveuse ou sur la queue de cheval exercée arrive à créer un dommage neurologique progressif. La sténose spinale touche principalement les personnes de plus de 50 ans. Les personnes jeunes, blessées à la colonne ou présentant un canal rachidien étroit sont également plus exposées. Les symptômes peuvent apparaître de façon graduelle ou pas du tout, en fonction de la localisation et de l'intensité de la pression exercée sur les nerfs. Symptômes possibles : douleurs dans le bas du dos et dans les fesses, engourdissement, faiblesse ou douleur dans les jambes. La chirurgie, dans certains cas, est inévitable.

Spondylose (ou isthmolyse) et spondylolisthésis

Fracture vertébrale de fatigue, entraînée par le port de charges trop lourdes, un stress répété sur les vertèbres, ou des malformations génétiques. Courante chez les danseurs et sportifs de haut niveau, elle est souvent liée à une sur-sollicitation en extension des lombaires. Elle n'est pas nécessairement le résultat d'une activité physique vigoureuse, mais serait plutôt due à l'accumulation chronique, d'année en année, d'un stress modéré. Lorsqu'elle empire, la fracture peut être totale, ce qui produit le glissement d'une vertèbre sur une autre -la spondylolisthésis-, souvent L5 sur S1. Dans sa progression, le glissement crée une pression supplémentaire sur les racines nerveuses et la dure-mère rachidienne qui entoure le canal lombaire, générant des douleurs dans les lombaires, dans les fesses, irradiant dans les jambes, avec une faiblesse dans les jambes.

Syndrôme facettaire lombaire

Irritation douloureuse des facettes articulaires liée à une blessure, ou plus souvent à une maladie chronique due à un stress biomécanique répété. Elle peut contribuer à la dégénérescence des disques et entraîner, par stades progressifs, le développement d'ostéophytes. Symptômes pouvant être associés : douleur près de la colonne et douleur projetée aux fesses, à l'aine, à l'arrière de la cuisse et au pied. Certains mouvements ou de longues périodes d'immobilité aggravent la douleur. La douleur ressentie le matin au réveil est typique.

Hernie discale

On distingue quatre degrés de hernies, selon le degré de pénétration du noyau pulpeux dans l'anneau fibreux : la protrusion, où le disque fait saillie sans endommager l'anneau ; la prolapse traverse l'anneau ; l'extrusion déchire une partie de l'anneau ; la séquestration correspond au déchirement complet de l'anneau. Les symptômes sont fonction du degré, de la position, et de la direction de la hernie. Des douleurs locales et projetées aux fesses et dans les jambes peuvent avoir pour origine le disque endommagé, ou la pression exercée par le disque sur les ligaments ou les muscles para-vertébraux, sur les racines nerveuses ou sur la colonne lorsque la hernie est dirigée directement vers l'arrière. Les douleurs augmentent souvent en position fixe (position assise par exemple), du fait que le disque contribue à porter le poids. Les hernies discales, bien souvent, sont asymptomatiques. La chirurgie, très utilisée par le passé, n'est plus aussi courante aujourd'hui, sauf pour les cas graves.

Syndrôme de la "queue de cheval"

Les nombreux nerfs spinaux lombo-sacrés, qui commencent à T12 et prolongent la moelle épinière, le long du canal vertébral, constituent "la queue de cheval". Ils sont entourés par l'enveloppe de la dure-mère rachidienne. Une hernie discale située entre deux vertèbres lombaires peut provoquer une compression de ces nerfs, et entraîner, lorsque la pression est très forte, une pathologie grave. Les symptômes pouvant être associés dans ce cas : douleur et engourdissement dans les deux fesses et sur la face antérieure ou postérieure des jambes. La chirurgie est parfois inévitable.

Sciatique et syndrôme piriforme

Inflammation du nerf sciatique entraînant douleurs et engourdissement dans les fesses et dans les jambes. L'inflammation résulte souvent de la compression du nerf sciatique dans la colonne lombaire, souvent par un disque. Une "sciatique" peut également être due à la compression des muscles, habituellement le muscle piriforme. Le syndrôme piriforme correspond à la compression du nerf sciatique, le plus souvent, mais il peut s'agir du nerf glutéal supérieur ou les nerfs cutanés postérieurs du fémoral qui génèrent des douleurs locales et projetées le long de leur chaîne de distribution.

Dysfonction de l'articulation sacro-iliaque

Décalage de l'articulation sacro-iliaque. Les symptômes peuvent inclure : douleurs en se tournant dans le lit la nuit, restriction des mouvements et difficultés à marcher, douleur au bas du dos, dans la zone supérieure du sacrum ou dans les fesses, et possiblement douleur projetée dans la jambe. Les symptômes augmentent avec des charges, lorsque le poids du corps est porté sur un seul côté, lorsqu'on marche ou qu'on monte des escaliers par exemple.

Déviations structurelles et posturales

Scoliose, lordose lombaire accentuée ou diminuée, bascule du bassin antérieure ou postérieure, rotation et inclinaison du bassin. Ces déviations exercent une pression asymétrique sur les muscles du bas du dos, les ligaments, les articulations vertébrales, et sur la hanche. Ils peuvent être la cause sous-jacente de différentes pathologies du bas du dos. En même temps, ces déviations posturales peuvent être aggravées ou créées par des pathologies du bas du dos, mais disparaître d'elles-mêmes une fois que la douleur est partie. D'abord temporaires, elles peuvent devenir permanentes, si la pathologie sous-jacente n'est pas traitée et qu'elle s'installe de manière chronique.

Entorse vertébrale ligamentaire
Traction traumatique extrême et soudaine des ligaments de la colonne lombaire. Les hernies discales peuvent également blesser les ligaments de la colonne. Un stress lié à des mouvements répétitifs est une cause d'affaiblissement des ligaments dorsaux, les rendant plus sensibles à des pressions légères et moins aptes à soutenir les articulations spinales.

Hypertonie des muscles du bas du dos et "trigger points" myofasciaux (points détente ou gâchette)
Tension des muscles lombaires pouvant être la conséquence d'une mauvaise posture, de mouvements trop répétés, ou d'un stress émotionnel. L'hypertonie musculaire est la cause la plus courante des maux de dos. De la même manière, un mal de dos, ou une pathologie du dos, seront presque toujours accompagnés d'hypertonie. Des bandes musculaires sensibles (les "trigger points") se développent, à l'intérieur des muscles hypertoniques des lombaires ou de la hanche, créant douleurs locales et projetées, selon des motifs caractéristiques, dans le dos, les hanches et les jambes.

Contre-indications et mises en garde

- **Pas d'étirements en cas de traumatisme grave**
  Des étirements doux peuvent être efficaces en cas de problèmes chroniques, mais ils peuvent s'avérer dangereux en cas de traumatismes aigus. On peut déplacer un disque ou une vertèbre, ou encore augmenter la compression des racines nerveuses ou de la moelle épinière, ce qui aggrave le problème et peut entraîner des dommages irréversibles.
- **Pas de pression en direction antérieure sur la colonne lombaire, lorsque le patient est couché sur le ventre**
  Le palmage des deux côtés de la colonne lombaire pose particulièrement problème car il peut faire bouger les vertèbres et aggraver la compression du nerf. Si la pression au pouce provoque une douleur aigüe, aggravée par le mouvement des articulations vertébrales, arrêtez. Pour les points d'acupression des lombaires, le travail au pouce est en général moins douloureux, et moins dangereux, en position sur le côté, les deux genoux légèrement repliés l'un sur l'autre. Si, même dans cette position, les pressions au pouce sont douloureuses, n'exercez plus aucune pression sur les lombaires : travaillez les autres lignes et points du protocole.
- **Pas de pression directe sur des points enflammés ou sensibles**
  Dans certains cas, la zone des lombaires est parfois enflammée et très sensible. Toute pression directe sur la zone enflammée ou sensible est contre-indiquée, car elle aggraverait l'inflammation. Si pour certains points du protocole, vos pressions sont désagréables, et génèrent ou aggravent des spasmes lombaires, cessez et travaillez les autres lignes et points : ventre, jambes et hanches. Les protocoles thaïs sont très efficaces même lorsqu'on ne traite pas directement la zone lombaire.
- **Pas de pressions sur des lignes ou des points sensibles qui créent ou aggravent les symptômes**
- **Éviter toute pression qui fasse se rétracter ou reculer votre patient**

Attention danger !

En présence des symptômes suivants, votre patient doit être examiné par un médecin.

- **Récent traumatisme grave**
- **Douleur constante ou progressive**
- **Douleur dont l'origine n'est pas mécanique**
- **Douleur persistante, apparue soudainement, et sans cause apparente**
- **Etat très critique**
- **Tout signe inhabituel**

Voici les symptômes d'un "syndrôme de la queue de cheval" :

- **Dysfonction intestinale, vésicale ou sexuelle**
- **Déficience neurologique progressive**
- **Faiblesse musculaire dans les jambes et difficultés à marcher**
- **Fourmillements et engourdissements bilatéraux, douleurs vives ou brûlures descendant dans les jambes**

Choix du traitement - méthode à suivre

1. Localisez d'abord la douleur, puis identifiez les mouvements qui provoquent ou accentuent cette douleur.

Demandez au patient de:
a. Se pencher doucement en avant jusqu'au point douloureux.
b. Se redresser doucement, la tête en arrière et se cambrer de nouveau jusqu'au point douloureux.
Si, au cours de ces mouvements, votre patient a mal ou encore plus mal, demandez-lui de vous montrer où exactement. Cela facilite la localisation.

2. Choisissez le traitement adapté
a. Selon l'endroit où se trouve la douleur, choisissez un protocole.
"Douleur au bas du dos, dans la zone de L5 et S1"
"Douleur au bas du dos aux vertèbres lombaires"
"Douleur au bas du dos et dans les fesses"
"Douleur irradiant dans la jambe"
b. Si votre patient ne souffre dans aucune des zones décrites dans ces protocoles, choisissez parmi les suivantes, c'est-à-dire en fonction des mouvements qui accentuent la douleur.
"Douleur au bas du dos en se penchant en avant"
"Douleur au bas du dos à l'étirement pour se pencher vers l'arrière"
"Douleur au bas du dos en torsion"

3. Commencez le traitement et vérifiez que vous avez choisi le bon protocole
Pour vérifier si les points du protocole choisi sont pertinents et efficaces, pressez chaque point et observez les réactions de votre patient. Surtout ne l'embêtez pas avec trop de questions dès le début ! Laissez-le plonger dans un état de concentration, de plus en plus profonde. Il lui faudra souvent un peu de temps pour "rentrer" dans le traitement et être en mesure d'indiquer (sans forcément la verbaliser) l'efficacité des points. Les réactions commencent à être "fiables" à partir du deuxième passage. Posez des questions brèves, du type : "Là ?", "C'est agréable ?", "Douloureux ?" Si les lignes et les points sont pertinents et efficaces, continuez le traitement : vous avez choisi le bon protocole.

"Douleur irradiée dans la jambe" est toujours utilisé de pair avec "Douleur au bas du dos en se penchant en avant" ou "Douleur au bas du dos, en torsion ou en flexion arrière". Cela dépend du mouvement qui crée ou aggrave la douleur. Lorsque les troubles lombaires, décrits dans les protocoles "Douleur au bas du dos en se penchant en avant" ou "Douleur au bas du dos en torsion ou en flexion arrière" s'accompagnent de douleurs irradiant dans la jambe, rajoutez à votre protocole celui de la "Douleur irradiée dans la jambe".

PROTOCOLE 35 (PAGE 162)	PROTOCOLE 36 (PAGE 164)

Douleur au bas du dos autour de L-5 et S-1

- Douleur chronique ou aiguë dans la zone des vertèbres lombaires. Douleur rarement aiguë.
- Douleur ressentie tout en bas de la zone des lombaires, identique des deux côtés.
- Pas d'irradiation douloureuse.
- De nombreux mouvements aggravent la douleur : flexion lombaire, extension, ou rotation. Mais l'immobilité peut également l'aggraver, par exemple en position assise, ou allongée.

LOCALISATION DE LA DOULEUR

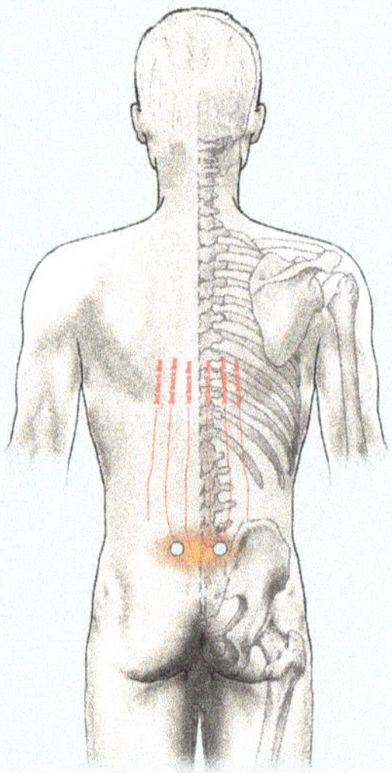

Douleur au bas du dos dans les vertèbres lombaires

- Douleur chronique ou aiguë dans la zone des vertèbres lombaires. Douleur souvent chronique.
- Douleur ressentie localement, sur une petite zone, et non pas étendue à tout le bas du dos. Elle est centrée sur une ou deux vertèbres lombaires, souvent la 2e, 3e ou 4e.
- De nombreux mouvements aggravent la douleur : flexion lombaire, extension, ou rotation. L'immobilité aussi, par exemple en position assise, ou allongée.

LOCALISATION DE LA DOULEUR

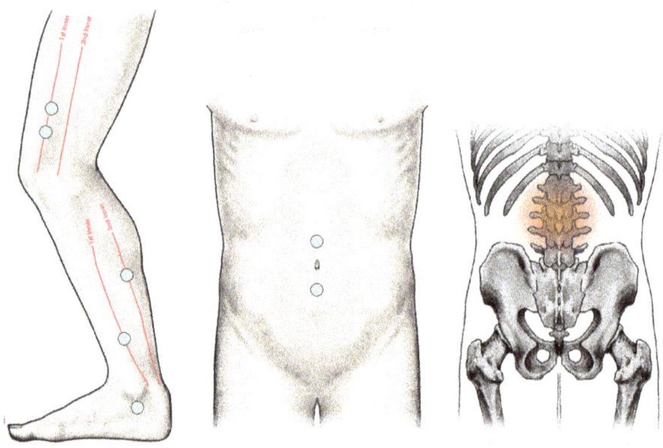

PROTOCOLE 37 (PAGE 166)

Douleur au bas du dos et dans les fesses

- Douleur chronique ou aiguë dans l'une ou les deux fesses, souvent plus prononcée dans une fesse que dans l'autre.
- La douleur au bas du dos est souvent accompagnée d'irradiations dans une jambe, ou dans les deux.
- De nombreux mouvements aggravent la douleur : flexion lombaire (en s'asseyant, en enfilant des chaussettes), extension (en marchant), ou rotation (en se tournant pour conduire en marche arrière).
- Possible déformation du bas du dos.

LOCALISATION DE LA DOULEUR

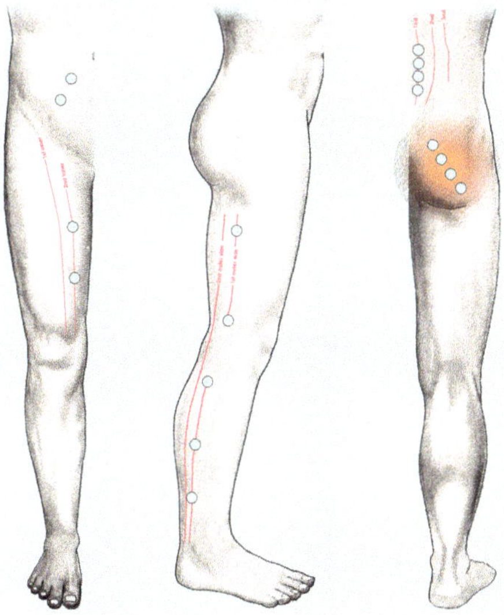

PROTOCOLE 38 (PAGE 170)

Douleur irradiée dans la jambe

- Douleur chronique ou aiguë irradiée, dans l'une ou les deux jambes (souvent une seule, à la cuisse).
- La douleur irradiée dans les jambes va souvent de pair avec un mal de bas du dos, d'un seul ou des deux côtés.
- De nombreux mouvements aggravent la douleur : flexion lombaire (en s'asseyant, en enfilant des chaussettes), extension (en marchant), ou rotation (en se tournant pour conduire en marche arrière).
- Possible déformation du bas du dos.

LOCALISATION DE LA DOULEUR

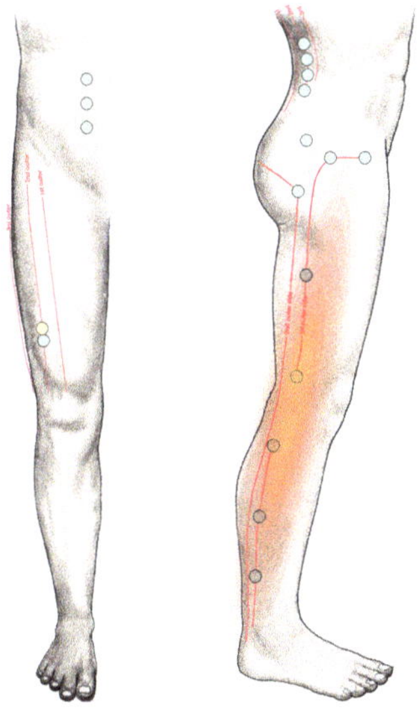

MOUVEMENTS DOULOUREUX

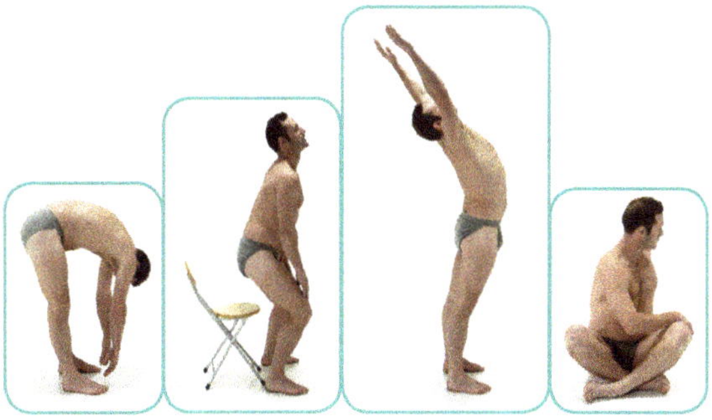

PROTOCOLE 39 (PAGE 174)

Douleur au bas du dos en se penchant en avant

- Douleur chronique ou aiguë, ressentie d'un seul ou des deux côtés du bas du dos, souvent plus prononcée d'un côté que de l'autre.
- La douleur peut être accompagnée d'irradiations dans une jambe ou dans les deux. Souvent à la cuisse, le long de la 2e, et/ou de la 1re ligne externe de la jambe, position sur le côté.
- La douleur est systématiquement aggravée lorsqu'on se penche en avant, mais également en se penchant en arrière, ou en effectuant une torsion.
- Possible déformation du bas du dos.

LOCALISATION DE LA DOULEUR

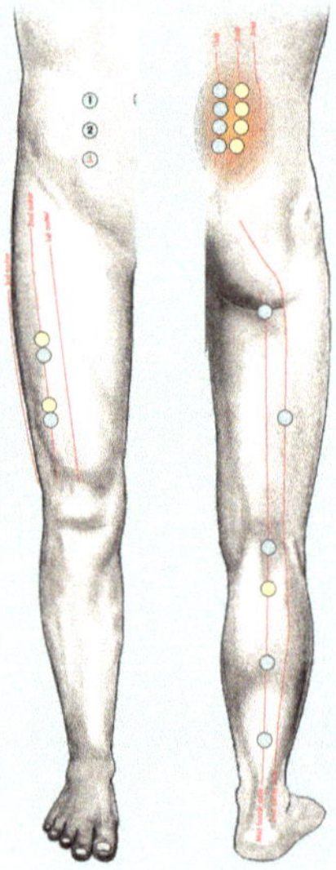

MOUVEMENTS DOULOUREUX

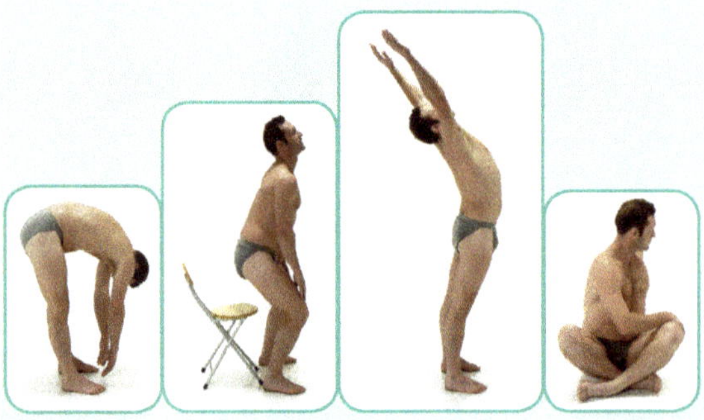

PROTOCOLE 40 (PAGE 178)

Douleur au bas du dos à l'étirement pour se pencher en arrière

- Douleur chronique ou aiguë, ressentie d'un seul ou des deux côtés du bas du dos, souvent plus prononcée d'un côté que de l'autre.
- La douleur peut irradier dans une jambe ou dans les deux, souvent à la cuisse, le long de la 3e ligne externe de la jambe et/ou de la ligne médiane de la jambe.
- La douleur est toujours plus intense lorsqu'on se dresse et qu'on se penche en arrière, mais les torsions peuvent également l'aggraver.
- Possible déformation du bas du dos.

LOCALISATION DE LA DOULEUR

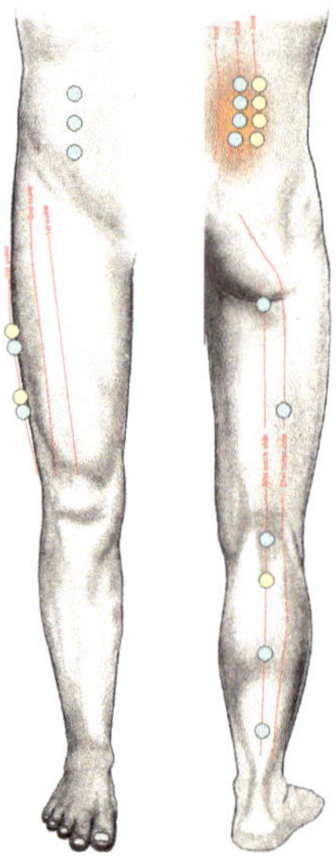

MOUVEMENTS DOULOUREUX

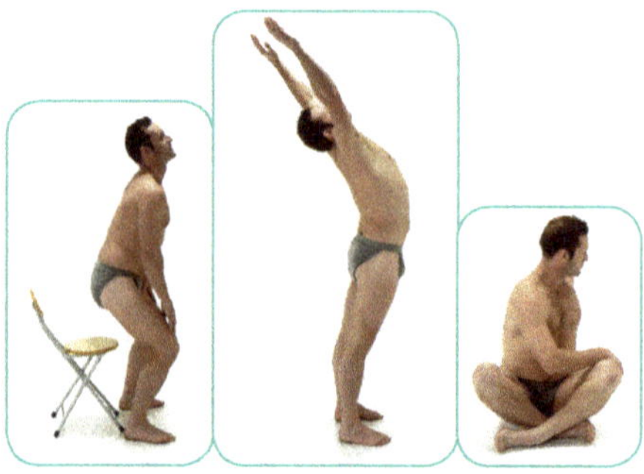

PROTOCOLE 41 (PAGE 182)

Douleur au bas du dos en torsion

- Douleur chronique ou aiguë dans la zone lombaire, sur un seul côté.
- Douleur qui augmente surtout dans les torsions, par exemple en voiture, en se tournant pour faire une marche arrière, mais pas tellement en flexion ni en extension.

LOCALISATION DE LA DOULEUR

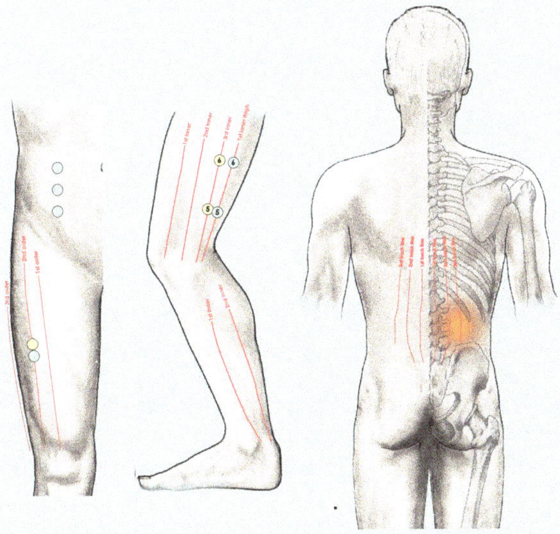

MOUVEMENTS DOULOUREUX

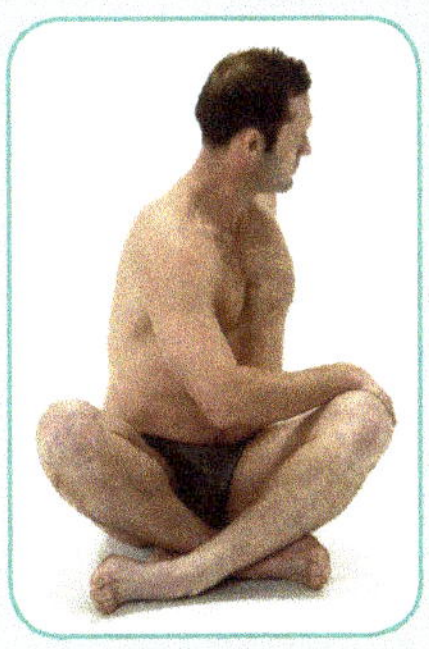

Douleur au bas du dos dans la zone de L-5 et S-1

●● affection courante

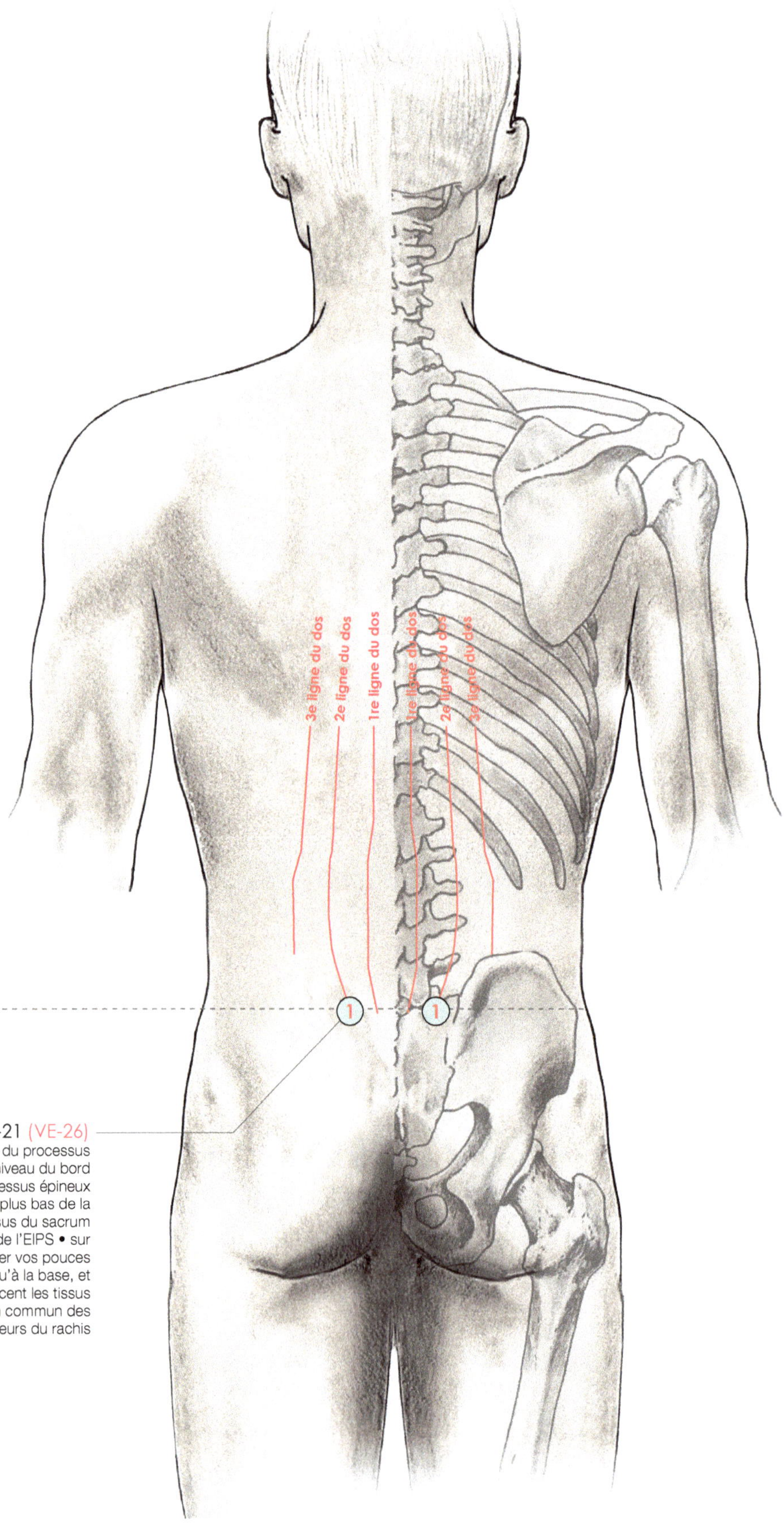

2e ligne du dos-21 (VE-26)
1 doigt en dehors du processus épineux • au niveau du bord inférieur du processus épineux de L-5 • le point le plus bas de la ligne, juste au-dessus du sacrum • juste en dedans de l'EIPS • sur le sacrum, faire glisser vos pouces vers le haut jusqu'à la base, et presser là où commencent les tissus mous - c'est le tendon commun des érecteurs du rachis

Position couchée sur le ventre

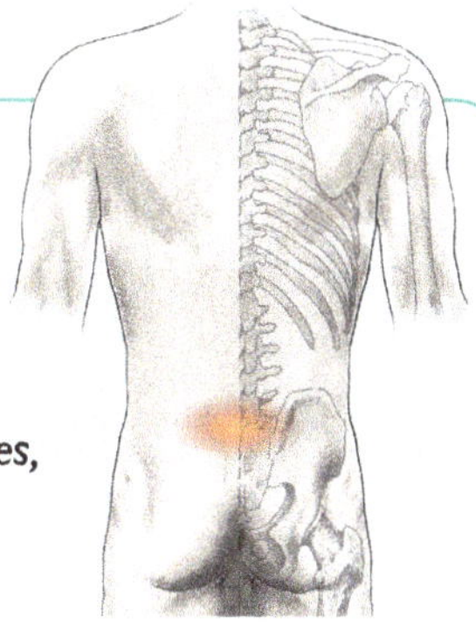

Description du problème :

- *Douleur chronique ou aiguë dans la zone des vertèbres lombaires L-5 et S-1. Douleur rarement aiguë.*
- *La douleur est ressentie tout en bas du dos, de la même intensité des deux côtés.*
- *Pas d 'irradiation.*
- *De nombreux mouvements aggravent la douleur, notamment ceux impliquant flexions lombaires, ou rotations, mais également en position fixe (position assise ou allongée).*
- *De nombreux mouvements aggravent la douleur : lorsqu'on se penche en avant, en arrière, ou en effectuant une torsion.*
- *Les mouvements sont légèrement ou fortement limités par la douleur.*

Les étapes du traitement

Instructions d'ordre général

Ce protocole ne comprend que 2 points. L'effet est immédiat, si c'est le protocole adéquat.. Quelques minutes de traitement suffisent pour que la douleur disparaisse presqu'entièrement.

1. Travail des points d'acupression

Installez votre patient sur le ventre. Pressez le point (1) de chaque côté, avec les pouces, les deux en même temps. Cherchez les points les plus bas de la 2e ligne du dos, juste au-dessus de l'os du sacrum. Vous les trouverez aussi en appuyant sur le sacrum, puis en glissant doucement les doigts vers le haut jusqu'à sa base, le bord supérieur. Pressez juste au-dessus du bord. Répétez le travail de ces points autant de fois que nécessaire. Cessez dès qu'ils deviennent sensibles ou douloureux. Adaptez le niveau de pression à votre patient.

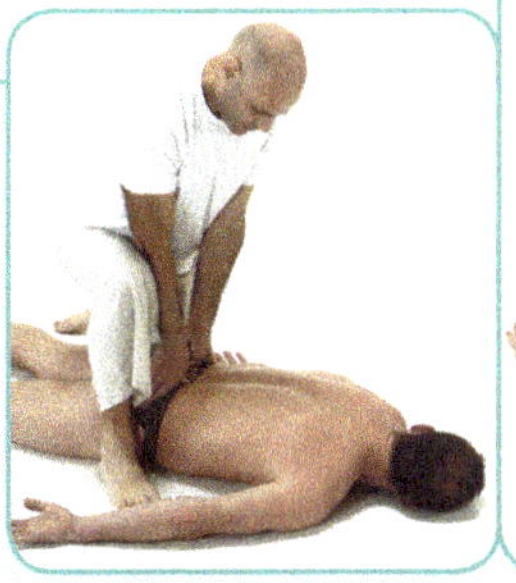

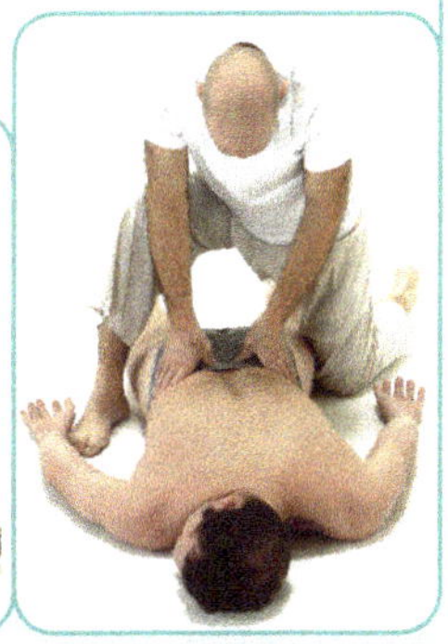

Comment savoir si c'est le bon protocole ?

On peut facilement confondre certains maux du dos, quand ils ont à première vue des symptômes similaires. Pressez doucement les points pendant 10 à 15 secondes. Pressez de nouveau, cette fois avec plus de puissance, en maintenant la pression. Si l'affection concernée est la bonne, votre patient aura besoin de pressions de plus en plus profondes et prolongées. Il en redemandera. Si ce n'est pas le cas, et qu'il ne se sent pas à l'aise, ce n'est pas le bon protocole. Pour les patients qui ont un autre type de problème de dos, la pression simultanée au pouce sur les deux côtés de la colonne s'avèrera désagréable ou douloureuse.

Précautions :

- *Consultez un spécialiste avant de traiter un cas de douleurs lombaires grave ou sujet à caution.*
- *Traitez tous les jours jusqu'à rémission. Pour les cas non aigus, traitez deux fois par semaine.*
- *Avant de répéter le traitement, attendez que votre patient n'ait plus de douleur (le cas échéant) liée au traitement précédent.*
- *Demandez à votre patient d'éviter toute activité ou position qui pourrait le blesser, comme de porter des charges lourdes, et de ne pas faire de mouvements brusques et soudains.*

Sélection des points thérapeutiques

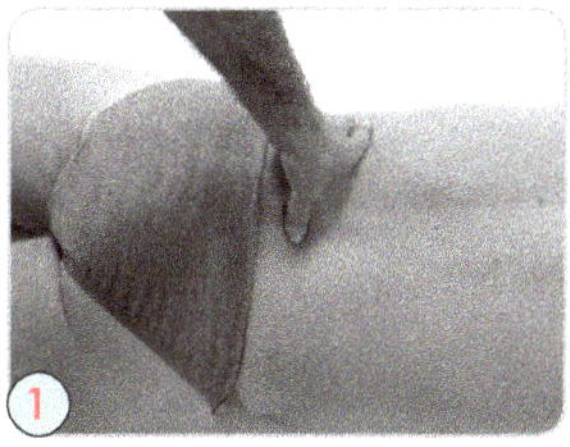

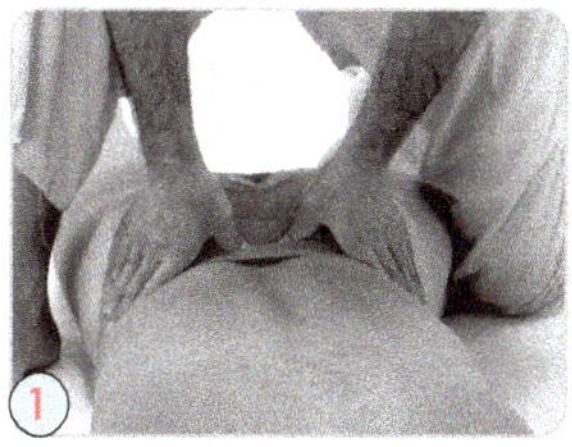

Protocole - 36 DOS

Douleur aux vertèbres lombaires

● affection rare

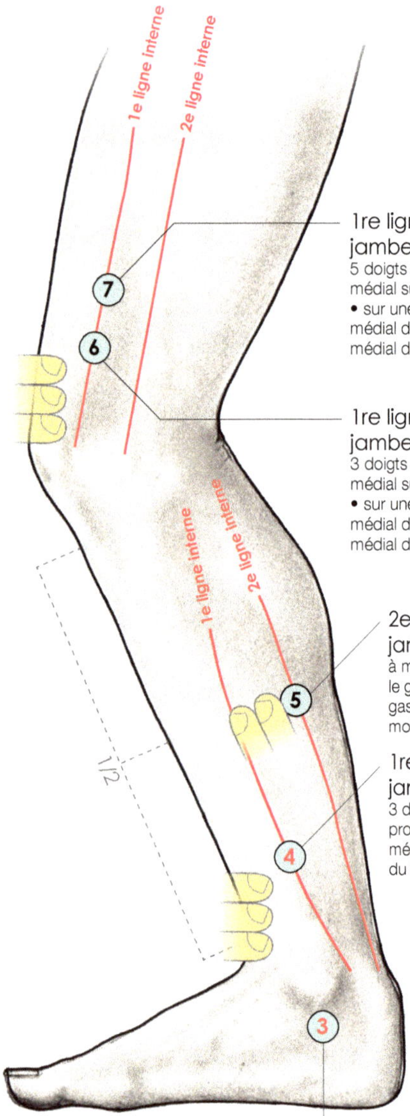

1re ligne interne de la jambe-8
5 doigts au-dessus du coin médial supérieur de la patella • sur une ligne reliant le bord médial de la patella et le bord médial de l'EIAS

1re ligne interne de la jambe-6
3 doigts au-dessus du coin médial supérieur de la patella • sur une ligne reliant le bord médial de la patella et le bord médial de l'EIAS

2e ligne interne de la jambe-7
à mi-chemin entre la cheville et le genou • entre le soléaire et le gastrocnémien • sous le muscle du mollet quand il est contracté

1re ligne interne de la jambe-1 (RA-6)
3 doigts au-dessus de la proéminence de la malléole médiale • attenant au bord médial du tibia

Position couchée sur le dos

Pied interne-2 (RE-6)
juste en-dessous de la malléole médiale • trouver une fine dépression entre le bord inférieur de la malléole et le talus

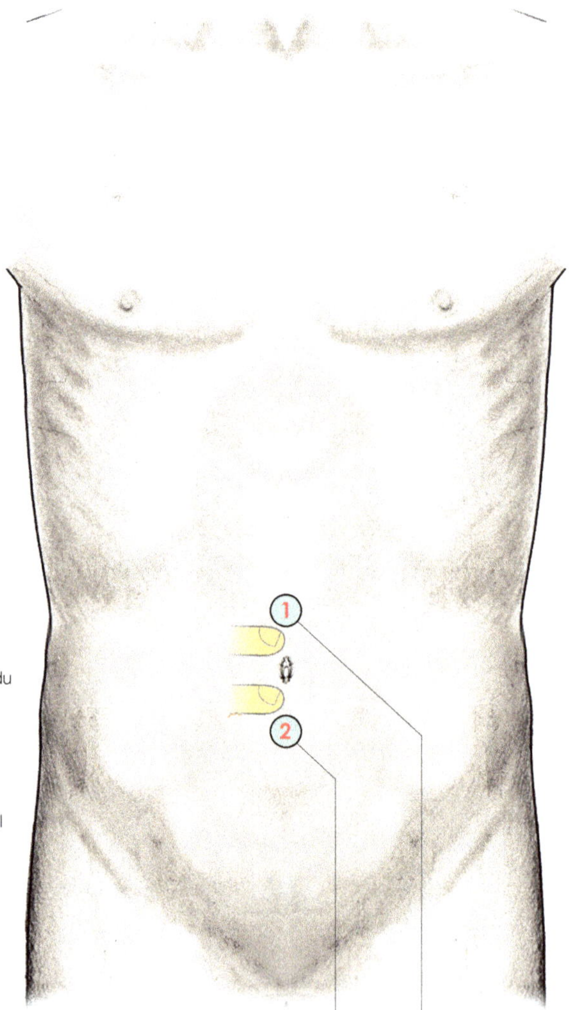

Position couchée sur le dos

Ligne médiane du ventre-2 (C-7)
1 doigt en-dessous du nombril

Ligne médiane du ventre-1 (C-9)
1 doigt au-dessus du nombril

Description du problème :

- *Douleur chronique ou aiguë dans les vertèbres. Douleur souvent chronique.*
- *La douleur est ressentie de façon très locale, sur une ou deux vertèbres, souvent la 2e, 3e, ou 4e vertèbre. Elle ne se répand pas sur de grandes zones du bas du dos.*
- *De nombreux mouvements aggravent la douleur, notamment ceux impliquant flexions lombaires, ou rotations, mais également la position fixe (position assise ou allongée).*
- *La douleur impose parfois une restriction des mouvements, légère ou sérieuse. Une douleur aiguë accompagne certains mouvements.*

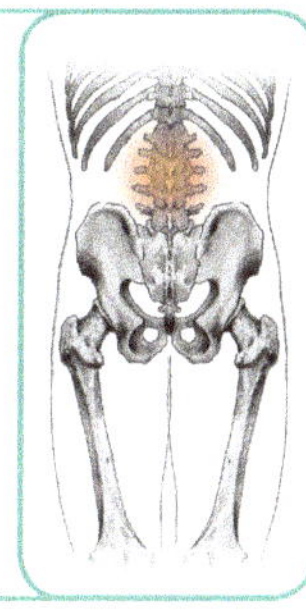

Les étapes du traitement

Instructions d'ordre général

Effectuez les étapes 1 à 4, et répétez les séquences de points, en fonction du temps dont vous disposez. Traitez les deux jambes.

1. Installez votre patient

Demandez-lui de s'allonger sur le dos, les genoux pliés et les pieds à plat au sol. Cette position permet de diminuer la pression exercée sur le dos (un coussin sous les genoux n'est pas suffisant, mais vous pouvez utiliser une chaise).

2. Massage du ventre et travail des points d'acupression

Étape a. Commencez, si vous en avez le temps, par un massage complet du ventre.

Étape b. Pressez au pouce les points (1) à (2), de 2 à 3 fois. Vous pouvez allez en profondeur, aussi loin que le permet votre patient (ce qui peut être douloureux), mais s'il se tend, relâchez l'intensité. Aucune pression sur le ventre pour les personnes âgées de plus de 60 ans.

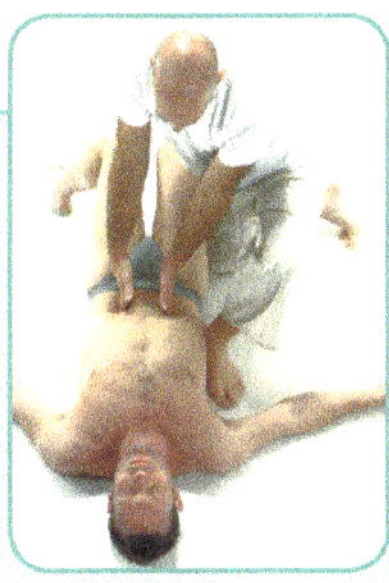
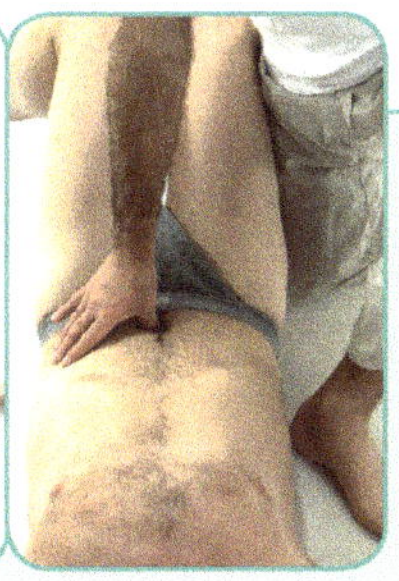

3. Massage de la face interne de la jambe

Effectuez un massage de la face interne de la jambe, avec la technique qui vous convient le mieux. Utilisez le poids du corps, en commençant par le pied, remontez jusqu'à l'aine, puis redescendez au pied. Deux à trois passages. Pour les praticiens en massage thaï : travail de la ligne interne de la jambe à la paume.

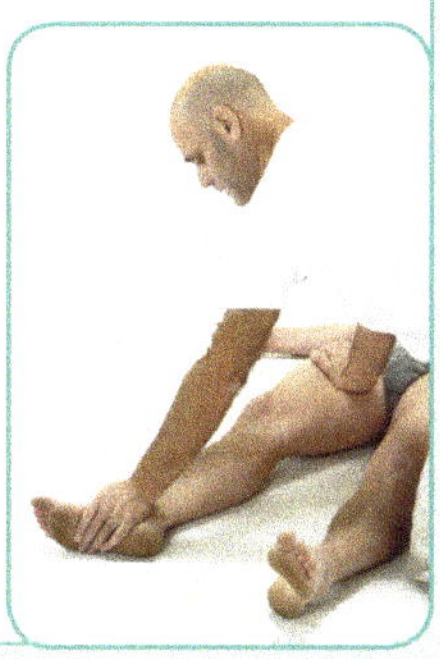

4. Travail des lignes thérapeutiques internes de la jambe et des points d'acupression

Étape a : Travaillez les 1e et 2e lignes internes de la jambe au pouce, de 1 à 3 passages.

Étape b : Pressez au pouce les points (3) à (7), chacun pendant 10 à 15 secondes. Travaillez soit avec les 2 pouces, soit en pouce-paume. Répétez le travail des points au pouce 2 à 3 fois. Arrêtez si les points deviennent sensibles. Adaptez l'intensité des pressions à votre patient.

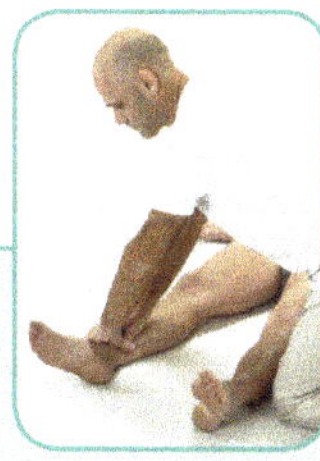
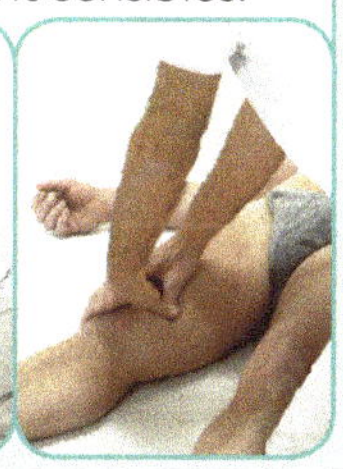

Précautions :

- *Consultez un spécialiste avant de traiter un cas de lombalgie grave ou sujet à caution.*
- *Pour les patients âgés (plus de soixante ans), faites attention et soyez très doux dans vos pressions abdominales.*
- *Traitez tous les jours jusqu'à rémission. Pour les cas non aigus, traitez deux fois par semaine.*
- *Avant de répéter le traitement, attendez que votre patient n'ait plus de douleur (le cas échéant) liée au traitement précédent.*
- *Demandez à votre patient d'éviter toute activité ou position qui pourrait le blesser, comme de porter des charges lourdes, et de ne pas faire de mouvements brusques et soudains.*

Sélection des points thérapeutiques

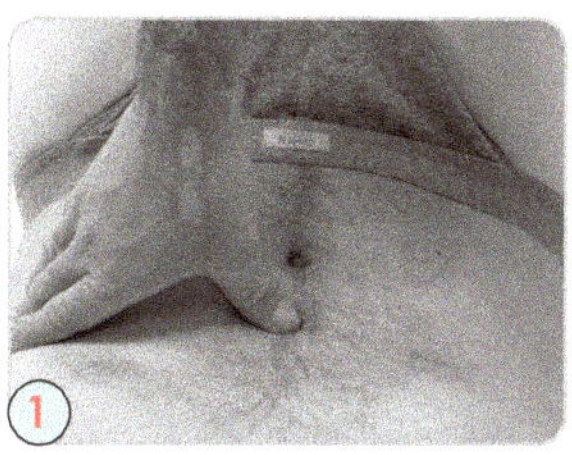
(1)

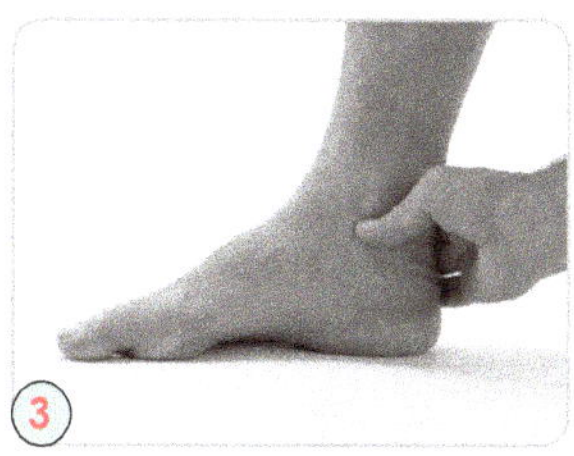
(3)

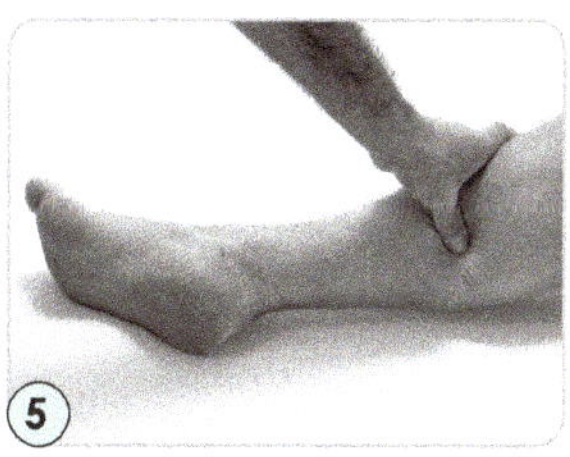
(5)

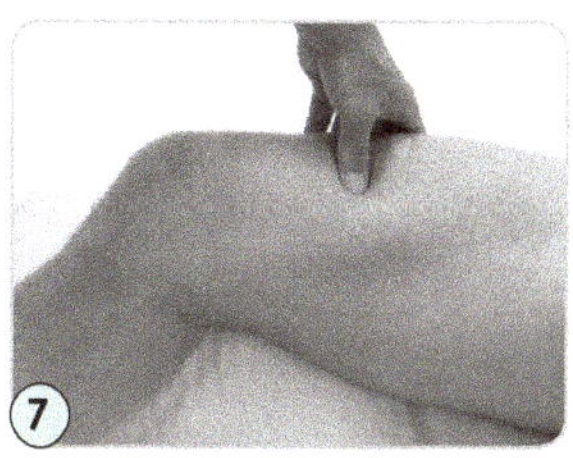
(7)

Douleur au bas du dos et dans les fesses

●●● affection très courante

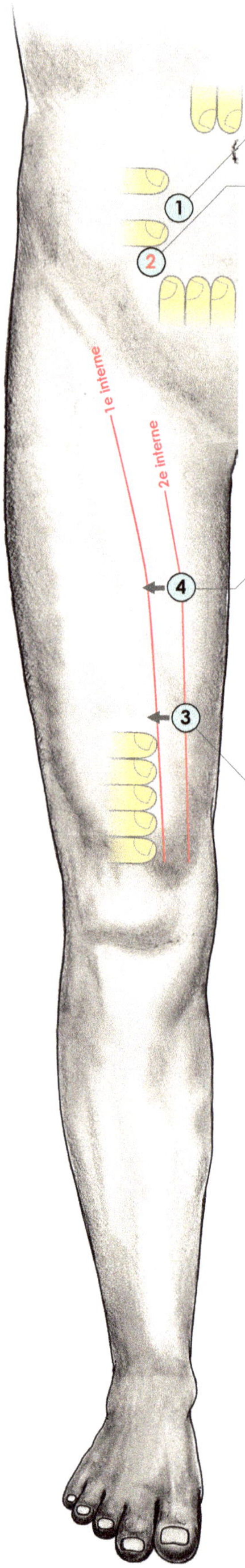

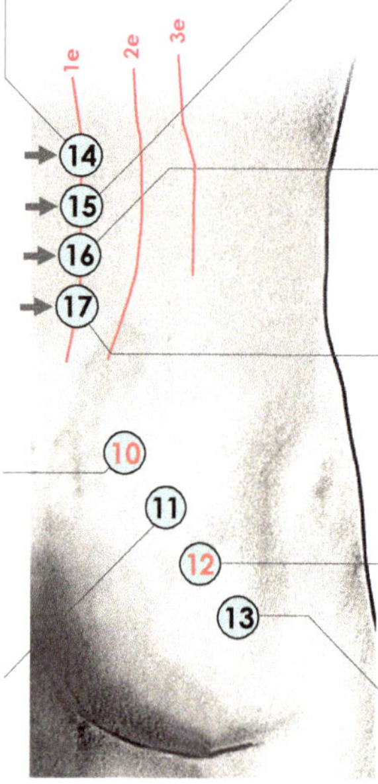

1re ligne du dos-3
au niveau du bord inférieur du processus épineux de L-1 • juste en-dessous de la dernière côte • dans la gouttière du rachis • presser en latéral, en poussant les muscles para-vertébraux loin de la colonne

1re ligne du ventre-2
1 doigt sous le nombril • 2 doigts en dehors de la ligne médiane

2e ligne du ventre-3 (ES-28)
3 doigts sous le nombril • 3 doigts en dehors de la ligne médiane • 1 doigt en-dessous du point 1

2e ligne externe, position de côté-13 (VE-29)
bord latéral du sacrum • au niveau de S3,4 • à l'horizontale d'une ligne qui court au-dessus du grand trochanter

2e ligne externe, position de côté-12
1 doigt en-dessous du point 10

1re ligne du dos-4
au niveau du bord inférieur du processus épineux de L-2 • à mi-chemin entre le point le plus saillant de la crête iliaque et le bord inférieur de la dernière côte • dans la gouttière du rachis • presser en latéral, en poussant les muscles para-vertébraux loin de la colonne

1re ligne du dos-5
au niveau du bord inférieur du processus épineux de L-3 • au niveau du point le plus saillant de la crête iliaque • dans la gouttière du rachis • presser en latéral, en poussant les muscles para-vertébraux loin de la colonne

1re ligne du dos-6
au niveau du bord inférieur du processus épineux de L-4 • au-dessus point le plus bas de la ligne, et juste au-dessus de l'EIPS • dans la gouttière du rachis • presser en latéral, en poussant les muscles para-vertébraux loin de la colonne

2e ligne externe, position de côté-11 (VB-30)
1 doigt en-dessous du point 11 • au tiers du chemin entre le grand trochanter et le haut du coccyx

2e ligne externe, position de côté-10
1 doigt en-dessous du point 12

2e ligne interne de la jambe-13
10 doigts au-dessus de l'épicondyle médial du fémur • dans une dépression sur le long adducteur • sur une ligne reliant l'épicondyle médial du fémur à un point dans le creux de l'aine où le pouls de l'artère fémorale est aisément palpable • presser vers l'intérieur, vers le haut, en poussant le muscle vaste médial contre l'os

2e ligne interne de la jambe-11
5 doigts au-dessus de l'épicondyle médial du fémur, dans une dépression entre le vaste médial et les adducteurs • presser à l'intérieur et vers le haut, en poussant le muscle vaste médial contre l'os

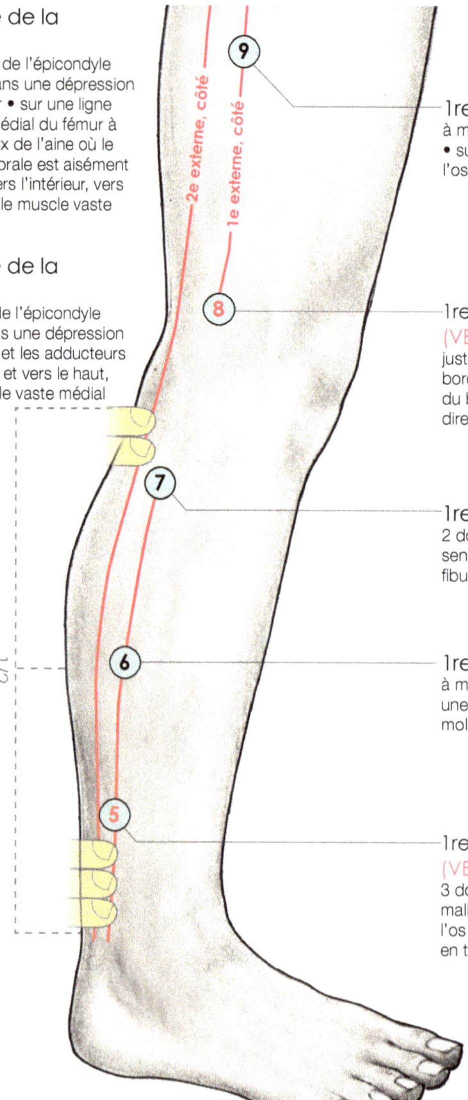

1re ligne externe, position de côté-6
à mi-chemin entre le genou et le grand trochanter • sur le bord postérieur du tractus ilio-tibial, sur l'os du fémur

1re ligne externe, position de côté-4 (VB-33)
juste au-dessus du genou • à l'horizontale du bord supérieur de la patella • entre le tendon du biceps femoris et le fémur • presser en direction de l'os

1re ligne externe, position de côté-3
2 doigts en-dessous du genou latéral • un point sensible sur le bord postérieur de la tête de la fibula

1re ligne externe, position de côté-2
à mi-chemin entre le genou et la cheville, dans une dépression entre la fibula et le muscle du mollet (le gastrocnémien)

1re ligne externe, position de côté-1 (VB-39)
3 doigts au-dessus de la proéminence de la malléole latérale, dans une dépression entre l'os de la fibula et le tendon d'Achille • presser, en tirant la peau derrière la fibula

Position sur le côté

Position couchée sur le dos

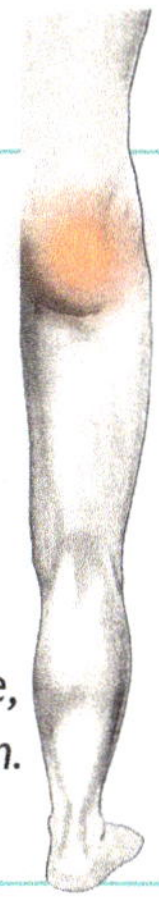

Description du problème :

- *Douleur chronique ou aiguë dans une fesse, ou dans les deux. Souvent, la douleur est plus prononcée dans l'une des deux fesses.*
- *La douleur va souvent de pair avec un mal au bas du dos et irradie dans une jambe, ou bien dans les deux.*
- *De nombreux mouvements aggravent la douleur, notamment les flexions lombaires (position assise, en enfilant des chaussettes), les extensions (en marchant), ou les rotations (en voiture, en se tournant pour faire une marche arrière).*
- *La douleur peut limiter les mouvements, légèrement ou fortement. Se pencher en avant, se relever, par exemple, peuvent faire très mal. Certaines torsions également seront plus ou moins limitées selon la gravité de l'affection.*
- *La position du bas du dos est parfois déformée.*

Les étapes du traitement

Considérations d'ordre général

Traitez d'abord le côté douloureux.
Traitez ensuite l'autre côté, s'il est également douloureux et nécessite un traitement.
Dans la plupart des cas, il faut traiter les deux côtés.

1. Installez bien votre patient

Demandez-lui de s'allonger sur le dos, jambes pliées et pieds à plat au sol. Cette position permet de diminuer la pression exercée sur le dos (un coussin sous les genoux ne suffit pas, mais vous pouvez utiliser une chaise si besoin). Si la position couchée sur le dos est trop douloureuse, commencez à l'étape 6, puis passez aux étapes 7 et 8, avant de réessayer la 1e étape. Si c'est douloureux, mais supportable, commencez par travailler le ventre, ce qui pourra aider à soulager la douleur.

2. Massage du ventre et travail des points d'acupression

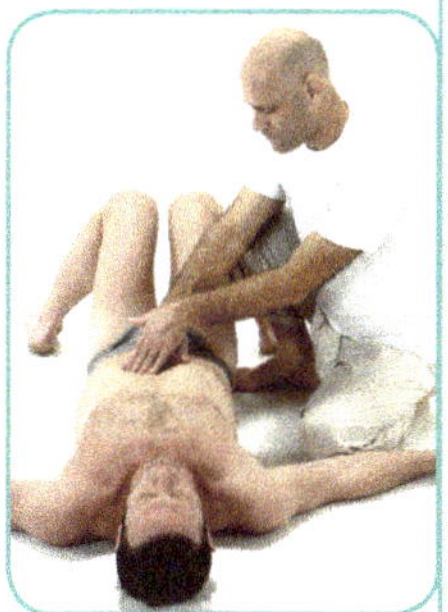

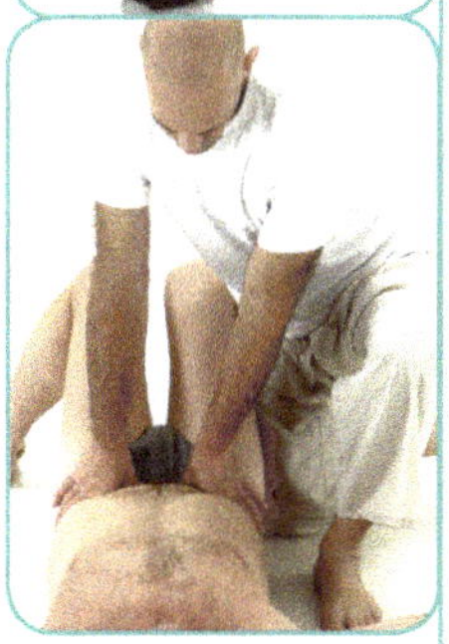

Étape a : Commencez, si vous en avez le temps, par un massage complet du ventre.
Étape b : Pressez les points (1) et (2) au pouce, des deux côtés du ventre, de deux à trois passages. Allez aussi loin que votre patient l'autorise (ce qui peut être un peut douloureux), et réduisez l'intensité de votre pression s'il se tend. N'exercez pas de pressions profondes sur des patients de plus de soixante ans, ou ayant des problèmes de circulation.

3. Massage de la face interne de la jambe (entière)

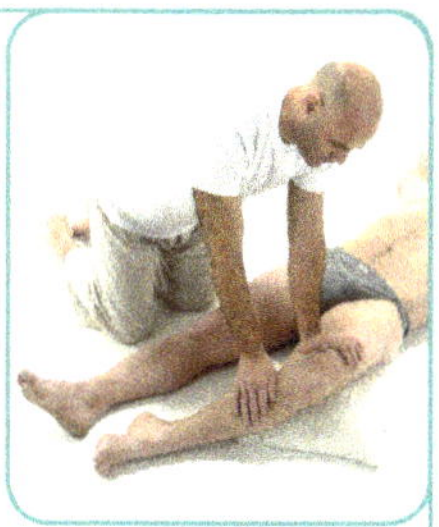

Massez l'intérieur de la jambe, avec la technique que vous préférez, au choix. Utilisez le poids de votre corps en commençant par le pied, remontez à l'aine, puis redescendez. Effectuez de 1 à 3 passages. Pour les praticiens en massage thaï : travail de l'intérieur de la jambe à la paume.

4. Travail de la ligne thérapeutique interne de la cuisse, puis des points

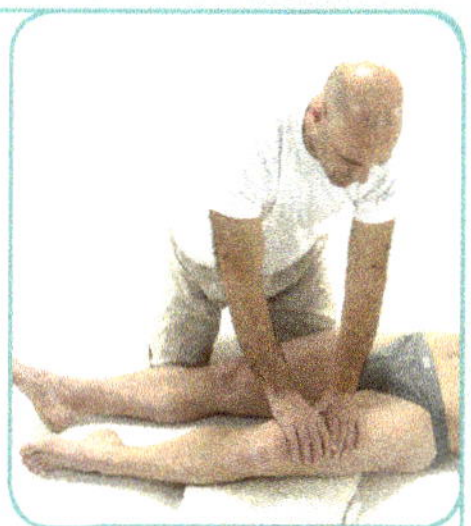

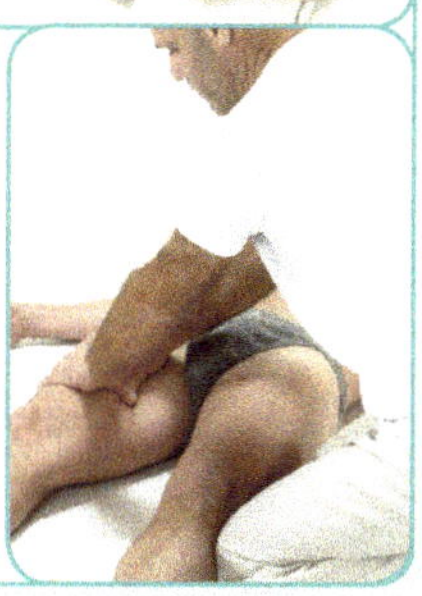

Étape a : Pressez au pouce la 2e ligne interne de la cuisse, de 1 à 3 fois.
Étape b : Pressez au pouce les points (3) et (4). Restez de 10 à 15 secondes. Vous pouvez utiliser les deux pouces ou le pouce-paume. Pressez vers l'intérieur, dans la direction de la flèche (voir dessin).

le traitement continue page suivante ➤

5. En option - travail au genou

Avec le genou, travaillez les 1re et 2e lignes externes de la cuisse, position de côté. Penchez-vous en arrière, tirez le genou de votre patient vers vous, tout en poussant votre genou dans sa cuisse. Faites ainsi rouler les muscles ischio-jambiers sur le côté, vers l'intérieur (en direction de l'autre jambe). Commencez au niveau du genou, descendez vos pressions jusqu'à mi-cuisse, puis remontez jusqu'au genou. Répétez une à deux fois. Travail lent, avec des pressions de 5 secondes.

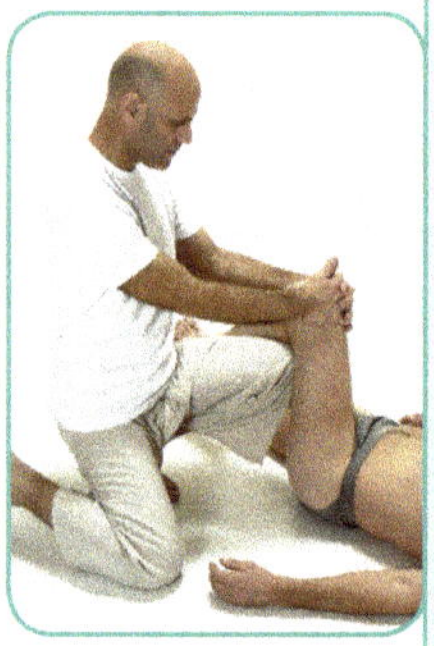

6. Travail de la ligne externe de la jambe entière : ligne et points d'acupression

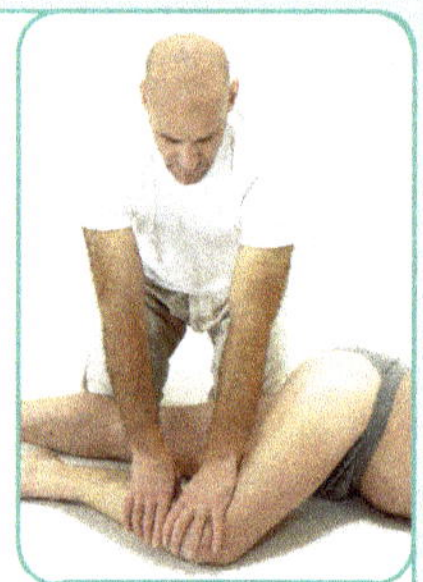

Demandez à votre patient de s'allonger en position de côté.

Étape a : Travaillez au pouce la 1re ligne externe de la jambe, une à deux fois.

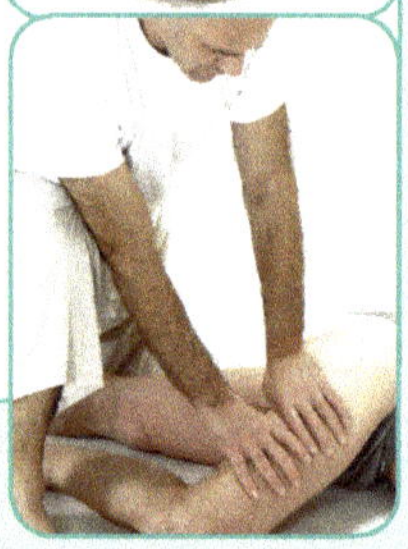

Étape b : Travaillez au pouce les points (5) à (9), de 1 à 3 passages.

7. Travail de la hanche : massage et points d'acupression

Étape a : Travaillez au pouce la région autour du grand trochanter, et le long des os de la hanche et du sacrum.

Étape b : Au pouce ou avec le coude, pressez les points (10) à (13), de deux à trois passages.

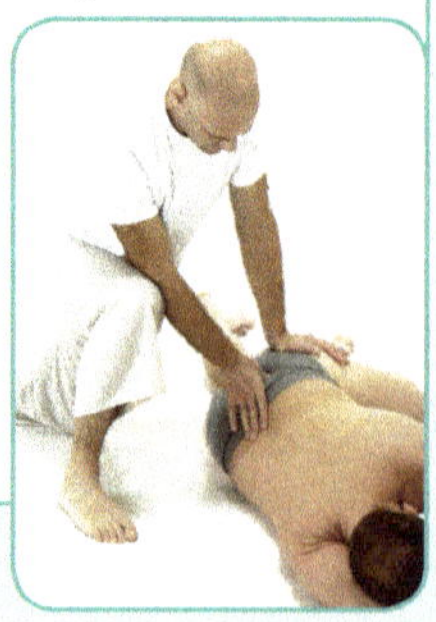

8. Travail des points d'acupression du bas du dos

Au pouce, pressez les points (14) à (17), de deux à trois passages. Pressez vers l'intérieur, dans la direction de la flèche (voir dessin), pour repousser le muscle épineux vers l'extérieur de la colonne. Ainsi, c'est la 2e ligne du dos que vous travaillez, et non la 1re. Si vos pressions font mal, arrêtez. Une douleur vive, locale, juste sous le point de pression est un signe possible d'inflammation.

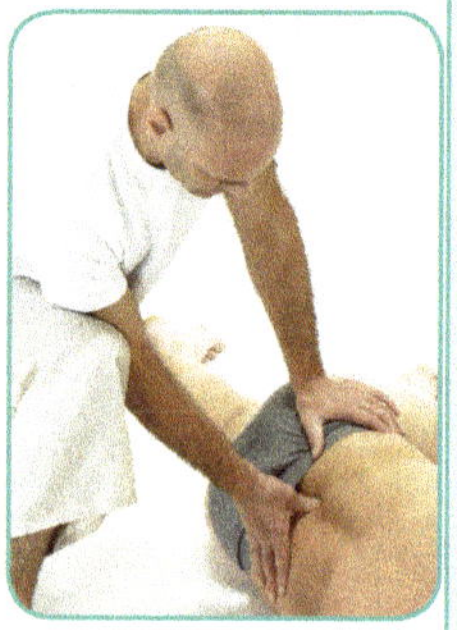

Il est contre-indiqué de presser des tissus enflammés car cela fait empirer le problème. Si vous constatez que vos pressions engendrent des spasmes du bas du dos, et même s'il n'y a pas nécessairement d'inflammation, arrêtez. Dans ces cas-là, travaillez le ventre et les jambes, mais pas le bas du dos.

9. Étirement de l'avant de la cuisse

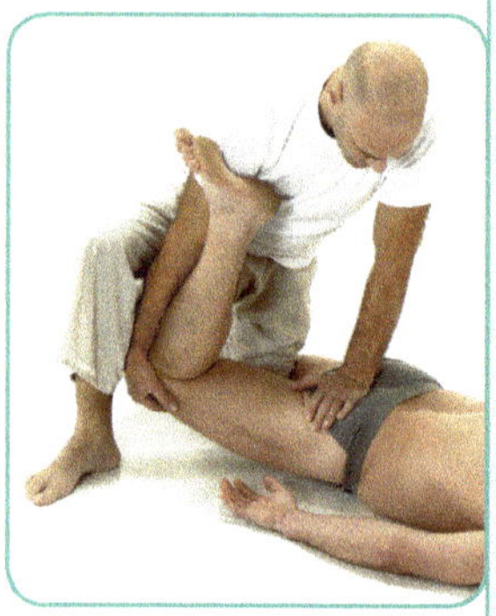

Pour les cas non aigus, une fois le traitement effectué, vous pouvez ensuite étirer avec grande précaution la cuisse de votre patient. Si cela provoque des douleurs, arrêtez, mais c'est bien si l'avant de la cuisse fait un peu mal. Très lentement, soulevez le genou vers le haut avec une main. Tout en tirant le genou, appuyez votre autre main sur la fesse, vers le bas, en direction de la jambe. Vous protégez ainsi les lombaires, en évitant leur extension.

le traitement continue page suivante ➤

➤ *suite*

Douleur au bas du dos et dans les fesses

Précautions :

- *Consultez un spécialiste avant de traiter un cas de lombalgie grave ou sujet à caution.*
- *Pour les cas aigus, éviter les étirements.*
- *Pratiquez uniquement l'étirement expliqué à l'étape 9, et seulement si vous le maîtrisez parfaitement avec les personnes en bonne santé.*
- *Pour les patients âgés (plus de soixante ans), faites attention dans vos pressions abdominales et soyez très doux.*
- *Toute douleur provoquée par des pressions directes sur le bas du dos peut être un signe d'inflammation. Dans ces cas-là, les pressions sur le dos sont contre-indiquées. Travaillez le ventre et les jambes et évitez le dos.*
- *Traitez tous les jours jusqu'à rémission. Pour les cas non aigus, traitez deux fois par semaine.*
- *Avant de répéter le traitement, attendez que votre patient n'ait plus de douleur (le cas échéant) liée au traitement précédent.*
- *Demandez à votre patient d'éviter toute activité ou position qui pourrait le blesser, comme de porter des charges lourdes, et de ne pas faire de mouvements brusques et soudains.*

Sélection des points thérapeutiques

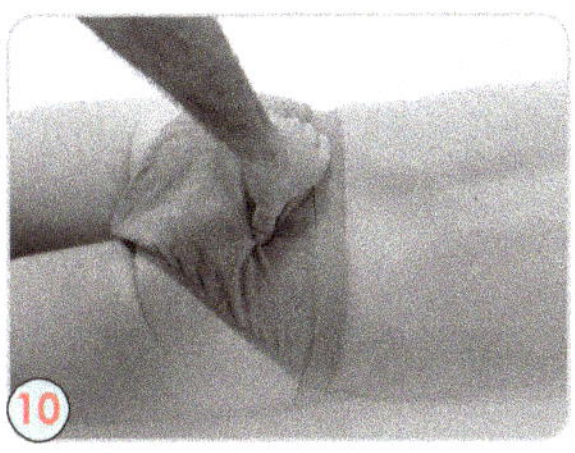

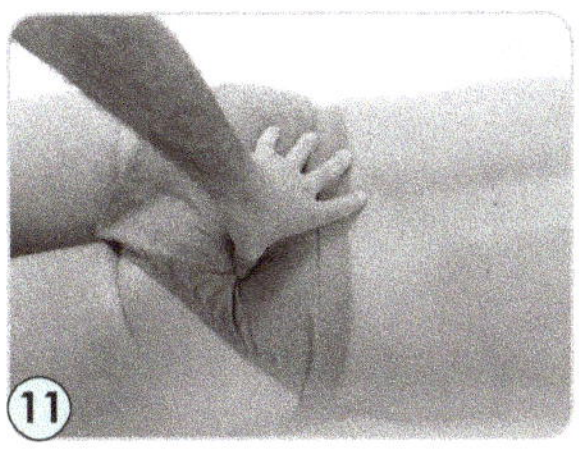

Douleur irradiée dans la jambe

●●● affection très courante

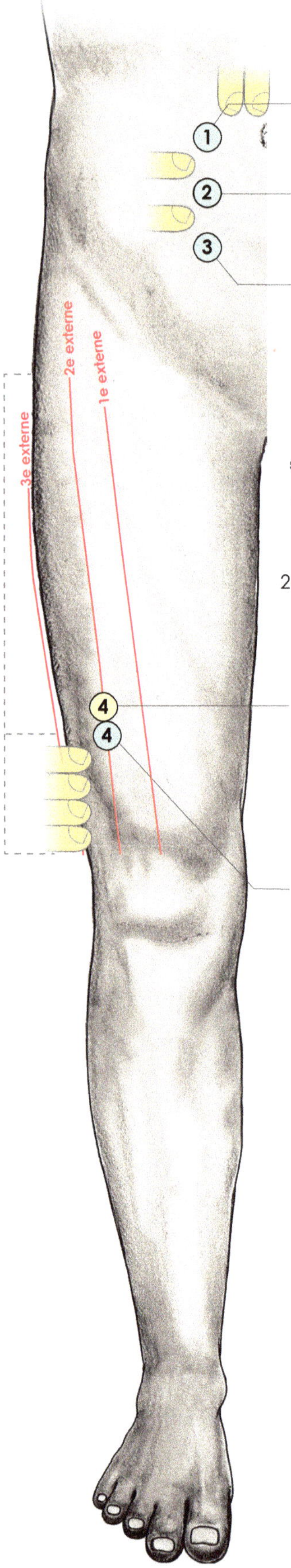

1re ligne du ventre-1
au niveau du nombril • 2 doigts en dehors de la ligne médiane

1re ligne du ventre-2
1 doigt sous le nombril • 2 doigts en dehors de la ligne médiane • 1 doigt en-dessous du point 1

1re ligne du ventre-3
3 doigts sous le nombril • 2 doigts en dehors de la ligne médiane • 1 doigt en-dessous du point 2

Hanche
sur une ligne à mi-chemin entre le grand trochanter et l'EIPS (épine iliaque postéro-supérieure) • 3 doigts au-dessus du grand trochanter, et 2 ou 3 doigts en arrière, vers le sacrum

2e ligne externe, position de côté-11 (VB-30)
à 1/3 du chemin entre le grand trochanter et le haut du coccyx

2e ligne externe de la jambe-7
5 doigts au-dessus de la patella • dans une mince dépression entre le muscle droit fémoral et le vaste latéral • ou, alternative : juste en avant du tractus ilio-tibial

2e ligne externe de la jambe-6
4 doigts au-dessus de la patella • dans une légère dépression entre les muscles droit fémoral et vaste latéral • ou, alternative : juste en avant du tractus ilio-tibial

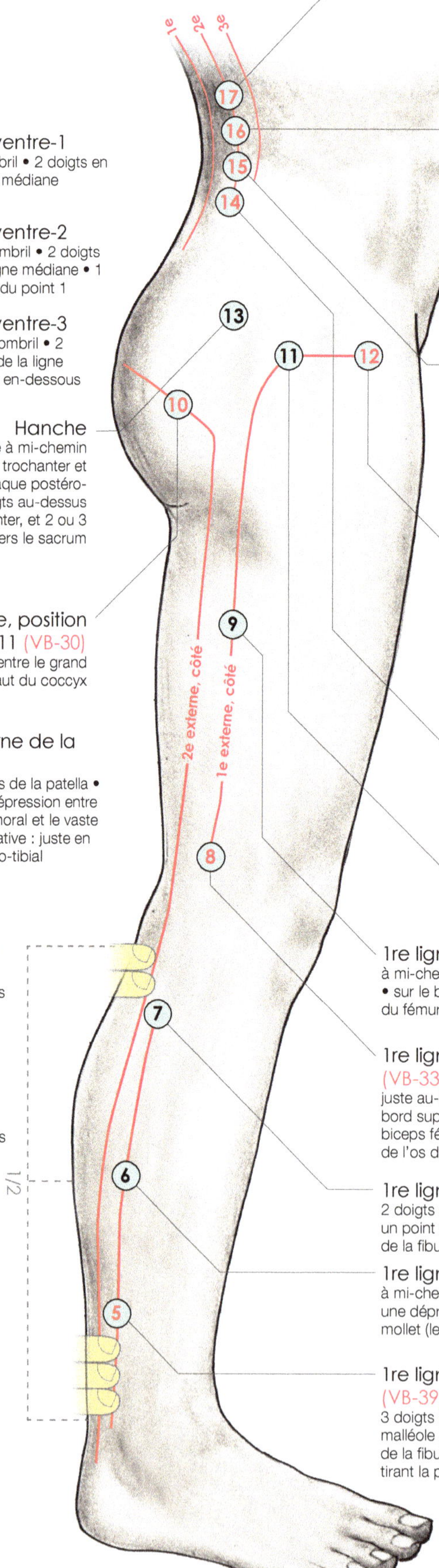

2e ligne du dos-17
(VE-22)
2 doigts en dehors du processus épineux • au niveau du bord inférieur du processus épineux de L-1 • juste en-dessous du bord inférieur de la côte la plus basse • sur le point le plus haut où le bas du dos est vulnérable • au point le plus saillant des muscles para-vertébraux

2e ligne du dos-18
(VE-23)
2 doigts en dehors du processus épineux • au niveau du bord inférieur du processus épineux de L-2 • à mi-chemin, entre la saillie la plus haute de la crête iliaque et le bord inférieur de la côte la plus basse • au point le plus saillant des muscles para-vertébraux

2e ligne du dos-19
(VE-24)
2 doigts en dehors du processus épineux • au niveau du bord inférieur du processus épineux de L-3 • au niveau de la saillie la plus haute de la crête iliaque • sur le point le plus saillant des muscles para-vertébraux

1re ligne externe, position de côté-8 (VE-29)
un point sensible qui irradie vers le bas • à mi-chemin sur une ligne reliant le grand trochanter à l'EIAS • au bord latéral du pli formé par la hanche quand elle est en flexion, lorsque votre patient approche son genou vers le ventre • sur la face antérieure du tenseur du fascia lata

2e ligne du dos-20 (VE-25)
1 doigts en dehors du processus épineux de L-4 • au-dessus du point le plus bas de la ligne, et juste au-dessus de l'EIPS • sur le point le plus saillant des muscles para-vertébraux

1re ligne externe, position de côté-7
au-dessus de la proéminence du grand trochanter

1re ligne externe, position de côté-6
à mi-chemin entre le genou et le grand trochanter • sur le bord latéral du tractus ilio-tibial, sur l'os du fémur

1re ligne externe, position de côté-4
(VB-33)
juste au-dessus du genou • à l'horizontale du bord supérieur de la patella • entre le tendon du biceps fémoral et le fémur • presser en direction de l'os du fémur

1re ligne externe, position de côté-3
2 doigts en-dessous du genou, face latérale • un point sensible sur le bord postérieur de la tête de la fibula

1re ligne externe, position de côté-2
à mi-chemin entre la cheville et le genou, dans une dépression entre la fibula et le muscle du mollet (le gastrocnémien)

1re ligne externe, position de côté-1
(VB-39)
3 doigts au-dessus de la proéminence de la malléole latérale, dans une dépression entre l'os de la fibula et le tendon d'Achille • presser en tirant la peau derrière la fibula

Position couchée sur le dos

Position couchée sur le côté

Description du problème :

- *Douleur chronique ou aiguë irradiant dans une jambe, ou dans les deux (souvent à la cuisse).*
- *La douleur irradiée dans la jambe s'accompagne souvent d'un mal au bas du dos, chronique ou aigu, sur un seul ou sur les deux côtés. Parfois la douleur irradie jusque dans le ventre ou dans l'aine.*
- *De nombreux mouvements aggravent la douleur : flexions lombaires (en position assise ou en enfilant des chaussettes), extensions, ou rotations (en voiture, en se tournant pour faire marche arrière).*
- *La douleur peut limiter légèrement ou sérieusement les mouvements. Se pencher en avant, se redresser vers le haut, ou se tourner au-delà d'un certain point, qui varie en fonction de la gravité du trouble, créent parfois de vives douleurs.*
- *La position du bas du dos est parfois déformée.*

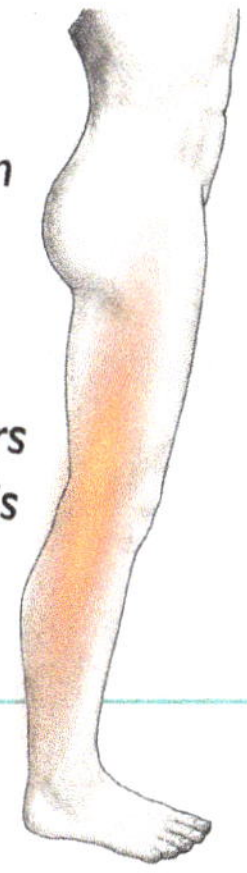

Les étapes du traitement

Instructions d'ordre général

Lorsqu'il n'y a pas de douleur lombaire, utilisez ce seul protocole. S'il y a des douleurs lombaires, ajoutez le protocole 37, 39 ou 40, en fonction des symptômes. Si la douleur s'aggrave en se penchant en avant, faites le protocole 39. Si la douleur s'aggrave en se dressant vers le haut et en se penchant en arrière, utilisez le protocole 40. En cas de douleur dans les fesses, utilisez le protocole 37.

1. Installez bien votre patient

Demandez-lui de s'allonger sur le dos, jambes pliées et pieds à plat au sol. Cette position permet de diminuer la pression exercée sur le dos (un coussin sous les genoux ne suffit pas, mais vous pouvez utiliser une chaise si besoin). Si la position couchée sur le dos est trop douloureuse, commencez à l'étape 5, puis passez aux étapes 6 et 7, avant de réessayer la 1re étape. Si c'est douloureux, mais supportable, commencez par travailler le ventre, ce qui pourra aider à soulager la douleur.

2. Massage du ventre et travail des points d'acupression

Étape a : Commencez, si vous en avez le temps, par un massage complet du ventre.

Étape b : Pressez les points (1) et (2) et (3) au pouce, de deux à trois passages. Allez aussi loin que votre patient l'autorise (ce qui peut être un peu douloureux), et réduisez l'intensité de votre pression s'il se tend. N'exercez pas de pressions profondes sur des patients de plus de soixante ans, ou ayant des problèmes de circulation.

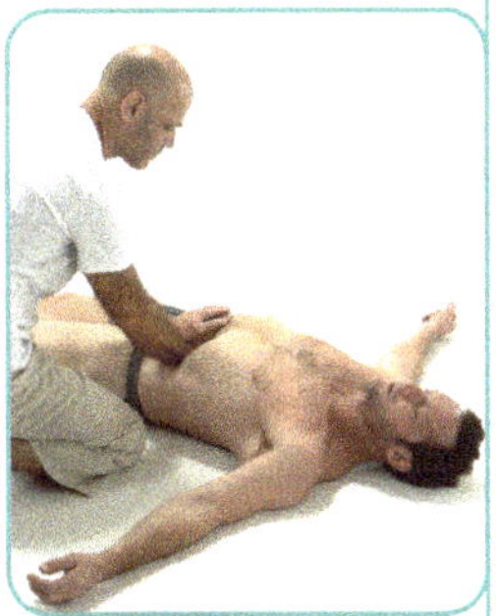

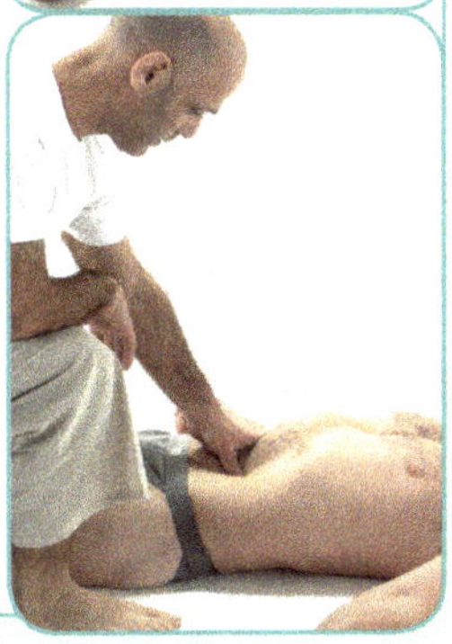

3. Travail de la cuisse : ligne thérapeutique, puis les points

Étape a : Pressez au pouce la 2e ligne externe de la cuisse, de 1 à 3 fois.

Étape b : Pressez au pouce le point (4). Restez de 10 à 15 secondes, avec les deux pouces ou en pouce-paume. Restez plus longtemps si vous utilisez votre paume. La jambe de votre patient peut être soit repliée soit dépliée. Si la jambe est pliée, utilisez le pouce-paume. Pressez vers le bas, dans la direction du ventre. Si la jambe est droite, travaillez le point bleu ; si elle est repliée, le point jaune.

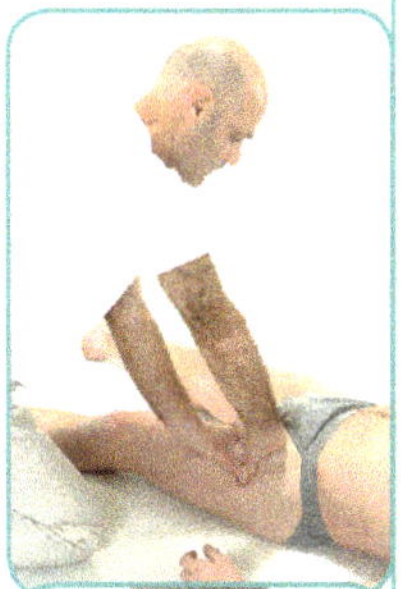

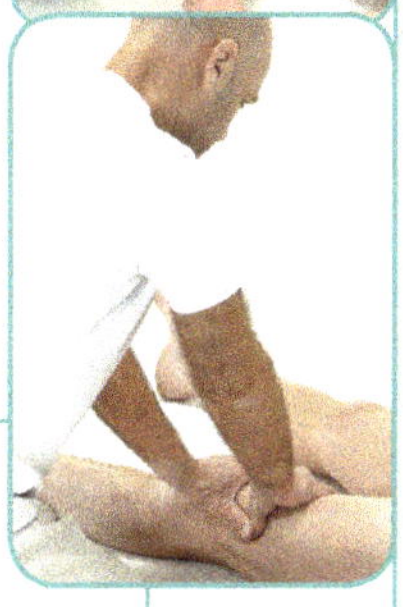

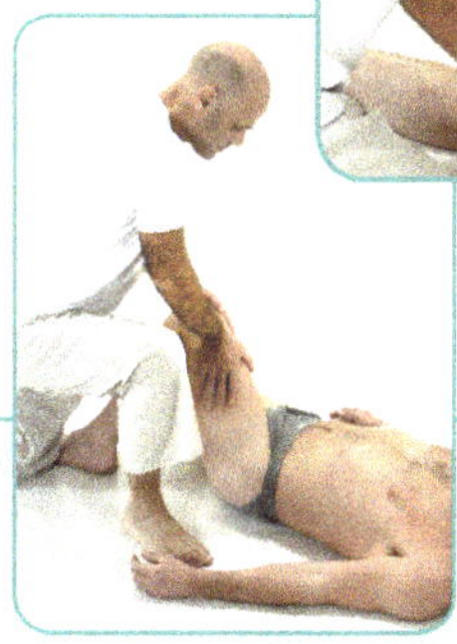

4. En option - travail au genou

Avec le genou, travaillez les 1re et 2e lignes externes de la cuisse, position de côté. Penchez-vous en arrière et tirez le genou de votre patient vers vous en poussant votre genou dans sa cuisse. Faites ainsi rouler les muscles ischio-jambiers sur le côté, en direction de l'autre jambe. Commencez au niveau du genou, descendez vos pressions jusqu'à mi-cuisse, puis remontez jusqu'au genou. Répétez une à deux fois. Travail lent, avec des pressions de 5 secondes.

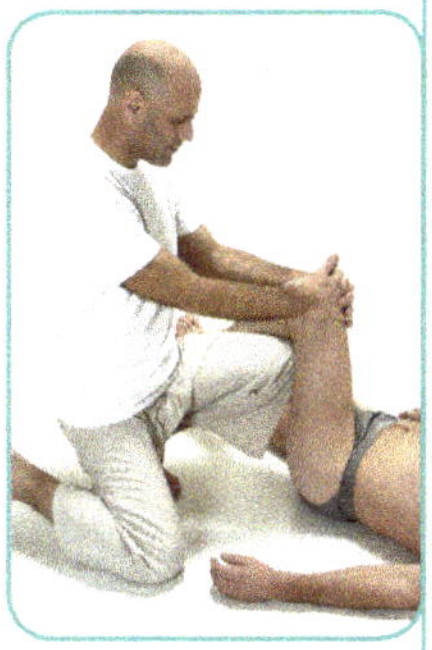

le traitement continue page suivante ➤

➤ *suite*

Douleur irradiée dans la jambe

5. Ligne externe de la jambe entière : travail de la ligne et des points en position de côté

Demandez à votre patient de s'allonger sur le côté.
Étape a : Travaillez au pouce la 1e ligne externe de la jambe, une fois ou deux.
Étape b : Pressez les points (5) à (9), de 1 à 3 fois.

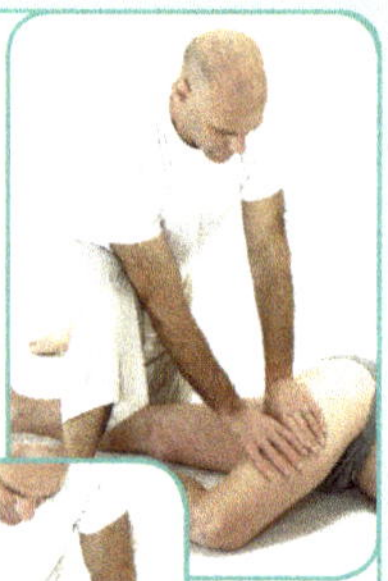

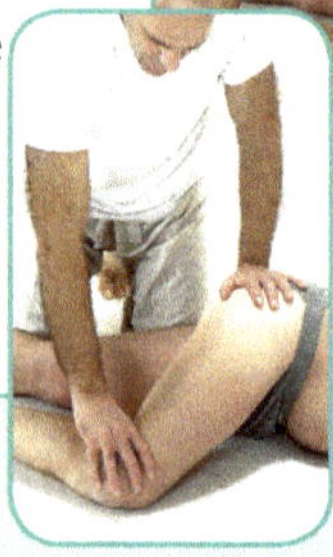

6. Travail de la hanche : massage et points d'acupression

Étape a : Travaillez au pouce la région autour du grand trochanter, et le long des os de la hanche et du sacrum.
Étape b : Au pouce ou avec le coude, pressez les points (10) à (13) de un à trois passages.

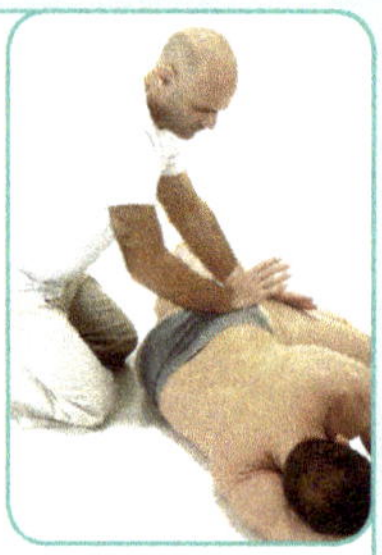

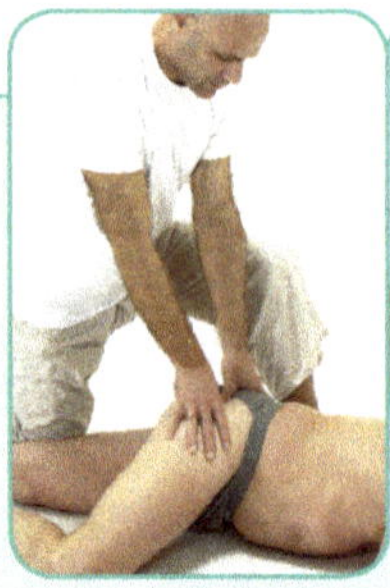

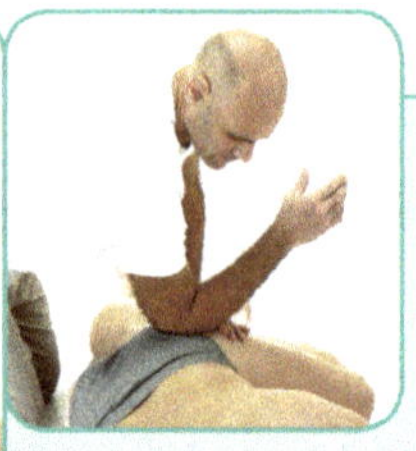

7. Travail des points d'acupression du bas du dos

À l'aide de vos phalanges ou du pouce, pressez les points (14) à (17). Cessez si vos pressions sont douloureuses : une douleur intense et locale, sous le point de pression, peut être le signe d'une inflammation. Les pressions directes sur des tissus enflammés sont contre-indiquées, car elles aggravent le problème. Dans ce cas, traitez le ventre et les jambes, mais pas le bas du dos.

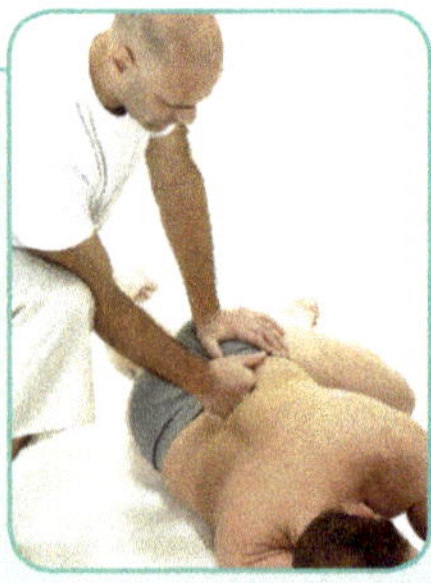

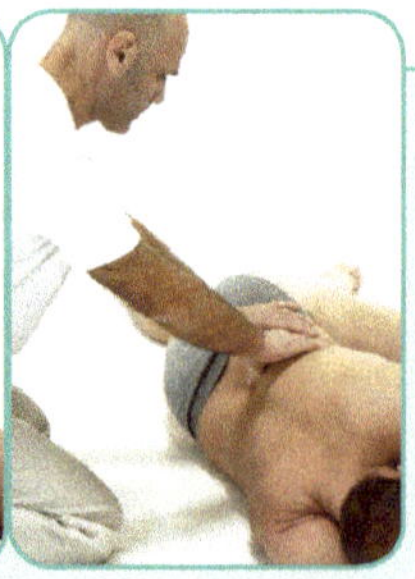

8. Étirement de l'avant de la cuisse

Pour les cas non aigus, une fois le traitement effectué, vous pouvez ensuite étirer avec grande précaution la cuisse de votre patient.
Très lentement, soulevez le genou vers le haut avec une main. Tout en tirant le genou, appuyez votre autre main sur la fesse, vers le bas, en direction de la jambe. Vous protégez ainsi les lombaires, en évitant leur extension. Différentes variantes de cet étirement sont possibles.

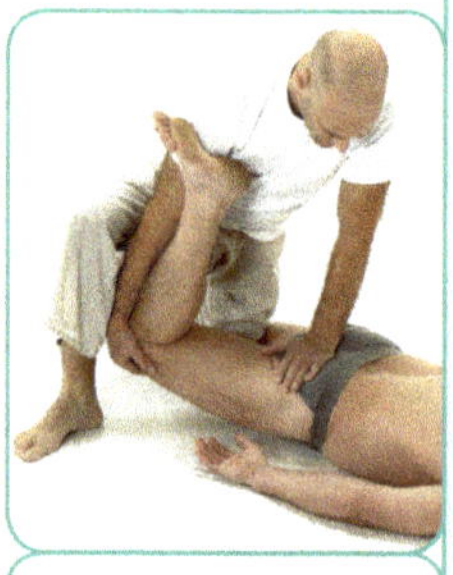

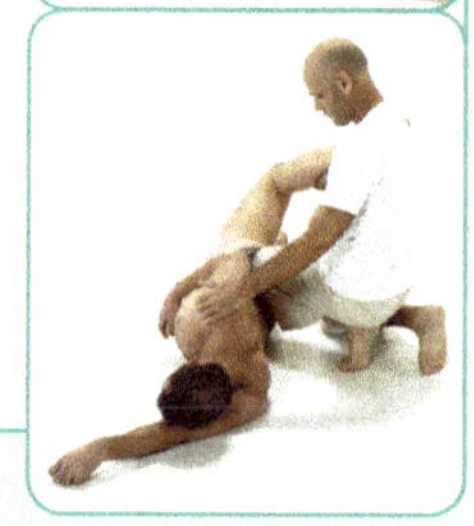

Précautions :

- *Consultez un spécialiste avant de traiter un cas de lombalgie grave ou sujet à caution.*
- *Pour les cas aigus, éviter les étirements.*
- *Pratiquez uniquement l'étirement expliqué à l'étape 9, et seulement si vous le maîtrisez parfaitement avec les personnes en bonne santé.*
- *Pour les patients âgés (plus de soixante ans), faites attention dans vos pressions abdominales et soyez très doux.*
- *Toute douleur provoquée par des pressions directes sur le bas du dos peut être un signe d'inflammation. Dans ces cas-là, les pressions sur le dos sont contre-indiquées. Travaillez le ventre et les jambes et évitez le dos.*
- *Traitez tous les jours jusqu'à rémission. Pour les cas non aigus, traitez deux fois par semaine.*
- *Avant de répéter le traitement, attendez que votre patient n'ait plus de douleur (le cas échéant) liée au traitement précédent.*
- *Demandez à votre patient d'éviter toute activité ou position qui pourrait le blesser, comme de porter des charges lourdes, et de ne pas faire de mouvements brusques et soudains.*

Sélection des points thérapeutiques

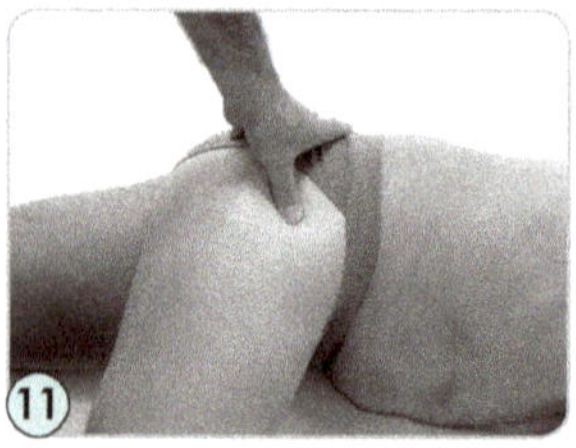

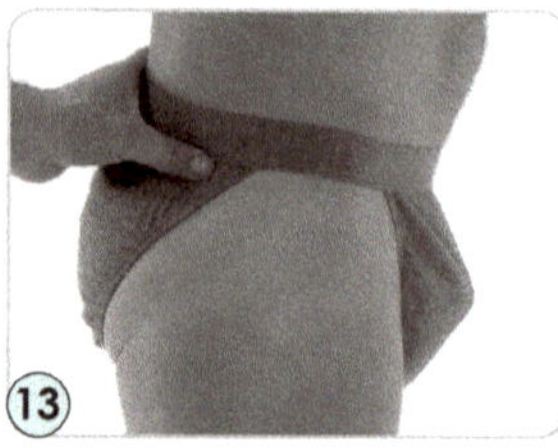

Protocole - 39 DOS

Douleur au bas du dos en se penchant en avant

●●● affection très courante

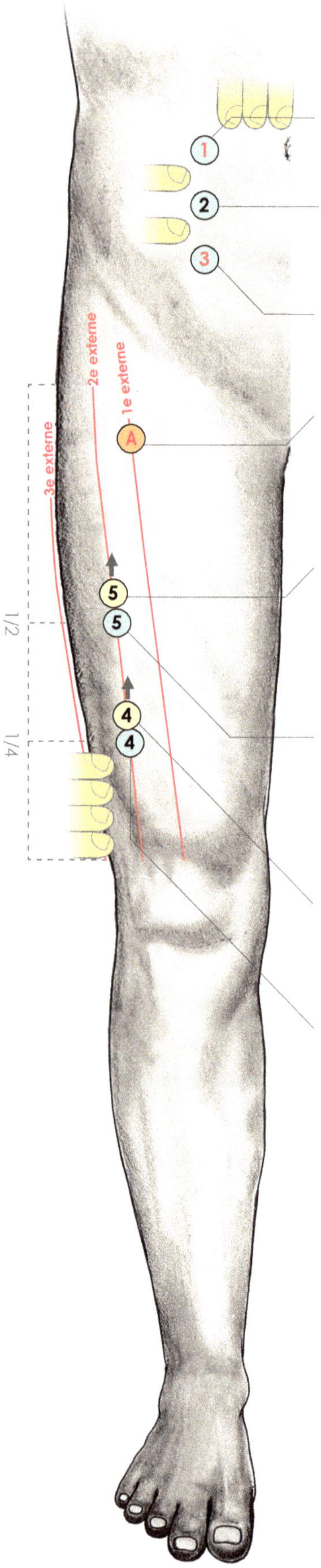

Position couchée sur le dos

2e ligne du ventre-1 (ES-25)
aligné avec le nombril • 3 doigts en dehors de la ligne médiane

2e ligne du ventre-2
1 doigt en-dessous du nombril • 3 doigts en dehors de la ligne médiane • 1 doigt en-dessous du point 1

2e ligne du ventre-3 (ES-28)
3 doigts en-dessous du nombril • 3 doigts en-dehors de la ligne médiane • 1 doigt en-dessous du point 2

1re ligne externe de la jambe-11 (ES-31)
5 doigts en-dessous de l'EIAS (épine iliaque antéro-supérieure) • sur une ligne reliant le milieu du bord supérieur de la patella et l'EIAS • sur le muscle droit fémoral

2e ligne externe de la jambe-9
10 doigts au-dessus de la patella quand le genou est plié • à mi-chemin entre le bord supérieur latéral de la patella et la proéminence du grand trochanter • entre les muscles droit fémoral et vaste latéral • ou, variante : juste en avant du tractus ilio-tibial

2e ligne externe de la jambe-8
9 doigts au-dessus de la patella quand la jambe est droite • à mi-chemin entre la patella et la proéminence du grand trochanter • entre les muscles droit fémoral et vaste latéral • ou, variante : juste en avant du tractus ilio-tibial

2e ligne externe de la jambe-7
5 doigts au-dessus de la patella quand la genou est plié • dans une légère dépression entre les muscles droit fémoral et vaste latéral • ou, variante : juste en avant du tractus ilio-tibial

2e ligne externe de la jambe-6
4 doigts au-dessus de la patella, quand la jambe est droite, au 1/4 du chemin entre le genou et le grand trochanter • dans une légère dépression entre les muscles droit fémoral et vaste latéral • ou, variante : juste en avant du tractus ilio-tibial

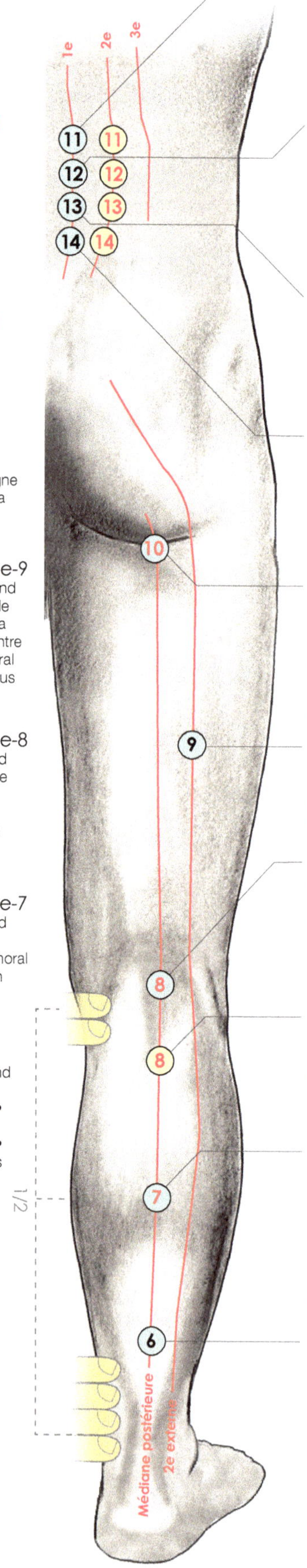

Position couchée sur le ventre (ou sur le côté)

1re ligne du dos-3
au niveau du bord inférieur du processus épineux de L-1 • juste en-dessous de la dernière côte • dans la gouttière para-vertébrale • presser au ras, contre le processus épineux

1re ligne du dos-4
au niveau du bord inférieur du processus épineux de L-2 • à mi-chemin entre le point le plus saillant de la crête iliaque et le bord inférieur de la dernière côte • dans la gouttière para-vertébrale • presser au ras, contre le processus épineux

1re ligne du dos-5
au niveau du bord inférieur du processus épineux de L-3 • à l'horizontale des zones les plus saillantes de la crête iliaque • dans la gouttière para-vertébrale • presser au ras, contre le processus épineux

1re ligne du dos-6
au niveau du bord inférieur du processus épineux de L-4 • au-dessus du point le plus bas de la ligne et juste au-dessus de l'EIPS • dans la gouttière para-vertébrale • presser au ras, contre le processus épineux

Ligne médiane postérieure de la jambe-7 (VB-36)
dans une dépression au milieu du pli de la fesse • sur la ligne médiane du muscle ischio-jambier • presser en rentrant dans le muscle et en montant pour appuyer sur la tubérosité ischiatique

2e ligne externe, position de côté-9
à mi-chemin entre le genou et le grand trochanter • dans une dépression entre le vaste médial et le biceps fémoral

Ligne médiane postérieure de la jambe-4 (BL-40)
au milieu du genou • à mi-chemin entre les tendons du biceps fémoral et le semi-tendineux • presser ce point quand le genou est plié uniquement

Ligne médiane postérieure de la jambe-3 (VE-55)
sur la ligne médiane du muscle du mollet • 2 doigts en-dessous du pli du genou • juste en-dessous d'un tissu musculaire assez rigide

Ligne médiane postérieure de la jambe-2 (VE-57)
sur la ligne médiane du muscle du mollet • à mi-chemin entre le pli du genou et la cheville • dans une dépression située en-dessous du muscle gastrocnémien, quand il est contracté • sur la jonction musculo-tendineuse

Ligne médiane postérieure de la jambe-1
sur le tendon d'Achille • 4 doigts au-dessus du talon ou 3 doigts au-dessus de la cheville

Description du problème :

- *Douleur lombaire chronique ou aiguë, uni ou bilatérale. La douleur est souvent plus prononcée sur l'un des deux côtés.*
- *La douleur irradie dans une jambe ou dans les deux, le plus souvent sur une cuisse, le long de la 2e ligne externe et/ou de la 1re ligne ligne externe de la jambe.*
- *La douleur est toujours plus forte lorsque le patient se penche en avant (flexion thoraco-lombaire), ou bien lorsqu'il s'étire bras vers le haut et se penche en arrière (extension), ou encore lors d'une torsion (rotation).*
- *De nombreux mouvements aggravent la douleur : flexions lombaires (en position assise ou en enfilant des chaussettes), extensions (en marchant), ou rotations (en voiture, en se tournant pour faire marche arrière).*
- *La douleur peut limiter légèrement ou sérieusement les mouvements. En se penchant en avant, au-delà d'un certain point, qui varie en fonction de la gravité du trouble, on peut ressentir des points de douleur intense.*
- *La position du bas du dos est parfois déformée.*

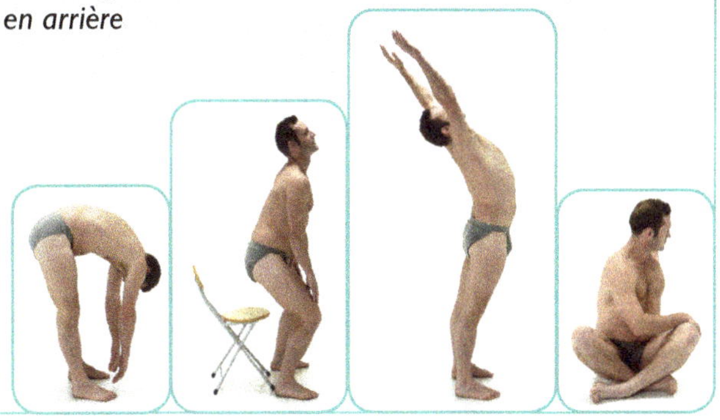

Les étapes du traitement

Instructions d'ordre général

Traitez d'abord le côté douloureux ou celui qui fait le plus mal. Traitez les deux côtés s'ils sont tous les deux douloureux. Souvent, la douleur est plus prononcée d'un côté que de l'autre : c'est ce côté qu'il faut traiter en premier. Ensuite, vérifiez si l'autre côté est toujours en besoin de traitement.

1. Installez votre patient

Demandez-lui de s'allonger sur le dos, jambes pliées et pieds à plat au sol. Cette position permet de diminuer la pression exercée sur le dos (un coussin sous les genoux ne suffit pas, mais vous pouvez utiliser une chaise si besoin). Si la position couchée sur le dos est trop douloureuse, commencez à l'étape 5, puis passez aux étapes 6 et 7, avant de réessayer la 1e étape. Si c'est toujours douloureux, mais supportable, commencez par travailler le ventre, ce qui pourra aider à soulager la douleur.

2. Massage du ventre et travail des points d'acupression

Étape a : Commencez, si vous en avez le temps, par un massage complet du ventre.

Étape b : Pressez les points (1), (2) puis (3) au pouce, de deux à trois fois. Allez aussi loin que votre patient l'autorise (parfois c'est un peu douloureux), et réduisez l'intensité de votre pression s'il se tend. N'exercez pas de pressions profondes sur des patients de plus de soixante ans, ou ayant des problèmes de circulation.

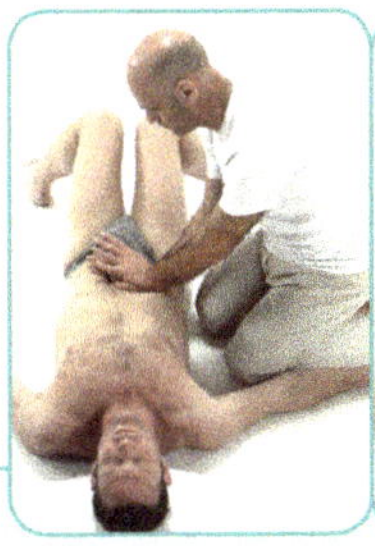

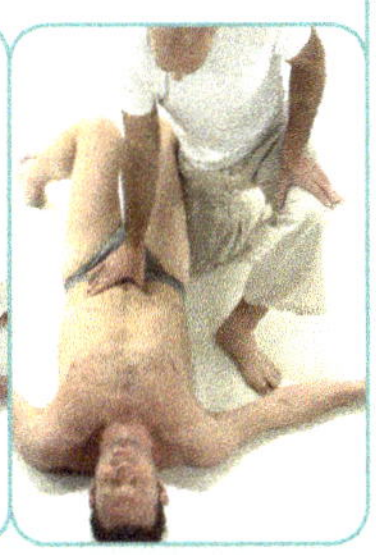

3. Travail de la ligne de la cuisse, puis des points

Étape a : Travaillez la 2e ligne externe de la cuisse, au pouce, de 1 à 3 fois.

Étape b : Pressez au pouce les points (4) et (5), en restant 10 à 15 secondes sur chaque point. Vous pouvez utiliser le pouce uniquement, ou le pouce avec la paume de la main, en pressant plus longtemps si vous êtes en pouce-paume. La jambe de votre patient est soit repliée, soit dépliée. Si la jambe est pliée, travaillez en pouce-paume. Pressez le point vers le bas, en poussant dans la direction du ventre de votre patient. Sur une jambe droite, travaillez les points bleus. Sur une jambe pliée, les points jaunes.

Étape c : À l'aide de la paume ou des phalanges, pressez le point (A), sur une jambe dépliée. Arrêtez si vos pressions créent des douleurs dans la région lombaire.

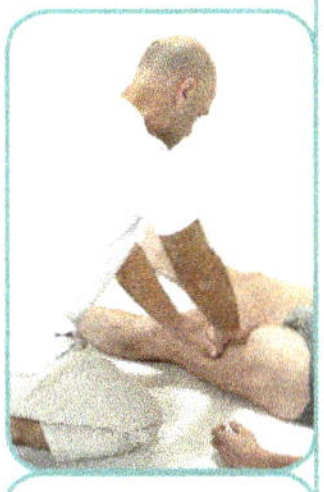

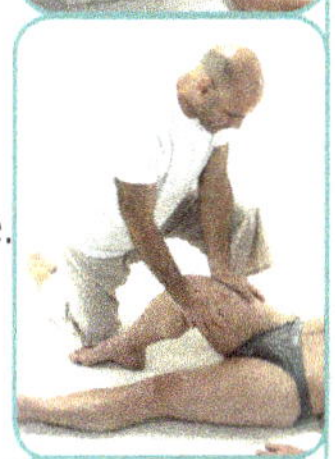

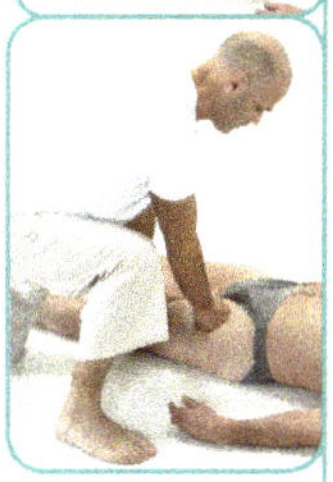

4. Pressions au genou - en option

Travaillez au genou les deux lignes externes de la cuisse, position de côté. Penchez-vous en arrière, tirez sur le genou de votre patient et enfoncez votre genou dans sa cuisse, en faisant rouler sur le côté les muscles tenseurs du fascia lata, vers l'autre jambe. Commencez au niveau du genou, travaillez jusqu'à mi-cuisse puis remontez jusqu'au genou. Répétez 1 à 2 fois. Travaillez en douceur, lentement, en gardant les pressions 5 secondes à chaque fois.

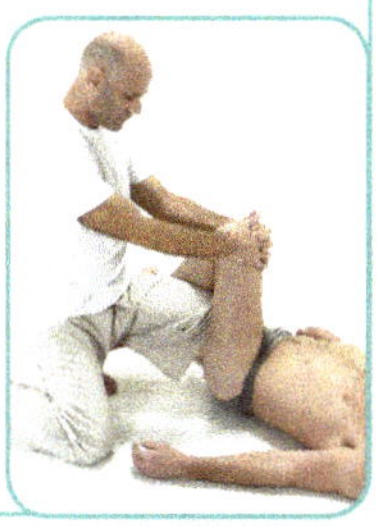

le traitement continue page suivante ➤

Douleur au bas du dos en se penchant en avant

Technique complémentaire, en option

5. Ligne postérieure de la jambe : travail de la ligne thérapeutique et des points d'acupression

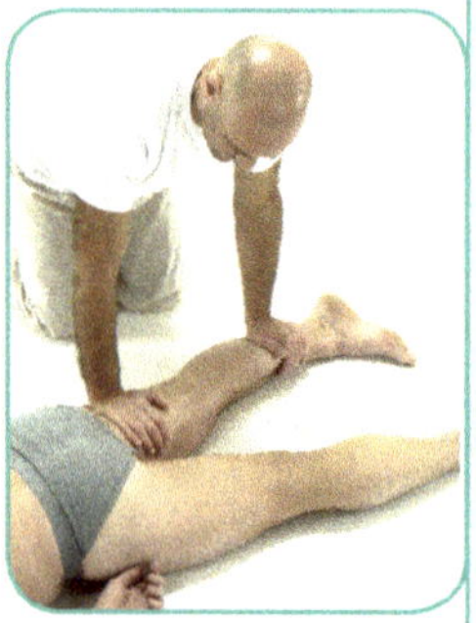

Demandez à votre patient de s'allonger sur le ventre. Si c'est trop douloureux, en position de côté.
Étape a : Travaillez à la paume la ligne postérieure médiane de la jambe, depuis le pied jusqu'à la fesse, une fois ou deux.
Étape b : Travaillez au pouce la ligne postérieure médiane de la jambe, une à deux fois.
Étape c : Pressez les points (6) à (10), de 1 à 3 fois.

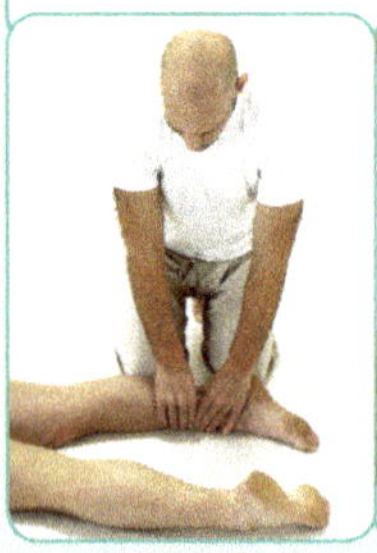

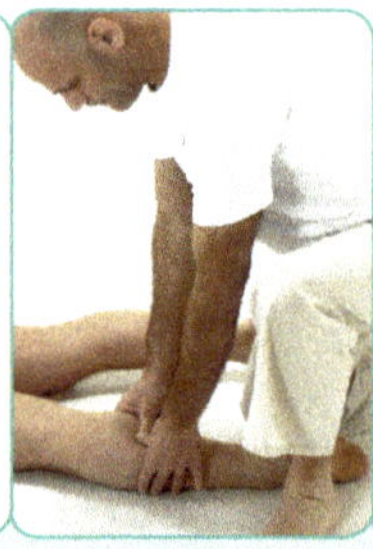

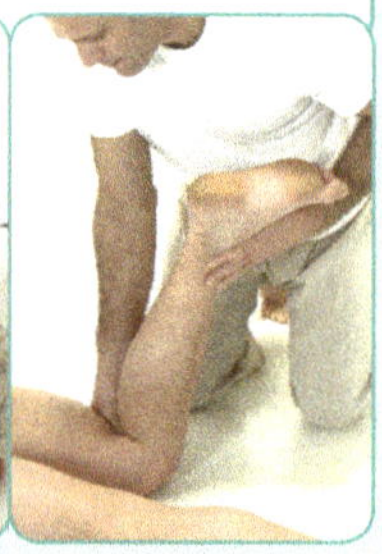

6. Travail des points d'acupression du bas du dos

À l'aide du pouce, pressez les points (11) à (14), de deux à trois fois. Cessez si vos pressions sont douloureuses
Une douleur intense et locale, sous le point de pression, peut être le signe d'une inflammation. Les pressions directes sur des tissus enflammés sont contre-indiquées, car elles aggravent les troubles. Si le bas du dos réagit par spasmes à vos pressions, cessez même si l'inflammation n'est pas nécessairement présente. Dans ce cas, traitez le ventre et les jambes, mais pas le bas du dos.

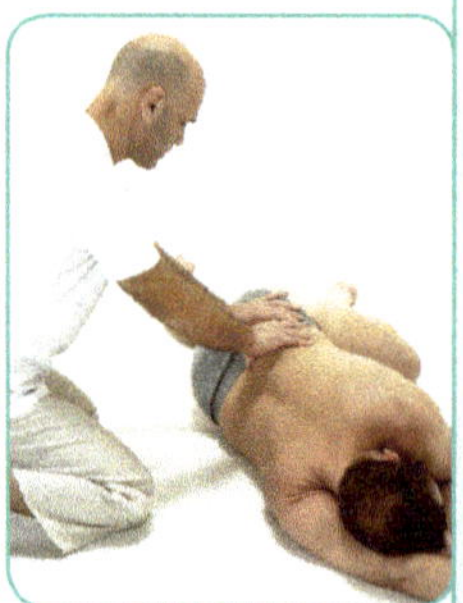

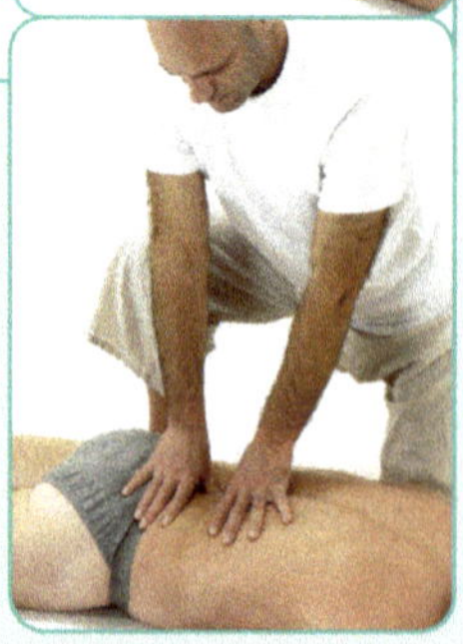

7. Étirement de la cuisse antérieure

Pour les cas non aigus, une fois le traitement effectué, vous pouvez ensuite étirer la cuisse de votre patient, en faisant très attention.
Avec une main, tirez le genou en le soulevant vers le haut, très doucement. Si cela provoque des douleurs dans le bas du dos, arrêtez. Les douleurs sur le devant de la cuisse sont bonnes. Tout en soulevant le genou, appuyez sur les fesses de votre patient avec votre autre main, vers le bas, en direction de la jambe. Vous protégez ainsi les lombaires, en évitant leur extension. Une variante de cet étirement est possible en position de côté.

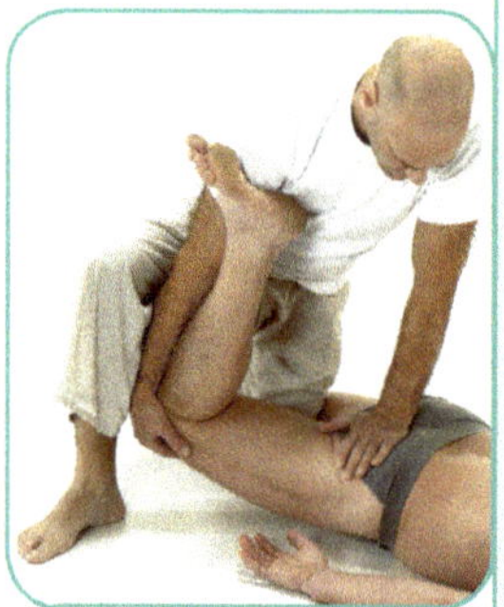

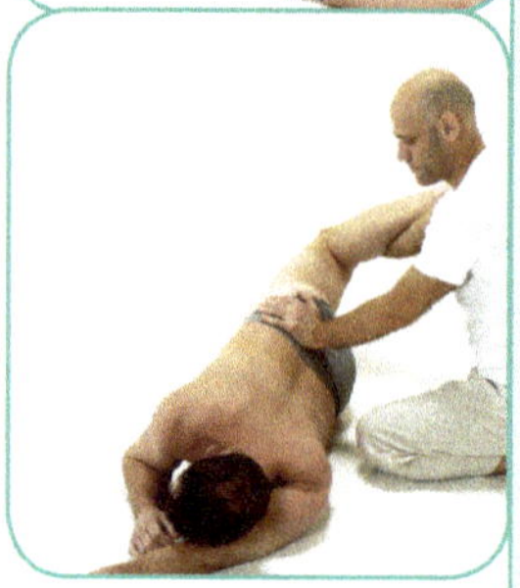

8. Étirement du bas du dos

Pour les cas non aigus, une fois le traitement effectué, vous pouvez ensuite étirer avec grandes précautions les lombaires de votre patient.
Installez votre patient assis, seulement si c'est possible pour lui, les deux jambes écartées. Avec vos orteils, appuyez des deux côtés du nombril en même temps. Doucement, allez plus en profondeur, tout en tirant les mains de la personne vers vous et en laissant tout le poids de votre corps vers l'arrière. Faites le s'étirer vers le sol, le plus loin possible vers l'avant. Ne forcez pas sur l'étirement, si le patient est réfractaire, même en tirant gentiment. Si une douleur apparaît dans le bas du dos, cessez. Il doit être à l'aise avec la position et avec l'étirement, et sentir que ça lui fait du bien.

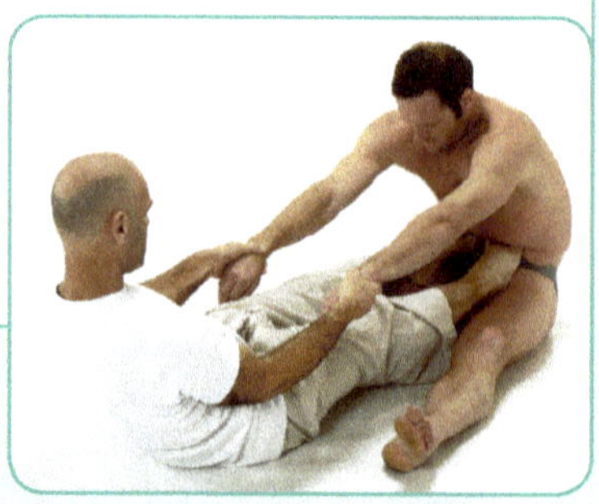

le traitement continue page suivante ➤

➤ *suite*

Douleur au bas du dos en se penchant en avant

Technique complémentaire en option

9. Massage global

Pour les cas très chroniques, vous pouvez effectuer plusieurs étirements des jambes, de la hanche et du bas du dos, dans les positions allongées de votre massage. Arrêtez si cela crée des douleurs lombaires.

Précautions :

- *Consultez un spécialiste avant de traiter un cas de lombalgie grave ou sujet à caution.*
- *Pour les cas aigus, éviter les étirements.*
- *Pratiquez uniquement les étirements expliqués aux étapes 7 et 8, et seulement si vous les maîtrisez parfaitement sur des personnes en bonne santé.*
- *Arrêtez toute manipulation ou étirement qui serait douloureux.*
- *Pour les patients âgés (plus de soixante ans), faites attention dans vos pressions abdominales et soyez très doux.*
- *Toute douleur provoquée par des pressions directes sur le bas du dos peut être un signe d'inflammation. Dans ces cas-là, les pressions sur le dos sont contre-indiquées. Travaillez le ventre et les jambes et évitez le dos.*
- *Traitez tous les jours jusqu'à rémission. Pour les cas non aigus, traitez deux fois par semaine.*
- *Avant de répéter le traitement, attendez que votre patient n'ait plus de douleur (le cas échéant) liée au traitement précédent.*
- *Demandez à votre patient d'éviter toute activité ou position qui pourrait le blesser, comme de porter des charges lourdes, et de ne pas faire de mouvements brusques et soudains.*

Sélection des points thérapeutiques

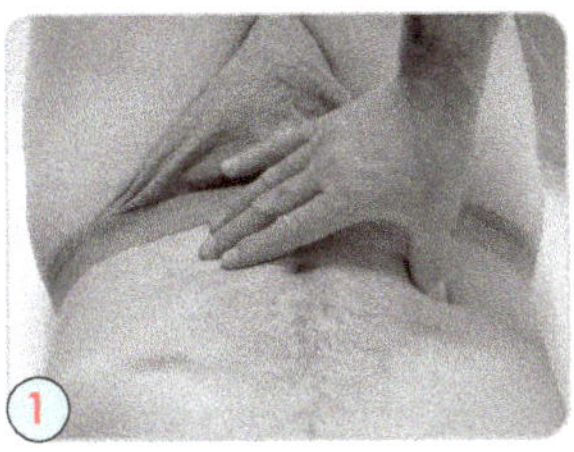
1

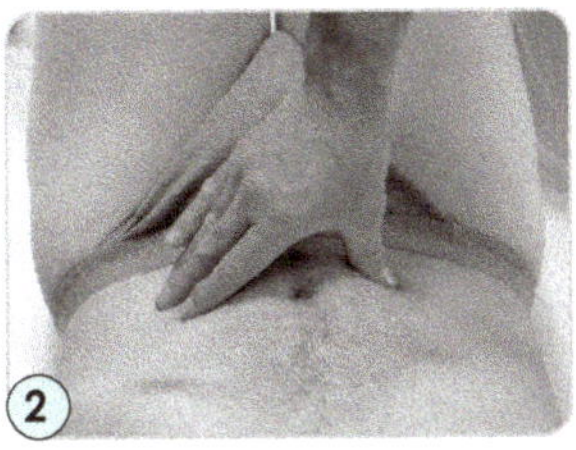
2

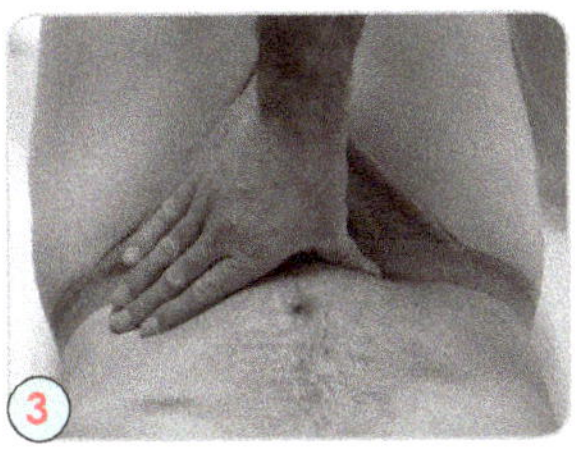
3

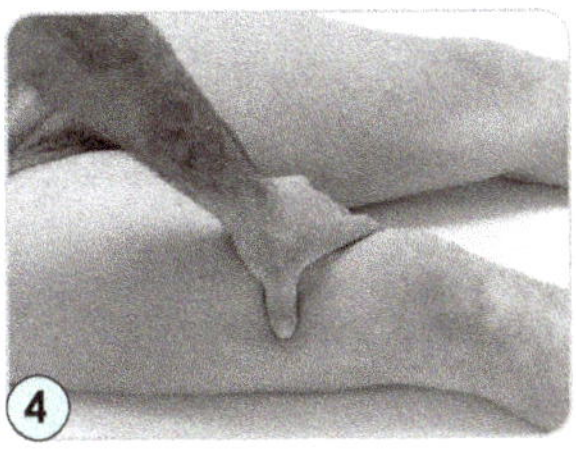
4

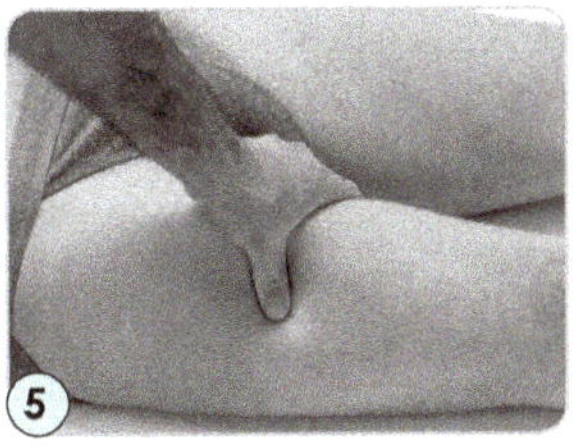
5

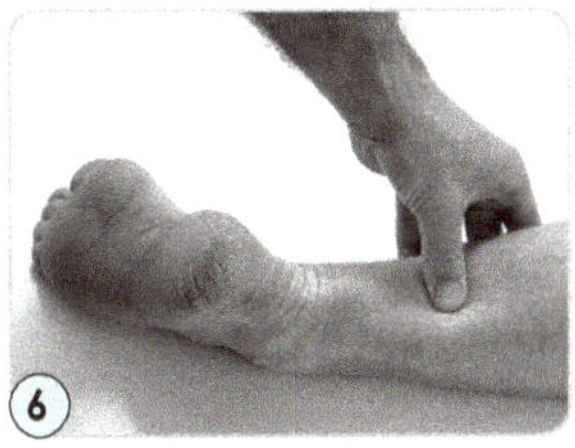
6

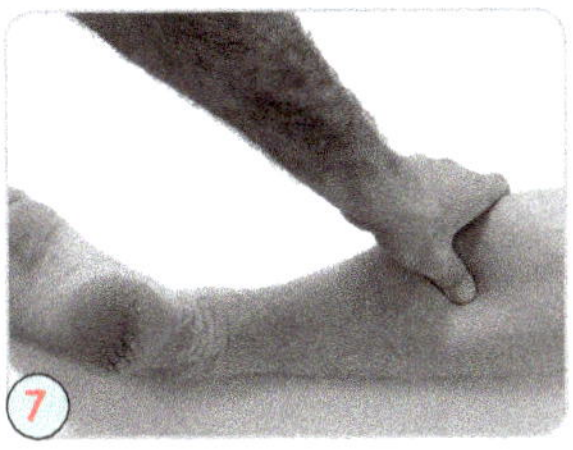
7

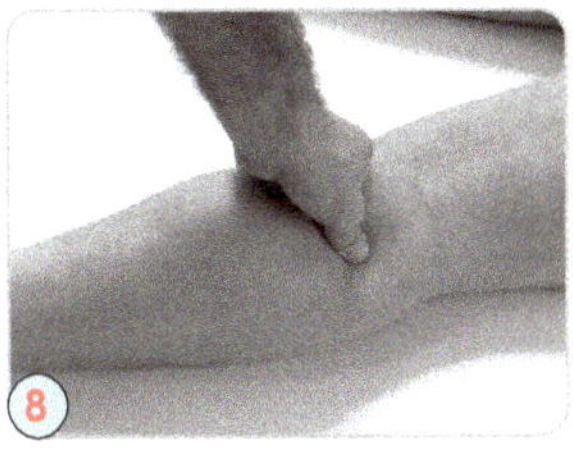
8

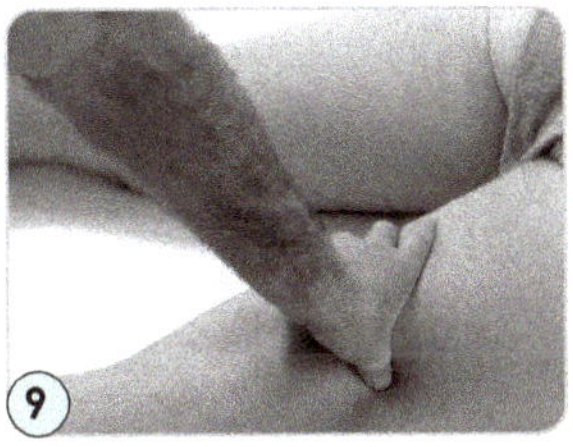
9

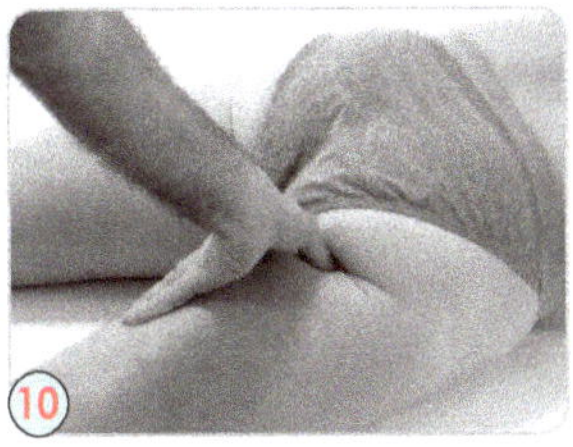
10

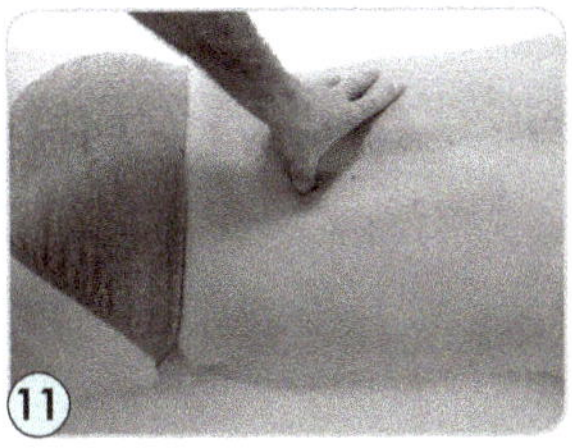
11

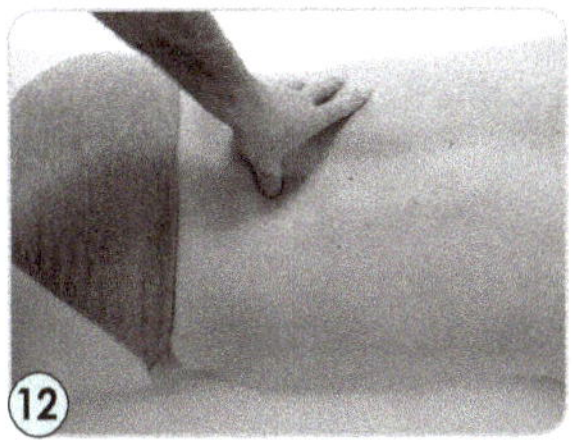
12

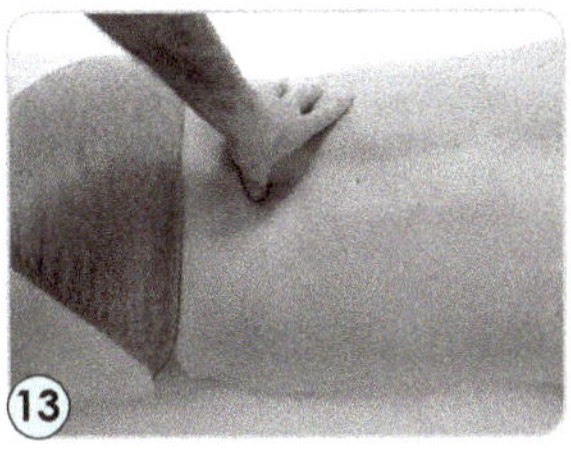
13

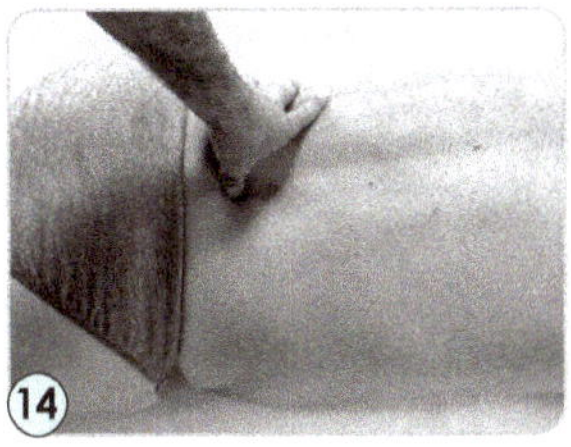
14

Douleur au bas du dos en se penchant en arrière

●●● affection très courante

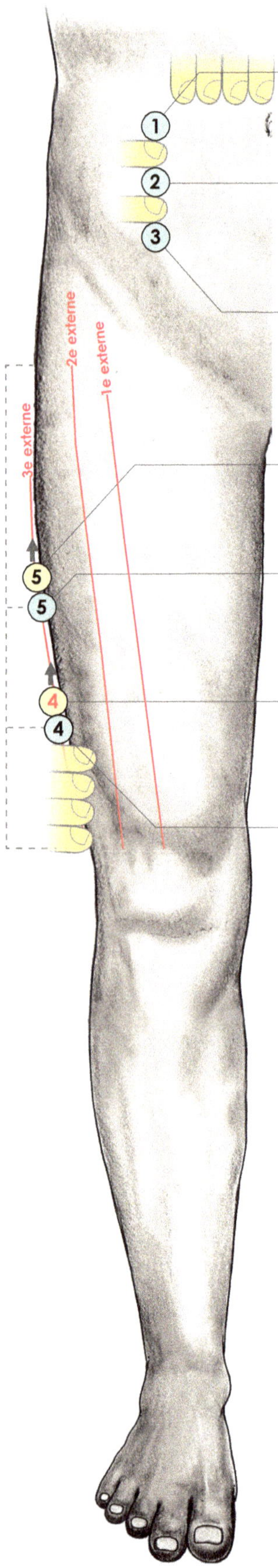

3e ligne du ventre-1
aligné au niveau du nombril • sur le bord latéral du muscle droit de l'abdomen • 4,5 doigts en-dehors de la ligne médiane

3e ligne du ventre-2
1 doigt en-dessous du nombril • sur le bord latéral du muscle droit de l'abdomen • 4,5 doigts en dehors de la ligne médiane

3e ligne du ventre-3
3 doigts en-dessous du nombril • sur le bord latéral du muscle droit de l'abdomen • 4,5 doigts en dehors de la ligne médiane • 1 doigt en-dessous du point 2

3e ligne externe de la jambe-9
10 doigts au-dessus du genou sur le tractus ilio-tibial quand la jambe est pliée • à mi-chemin entre le genou et le grand trochanter

3e ligne externe de la jambe-8
9 doigts au-dessus de la patella sur le tractus ilio-tibial quand la jambe est droite • à mi-chemin entre la patella et la proéminence du grand trochanter

3e ligne externe de la jambe-7 (VB-31)
5 doigts au-dessus du genou sur le tractus ilio-tibial quand la jambe est pliée • au 1/4 du chemin entre le genou et le grand trochanter

3e ligne externe de la jambe-6
4 doigts au-dessus du bord latéral du genou sur le tractus ilio-tibial quand la jambe est droite • au 1/4 du chemin entre le genou et le grand trochanter

Position couchée sur le dos

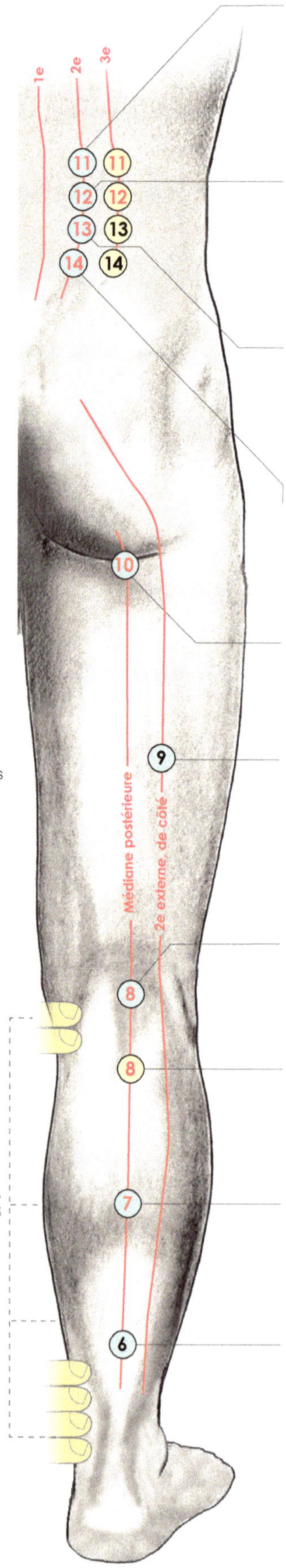

2e ligne du dos-17 (VE-22)
au niveau du bord inférieur du processus épineux de L-1 • juste en-dessous de la dernière côte • dans la gouttière para-vertébrale • presser au ras, contre le processus épineux

2e ligne du dos-18 (VE-23)
2 doigts en dehors du processus épineux • au niveau du processus épineux de L-2 • à mi-chemin entre le point le plus saillant de la crête iliaque et le bord inférieur de la dernière côte • au point le plus saillant des muscles érecteurs du rachis

2e ligne du dos-19 (VE-24)
2 doigts en dehors du processus épineux • au niveau du processus épineux de L-2 • à mi-chemin entre le point le plus saillant de la crête iliaque et le bord inférieur de la dernière côte • sur le point le plus saillant des muscles érecteurs du rachis

2e ligne du dos-20 (VE-25)
1 doigt en dehors du processus épineux de L4 • au-dessus du point le plus bas de la ligne et juste au-dessus de l'EIPS • sur le point le plus saillant des muscles érecteurs du rachis

Ligne médiane postérieure de la jambe-7 (VE-36)
dans une dépression au milieu du pli fessier • sur la ligne centrale des muscles ischio-jambiers • presser vers l'intérieur et vers le haut, en direction de la tubérosité ischiatique

2e ligne externe, position de côté-9
à mi-chemin entre le genou et le grand trochanter • dans une dépression entre le vaste latéral et le biceps fémoral

Ligne médiane postérieure de la jambe-4 (VE-40)
au milieu du pli du genou • à mi-chemin entre les tendons du biceps fémoral et du semi-tendineux • ne presser que lorsque le genou est plié

Ligne médiane postérieure de la jambe-3 (VE-55)
au milieu du mollet • 2 doigts en-dessous du pli du genou • juste en-dessous d'un tissu musculaire assez raide

Ligne médiane postérieure de la jambe-2 (VE-57)
au milieu du mollet • à mi-chemin entre le pli du genou et la cheville • sous le gastrocnémien, dans une dépression formée lorsqu'il est contracté • sur la jonction musculo-tendineuse

Ligne médiane postérieure de la jambe-1
sur le talon d'Achille • 4 doigts au-dessus du talon ou 3 doigts en-dessous de la cheville

Position couchée sur le ventre (ou sur le côté)

Description du problème :

- *Douleur lombaire chronique ou aiguë, uni ou bilatérale. Souvent, la douleur est plus prononcée d'un côté.*
- *Douleur qui peut irradier dans une jambe ou dans les deux, souvent dans la cuisse, le long de la 3e ligne externe ou de la ligne médiane du dos, ou le long des deux lignes.*
- *La douleur augmente toujours lorsque le patient se penche en arrière, la tête vers l'arrière (extension lombaire), et peut également se créer en torsion (rotation).*
- *De nombreux mouvements peuvent aggraver la douleur : extensions lombaires (en marchant par exemple), rotations (en se tournant pour conduire en marche arrière), mais moins pour les flexions.*
- *Les mouvements peuvent être légèrement ou très sérieusement limités. Dans les torsions, une douleur vive peut se manifester si le patient se penche en arrière, au-delà d'un certain point qui varie en fonction du degré de sévérité.*
- *La position du bas du dos est parfois déformée.*

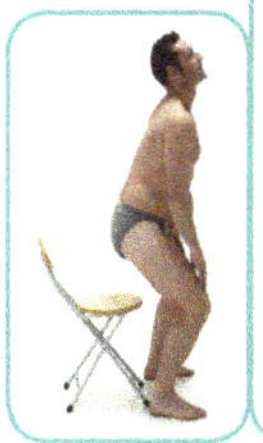
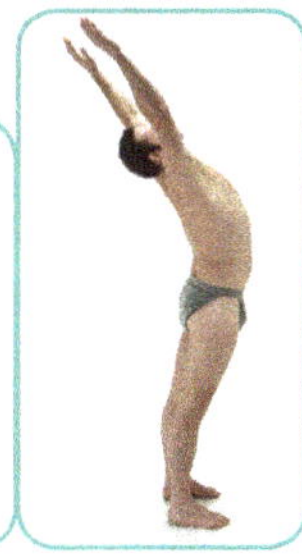
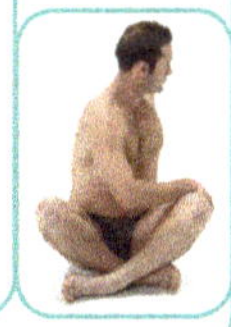

Les étapes du traitement

Instructions d'ordre général

Traitez d'abord le côté douloureux ou celui qui fait le plus mal. Traitez les deux côtés s'ils sont tous les deux douloureux. Souvent, la douleur est plus prononcée d'un côté que de l'autre. C'est ce côté qu'il faut traiter en premier. Ensuite, vérifiez si l'autre côté est toujours douloureux et en besoin de traitement. Vous constaterez la plupart du temps qu'un seul côté a besoin d'être traité. Suivez les étapes 1 à 6, jusqu'à 4 passages, selon le temps dont vous disposez, puis terminez avec les étapes optionnelles 7 et 8. S'il y a douleur irradiée dans la jambe, utilisez également les techniques du protocole 38, mais uniquement celles qui ne sont pas incluses dans ce protocole.

1. Installez votre patient

Demandez-lui de s'allonger sur le dos, jambes pliées et pieds à plat au sol. Cette position permet de diminuer la pression exercée sur le dos (un coussin sous les genoux ne suffit pas, mais vous pouvez utiliser une chaise si besoin). Si la position couchée sur le dos est trop douloureuse, commencez à l'étape 5, puis passez à l' étape 6, avant de réessayer la 1re étape. Si c'est toujours douloureux, mais supportable, commencez par travailler le ventre, ce qui pourra aider à soulager la douleur.

2. Massage du ventre et travail des points d'acupression

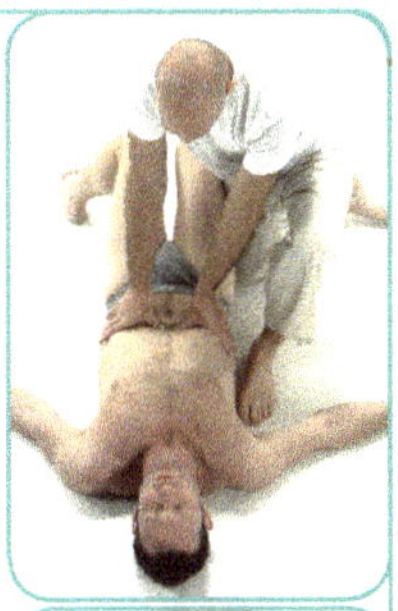
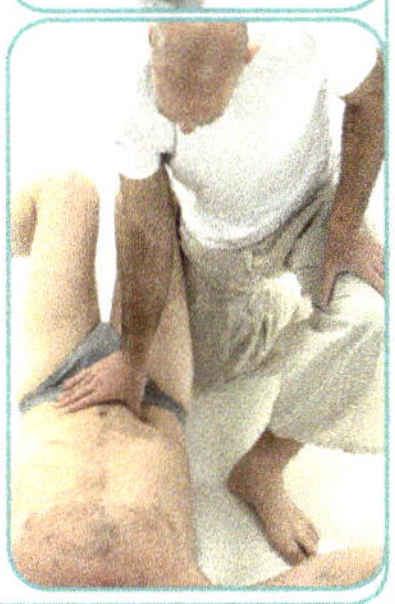

Étape a : Commencez, si vous en avez le temps, par un massage complet du ventre.

Étape b : Pressez les points (1), (2) puis (3) au pouce, de deux à trois fois. Allez aussi loin que votre patient l'autorise (parfois c'est un peu douloureux), et réduisez l'intensité de votre pression s'il se tend. N'exercez pas de pressions profondes sur des patients de plus de soixante ans, ou ayant des problèmes de circulation.

3. Travail de la ligne de la cuisse, puis des points

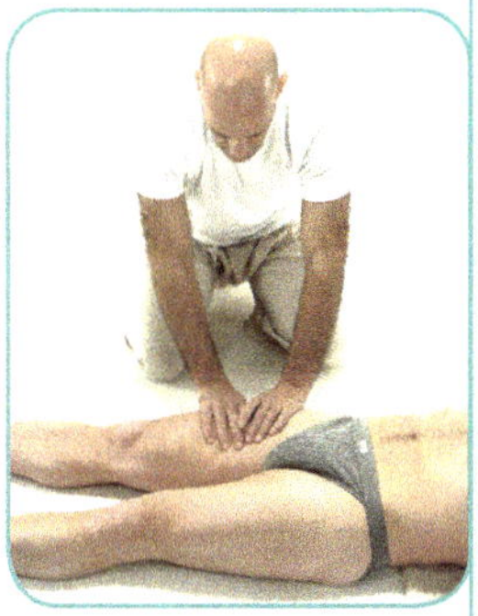

Étape a : Travaillez la 3e ligne externe de la cuisse, au pouce, de 1 à 3 fois.

Étape b : Pressez au pouce les points (4) et (5), en restant 10 à 15 secondes sur chaque point. Vous pouvez utiliser le pouce uniquement, ou le pouce avec la paume de la main, en pressant plus longtemps si vous êtes en pouce-paume. La jambe de votre patient est soit repliée, soit dépliée. Si la jambe est pliée, travaillez en pouce-paume. Pressez le point vers le bas, en poussant dans la direction du ventre de votre patient. Sur une jambe droite, travaillez les points bleus. Sur une jambe pliée, les points jaunes.

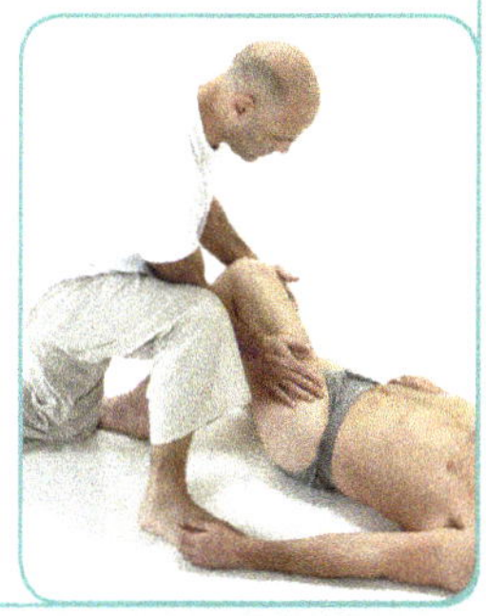

4. Pressions au genou - en option

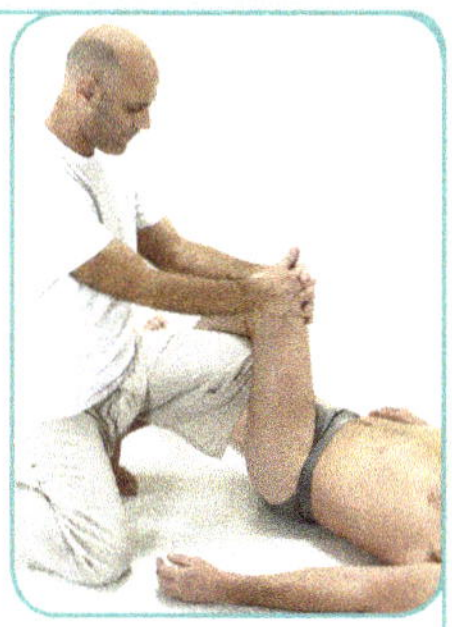

Travaillez au genou les deux lignes externes de la cuisse, position de côté. Penchez-vous en arrière, tirez sur le genou de votre patient et enfoncez votre genou dans sa cuisse, en faisant rouler sur le côté les muscles tenseurs du fascia lata, vers l'autre jambe. Commencez au niveau du genou, travaillez jusqu'à mi-cuisse puis remontez jusqu'au genou. Répétez 1 à 2 fois. Travaillez en douceur, lentement, en gardant les pressions 5 secondes à chaque fois.

le traitement continue page suivante ➤

➤ *suite*

Douleur au bas du dos en se penchant en arrière

5. Ligne postérieure de la jambe : travail de la ligne et des points d'acupression

Demandez à votre patient de s'allonger sur le ventre. Si c'est trop douloureux, qu'il s'installe en position de côté.

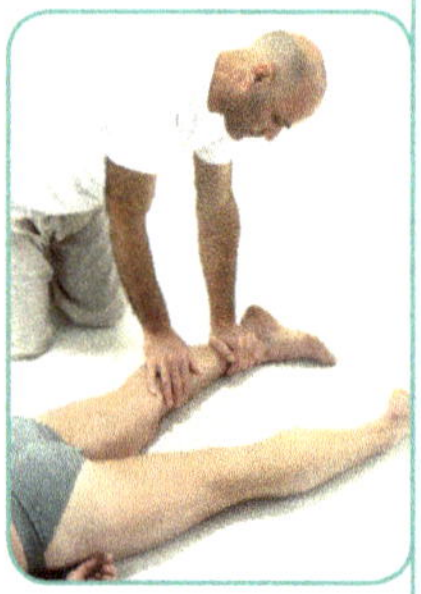

Étape a : Travaillez à la paume la ligne postérieure médiane de la jambe, depuis le pied jusqu'à la fesse, une fois ou deux.
Étape b : Travaillez au pouce la ligne postérieure médiane de la jambe, une à deux fois.
Étape c : Pressez les points (6) à (10), de 1 à 3 fois.

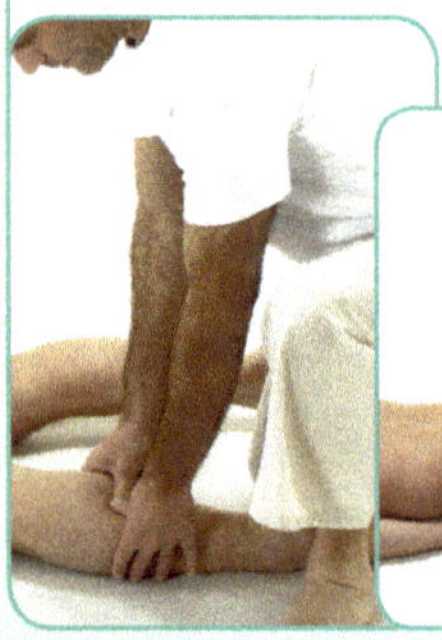

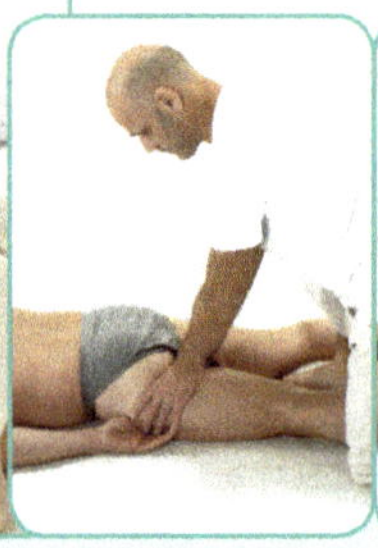

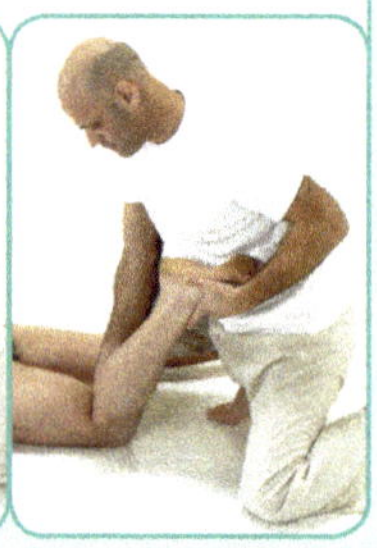

6. Travail des points d'acupression du bas du dos

À l'aide du pouce, pressez les points (11) à (14), de deux à trois fois. Cessez si vos pressions sont douloureuses. Si la douleur est provoquée par l'étirement (extension) de la colonne lombaire lié à vos pressions, demandez à votre patient de se mettre en position de côté, les genoux pliés l'un sur l'autre. Vérifiez si vos pressions au pouce sont toujours douloureuses. Une douleur intense et locale, sous le point de pression, peut être le signe d'une inflammation. Les pressions directes sur des tissus enflammés sont contre-indiquées, car elles aggravent le problème.

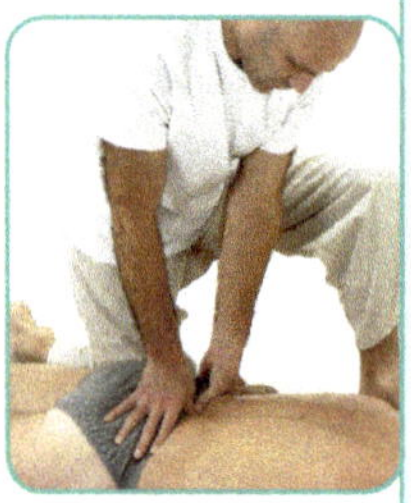

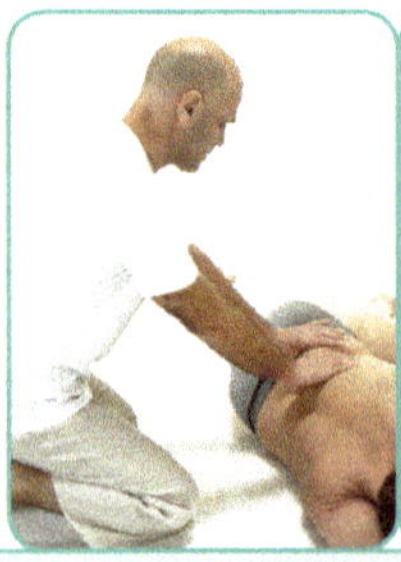

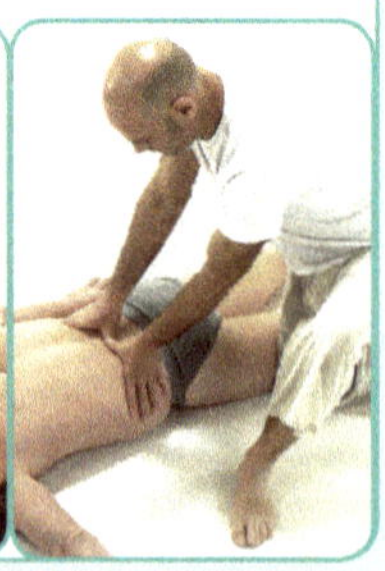

Si le bas du dos réagit par spasmes à vos pressions, cessez même s'il n'y a pas d'inflammation.

Dans ce cas, traitez le ventre et les jambes, mais pas le bas du dos.

Technique complémentaire en option

7. Étirement de la cuisse antérieure

Pour les cas non aigus, une fois le traitement effectué, vous pouvez ensuite étirer la cuisse de votre patient, en faisant très attention.
Avec une main, tirez le genou en le soulevant vers le haut très doucement. Si cela provoque des douleurs dans le bas du dos, arrêtez. Les douleurs sur le devant de la cuisse sont bonnes. Tout en soulevant le genou, appuyez sur les fesses de votre patient avec votre autre main, vers le bas, en direction de la jambe. Vous protégez ainsi les lombaires, en évitant leur extension. Différentes variantes de cet étirement sont possibles.

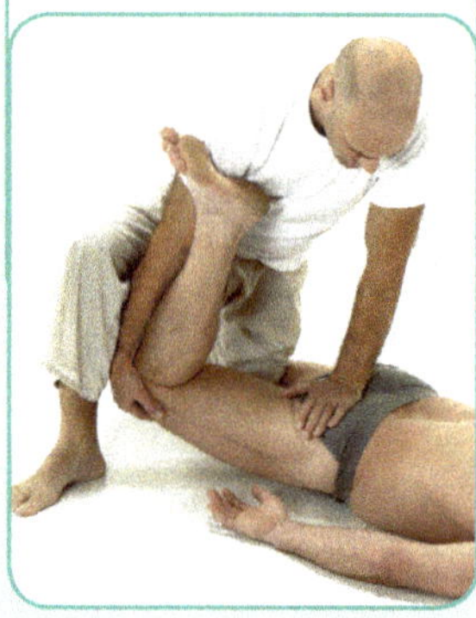

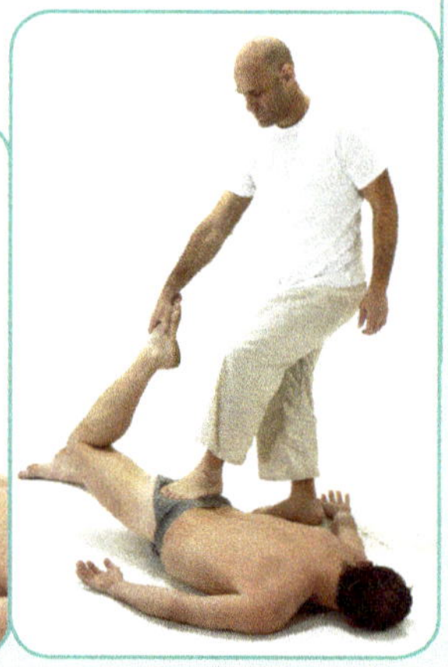

le traitement continue page suivante ➤

Douleur au bas du dos en se penchant en arrière

8. Étirement du bas du dos

Après le protocole, pour les cas non aigus, vous pouvez ensuite étirer les lombaires, avec précaution. L'étirement peut être douloureux. Ne le forcez pas. Si votre patient résiste, et ne s'allonge pas sur vous, arrêtez.

Étape a : Préparation à l'étirement. Installez votre patient assis jambes croisées (si c'est possible pour lui). Asseyez-vous derrière lui, un coussin sur les cuisses, jambes fléchies. Avec vos orteils, appuyez simultanément sur les deux bords de l'os de la hanche (l'ilion). Demandez à votre patient de s'allonger en arrière sur vos cuisses, pendant que vous lui soutenez le cou, tout en poussant sa hanche avec vos pieds, jusqu'à avoir les jambes tendues. Son dos doit reposer sur vos jambes, et sa hanche sur vos orteils. Demandez-lui ensuite d'allonger les jambes. À part vos propres pieds, rien ne doit faire mal.

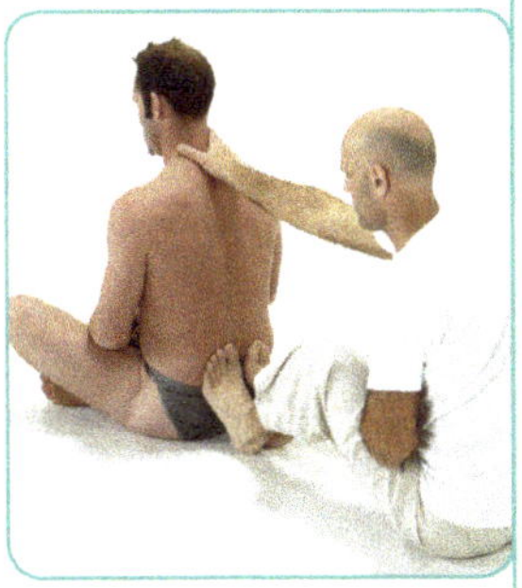

Étape b : Étirement. Tirez les bras du patient en arrière, tout en poussant avec vos orteils contre le bord de la hanche. Maintenez 5 s. et relâchez. Répétez plusieurs fois. L'étirement doit être agréable.

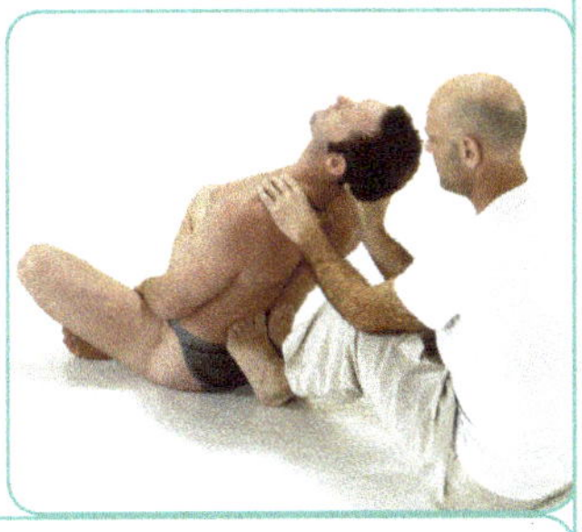

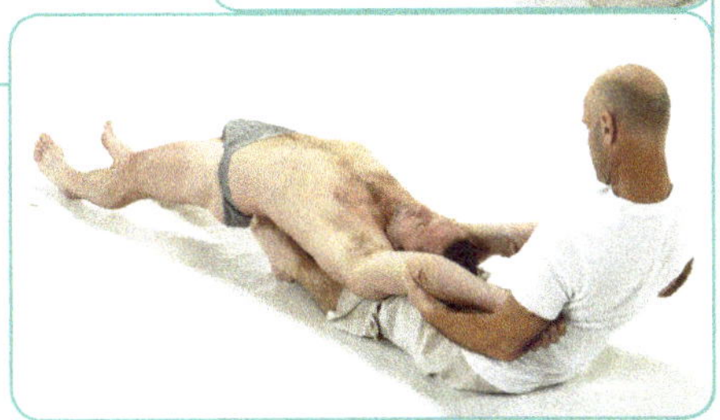

9. Massage global

Pour certains cas très chroniques, vous pouvez effectuer des étirements des jambes, de la hanche et du bas du dos, pendant que votre patient est allongé, dans les différentes positions du massage. Arrêtez si le bas du dos devient douloureux.

Précautions :

- *Consultez un spécialiste avant de traiter un cas de lombalgie grave ou sujet à caution.*
- *Pour les cas aigus, éviter les étirements.*
- *Pratiquez uniquement les étirements expliqués aux étapes 7 et 8, et seulement si vous les maîtrisez parfaitement sur des personnes en bonne santé.*
- *Arrêtez toute manipulation ou étirement qui serait douloureux.*
- *Pour les patients âgés (plus de soixante ans), faites attention dans vos pressions abdominales et soyez très doux.*
- *Toute douleur provoquée par des pressions directes sur le bas du dos peut être un signe d'inflammation. Dans ces cas-là, les pressions sur le dos sont contre-indiquées. Travaillez le ventre et les jambes et évitez le dos.*
- *Traitez tous les jours jusqu'à rémission. Pour les cas non aigus, traitez deux fois par semaine.*
- *Avant de répéter le traitement, attendez que votre patient n'ait plus de douleur (le cas échéant) liée au traitement précédent.*
- *Demandez à votre patient d'éviter toute activité ou position qui pourrait le blesser, comme de porter des charges lourdes, et de ne pas faire de mouvements brusques et soudains.*

Sélection des points thérapeutiques

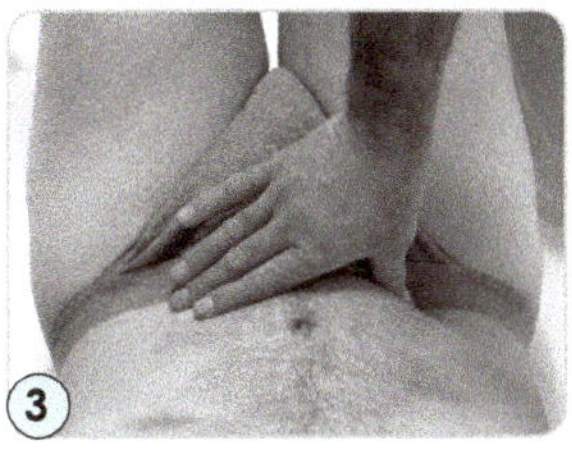

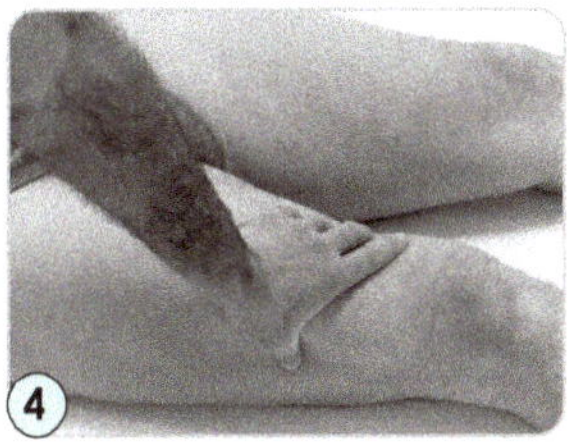

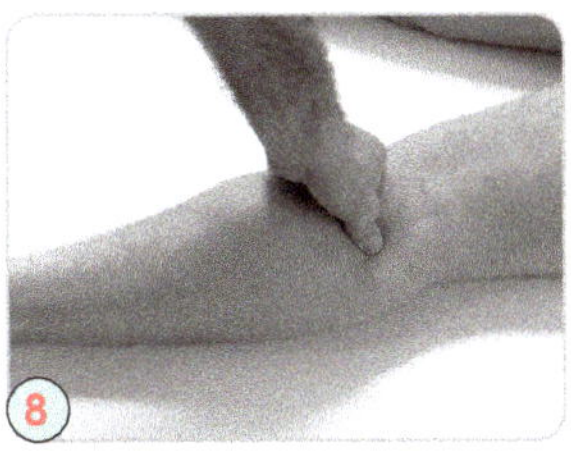

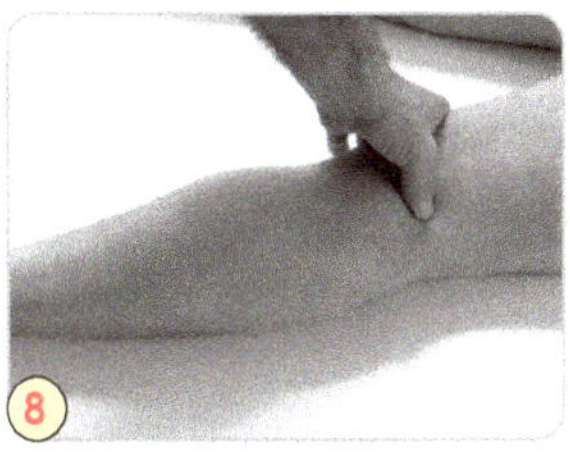

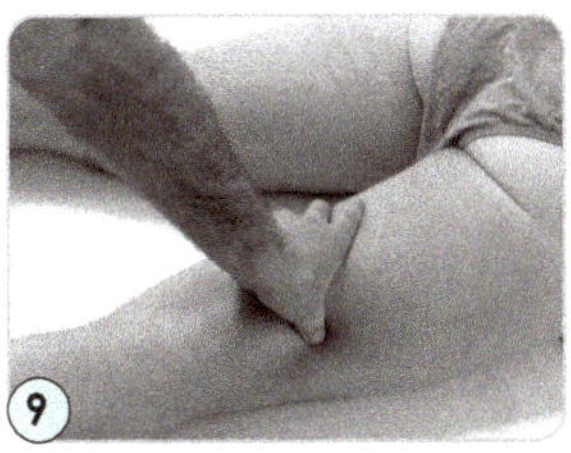

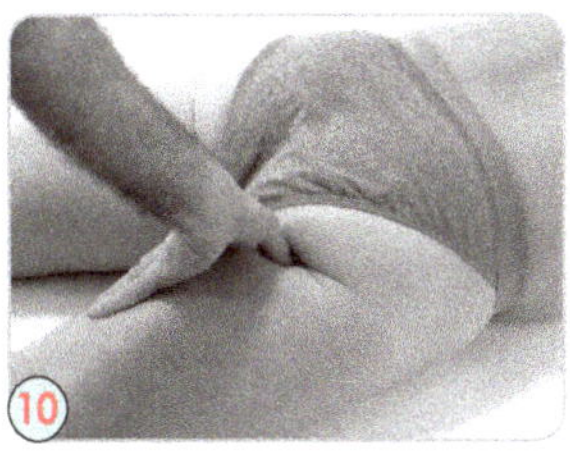

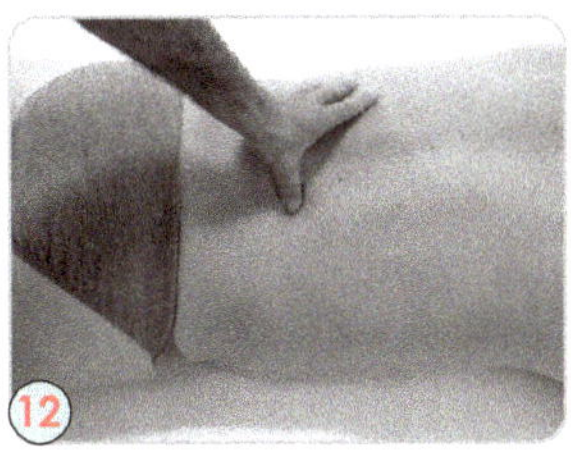

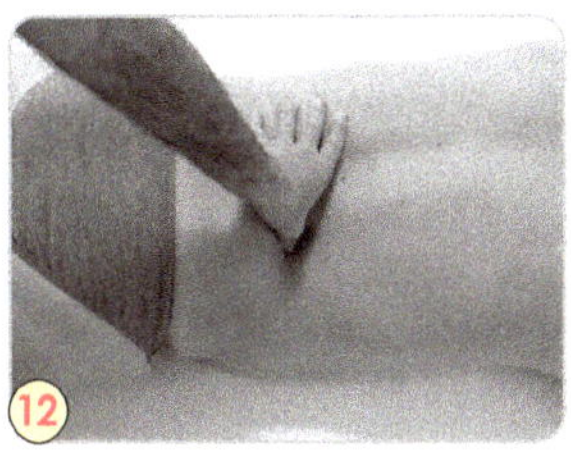

Douleur au bas du dos en torsion

● affection rare

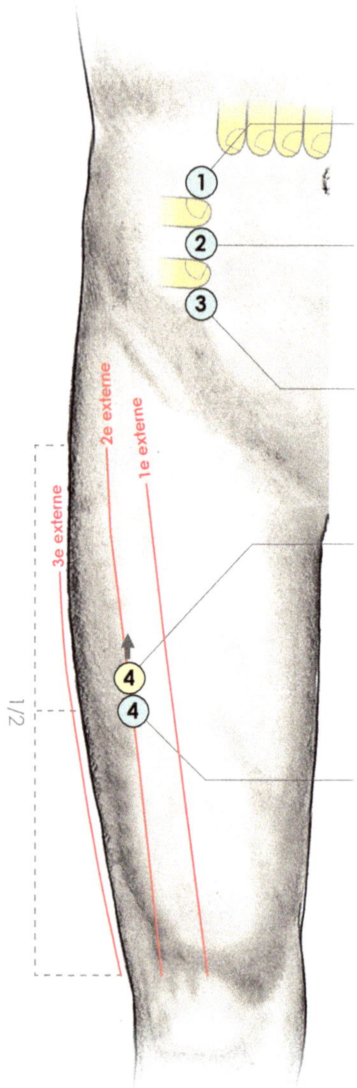

3e ligne du ventre-1
aligné au niveau du nombril • sur le bord latéral du muscle droit de l'abdomen • 4,5 doigts en dehors de la ligne médiane

3e ligne du ventre-2
1 doigt en-dessous du nombril • sur le bord latéral du muscle droit de l'abdomen • 4,5 doigts en dehors de la ligne médiane • 1 doigt en-dessous du point 1

3e ligne du ventre-3
3 doigts en-dessous du nombril • sur le bord latéral du muscle droit de l'abdomen • 4,5 doigts en-dehors de la ligne médiane • 1 doigt en-dessous du point 2

2e ligne externe de la jambe-9
10 doigts au-dessus de la patella quand le genou est plié • à mi-chemin entre le bord latéral supérieur de la patella et la proéminence du grand trochanter • entre les muscles droit fémoral et vaste latéral • ou, variante : juste en avant du tractus ilio-tibial

2e ligne externe de la jambe-8
9 doigts au-dessus de la patella quand la jambe est droite • à mi-chemin entre la patella et la proéminence du grand trochanter • entre les muscles droit fémoral et vaste latéral • ou, variante : juste en avant du tractus ilio-tibial

Position couchée sur le dos

3e ligne interne de la jambe-1
5 doigts au-dessus de l'épicondyle médial du fémur • dans une dépression en arrière du muscle gracile

3e ligne interne de la jambe-2
10 doigts au-dessus de l'épicondyle médial du fémur • dans une dépression en arrière du muscle gracile

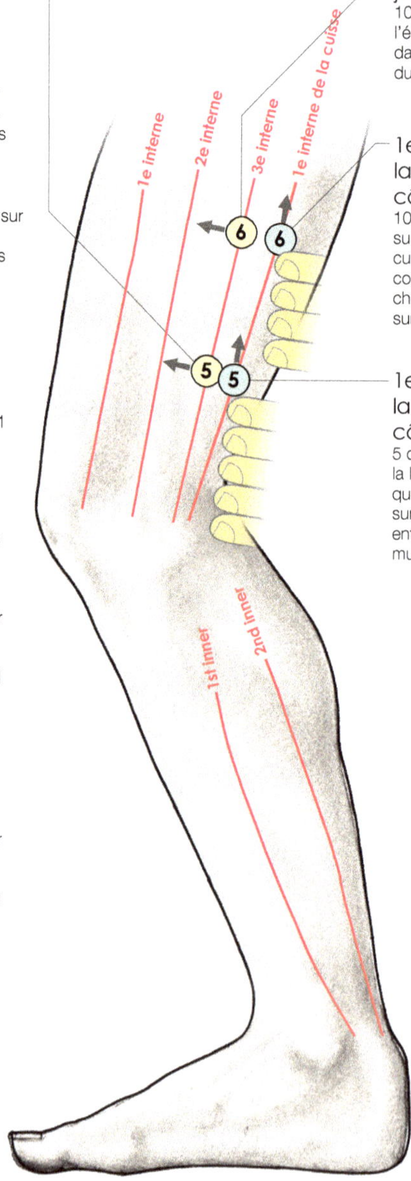

1e ligne interne de la cuisse, position de côté-2
10 doigts au-dessus du genou, sur la ligne la plus haute de la cuisse, quand votre patient est couché sur le côté • au 2/3 du chemin entre le genou et l'aine, sur le muscle semi-membraneux

1e ligne interne de la cuisse, position de côté-1
5 doigts au-dessus du genou, sur la ligne la plus haute de la cuisse, quand votre patient est couché sur le côté • au 1/3 du chemin entre le genou et l'aine, sur le muscle semi-membraneux

Position couchée sur le côté

Description du problème :

- *Douleur chronique ou aiguë sur un seul côté.*
- *La douleur augmente en torsion (rotation lombaire), en se tournant pour conduire en marche arrière par exemple, mais pas tellement en flexion ni en extension.*
- *Restriction légère ou sévère des mouvements. En torsion, au-delà d'un certain point qui varie en fonction du degré de sévérité, la douleur devient aiguë.*

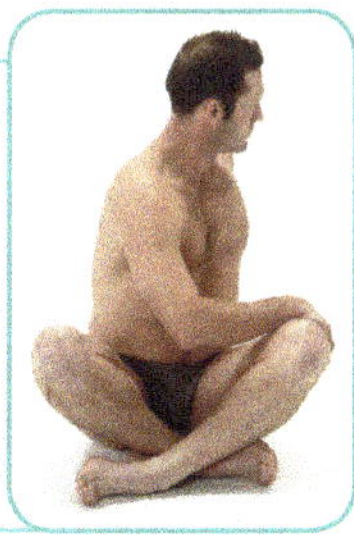

Les étapes du traitement

Instructions d'ordre général

Travailler directement le bas du dos est inefficace.

1. Massage du ventre et travail des points d'acupression

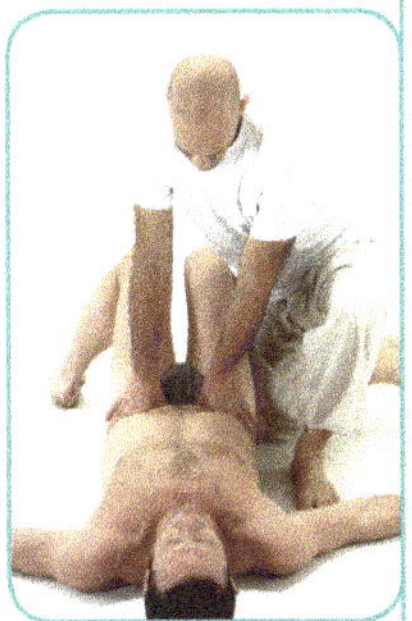

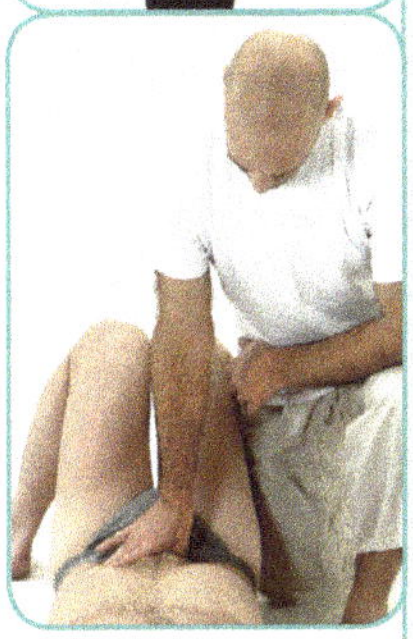

Demandez à votre patient de s'allonger sur le dos, le genou plié et les pieds au sol. Cette position relâche la pression exercée sur le dos (un coussin sous les genoux ne sera pas suffisant, mais vous pouvez utiliser une chaise).

Étape a. Commencez, si vous en avez le temps, par un massage complet du ventre.

Étape b. Pressez au pouce les points (1) à (3), de 2 à 3 passages. Pressez aussi loin que votre patient le permet (cela peut être douloureux), mais relâchez la pression s'il se crispe. Pas de pression profonde sur le ventre si votre patient a plus de soixante ans ou s'il a des problèmes de circulation.

2. Travail de la cuisse : ligne thérapeutique, puis les points

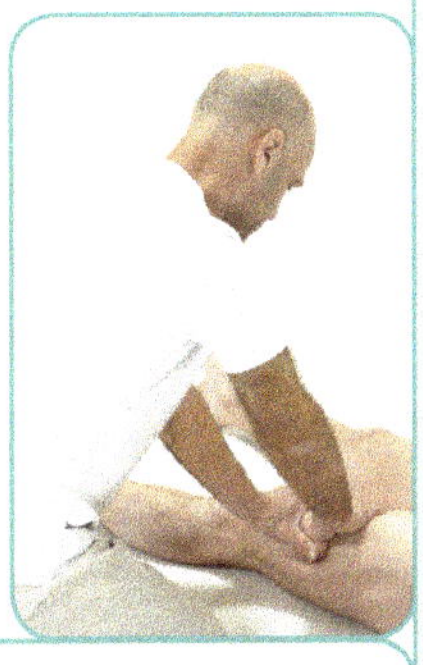

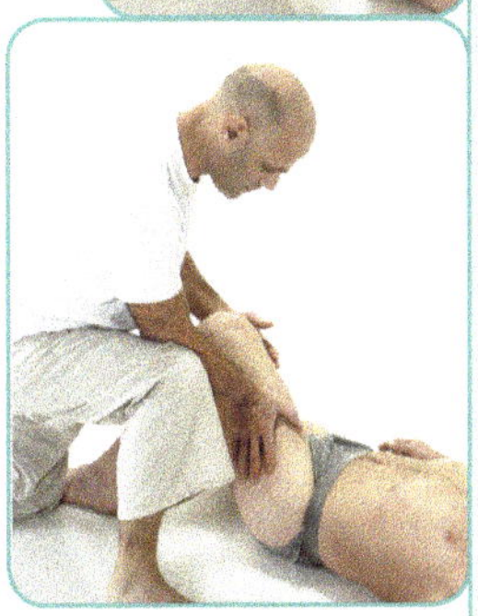

Étape a. Pressez au pouce la 2e ligne externe de la cuisse, de 1 à 3 fois.

Étape b. Pressez au pouce le point (4). Vous pouvez utiliser le pouce ou la paume de la main. Restez plus longtemps si vous utilisez votre paume. La jambe de votre patient peut être soit repliée soit dépliée. Sur une jambe pliée, utilisez votre paume. Pressez d'abord le point puis appuyez vers l'intérieur, dans la direction du ventre de votre patient. Si la jambe est dépliée, travaillez le point bleu. Si elle est repliée, travaillez le point jaune. Restez sur chaque point de 10 à 15 secondes.

3. Massage de la face interne de la jambe (entière) - position de côté

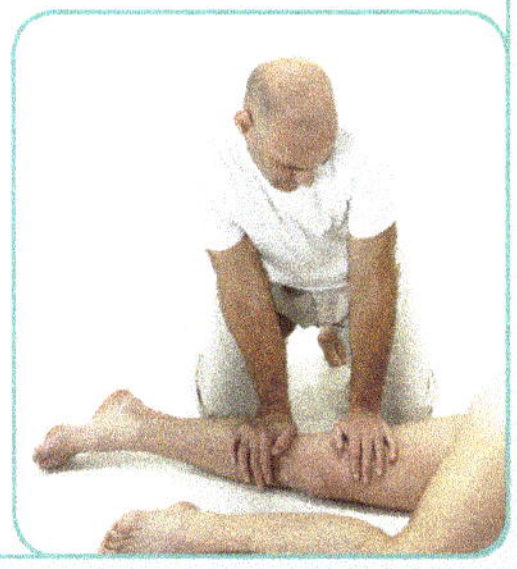

Demandez à votre patient de se mettre sur le côté. Massez l'intérieur de jambe avec la méthode qui vous convient le plus. Utilisez le poids de votre corps, en commençant par le pied, puis en remontant à l'aine puis redescendez de 1 à 3 fois. Pour les praticiens en massage thaï : travail de la ligne à la paume.

4. Travail des lignes thérapeutiques internes de la jambe et des points d'acupression

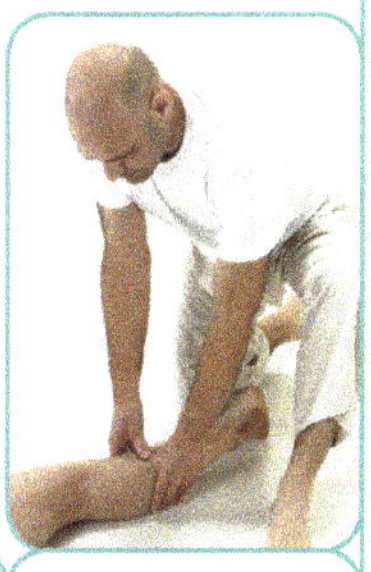

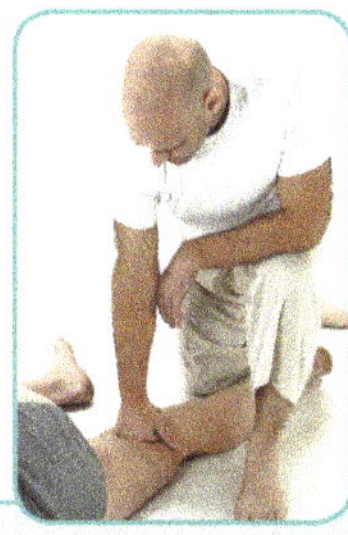

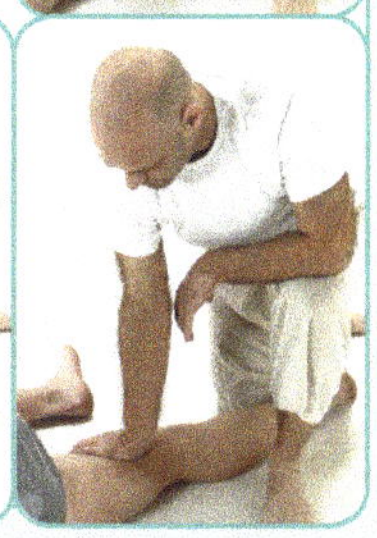

Étape a. Travaillez les 1re et 2e lignes internes de la jambe, position de côté, au poing ou au pouce, de 1 à 3 passages.

Étape b. Pressez au pouce les points (5) à (6), 2 à 3 fois.

Étape c. À la paume, pressez les variantes des points jaunes (voir étape 5). Pressez vers l'intérieur, dans la direction des flèches (voir dessin).

voir la suite du protocole page suivante ➤

➤ *suite*

Douleur au bas du dos en torsion

Technique complémentaire en option

5. Travail des points thérapeutiques à la paume, en pliant la jambe

Travaillez les variantes des points 5 et 6 (points jaunes) à la paume, dans la direction des flèches (voir schéma), tout en pliant la jambe de votre patient. Relâchez doucement la pression, tout en remettant la jambe dans sa position droite. Répétez plusieurs fois.

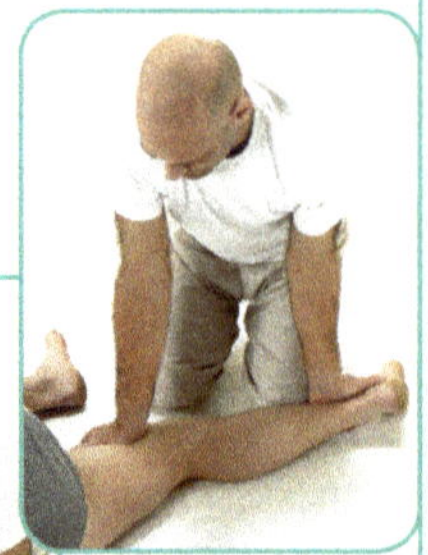

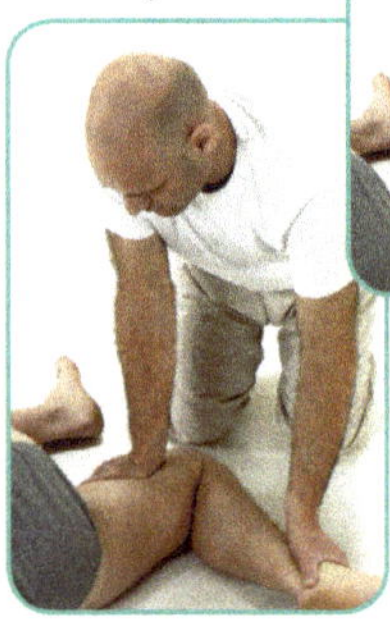

6. Techniques de pression

Étape a. Travaillez les points 5 et 6 au genou.
Étape b. Travaillez les points 5 et 6 au pied.
Étape c. Travaillez les points 5 et 6 avec les ischions, en vous asseyant sur la cuisse de votre patient, et en appuyant avec l'os qui est sous vos fesses (l'ischion) sur un point, puis sur l'autre. Restez 1 minute sur chaque point, une seule fois. Technique à ne pas utiliser en cas de problème cardiaque, ou de circulation.

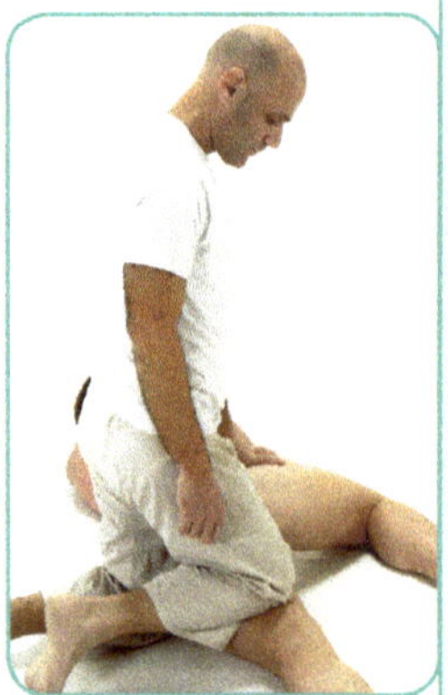

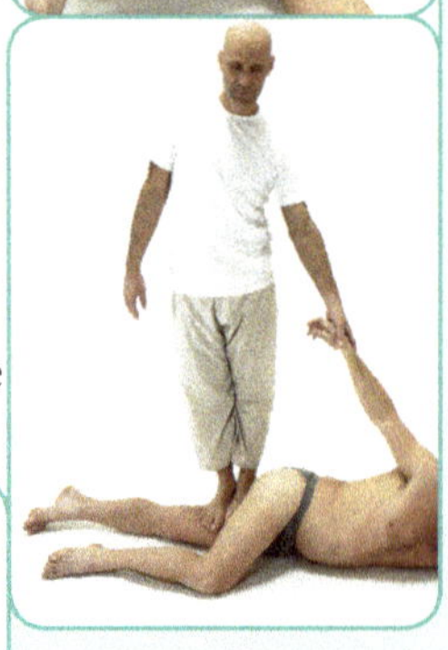

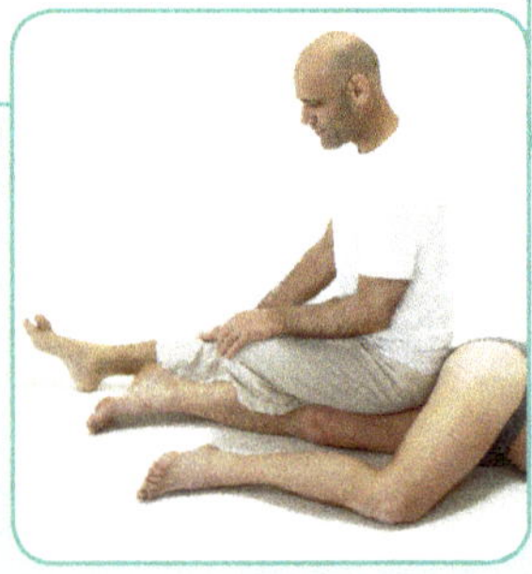

7. Torsion du bas du dos

Pour les cas non aigus, une fois le traitement effectué, vous pouvez ensuite étirer le dos de votre patient, avec grande précaution. Si l'étirement provoque des douleurs, arrêtez. Maintenez le genou de votre patient avec le pied, pendant que vous le tirez par le bras, pour amener son dos en torsion. À l'aide de vos mains, travaillez son dos, depuis l'épine de l'épaule jusqu'aux lombaires, puis remontez à l'épaule. Répétez plusieurs fois.

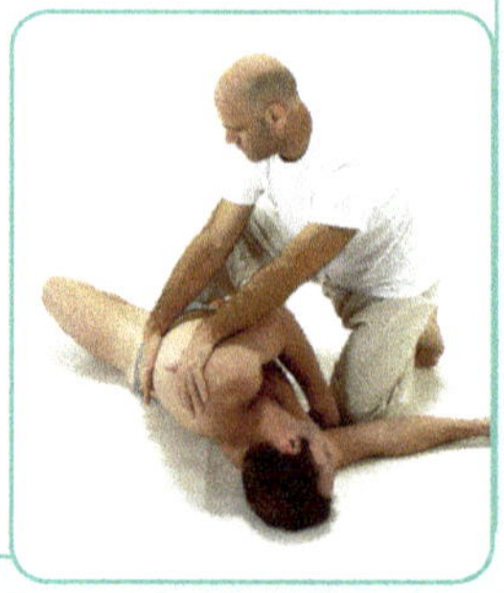

Précautions :

- *Consultez un spécialiste avant de traiter un cas de lombalgie grave ou sujet à caution.*
- *Pour les cas aigus, éviter les étirements.*
- *Pratiquez uniquement les étirements expliqués aux étapes 7 et 8, et seulement si vous les maîtrisez parfaitement sur des personnes en bonne santé.*
- *Arrêtez toute manipulation ou étirement qui serait douloureux.*
- *Pour les patients âgés (plus de soixante ans), faites attention dans vos pressions abdominales et soyez très doux.*
- *Traitez tous les jours jusqu'à rémission. Pour les cas non aigus, traitez deux fois par semaine.*
- *Avant de répéter le traitement, attendez que votre patient n'ait plus de douleur (le cas échéant) liée au traitement précédent.*
- *Demandez à votre patient d'éviter toute activité ou position qui pourrait le blesser, comme de porter des charges lourdes, et de ne pas faire de mouvements brusques et soudains.*

Sélection des points thérapeutiques

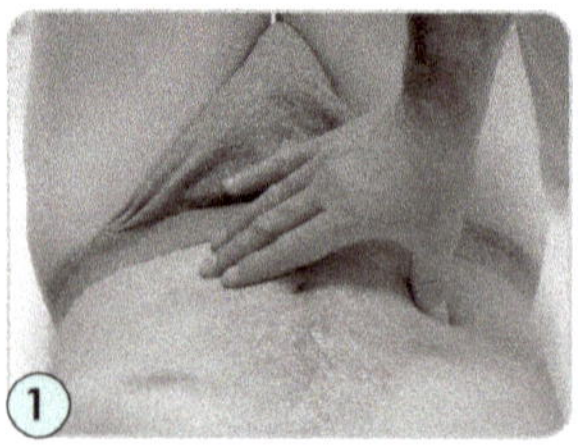

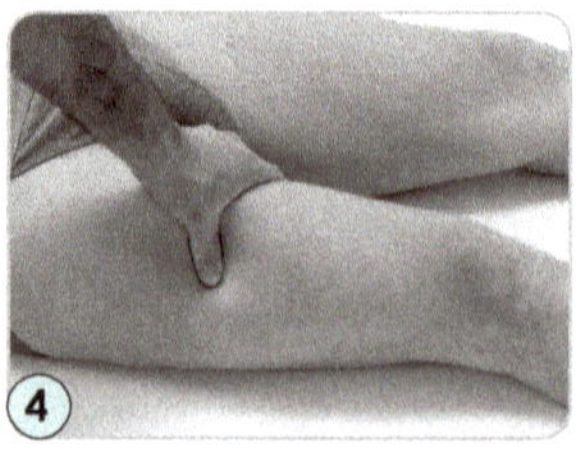

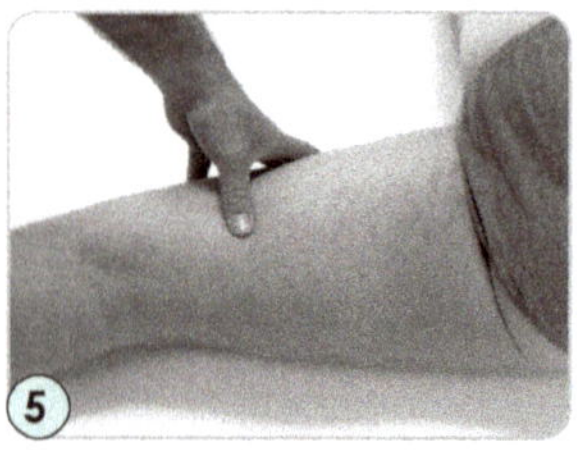

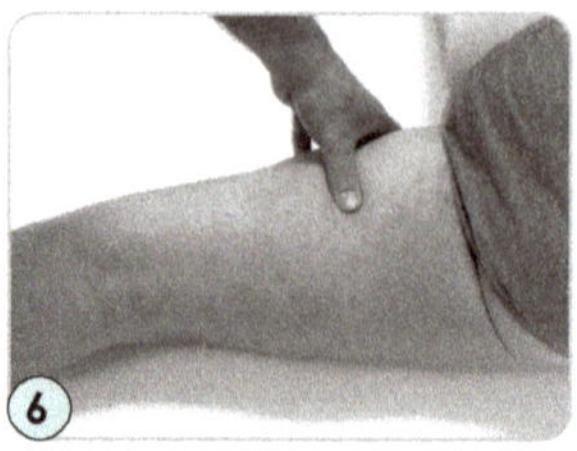

CHAPITRE 11 HANCHE

Les protocoles de traitement dans ce chapitre

Protocole - 42 **"Douleurs à la hanche en flexion, abduction et rotation externe"**
Protocole - 43 **"Douleurs à la hanche en flexion, adduction et rotation interne"**

Le traitement des pathologies de la hanche

Les troubles de hanche sont communs, surtout chez les sportifs de haut niveau et les personnes âgées. Chez les jeunes ou les adultes, les problèmes de hanche ne sont pas liés à des pathologies particulières, mais à une tension musculaire, des points gâchettes, ou des lésions légères sur les tendons dans la région latérale de la hanche.
En acupression thaïe, on considère que les problèmes de hanche et de bas du dos sont reliés. Les douleurs lombaires sont ainsi fréquemment diagnostiquées comme problème de hanche, et vice-versa. Les protocoles thaïs sont très efficaces pour le traitement des pathologies de la hanche qui ne nécessitent pas d'intervention chirurgicale. Dans certains cas sévères d'ostéonécrose et d'ostéoarthrite de la hanche, il faut parfois opérer.
Choisissez le protocole en fonction des symptômes établis selon le diagnostic thaï (voir le tableau diagnostic), indépendamment de la définition médicale moderne de la pathologie.
Lorsque les symptômes de votre patient concordent avec ceux qui sont décrits dans l'un des protocoles thaïs, essayez ce protocole et observez la réaction de votre patient. Si vos pressions sont bien accueillies, le traitement pourra donner de bons résultats. Si vous constatez une amélioration, continuez.

Protocole thaï	Pathologie sous-jacente éventuelle
Douleurs à la hanche en flexion, abduction et rotation externe	Douleurs lombaires - douleurs projetées Hypertonie des muscles de la hanche et "trigger points" myofaciaux (points "gâchettes "ou détente) Tendinite des muscles moyen et petit fessier Bursite trochantérienne Ressaut de hanche Ostéo-arthrite de la hanche Dysplasie développementale de la hanche
Douleurs à la hanche en flexion, adduction et rotation interne	Douleurs lombaires - douleurs projetées Hypertonie des muscles de la hanche et "trigger points" myofaciaux (points "gâchettes "ou détente) Tendinite des muscles moyen et petit fessier Bursite trochantérienne Ressaut de hanche Ostéo-arthrite de la hanche Dysplasie développementale de la hanche

Les pathologies de la hanche

S'agissant des maux de hanche, distinguer une pathologie d'une autre est purement théorique. Car en réalité, on a affaire à plusieurs problèmes combinés simultanément.

Tendinite des muscles moyen et petit fessiers (glutéaux)

Tendinopathie (dégénérescence du collagène ou déchirure des tendons) des abducteurs de la hanche, surtout les muscles petit et moyen fessier. Elle se traduit par des douleurs dans les fesses, sur la hanche latérale, et sur les faces latérales et postérieures de la jambe. Souvent, la tendinite de la hanche latérale est mal diagnostiquée et traitée comme une sciatique ou une bursite trochantérienne.

Bursite trochantérienne

Inflammation d'une des bourses séreuses situées autour de l'articulation externe de la hanche (sous les grand, moyen ou petit fessiers), due à l'accumulation d'un stress. Symptômes associés : douleur à la hanche latérale, pouvant irradier sur la face externe de la cuisse. Toute la région autour du grand trochanter est très sensible à la pression. La douleur s'accentue avec la surcharge : en station debout prolongée, à la montée des escaliers, en courant, en s'allongeant sur le côté affecté, ou dans tous les mouvements qui mobilisent la hanche, surtout les abductions et rotations externes.

Ostéoarthrite de la hanche

Maladie dégénérative de l'articulation de la hanche, due à l'usure naturelle, et à l'âge. Ce type de pathologie inclut des malformations osseuses, inflammation, rétrécissement du cartilage, et développement possible d'ostéophytes. L'arthrose est une des premières causes de douleurs à la hanche chez les personnes âgées. En cas d'échec des traitements classiques, la chirurgie de remplacement de la hanche est une option. Symptômes d'ostéoarthrite chronique pouvant être associés : inconfort et raideurs matinales à l'aine, dans les fesses ou la cuisse. Pour les cas aigus, en cas d'inflammation de l'articulation, la douleur augmente au repos (surtout la nuit), et diminue avec l'activité. Le développement d'excroissances osseuses dans l'articulation, associé à une inflammation, rendent tout mouvement pénible au point parfois de sévèrement réduire l'activité quotidienne.

Ressaut de hanche

Il peut s'agir de trois problèmes différents. Le plus courant survient lorsque la bandelette ilio-tibiale glisse sur le grand trochanter. Le deuxième lorsque le fléchisseur profond de la hanche (l'ilio-psoas) glisse sur l'éminence ilio-pectinée de l'articulation ou sur la tête fémorale, créant une sensation de claquement. Dans le troisième cas, plus rare, des lésions du cartilage ou l'instabilité de la hanche vont provoquer cette sensation de claquement. Le claquement peut être sonore, à l'extension ou à la flexion de la hanche.

Douleurs lombaires - symptômes projetés

Couramment, les douleurs lombaires sont accompagnées de douleurs projetées à la hanche et dans les fesses. Et ce qui apparaît comme un problème de hanche est en fait souvent un problème de lombaires, qui doit être traité comme tel. Dans le massage thaï, on ne fait pas de séparation nette entre les troubles du bas du dos et ceux de la hanche. Pour les problèmes lombaires, le traitement comprendra souvent une partie sur la hanche, et l'inverse est valable : un traitement de hanche incluera toujours une partie du bas du dos.

Dysplasie développementale

Maladie congénitale de l'articulation de la hanche du nourrisson, avec une instabilité, luxation ou dislocation. Si elle n'est pas traitée, elle entraîne l'ostéoarthrite précoce de la hanche et des difficultés à marcher.

Hypertonie musculaire de la hanche et "trigger points" myofaciaux (points détentes ou gâchettes)

Raideur des muscles de la hanche liée à une mauvaise posture corporelle, un stress accumulé, physique et émotionnel. L'hypertonie musculaire est une cause fréquente de douleurs, et se retrouve dans d'autres pathologies de la hanche. Des bandes musculaires sensibles (les "trigger points") se développent, à l'intérieur des muscles hypertoniques de la hanche, créant douleurs locales et projetées, selon des motifs caractéristiques, dans le dos, les hanches et les jambes.

Contre-indications et mises en garde

- **Pas d'étirements en cas de traumatisme grave**
  Des étirements doux peuvent être efficaces en cas de problèmes chroniques, mais ils peuvent s'avérer dangereux en cas de traumatismes aigus.
- **Pas de pression directe sur des tissus enflammés.**
  Il est contre-indiqué de presser directement sur une zone enflammée, comme lors d'une bursite trochantérienne, au risque d'aggraver l'inflammation. Dans certains cas, certains points de la hanche sont trop sensibles pour pouvoir recevoir une pression directe, même si ce n'est pas le cas pour d'autres points. Lorsque toute la zone autour du trochanter est trop sensible, travaillez les autres lignes et points du protocole, sur le ventre et les jambes. Les protocoles thaïs sont
  très efficaces même lorsqu'on ne traite pas directement la hanche.
- **Pas de pressions sur des lignes ou des points sensibles qui créent ou aggravent les symptômes**
- **Éviter toute pression qui fasse se rétracter ou reculer votre patient**

Attention danger !

En présence des symptômes suivants, votre patient doit être examiné par un médecin.

- **Récent traumatisme grave**
- **Lésion ayant causé une déformation de la hanche**
- **Déficience neurologique progressive**
- **Incapacité à plier la hanche**
- **Douleur constante ou progressive**
- **Douleur persistante, apparue soudainement, et sans cause apparente**
- **Douleur dont l'origine n'est pas mécanique**
- **Douleur au repos ou durant la nuit**
- **Gonflement de la hanche ou de la région de la cuisse**
- **Tout signe d'infection, tel que fièvre, rougeur et chaleur**
- **Tout signe inhabituel**
- **Tout état critique**

Choix du traitement - méthode à suivre

Pour choisir entre les deux protocoles, c'est plutôt simple. Deux pathologies peuvent coexister, mais il faut traiter en priorité celle qui est la plus aiguë. Lorsqu'un traitement n'a aucun effet sur la douleur provoquée par l'autre pathologie, alors vous pouvez utiliser les deux protocoles.

1. Localisez d'abord la douleur, puis identifiez les mouvements qui la provoquent ou l'aggravent.

Demandez au patient, une fois installé sur le ventre, de :

a. Plier le genou, le pied bien à plat sur le matelas. Au début, le genou est dirigé vers le ciel, puis laissez-le doucement tomber sur le côté en direction du matelas, créant ainsi une rotation externe de la hanche. Si aucun de ces mouvements n'est douloureux (souvent les cas légers) pressez son genou sur le sol.

b. Plier le genou et le ramener vers le ventre, puis de l'autre côté du ventre (rotation interne de la hanche)

2. Choisissez le traitement adapté

Une fois que vous avez pu localiser la douleur et le mouvement à l'origine de cette douleur, vous pouvez choisir le traitement approprié (voir tableau de diagnostic)

3. Commencez le traitement et vérifiez que vous avez choisi le bon protocole

Pour vérifier si les points du protocole choisi sont pertinents et efficaces, pressez chaque point et observez les réactions de votre patient. Surtout ne l'embêtez pas avec trop de questions dès le début ! Laissez-le plonger dans un état de concentration, de plus en plus profonde. Il lui faudra souvent un peu de temps pour "rentrer" dans le traitement et être en mesure d'indiquer (sans forcément la verbaliser) l'efficacité des points. Les réactions commencent à être "fiables" à partir du deuxième passage. Posez des questions brèves, du type : "Là ?", "C'est agréable ?", "Douloureux ?" Si les lignes et les points sont pertinents et efficaces, continuez le traitement : vous avez choisi le bon protocole.

PROTOCOLE 42 (PAGE 192)

Douleurs à la hanche en flexion, abduction et rotation externe

- Douleur chronique ou aiguë située dans la région de la hanche autour du grand trochanter, qui se manifeste lors de flexions, abductions et rotations externes.
- Douleur qui augmente lors de la position assise dite en lotus ou demi-lotus.
- Elle s'accentue parfois en marchant.

LOCALISATION DE LA DOULEUR

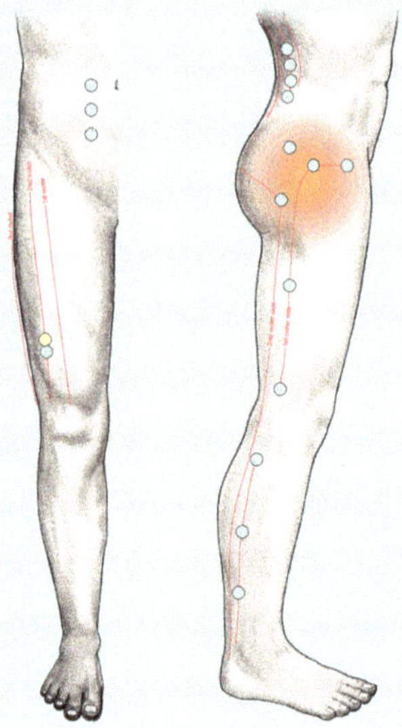

MOUVEMENTS DOULOUREUX

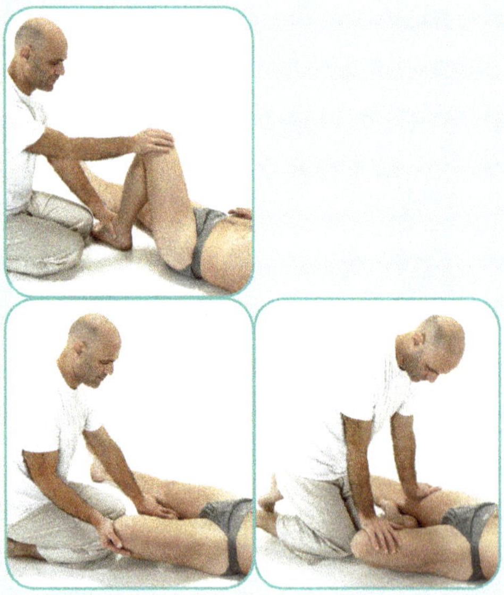

PROTOCOLE 43 (PAGE 196)

Douleurs à la hanche en flexion, adduction et rotation interne

- Douleur chronique ou aiguë située dans la région de la hanche autour du grand trochanter, qui se manifeste lors de flexions, adductions et rotations internes.
- Douleur qui peut s'accentuer en marchant, en levant la jambe, ou en montant des escaliers.
- La hanche peut faire une bruit de claquement lorsqu'on étire les jambes après une flexion.

LOCALISATION DE LA DOULEUR

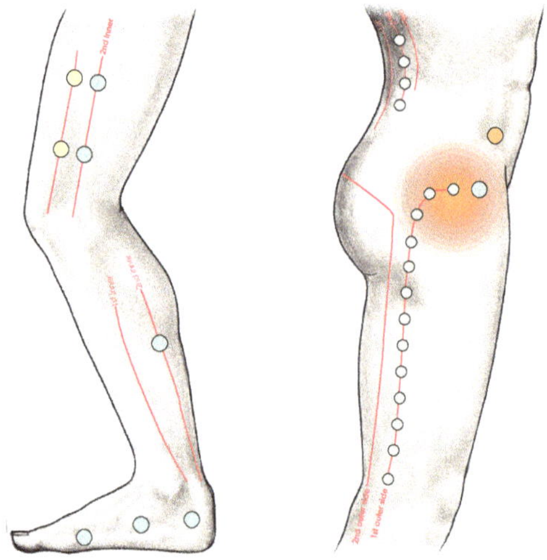

MOUVEMENTS DOULOUREUX

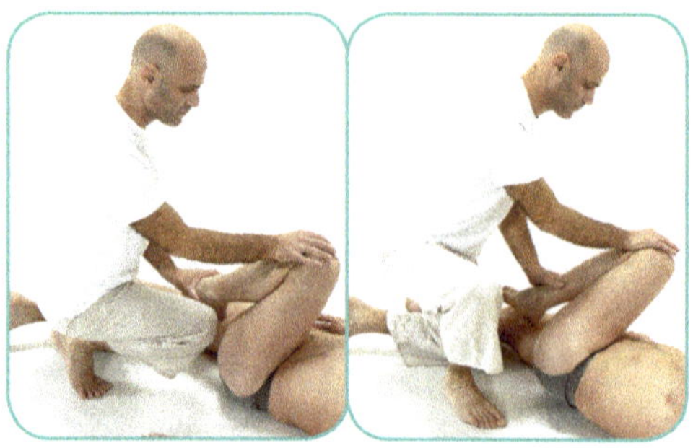

Protocole - 42 HANCHE

Douleurs à la hanche en flexion, abduction et rotation externe ●●● affection très courante

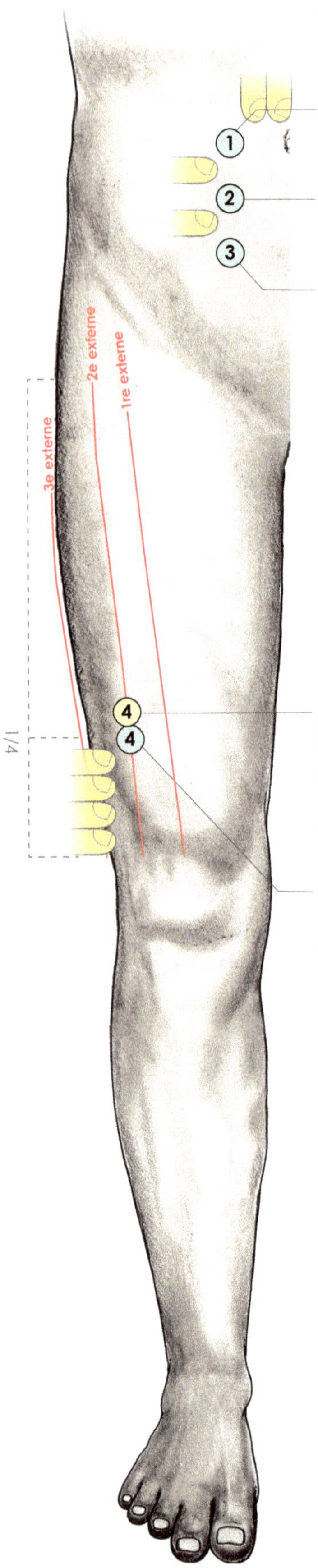

Position couchée sur le dos

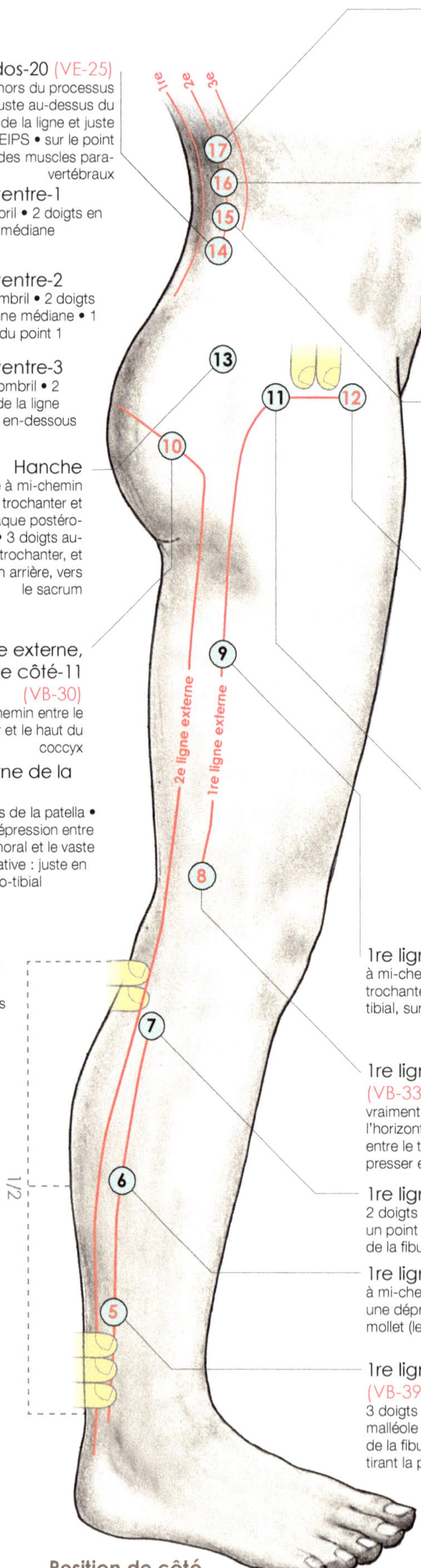

Position de côté

2e ligne du dos-20 (VE-25)
1 doigt en dehors du processus épineux de L-4 • juste au-dessus du point le plus bas de la ligne et juste au-dessus de l'EIPS • sur le point le plus saillant des muscles para-vertébraux

1re ligne du ventre-1
au niveau du nombril • 2 doigts en dehors de la ligne médiane

1re ligne du ventre-2
1 doigt sous le nombril • 2 doigts en dehors de la ligne médiane • 1 doigt en-dessous du point 1

1re ligne du ventre-3
3 doigts sous le nombril • 2 doigts en dehors de la ligne médiane • 1 doigt en-dessous du point 2

Hanche
sur une ligne à mi-chemin entre le grand trochanter et l'EIPS (épine iliaque postéro-supérieure) • 3 doigts au-dessus du grand trochanter, et 2 ou 3 doigts en arrière, vers le sacrum

2e ligne externe, position de côté-11 (VB-30)
au 1/3 du chemin entre le grand trochanter et le haut du coccyx

2e ligne externe de la jambe-7
5 doigts au-dessus de la patella • dans une mince dépression entre le muscle droit fémoral et le vaste latéral • ou, alternative : juste en avant du tractus ilio-tibial

2e ligne externe de la jambe-6
4 doigts au-dessus de la patella • dans une légère dépression entre les muscles droit fémoral et vaste latéral • ou, variante : juste en avant du tractus ilio-tibial

2e ligne du dos-17 (VE-22)
2 doigts en dehors du processus épineux • au niveau du bord inférieur du processus épineux de L-1 • juste en-dessous du bord inférieur de la côte la plus basse • sur le point le plus haut où le bas du dos est vulnérable • au point le plus saillant des muscles para-vertébraux

2e ligne du dos-18 (VE-23)
2 doigts en dehors du processus épineux • au niveau du bord inférieur du processus épineux de L-2 • à mi-chemin, entre la saillie la plus haute de la crête iliaque et le bord inférieur de la côte la plus basse • au point le plus saillant des muscles para-vertébraux

2e ligne du dos-19 (VE-24)
2 doigts en dehors du processus épineux • au niveau du bord inférieur du processus épineux de L-3 • au niveau de la saillie la plus haute de la crête iliaque • au point le plus saillant des muscles para-vertébraux

1re ligne externe, position de côté-8 (VE-29)
un point sensible qui irradie vers le bas • à mi-chemin sur une ligne reliant le grand trochanter à l'EIAS • au bord latéral du pli formé par la hanche en flexion, lorsque votre patient ramène son genou vers le ventre • sur la face antérieure du tenseur du fascia lata

1re ligne externe, position de côté-7
au-dessus de la proéminence du grand trochanter

1re ligne externe, position de côté-6
à mi-chemin entre le genou et le grand trochanter • sur le bord latéral du tractus ilio-tibial, sur l'os du fémur

1re ligne externe, position de côté-4 (VB-33)
vraiment juste au-dessus du genou • à l'horizontale du bord supérieur de la patella • entre le tendon du biceps fémoral et le fémur • presser en direction de l'os du fémur

1re ligne externe, position de côté-3
2 doigts en-dessous du genou, aspect latéral • un point sensible sur le bord postérieur de la tête de la fibula

1re ligne externe, position de côté-2
à mi-chemin entre la cheville et le genou, dans une dépression entre la fibula et le muscle du mollet (le gastrocnémien)

1re ligne externe, position de côté-1 (VB-39)
3 doigts au-dessus de la proéminence de la malléole latérale, dans une dépression entre l'os de la fibula et le tendon d'Achille • presser en tirant la peau derrière la fibula

Description du problème :

- *Douleur chronique ou aiguë dans la hanche, autour du grand trochanter, lors des flexions, abductions et rotations externes.*
- *Douleur ressentie d'un seul, ou des deux côtés.*
- *Marcher, monter des escaliers, ou mettre le poids du corps sur une seule jambe, peuvent accentuer la douleur.*
- *Douleur possible également dans le bas du dos. Parfois, irradiation dans la jambe.*
- *Légère ou forte restriction des mouvements. Dans certaines rotations externes, variables selon le degré de gravité, la douleur est parfois très aiguë.*

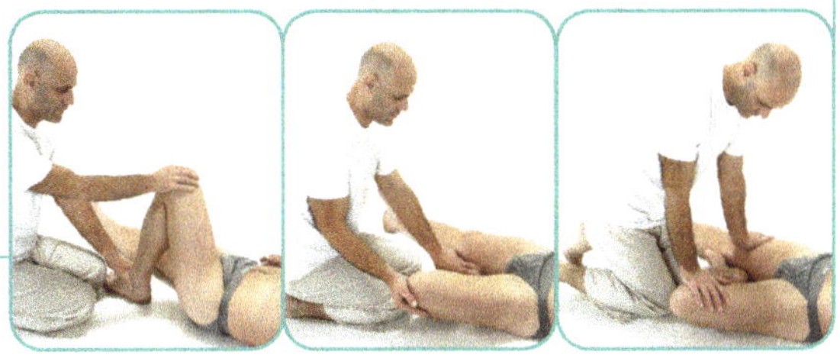

Les étapes du traitement

Remarques d'ordre général

C'est le même protocole que pour une autre pathologie (38) avec douleur irradiée à la jambe, mais sans douleur prononcée à la hanche en flexion et rotation externe de l'articulation.

1. Massage du ventre et travail des points d'acupression

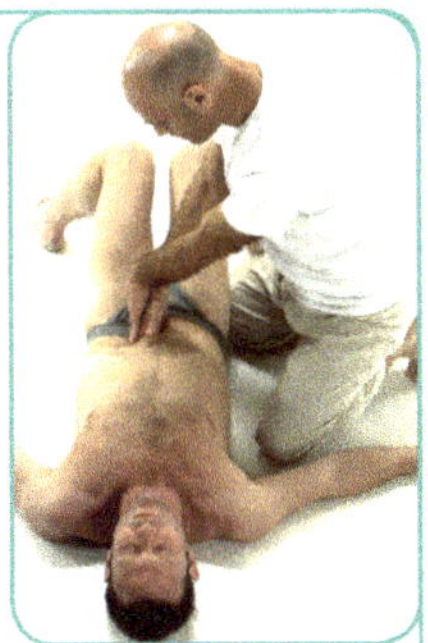

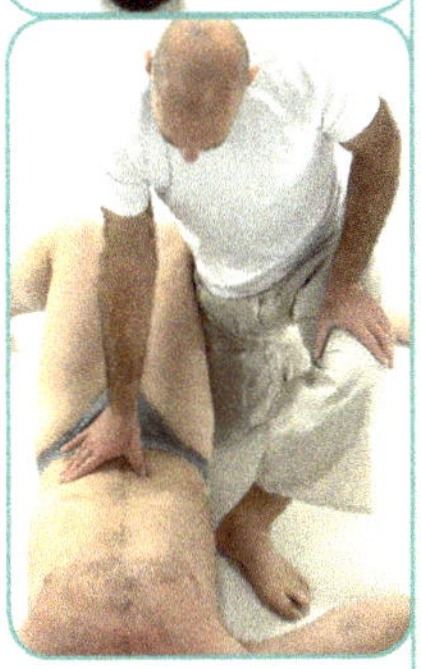

Étape a : Commencez, si vous en avez le temps, par un massage complet du ventre.

Étape b : Pressez les points ① et ② et ③ au pouce, de deux à trois passages. Allez aussi loin que votre patient l'autorise (ce qui peut être un peu douloureux), et réduisez l'intensité de votre pression s'il se tend. N'exercez pas de pressions profondes sur des patients de plus de soixante ans, ou ayant des problèmes de circulation.

2. Travail de la cuisse : ligne thérapeutique, puis les points

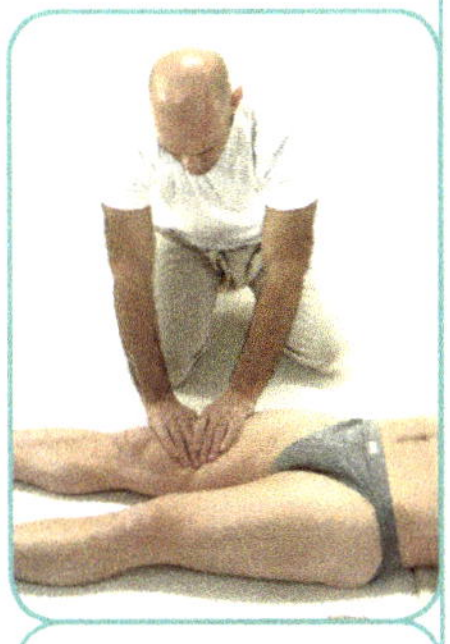

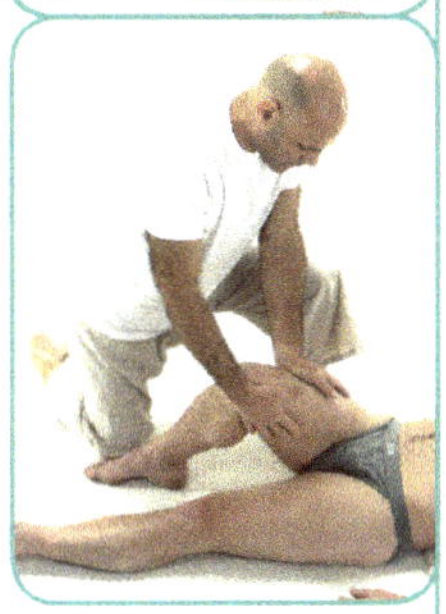

Étape a : Travaillez au pouce la 2e ligne externe de la cuisse, de 1 à 3 fois.

Étape b : Pressez le point ④, en pouce sur pouce, ou bien en pouce-paume. Restez de 10 à 15 secondes, Restez plus longtemps si vous utilisez votre paume. La jambe de votre patient peut être soit repliée soit dépliée. Si la jambe est pliée, utilisez la paume. Pressez vers le bas, dans la direction du ventre. Si la jambe est droite, travaillez le point bleu ; si elle est repliée, le point jaune.

3. En option - travail au genou

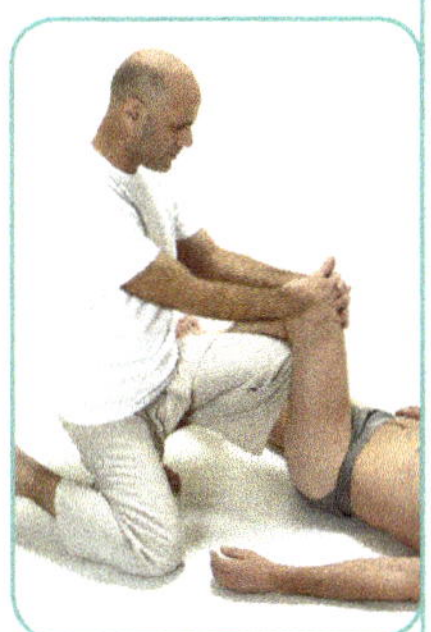

Avec le genou, travaillez les 1re et 2e lignes externes de la cuisse, position de côté. Penchez-vous en arrière, tirez le genou de votre patient vers vous, tout en poussant votre genou dans sa cuisse. Faites ainsi rouler les muscles ischio-jambiers sur le côté, vers l'intérieur (en direction de l'autre jambe). Commencez au niveau du genou, descendez vos pressions jusqu'à mi-cuisse, puis remontez jusqu'au genou. Répétez une à deux fois. Travail lent, avec des pressions de 5 secondes.

le traitement continue page suivante ➤

➤ *suite*

Douleurs à la hanche en flexion, abduction et rotation externe

4. Ligne externe de la jambe : travail de la ligne et des points d'acupression en position de côté

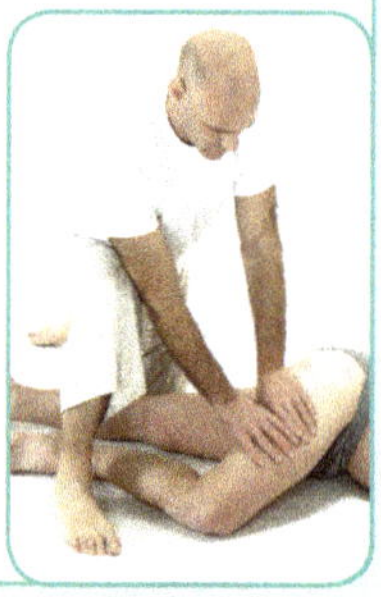

Demandez à votre patient de s'allonger sur le côté.
Étape a : Travaillez au pouce la 1re ligne externe de la jambe, une fois ou deux.
Étape b : Pressez au pouce les points (5) à (9), de 1 à 3 fois.

5. Massage de la hanche et travail des points d'acupression

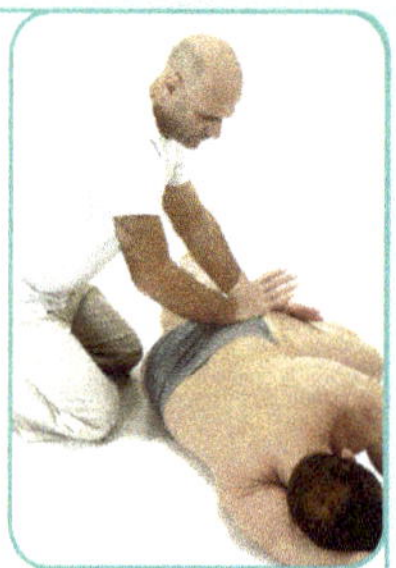

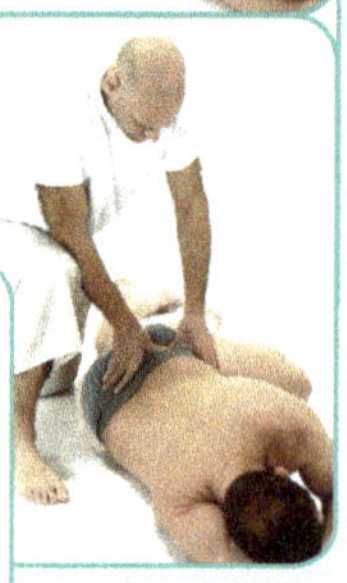

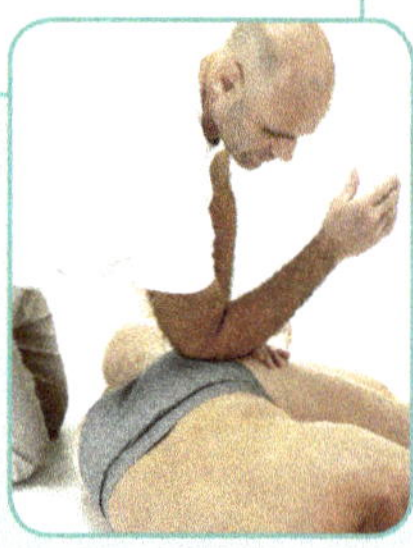

Étape a : Travaillez, à la paume de la main, la région autour du grand trochanter, le long de l'os de la hanche et du sacrum.
Étape b : À l'aide du pouce ou du coude, travaillez les points (10) à (13). Effectuez deux à trois passages.

6. Travail des points d'acupression du bas du dos

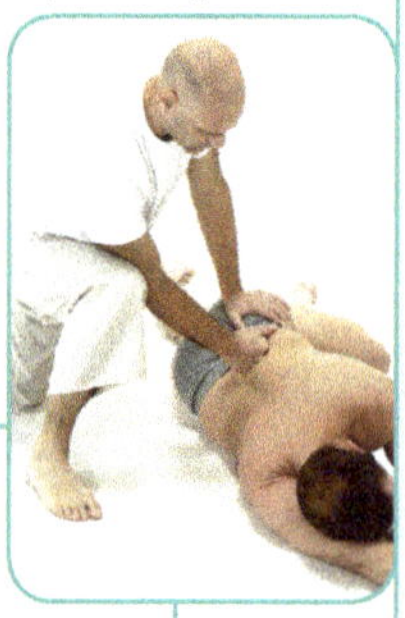

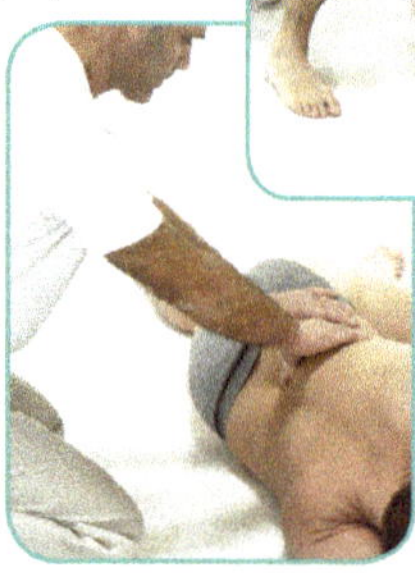

À l'aide de vos phalanges ou du pouce, pressez les points (14) à (17). Si la pression provoquent spasmes ou douleurs, arrêtez : une douleur intense et locale, juste à un point, peut être le signe d'une inflammation. Il est contre-indiqué d'appuyer directement sur des tissus enflammés, car cela aggrave le problème. Dans ce cas, traitez le ventre et les jambes, mais pas le bas du dos.

7. Étirement du bas du dos

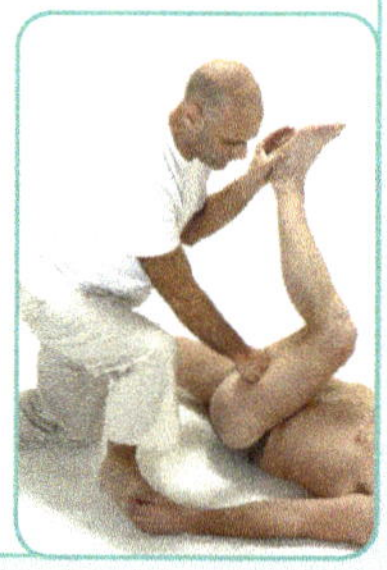

Pour les cas non aigus, une fois le traitement effectué, vous pouvez ensuite étirer votre patient avec grandes précautions. Si une douleur apparaît, arrêtez. Poussez sur la cuisse de votre patient en direction de son ventre, puis poussez sur son talon, tout en étirant sa cuisse avec des pression exercées près de la fesse à l'aide des phalanges du poing, puis relâchez. Étirez de nouveau en appuyant près du genou. Répétez une fois ou deux.

Précautions :

- *Consultez un spécialiste avant de traiter un cas de trouble de hanche grave ou sujet à caution.*
- *Pour les cas aigus, évitez les étirements.*
- *Pratiquez uniquement l'étirement expliqué à l'étape 7, et seulement si vous le maîtrisez parfaitement avec des personnes en bonne santé.*
- *Arrêtez l'étirement ou tout ce qui provoque de la douleur.*
- *Pour les patients âgés (plus de soixante ans), faites attention dans vos pressions abdominales au pouce, et soyez très doux.*
- *En cas de douleur, ou de spasmes, provoquées par des pressions sur les points de la hanche ou du bas du dos, arrêtez. Travaillez le ventre et les jambes, mais évitez la hanche et le bas du dos.*
- *Traitez tous les jours jusqu'à rémission. Pour les cas non aigus, traitez deux fois par semaine.*
- *Avant de répéter le traitement, attendez que votre patient n'ait plus de douleur (le cas échéant) liée au traitement précédent.*

Sélection des points thérapeutiques

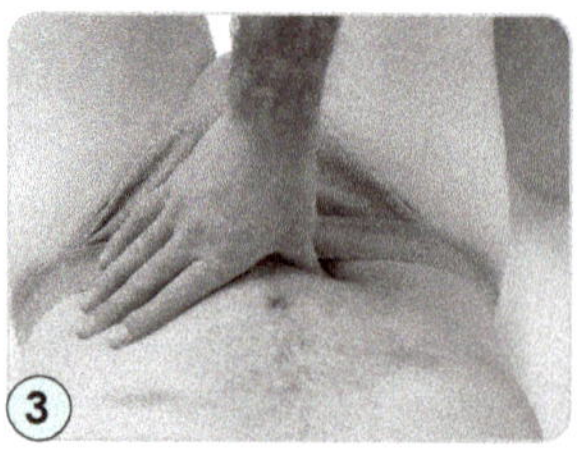

3

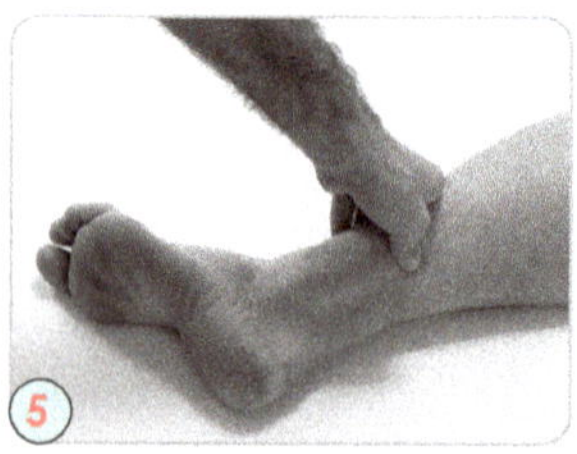

5

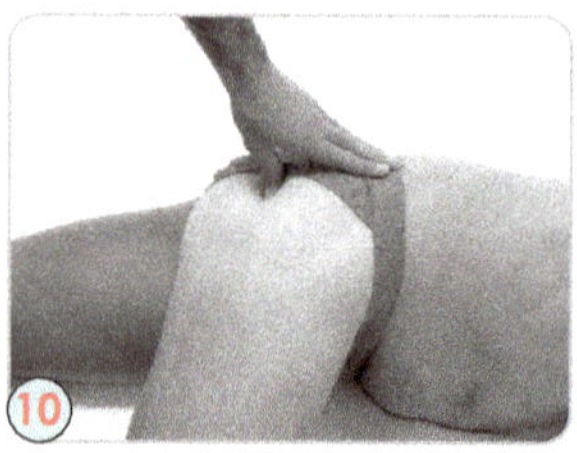

10

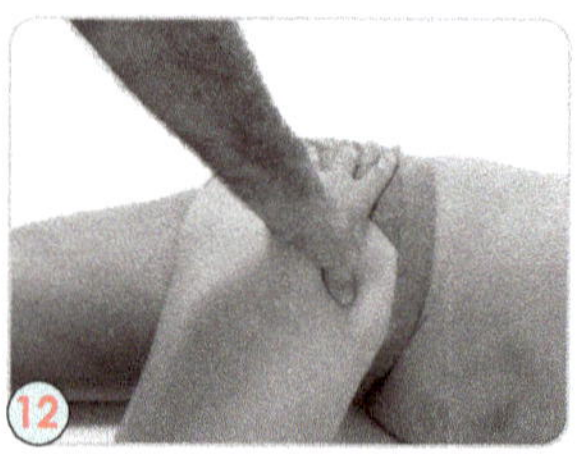

12

Douleurs à la hanche en flexion, adduction et rotation interne ●●● affection très courante

1re ligne interne de la jambe-9
9 doigts au-dessus du coin médial supérieur de la patella • à mi-chemin entre le bord supérieur de la patella et le pli de l'aine • sur une ligne qui court entre le bord médial de la patella et le côté médial de l'EIAS • en arrière du droit fémoral et en avant des adducteurs

1re ligne externe de la jambe-8 (VB-29)
un point sensible qui irradie dans la jambe • à mi-chemin entre le grand trochanter et l'EIAS • au bord latéral du pli formé par la hanche en flexion, lorsque votre patient ramène son genou vers le ventre • sur la face antérieure du tenseur du fascia lata

2e ligne interne de la jambe-12
9 doigts au-dessus de l'épicondyle médial du fémur • sur le muscle long adducteur • presser sur le muscle, vers l'intérieur et vers le haut

3e ligne du ventre-3
3 doigts en-dessous du nombril • sur le bord latéral du muscle droit de l'abdomen • 4 ou 5 doigts en latéral de la ligne médiane • presser avec le bout des doigts

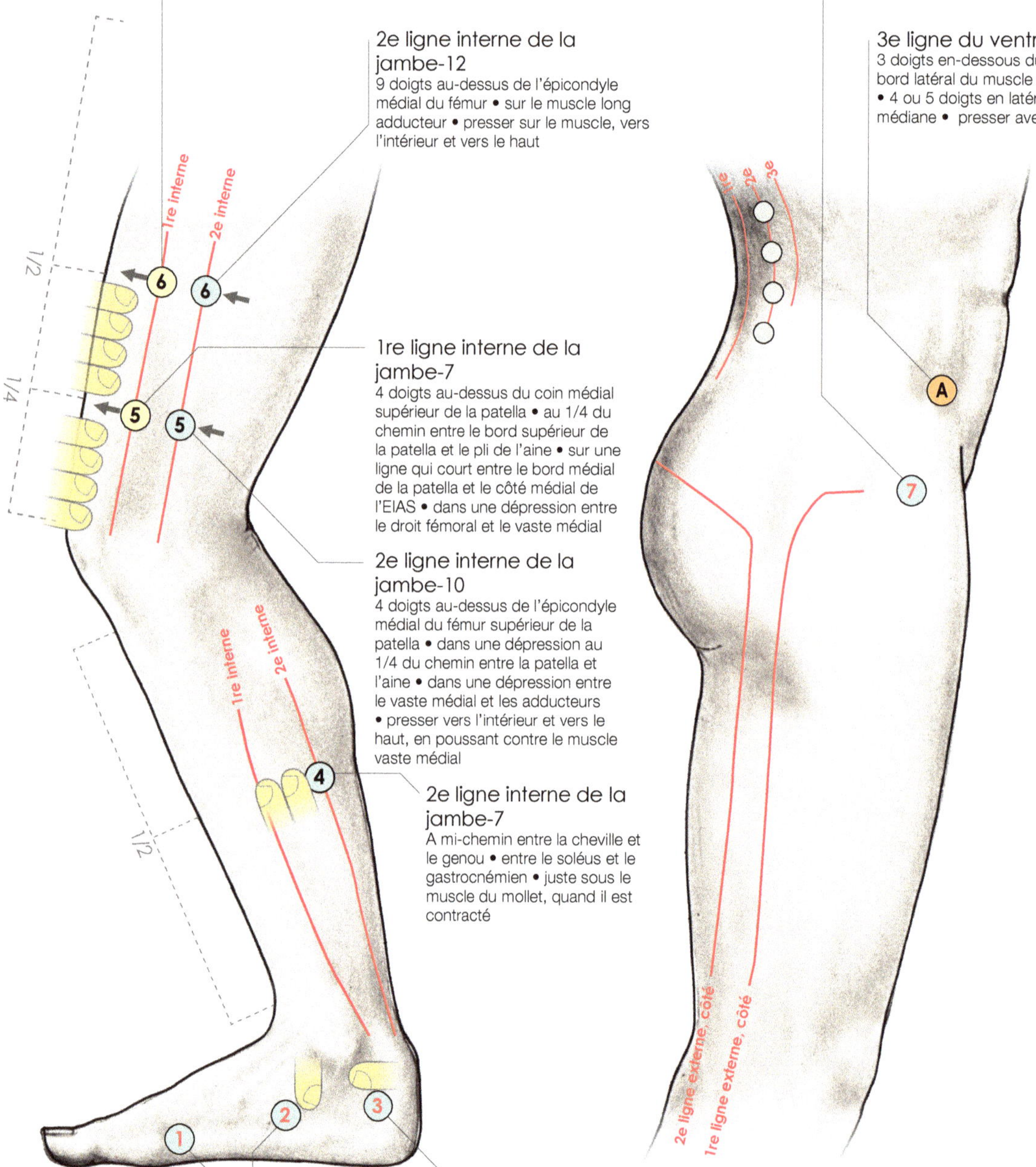

1re ligne interne de la jambe-7
4 doigts au-dessus du coin médial supérieur de la patella • au 1/4 du chemin entre le bord supérieur de la patella et le pli de l'aine • sur une ligne qui court entre le bord médial de la patella et le côté médial de l'EIAS • dans une dépression entre le droit fémoral et le vaste médial

2e ligne interne de la jambe-10
4 doigts au-dessus de l'épicondyle médial du fémur supérieur de la patella • dans une dépression au 1/4 du chemin entre la patella et l'aine • dans une dépression entre le vaste médial et les adducteurs • presser vers l'intérieur et vers le haut, en poussant contre le muscle vaste médial

2e ligne interne de la jambe-7
A mi-chemin entre la cheville et le genou • entre le soléus et le gastrocnémien • juste sous le muscle du mollet, quand il est contracté

Position couchée sur le ventre

Position sur le côté

Pied interne-8 (RA-3)
à côté de l'articulation métatarso-phalangienne du gros orteil • sous l'os du métatarse

Pied interne-6 (RE-2)
2 doigts en-dessous et 1 doigt en avant de la malléole • dans la dépression sous la tubérosité du naviculaire

Pied interne-4 (RE-5)
1 doigt en-dessous de la malléole et en arrière d'une ligne verticale imaginaire qui part du bord postérieur de la malléole et descend tout droit

Description du problème :

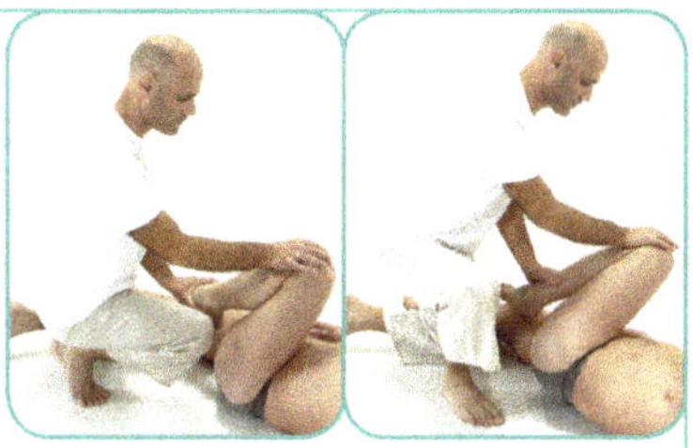

- *Douleur chronique ou aiguë dans la hanche, autour du grand trochanter, pendant les flexions, adductions et rotations internes. Douleur rarement intense.*
- *La douleur est ressentie d'un seul, ou des deux côtés.*
- *Marcher, monter des escaliers, ou mettre le poids du corps sur une seule jambe, peuvent accentuer la douleur.*
- *La hanche peut faire une bruit de claquement lorsqu'on étire les jambes après une flexion.*

Les étapes du traitement

Remarques d'ordre général

Répétez les étapes 1 à 4 jusqu'à quatre fois, si vous en avez le temps. Ensuite, poursuivez le traitement avec les techniques en option.

1. Massage de la face interne de la jambe

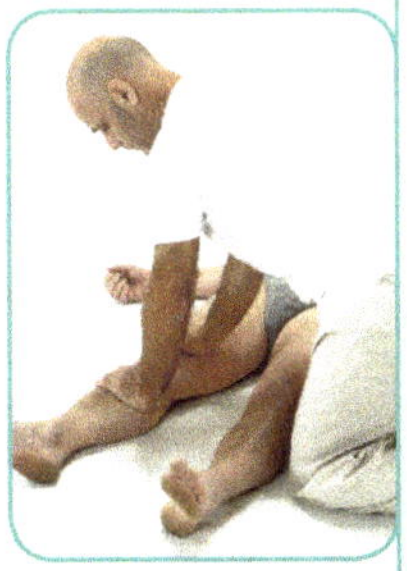

Étape a : Installez votre patient en position couchée sur le dos. Vous pouvez mettre un coussin sous ses genoux.

Étape b : Travaillez à la paume, avec le poids du corps, en commençant par l'intérieur du pied et en remontant jusqu'à l'aine, avant de redescendre au pied. Effectuez jusqu'à 3 passages.

2. Travail de la ligne thérapeutique interne de la jambe, puis des points

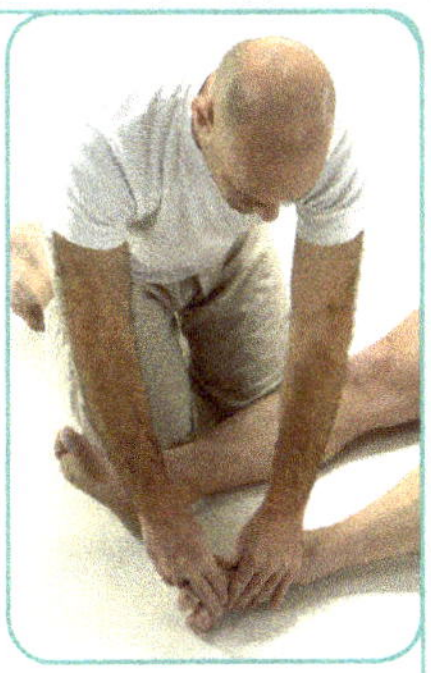

Étape a : Pressez au pouce les 1re et 2e lignes internes de la jambe, de 1 à 3 fois.

Étape b : Pressez au pouce les points (1) à (6), en restant sur chaque point 10 à 15 secondes. Vous pouvez utiliser les deux pouces ou le pouce-paume. Restez plus longtemps avec la paume. Essayez ensuite les alternatives, points (5) et (6), et déterminez quels sont les points les plus efficaces.

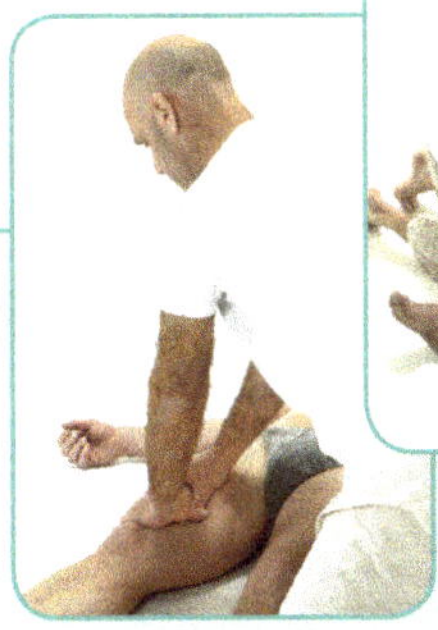

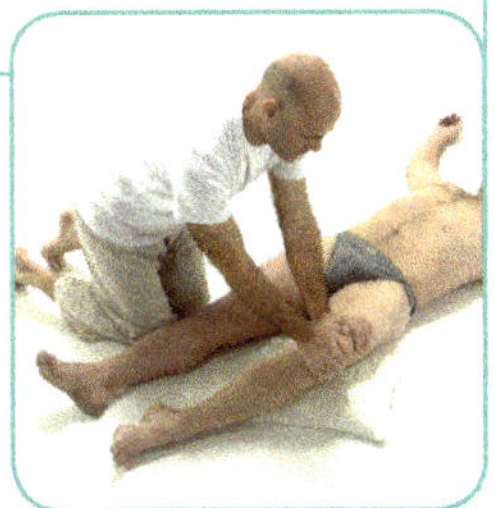

3. Travail de la cuisse latérale : massage et point d'acupression 7

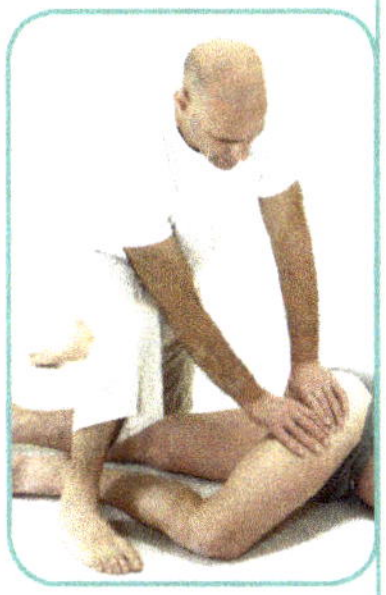

Étape a : Installez votre patient en position sur le côté.

Étape b : Travaillez la ligne externe de la cuisse, au pouce, de 1 à 3 passages.

Étape c : Travaillez au pouce la cuisse latérale, autour du grand trochanter.

Étape d : Au pouce, pressez le point (7), en maintenant la pression 10 à 15 secondes. Vous pouvez le faire plusieurs fois.

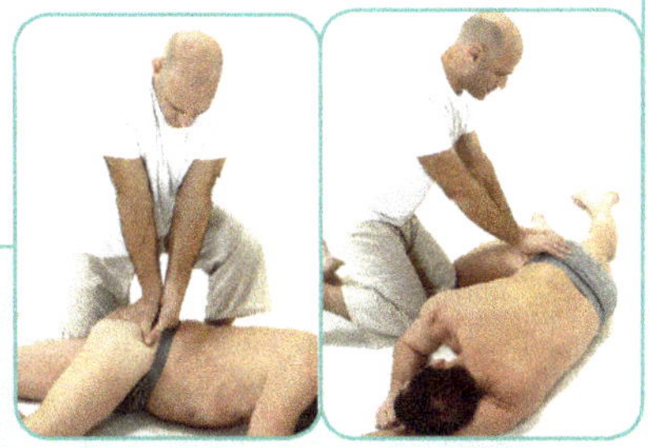

4. Travail de la ligne thérapeutique du bas du dos

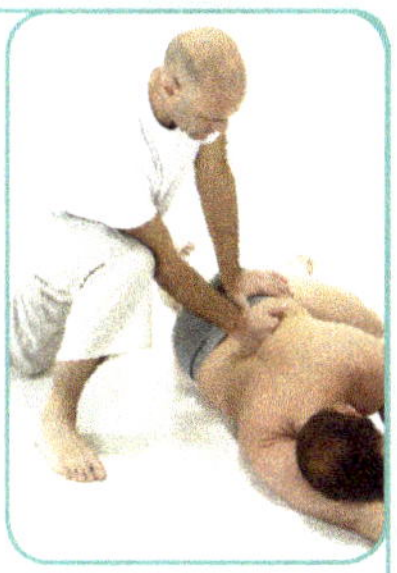

À l'aide de votre poing, ou du pouce, travaillez la 2e ligne du bas du dos. Partez de la hanche, remontez jusqu'aux côtes, puis redescendez, de 1 à 3 passages. Cessez si c'est douloureux.

Technique complémentaire, en option

5. Pression de l'arrière de la cuisse au pied

Une fois le protocole effectué, vous pouvez poursuivre avec la technique suivante : asseyez-vous entre les jambes de votre patient. Avec un pied passé sous sa jambe, pressez l'avant de sa cuisse en la tirant vers vous, tout en roulant légèrement l'arrière de la cuisse avec votre autre pied. Marchez avec ce pied du genou à l'aine et redescendez au genou, 3 ou 4 fois.

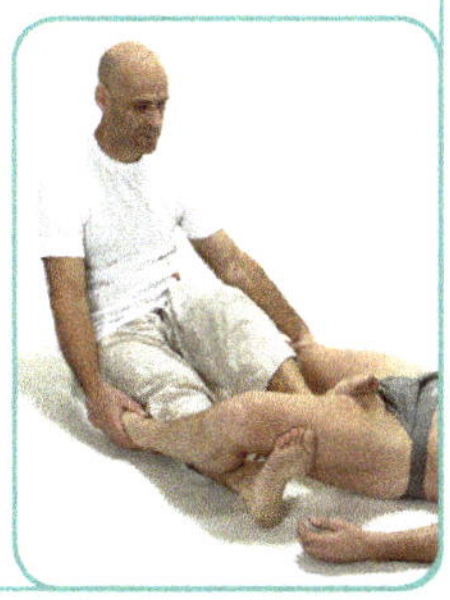

le traitement continue page suivante ➤

➤ *suite*

Douleurs à la hanche en flexion, adduction et rotation interne

6. Étirement de l'intérieur de la cuisse

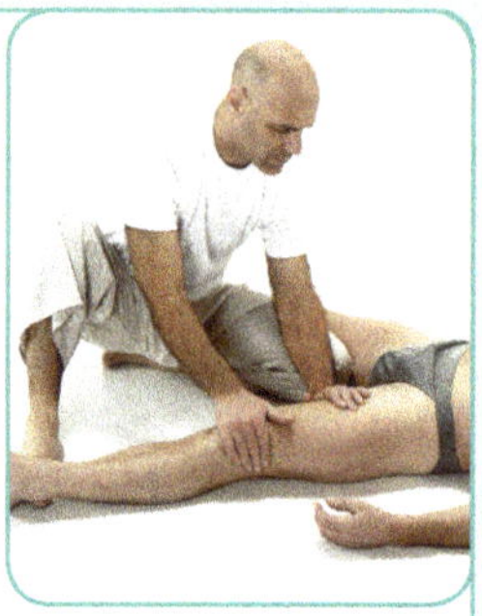

Écartez bien les jambes de votre patient, en les maintenant ouvertes avec vos propres jambes. Travaillez en pressions palmaires le muscle étiré de la cuisse, du genou à l'aine, en revenant au genou. 3 ou 4 passages.

7. Étirement de la jambe en pressant le point 7

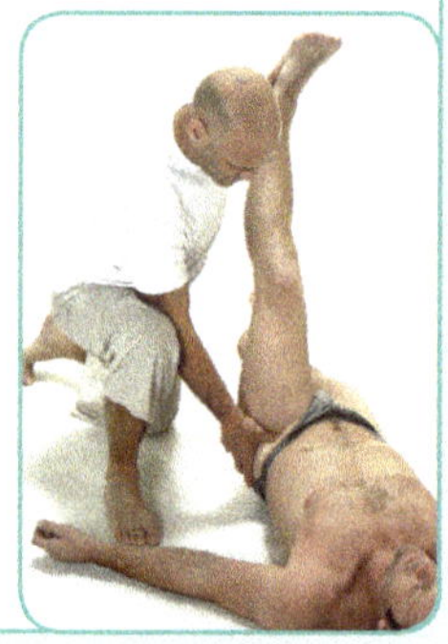

Pressez le point (7) au pouce, tout en poussant le talon de votre patient, jambe droite et genou non plié. Allez le plus loin possible, mais pas plus de 90 degrés. Maintenez la pression 10 secondes, puis relâchez pression et étirement. Répétez 3 ou 4 fois.

8. Étirement de la jambe tout en pressant le point A

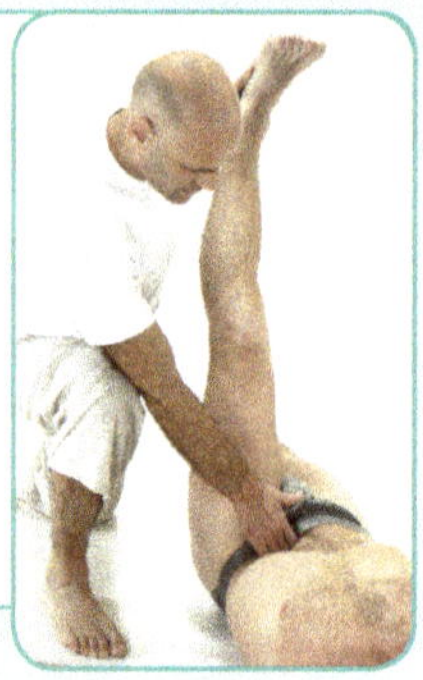

Répétez la manipulation de l'étape 7, mais cette fois en pressant le point (A), soit avec le pouce, soit avec le bout de vos doigts.

9. Appui debout sur la cuisse et sur le ventre

Technique à n'utiliser qu'avec des patients jeunes, en bonne santé, et qui font au moins le même poids que vous. Mettez-vous debout sur votre patient, un pied sur sa cuisse, juste en dessous de l'EIAS (1re ligne postérieure de la jambe-11), et l'autre pied sur son ventre, en-dessous du nombril. Restez sur lui aussi longtemps qu'il le peut, mais pas plus d'une minute. Vous pouvez répétez cette technique, une ou deux fois. Mais elle ne doit générer aucune douleur, ou alors à peine, car la manipulation doit aider à soulager.

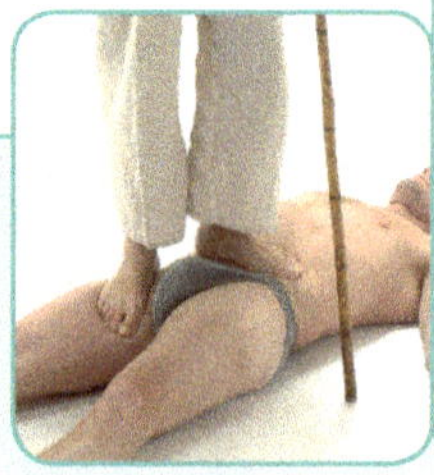

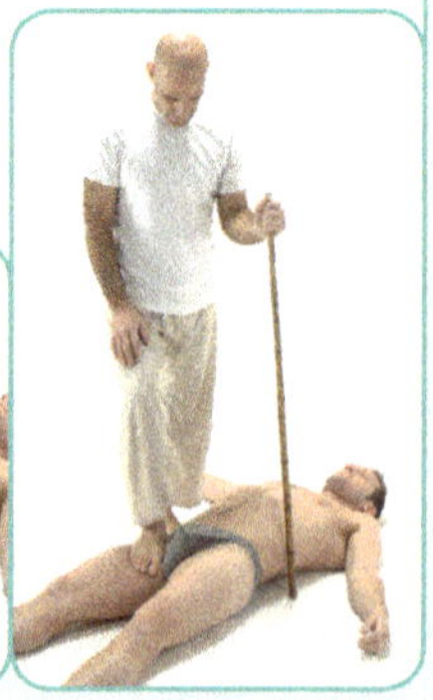

Précautions :

- *Consultez un spécialiste avant de traiter un cas grave de problème de hanche, ou sujet à caution.*
- *Pratiquez uniquement l'étirement expliqué à l'étape 9, et seulement si vous le maîtrisez parfaitement avec les personnes en bonne santé.*
- *Évitez tout étirement ou mouvement douloureux.*
- *Pour les patients âgés (plus de soixante ans), faites attention dans vos pressions abdominales et soyez très doux.*
- *Traitez tous les jours jusqu'à rémission. Pour les cas non aigus, traitez deux fois par semaine.*
- *Avant de répéter le traitement, attendez que votre patient n'ait plus de douleur (le cas échéant) liée au traitement précédent.*

Sélection des points thérapeutiques

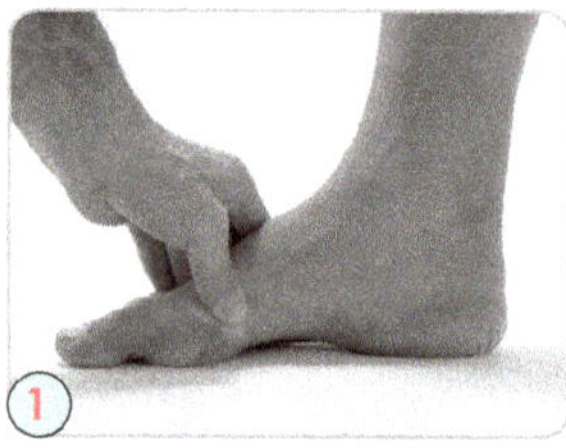
1

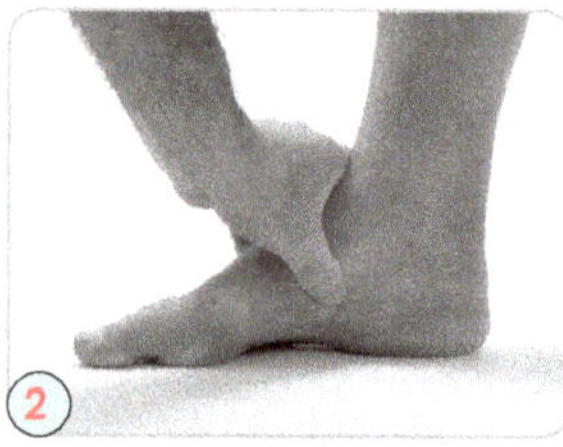
2

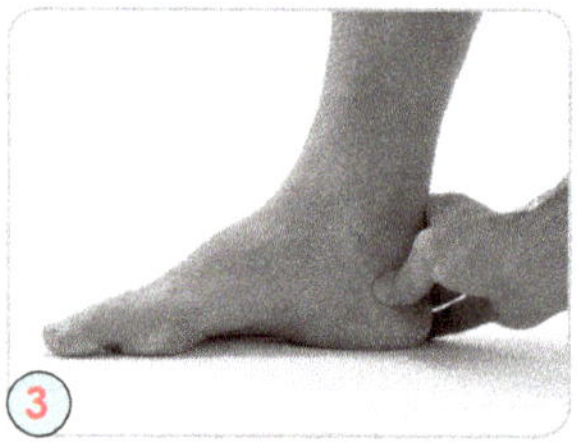
3

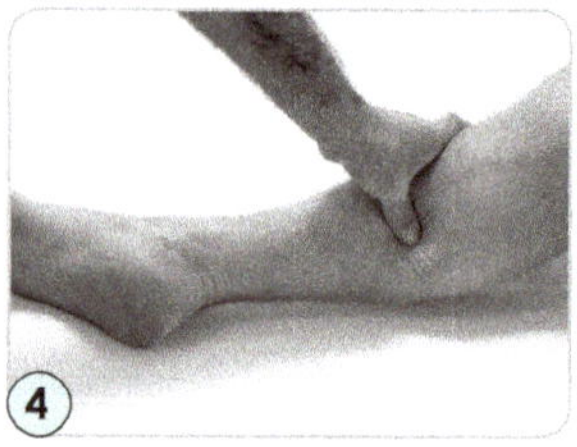
4

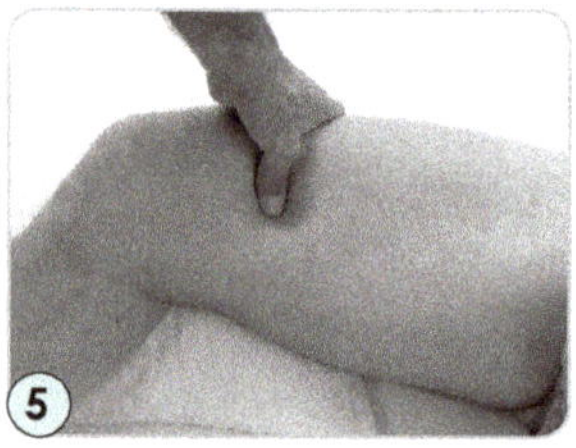
5

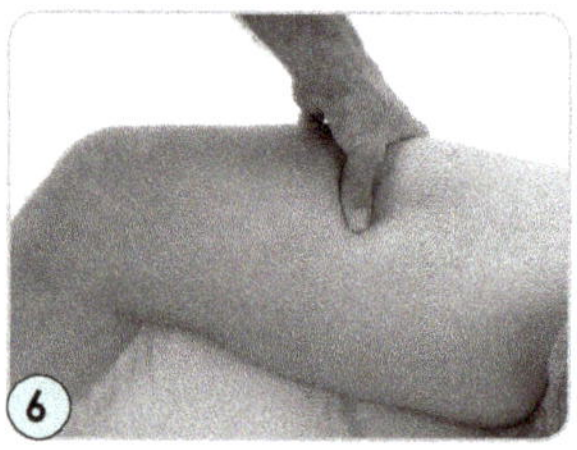
6

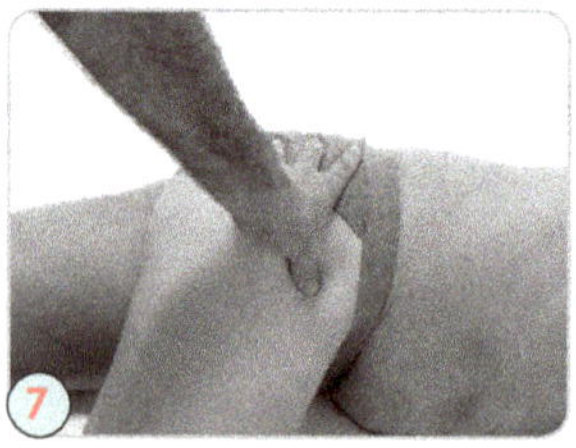
7

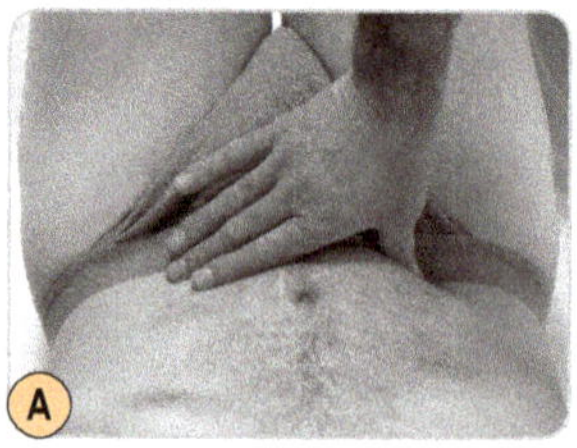
A

Les protocoles de traitement dans ce chapitre

Protocole - 44 **"Jambe lourde et faible"**
Protocole - 45 **"Raideur du mollet et des muscles ischio-jambiers"**
Protocole - 46 **"Douleur à l'aine"**
Protocole - 47 **"Douleur sur la face interne de la cuisse"**

Le traitement des pathologies de la jambe

Les quatre protocoles abordés dans ce chapitre permettent de traiter quatre pathologies distinctes de la jambe qui sont assez rares.
Les protocoles "Douleur à l'aine" et "Douleur sur la face interne de la cuisse" concernent deux affections légèrement différentes, liées à l'entorse des adducteurs. Les deux autres protocoles concernent des pathologies non spécifiques.
Choisissez le protocole en fonction des symptômes établis selon le diagnostic thaï (voir le tableau diagnostic), indépendamment de la définition médicale moderne de la pathologie.
Lorsque les symptômes de votre patient concordent avec ceux qui sont décrits dans l'un des protocoles thaïs, essayez ce protocole et observez la réaction de votre patient. Si vos pressions sont bien accueillies, le traitement pourra donner de bons résultats. Si vous constatez une amélioration, continuez.

Protocole thaï	Pathologie sous-jacente éventuelle
Jambe lourde et faible	Compression neurale ou vasculaire non spécifique
Raideur du mollet et des ischio-jambiers	Hypertonie musculaire et "trigger points" myofaciaux (points gâchettes ou détente)
Douleur à l'aine	Élongation des adducteurs (pubalgie)
Douleur sur la face interne de la cuisse	Élongation des adducteurs (pubalgie)

Les pathologies de la jambe

Élongation des adducteurs (pubalgie)

Élongation de l'un des adducteurs (muscles court, grand et long adducteur, pectiné ou gracile) due soit à un étirement brusque et violent des muscles lors d'une pratique sportive (comme le ski ou le patin à glace), entraînant une douleur aiguë à l'endroit de la lésion, soit à une lésion d'usure et de sollicitation répétée et traumatisante du muscle. L'élongation des adducteurs peut être liée aussi à un manque de souplesse, un échauffement insuffisant ou à la fatigue musculaire. Elle est fréquente chez les sportifs et les danseurs. La douleur est ressentie le plus souvent près de l'aine, et parfois sur l'intérieur de la cuisse. Son intensité varie en fonction de la lésion. La cuisse interne est raide à la palpation, et souvent très sensible à la pression.

Compression neurale ou vasculaire non spécifique

Mauvaise circulation neurale ou vasculaire (et lymphatique). Il peut s'agir de la compression de racines nerveuses dans la colonne (radiculopathie), ou de nerfs périphériques (neuropathie), soit dans la hanche soit dans la jambe, ou encore d'une tension nerveuse périphérique causée par une blessure ou la station debout prolongée, par des déviations posturales, et/ou de l'hypertonie musculaire due à la sur-sollicitation répétée des muscles ou à la tension mentale. Symptômes souvent associés : douleur, sensation de lourdeur, de faiblesse, de froid, d'engourdissement ou de fourmillements. Les activités et positions qui compriment le nerf ou les vaisseaux touchés peuvent aggraver les symptômes. Les radiculopathies graves entraînent des symptômes neurologiques sérieux. Dans ces cas précis, il convient d'obtenir l'avis d'un médecin. Il est intéressant de noter qu'il existe un protocole d'acupression thaïe, qui ne figure pas dans ce livre, combinant la séquence des points du protocole de "la jambe lourde", avec d'autres points de la colonne lombale, thoracique et cervicale, pour traiter les paralysies de jambe.

Hypertonie musculaire et "trigger points" myofaciaux (points gâchettes ou détente)

De mauvaises habitudes posturales, l'accumulation de stress, qu'il soit de sur-sollicitation musculaire ou mental, combinés avec des "trigger points", rendent les muscles hypertoniques, et créent des douleurs locales et projetées le long de la jambe.

Contre-indications et mises en garde

- **Pas d'étirements en cas de "douleurs à l'aine" ou de "douleurs sur la face interne de la cuisse" (entorse des adducteurs) sévères.**
  Des étirements doux peuvent être efficaces en cas de problèmes chroniques, mais ils sont dangereux en cas de traumatismes aigus.
- **Pas de pression au pouce sur la face interne de la cuisse si elle est douloureuse ou que l'aine est douloureuse.**
  Du fait de la sensibilité accrue des muscles de la zone liée au traumatisme, le travail au pouce n'est pas indiqué. On préférera utiliser des pressions palmaires dans ces protocoles, plutôt que les pouces.
- **Pas de pressions sur des lignes ou des points sensibles qui créent ou aggravent les symptômes.**
- **Éviter toute pression qui fasse se rétracter ou reculer votre patient.**

Attention danger !

En présence des symptômes suivants, votre patient doit être examiné par un médecin.

- **Récent traumatisme grave**
- **Douleur constante ou progressive**
- **Douleur persistante apparue soudainement et sans cause apparente**
- **Faiblesse des deux jambes. Il peut s'agir d'une compression de la moelle épinière**
- **Etat critique**
- **Tout signe inhabituel**

Choix du traitement - méthode à suivre

1. Vérifiez de quoi se plaint votre patient : douleur, raideur, faiblesse, et localisez la douleur.

Demandez à votre patient, dans chacun des mouvements suivants, de vous indiquer précisément où il a mal, où il ressent raideurs ou faiblesses :

a. en station debout et en marchant

b. allongé sur le dos, en levant d'abord la jambe qui ne souffre pas, puis ensuite la jambe qui est faible

c. en abduction et rotation externe de la hanche

2. Choisissez le traitement adapté

Une fois le mouvement à l'origine de la gêne identifié, vous êtes en mesure de choisir un protocole (voir le tableau de diagnostic).

3. Commencez le traitement et vérifiez que vous avez choisi le bon protocole

Pour vérifier si les points du protocole choisi sont pertinents et efficaces, pressez chaque point et observez les réactions de votre patient. Surtout ne l'embêtez pas avec trop de questions dès le début ! Laissez-le plonger dans un état de concentration, de plus en plus profonde. Il lui faudra souvent un peu de temps pour "rentrer" dans le traitement et être en mesure d'indiquer (sans forcément la verbaliser) l'efficacité des points. Les réactions commencent à être "fiables" à partir du deuxième passage. Posez des questions brèves, du type : "Là ?", "C'est agréable ?", "Douloureux ?" Si les lignes et les points sont pertinents et efficaces, continuez le traitement : vous avez choisi le bon protocole.

PROTOCOLE 44 (PAGE 204)

Jambe lourde et faible

- Sensation de lourdeur, fatigue et faiblesse dans l'une des jambes.
- Allongé sur le dos, jambes tendues, en soulevant une jambe après l'autre, le patient sent une nette différence entre les deux, que le thérapeute peut constater.
- Le problème se manifeste après des phases prolongées de stations debout, immobile, ou de conduite en voiture.

LOCALISATION DE LA DOULEUR

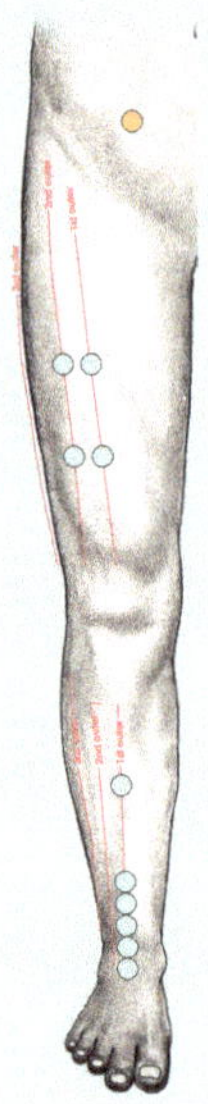

MOUVEMENTS DOULOUREUX

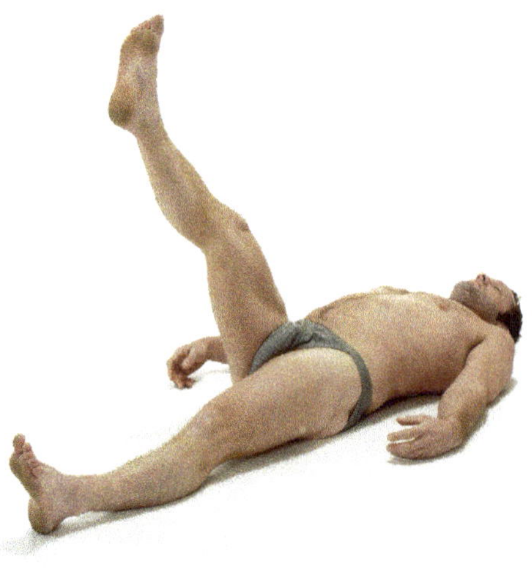

PROTOCOLE 45 (PAGE 206)

Raideur du mollet et des ischio-jambiers

- Raideur, irritation et douleurs à l'arrière de la jambe et souvent autour de la cheville externe.
- Les muscles derrière la jambe sont raides à la palpation.
- Marcher ou rester debout augmentent la douleur.
- Problème qui se manifeste après des phases prolongées d'activité physique, comme la marche ou la course à pied, et peut aussi suivre de longues périodes statiques, debout, assis, ou en voiture.
- Trouble typique des personnes dont les muscles postérieurs de la jambe sont raccourcis.

LOCALISATION DE LA DOULEUR

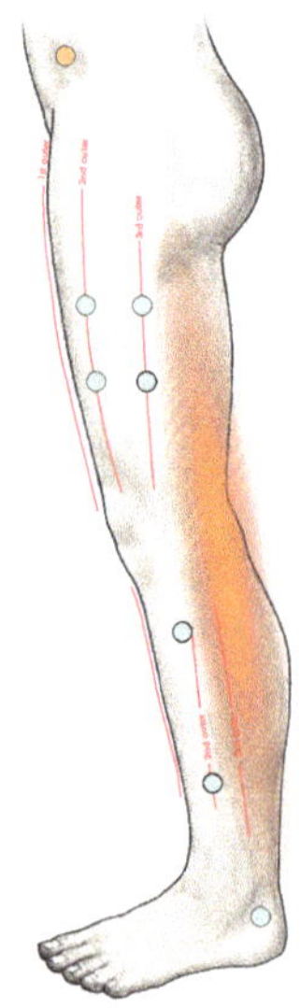

MOUVEMENTS DOULOUREUX

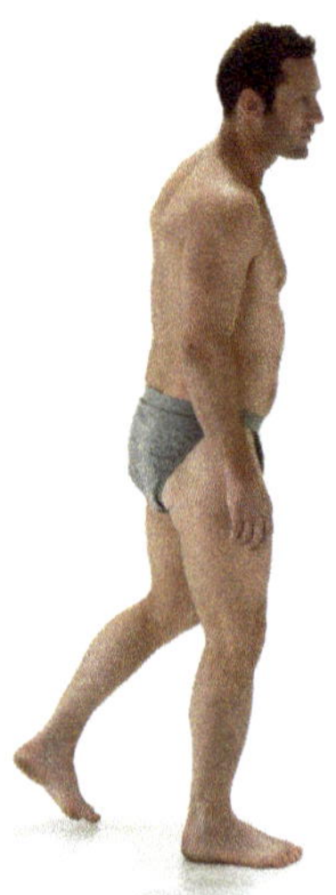

PROTOCOLE 46 (PAGE 208)

Douleur à l'aine

- Le haut de la cuisse est douloureux, sur une jambe ou sur les deux.
- Plusieurs étirements de la jambe accentuent la douleur - principalement flexion de la hanche, abduction et rotation externe.
- Trouble typique des danseurs et des personnes qui pratiquent le yoga, résultant d'un sur-étirement. Il peut aussi être lié à une blessure des muscles, forcés en grand écart, comme dans les accidents de ski ou de patin à glace.
- Affection très proche de la "douleur sur la face interne de la cuisse " (protocole 47), mais qu'on traite différemment.

LOCALISATION DE LA DOULEUR

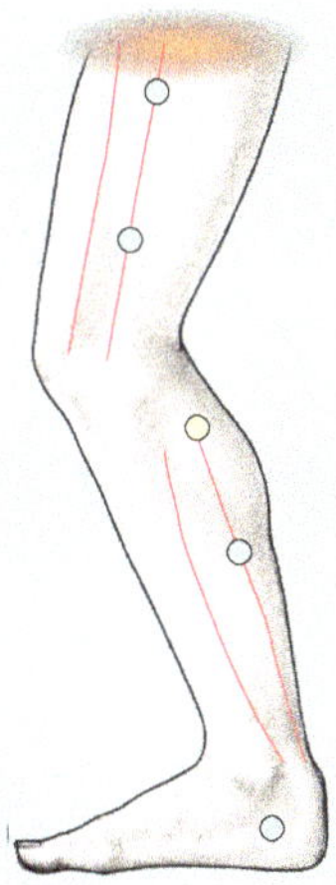

MOUVEMENTS DOULOUREUX

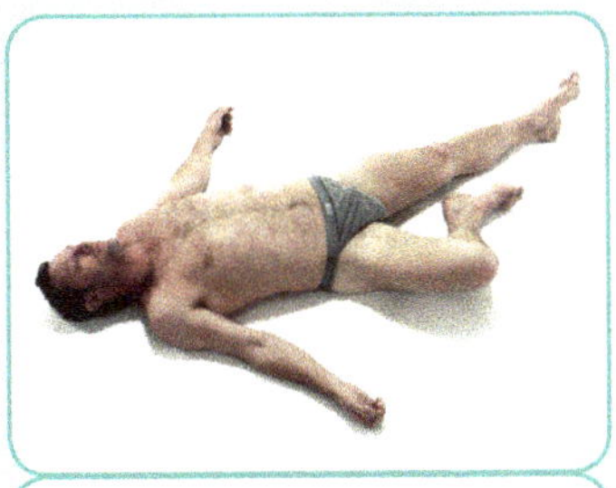

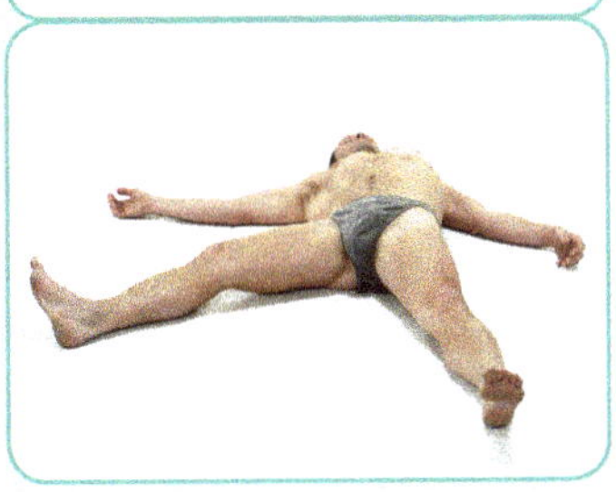

PROTOCOLE 47 (PAGE 210)

Douleurs sur la face interne de la cuisse

- L'intérieur de la cuisse est douloureuse
- Douleurs soit à une seule jambe, soit aux deux.
- La cuisse interne peut être très sensible au toucher.
- La douleur augmente avec certains étirements de la jambe - principalement : flexion de la hanche, abduction et rotation externe.
- Trouble typique des danseurs et des personnes qui pratiquent le yoga, résultant d'un sur-étirement. Il peut aussi être lié à un un grand écart forcé (abduction), comme dans les accidents de ski ou de patin à glace.

LOCALISATION DE LA DOULEUR

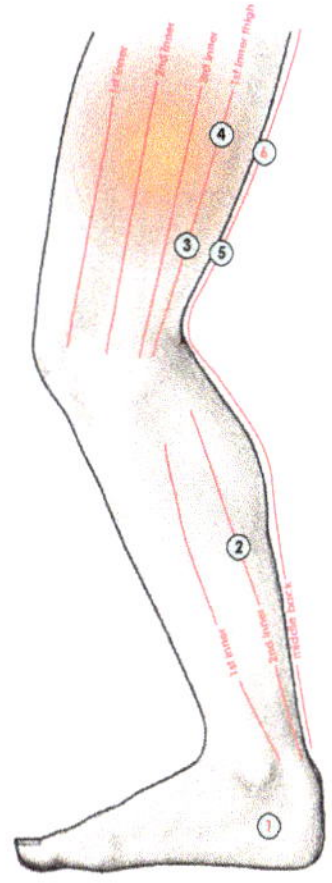

MOUVEMENTS DOULOUREUX

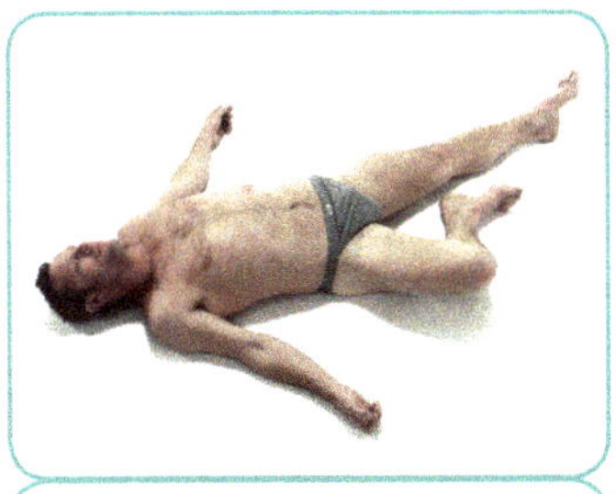

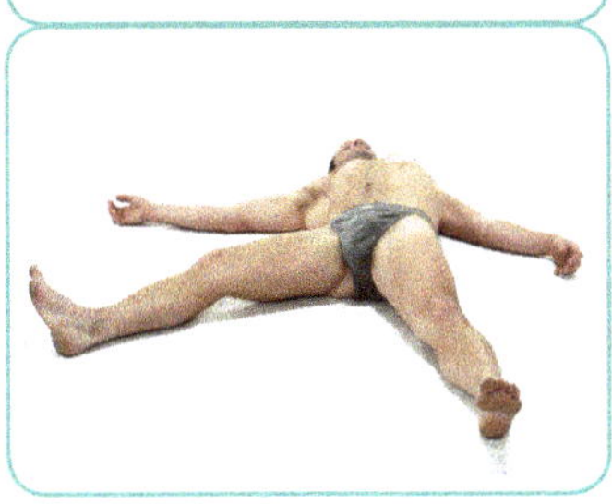

Protocole - 44 JAMBE ENTIERE

Faiblesse et lourdeur de la jambe

● affection rare

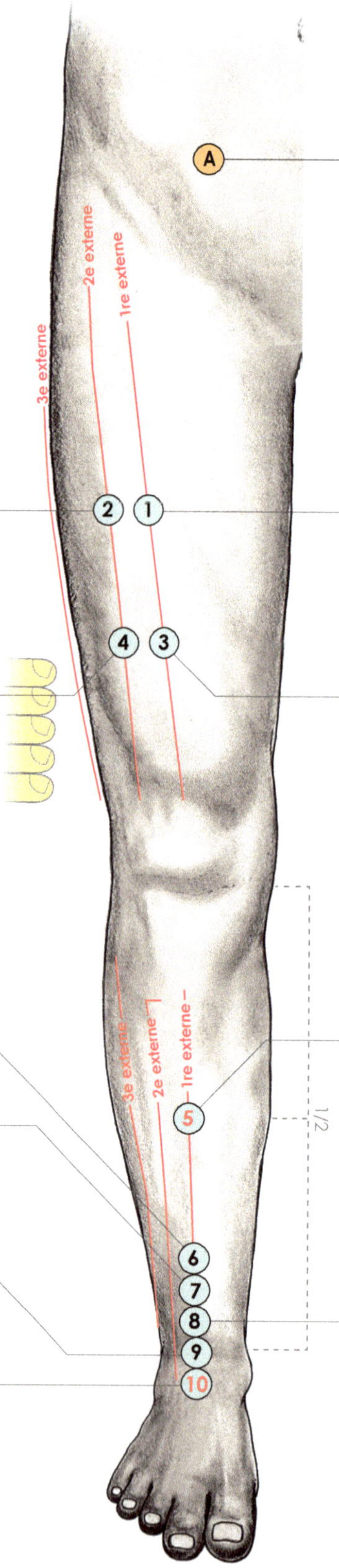

3e ligne du ventre-3
3 doigts sous le nombril • sur le bord latéral du muscle droit de l'abdomen • 4 à 5 doigts en latéral de la ligne médiane • presser avec le bout des doigts

2e ligne externe de la jambe-9
10 doigts au-dessus de la patella • à mi-chemin entre l'angle latéral supérieur de la patella et la proéminence du grand trochanter • entre les muscles droit fémoral et vaste latéral • ou, alternative : juste en avant du tractus ilio-tibial

1e ligne externe de la jambe-10
10 doigts au-dessus du milieu du bord supérieur de la patella • à mi-chemin entre le milieu du bord supérieur de la patella et l'EIAS • sur le muscle droit fémoral

2e ligne externe de la jambe-7
5 doigts au-dessus de la patella • dans une mince dépression entre le muscle droit fémoral et le vaste latéral • ou, alternative : juste en avant du tractus ilio-tibial

1e ligne externe de la jambe-9
5 doigts au-dessus du milieu du bord supérieur de la patella • sur le muscle droit fémoral

1e ligne externe de la jambe-5
au-dessus du point 7 • 3 doigts au-dessus de la malléole latérale • en latéral du bord latéral du tibia • presser sur le muscle tibial antérieur, près de l'os

1e ligne externe de la jambe-6 (ES-38)
à mi-chemin entre la cheville et le genou, attenant au bord latéral du tibia • appuyer sur le muscle tibial antérieur près de l'os

1e ligne externe de la jambe-4
au-dessus du point 8 • 2 doigts au-dessus de la malléole latérale • en latéral du bord latéral du tibia • presser sur le muscle tibial antérieur, près de l'os

1e ligne externe de la jambe-2
au-dessus du point 10 • au-dessus du bord supérieur de la malléole latérale • en latéral du bord latéral du tibia • presser sur le muscle tibial antérieur, près de l'os

1e ligne externe de la jambe-3
au-dessus du point 9 • 1 doigt au-dessus de la malléole latérale • en latéral du bord latéral du tibia • presser à côté de l'os, sur le muscle tibial antérieur

1e ligne externe de la jambe-1 (ES-41)
dans la dépression juste à la jonction entre la jambe et le pied • entre les deux tendons longs extenseurs de l'hallux et des orteils • au niveau de la malléole latérale

Position couchée sur le dos

Description du problème :

- *Sensation de lourdeur, fatigue et faiblesse dans une jambe.*
- *Allongé, en soulevant une jambe après l'autre, le patient constate une nette différence entre les deux, que le thérapeute peut constater.*
- *Le problème se manifeste après des phases prolongées de stations debout, immobile, ou de conduite en voiture.*

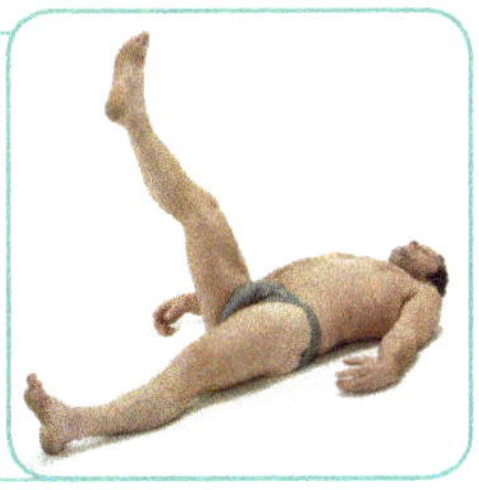

Les étapes du traitement

1. Massage de la jambe entière externe

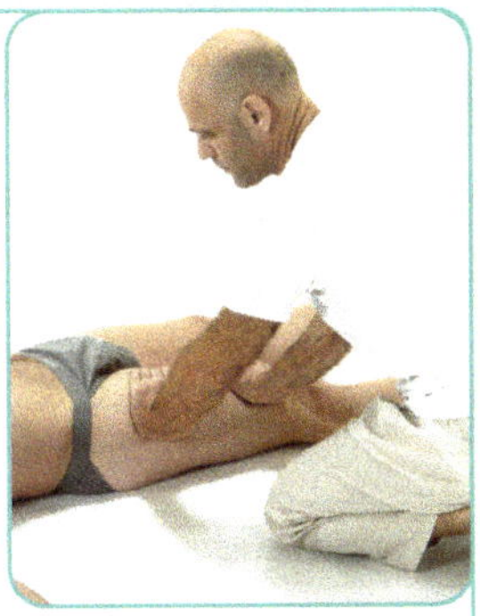

Installez votre patient en position couchée sur le dos. Massez la 1re ligne externe, avec la technique avec laquelle vous êtes le plus à l'aise. Utilisez le poids du corps, en commençant par la cheville externe, en remontant jusqu'à la hanche, avant de redescendre à la cheville. De 1 à 3 passages. Pour les praticiens en massage thaï : pressions palmaires de la jambe externe.

2. Travail des lignes thérapeutiques de la jambe

Travaillez les 3 lignes externes de la jambe. Partez de la cheville externe, remontez jusqu'à la hanche, puis redescendez. De 1 à 3 passages. Utilisez la technique que vous préférez. Accordez plus de temps à la 1re ligne externe. Pour les praticiens en massage thaï : travail de ces lignes aux pouces.

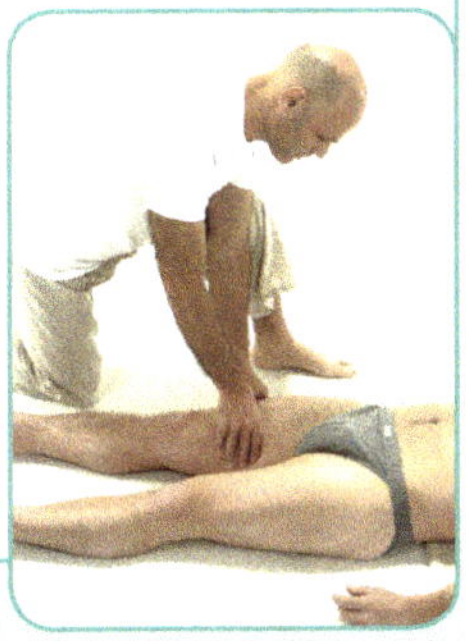

3. Travail des points d'acupression

Pressez les points (1) à (10). Continuez ce travail de pression tant que vous sentez une amélioration, jusqu'à 10 passages. Cessez si les points deviennent douloureux. Adaptez le niveau de pression à votre patient.

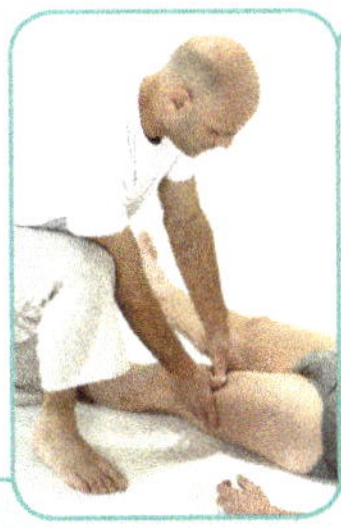

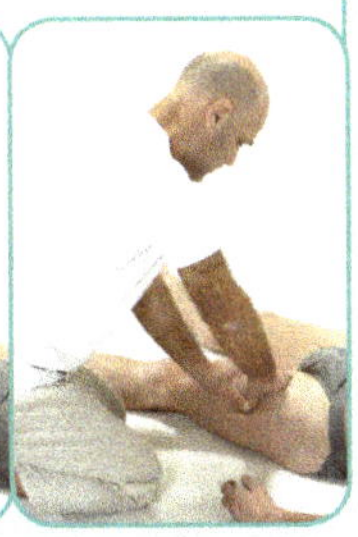

Technique complémentaire, en option

4. Étirement de la jambe

Pressez le point additionnel (A) au pouce (ou, variante : avec le bout des doigts), tout en poussant le talon de votre patient pour soulever la jambe, qui reste droite et le genou non plié. Allez le plus loin possible, mais pas plus de 90 degrés. Maintenez la pression 10 à 15 secondes, puis relâchez pression et étirement. Répétez 3 ou 4 fois.

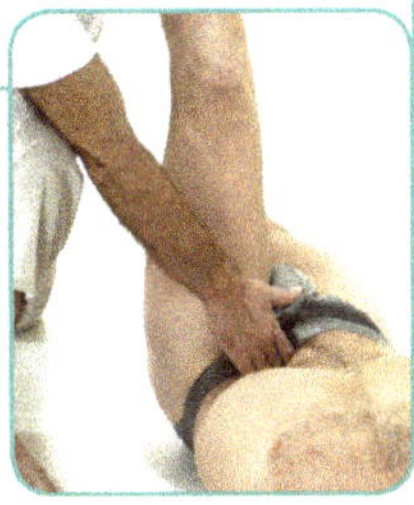

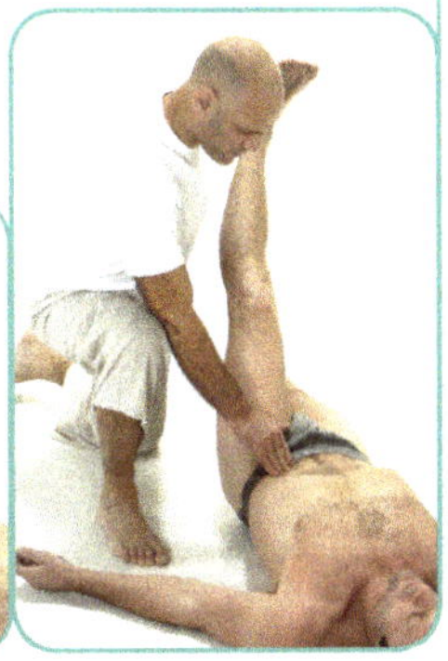

Précautions :

- *Consultez un spécialiste avant de traiter un problème de jambe sujet à caution.*
- *Traitez tous les jours jusqu'à rémission. Pour les cas non aigus, traitez deux fois par semaine.*
- *Avant de répéter le traitement, attendez que votre patient n'ait plus de douleur (le cas échéant) liée au traitement précédent.*
- *Déconseillez à votre patient les positions immobiles et prolongées.*

Sélection des points thérapeutiques

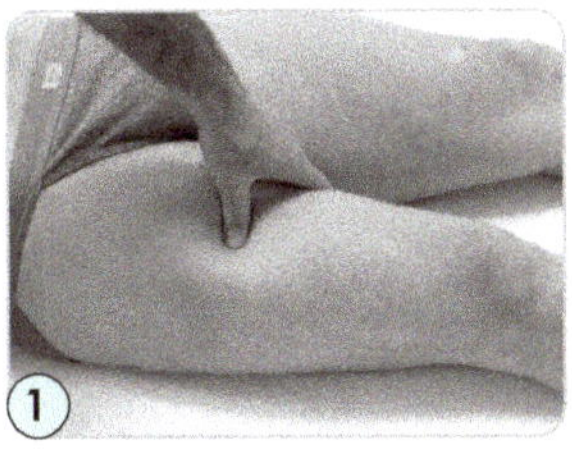

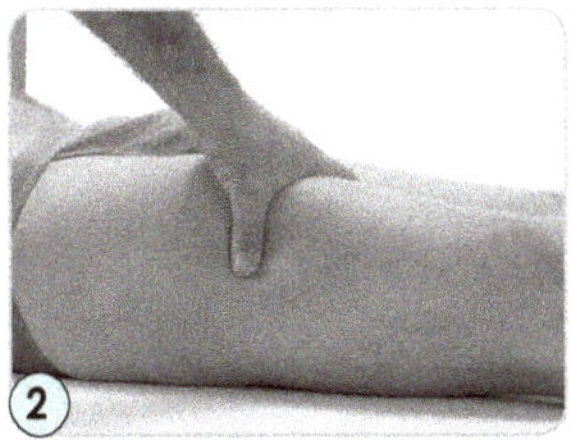

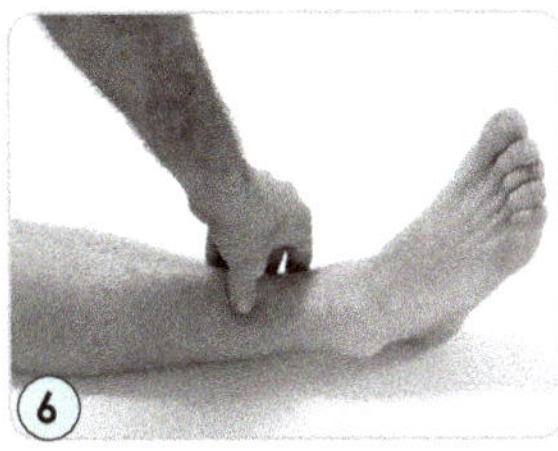

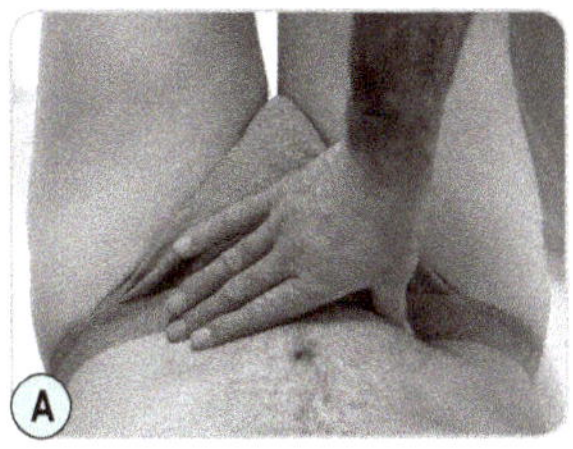

Protocole - 45 JAMBE ENTIERE

Raideur du mollet et des ischio-jambiers

●● affection courante

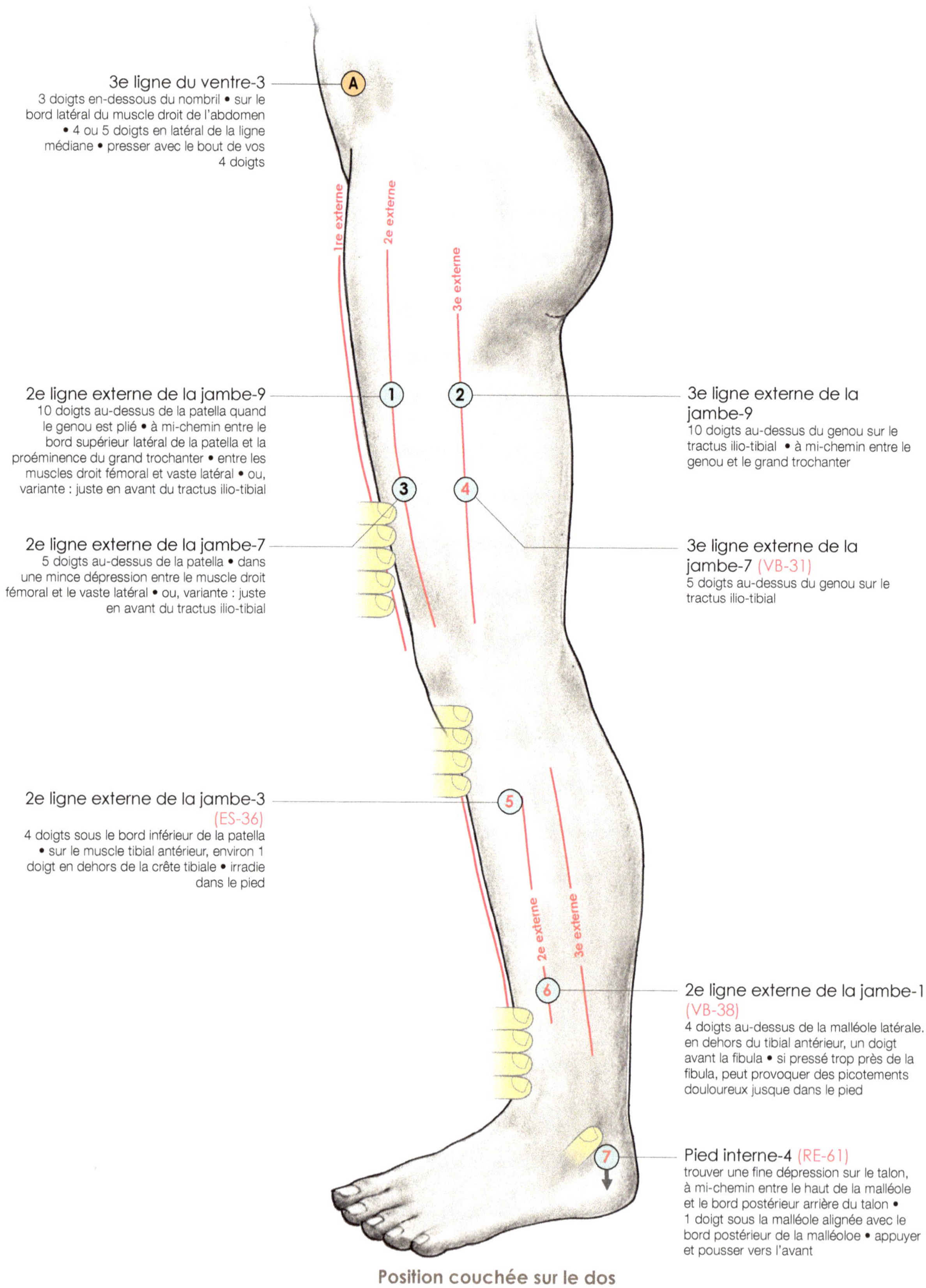

Position couchée sur le dos

Description du problème :

- *Raideur, irritation et douleurs sont localisées à l'arrière de la jambe et souvent autour de la cheville.*
- *Les muscles derrière la jambe sont raides à la palpation.*
- *La douleur augmente en marchant et en restant debout.*
- *Le problème se manifeste après des phases prolongées d'activité physique, comme la marche ou la course à pied, et peut aussi suivre de longues périodes statiques, debout, assis, ou en voiture.*
- *Trouble typique des personnes dont les muscles postérieurs de la jambe sont raccourcis.*

Les étapes du traitement

1. Massage de la cuisse externe

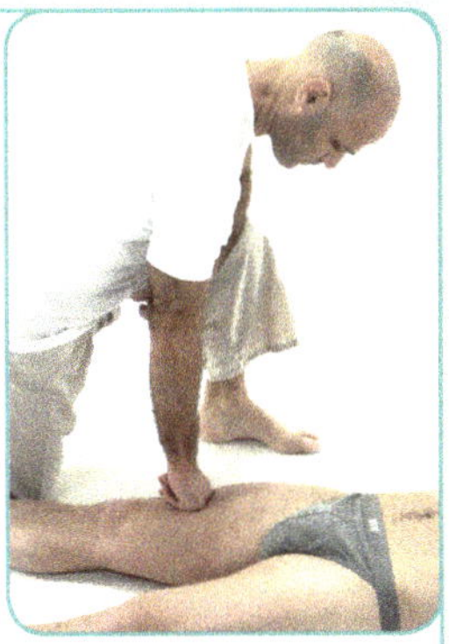

Installez votre patient en position couchée sur le dos. Travaillez en pressions palmaires (ou avec le poing) la 1re ligne externe - position côté. En utilisant le poids du corps, commençez par le genou, remontez jusqu'à la hanche, avant de redescendre au genou. De 1 à 3 passages.

2. Lignes thérapeutiques externes de la jambe

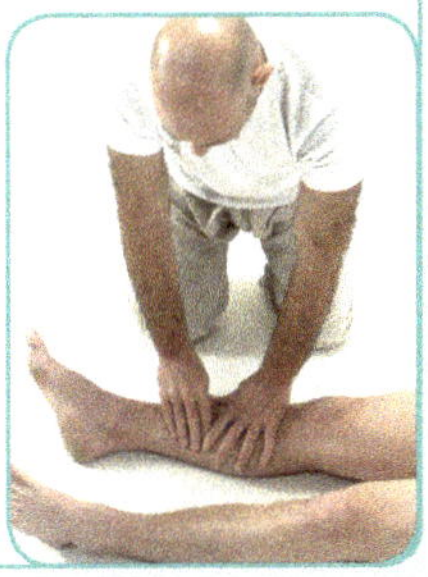

Travaillez les 3 lignes externes de la jambe. Partez de la cheville externe, remontez jusqu'à la hanche, puis redescendez. De 1 à 3 passages. Utilisez la technique que vous préférez. Accordez plus de temps au bas de la 2e ligne externe de la jambe, et aux 2e et 3e lignes externes de la cuisse.

3. Travail des points d'acupression

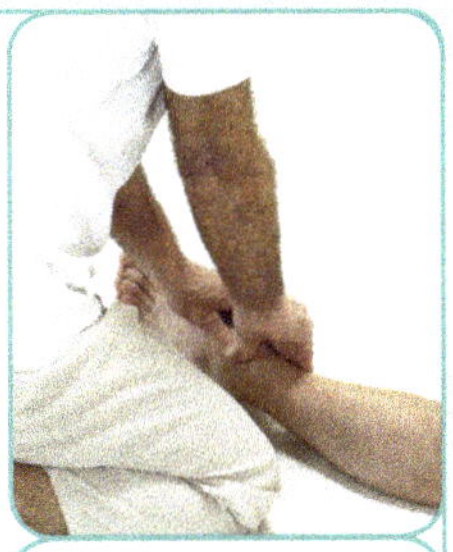

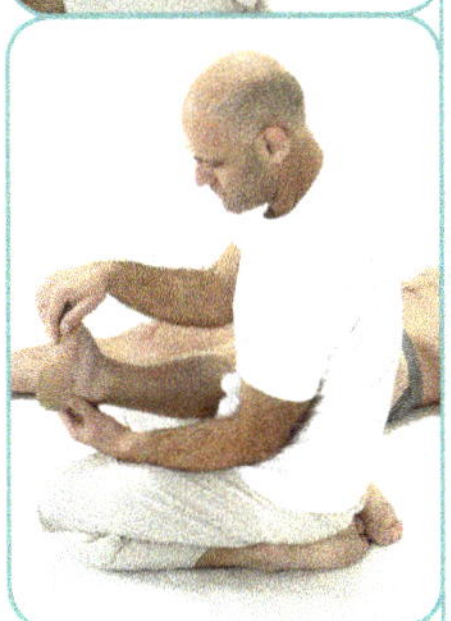

Étape a : Pressez les points (1) à (6). Continuez ce travail de pression au pouce tant que vous sentez une amélioration, jusqu'à 10 passages. Cessez si les points deviennent douloureux. Adaptez le niveau de pression à votre patient.

Étape b : Pressez au pouce le point (7), en appuyant et en glissant (voir la flèche) . Tout en appuyant sur ce point, étirez le pied de votre patient (flexion de la cheville).

Technique complémentaire, en option

4. Étirement de l'arrière de la jambe

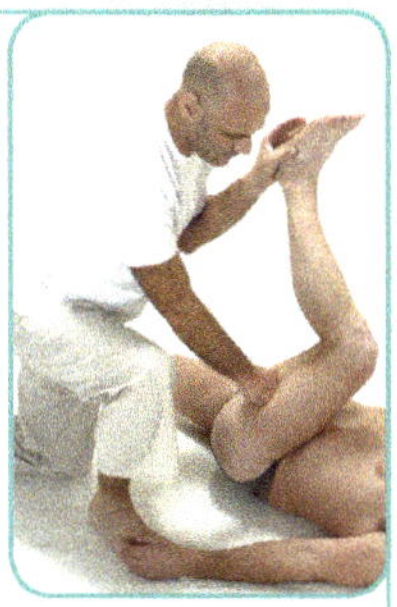

Vous pouvez ensuite étirer votre patient, avec grande précaution. Cet étirement peut être un peu douloureux, mais pas trop. Arrêtez s'il provoque une douleur aiguë. Avec une main, poussez la cuisse de votre patient en direction de son ventre. Puis, poussez sur son talon avec votre autre main, tout en étirant sa cuisse avec votre autre main, en effectuant des pressions au poing. Maintenez l'étirement quelques secondes, avant de relâcher. Pour les pressions sur la cuisse, commencez d'abord près de la fesse, puis à mi-chemin entre fesse et genou, puis enfin juste au-dessus du genou. Appuyez sur la cuisse, poussez le talon, étirez, et relâchez. Répétez une fois ou deux.

5. Étirement de la jambe

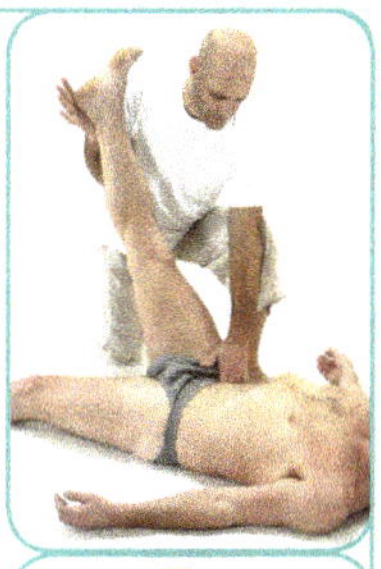

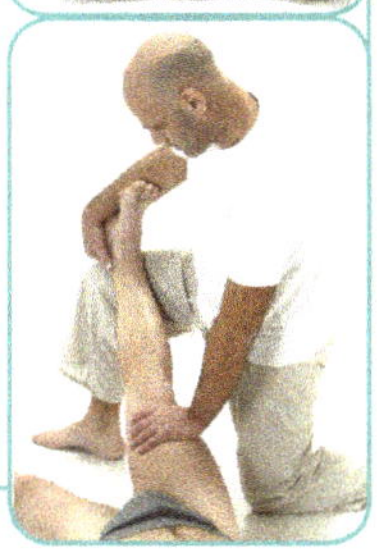

Pressez le point (A) au pouce (ou, variante : avec le bout des doigts), tout en poussant le talon de votre patient pour soulever la jambe, qui reste droite et le genou non plié. Allez le plus loin possible, mais pas plus de 90 degrés. Maintenez la pression 10 à 15 secondes, puis relâchez pression et étirement. Répétez 3 ou 4 fois. Vous pouvez également pratiquer l'étirement comme sur la photo.

Précautions :

- *Consultez un spécialiste avant de traiter un problème de jambe sujet à caution.*
- *Traitez tous les jours jusqu'à rémission. Pour les cas non aigus, traitez deux fois par semaine.*
- *Avant de répéter le traitement, attendez que votre patient n'ait plus de douleur (le cas échéant) liée au traitement précédent.*
- *Déconseillez à votre patient les positions immobiles et prolongées, ainsi que trop d'étirements des jambes.*

Douleur à l'aine

●● affection courante

2e ligne interne de la jambe-14
12 doigts au-dessus de l'épicondyle médial du fémur • dans une dépression sur le muscle long adducteur • sur une ligne qui va de l'épicondyle médial du fémur au point le plus saillant du creux de l'aine, où l'on peut sentir facilement le pouls de l'artère fémorale, entre l'ilio-psoas et le pectiné

2e ligne interne de la jambe-11
5 doigts au-dessus de l'épicondyle médial du fémur • dans une dépression entre le vaste médial et les adducteurs • presser vers l'intérieur et vers le haut, en poussant le muscle vaste médial

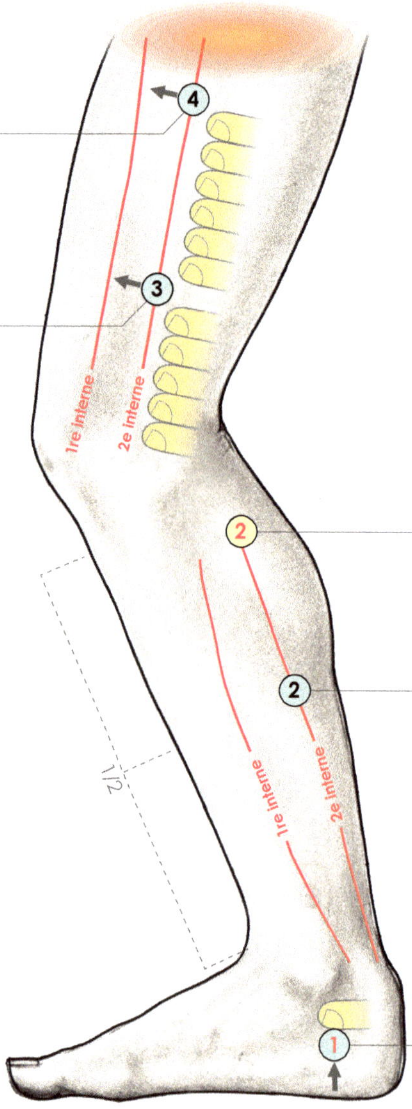

Position couchée sur le dos

2e ligne interne de la jambe-8 (FO-7)
sous le condyle médial du tibia • 3 doigts en-dessous du genou

2e ligne interne de la jambe-7
à mi-chemin entre la cheville et le genou • entre le soléaire et le gastrocnémien • juste sous le muscle du mollet, quand il est contracté

Pied interne-5 (RE-6)
1 doigt en-dessous du bord inférieur de la malléole • trouver une dépression entre deux groupes de ligaments, en-dessous de l'os du talus

Description du problème :

- *Douleurs en haut de la cuisse, sur une jambe ou sur les deux.*
- *La douleur augmente dans les étirements de la jambe - principalement flexion de la hanche, abduction et rotation externe.*
- *Le problème se manifeste après des phases prolongées d'activité physique, comme la marche ou la course à pied, ou de longues périodes statiques, debout, assis, ou en voiture.*
- *Trouble typique des danseurs et des personnes qui pratiquent le yoga, résultant d'un sur-étirement. Il peut aussi être lié à un grand écart forcé, comme dans les accidents de ski ou de patin à glace.*
- *Affection très proche de la "douleur sur la face interne de la cuisse " (protocole 47), mais qu'on traite différemment.*

Les étapes du traitement

Instructions d'ordre général

Traitez la cuisse douloureuse uniquement, ou bien les deux si la douleur est bilatérale. Pour le travail sur la face interne de la cuisse, n'effectuez que des pressions palmaires. Évitez les pressions au pouce car la cuisse peut être très sensible.

1. Massage de l'intérieur de la jambe entière

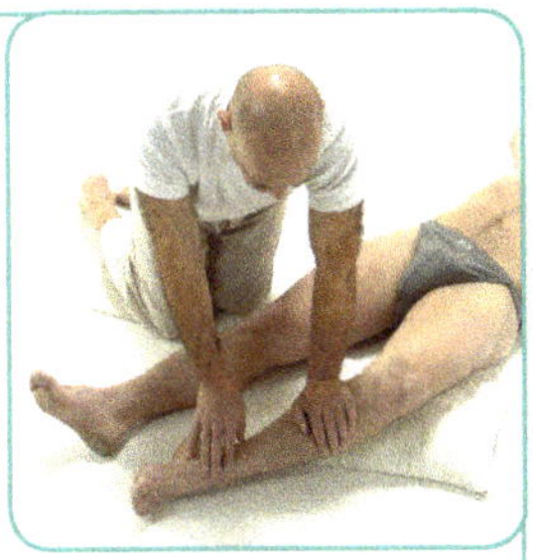

Demandez à votre patient de s'installer en position couchée sur le dos. Massez l'intérieur de la jambe avec la technique que vous maîtrisez. Travaillez avec le poids du corps, en commençant par la cheville, en remontant jusqu'à l'aine, avant de redescendre à la cheville. Effectuez jusqu'à 3 passages. Pour les praticiens en massage thaï : travail de la jambe antérieure en pressions palmaires.

2. Travail des lignes internes de la jambe

Travaillez les 1re et 2e lignes internes de la jambe. Partez de la cheville interne, remontez jusqu'à l'aine, puis redescendez. De 1 à 3 passages. Utilisez la technique que vous préférez. Mais évitez les pressions au pouce sur la cuisse, si elle est sensible. Préférez dans ce cas la paume ou le poing. Pour les praticiens en massage thaï : travail de ces lignes en pressions palmaires ou aux pouces.

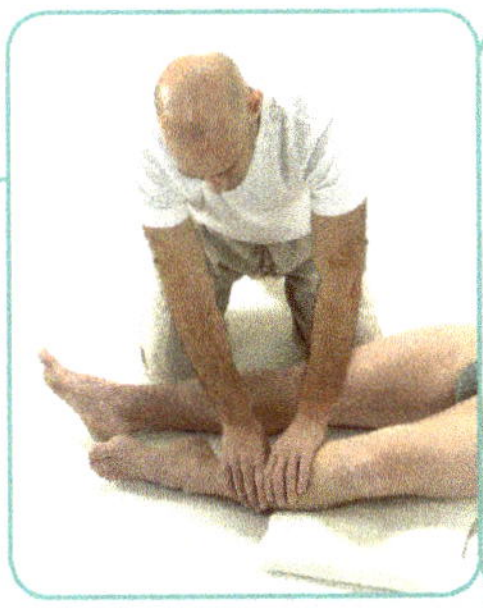

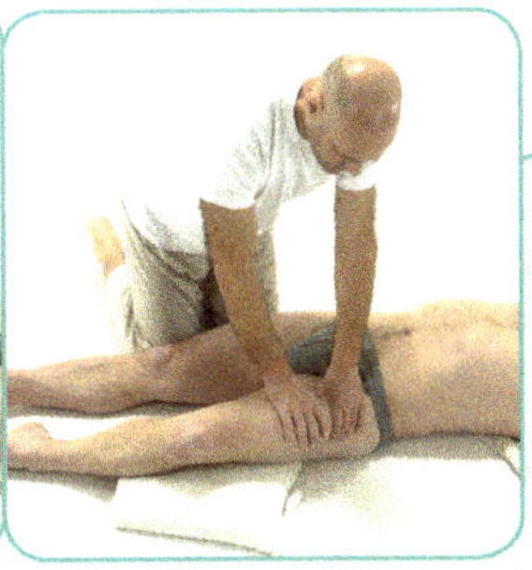

3. Travail des points d'acupression

Pressez les points (1) à (4). Utilisez vos pouces pour les points (1) et (2). Utilisez la paume pour les points (3) et (4), en appuyant et en glissant (voir le sens des flèches). Essayez la variante du point (2), et déterminez quel est le point le plus efficace. Si les deux le sont, vous pouvez les presser tous les deux. Continuez ce travail de pression au pouce tant que vous sentez une amélioration, jusqu'à 10 passages. Cessez si les points deviennent douloureux. Adaptez le niveau de pression à votre patient.

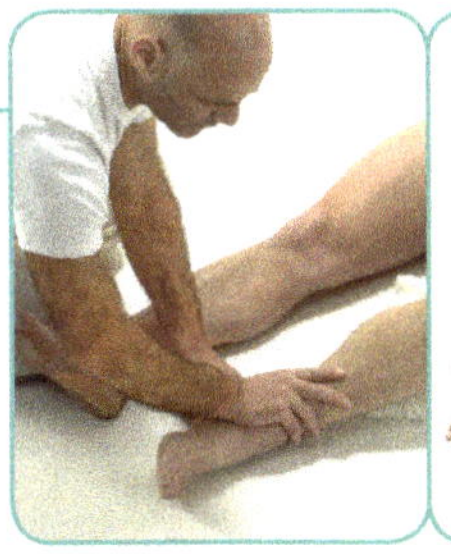

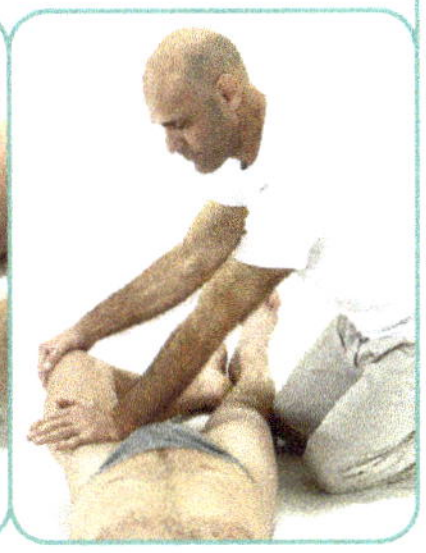

Précautions :

- *Consultez un spécialiste avant de traiter un problème de jambe sujet à caution.*
- *Travaillez l'intérieur de la cuisse uniquement en pressions palmaires, et évitez les pressions au pouce, car c'est une zone qui peut être très sensible.*
- *Pour les cas aigus, éviter les étirements.*
- *Traitez tous les jours jusqu'à rémission. Pour les cas non aigus, traitez deux fois par semaine.*
- *Avant de répéter le traitement, attendez que votre patient n'ait plus de douleur (le cas échéant) liée au traitement précédent.*
- *Déconseillez à votre patient les étirements des jambes, qui aggravent la douleur.*

Sélection des points thérapeutiques

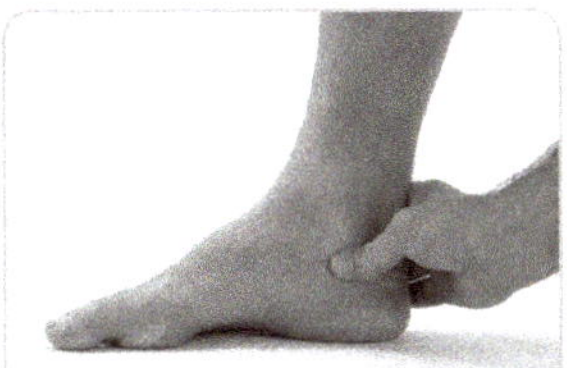

(1)

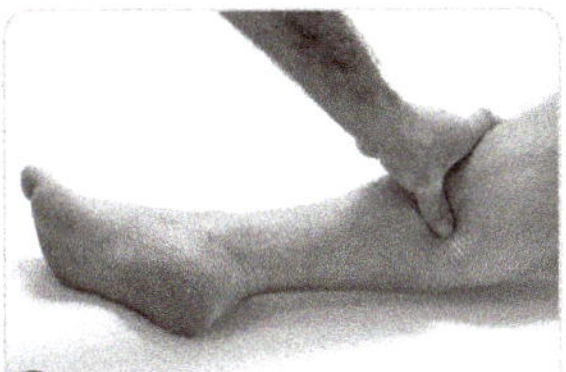

(2)

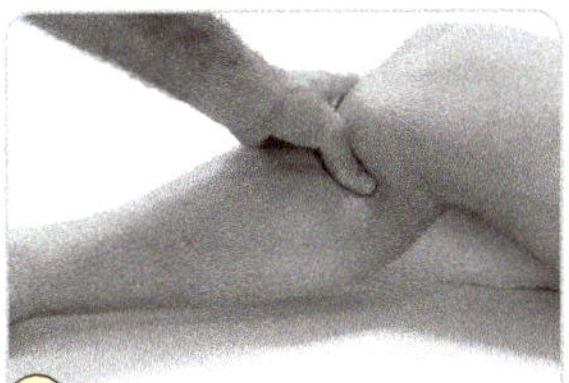

(2)

Protocole - 47 JAMBE ENTIERE

Douleurs sur la face interne de la cuisse

● affection rare

1e ligne interne de la cuisse, position de côté-2
10 doigts au-dessus du genou, sur la ligne la plus haute de la cuisse, quand votre patient est couché sur le côté • au 2/3 du chemin entre le genou et l'aine, sur le muscle semi-membraneux

3e ligne interne de la jambe-3
12 doigts au-dessus de l'épicondyle médial du fémur • dans une dépression en arrière du long adducteur, derrière le fémur

Ligne médiane postérieure de la jambe-6 (VE-37)
10 doigts au-dessus du pli du genou • dans une dépression sur la ligne médiane du muscle ischio-jambier • entre le biceps fémoral et le semi-tendineux

3e ligne interne de la jambe-1
5 doigts au-dessus de l'épicondyle médial du fémur • dans une dépression en arrière du muscle gracile

Ligne médiane postérieure de la jambe-5
5 doigts au-dessus du pli du genou • dans une dépression sur la ligne médiane du muscle ischio-jambier • entre le biceps fémoral et le semi-tendineux

1e ligne interne de la cuisse, position de côté-1
5 doigts au-dessus du genou, sur la ligne la plus haute de la cuisse, quand votre patient est couché sur le côté • au 1/3 du chemin entre le genou et l'aine, sur le muscle semi-membraneux

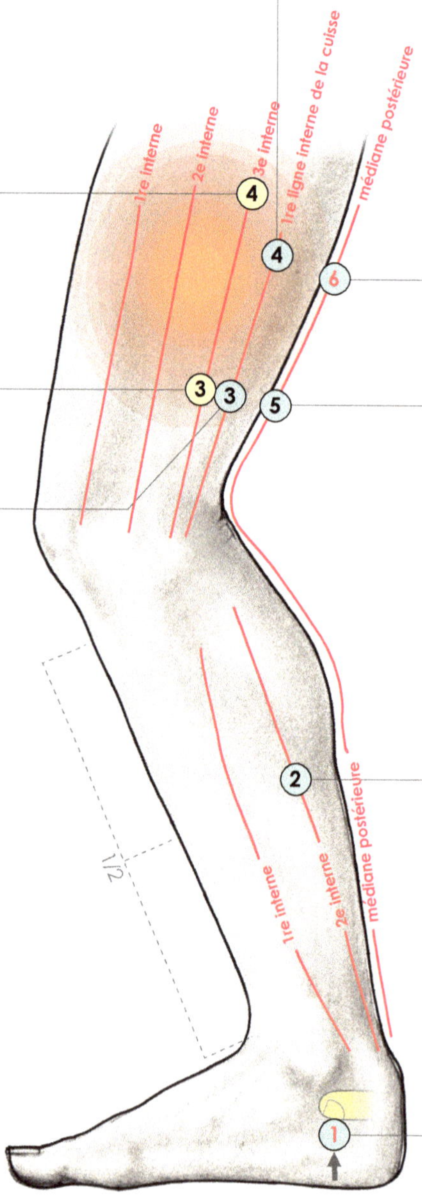

2e ligne interne de la jambe-7
à mi-chemin entre la cheville et le genou • entre le soléaire et le gastrocnémien • juste sous le muscle du mollet, quand il est contracté

Pied interne-5 (RE-6)
1 doigt en-dessous du bord inférieur de la malléole • trouver une dépression entre deux groupes de ligaments, en-dessous de l'os du talus

Position de côté

Description du problème :

- *Douleurs sur la face interne de la cuisse.*
- *Douleurs soit à une seule jambe, soit aux deux.*
- *La cuisse interne peut être très sensible au toucher.*
- *La douleur augmente dans les étirements de la jambe - principalement : flexion de la hanche, abduction et rotation externe.*
- *Trouble typique des danseurs et des personnes qui pratiquent le yoga, résultant d'un sur-étirement. Il peut aussi être lié à un grand écart forcé, comme dans les accidents de ski ou de patin à glace.*
- *Affection très proche de la "douleur à l'aine" (protocole 46), mais qu'on traite différemment.*

Les étapes du traitement

Instructions d'ordre général

Cette affection, très proche de la "Douleur à l'aine", se traite également avec le protocole 46.
Essayez les deux protocoles, 46 et 47, afin de trouver le plus efficace. Pour le travail de la face interne de la cuisse, n'effectuez que des pressions palmaires. Évitez les pressions au pouce car la cuisse peut être très sensible.

1. Massage de l'intérieur de la jambe entière

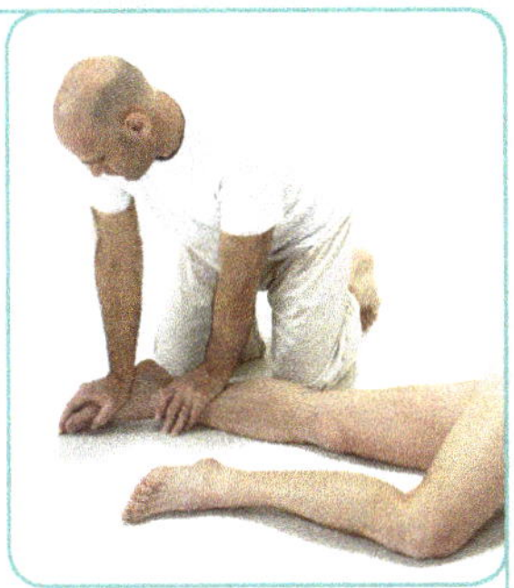

Demandez à votre patient de s'installer en position couchée sur le côté.
Massez l'intérieur de la jambe avec la technique que vous maîtrisez. Travaillez à la paume, avec le poids du corps, en commençant par la cheville, en remontant jusqu'à l'aine, avant de redescendre à la cheville. Effectuez jusqu'à 3 passages. Pour les praticiens en massage thaï : travail de la jambe antérieure en pressions palmaires;

2. Travail des lignes thérapeutiques

Travaillez les lignes internes de la jambe, en position de côté, puis la ligne médiane postérieure. Commencez à la cheville interne, remontez jusqu'à l'aine puis redescendez. De 1 à 3 passages. Utilisez la technique que vous préférez.
Mais évitez les pressions au pouce sur la cuisse, si elle est sensible. Préférez dans ce cas la paume ou le poing. Pour les praticiens en massage thaï : travail de ces lignes en pressions palmaires.

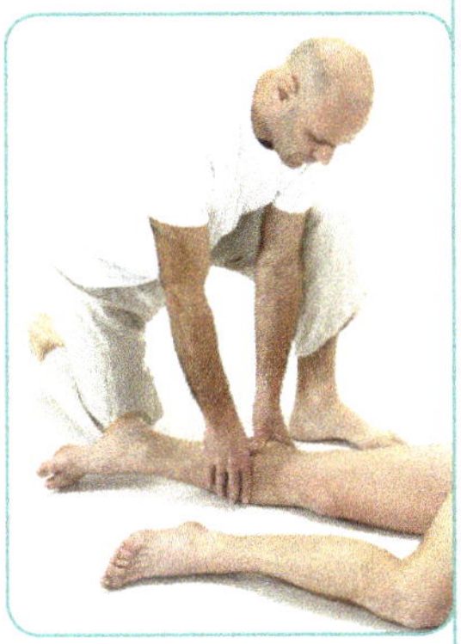

3. Travail des points d'acupression

Pressez les points (1) à (6). Utilisez vos pouces pour les points (2), (5) et (6). Utilisez la paume pour les points (1), (3) et (4) et leurs variantes. Essayez les variantes, et déterminez quels sont les points les plus efficaces. Si les deux points sont efficaces, vous pouvez les presser tous les deux. Continuez ce travail de pression au pouce tant que vous sentez une amélioration, jusqu'à 10 passages. Cessez si les points deviennent douloureux. Adaptez le niveau de pression à votre patient

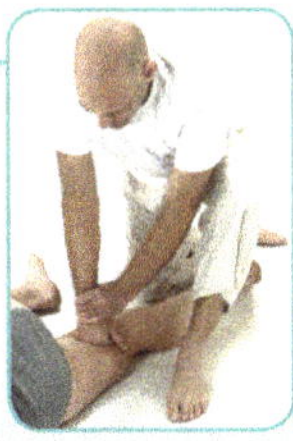

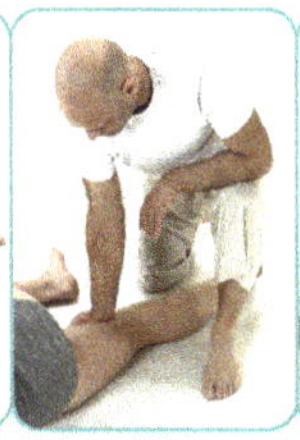

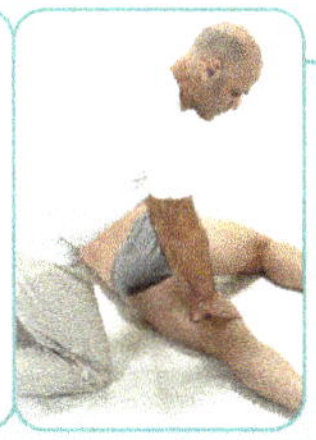

Précautions :

- *Consultez un spécialiste avant de traiter un problème sujet à caution.*
- *Travaillez l'intérieur de la cuisse uniquement en pressions palmaires, et évitez les pressions au pouce, car c'est une zone qui peut être très sensible.*
- *Pour les cas aigus, éviter les étirements.*
- *Traitez tous les jours jusqu'à rémission. Pour les cas non aigus, traitez deux fois par semaine.*
- *Avant de répéter le traitement, attendez que votre patient n'ait plus de douleur (le cas échéant) liée au traitement précédent.*
- *Déconseillez à votre patient les étirements des jambes, qui aggravent la douleur.*

Sélection des points thérapeutiques

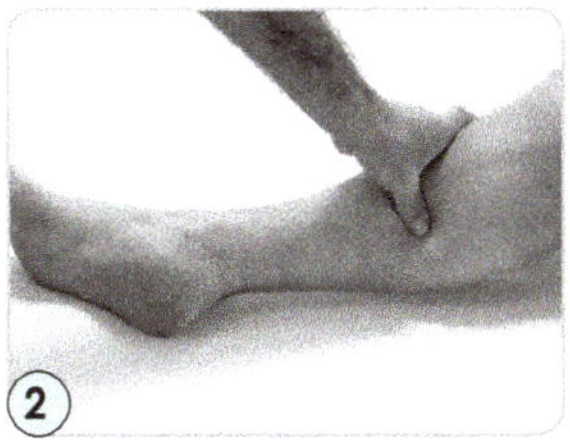

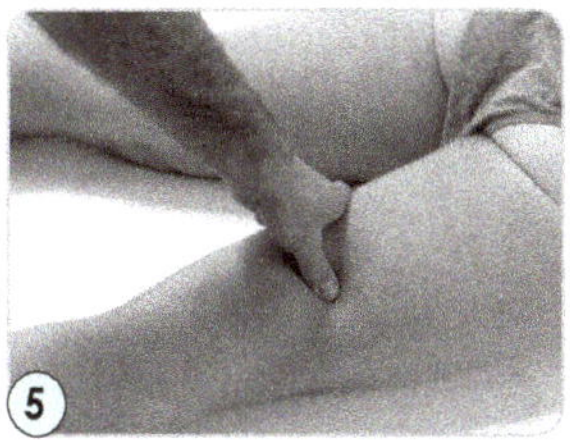

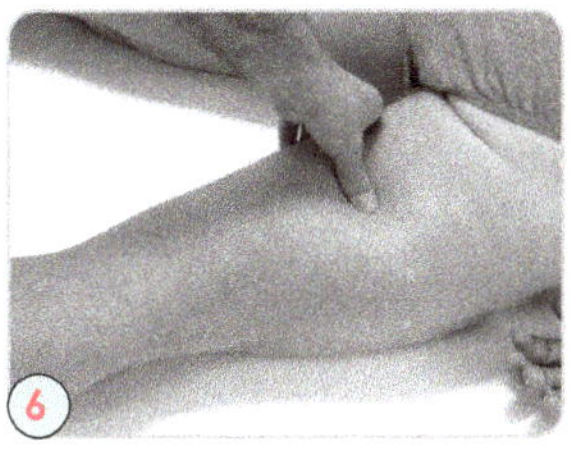

CHAPITRE 13 GENOU

Protocoles de traitement dans ce chapitre

Protocole - 48 **"Douleur latérale au genou"**
Protocole - 49 **"Douleur médiale au genou"**
Protocole - 50 **"Raideur du genou en flexion et extension"**

Le traitement des pathologies du genou

Le genou est la plus grosse articulation du corps. Comme il porte presque tout le poids du corps, il est plus sujet aux blessures que d'autres articulations. En outre, la plupart des douleurs au genou sont liées à l'usure biomécanique. Les protocoles d'acupression thaïe sont très efficaces pour soigner les pathologies du genou qui ne nécessitent pas d'intervention chirurgicale. Les entorses graves des ligaments, par exemple, doivent être opérées.
Choisissez votre protocole en fonction des symptômes établis selon le diagnostic thaï (voir le tableau de diagnostic), indépendamment de la définition médicale moderne de la pathologie.
Lorsque les symptômes de votre patient concordent avec ceux qui sont décrits dans l'un des protocoles thaïs, essayez ce protocole et observez la réaction de votre patient. Si vos pressions sont bien accueillies, le traitement pourra donner de bons résultats. Si vous constatez une amélioration, continuez.

Protocole thaï	Pathologie sous-jacente éventuelle
Douleur sur la face externe du genou	Déviations structurelles et posturales Pathologies musculaires Arthrose du genou Ménisque abîmé Syndrome de la bandelette ilio-tibiale Entorse du ligament collatéral fibulaire Compression du nerf fibulaire commun
Douleur sur la face interne du genou	Déviations structurelles et posturales Pathologies musculaires Arthrose du genou Ménisque abîmé Entorse du ligament collatéral tibial Entorse du ligament croisé antérieur
Raideur du genou en flexion et en extension	Déviations structurelles et posturales Pathologies musculaires Arthrose du genou Tendinite patellaire ("genou du sauteur") Syndrome patello-fémoral ("genou du coureur") Bursite pré-patellaire ("genou de la femme de ménage") Kyste de Baker (ou kyste poplité) Entorse du ligament croisé postérieur Entorse du ligament croisé antérieur Piège poplité

Les pathologies du genou

Les distinctions entre pathologies du genou sont surtout théoriques. Car en réalité, il s'agit de plusieurs problèmes intriqués en même temps.

Déviations structurelles et posturales

Les déviations de la jambe telles que : genu valgum (« genou en X »), genu varum (« les jambes arquées ») et genu recurvatum (hypextension du genou), créent un déséquilibre des forces sur les genoux, pouvant contribuer au développement de différentes pathologies. Ces déviations, d'origine génétique, n'entraînent ni douleur ni pathologie chez un enfant ou un adulte actif, avec une bonne hygiène de vie. Ce sont les faiblesses musculaires, les traumatismes et les pathologies du genou qui aggravent les déviations.

Tendinite patellaire ("genou du sauteur")

Dégénérescence des fibres du collagène dans le tendon patellaire, souvent dans la zone située sous la patella, due principalement à la répétition des sauts et réceptions. Trouble répandu chez les sportifs de haut niveau, pour qui courses et sauts sont prédominants. La douleur est le plus souvent ressentie sur la face antérieure du genou.

Syndrome patello-fémoral ("genou du coureur"/chondromalacie)
Dégénérescence ou lésion du cartilage liée à la pratique d'une activité sportive : course, saut, escalade, etc. La cause de la douleur n'est pas complètement comprise. Parmi les symptômes associés : douleur à l'avant du genou à la flexion, surtout lorsqu'elle est maintenue longtemps, et douleur à l'extension, surtout contre la gravité (monter des escaliers).

Arthrose du genou
Dégénérescence du cartilage de l'articulation du genou. C'est la principale cause des maux du genou. Caractéristique chez les personnes de plus de 50 ans, le plus souvent en surpoids. Autres facteurs aggravants : traumas du genou tels que lésions du ménisque, ou blessures des ligaments. Les symptômes ont tendance à progresser à mesure que la maladie s'étend : raideur du genou, restriction de mouvements, douleur dans certains gestes, gonflement de l'articulation, ramollissement autour de l'articulation, et sensation d'instabilité.

Traumatismes des ligaments du genou
Les entorses du ligament croisé antérieur, du ligament croisé postérieur, du ligament collatéral tibial, ou du ligament collatéral fibulaire, surviennent pendant la pratique sportive. Elles entraînent inconfort, douleur, inflammation et instabilité. Certaines lésions totales nécessitent une opération.

Lésions des ménisques
Les ménisques sont un type de cartilage unique dans l'articulation du genou qui servent à absorber les chocs. Le plus souvent, un trauma de surcharge crée des déchirures, lors d'un mouvement de torsion brusque au cours d'une activité sportive par exemple (lorsque tout le poids du corps est sur une seule jambe). Le trauma peut également être lié à une dégénérescence lente, l'usure des années. Un seul ou les deux ménisques peuvent être affectés. Dans 80% des cas, c'est le ménisque médial qui est atteint.

Syndrome de la bandelette ilio-tibiale
Inflammation d'une petite bourse (bursite) ou des tissus mous sur la partie latérale du genou. Blessure fréquente chez les coureurs, les cyclistes, ou les sportifs qui pratiquent beaucoup de flexions et d'extensions. C'est le frottement répété de la bande fibreuse ilio-tibiale contre l'épicondyle latéral du fémur qui crée ce syndrome. Le mal augmente avec les mouvements de flexions et extensions, où les douleurs sont vives et lancinantes. La face externe du genou peut être molle ou gonflée.

Bursite pré-patellaire ("genou de la femme de ménage")
Inflammation d'une bourse séreuse du genou, la bourse prépatellaire, provoquée par la pression directe sur le bord inférieur de la rotule (la patella). Caractéristique des gens qui travaillent de longues heures en appui sur les genoux. Symptômes associés : douleur sur la face interne du genou, inflammation, rougeur, gonflement, difficulté à marcher.

Kyste de Baker (ou kyste poplité)
Une poche de liquide, située à la partie postérieure du genou, dans le creux, créant gêne et douleur surtout derrière le genou, parfois devant. Elle est liée à une lésion méniscale, ou ligamentaire, ou encore à de l'arthrose ou à une pathologie du genou qui entraîne la sécrétion excessive de liquide synovial. L'irritation répétée d'une bourse peut entraîner sa calcification. On constate une sensibilité accrue dans le creux du genou.

Pathologies musculaires
Hypertonie musculaire, entraînant une raideur des muscles de la jambe. Elle peut être due à des dommages neurologiques, une mauvaise posture, de mauvaises habitudes gestuelles ou tout autre source de stress biomécanique.

Faiblesse musculaire liée au manque d'activité physique (style de vie moderne).

Présence de "trigger points" myofaciaux (points gâchettes ou détente) dans les muscles raides (avec possible douleur projetée dans le genou).

Entorses musculaires liée à un trauma, un stress biomécanique répété, ou la dégénérescence.

Les pathologies ci-dessus entraînent une mauvaise coordination musculaire, un déséquilibre des forces sur les genoux, pouvant entraîner des pertes de mobilité, douleurs et diverses pathologies du genou.

Piège poplité
Compression du paquet vasculo-nerveux de la région poplitée, derrière le genou. Symptômes associés : douleurs au genou, gonflement, sensations de brûlures, de picotements, ou d'engourdissement, restriction des mouvements et difficultés à marcher.

Compression du nerf fibulaire commun
Compression du nerf situé sur la face latérale du genou, dans la région de la tête de la fibula. Symptômes associés : douleurs au genou externe, sensations de brûlures, de picotements, ou d'engourdissement, restriction des mouvements et difficultés à marcher.

Contre-indications et mises en garde

- **Pas d'étirements en cas de traumatisme grave**
  Des étirements doux peuvent être efficaces en cas de problèmes chroniques, mais ils peuvent s'avérer dangereux en cas de traumatismes aigus.
- **Pas d'étirements en cas d'instabilité et de faiblesse sévères du genou**
- **Pas de pression directe sur des tissus enflammés.**
  Une douleur aiguë est peut être le signe d'une inflammation. Il est contre-indiqué de presser directement une zone enflammée, car cela aggraverait l'inflammation (même si le massage superficiel d'une zone enflammée, lors de troubles chroniques, est utile). Traitez les points d'acupression qui ne sont pas sur la zone enflammée. Les protocoles thaïs sont très efficaces même lorsqu'on ne traite pas directement les points de l'articulation du genou. En traitant la zone non enflammée, on peut obtenir de bons résultats.
- **Pas de pressions sur des lignes ou des points sensibles qui créent ou aggravent les symptômes**
- **Éviter toute pression qui fasse se rétracter ou reculer votre patient**

Attention danger !

En présence des symptômes suivants, votre patient doit être examiné par un médecin.

- **Récent traumatisme grave**
- **Blessure entraînant des déformations autour de l'articulation**
- **Douleur constante ou progressive**
- **Douleur persistante, apparue soudainement, et sans cause apparente**
- **Douleur dont l'origine n'est pas mécanique**
- **Douleurs survenant la nuit ou au repos**
- **Douleur persistant au-delà de quelques jours**
- **Blocage (impossibilité de plier ou de fléchir le genou) Cela peut indiquer une lésion grave**
- **Gonflement du genou ou de la région du mollet**
- **Tout signe d'infection, tel que fièvre, rougeurs, chaleur**
- **Etat très critique**
- **Tout signe inhabituel**

Choix du traitement - méthode à suivre

Il est assez simple de choisir le protocole adapté parmi les trois proposés, en déterminant la nature des douleurs et quels sont les mouvements qui les provoquent. À l'examen, faites exécuter des mouvements très lents et doux, dont le but est juste qu'il soient légèrement douloureux.

1. Localisez d'abord le siège de la douleur, puis identifiez les mouvements qui la provoquent ou l'aggravent.

Demandez au patient de :

a. Plier le genou jusqu'à ce qu'il fasse mal, et de le tendre jusqu'à ce qu'il fasse mal.

b. Si plier ou tendre le genou ne lui font pas mal, demandez-lui de vous montrer dans quels mouvements ou gestes précis c'est le cas.

c. Lorsqu'il a mal, qu'il vous indique exactement où.

2. Choisissez le traitement adapté

Une fois la douleur localisée, et les mouvements qui la créent identifiés, vous êtes en mesure de choisir un protocole. Voir le tableau de diagnostic.

3. Commencez le traitement et vérifiez que vous avez choisi le bon protocole

Pour vérifier si les points du protocole choisi sont pertinents et efficaces, pressez chaque point et observez les réactions de votre patient. Surtout ne l'embêtez pas avec trop de questions dès le début ! Laissez-le plonger dans un état de concentration, de plus en plus profonde. Il lui faudra souvent un peu de temps pour "rentrer" dans le traitement et être en mesure d'indiquer (sans forcément la verbaliser) l'efficacité des points. Les réactions commencent à être "fiables" à partir du deuxième passage. Posez des questions brèves, du type : "Là ?", "C'est agréable ?", "Douloureux ?" Si les lignes et les points sont pertinents et efficaces, continuez le traitement : vous avez choisi le bon protocole.

PROTOCOLE 48 (PAGE 218)

Douleur sur la face externe du genou

- Face externe du genou raide et douloureuse. Le siège de la douleur est sur la face externe de l'articulation (point 5). Le genou est parfois gonflé.
- Douleur pouvant être chronique ou aiguë, conséquence souvent d'un faux mouvement, typiquement lors d'une activité sportive.
- La douleur augmente dans les mouvements de torsion, mais également en pliant et dépliant le genou.
- Dans la plupart des cas, le trouble n'affecte qu'un seul genou. Les personnes ayant subi une opération du genou souffrent parfois de douleurs sur les deux faces du genou : interne et externe.

LOCALISATION DE LA DOULEUR

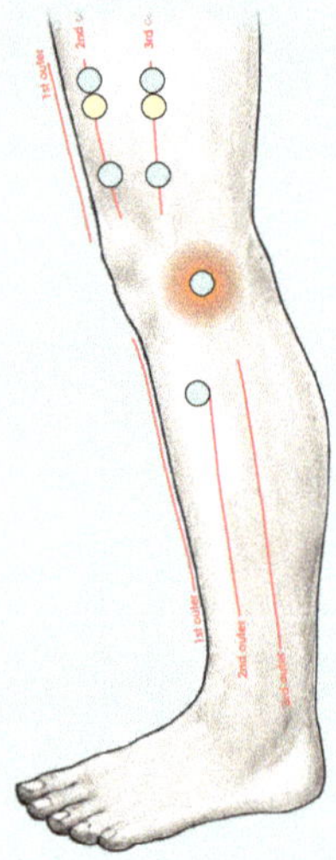

MOUVEMENT DOULOUREUX

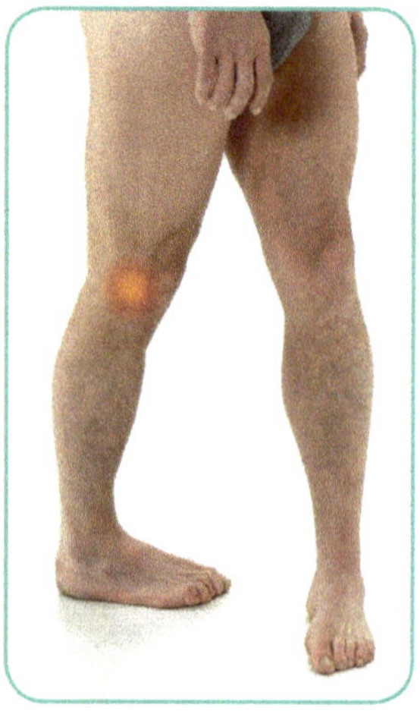

PROTOCOLE 49 (PAGE 220)

Douleur sur la face interne du genou

- Raideur et douleur sont situées sur la face interne du genou. Le siège de la douleur est sur la face interne de l'articulation (point 5). Le genou est parfois gonflé.
- Douleur pouvant être chronique ou aiguë, conséquence souvent d'un faux mouvement, typiquement lors d'une activité sportive.
- La douleur augmente dans les mouvements de torsion, mais également en pliant et dépliant le genou.
- Dans la plupart des cas, le trouble n'affecte qu'un seul genou. Les personnes ayant subi une opération du genou souffrent parfois de douleurs sur les deux faces du genou : interne et externe.

LOCALISATION DE LA DOULEUR

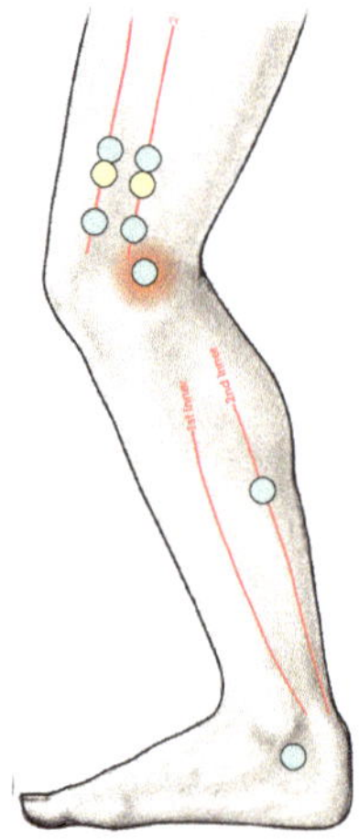

MOUVEMENT DOULOUREUX

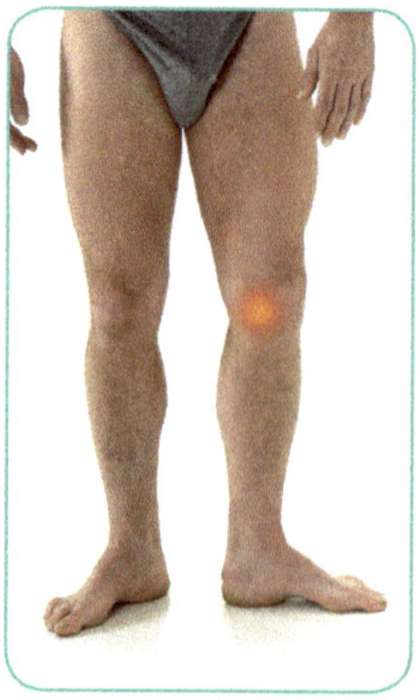

PROTOCOLE 50 (PAGE 222)

Raideur et douleur au genou en flexion et en extension

- Raideur et douleur ressenties en pliant et dépliant le genou.
- La douleur est située soit sous la patella (la rotule), soit au-dessus, dans le creux derrière le genou, à l'intérieur du genou, ou bien à plusieurs de ces endroits en même temps.
- Pour la douleur en-dessous de la patella, elle se situe soit en-dessous du centre, vers le bord externe de la rotule ("œil" latéral du genou), soit vers le bord interne ("œil" médial du genou).
- La douleur peut survenir en flexion partielle ou totale du genou, et/ou en extension partielle ou totale.

LOCALISATION DE LA DOULEUR

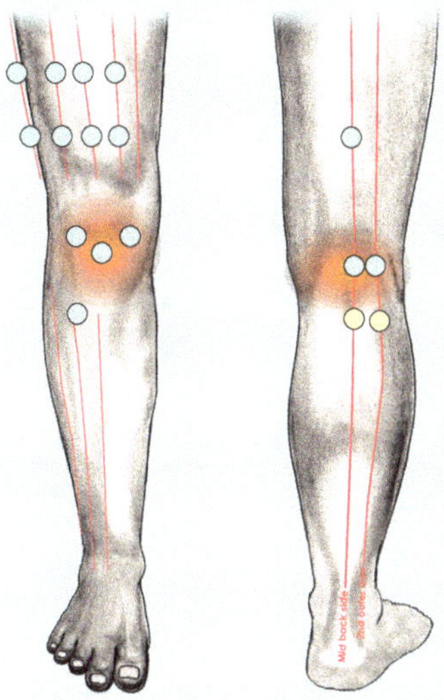

MOUVEMENT DOULOUREUX

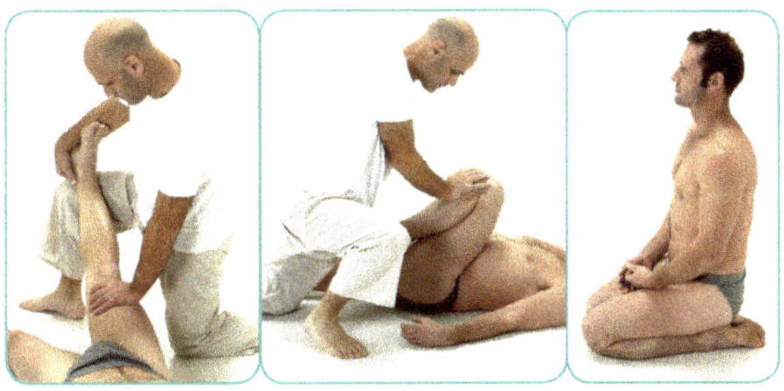

Protocole - 48 GENOU

Douleur sur la face externe du genou

●●● affection très courante

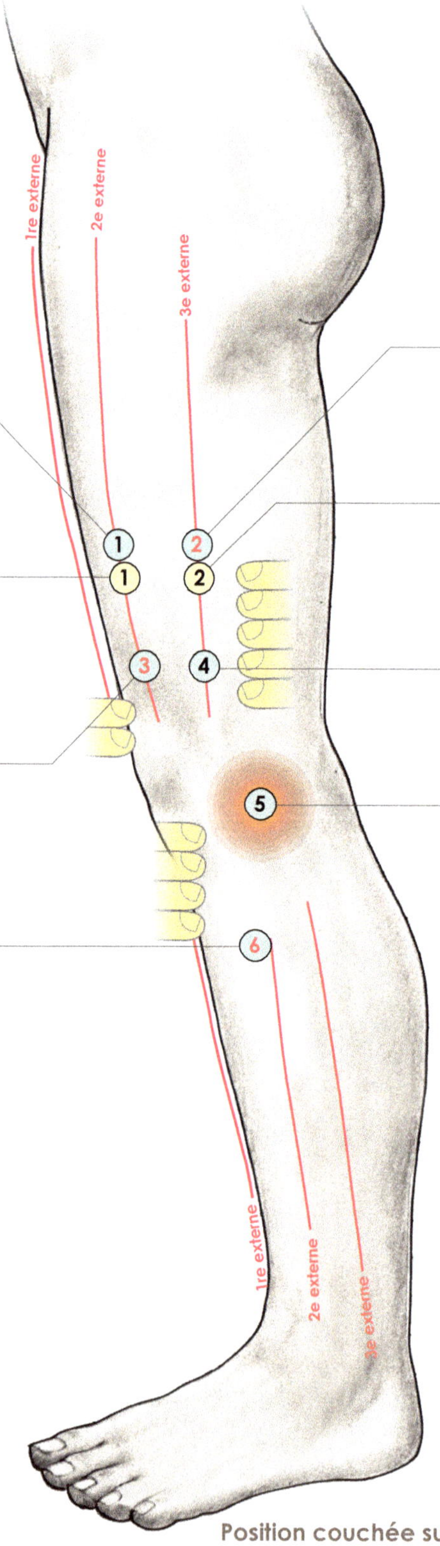

2e ligne externe de la jambe-7
5 doigts au-dessus de la patella • dans une mince dépression entre le muscle droit fémoral et le vaste latéral • ou, alternative : juste en avant du tractus ilio-tibial

2e ligne externe de la jambe-6
4 doigts au-dessus de la patella • dans une mince dépression entre le muscle droit fémoral et le vaste latéral • ou, alternative : juste en avant du tractus ilio-tibial

2e ligne externe de la jambe-5
(ES-34)
2 doigts au-dessus de la patella • dans une mince dépression entre le muscle droit fémoral et le vaste latéral • ou, alternative : juste en avant du tractus ilio-tibial

2e ligne externe de la jambe-3
(ES-36)
4 doigts sous le bord inférieur de la patella • sur le tibial antérieur, environ 1 doigt en dehors de la crête du tibia • irradie dans le pied

3e ligne externe de la jambe-7
(VB-31)
5 doigts au-dessus du genou sur le tractus ilio-tibial • au quart du chemin entre le genou et le grand trochanter

3e ligne externe de la jambe-6
4 doigts au-dessus du bord latéral du genou sur le tractus ilio-tibial • au quart du chemin entre le genou et le grand trochanter

3e ligne externe de la jambe-5
2 doigts au-dessus du bord latéral du genou sur le tractus ilio-tibial

Articulation du genou latéral
exactement sur l'articulation du genou, face latérale • à l'horizontale du bord inférieur du genou • dans une mince dépression entre le fémur et le tibia -le trou de l'articulation

Position couchée sur le dos

Description du problème :

- *Raideur et douleur sur la face externe du genou. Le siège de la douleur au point 5. Le genou est parfois gonflé.*
- *Douleur pouvant être chronique ou aiguë, conséquence souvent d'un faux mouvement, typiquement lors d'une activité sportive.*
- *La douleur augmente dans les mouvements de torsion, mais également en pliant et dépliant le genou.*
- *Possible restriction des mouvements due à la douleur.*
- *Dans la plupart des cas, le trouble n'affecte qu'un seul genou. Les personnes ayant subi une opération du genou souffrent parfois de douleurs sur les deux faces du genou : interne et externe.*

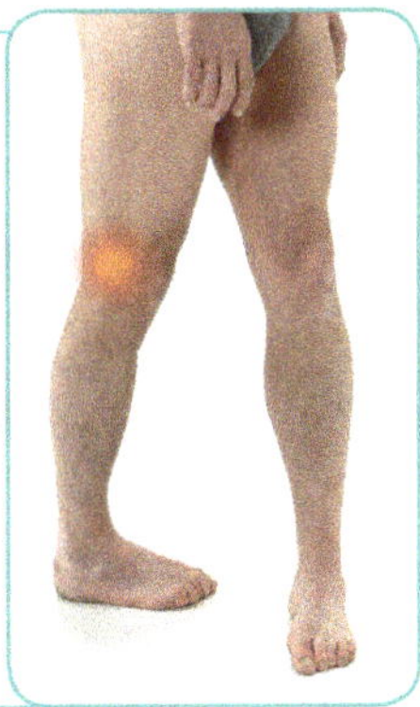

Les étapes du traitement

1. Travail des lignes thérapeutiques

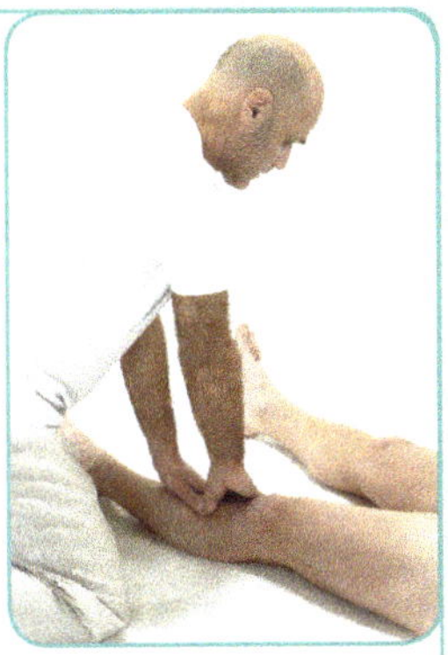

Installez votre patient sur le dos. Travaillez les 1re et 2e lignes externes de la cuisse. Partez de la hanche, descendez au genou, puis remontez à la hanche, 2 à 3 fois. Travaillez ensuite la 2e ligne externe, partie inférieure de la jambe. Commencez à la cheville interne, montez jusqu'au genou et redescendez à la cheville. Répétez 2 ou 3 fois. Pour les praticiens en massage thaï : travail de ces lignes aux pouces.

2. Travail des points d'acupression

Pressez les points (1) à (6). Ne pressez pas le point (5) si le genou est gonflé, ou s'il est sensible, ce qui est souvent le cas des personnes qui ont été opérées. Répétez ce travail de pression au pouce sur les points, jusqu'à 10 passages. Cessez si les points deviennent douloureux. Adaptez le niveau de pression à votre patient.

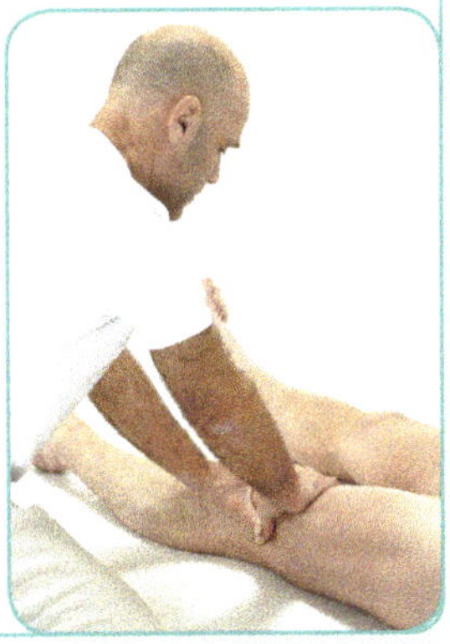

Précautions :

- *Consultez un spécialiste avant de traiter toute affection du genou grave ou sujette à caution.*
- *Pas d'étirement du genou, même si pour certains cas chroniques, des étirements très doux peuvent être bénéfiques.*
- *Un étirement du genou inadéquat peut entraîner des dommages graves.*
- *Pas de pressions sur un genou enflé.*
- *Traitez tous les jours jusqu'à rémission. Pour les cas non aigus, traitez deux fois par semaine.*
- *Avant de répéter le traitement, attendez que votre patient n'ait plus de douleur (le cas échéant) liée au traitement précédent.*

Étirements potentiellement dangereux pour le genou

Les photos ci-dessous illustrent quelques étirements pratiqués en massage thaï, qui peuvent blesser le genou. Soyez donc très prudent lors du traitement d'un patient dont le genou est instable ou faible.

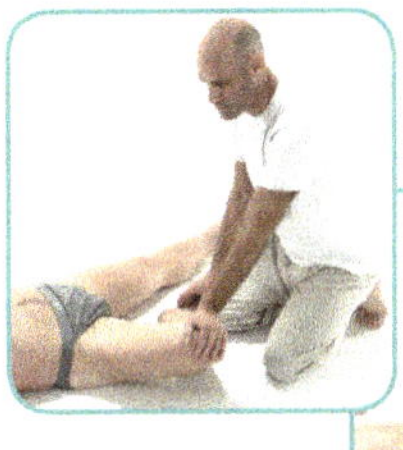

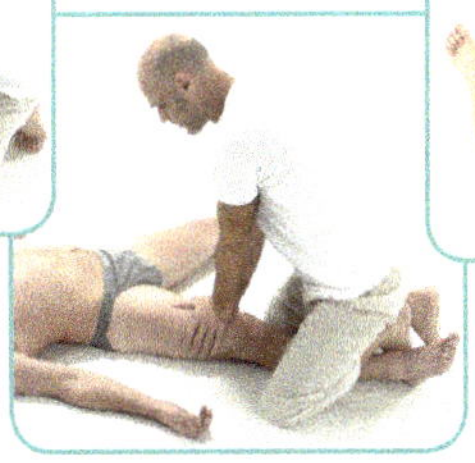

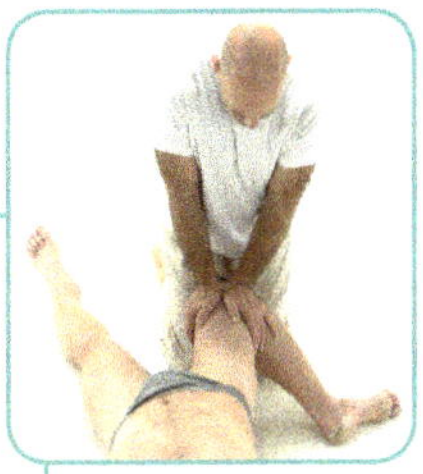

Sélection des points thérapeutiques

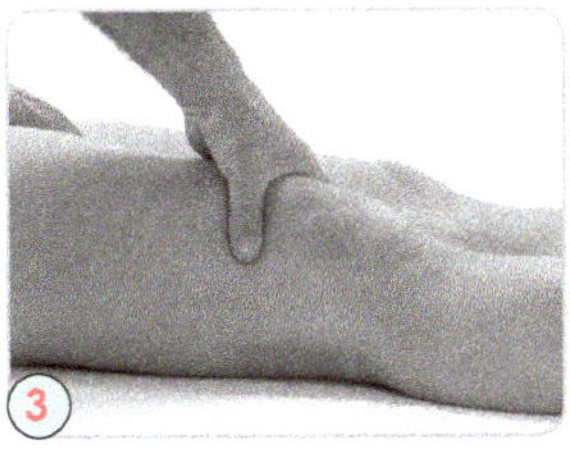

(3)

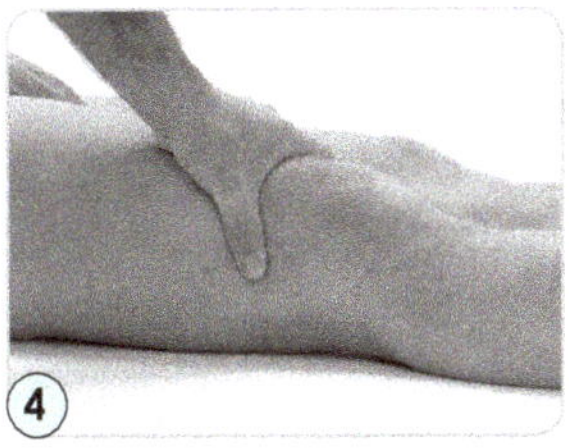

(4)

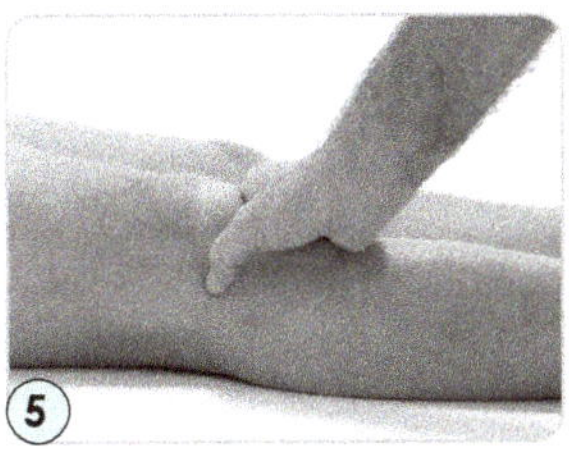

(5)

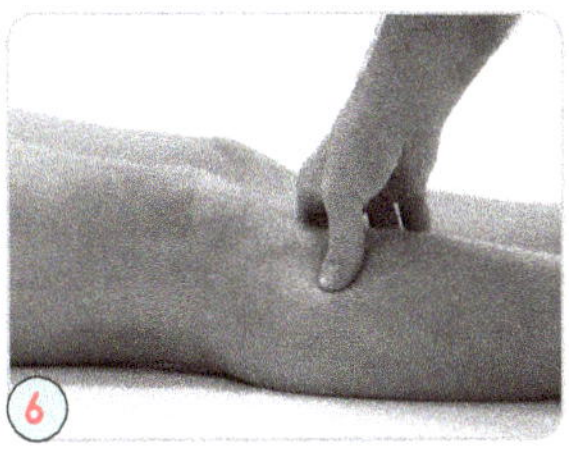

(6)

Douleur sur la face interne du genou

●●● affection très courante

1re ligne interne de la jambe-8

5 doigts au-dessus du coin médial supérieur de la patella • sur une ligne qui court entre le bord médial de la patella et le bord médial de l'EIAS • dans la dépression située entre le droit fémoral et le vaste médial

1re ligne interne de la jambe-7

4 doigts au-dessus du coin médial supérieur de la patella • au 1/4 du chemin entre le bord supérieur de la patella et le pli de l'aine • sur une ligne qui court entre le bord médial de la patella et le côté médial de l'EIAS • dans une dépression entre le droit fémoral et le vaste médial

1re ligne interne de la jambe-5

(RA-10)

2 doigts au-dessus du coin médial supérieur de la patella • sur une ligne qui court entre le bord médial de la patella et le côté médial de l'EIAS • sur le vaste médial

2e ligne interne de la jambe-9

(FOI-9)

2 doigts au-dessus de l'épicondyle médial du fémur • dans une dépression entre le vaste médial et les adducteurs

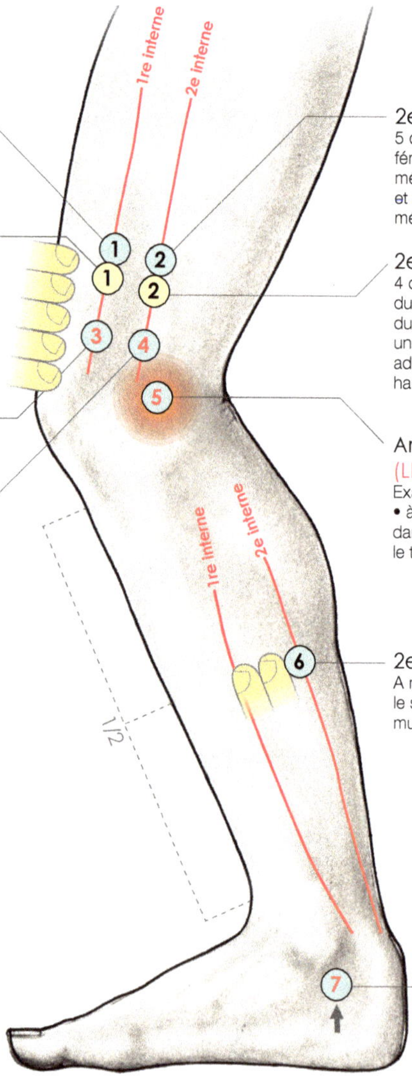

Position couchée sur le dos

2e ligne interne de la jambe-11

5 doigts au-dessus de l'épicondyle médial du fémur • dans une dépression entre le vaste médial et les adducteurs • presser vers l'intérieur et vers le haut, en poussant le muscle vaste médial

2e ligne interne de la jambe-10

4 doigts au-dessus de l'épicondyle médial du fémur • dans une dépression au 1/4 du chemin entre le genou et l'aine • dans une dépression entre le vaste médial et les adducteurs • presser vers l'intérieur et vers le haut, en poussant le muscle vaste médial

Articulation du genou médial

(LIV-8)

Exactement sur l'articulation du genou médial • à l'horizontale du bord inférieur du genou • dans une mince dépression entre le fémur et le tibia -le trou de l'articulation

2e ligne interne de la jambe-7

A mi-chemin entre la cheville et le genou • entre le soléus et le gastrocnémien • juste sous le muscle du mollet, quand il est contracté

Pied interne-2 (RE-6)

Juste en-dessous de la malléole médiale • trouver une fine dépression entre le bord inférieur de la malléole et le talus • presser à l'aide du pouce ou de la paume, vers le haut en direction de la cheville

Description du problème :

- *Raideur et douleur sont situées sur la face interne du genou. Le siège de la douleur est au point 5. Le genou est parfois gonflé.*
- *Douleur pouvant être chronique ou aiguë, conséquence souvent d'un faux mouvement, typiquement lors d'une activité sportive.*
- *Douleur accentuée par les mouvements de torsion, ou le fait de plier et déplier le genou.*
- *Possible restriction des mouvements.*
- *Dans la plupart des cas, le trouble n'affecte qu'un seul genou. Les personnes ayant subi une opération du genou souffrent parfois de douleurs sur les deux faces du genou : interne et externe.*

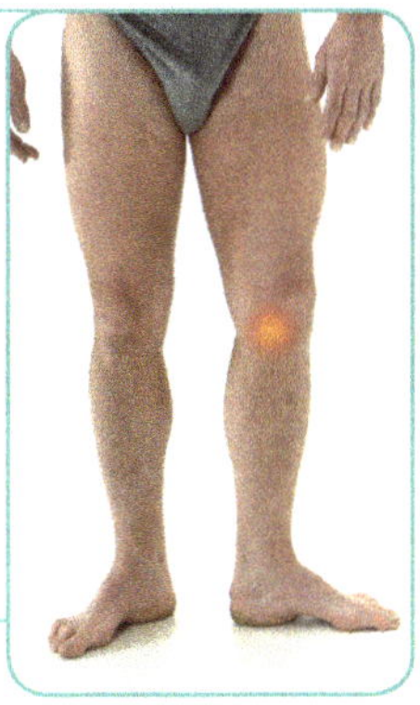

Les étapes du traitement

1. Massage de la jambe interne entière

Installez votre patient en position couchée sur le dos, la jambe légèrement pliée, sur un coussin de soutien. Travaillez l'intérieur de la jambe, en commençant par la cheville interne, en remontant jusqu'à l'aine, avant de redescendre à la cheville. Effectuez de 2 à 3 passages. Pour les praticiens en massage thaï : travail de la jambe antérieure en pressions palmaires.

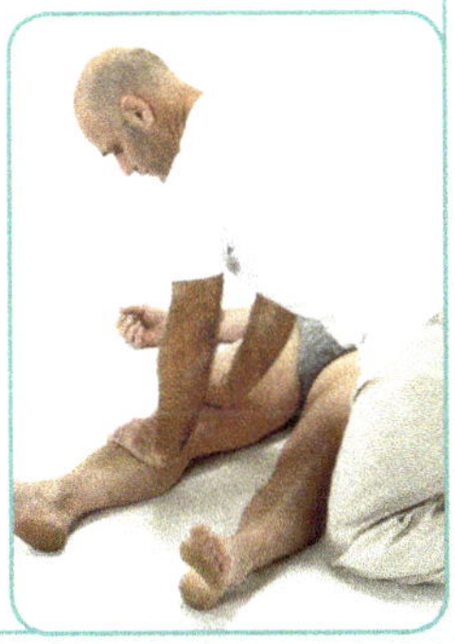

2. Travail des lignes thérapeutiques

Travaillez les 1re et 2e lignes internes de la jambe. Partez de la hanche, descendez au genou, puis remontez à la hanche. De 1 à 3 passages. Travaillez ensuite la 2e ligne interne, partie inférieure de la jambe. Commencez à la cheville interne, montez jusqu'au genou et redescendez à la cheville. Répétez 2 ou 3 fois. Pour les praticiens en massage thaï : travail de ces lignes aux pouces.

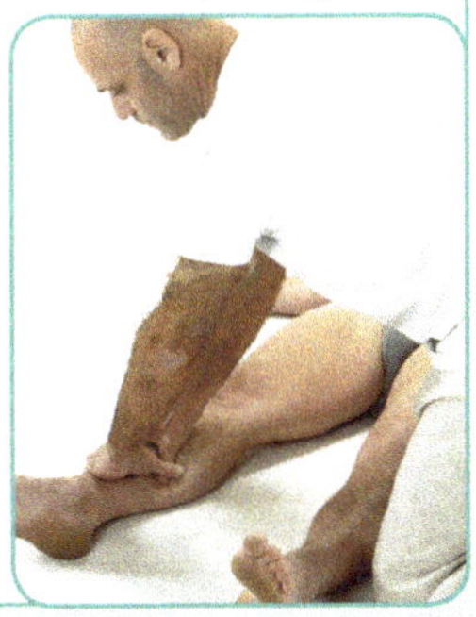

3. Travail des points d'acupression

Pressez les points (1) à (7). Ne pressez pas le point (5) si le genou est gonflé, ou s'il est sensible, ce qui est souvent le cas des personnes qui ont été opérées. Essayez les points proposés en alternative, et utilisez ceux qui sont les plus efficaces. Utilisez vos pouces pour les points 1 et 2. Utilisez la paume pour les points 3 et 4, en appuyant et en glissant (voir le sens des flèches). Essayez la variante du point 2, et déterminez quel est le point le plus efficace. Si les deux le sont, vous pouvez les presser tous les deux. Continuez ce travail de pression au pouce tant que vous sentez une amélioration, jusqu'à 10 passages. Cessez si les points deviennent douloureux. Adaptez le niveau de pression à votre patient.

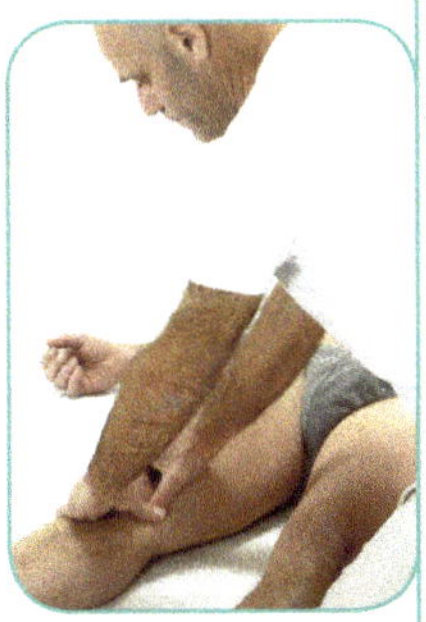

Précautions :

- *Consultez un spécialiste avant de traiter toute affection du genou grave ou sujette à caution.*
- *Pas d'étirement du genou, même si pour les cas chroniques, des étirements très doux peuvent être bénéfiques.*
- *Un étirement du genou inadéquat peut entraîner des dommages graves*
- *Pas de pressions sur un genou enflé.*
- *Traitez tous les jours jusqu'à rémission. Pour les cas non aigus, traitez deux fois par semaine.*
- *Avant de répéter le traitement, attendez que votre*
- *patient n'ait plus de douleur (le cas échéant) liée au traitement précédent.*

Étirements potentiellement dangereux pour le genou

Les photos ci-dessous illustrent quelques étirements pratiqués en massage thaï qui peuvent blesser le genou. Soyez donc très prudent lors du traitement d'un patient dont le genou est instable ou faible.

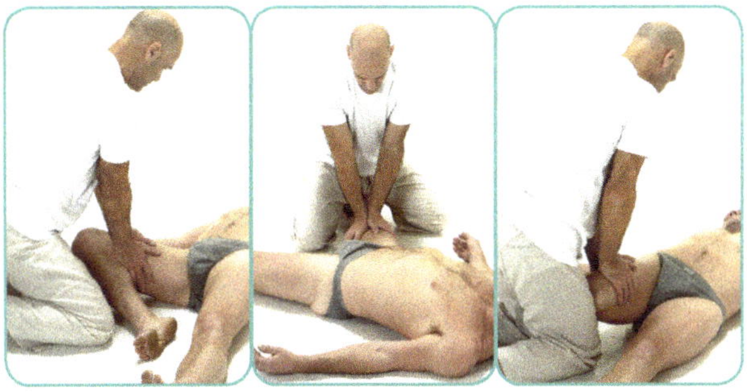

Sélection des points thérapeutiques

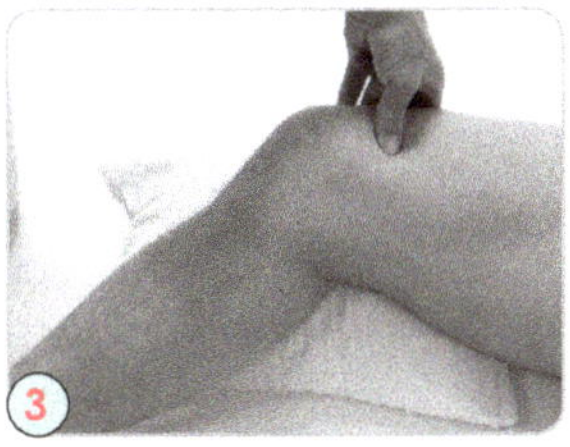

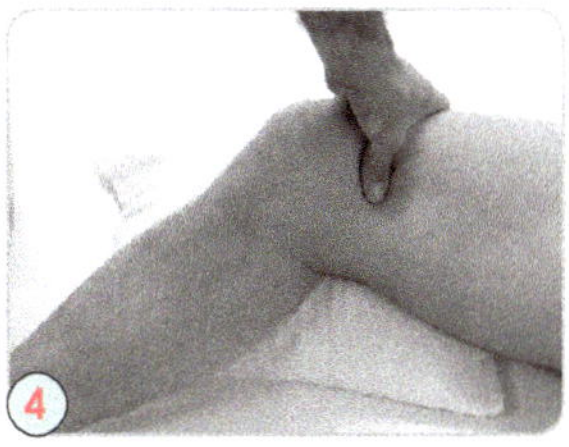

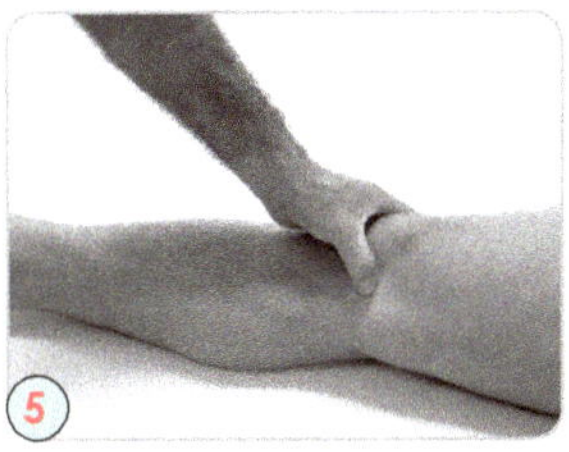

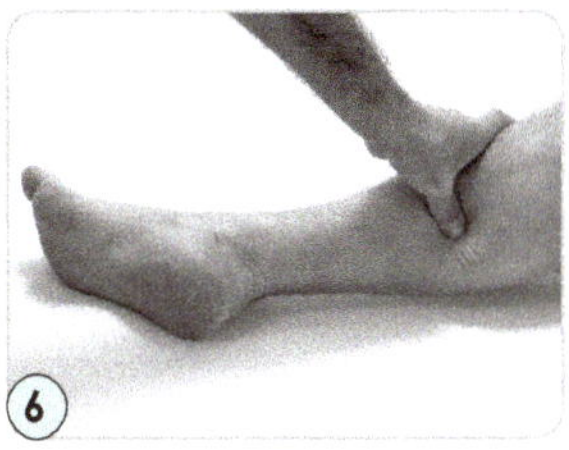

Protocole - 50 GENOU

Raideur et douleur au genou en flexion et en extension

●●● affection très courante

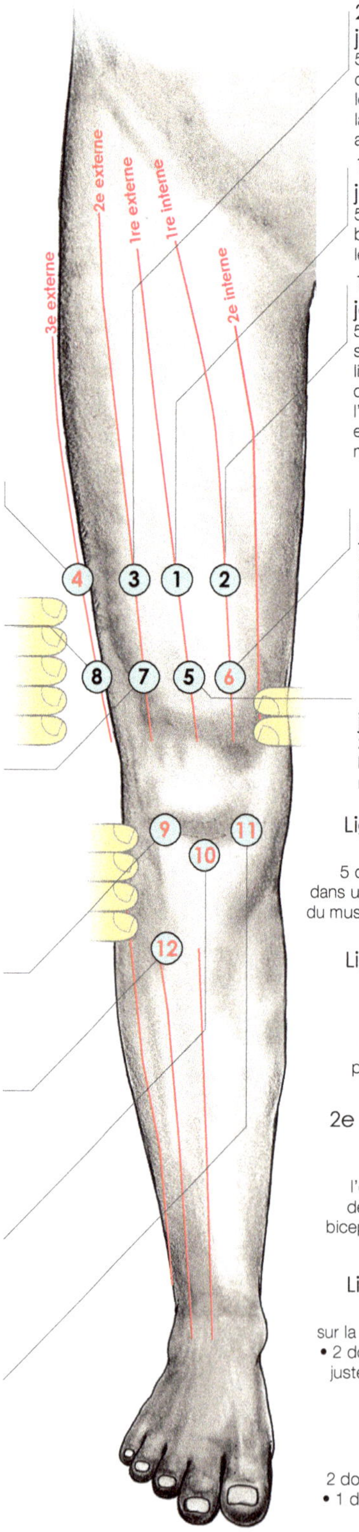

Position couchée sur le dos

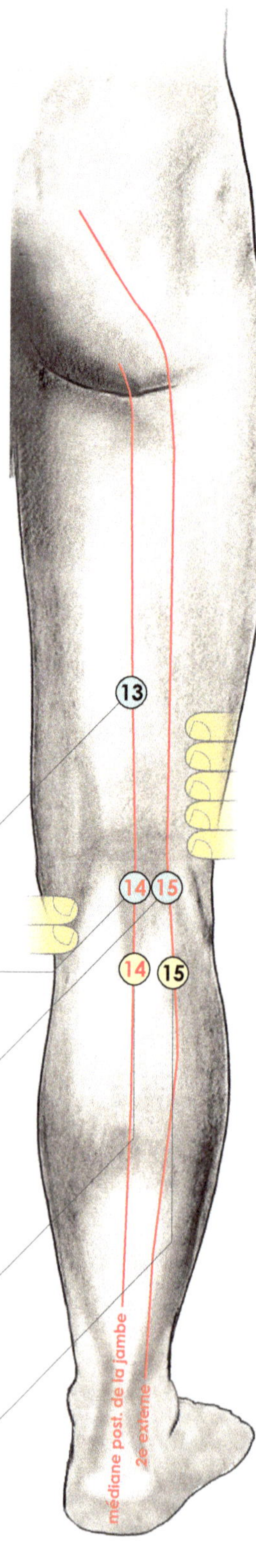

Position couchée sur le ventre

3e ligne externe de la jambe-7 (VB-31)
5 doigts au-dessus du genou sur le tractus ilio-tibial • au 1/4 du chemin entre le genou et le grand trochanter

3e ligne externe de la jambe-5
2 doigts au-dessus du bord latéral du genou sur le tractus ilio-tibial

2e ligne externe de la jambe-5 (ES-34)
2 doigts au-dessus de la patella • dans une mince dépression entre le muscle droit fémoral et le vaste latéral • ou, alternative : juste en avant du tractus ilio-tibial

Œil du genou latéral (ES-35)
1 doigt en-dessous de la patella, dans le creux latéral formé par le genou lorsqu'il est en demi-flexion

2e ligne externe de la jambe-3 (ES-36)
4 doigts sous le bord inférieur de la patella • sur le muscle tibial antérieur, environ 1 doigt en dehors de la crête tibiale • irradie dans le pied

Œil du genou médian (Hsihsia)
1 doigt en-dessous de la patella, dans l'axe de sa ligne médiane • à mi-chemin entre les 2 "yeux" du genou, sur le ligament patellaire

Œil du genou médial (ES-35)
1 doigt en-dessous de la patella, dans le creux médial formé par le genou lorsqu'il est en demi-flexion

2e ligne externe de la jambe-7
5 doigts au-dessus de la patella • dans une mince dépression entre le muscle droit fémoral et le vaste latéral • ou, alternative : juste en avant du tractus ilio-tibial

1re ligne externe de la jambe-9
5 doigts au-dessus du milieu du bord supérieur de la patella • sur le muscle droit fémoral

1re ligne interne de la jambe-8
5 doigts au-dessus du coin médial supérieur de la patella • sur une ligne qui court entre le bord médial de la patella et le bord médial de l'EIAS • dans la dépression située entre le droit fémoral et le vaste médial

1re ligne interne de la jambe-5 (RA-10)
2 doigts au-dessus du coin médial supérieur de la patella • sur une ligne qui court entre le bord médial de la patella et le côté médial de l'EIAS • sur le vaste médial

1re ligne externe de la jambe-7
2 doigts au-dessus du milieu du bord supérieur de la patella • sur le muscle droit fémoral

Ligne médiane postérieure de la jambe-5
5 doigts au-dessus du pli du genou • dans une dépression sur la ligne médiane du muscle ischio-jambier • entre le biceps fémoral et le semi-tendineux

Ligne médiane postérieure de la jambe-4 (VE-40)
au milieu du pli du genou • à mi-chemin entre les tendon du biceps fémoral et du semi-tendineux • ne presser que quand le genou est plié

2e ligne externe, position de côté-8 (VE-39)
dans le creux derrière le genou, à l'extrémité latérale du pli • dans une dépression en dedans du tendon du biceps fémoral • ne presser que quand le genou est plié

Ligne médiane postérieure de la jambe-3 (VE-55)
sur la ligne médiane du muscle du mollet • 2 doigts en-dessous du pli du genou • juste en-dessous d'un tissu musculaire légèrement dur

2e ligne externe, position de côté-7
2 doigts sous le creux derrière le genou • 1 doigt en dedans de la ligne médiane postérieure de la jambe

Description du problème :

- *Raideur et douleur ressenties en pliant et dépliant le genou.*
- *Plusieurs sièges possibles de douleur ; sous la patella, au-dessus, dans le creux derrière le genou, à l'intérieur du genou, ou encore à plusieurs de ces endroits en même temps.*
- *Pour la douleur en-dessous de la patella, elle se situe soit en-dessous du centre, vers le bord externe de la rotule ("œil" latéral du genou), soit vers le bord interne ("œil" médial du genou).*
- *La douleur peut survenir en flexion partielle ou totale du genou, et/ou en extension partielle ou totale.*

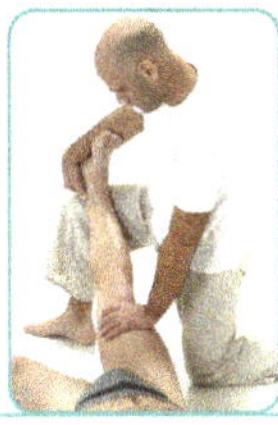
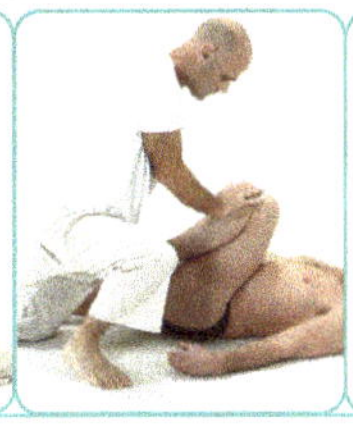
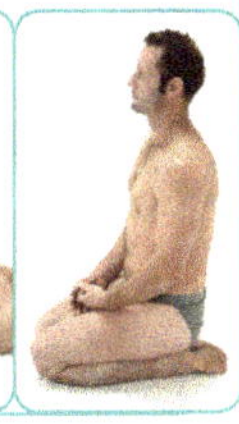

Les étapes du traitement

Instructions d'ordre général :

Traitez le genou douloureux. Si les deux genoux font mal, traitez les deux. Suivez les étapes 1 à 6, puis recommencez à l'étape 2, passez ensuite à l'étape 3 puis à la 6. Vous pouvez répéter cette séquence, jusqu'à 3 fois.

1. Travail des lignes thérapeutiques

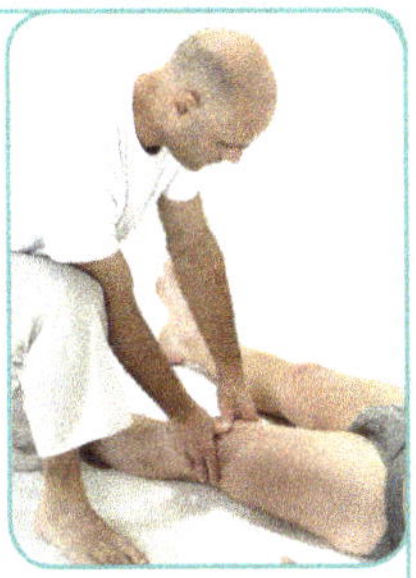

Installez votre patient sur le dos. Travaillez la 1re interne de la cuisse et les trois lignes externes de la cuisse. Partez du genou, montez à la hanche, puis redescendez au genou - 1 à 2 fois. Travaillez ensuite la 2e ligne externe, partie inférieure de la jambe. Partez de la cheville, montez jusqu'au genou avant de redescendre à la cheville, 2 ou 3 fois. Pour les praticiens en massage thaï : travail de ces lignes aux pouces.

2. Travail des points d'acupression

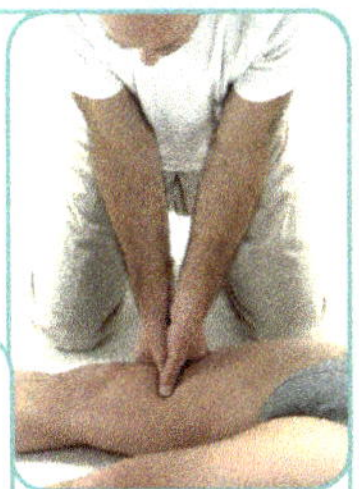

Pressez les points (1) à (12). Vous pouvez répéter cette séquence de points une deuxième fois. Adaptez l'intensité des pressions à votre patient.

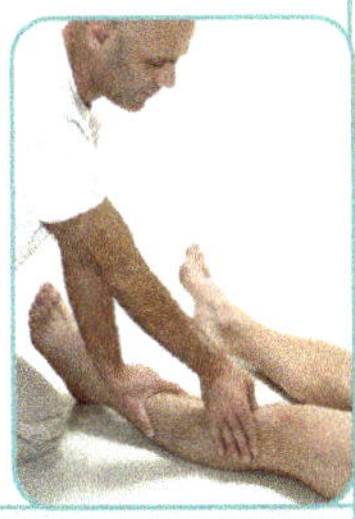
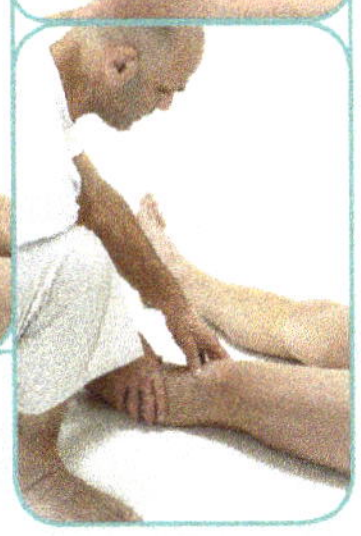

3. Plier et tendre le genou

Maintenant, le genou a besoin de mouvement de flexion et d'extension. À l'aide d'une main, soutenez la jambe sous le genou. Avec l'autre, soutenez le talon. Avec précaution, pliez d'abord légèrement le genou, avant de le tendre progressivement. Répétez plusieurs fois.

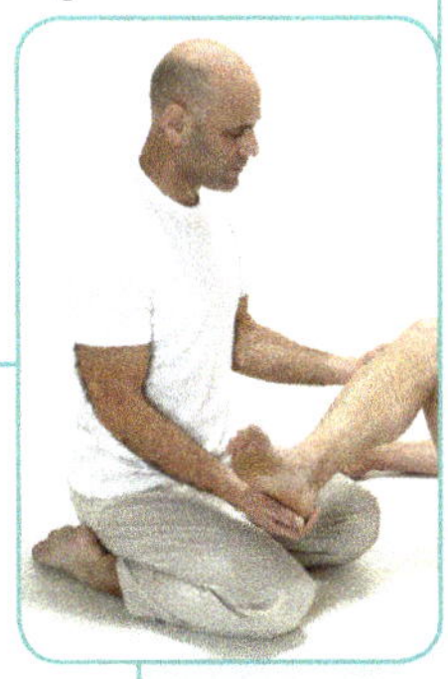
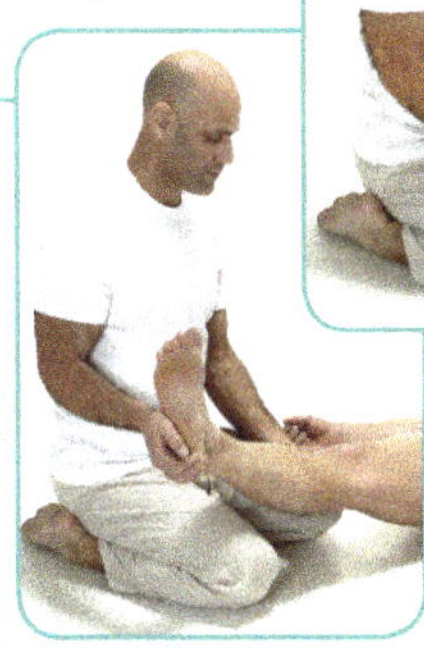

4. Pressions palmaires sur la face postérieure de la jambe

Installez votre patient sur le ventre. Travaillez l'arrière de la jambe en pressions palmaires. Utilisez le poids du corps. Partez du talon, remontez jusqu'aux fesses, puis redescendez au talon, de 1 à 3 fois.

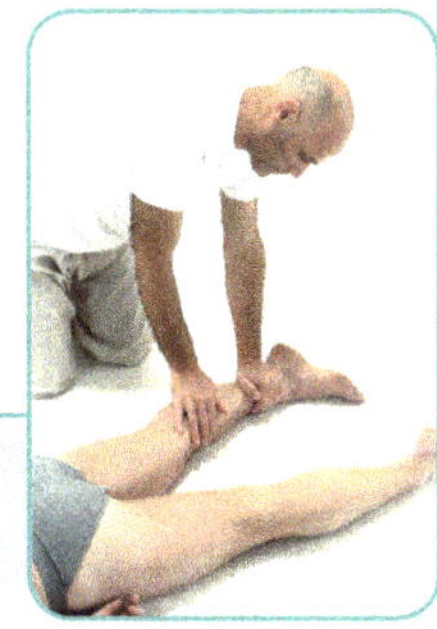

le traitement continue page suivante ➤

Raideur et douleur au genou en flexion et en extension

5. Travail de la ligne thérapeutique

Travaillez au pouce la ligne médiane postérieure de la jambe. Utilisez le poids du corps, en partant du talon et en remontant jusqu'aux fesses, avant de redescendre au talon. Faites 2 ou 3 passages. Pour les praticiens en massage thaï : travaillez cette ligne au pouce.

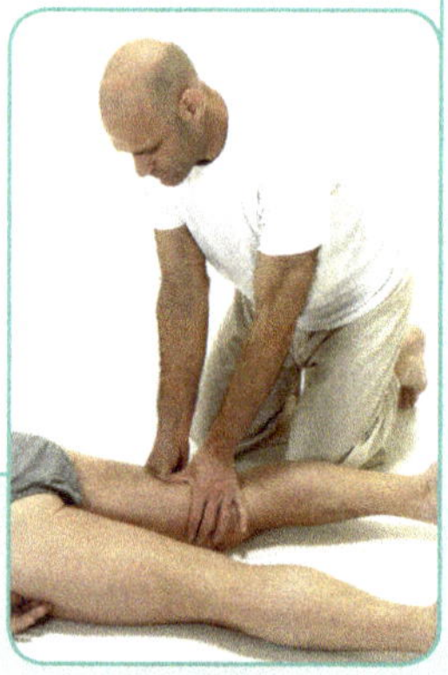

6. Travail des points d'acupression

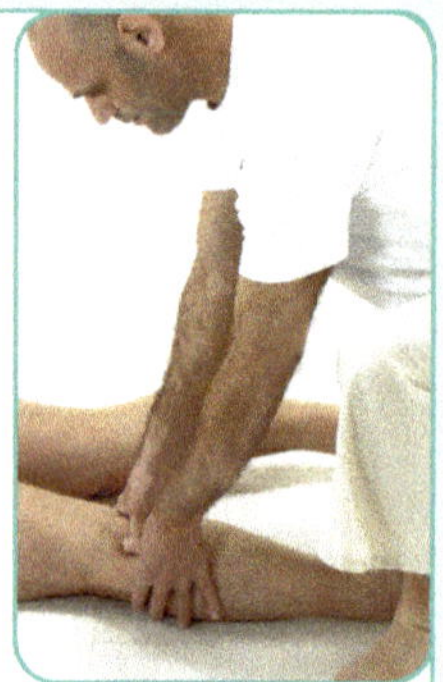

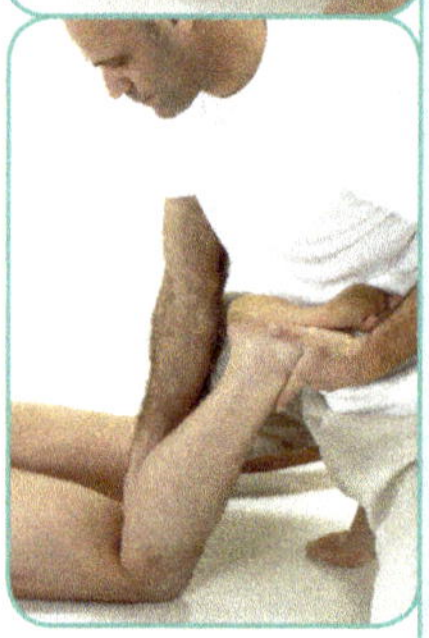

Étape a : Pressez le point (13).

Étape b : Pliez le genou du patient, pendant que vous pressez les points (14) et (15). Ne pressez pas les point (14) et (15) si la jambe est tendue. Sur une jambe tendue, essayez plutôt les points proposés en alternative et voyez ceux qui sont les plus efficaces. Vous pouvez utiliser les deux séquences : la séquence de points originale et l'alternative si les deux sont efficaces. Faites 1 à 2 passages. Adaptez l'intensité des pressions à votre patient.

Sélection des points thérapeutiques

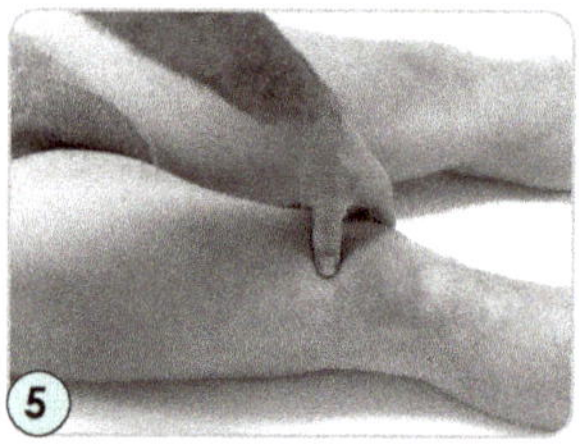

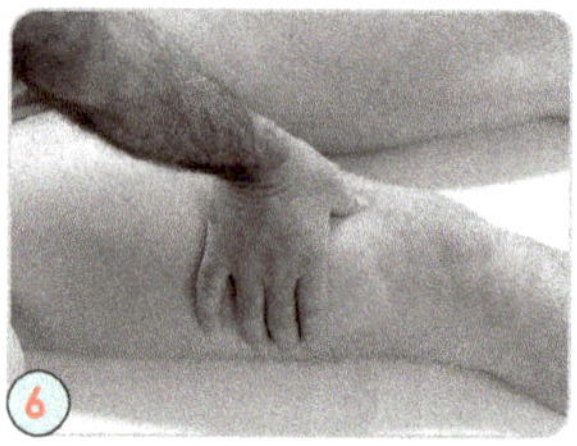

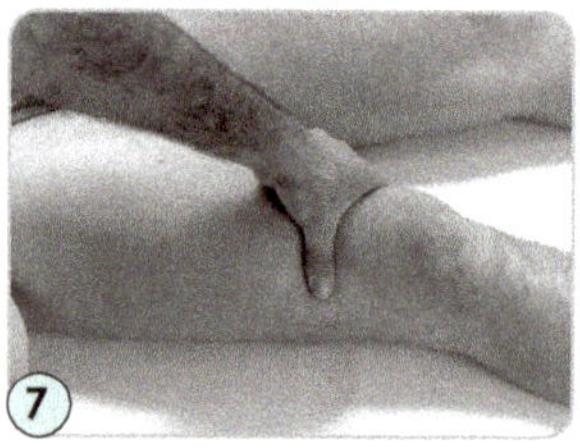

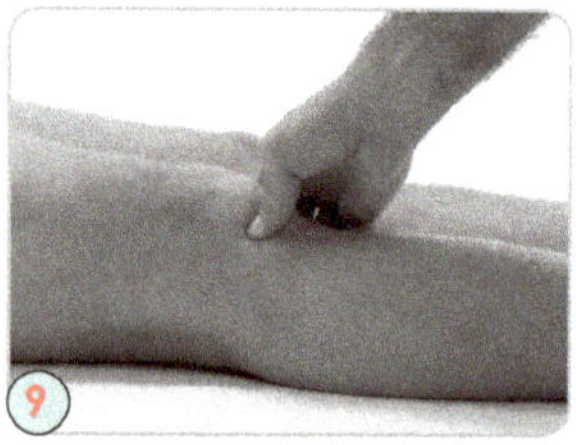

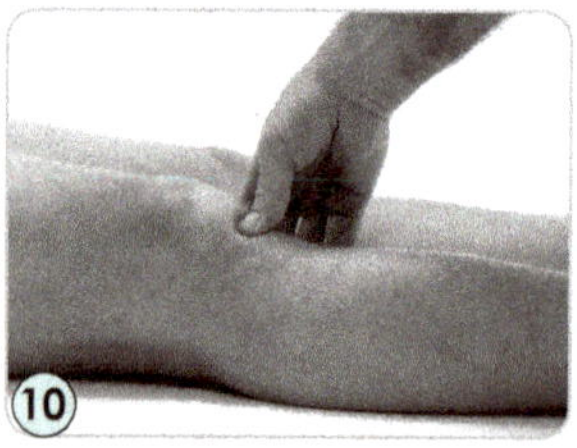

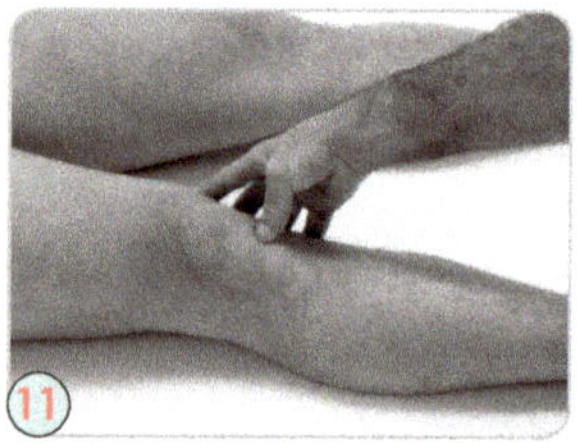

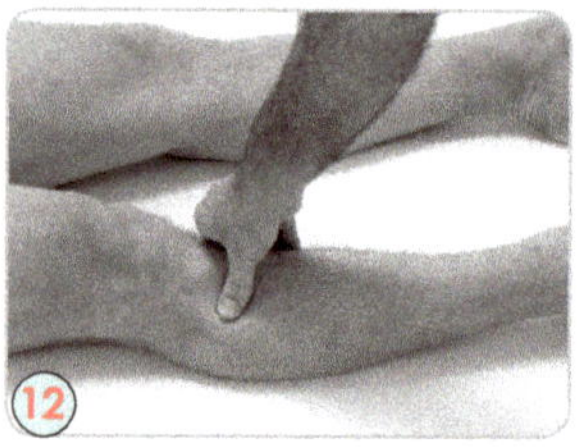

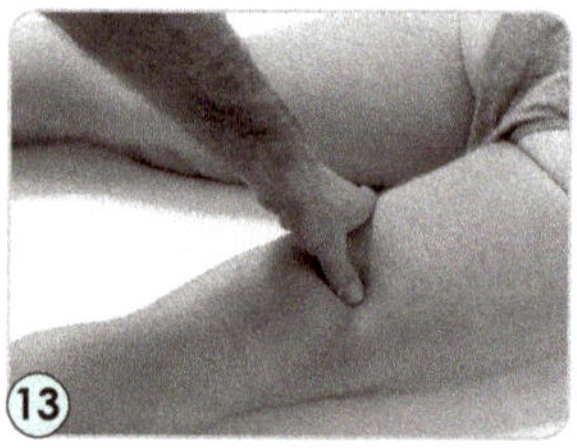

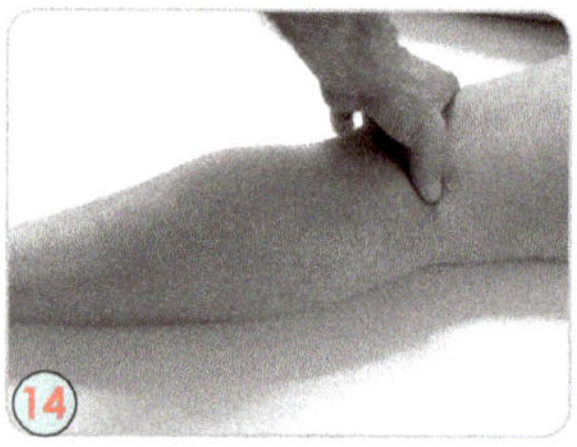

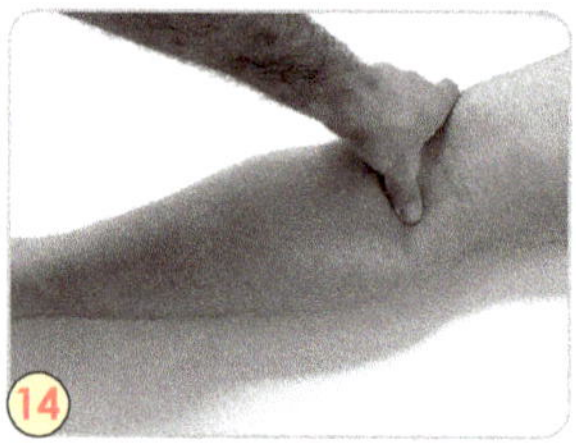

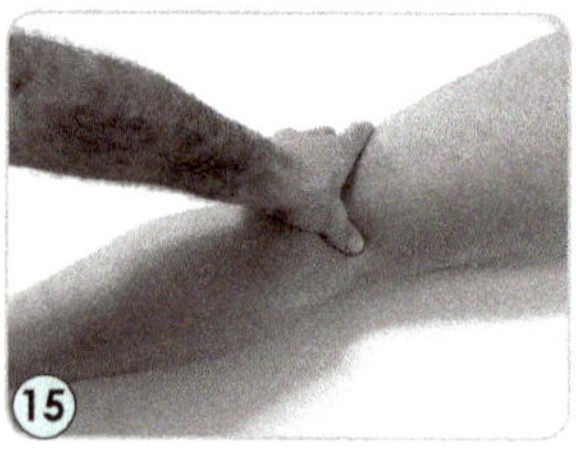

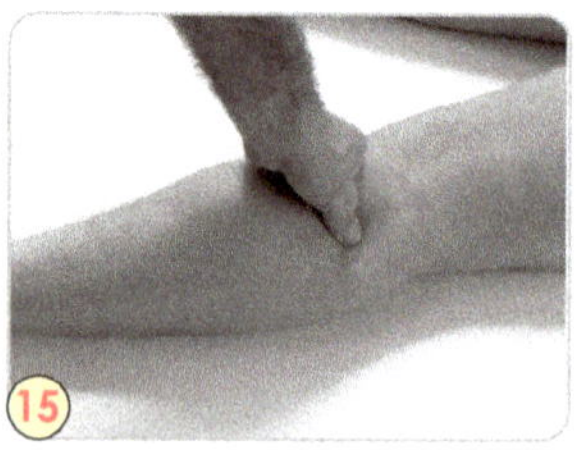

Précautions :

- *Consultez un spécialiste avant de traiter un genou dans un état grave ou sujet à caution.*
- *Éviter les étirements du genou trop douloureux.*
- *Traitez tous les jours jusqu'à rémission. Pour les cas*
- *non aigus, traitez deux fois par semaine.*
- *Avant de répéter le traitement, attendez que votre*
- *patient n'ait plus de douleur (le cas échéant) liée au traitement précédent.*

CHAPITRE 14 CHEVILLE

Les protocoles de traitement dans ce chapitre

Protocole - 51 **"Entorse externe de la cheville"**
Protocole - 52 **"Entorse externe de la cheville avec gonflement"**
Protocole - 53 **"Entorse interne de la cheville"**

Traitement des pathologies de la cheville

L'entorse de la cheville est la plus fréquente des blessures de la jambe. Elle survient généralement en marchant vite, ou en courant sans faire attention, notamment sur terrain instable, dans l'obscurité, ou alors en trébuchant sur quelque chose, ou encore lors d'une activité sportive, à la mauvaise réception d'un saut.
Les protocoles d'acupression thaïe sont très efficaces pour soigner les entorses qui ne nécessitent pas d'intervention chirurgicale. Parmi les trois protocoles proposés, faites un choix en fonction des symptômes établis selon le diagnostic thaï (voir le tableau diagnostic), indépendamment de la définition médicale moderne de la pathologie.
Chaque fois que les symptômes de votre patient concordent avec ceux qui sont décrits dans l'un des protocoles thaïs, essayez ce protocole et observez la réaction de votre patient. Si vos pressions sont bien accueillies, le traitement pourra donner de bons résultats. Si vous constatez une amélioration, continuez.

Protocole thaï	Pathologie sous-jacente éventuelle
Entorse externe de la cheville	Entorse latérale de la cheville
Entorse externe de la cheville avec gonflement	Entorse latérale de la cheville
Entorse interne de la cheville	Entorse médiale de la cheville

Les pathologies de la cheville

Entorse latérale de la cheville

C'est l'affection la plus courante de la jambe. Il s'agit d'une lésion du ligament talofibulaire antérieur, à l'avant de la malléole externe, provoquée par une supination excessive – inversion, flexion plantaire ou adduction du pied. Les entorses plus graves (de 2e et 3e degrés) impliquent une lésion sur un ligament supplémentaire, le calcanéo fibulaire, sous la malléole externe. Les symptômes associés sont : douleur, instabilité, difficultés voire impossibilité de marcher, et une inflammation qui peut durer plusieurs semaines. Souvent l'entorse a tendance à devenir récurrente sur la même cheville. Elle peut également se traduire par un hématome autour de la malléole, qui change de couleur (rouge, bordeaux puis noir).

Entorse médiale de la cheville

Plus rare que l'entorse latérale, elle est souvent bien plus grave. Il s'agit d'une lésion d'un seul, de deux ou des quatre ligaments deltoïdiens - talofibulaire postérieur, calcanéofibulaire, tibionaviculaire et talofibulaire antérieur. Elle est provoquée par une pronation excessive. La capacité d'éversion des chevilles étant très limitée, il faut une grande force pour provoquer ce type d'entorse. C'est pour cette raison que les entorses médiales de la cheville sont souvent accompagnées d'avulsions du tendon, de dislocations, et de fractures de la cheville. Les symptômes associés sont : douleur, difficulté voire impossibilité de marcher, et une inflammation qui peut durer plusieurs semaines.

Contre-indications et mises en garde

- **Pas d'étirements en cas de traumatisme grave**
  Des étirements doux peuvent être efficaces en cas de problèmes chroniques, mais ils peuvent s'avérer dangereux en cas de traumatismes aigus.
- **Pas de pression directe sur des tissus enflammés.**
  Une pression directe sur une zone enflammée aggraverait l'inflammation (même si le massage superficiel d'une zone enflammée, lors de troubles chroniques, est utile). Traitez les points d'acupression qui ne sont pas sur la zone enflammée. Les protocoles thaïs sont très efficaces même lorsqu'on ne traite pas directement les points de la cheville. En traitant la zone non enflammée, on peut obtenir de bons résultats.
- **Pas de pressions sur des lignes ou des points sensibles qui créent ou aggravent les symptômes**
- **Éviter toute pression qui fasse se rétracter ou reculer votre patient**

Attention danger !

En présence des symptômes suivants, votre patient doit être examiné par un médecin.

- **Récent traumatisme grave de la cheville**
- **Blessure entraînant une déformation autour de la cheville. Il peut s'agir d'une fracture.**
- **Incapacité à marcher. Il peut s'agir d'une fracture ou d'une entorse grave.**
- **Douleur au repos**
- **Douleur à la cheville persistant au-delà de quelques jours**
- **Douleur constante ou progressive**
- **Signes d'infection tels que fièvre, rougeur, chaleur. Il peut s'agir d'une infection de l'articulation, qui doit être traitée en urgence.**
- **Tout signe inhabituel**
- **État critique**

Choix du traitement - méthode à suivre

1. Localisez la douleur, vérifiez si la cheville est enflée, puis identifiez les mouvements qui provoquent ou accentuent cette douleur.

Demandez au patient de:

a. Bouger doucement le pied, dans toutes les directions : inversion, éversion, flexion plantaire, flexion dorsale, rotation médiale et latérale, et surtout pronation et supination.

b. Vous indiquer la localisation exacte de sa douleur dès qu'elle apparaît

2. Choisissez le traitement adapté

Une fois le mouvement à l'origine de la douleur identifié, que la cheville soit enflée ou non, vous êtes en mesure de choisir un protocole (voir le tableau de diagnostic).

3. Commencez le traitement et vérifiez que vous avez choisi le bon protocole

Pour vérifier si les points du protocole choisi sont pertinents et efficaces, pressez chaque point et observez les réactions de votre patient. Surtout ne l'embêtez pas avec trop de questions dès le début ! Laissez-le plonger dans un état de concentration, de plus en plus profonde. Il lui faudra souvent un peu de temps pour "rentrer" dans le traitement et être en mesure d'indiquer (sans forcément la verbaliser) l'efficacité des points. Les réactions commencent à être "fiables" à partir du deuxième passage. Posez des questions brèves, du type : "Là ?", "C'est agréable ?", "Douloureux ?" Si les lignes et les points sont pertinents et efficaces, continuez le traitement : vous avez choisi le bon protocole.

PROTOCOLE 51 (PAGE 230)

Entorse externe de la cheville

- Entorse localisée sur la partie externe de la cheville.
- Douleur localisée à l'extérieur de la cheville autour de la malléole latérale.
- L'entorse externe de la cheville survient lorsque la cheville est forcée en inversion (pliée vers l'intérieur).
- La douleur s'accroît principalement avec la supination de la cheville - inversion, rotation interne et flexion plantaire. Dans certains cas très aigus, marcher est impossible.

LOCALISATION DE LA DOULEUR

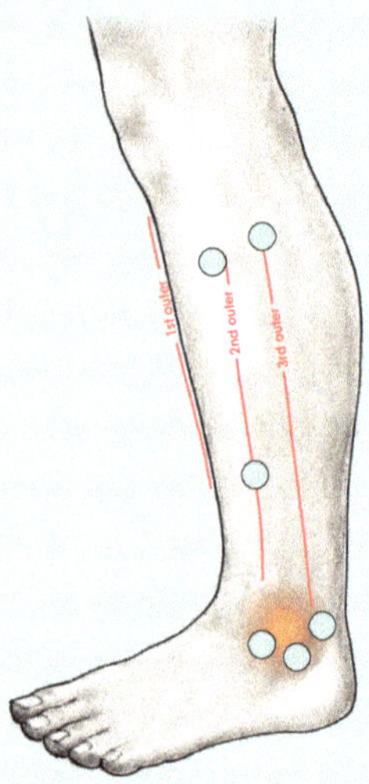

MOUVEMENT DOULOUREUX

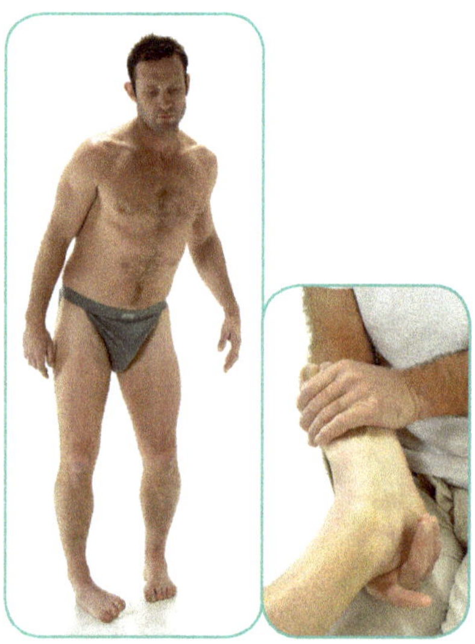

PROTOCOLE 52 (PAGE 232)

Entorse externe de la cheville avec gonflement

- Entorse localisée sur la partie externe de la cheville, avec gonflement autour de la cheville, jusqu'au quart de la jambe.
- Raideur et douleur se situent sur la partie externe de la cheville, autour de la malléole latérale.
- Le gonflement peut durer quelques semaines, au cours desquelles la peau change de couleur dans cette zone.
- L'entorse médiale externe de la cheville intervient lorsque la cheville est forcée en inversion (pliée vers l'intérieur).
- La douleur augmente principalement lorsque la cheville est en supination - inversion, rotation interne et flexion plantaire.

LOCALISATION DE LA DOULEUR

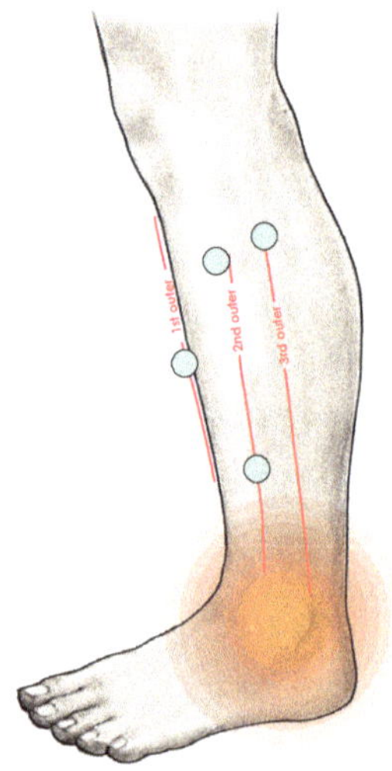

MOUVEMENT DOULOUREUX

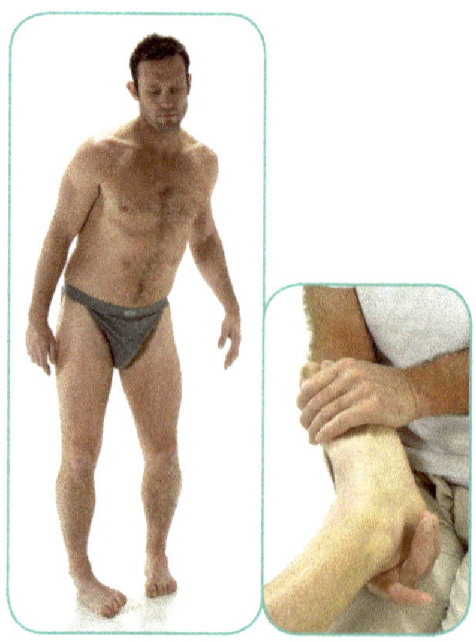

PROTOCOLE 53 (PAGE 234)

Entorse interne de la cheville

- L'entorse est localisée à l'intérieur de la cheville.
- Rigidité et douleur sont localisées à l'intérieur de la cheville, autour de la malléole médiale.
- Lors d'une entorse interne de la cheville, la cheville subit une éversion (pliée vers l'extérieur).
- la douleur augmente surtout en pronation - éversion, rotation externe et flexion dorsale.

LOCALISATION DE LA DOULEUR

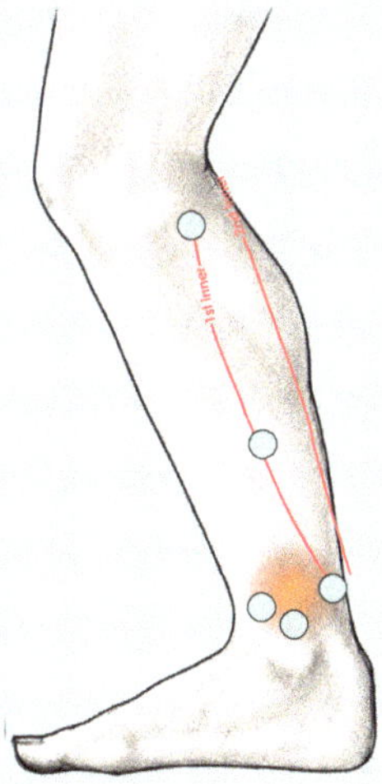

MOUVEMENT DOULOUREUX

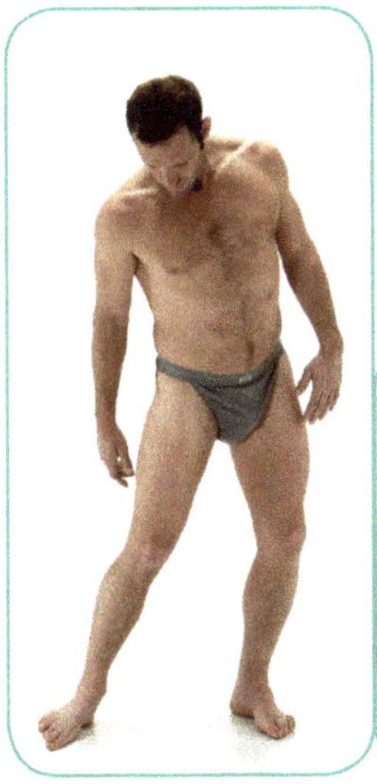

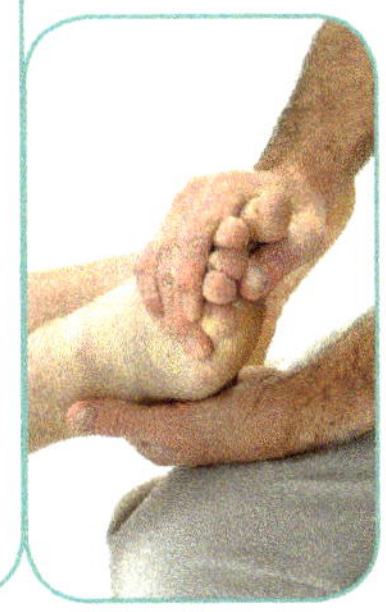

Protocole - 51 CHEVILLE
Entorse externe de la cheville

●●● affection très courante

Si les mouvements de flexion plantaire sont douloureux (entorse modérée de la cheville haute), travailler la ligne 1 ou, mieux, la ligne 1 alternative, le long du muscle tibial antérieur, 1 doigt en dehors du tibia - voir les pointillés. Presser également (1) (avec le genou si nécessaire) et le point additionnel (A), dans le creux juste en avant de la cheville, entre les deux tendons.

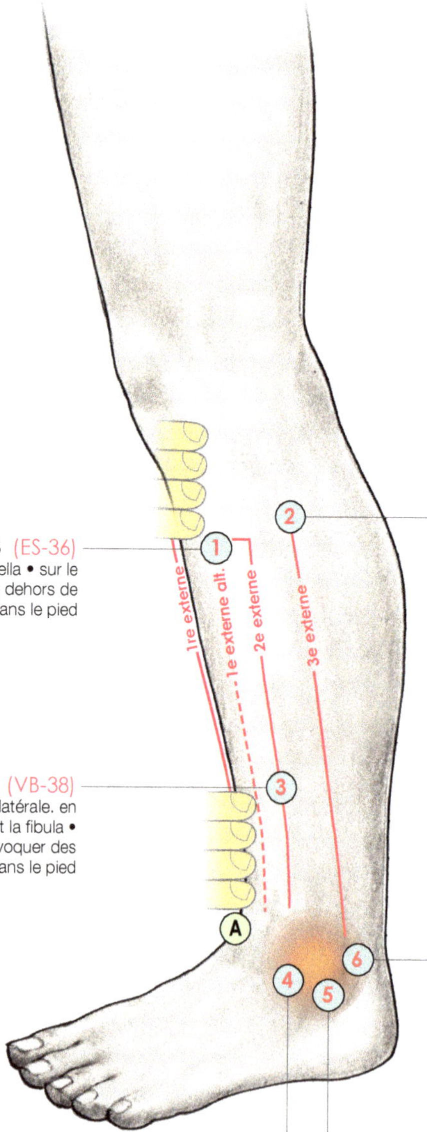

Description du problème :

- *Entorse située sur le côté externe de la cheville.*
- *La douleur est localisée sur le côté externe de la cheville, autour de la malléole latérale, aux points (4), (5) et (6). Le point le plus douloureux est souvent le (4)*
- *La douleur peut être aigüe ou chronique.*
- *L'entorse de cheville externe survient souvent lors d'une inversion forcée (pliée vers l'intérieur). Par exemple, lors d'un faux pas, en marchant ou en courant sans faire attention, notamment sur terrain accidenté, dans l'obscurité, ou en trébuchant sur quelque chose, ou encore à la mauvaise réception d'un saut lors d'une pratique sportive.*
- *La douleur augmente principalement lorsque la cheville est en supination - inversion, rotation interne et flexion plantaire.*
- *Une entorse de cheville se traduit par un mauvais équilibre, de l'instabilité et des douleurs lors de la marche. Dans certains cas aigus, il est impossible de marcher.*

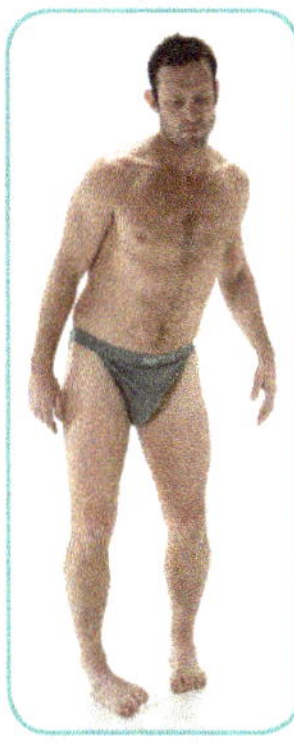

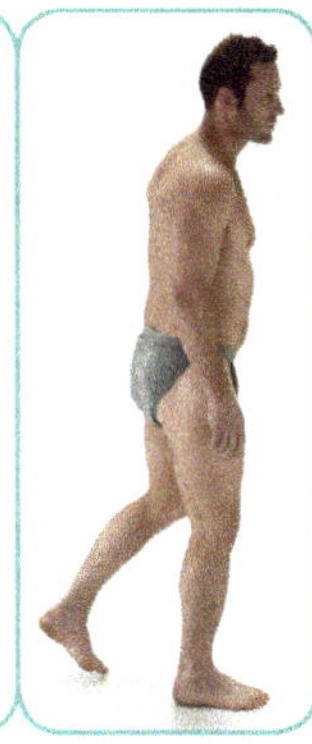

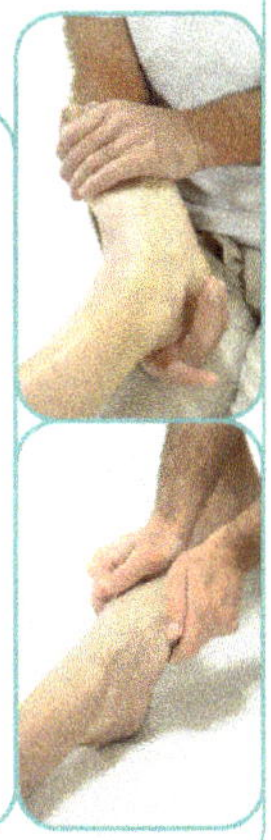

Les étapes du traitement

Instructions d'ordre général :

Ce protocole peut également être adapté aux patients qui viennent pour un traitement global, qui ont eu des entorses par le passé, jamais complètement rétablies, et qui ne savent pas qu'un traitement de la cheville leur serait nécessaire. Une cheville instable peut être la cause de troubles de la hanche, du bas comme du haut du dos, ou encore de l'épaule.

1. Travail des lignes thérapeutiques

Installez votre patient en position couchée sur le dos. Travaillez les trois lignes externes de la partie inférieure de la jambe, du genou jusqu'à la cheville, puis en remontant - 2 à 3 fois. Vérifiez également la ligne 1 en pointillé : travaillez-la si elle s'avère efficace. Pour les praticiens en massage thaï : travail de la ligne au pouce.

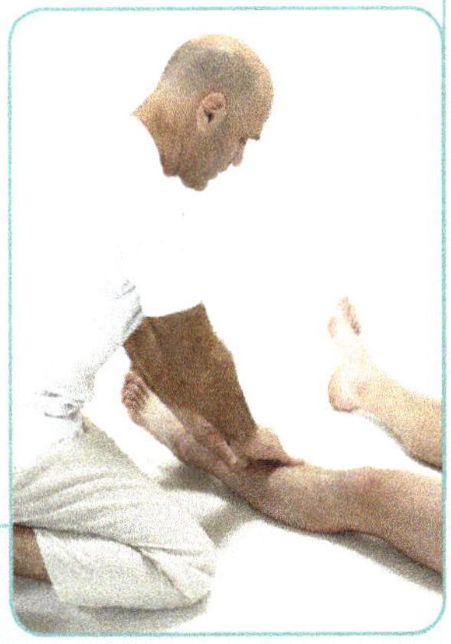

2. Travail des points d'acupression

Étape a. Pressez les points (1) à (3). Répétez de 3 à 4 fois.

Étape b. Demandez à votre patient de plier le genou et de poser le pied sur le tapis. Pressez les points (4) à (6). Répétez 3 à 4 fois. Si l'un des points autour de la malléole est trop sensible, ne le travaillez pas. La douleur est bienvenue, tant qu'elle reste "agréable", tant que votre patient vous autorise à appuyer, et tant qu'elle disparaît lorsqu'on relâche la pression des pouces.

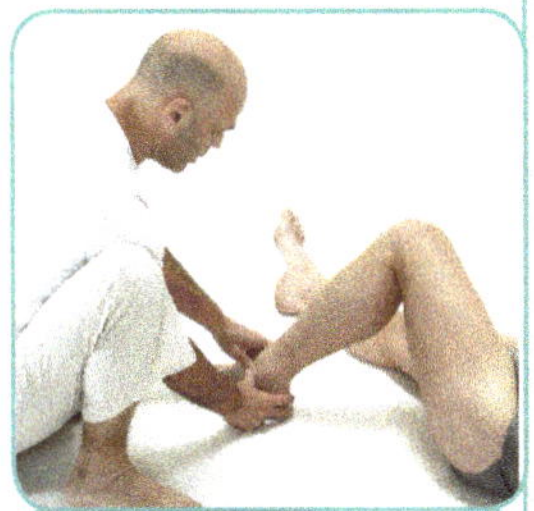

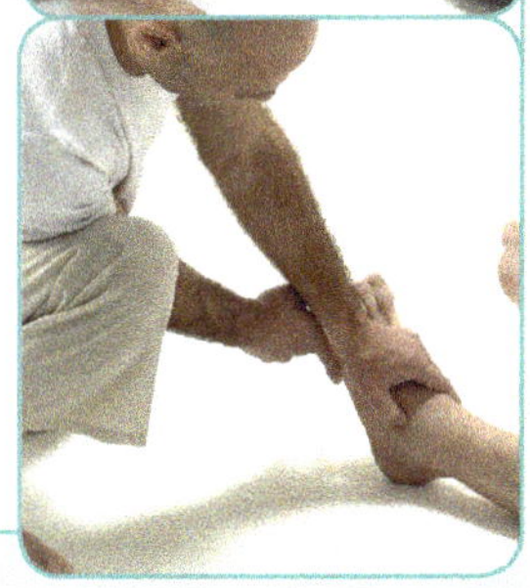

Sélection des points thérapeutiques

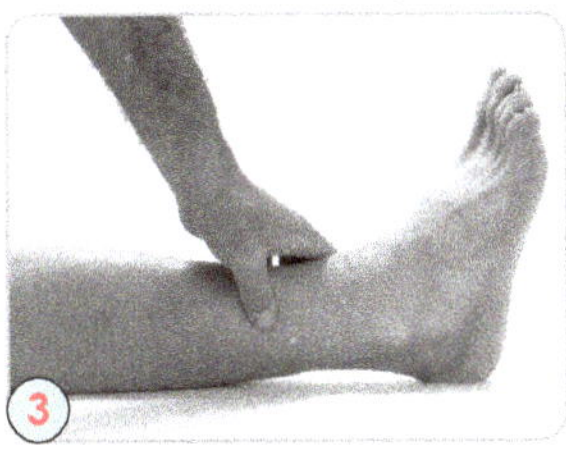

3

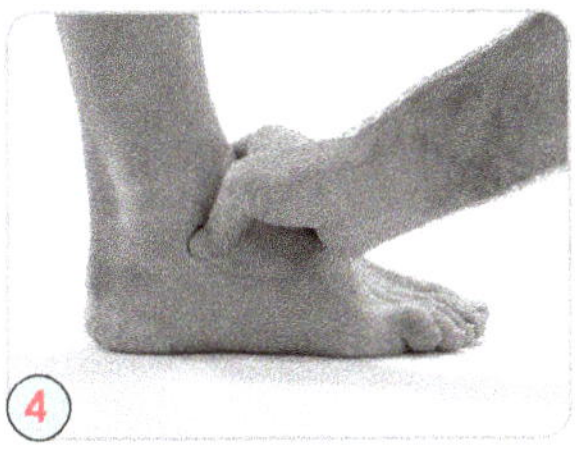

4

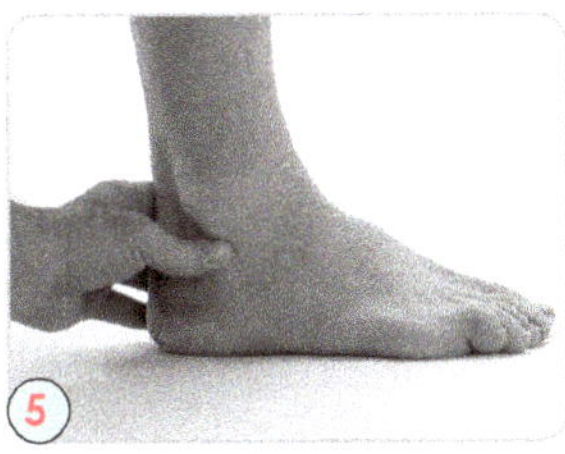

5

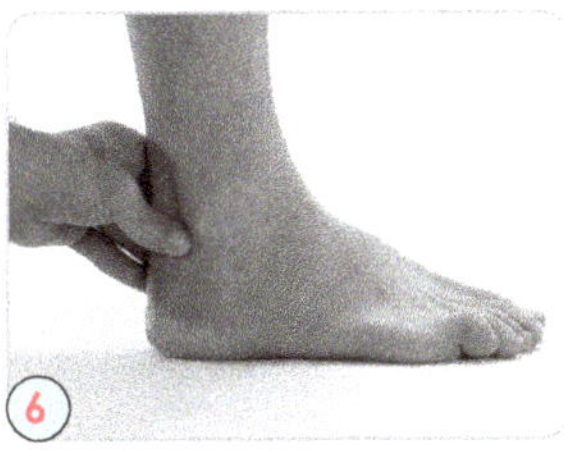

6

Précautions :

- *Consultez un spécialiste avant de traiter un cas grave, ou toute lésion de la cheville sujette à caution.*
- *Aucun étirement de la jambe, même si les étirements peuvent s'avérer bénéfiques dans certains cas très chroniques.*
- *Pas de pression directe sur une cheville enflée.*
- *Traitez tous les jours jusqu'à rémission. Pour les cas non aigus, traitez deux fois par semaine.*
- *Avant de répéter le traitement, attendez que votre patient n'ait plus de douleur (le cas échéant) liée au traitement précédent.*

Protocole - 52 CHEVILLE

Entorse externe de la cheville avec gonflement

●●● affection très courante

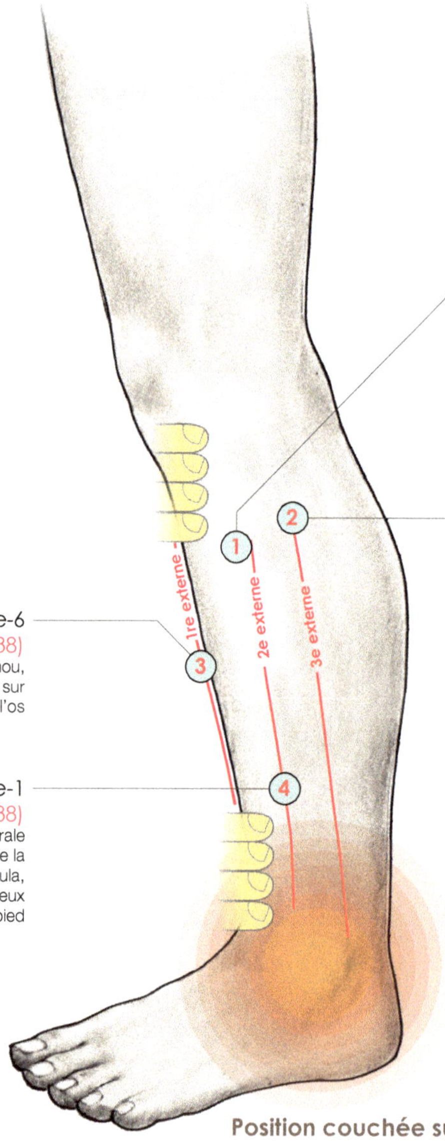

2e ligne externe de la jambe-3
(ES-36)
4 doigts sous le bord inférieur de la patella • sur le muscle tibial antérieur, environ 1 doigt en dehors de la crête du tibia • irradie dans le pied

3e ligne externe de la jambe-3
(zone VB-34)
1 doigt en-dehors de VB-34 • 3 doigts en-dessous de la patella, sous la tête de la fibula sur le muscle long fibulaire

1re ligne externe de la jambe-6
(ES-38)
A mi-chemin de la cheville et du genou, attenant au bord latéral du tibia • appuyer sur le muscle tibial antérieur près de l'os

2e ligne externe de la jambe-1
(VB-38)
4 doigts au-dessus de la malléole latérale • dans une dépression devant l'os de la fibula • si pressé trop près de la fibula, peut créer des picotements douloureux jusque dans le pied

Position couchée sur le dos

Description du problème :

- *Entorse située sur la partie externe de la cheville, avec un gonflement autour de la cheville jusqu'au point (4).*
- *Douleurs et raideurs localisées sur la partie externe de la cheville, autour de la malléole latérale*
- *La douleur peut être chronique ou aigüe. L'enflure peut durer jusqu'à plusieurs semaines, au cours desquelles la peau change de couleur.*
- *L'entorse de cheville externe correspond à une inversion (extension vers l'intérieur) de la cheville. Par exemple, lors d'un faux pas, en marchant ou en courant sans faire attention, notamment sur terrain accidenté, dans l'obscurité, ou en trébuchant sur quelque chose, ou encore à la mauvaise réception d'un saut lors d'une pratique sportive.*
- *La douleur augmente principalement en supination de la cheville -inversion, rotation interne et flexion plantaire.*
- *L'entorse se traduit par : mauvais équilibre, instabilité et douleur lors de la marche. Dans certains cas sévères, il est impossible de marcher.*

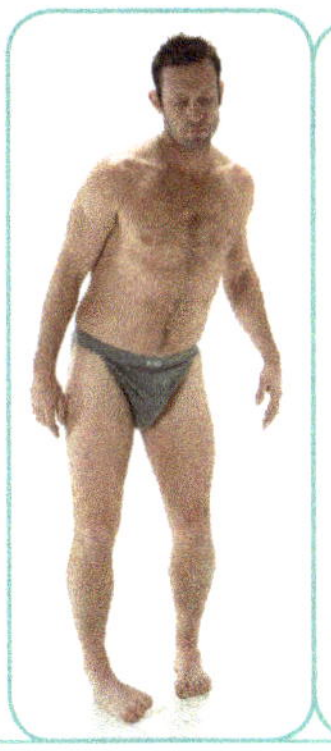
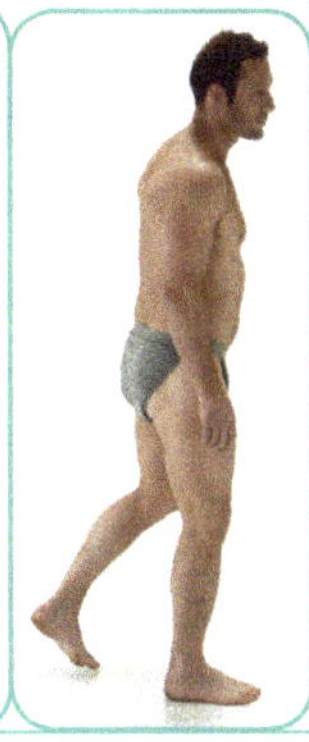
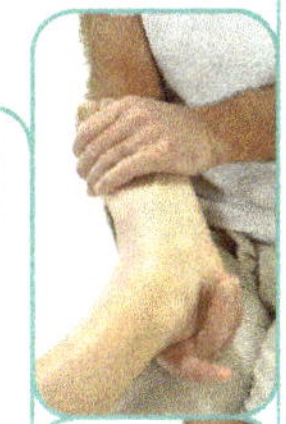
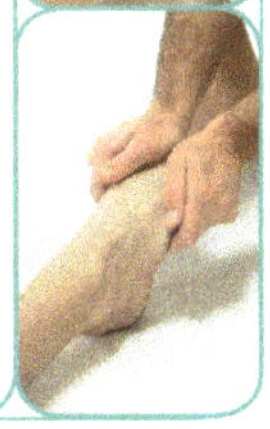

Les étapes du traitement

1. Travail des lignes thérapeutiques

Couchez votre client sur le dos. Travaillez les trois lignes externes du bas de la jambe, en descendant, depuis le genou jusqu'au point (4) (4 doigts au-dessus de la cheville), puis remontez. Faites deux ou trois passages. N'allez pas au-delà du point (4). N'exercez aucune pression sur la zone enflée. Pour les praticiens de massage thaï : travail au pouce sur ces lignes.

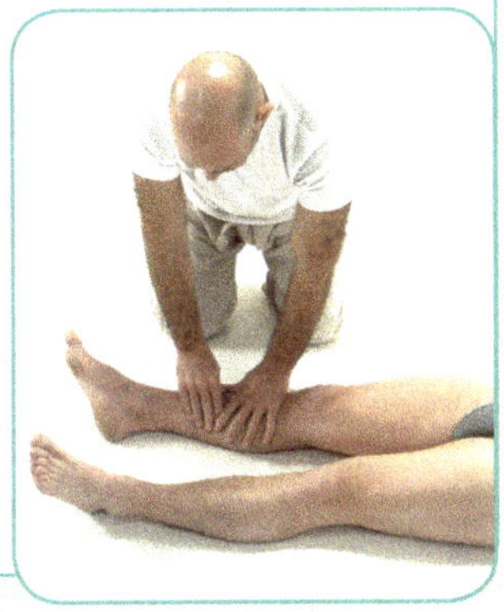

2. Travail des points d'acupression

Pressez les points (1) à (4). Répétez la séquence jusqu'à 10 passages. Cessez si les points deviennent sensibles. Ajustez l'intensité de pression à votre patient.

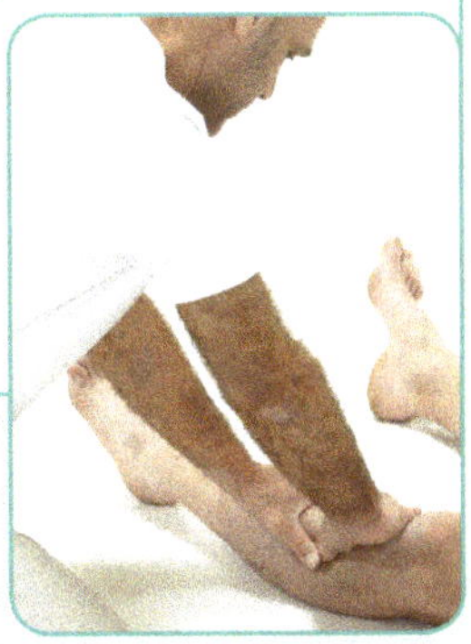

Technique complémentaire en option

3. Massage de la face externe du pied

Suite au protocole, si le gonflement s'est résorbé, vous pouvez masser la zone dorsale du pied, doucement, avec les pouces.

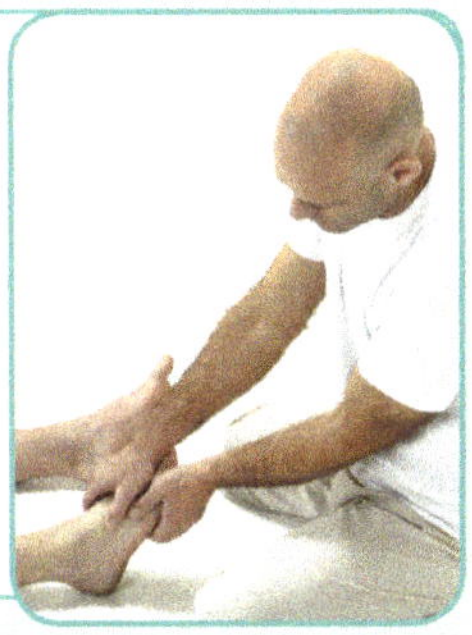

Précautions:

- *Consultez un spécialiste avant de traiter un cas grave, ou toute lésion de la cheville sujette à caution.*
- *Aucun étirement de la jambe, même si les étirements peuvent s'avérer utiles dans certains cas très chroniques.*
- *Pas de pression directe sur une cheville enflée.*
- *Traitez tous les jours jusqu'à rémission. Pour les cas non sévères, traitez deux fois par semaine.*
- *Avant de répéter le traitement, attendez que votre patient n'ait plus de douleur liée au traitement précédent (le cas échéant).*

Sélection des points thérapeutiques

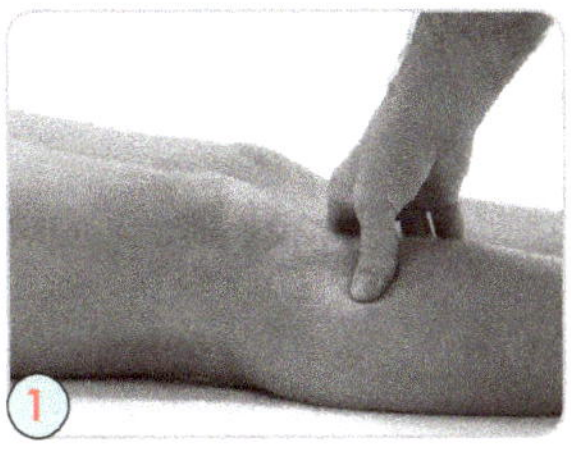
1

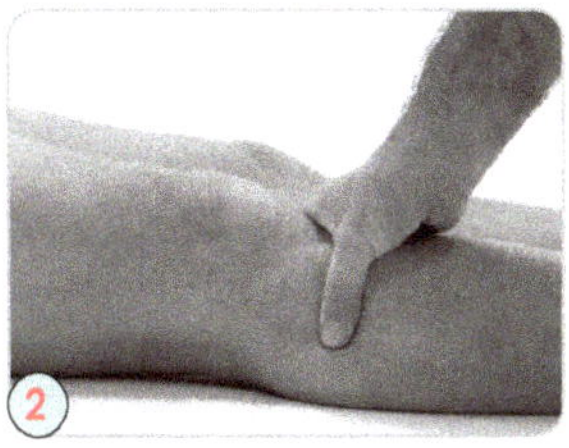
2

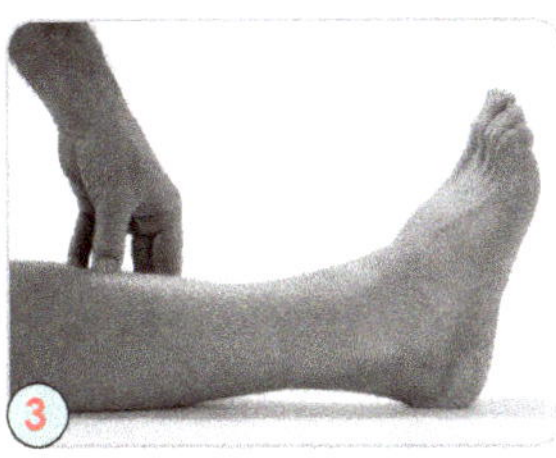
3

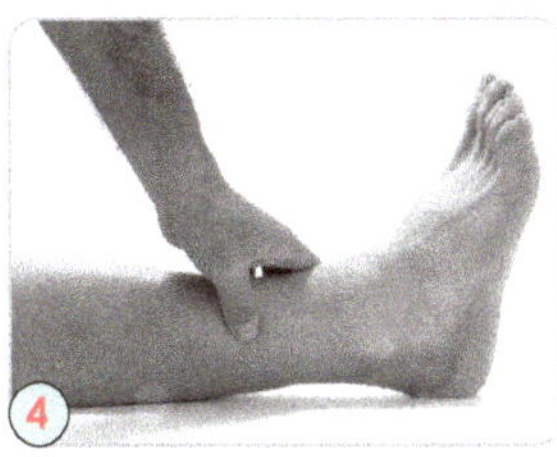
4

Protocole - 53 CHEVILLE

Entorse interne de la cheville

● affection rare

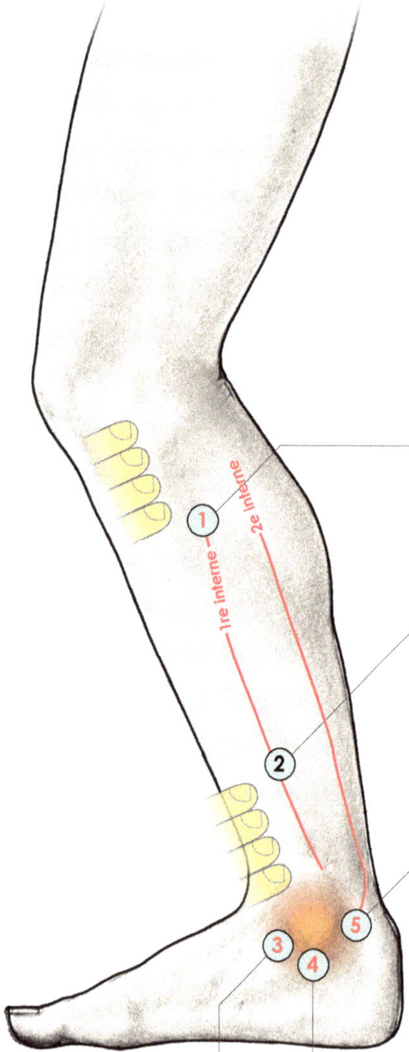

1re ligne interne de la jambe-4 (RA-9)
4 doigts en-dessous du bord du genou • attenant à l'angle du tibia

1re ligne interne de la jambe-2
4 doigts au-dessus du sommet de la malléole médiale • attenant au bord médial du tibia

2e ligne interne de la jambe-1 (RE-3)
entre la malléole médiale et le tendon d'Achille, à l'horizontale de la malléole • appuyer en direction de la malléole

Position couchée sur le dos

Pied interne-3 (RA-5)
trouver une dépression en avant de la malléole • 1/2 doigt en avant du point Pied interne 2, et légèrement vers le haut

Pied interne-2 (RE-6)
juste en-dessous de la malléole médiale • trouver une fine dépression entre le bord inférieur de la malléole et le talus

Description du problème :

- *Entorse située sur la partie interne de la cheville.*
- *Douleurs et raideurs localisées sur la partie interne de la cheville, autour de la malléole médiale, aux points ③, ④ et ⑤. Le point ⑤ est souvent le plus douloureux.*
- *La douleur peut être chronique ou aigüe.*
- *L'entorse de cheville interne correspond à une éversion de la cheville (pliée vers l'extérieur). Elle survient en général lors d'un faux pas, en marchant ou en courant sans faire attention, notamment sur terrain accidenté ou dans l'obscurité, ou par accident sur quelque chose qu'on n'avait pas vu, ou à la mauvaise réception d'un saut lors d'une activité sportive.*
- *La douleur augmente principalement en pronation de la cheville -éversion, rotation externe et flexion dorsale.*
- *L'entorse se traduit par : mauvais équilibre, instabilité et douleur lors de la marche. Dans certains cas aigus, il est impossible de marcher.*

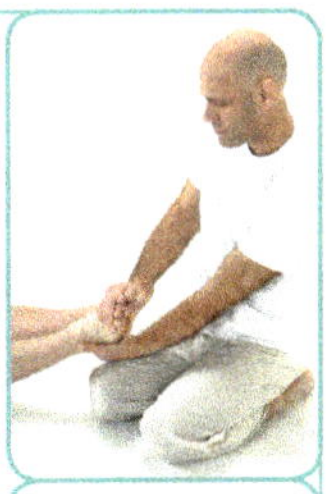

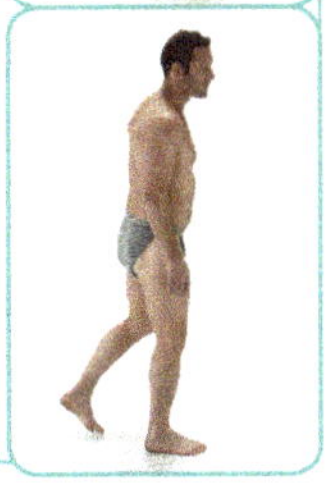

Les étapes du traitement

1. Massage de la jambe

Installez votre patient en position couchée sur le dos, le genou légèrement plié sur un coussin de soutien. Travaillez la jambe en partant du genou jusqu'à la cheville, puis remontez. Répétez 2 à 3 fois. Pour les praticiens en massage thaï : travail en pressions palmaires.

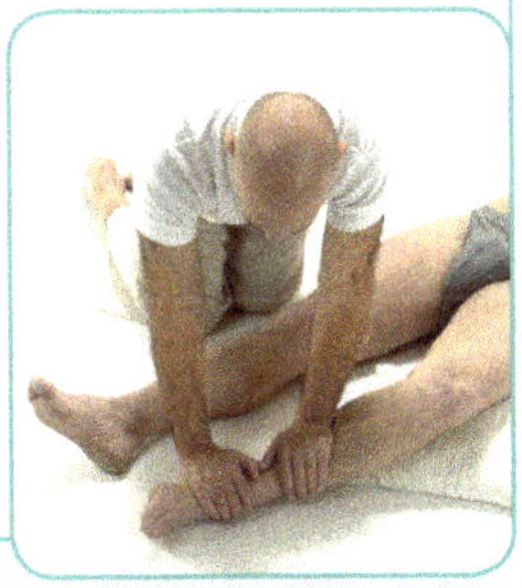

2. Travail de la ligne thérapeutique

Travaillez la première ligne interne de la jambe, en partant du genou vers la cheville, puis en remontant - 2 à 3 fois. Pour les praticiens en massage thaï : travail de la ligne au pouce.

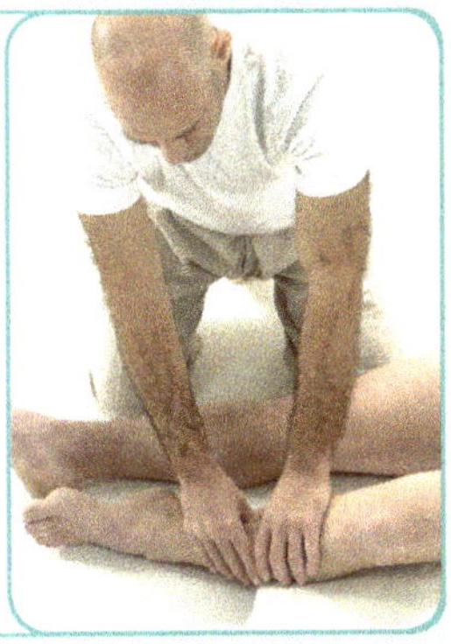

3. Travail des points d'acupression

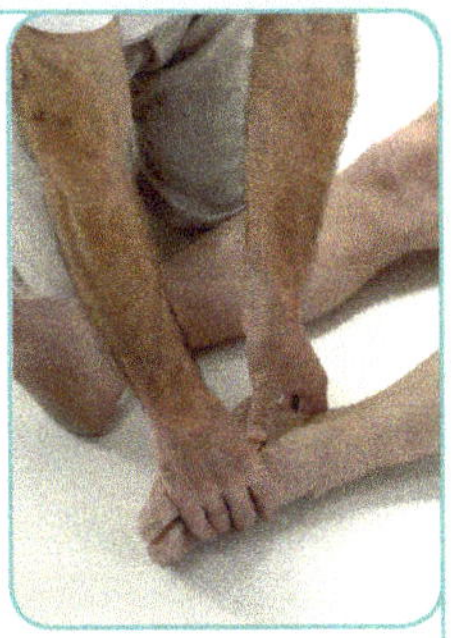

Pressez les points ① à ⑤. Répétez cette séquence, jusqu'à 10 passages. Si l'un des points autour de la malléole est trop sensible, ne le pressez pas. Ajustez l'intensité de pression à votre patient. La douleur est bienvenue, tant qu'elle reste "agréable", tant que votre patient vous autorise à appuyer , et tant qu'elle disparaît lorsqu'on relâche la pression des pouces.

Précautions:

- *En cas de symptômes aigus ou en cas de doute, consultez un spécialiste.*
  Toute douleur au repos peut être le signe d'une fracture.
- *Traitez tous les jours jusqu'à rémission. Pour les cas non sévères, traitez jusqu'à deux fois par semaine.*
- *Aucun étirement de la cheville, même si les étirements s'avèrent bénéfiques pour les cas chroniques.*
- *Pas de pression directe sur une cheville enflée.*
- *Si le traitement provoque des douleurs, attendez bien leur disparition avant de le répéter.*

Sélection des points thérapeutiques

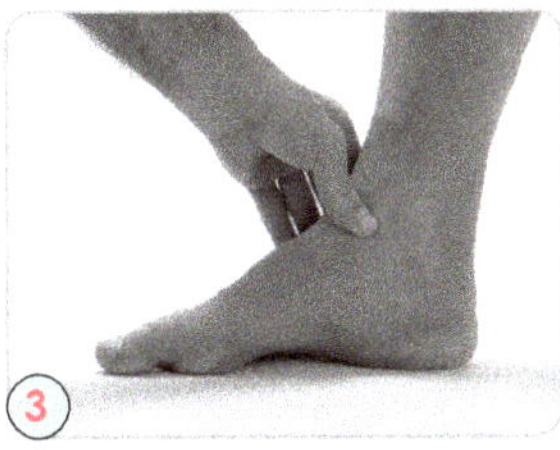

③

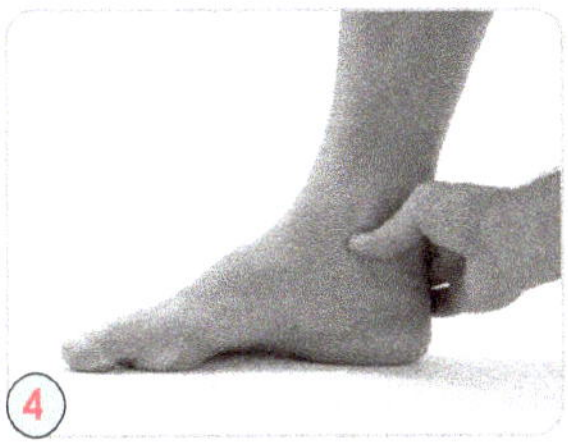

④

Les protocoles de traitement dans ce chapitre

Protocole - 54 **"Douleur sur la plante du pied en marchant"**
Protocole - 55 **"Raideur du tendon d'Achille"**

Traitement des pathologies du pied

Les deux protocoles de ce chapitre permettent de traiter quelques pathologies du pied assez rares. Faites votre choix en fonction des symptômes établis selon le diagnostic thaï (voir le tableau diagnostic), indépendamment de la définition médicale moderne de la pathologie.
Lorsque les symptômes de votre patient concordent avec ceux qui sont décrits dans l'un des protocoles thaïs, essayez ce protocole et observez la réaction de votre patient. Si vos pressions sont bien accueillies, le traitement pourra donner de bons résultats. Si vous constatez une amélioration, continuez.

Protocole thaï	Pathologie sous-jacente éventuelle
Douleur sur la plante du pied en marchant	Syndrôme du tunnel tarsien Tendinose des tendons du pied Faiblesse musculaire du mollet associée à un pied plat
Raideur du tendon d'Achille	Troubles du tendon d'Achille Bursite rétro calcanéenne

Les pathologies du pied

Syndrome du tunnel tarsien

Il s'agit de la compression du nerf tibial postérieur lorsqu'il passe dans le tunnel tarsien, sous le rétinaculum des fléchisseurs, en-dessous de la malléole médiale. Cette compressionl survient lorsque le nerf est soumis à un effort de traction ou de compression, provoqué par une blessure ou par l'inflammation de la gaine synoviale dans le tunnel, suite au surmenage répété du tendon, ou à des déviations posturales du pied. Symptômes associés : douleurs sur la face plantaire, picotements lancinants autour de la malléole médiale et sur la plante du pied, avec possible paresthésie, engourdissement et faiblesse des muscles du pied. La douleur augmente après avoir longtemps marché, être resté longtemps debout ou les pieds immobiles (durant le sommeil par exemple). La chirurgie n'est requise que dans très peu de cas.

Tendinose

Dégénérescence du collagène des tendons de la face médiale du pied, surtout tu tibial postérieur, conséquence d'un surmenage. La marche est douloureuse.

Faiblesse musculaire

Faiblesse musculaire des muscles du mollet, le tibial postérieur et le long fibulaire principalement, entraînant une déviation posturale en pied plat et des douleurs sur la plante du pied, en marchant.

Troubles du tendon d'Achille

Ils concernent trois pathologies distinctes, mais liées. La dégénérescence des tissus du collagène du tendon (tendinose), l'inflammation du tendon (tendinite), et l'inflammation de l'enveloppe du tendon, le paraténon (péritendinite). Les troubles du talon d'Achille résultent du surmenage répété des tendons, caractéristique chez les personnes âgées, les sportifs, ou toute personne pratiquant une activité physique rigoureuse. Souvent, ils sont liés à un manque de souplesse ou à des déviations structurelles du pied ou de la jambe. Symptômes associés : raideurs, douleurs sur la partie inférieure du tendon, à son insertion sur le talon, au troisième tiers inférieur, ou bien sur tout le tendon. La douleur augmente en marchant, en dorsiflexion, pendant ou après les mouvements. Autres symptômes possibles : gonflement et inflammation du tendon. Les troubles du tendon d'Achille peuvent entraîner des lésions partielles ou complètes du tendon, s'ils ne sont pas traités.

Bursite rétro-calcanéenne

Inflammation des deux bourses à l'arrière du talon, juste au-dessus de l'insertion du tendon d'Achille. Elle peut survenir avec de nouvelles chaussures, source de pressions directes et d'irritations, ou en passant de talons hauts à plats (l'étirement du talon d'Achille provoque une compression répétée des bourses). Elle peut être due également à une déformité osseuse de l'arrière du talon (déformité de Haglunds). Symptômes associés : douleur sous le talon en marchant ou en courant avec les chaussures, et soulagement dès qu'elles sont enlevées.

Contre-indications et mises en garde

- **Pas d'étirements en cas de traumatisme grave**
  Des étirements doux peuvent être efficaces en cas de problèmes chroniques, mais ils peuvent s'avérer dangereux en cas de traumatismes aigus.
- **Pas de pression directe sur des tissus enflammés.**
  Une pression directe sur une zone enflammée aggraverait l'inflammation (même si le massage superficiel d'une zone enflammée, lors de troubles chroniques, est utile). Adaptez l'intensité de vos pressions à votre patient, en prenant soin de ne créer aucune douleur désagréable. Commencez par des pressions douces, en augmentant ensuite l'intensité si nécessaire.
- **Pas de pressions sur des lignes ou des points sensibles qui créent ou aggravent les symptômes**
- **Éviter toute pression qui fasse se rétracter ou reculer votre patient**

Attention danger !

En présence des symptômes suivants, votre patient doit être examiné par un médecin.

- **Traumatisme récent**
- **Douleur constante ou progressive**
- **Douleur du pied la nuit ou au repos**
- **Douleur persistante, apparue soudainement et sans cause apparente**
- **Tout signe inhabituel**
- **État critique**

Choix du traitement - méthode à suivre

Pour traiter un trouble du pied, le choix du protocole est simple :

1. Localisez la douleur, puis identifiez les mouvements qui provoquent ou accentuent cette douleur.

Demandez au patient de vous indiquer exactement où se trouve la douleur lorsqu'il marche.

2. Choisissez le traitement adapté

Une fois la douleur localisée, vous êtes en mesure de choisir un protocole (voir le tableau de diagnostic).

3. Commencez le traitement et vérifiez que vous avez choisi le bon protocole

Pour vérifier si les points du protocole choisi sont pertinents et efficaces, pressez chaque point et observez les réactions de votre patient. Surtout ne l'embêtez pas avec trop de questions dès le début ! Laissez-le plonger dans un état de concentration, de plus en plus profonde. Il lui faudra souvent un peu de temps pour "rentrer" dans le traitement et être en mesure d'indiquer (sans forcément la verbaliser) l'efficacité des points. Les réactions commencent à être "fiables" à partir du deuxième passage. Posez des questions brèves, du type : "Là ?", "C'est agréable ?", "Douloureux ?" Si les lignes et les points sont pertinents et efficaces, continuez le traitement : vous avez choisi le bon protocole.

PROTOCOLE 54 (PAGE 240)

Douleur à la voûte plantaire en marchant

- La douleur se manifeste sous la plante du pied, au moment de l'appui sur le sol.
- On sent une raideur prononcée.
- Cette douleur peut apparaître avec le port de chaussures ou sandales neuves, ou mal ajustées.

LOCALISATION DE LA DOULEUR

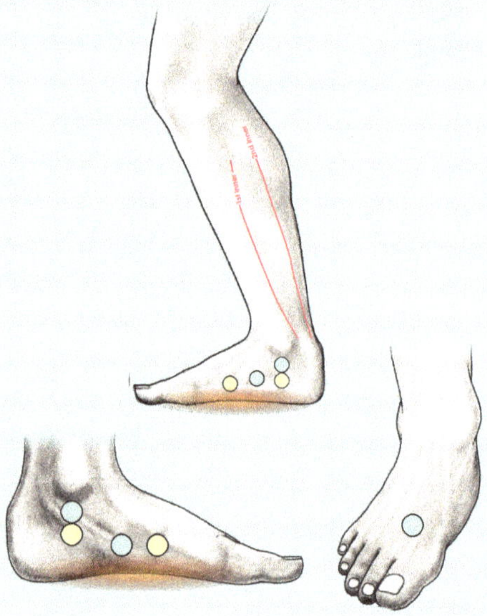

MOUVEMENT DOULOUREUX

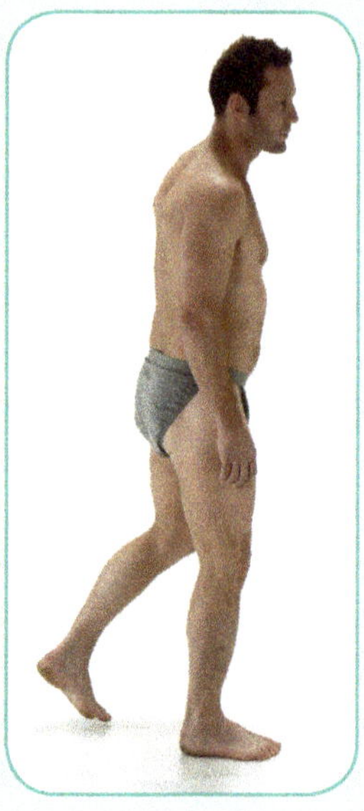

PROTOCOLE 55 (PAGE 242)

Raideur du tendon d'Achille

- Le tendon d'Achille est raide et douloureux.
- La douleur augmente lors de flexions forcées dorsales et plantaires, et en marchant.
- Cette douleur peut être provoquée par le fait d'avoir trop longtemps marché, surtout en descente, ou d'être resté debout. Elle peut également être liée au raccourcissement et à la raideur de certains muscles postérieurs de la jambe.
- Les deux jambes sont concernées.

LOCALISATION DE LA DOULEUR

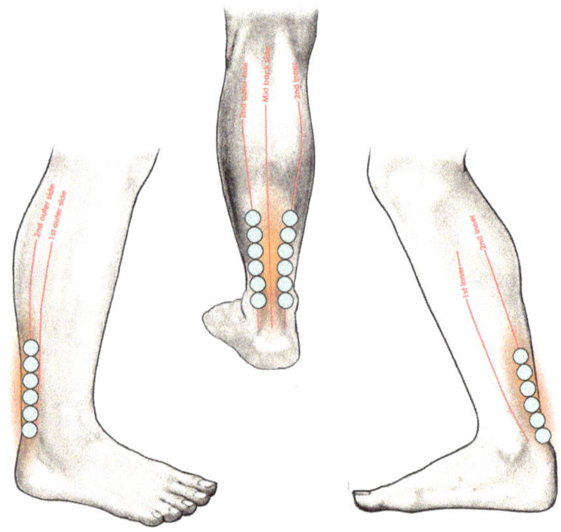

MOUVEMENT DOULOUREUX

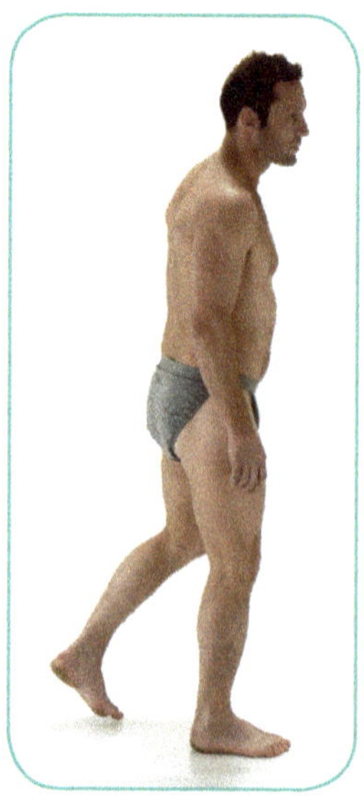

Protocole - 54 PIED

Douleur à la plante du pied en marchant

● affection rare

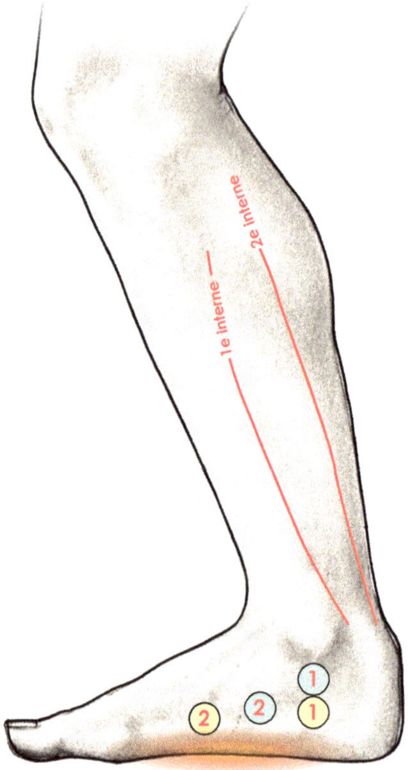

Position couchée sur le dos

Pied interne-2 (RE-6)
juste en-dessous de la malléole médiale • trouver la petite dépression entre le bord inférieur de la malléole et le talus

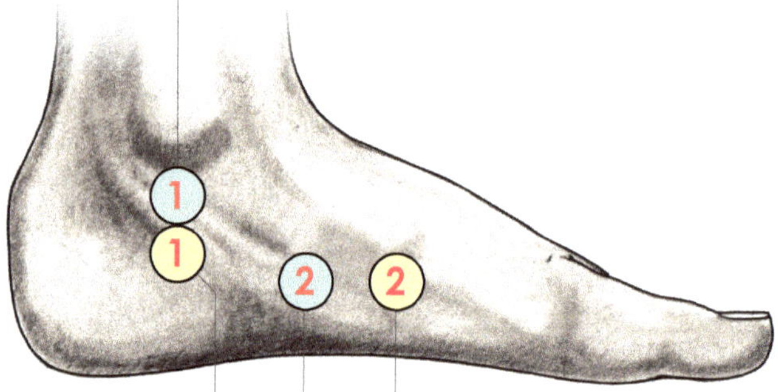

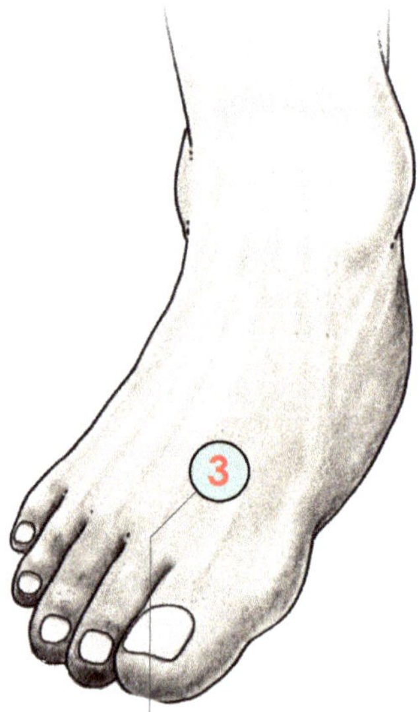

Pied interne-5 ((RE-6)
1 doigt en-dessous du bord inférieur de la malléole médiale • trouver la dépression située entre deux groupes de ligaments sous le talus

Pied interne-7 (RA-4)
1 doigt avant le point 2 • en-dessous de la base du 1er métatarse

Pied externe-5 (FO-3)
un point sensible entre le premier et le deuxième orteil, dans la dépression située à deux doigts en arrière du pli interdigital • 2 doigts en avant de la jonction entre le 1er et le 2e os métatarse

Pied interne-6 (KID-2)
2 doigts en-dessous et 1 doigt en avant de la malléole • dans la dépression sous la tubérosité naviculaire

Description du problème :

- *La douleur se manifeste sur la plante du pied, à l'appui sur ce pied.*
- *On sent une raideur prononcée.*
- *Cette douleur peut survenir lors du port de chaussures neuves ou mal ajustées.*
- *La douleur peut rendre la marche difficile voire impossible.*
- *La douleur, même si elle est aiguë, disparaît généralement au bout de quelques heures.*

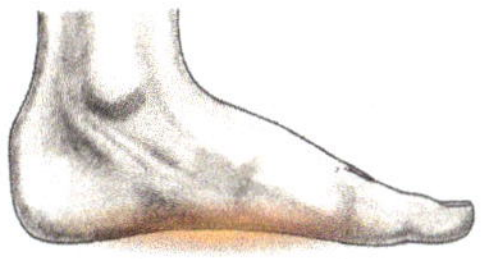

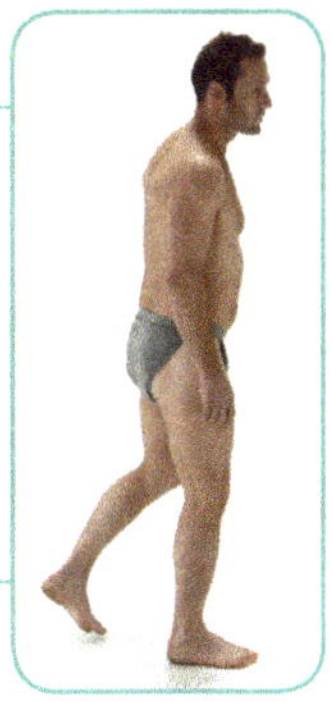

Les étapes du traitement

1. Massage du mollet

Installez votre patient sur le dos, le genou légèrement plié et soutenu par un coussin. Travaillez l'intérieur du mollet, en partant du genou, en descendant jusqu'à la cheville, avant de remonter. Répétez 2 ou 3 fois. Pour les praticiens en massage thaï : travail de la face médiale du mollet en pressions palmaires.

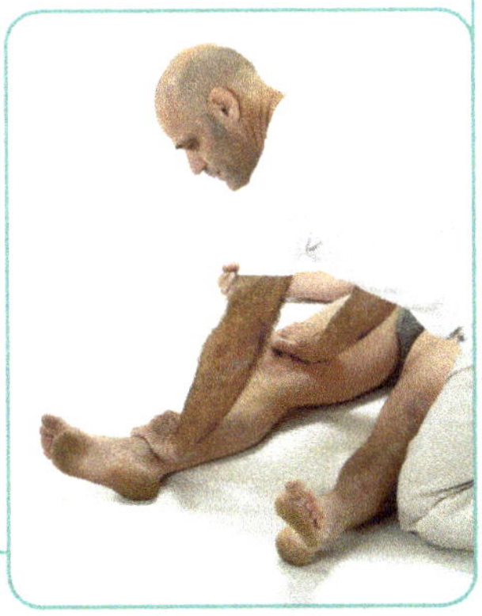

2. Travail de la ligne thérapeutique

Travaillez la 1re ligne interne, en descendant depuis le genou jusqu'à la cheville, puis le long de la ligne interne du pied, juste en-dessous de l'os, jusqu'au gros orteil, avant de remonter et de revenir au genou. Faites 2 ou 3 passages. Pour les praticiens en massage thaï : travaillez cette ligne au pouce.

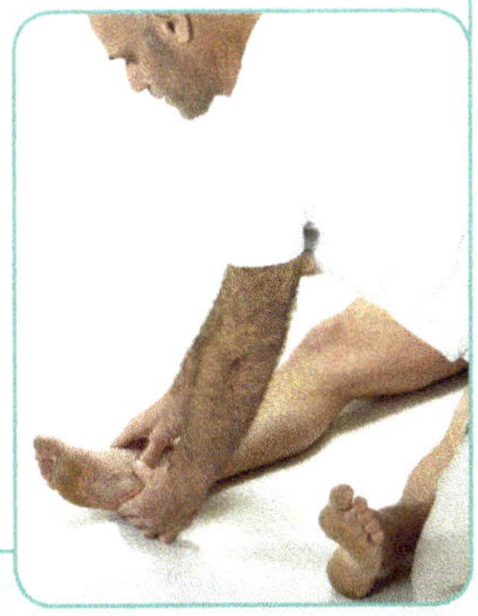

3. Travail des points d'acupression

Pressez les points (1), (2) et (3). Répétez la séquence, jusqu'à dix fois. Arrêtez si les points deviennent douloureux. Adaptez l'intensité de pression à votre patient.

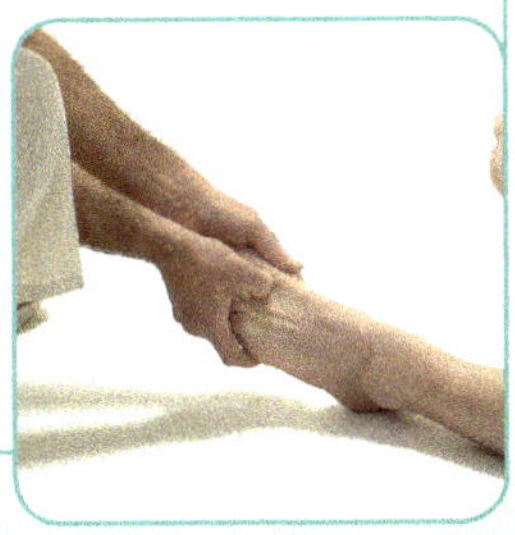

Précautions :

- *Consultez un spécialiste avant de traiter un cas grave, ou toute affection du pied sujette à caution.*
- *Traitez tous les jours jusqu'à rémission. Pour les cas non aigus, traitez deux fois par semaine.*
- *Avant de répéter le traitement, attendez que votre patient n'ait plus de douleur (le cas échéant) liée au traitement précédent.*

Sélection des points thérapeutiques

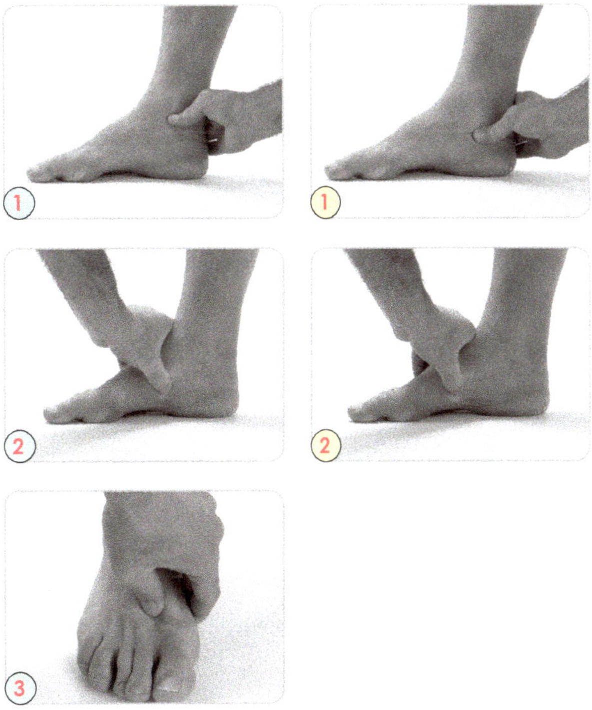

Protocole - 55 PIED
Raideur du tendon d'Achille

●● affection courante

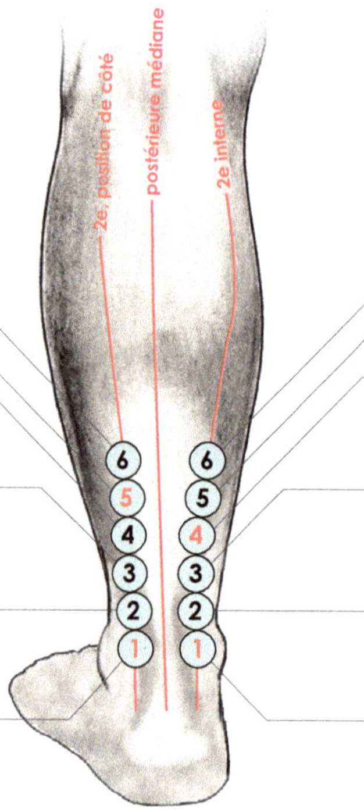

2e ligne externe, position de côté-6
sur le bord latéral du talon d'Achille • au-dessus du point "2e ligne externe, côté-5" • 4 doigts au-dessus de la malléole latérale

2e ligne externe, position de côté-5
2 doigts en-dessous du creux du genou • au même niveau à l'horizontale que le point "Médiane postérieure de la jambe - 3" • 1 doigt en dehors de ce point

2e ligne externe, position de côté-4
sur la face latérale du tendon d'Achille • au-dessus du point "2e ligne externe, position de côté-2" • 2 doigts au-dessus de la malléole latérale

2e ligne externe, position de côté-3
sur la face latérale du tendon d'Achille • au-dessus du point "2e ligne externe, position de côté-2" • 1 doigt au-dessus de la malléole latérale

2e ligne externe, position de côté-2
sur la face latérale du tendon d'Achille • au-dessus du point "2e ligne externe, position de côté-1" • au-dessus de la malléole latérale

2e ligne externe, position de côté-1 (VE-60)
sur la face latérale du tendon d'Achille • aligné au niveau de la malléole latérale • appuyer en direction du tendon d'Achille

2e ligne interne de la jambe-6
sur la face médiale du tendon d'Achille • au-dessus du point 5 de cette ligne • 4 doigts au-dessus de la malléole médiale

2e ligne interne de la jambe-5
sur la face médiale du tendon d'Achille • au-dessus du point 4 • 3 doigts au-dessus de la malléole médiale

2e ligne interne de la jambe-4 (RE-7)
sur la face médiale du tendon d'Achille • au-dessus du point 3 • 2 doigts au-dessus de la malléole médiale

2e ligne interne de la jambe-3
sur la face médiale du tendon d'Achille • au-dessus du point 2 •1 doigt au-dessus de la malléole médiale

2e ligne interne de la jambe-2
sur la face médiale du tendon d'Achille • au-dessus du point 1 de cette ligne • au-dessus de la malléole médiale

2e ligne interne de la jambe-1 (RE-3)
sur la face médiale du tendon d'Achille • au niveau de la malléole médiale • appuyer en direction du tendon d'Achille

position couchée sur le ventre

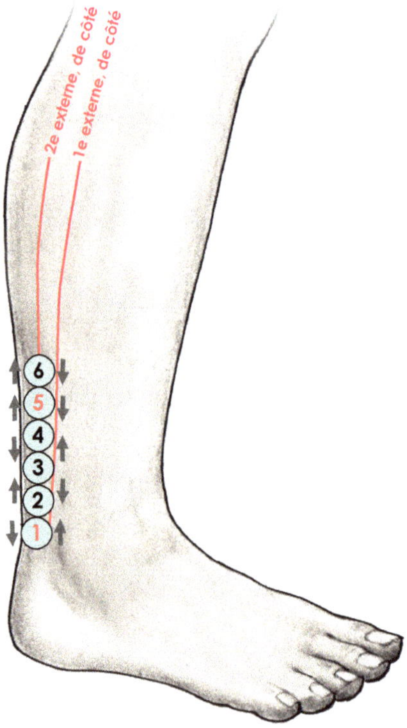

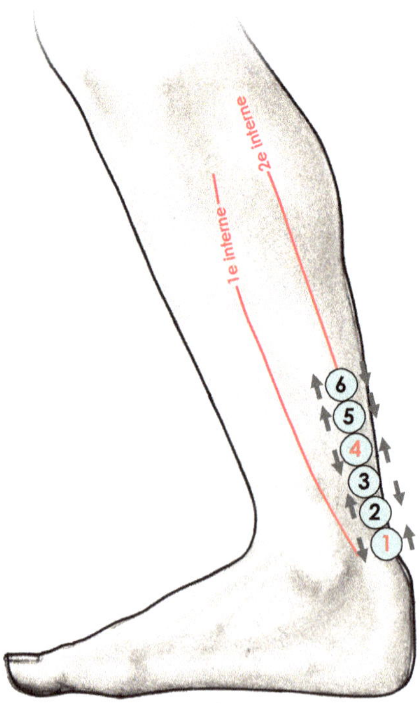

position couchée sur le ventre

Description du problème :

- *Le talon d'Achille est raide et douloureux.*
- *La douleur augmente en flexion forcée, dorsale et plantaire et en marchant.*
- *Douleur due au fait de trop marcher, notamment en descente, ou de rester debout trop longtemps, ou parce que les muscles postérieurs de la jambe sont trop courts et trop raides.*
- *Les deux jambes sont concernées.*

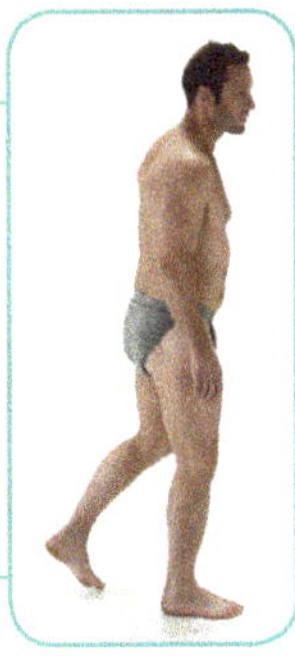

Les étapes du traitement

1. Travail des points thérapeutiques

Installez votre patient en position couchée sur le ventre, un coussin sous la cheville, afin que le tendon d'Achille soit légèrement étiré. Travaillez les points (1) à (6), des deux côtés du tendon, comme suit : pressez le point (1) au pouce. Tout en appuyant sur ce point, déplacez la peau de haut en bas, plusieurs fois de suite. Procédez de même avec les autres points. Travaillez les deux côtés, jusqu'à 10 passages. Cessez dès que les points deviennent douloureux. Adaptez l'intensité des pressions à votre patient.

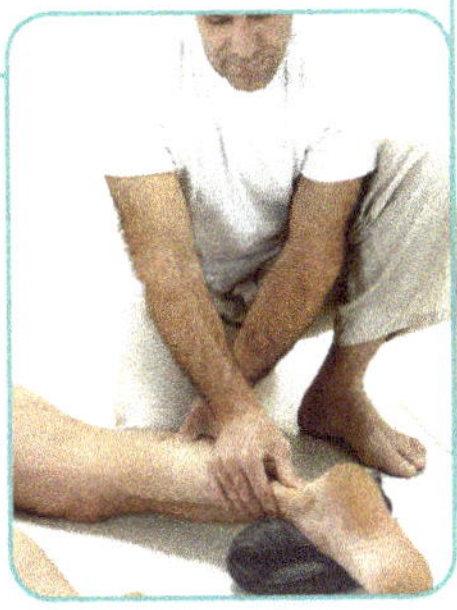

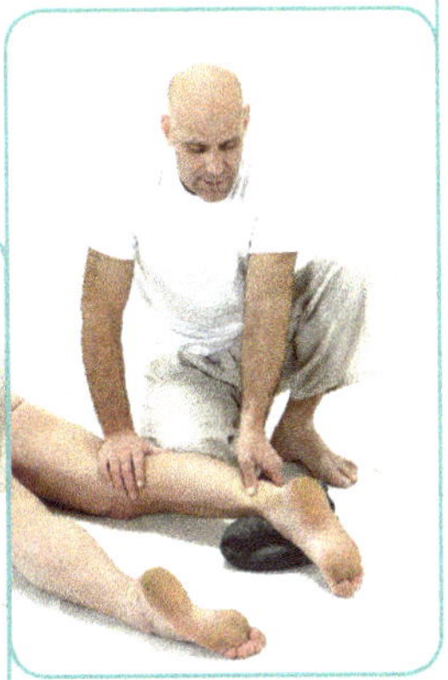

Précautions :

- *Consultez un spécialiste avant de traiter un cas grave, ou toute lésion du tendon d'Achille sujette à caution.*
- *Traitez tous les jours jusqu'à rémission. Pour les cas non aigus, traitez deux fois par semaine.*
- *Avant de répéter le traitement, attendez que votre patient n'ait plus de douleur (le cas échéant) liée au traitement précédent.*

Sélection des points thérapeutiques

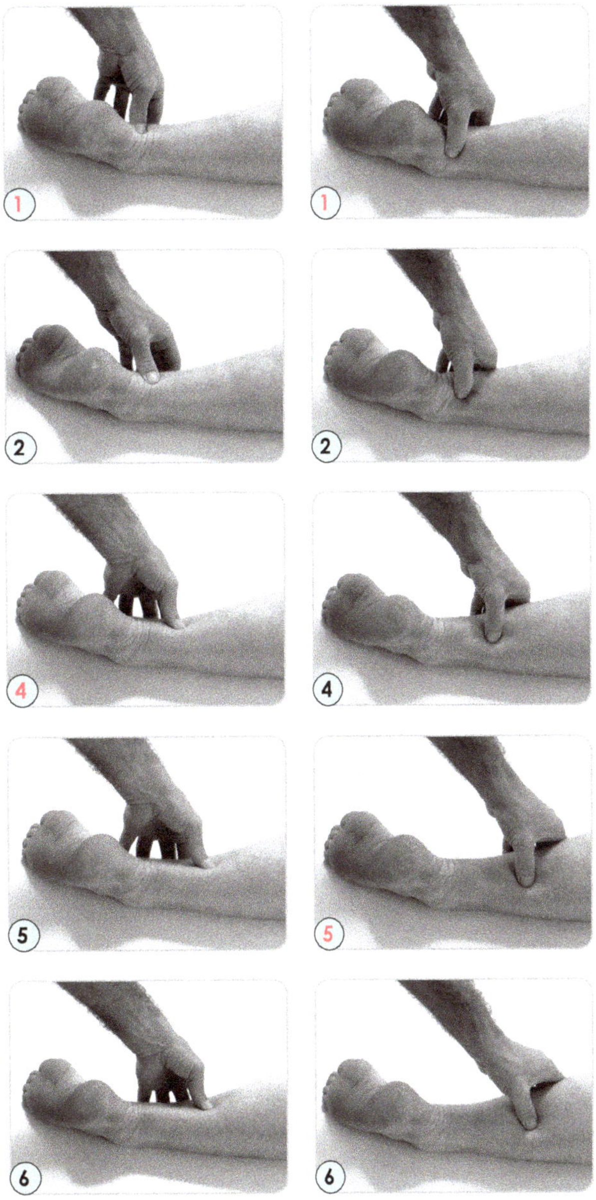

CHAPITRE 16 ORTEILS

Les protocoles de traitement dans ce chapitre

Protocole - 56 **"Entorse du gros orteil"**
Protocole - 57 **"Entorse du 2e orteil"**
Protocole - 58 **"Entorse du 3e orteil"**
Protocole - 59 **"Entorse du 4e orteil"**
Protocole - 60 **"Entorse du petit doigt de pied (5e orteil)"**

Traitement des entorses d'orteil

Les entorses d'orteils sont assez rares. On peut les traiter efficacement avec les protocoles thaïs. Observez la réaction de votre patient en essayant un protocole. Si vos pressions sont bien accueillies, le traitement pourra donner de bons résultats. Si vous constatez une amélioration, continuez.

La pathologie de l'entorse de l'orteil

Les entorses d'orteil sont liées à une blessure, le plus souvent à l'articulation métatarso-phalangienne. Elles peuvent survenir pendant la pratique d'activités sportives pieds nus, ou en marchant dehors pied nus, surtout la nuit, en trébuchant ou en butant sur quelque chose. Les symptômes associés sont : raideur, douleur, et parfois gonflement autour de l'articulation sur les faces dorsale (dessus) ou plantaire (dessous). Avec la douleur, il peut être difficile voire impossible de marcher.

Contre-indications et mises en garde

- **Pas d'étirements ni de tractions des orteils en cas de traumatisme grave**
  Des étirements doux peuvent être efficaces en cas de problèmes chroniques, mais ils peuvent s'avérer dangereux pour les traumatismes aigus.
- **Pas de pression sur des lignes ou des points sensibles qui créent ou aggravent les symptômes**
- **Éviter toute pression qui fasse se rétracter ou reculer votre patient**

Attention danger !

En présence des symptômes suivants, votre patient doit être examiné par un médecin.

- **Récent traumatisme grave**
- **Douleur constante ou progressive**
- **Difformité autour d'une articulation.**
  Il peut s'agir d'une fracture.
- **Etat critique**
- **Tout signe inhabituel**

Choix du traitement - méthode à suivre

Pour les entorses de doigt de pieds, il est très simple de déterminer quel traitement choisir parmi les cinq proposés.

1. Localisez l'orteil blessé

Demandez à votre patient de vous indiquer l'orteil douloureux et les mouvements ou les gestes qui accentuent la douleur.

2. Choisissez le traitement adapté

Une fois que l'orteil blessé est identifié, vous êtes en mesure de choisir un protocole (voir le tableau "diagnostic").

3. Commencez le traitement et vérifiez que vous avez choisi le bon protocole

Pour vérifier si les points du protocole choisi sont pertinents et efficaces, observez les réactions de votre patient à mesure que vous pressez chaque point. Surtout ne l'embêtez pas avec trop de questions dès le début ! Laissez-le plonger dans un état de concentration, de plus en plus profonde. Il lui faudra souvent un peu de temps pour "rentrer" dans le traitement et être en mesure d'indiquer (sans forcément la verbaliser) l'efficacité des points. Les réactions ne commencent à être "fiables" qu'à partir du deuxième passage. Posez des questions brèves, du type : "Là ?", "C'est agréable ?",
"Douloureux ?" Si les lignes et les points sont pertinents et efficaces, continuez le traitement : vous avez choisi le bon protocole.

PROTOCOLE 56 (PAGE 248)

Entorse du gros orteil

- Entorse du gros orteil, principalement à la 1re articulation métatarso-phalangienne.
- Elle survient lorsque l'articulation est forcée en flexion ou extension, ou tirée en latéral d'un côté ou de l'autre.
- Douleur, raideur et parfois gonflements sont visibles autour de l'articulation sur les faces dorsale (dessus) et plantaire (dessous).

LOCALISATION DE LA DOULEUR

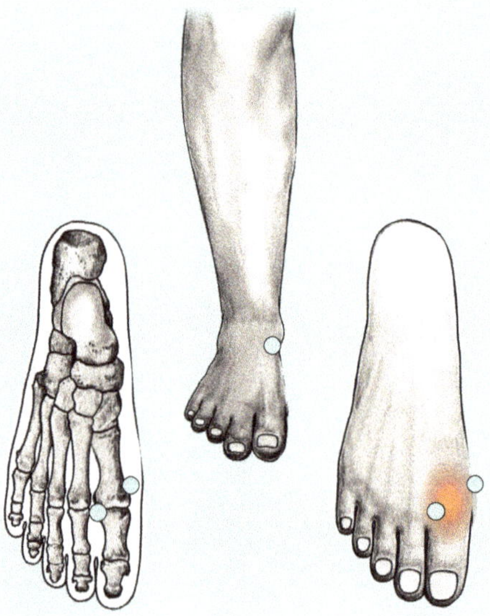

PROTOCOLE 57 (PAGE 250)

Entorse du 2e orteil

- Entorse du 2e orteil, principalement à la 2e articulation métatarso-phalangienne.
- Elle survient lorsque l'articulation force en hyperflexion ou en hyperextension.
- On constate douleur, raideur et parfois gonflement autour de l'articulation sur les faces dorsale (dessus) et plantaire (dessous).

LOCALISATION DE LA DOULEUR

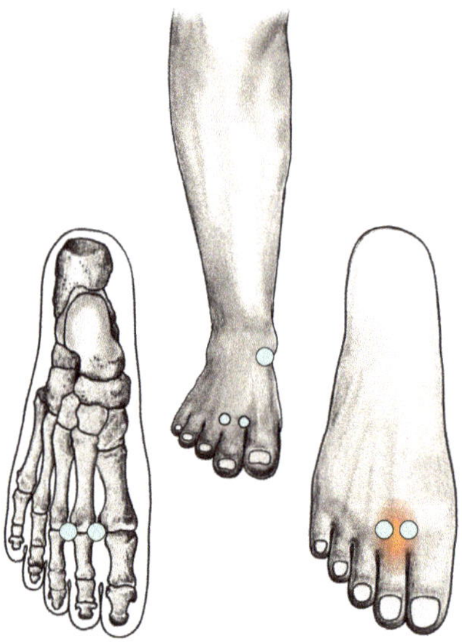

PROTOCOLE 58 (PAGE 252)

Entorse du 3e orteil

- Entorse du 3e orteil, principalement à la 3e articulation métatarso-phalangienne.
- Elle survient lorsque l'articulation force, en hyperflexion ou en hyperextension.
- Douleur, raideur et parfois gonflements sont visibles autour de l'articulation sur les faces dorsale (dessus) et plantaire (dessous).

LOCALISATION DE LA DOULEUR

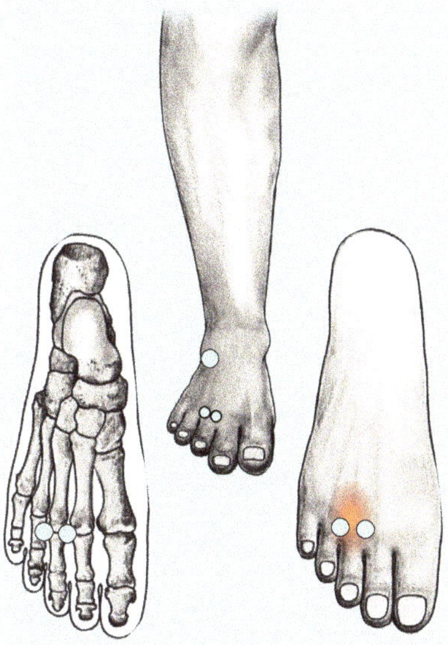

PROTOCOLE 59 (PAGE 254)

Entorse du 4e orteil

- Entorse du 4e orteil, principalement à la 4e articulation métatarso-phalangienne.
- Elle survient lorsque l'articulation force en hyperflexion ou hyperextension.
- On constate douleur, raideur et parfois gonflement autour de l'articulation sur les faces dorsale (dessus) et plantaire (dessous).

LOCALISATION DE LA DOULEUR

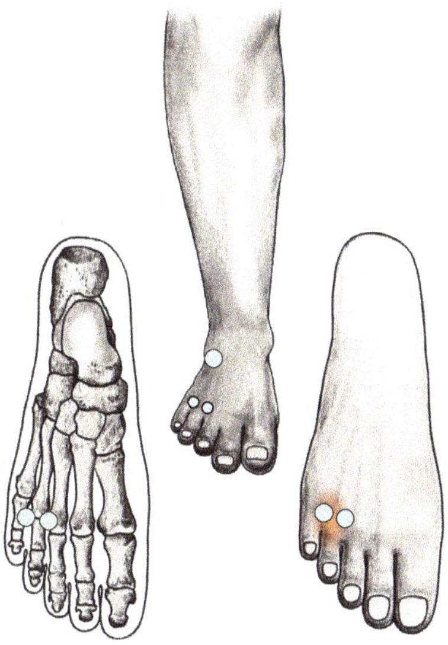

PROTOCOLE 60 (PAGE 256)

Entorse du petit orteil

- Entorse du petit orteil, principalement à la 5e articulation métatarso-phalangienne.
- Elle survient lorsque l'articulation force en hyperflexion ou hyperextension, ou est tirée en latéral.
- On constate douleur, raideur et parfois gonflements autour de l'articulation sur les faces dorsale (dessus) et plantaire (dessous).

LOCALISATION DE LA DOULEUR

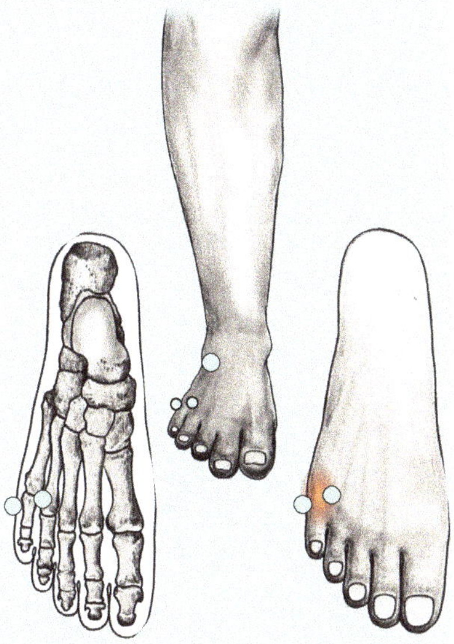

Protocole - 56 ORTEILS

Entorse du gros orteil

affection rare

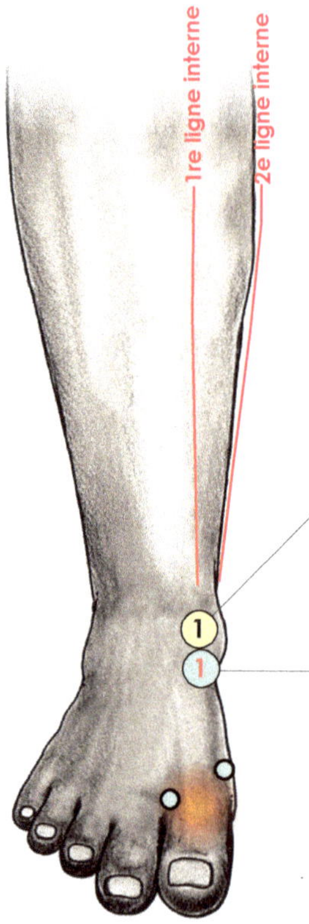

Pied interne-9
trouver une dépression en avant de la malléole • 1 doigt au-dessus d'une ligne qui longe le bord inférieur de la malléole

Pied interne-3 (RA-5)
trouver une dépression en avant de la malléole • juste au-dessus d'une ligne qui longe le bord inférieur de la malléole

Position couchée sur le dos

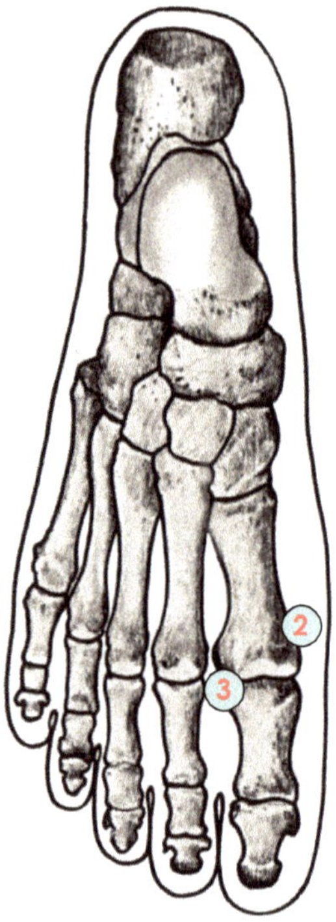

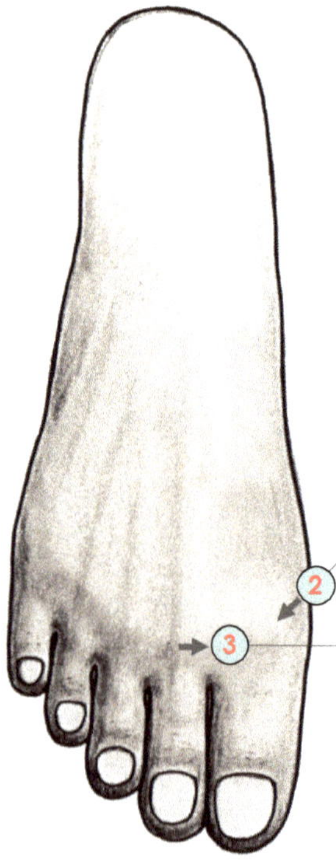

Pied interne-8 (RA-3)
à côté de l'articulation métatarso-phalangienne du gros orteil • sous l'os du métatarse

1er orteil (gros orteil) latéral (zone FO 2)
0.5 cun au-dessus de FO 2, presser vers l'articulation • dans le creux entre les 1er et 2e orteils, proche du pli interdigital, dans une mince dépression sur le bord latéral de la 1re articulation métatarso-phalangienne • appuyer en direction de l'articulation

Description du problème :

- *Entorse d'orteil, principalement située à la 1re articulation métatarso-phalangienne*
- *L'entorse survient lorsque l'articulation force en hyperflexion ou en hyperextension, ou lorsqu'elle est tirée d'un côté ou de l'autre, en latéral.*
- *On peut constater raideur, douleur et parfois gonflement autour de l'articulation sur la face dorsale (dessus) et plantaire (dessous) du pied.*
- *La douleur augmente lorsque l'articulation touchée est en flexion ou en extension.*
- *Dans certains cas, la douleur rend la marche difficile voire impossible.*

Les étapes du traitement

1. Massage du mollet

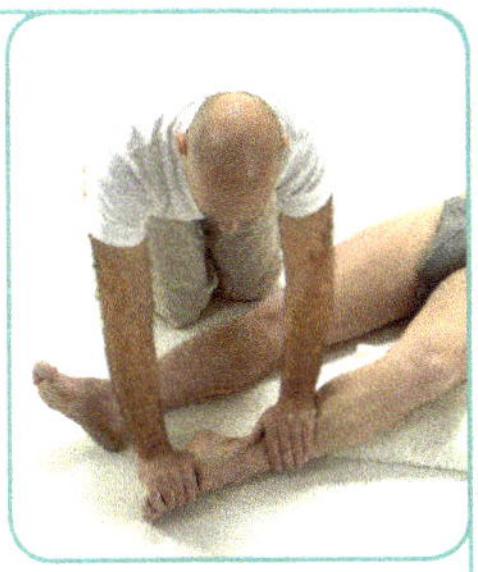

Installez votre patient couché sur le dos, le genou légèrement replié, soutenu par un coussin. Travaillez la ligne interne du mollet en partant du genou jusqu'à l'intérieur de la cheville, puis remontez. Faites 2 à 3 passages. Pour les praticiens en massage thaï : travail de la ligne interne du mollet à la paume.

2. Travail de la ligne thérapeutique

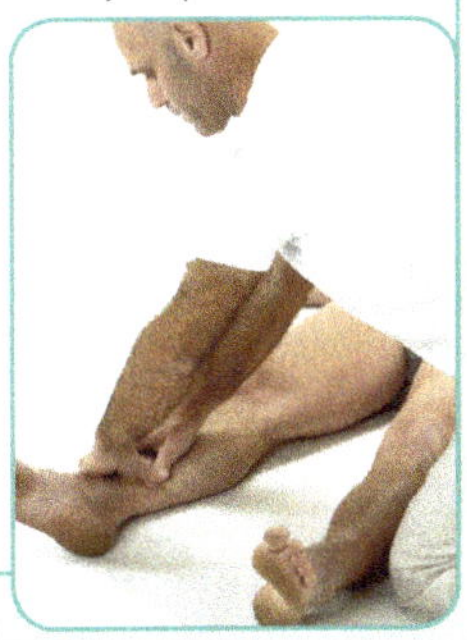

Travaillez la 2e ligne interne du mollet, en partant du genou, en descendant jusqu'à la cheville, puis le long de l'intérieur du pied, juste en-dessous de l'os, jusqu'au gros orteil, avant de remonter au genou. 2 ou 3 passages. Pour les praticiens en massage thaï : travail de la ligne au pouce.

3. Travail des points thérapeutiques

Pressez les points (1), (2) et (3). Essayez la variante du point (1) pour voir lequel des deux est le plus efficace. Travaillez ces points jusqu'à 10 passages. Cessez dès qu'ils deviennent douloureux. Adaptez la pression à votre patient.

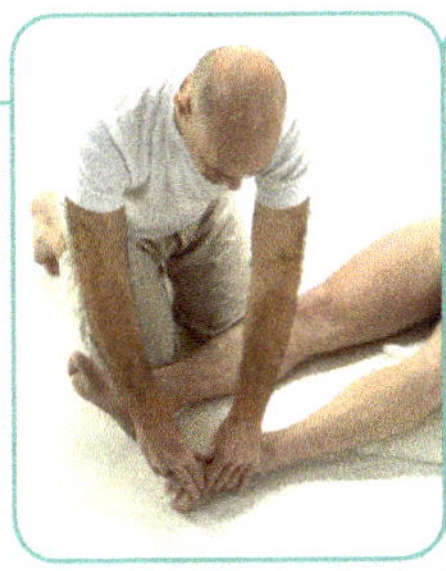

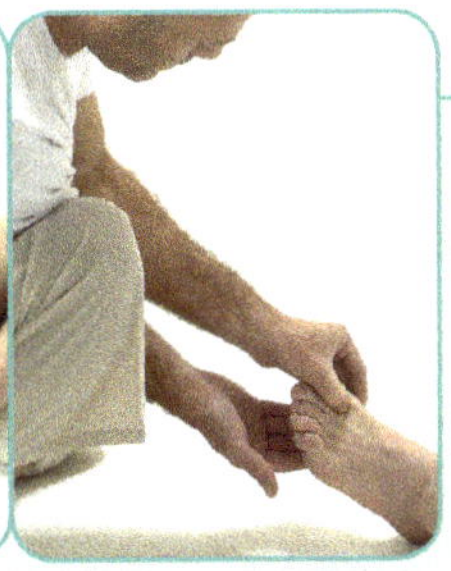

Précautions :

- *Consultez un spécialiste avant de traiter un cas grave, ou toute blessure d'orteil sujette à caution.*
- *Traitez tous les jours jusqu'à rémission. Pour les cas non aigus, traitez deux fois par semaine.*
- *Avant de répéter le traitement, attendez que votre patient n'ait plus de douleur (le cas échéant) liée au traitement précédent.*

Sélection des points thérapeutiques

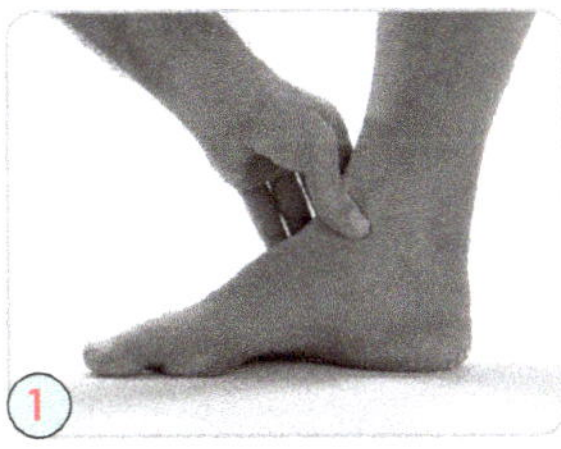

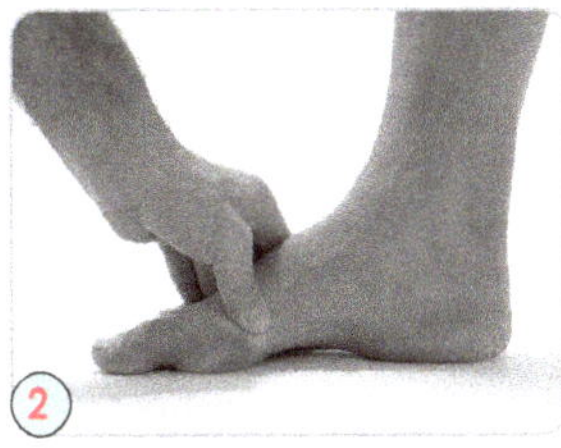

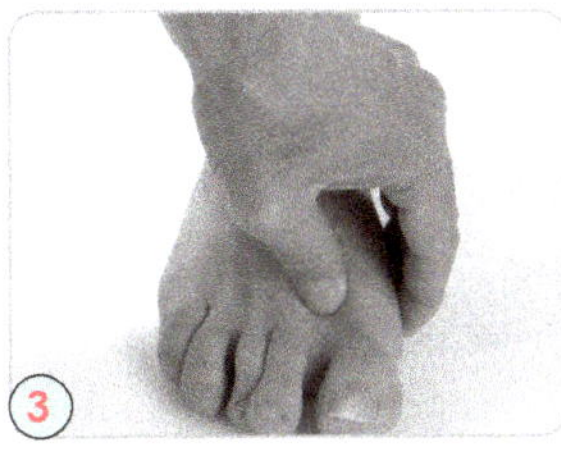

Protocole - 57 ORTEILS

Entorse du 2e orteil

● affection rare

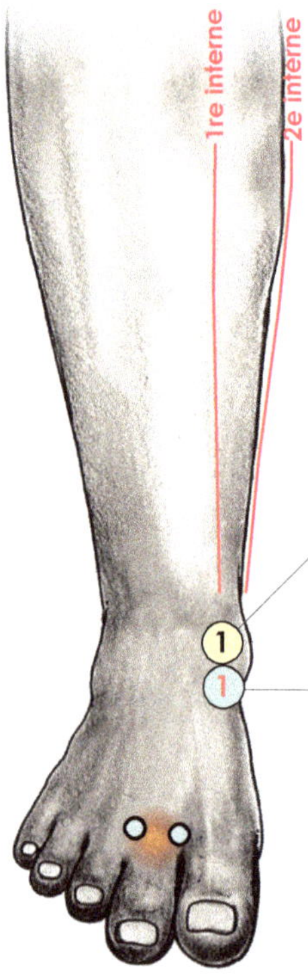

Pied interne-9
trouver une dépression en avant de la malléole • 1 doigt au-dessus d'une ligne qui longe le bord inférieur de la malléole

Pied interne-3 (RA-5)
trouver une dépression en avant de la malléole • juste au-dessus d'une ligne qui longe le bord inférieur de la malléole

Position couchée sur le dos

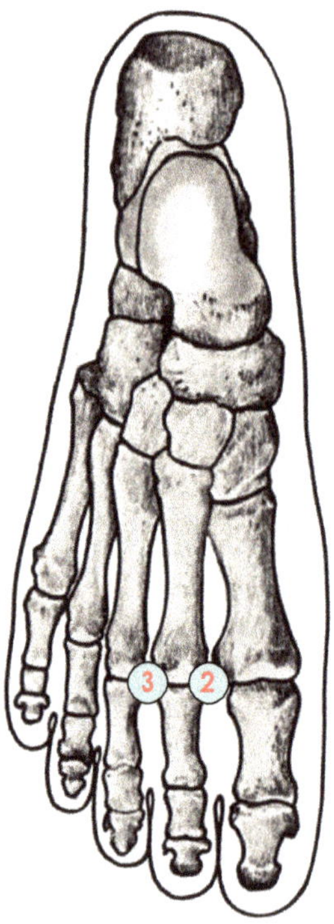

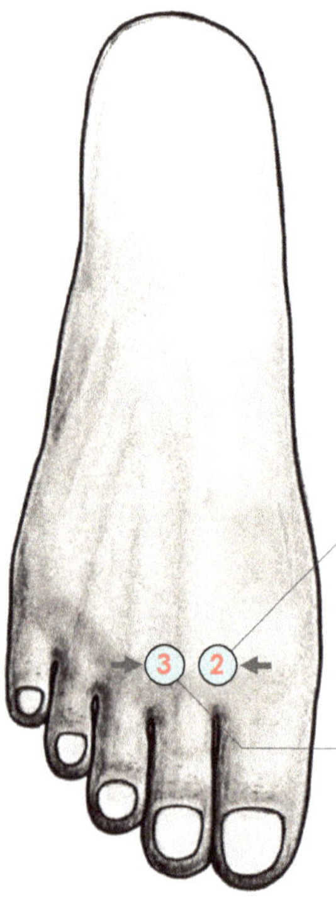

2e orteil médial (zone FO-2)
0.5 cun au-dessus de FO-2, presser vers l'articulation • dans le creux entre le 1er et 2e orteil, proche du pli interdigital, dans une mince dépression sur le bord latéral de la 1e articulation métatarso-phalangienne • appuyer en direction de l'articulation

2e orteil latéral (zone ES-44)
0.5 cun au-dessus de ES-44, presser vers l'articulation • dans le creux entre le 2e et le 3e orteil, proche du pli interdigital, dans une mince dépression sur le bord latéral de la 2e articulation métatarso-phalangienne • appuyer en direction de l'articulation

Description du problème :

- *Entorse d'orteil, principalement située à la 2e articulation métatarso-phalangienne.*
- *Elle survient lorsque l'articulation force en hyperflexion ou en hyperextension.*
- *On peut constater raideur, douleur et parfois gonflement autour de l'articulation sur la face dorsale (dessus) et plantaire (dessous) du pied.*
- *La douleur augmente lorsque l'articulation touchée est en flexion ou en extension.*
- *Dans certains cas, la douleur rend la marche difficile, voire impossible.*

Les étapes du traitement

1. Massage du mollet

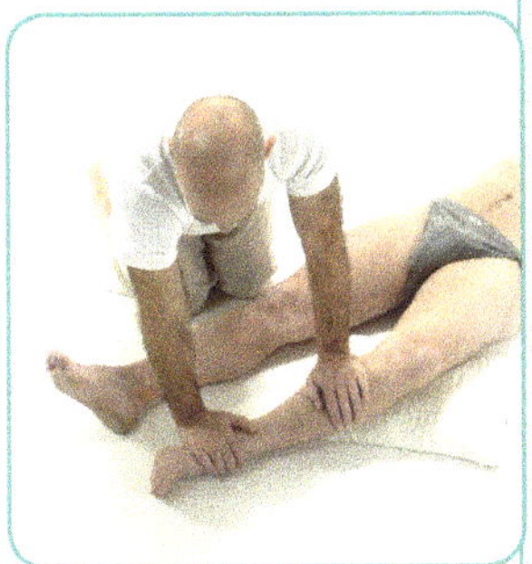

Installez votre patient sur le dos, le genou légèrement plié et soutenu par un coussin. Travaillez la ligne interne du mollet en partant du genou jusqu'à l'intérieur de la cheville, puis remontez au genou. Faites 2 à 3 passages. Pour les praticiens en massage thaï : travail de la ligne interne du mollet à la paume.

2. Travail de la ligne thérapeutique

Travaillez la 2e ligne interne de la jambe (mollet), en partant du genou, descendez jusqu'à la cheville, puis suivez l'intérieur du pied, jusqu'à l'os de l'articulation du gros orteil, avant de remonter au genou. 2 ou 3 passages. Pour les praticiens en massage thaï : travail de la ligne au pouce.

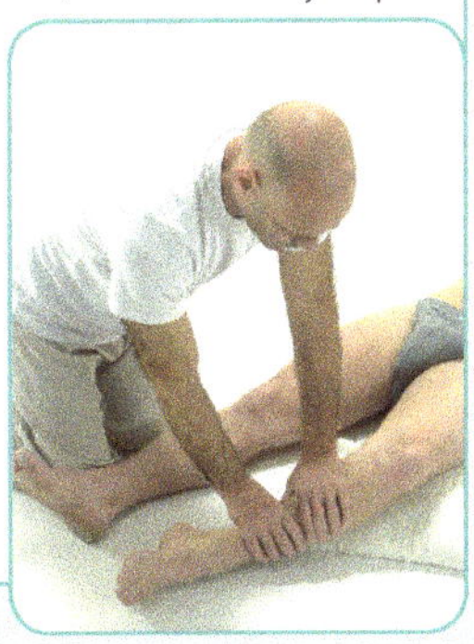

3. Travail des points d'acupression

Pressez les points (1), (2) et (3). Essayez le point (1) et sa variante, pour identifier le plus efficace des deux. Répétez la séquence jusqu'à 10 fois. Cessez dès que les points deviennent douloureux. Adaptez l'intensité de vos pressions à votre patient.

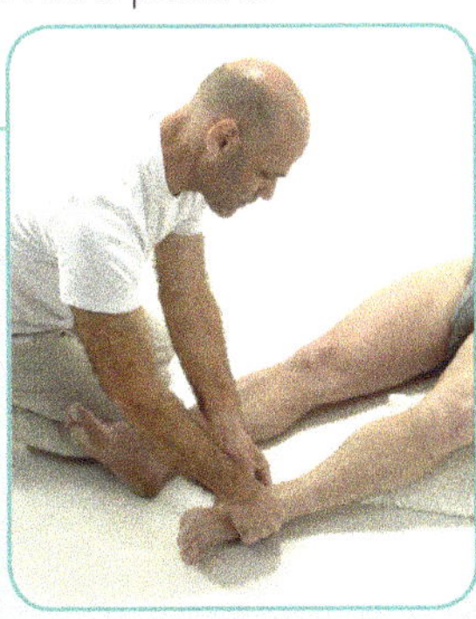

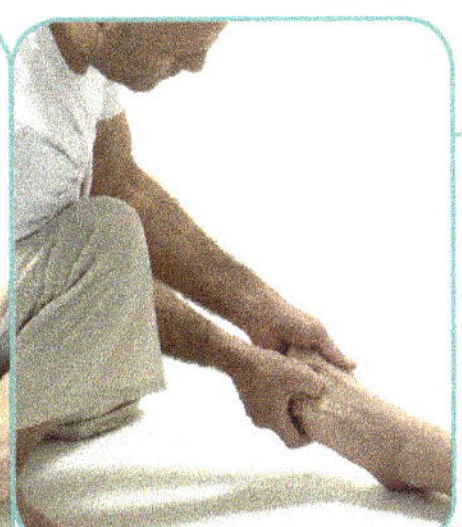

Précautions :

- *Consultez un spécialiste avant de traiter un cas grave, ou toute blessure d'orteil sujette à caution.*
- *Traitez tous les jours jusqu'à rémission. Pour les cas non aigus, traitez deux fois par semaine.*
- *Avant de répéter le traitement, attendez que votre patient n'ait plus de douleur (le cas échéant) liée au traitement précédent.*

Sélection des points thérapeutiques

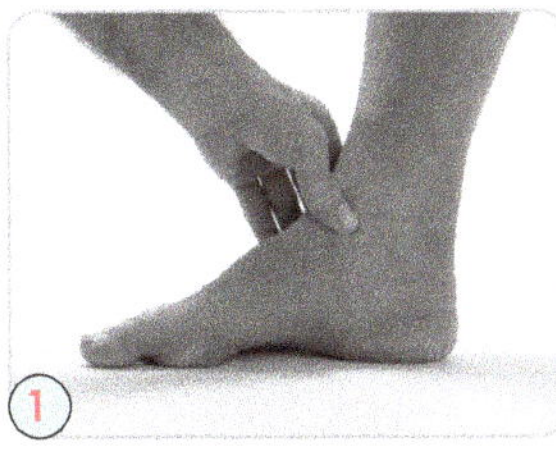
1

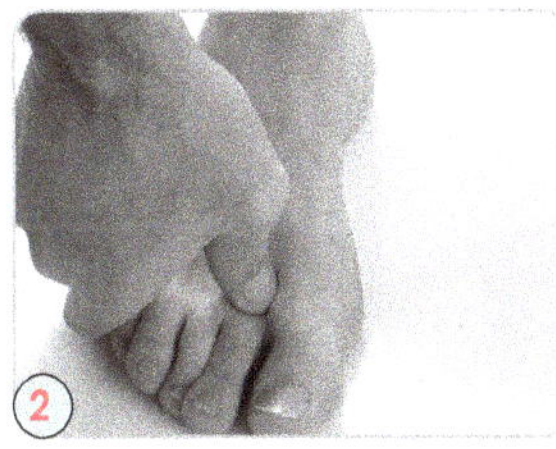
2

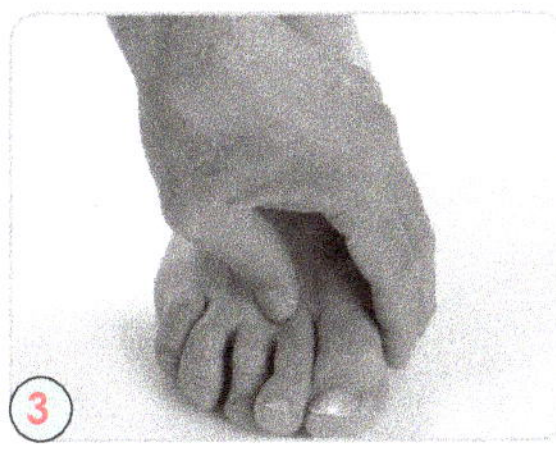
3

Protocole - 58 ORTEILS

Entorse du 3e orteil

● affection rare

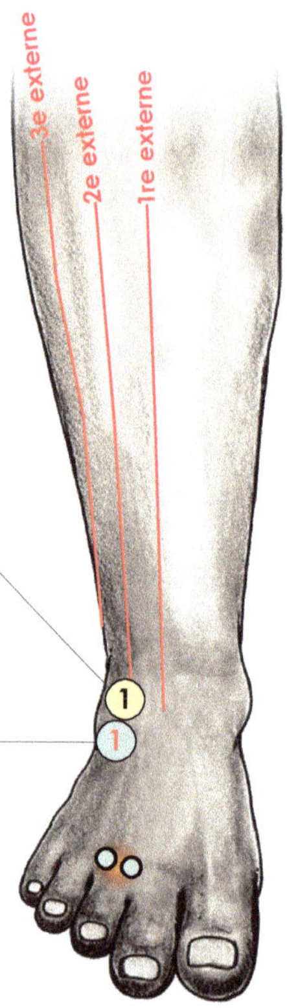

Ligne externe du pied-6
dans une dépression située 1 doigt au-dessus d'une ligne qui longe le bord inférieur de la malléole

Ligne externe du pied-3
(VB-40)
à l'avant de la malléole • juste au-dessus d'une ligne qui longe le bord inférieur de la malléole

Position couchée sur le dos

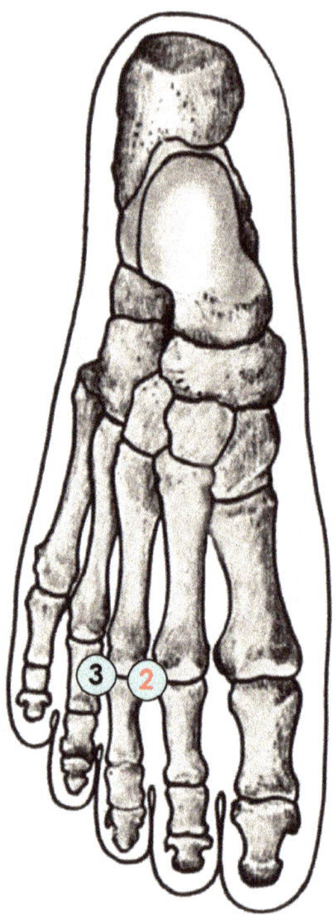

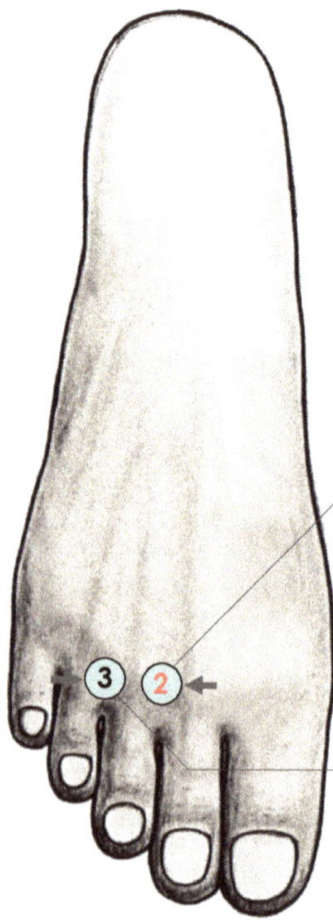

3e orteil médial (zone ES-44)
0.5 cun au-dessus de ES-44, presser en direction de l'articulation • dans le creux entre le 2e et le 3e orteil, proche du pli interdigital, dans une mince dépression sur le bord latéral de la 3e articulation métatarso-phalangienne • appuyer en direction de l'articulation

3e orteil latéral
dans le creux entre le 3e et le 4e orteil, proche du pli interdigital, dans une mince dépression sur le bord latéral de la 3e articulation métatarso-phalangienne • appuyer en direction de l'articulation

Description du problème :

- *Entorse du 3e orteil, principalement située à la 3e articulation métatarso-phalangienne.*
- *Elle survient lorsque l'articulation force en hyperflexion ou en hyperextension.*
- *On peut constater raideur, douleur et parfois gonflement autour de l'articulation sur les faces dorsale (dessus) et plantaire (dessous) du pied.*
- *La douleur augmente lorsque l'articulation touchée est en flexion ou en extension.*
- *Dans certains cas, il est difficile voire impossible de marcher à cause de la douleur.*

Les étapes du traitement

1. Travail de la ligne thérapeutique

Installez votre client en position couchée sur le dos. Travaillez la 3e ligne externe du mollet, en descendant du genou jusqu'à la cheville, puis remontez au genou - 2 ou 3 passages.
Pour les praticiens en massage thaï : travail de la ligne au pouce.

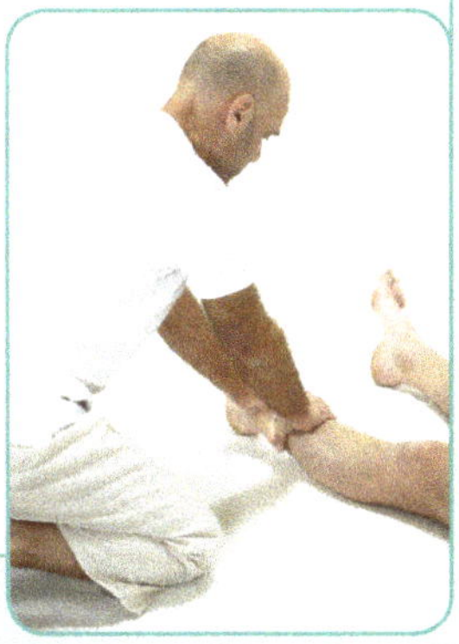

2. Travail des points d'acupression

Pressez les points (1), (2) et (3). Essayez la variante du point (1), et identifiez le plus efficace des deux points. Répétez la séquence jusqu'à 10 fois. Cessez dès que les points deviennent douloureux. Adaptez l'intensité de vos pressions à votre patient.

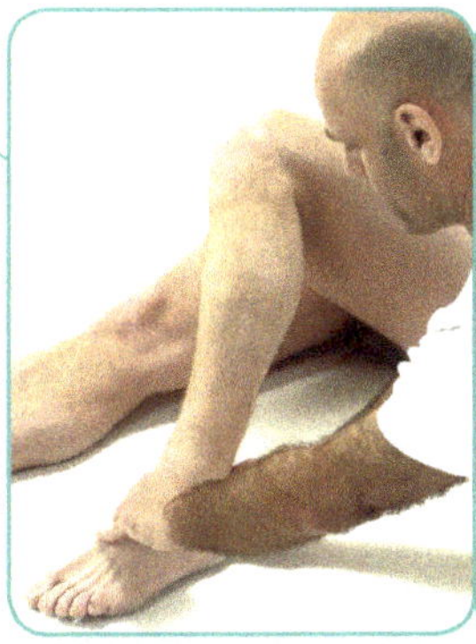

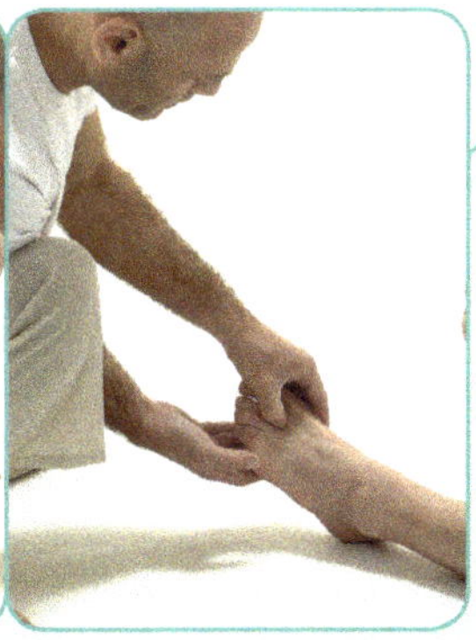

Précautions :

- *Consultez un spécialiste avant de traiter un cas grave, ou toute blessure d'orteil sujette à caution.*
- *Traitez tous les jours jusqu'à rémission. Pour les cas non aigus, traitez deux fois par semaine.*
- *Avant de répéter le traitement, attendez que votre patient n'ait plus de douleur (le cas échéant) liée au traitement précédent.*

Sélection des points thérapeutiques

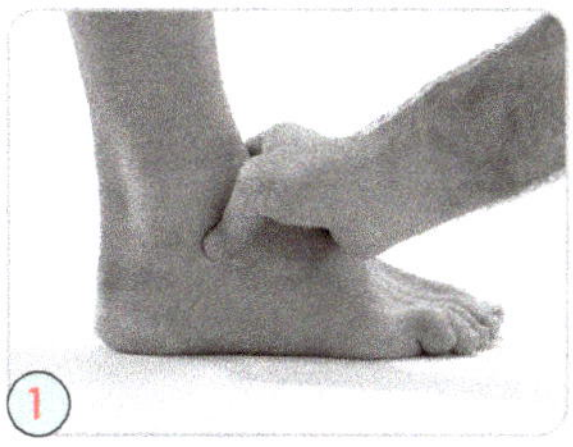

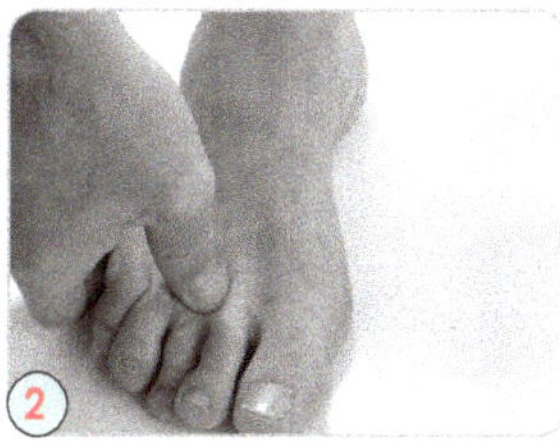

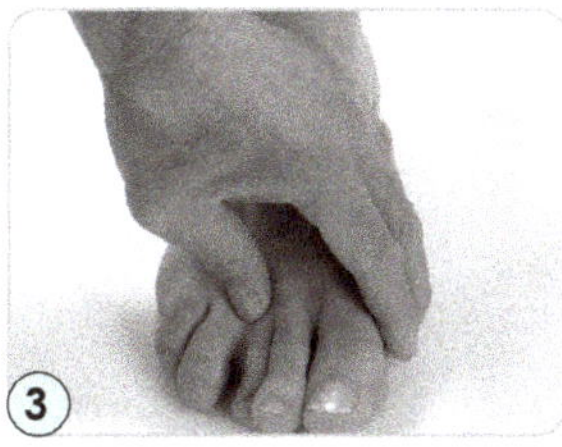

Protocole - 59 ORTEILS

Entorse du 4e orteil

● affection rare

Ligne externe du pied-6
dans une dépression 1 doigt au-dessus d'une ligne qui longe le bord inférieur de la malléole

Ligne externe du pied-3 (VB-40)
à l'avant de la malléole • juste au-dessus d'une ligne qui longe le bord inférieur de la malléole

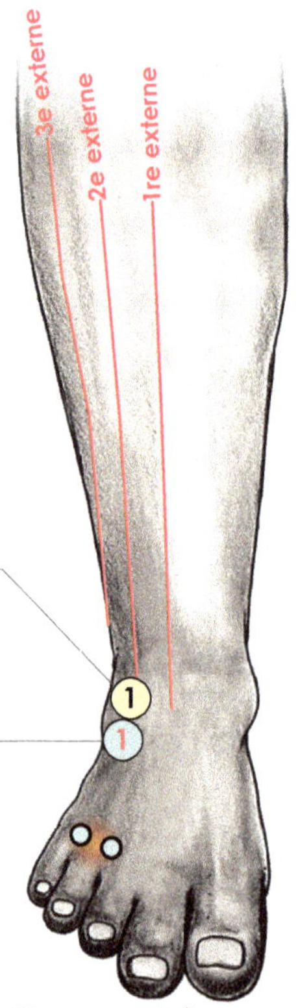

Position couchée sur le dos

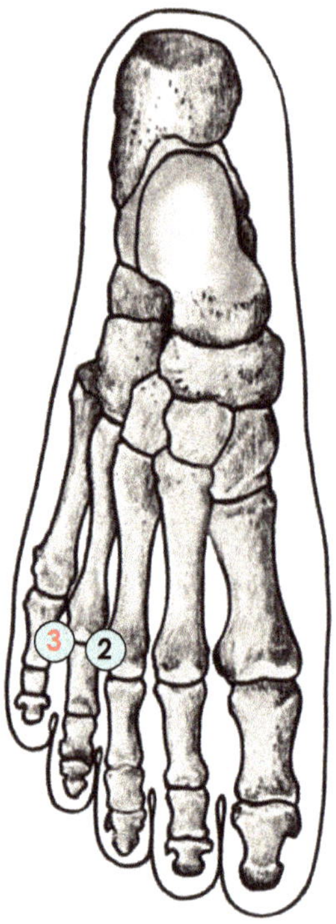

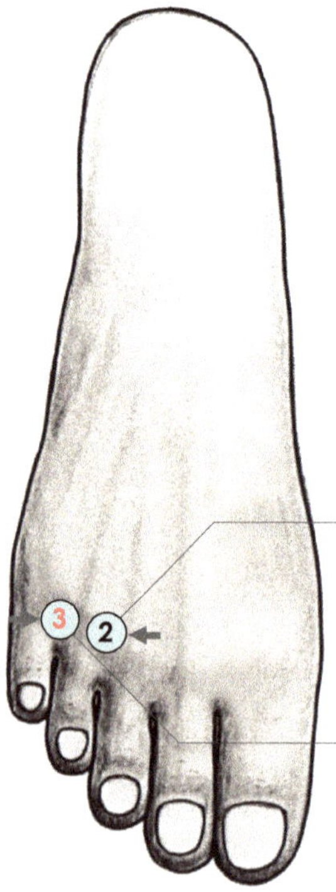

4e orteil médial
dans le creux entre le 3e et le 4e orteil, proche du pli interdigital, dans une mince dépression sur le bord médial de la 4e articulation métatarso-phalangienne • appuyer en direction de l'articulation

4e orteil latéral (zone VB-43)
0.5 cun au-dessus de VB-43, presser en direction de l'articulation • dans le creux entre le 4e et le 5e orteils, proche du pli interdigital, dans une mince dépression sur le bord latéral de la 3e articulation métatarso-phalangienne • appuyer en direction de l'articulation

Description du problème :

- *Entorse du 4e orteil, principalement située à la 4e articulation métatarso-phalangienne.*
- *Elle survient lorsque l'articulation force en hyperflexion ou en hyperextension.*
- *On peut constater raideur, douleur et parfois gonflement autour de l'articulation sur la face dorsale (dessus) et plantaire (dessous) du pied.*
- *La douleur augmente lorsque l'articulation touchée est en flexion ou en extension.*
- *Dans certains cas, il est difficile, voire impossible de marcher à cause de la douleur.*

Les étapes du traitement

1. Travail de la ligne thérapeutique

Installez votre patient en position couchée, sur le dos. Travaillez la 3e ligne externe du mollet, en partant du genou, descendez jusqu'à la cheville, puis remontez - 2 à 3 passages.
Pour les praticiens en massage thaï : travail de la ligne au pouce.

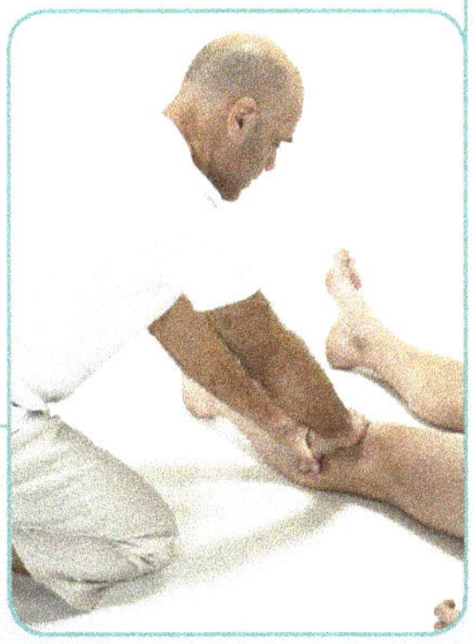

2. Travail des points thérapeutiques

Pressez les points (1), (2) et (3). Essayez la variante du point (1), et identifiez le plus efficace des deux points. Répétez la séquence jusqu'à 10 fois. Cessez dès que les points deviennent douloureux. Adaptez l'intensité de vos pressions à votre patient.

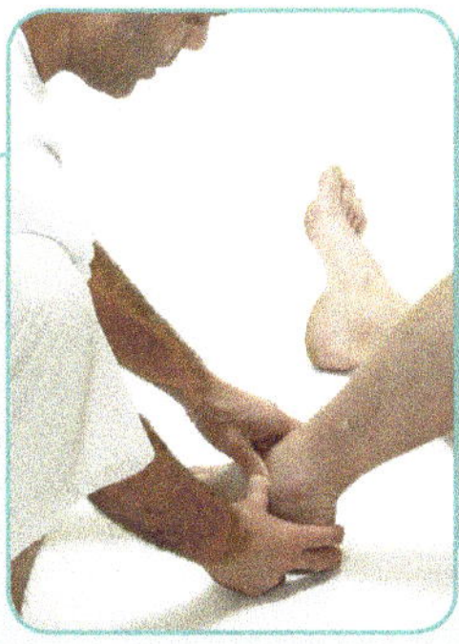

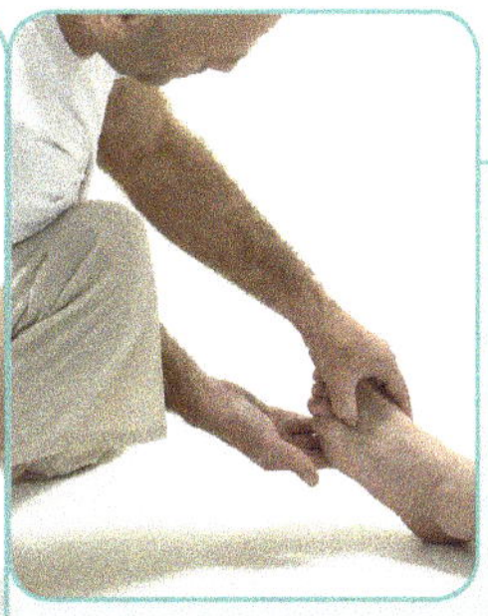

Précautions :

- *Consultez un spécialiste avant de traiter un cas grave, ou toute blessure d'orteil sujette à caution.*
- *Traitez tous les jours jusqu'à rémission. Pour les cas non aigus, traitez deux fois par semaine.*
- *Avant de répéter le traitement, attendez que votre patient n'ait plus de douleur (le cas échéant) liée au traitement précédent.*

Sélection des points thérapeutiques

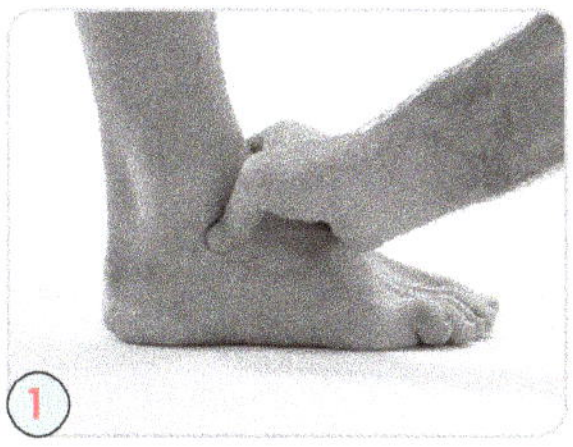

1

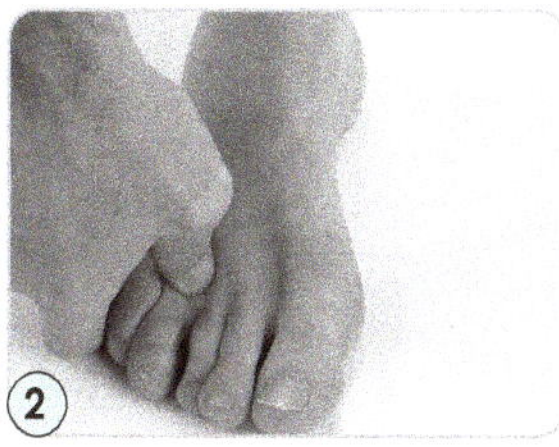

2

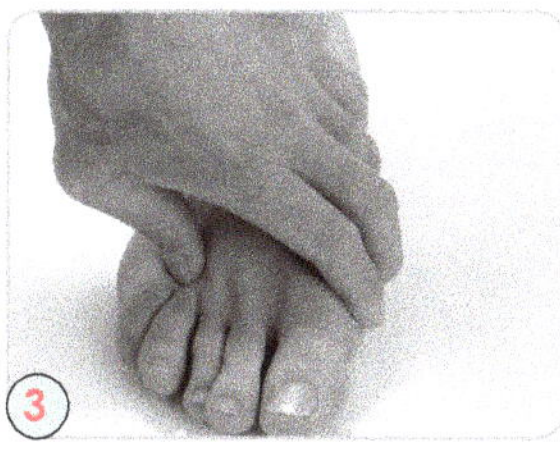

3

Protocole - 60 ORTEILS

Entorse du petit orteil

● affection rare

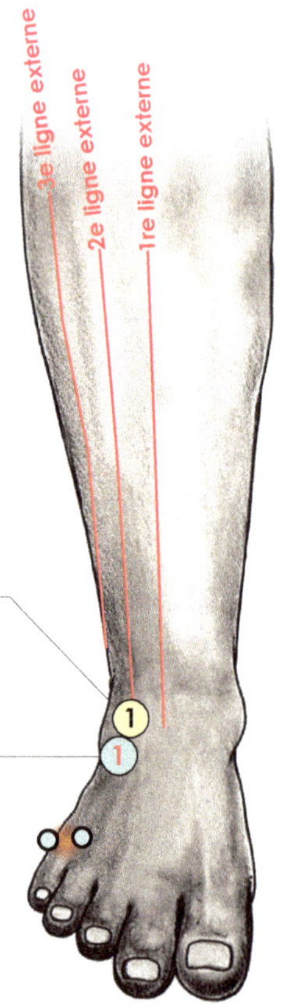

Position couchée sur le dos

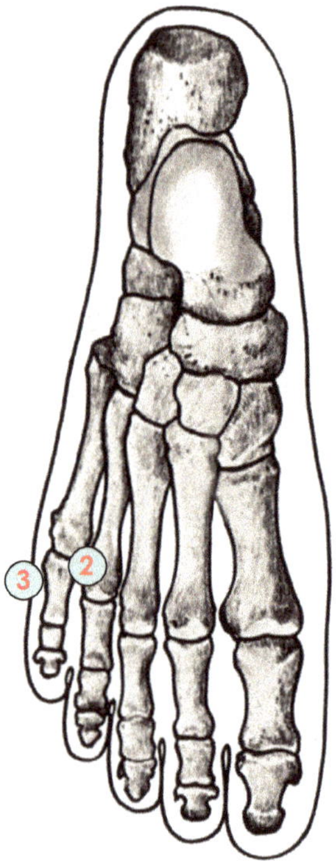

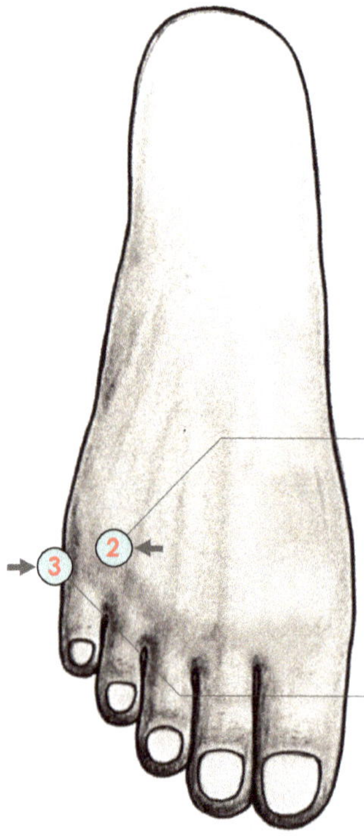

Description du problème :

- *Entorse du petit orteil, principalement située à la 5e articulation métatarso-phalangienne.*
- *Elle survient lorsque l'articulation force en hyperflexion ou en hyperextension, ou lorsqu'elle est tirée d'un côté ou de l'autre, en latéral.*
- *On peut constater raideur, douleur et parfois gonflement autour de l'articulation sur la face dorsale (dessus) et plantaire (dessous) du pied.*
- *La douleur augmente lorsque l'articulation touchée est en flexion ou en extension.*
- *Parfois, il peut être difficile, voire impossible, de marcher à cause de la douleur.*

Les étapes du traitement

1. Travail de la ligne thérapeutique

Installez votre client en position couchée sur le dos. Travaillez la 3e ligne externe du mollet, du genou jusqu'à la cheville, puis en revenant au genou - 2 ou 3 passages. Pour les praticiens en massage thaï : travail de la ligne au pouce.

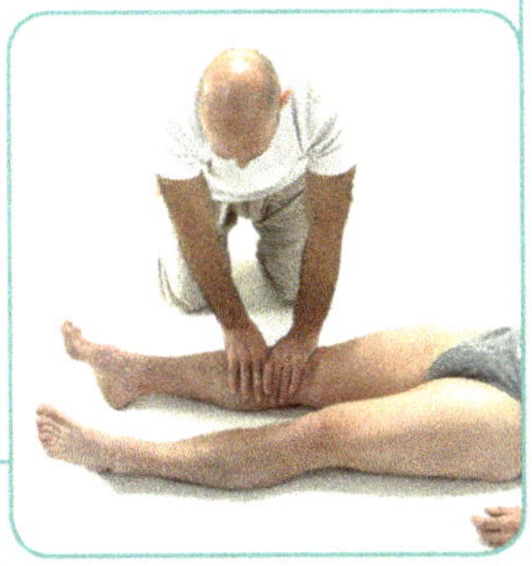

2. Travail des points d'acupression

Pressez les points (1), (2) et (3). Essayez la variante du point (1), et identifiez le plus efficace des deux points. Répétez la séquence jusqu'à 10 fois. Cessez dès que les points deviennent douloureux.

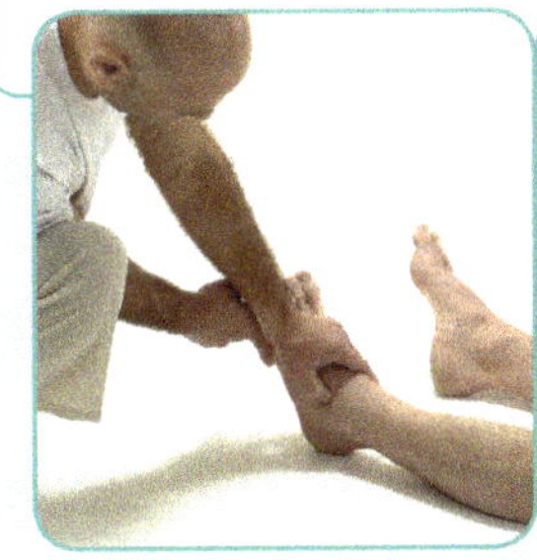

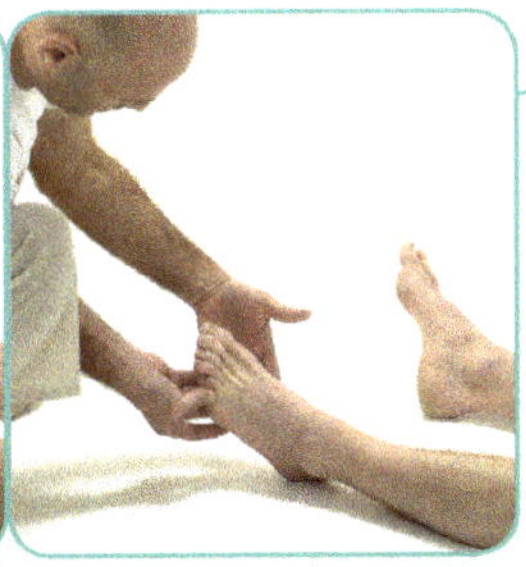

Précautions :

- *Consultez un spécialiste avant de traiter un cas grave, ou toute blessure d'orteil sujette à caution*
- *Traitez tous les jours jusqu'à rémission. Pour les cas non aigus, traitez deux fois par semaine.*
- *Avant de répéter le traitement, attendez que votre patient n'ait plus de douleur (le cas échéant) liée au traitement précédent*

Sélection des points thérapeutiques

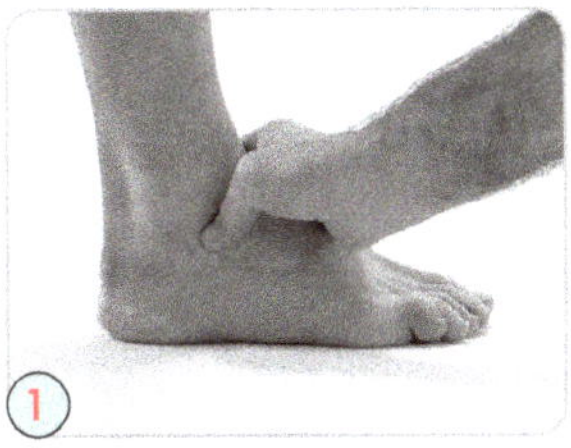

1

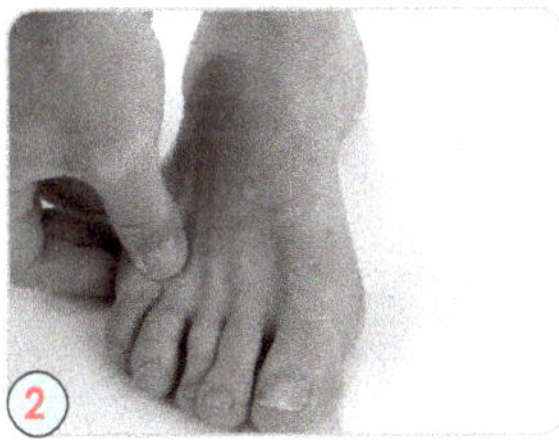

2

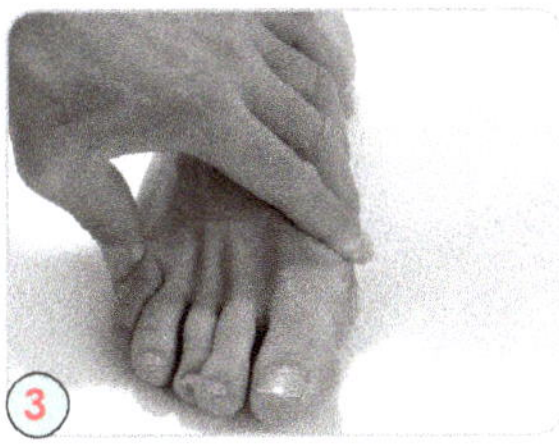

3

Points de l'acupression thaïe traditionnelle

ATLAS ANATOMIQUE

Face antérieure du corps

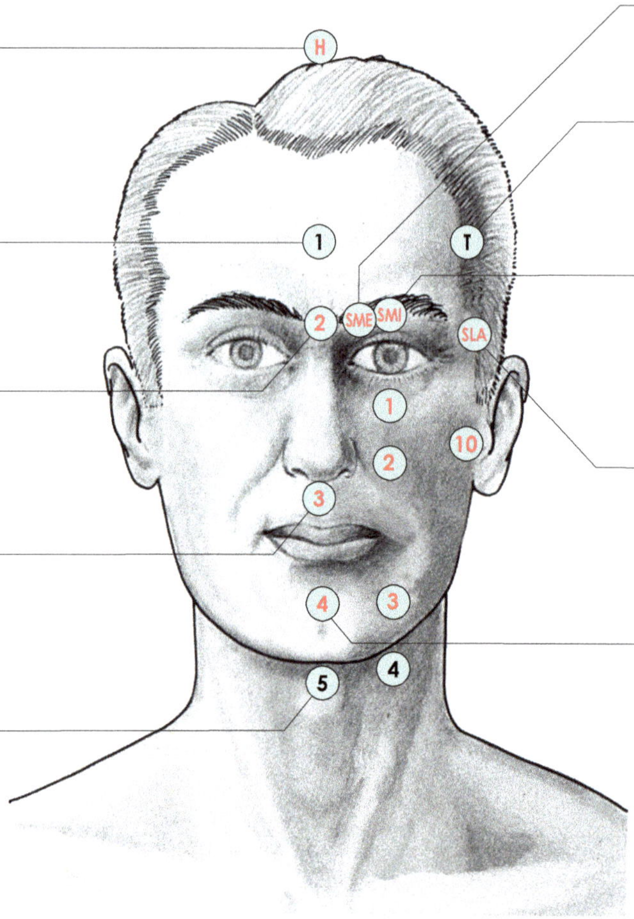

Haut du crâne (G-20)
au milieu du sommet du crâne, sur une ligne qui relie les deux oreilles, en partant du bord postérieur des oreilles

Médiane du visage-1
sur la ligne du milieu du front • à mi-chemin (2 doigts) entre la ligne des sourcils et la naissance des cheveux

Médiane du visage-2 (Yintang)
au-dessus de la crête du nez • entre les extrémités internes des sourcils (glabelle)

Médiane du visage-3 (VC-26)
Au 2/3 entre le bord supérieur de la lèvre et le nez (dans le philtrum)

Médiane du visage-5
sous le menton • derrière la mandibule • sur les tissus mous (digastriques antérieurs) du plancher buccal - irradie dans la langue

Sourcil médial (VE-2)
à l'extrémité médiale du sourcil • 1 doigt en-dehors de la ligne médiane • sur l'arcade sourcilière

Tempe
aligné à l'horizontale avec le point Médiane du visage 1 • 1 doigt à côté d'une ligne reliant l'extrémité latérale du sourcil vers le haut du visage • attention point sensible

Milieu du sourcil (yuyao)
un point sensible au milieu du sourcil • juste au-dessus de la pupille • presser le dessus de l'os, ou alternative : la partie inférieure de l'os en pressant vers le haut • sur l'arcade sourcilière

Sourcil latéral (Taiyang)
2 doigts à l'extérieur de l'extrémité latérale de l'œil • dans une dépression sur le côté, au bord de l'os

Médiane du visage-4 (C-24)
dans la dépression juste au-dessus du menton • presser vers le bas

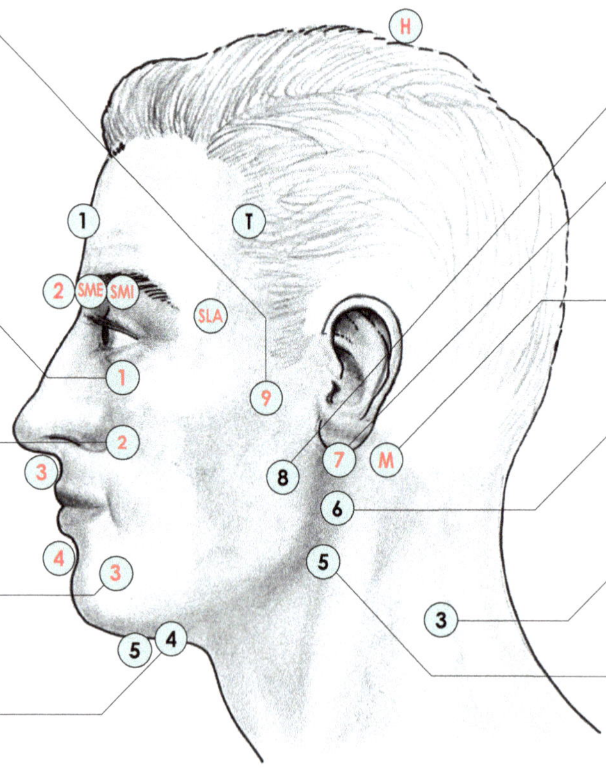

Visage-9 (ES-7)
dans une petite dépression en-dessous de la pommette (arcade zygomatique) • cette dépression disparaît quand la bouche est grande ouverte • 1 doigt avant l'oreille • faire glisser le bout de votre doigt en partant du nez, passez sous la pommette, jusqu'à l'oreille, en vous arrêtant un doigt avant l'oreille • antérieur au processus condiloïde de la mandibule • irradie dans les dents, la bouche, le nez, les yeux et les tempes

Visage-1 (ES-2)
1 doigt en-dessous de la pupille • dans un petit creux dans le maxillaire (foramen infra-orbitaire)

Visage-2 (ES-3)
juste en-dessous de la pupille • à l'horizontale des narines • sur le bord latéral du sillon naso-génien, sous l'os

Visage-3 (Jiachengjiang)
1 doigt en-dehors du point Médiane du visage-4 • sous le menton, sur le foramen mentonnier • presser vers le bas

Visage-4
sous le menton (Visage-3) • sous la mandibule • sur les tissus mous (digastriques antérieurs) du plancher buccal • irradie dans la langue

Visage-8
1 doigt juste en-dessous du point Visage-9 • en-dessous de la ligne du lobe de l'oreille • un doigt avant le bord postérieur de la mandibule • trouver le petit muscle dur

Visage-7 (TR-17)
dans la dépression entre la mandibule et le SCM • juste en-dessous du niveau du processus mastoïde • presser en direction de la mandibule

Processus mastoïde (VB-12)
en arrière et en-dessous du bord inférieur du processus mastoïde • presser le SCM

Visage-6
sur le bord postérieur de la mandibule • au-dessus du point Visage-5 • placer le bout de votre doigt ou de votre pouce entre la mandibule et le SCM et presser en direction de l'os

3e ligne du dos-3
4 doigts en-dessous de la ligne occipitale dans la dépression entre le trapèze et le SCM • à mi-chemin entre l'occiput et C7

Visage-5
à l'angle postérieur de la mandibule ou bien juste au-dessus • faire glisser le bout de votre doigt ou de votre pouce entre la mandibule et le SCM, en tirant l'os latéralement (en l'éloignant du patient) pendant que votre patient résiste

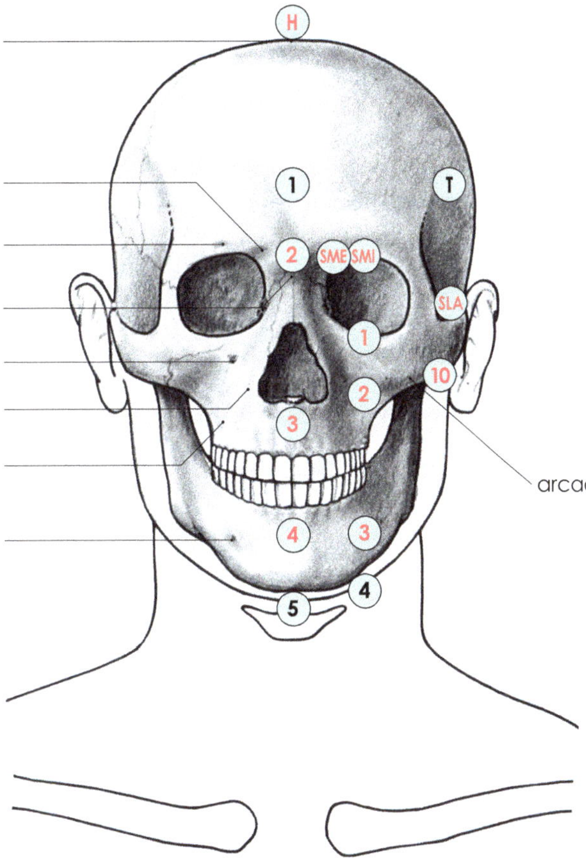
suture sagittale
incisure supra-orbitaire
arcade sourcilière
glabelle
foramen infra-orbitaire
sillon naso-génien
maxillaire
foramen mentonnier
arcade zygomatique
H
1
T
2
SME
SMI
SLA
1
10
2
3
4
3
4
5

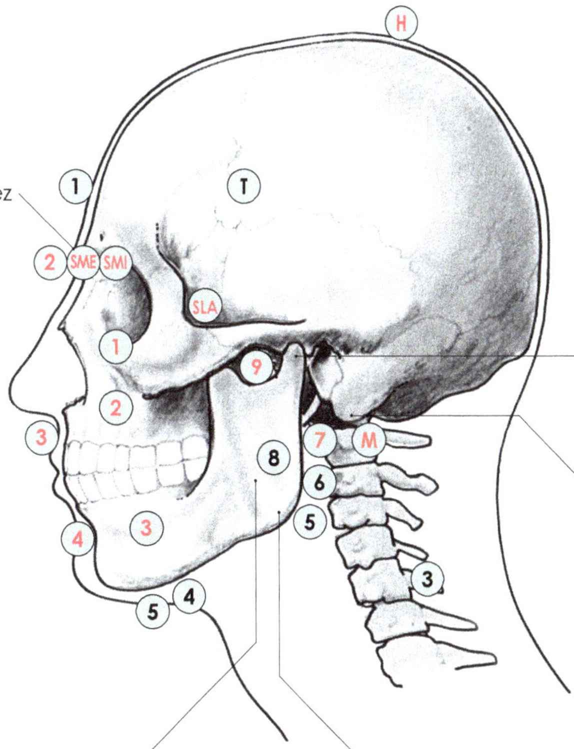
arête du nez
H
1
T
2
SME
SMI
SLA
1
9
2
3
8
7
M
6
5
3
4
3
5
4
processus condyloïdien de la mandibule
processus mastoïde
mandibule
angle de la mandibule

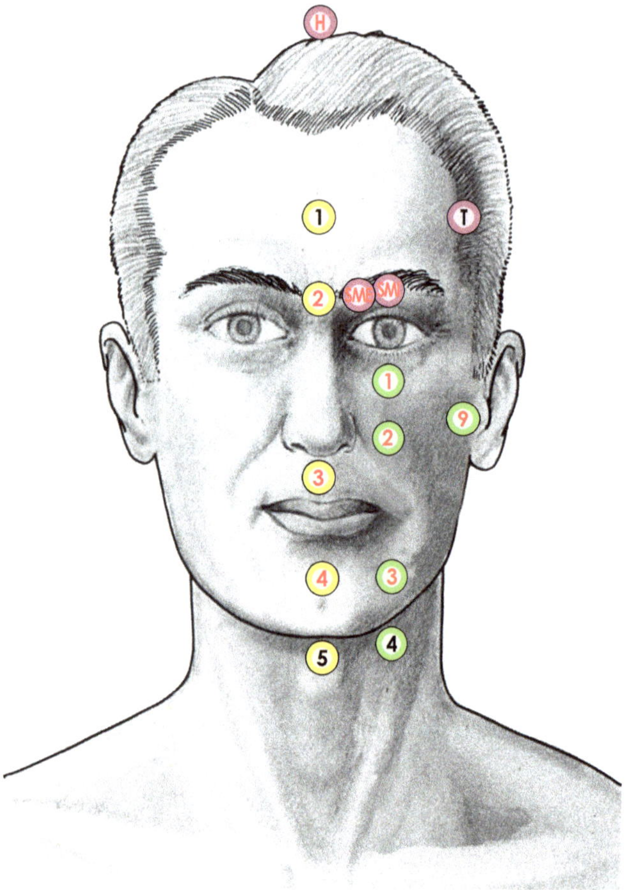

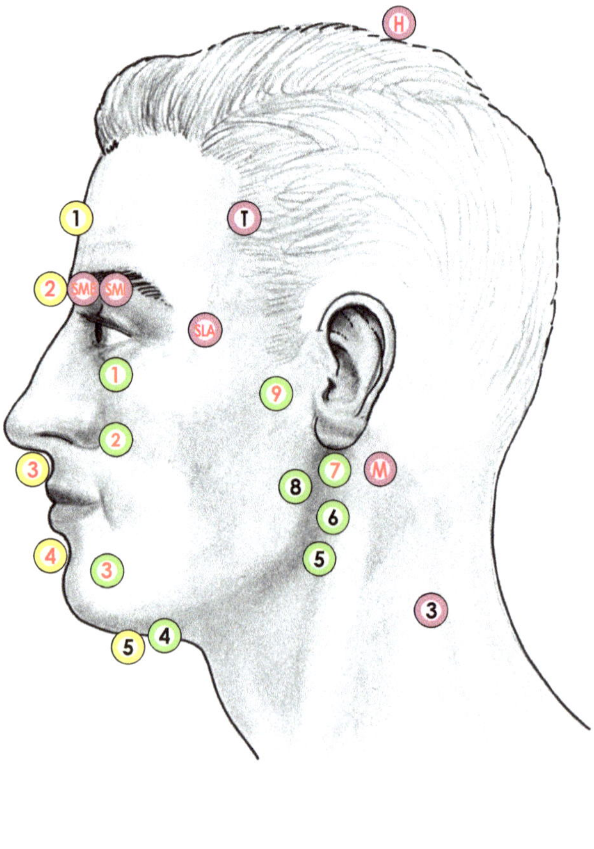

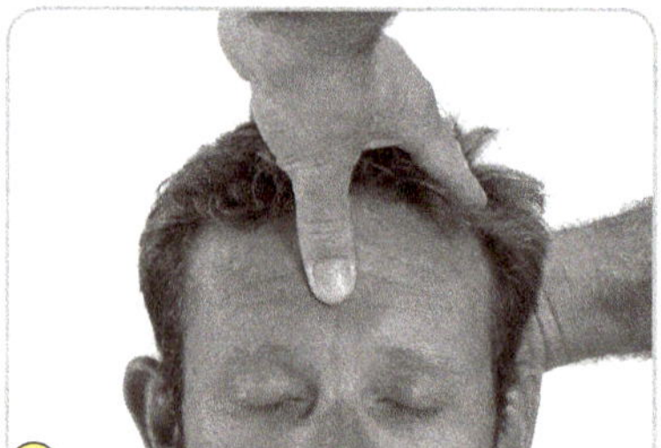
1 Médiane du visage-1

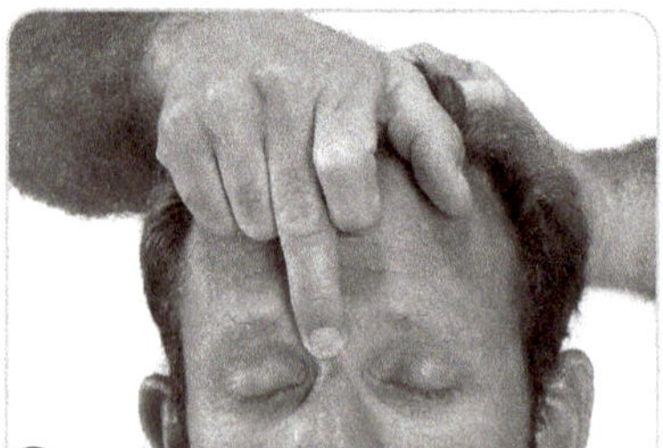
2 Médiane du visage-2

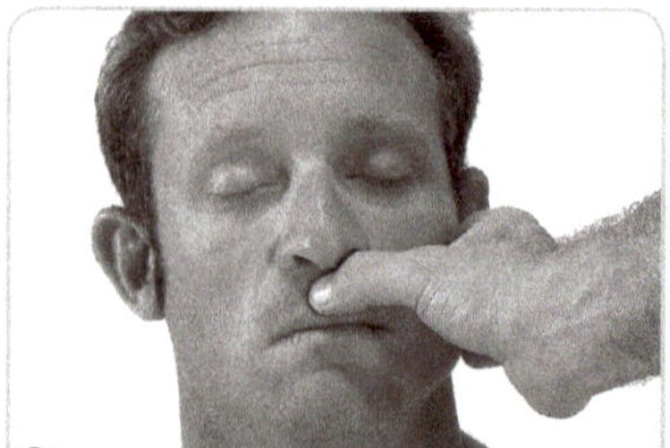
3 Médiane du visage-3

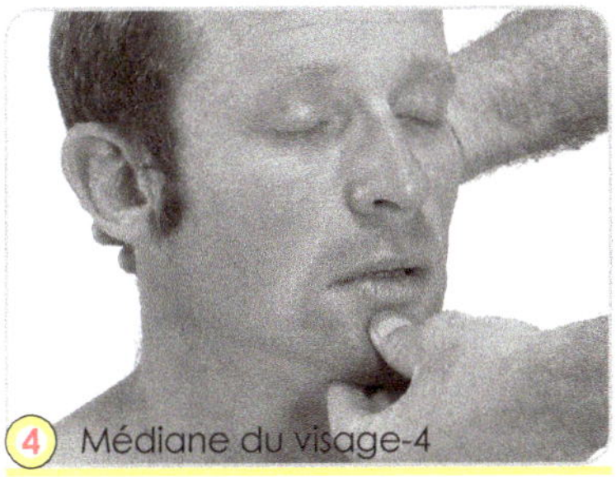
4 Médiane du visage-4

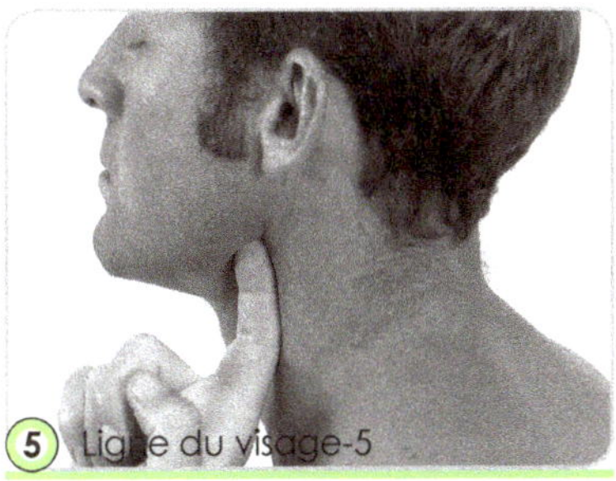
5 Ligne du visage-5

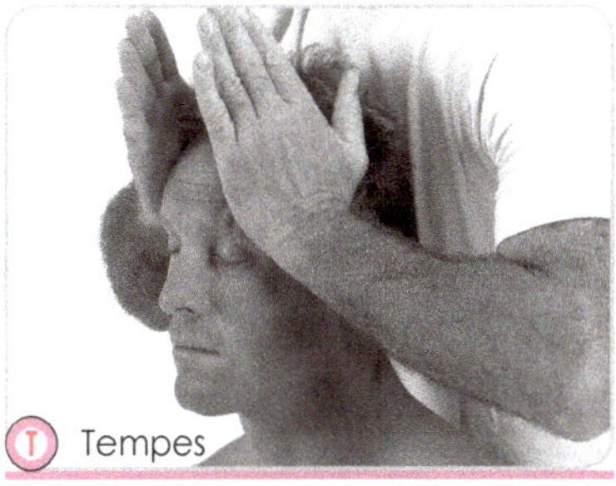
T Tempes

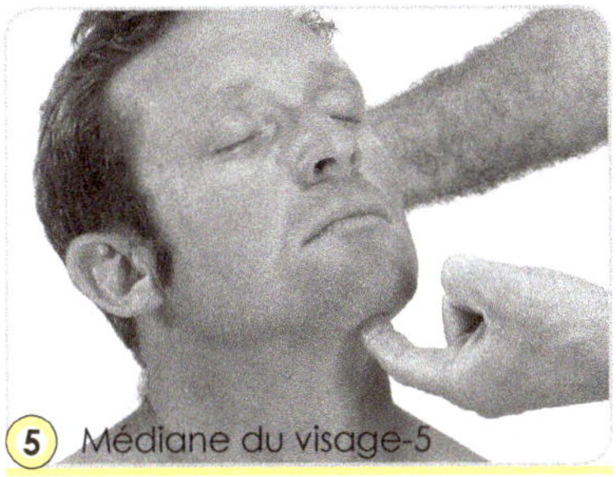
5 Médiane du visage-5

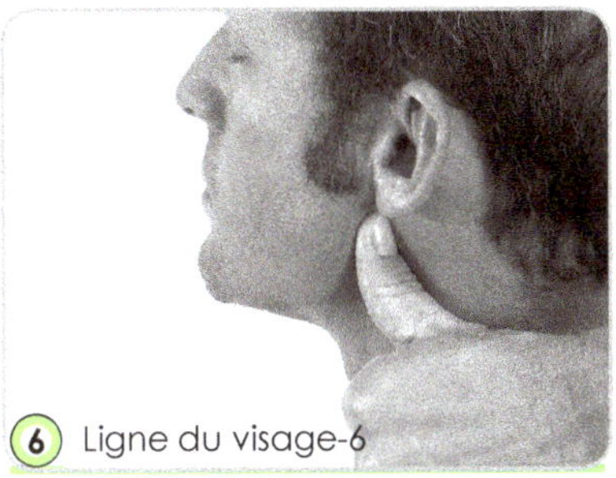
6 Ligne du visage-6

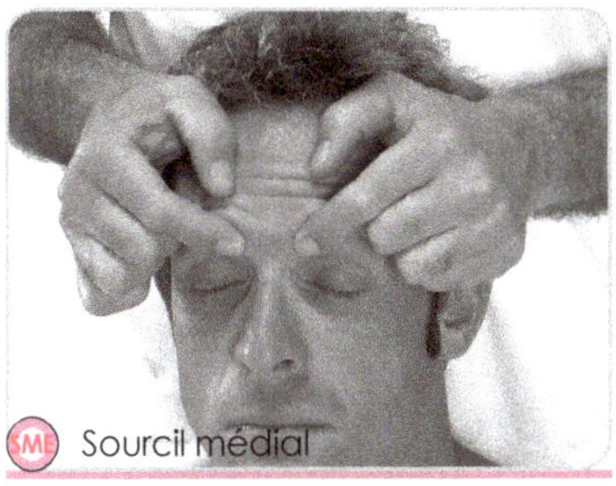
SME Sourcil médial

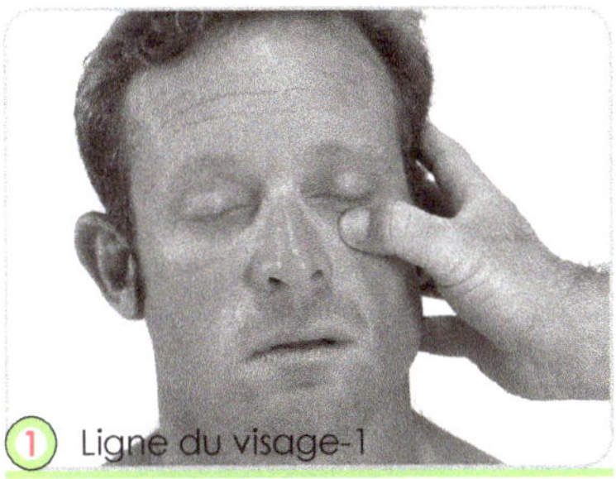
1 Ligne du visage-1

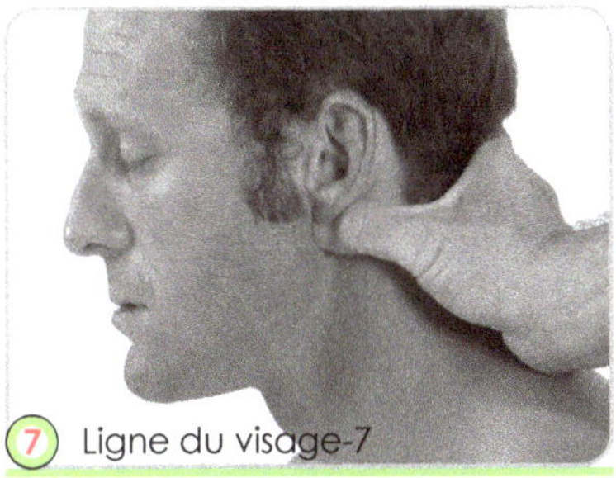
7 Ligne du visage-7

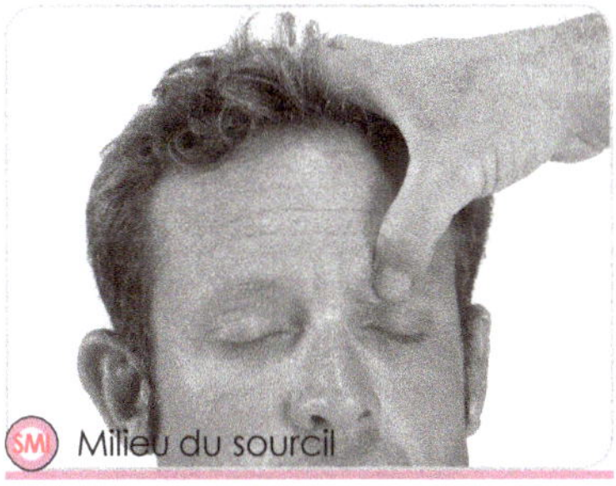
SM Milieu du sourcil

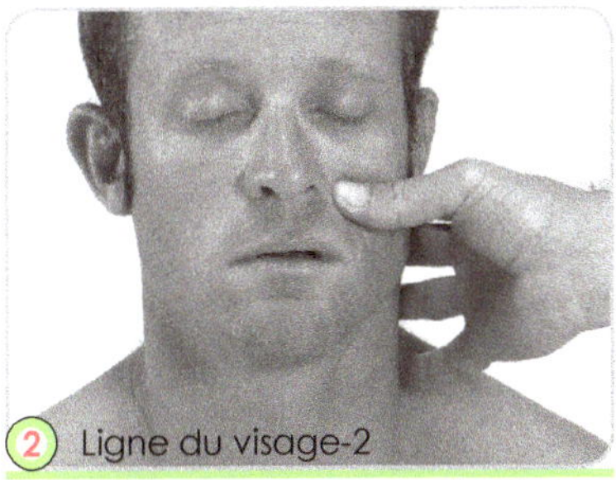
2 Ligne du visage-2

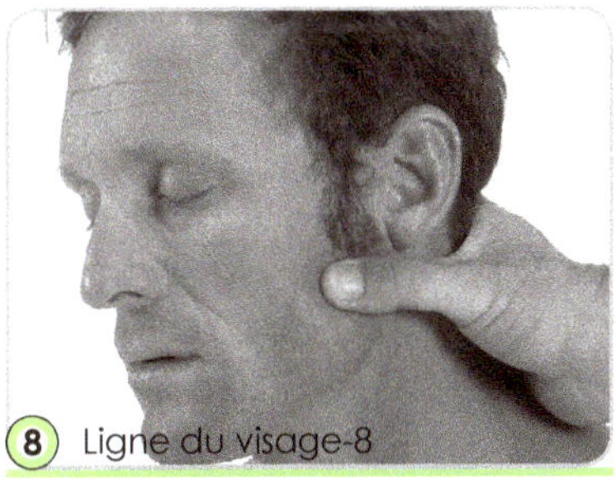
8 Ligne du visage-8

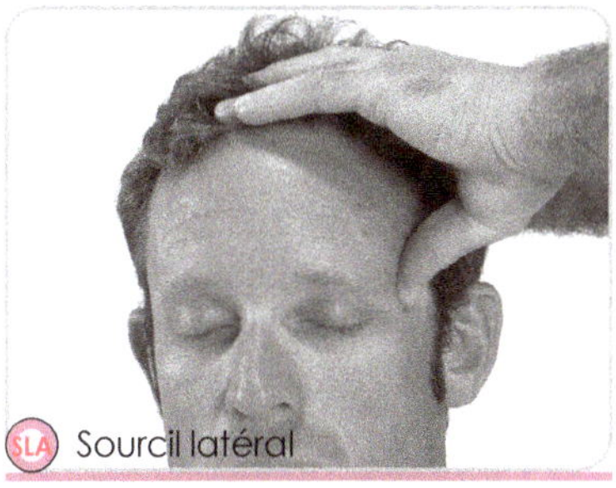
SLA Sourcil latéral

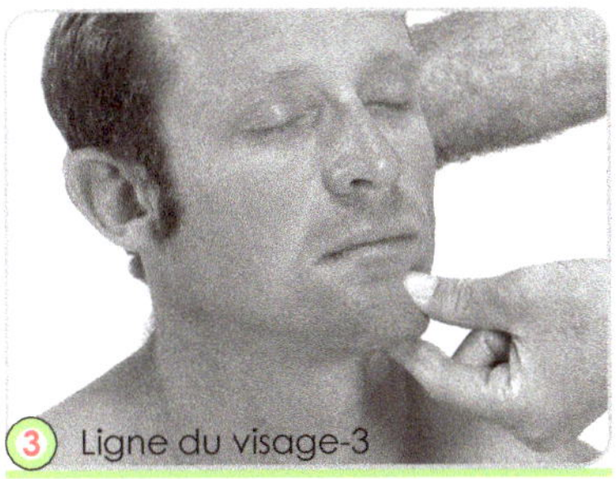
3 Ligne du visage-3

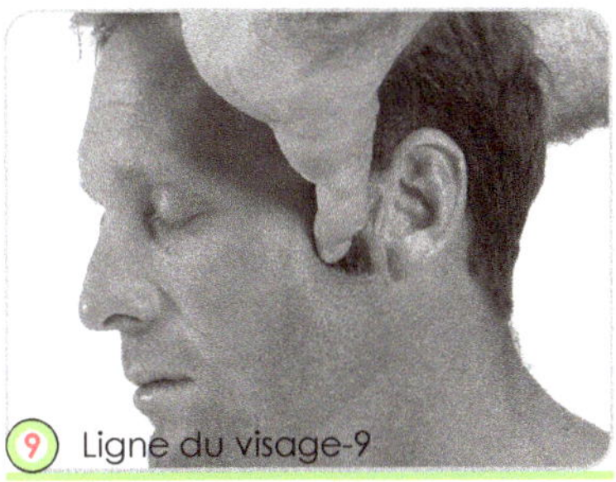
9 Ligne du visage-9

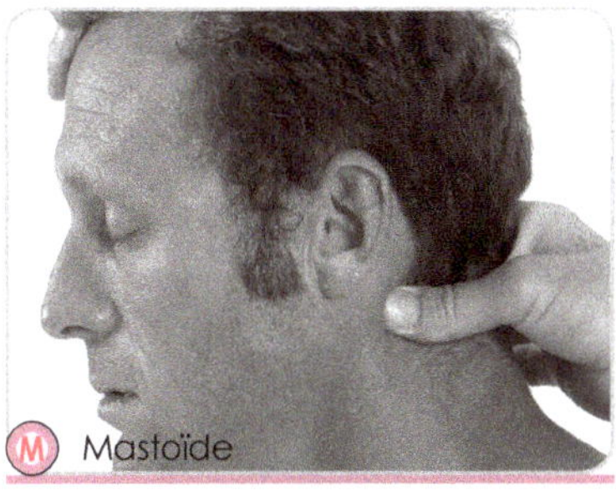
M Mastoïde

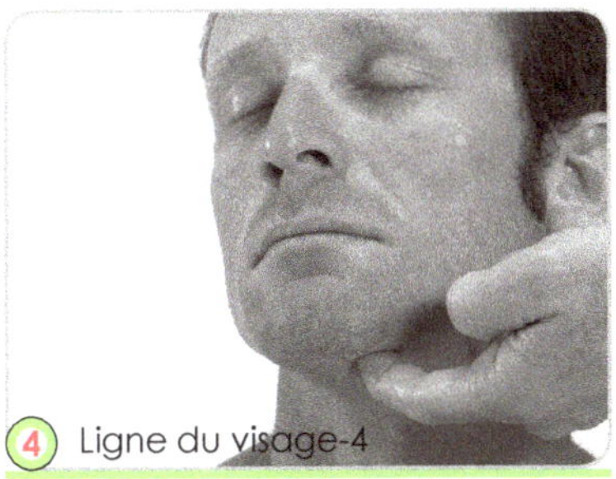
4 Ligne du visage-4

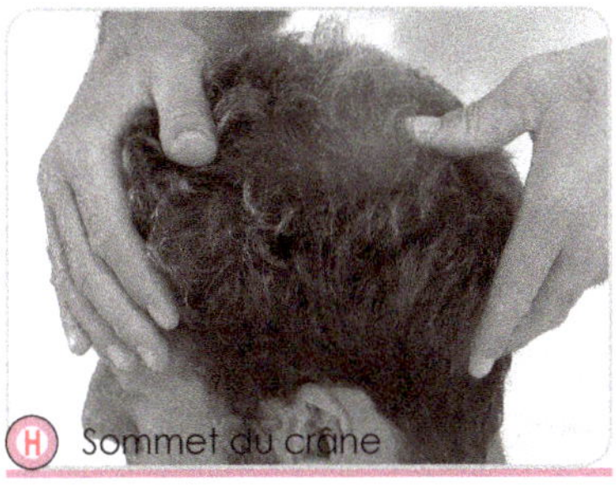
H Sommet du crâne

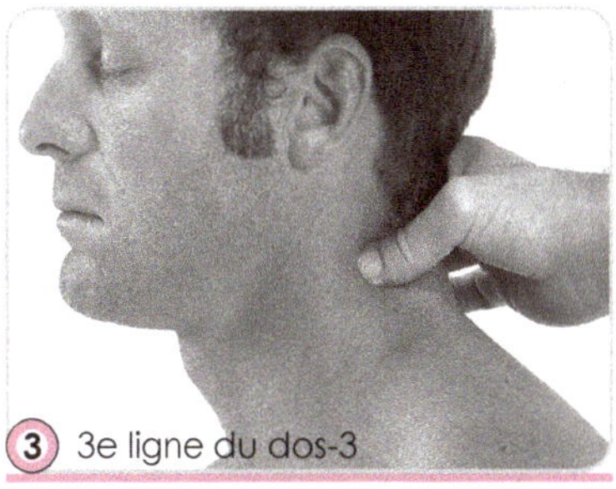
3 3e ligne du dos-3

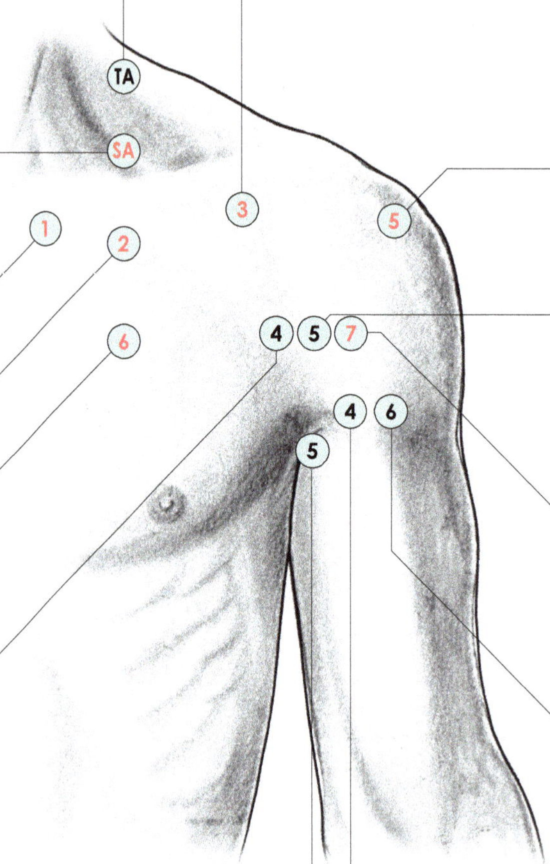
TA
SA
1
2
3
5
6
4
5
7
4
6
5
Trapèze antérieur
un point sensible à la verticale du bord latéral du cou • presser le muscle scalène postérieur, en avant du sommet du trapèze
Poitrine-3 (PO-2)
juste en-dessous de la clavicule • au bord médial du processus coracoïde, dans la dépression juste avant l'épaule • presser en avant et vers le haut
Scalène antérieur (zone ES -12)
dans la fosse supra-claviculaire juste au-dessus du point "Poitrine-2" • aligné avec le bord latéral du cou • presser doucement le scalène antérieur en direction du cou • la douleur irradie dans le bras
Index-5 (FO-15)
dans la petite dépression formée lorsque le bras est levé sur le côté • sous le bord latéral de l'acromion • entre les faisceaux moyen et antérieur du deltoïde
Poitrine-1 (RE-27)
sur le bord latéral du sternum - dans la fine dépression sous la tête de la clavicule, au-dessus de la première côte - irradie dans l'épaule
Médiane interne du bras-5
1 doigt en-dehors d'une ligne partant du creux axilaire et remontant jusqu'à la clavicule • aligné, au niveau de cette ligne, avec le point du milieu, entre la clavicule et le creux axilaire • placer le pouce à la frontière entre la poitrine et le bras, et presser sur le tendon du biceps, latéralement, en direction de l'humérus
Poitrine-2 (ES-13)
juste en-dessous de la clavicule • à mi-chemin entre la ligne médiane et le bord latéral du thorax • 3 doigts en-dehors de la ligne médiane • aligné avec le bord latéral du cou
Pouce-7 (Jianqian)
à mi-chemin entre le creux axillaire et l'extrémité latérale de l'acromion • 2 doigts à l'horizontale d'une ligne qui monte du creux axillaire jusqu'à la clavicule • au col de la tête de l'humérus • presser dans la dépression sur le bord médial du deltoïde antérieur
Poitrine-6 (ES-15)
2 doigts sous la clavicule • dans le second espace intercostal • 3 doigts en dehors de la ligne médiane • aligné avec le bord latéral du cou • juste sous le point Poitrine-2
Pouce-6
au-dessus du creux axilaire - 2 doigts en latéral d'une ligne qui traverse le creux axilaire vers la clavicule
Poitrine-4
à la frontière entre l'épaule et la poitrine - à mi-chemin entre la clavicule et le creux axilaire
Poitrine-5
sur le creux axilaire antérieur losque le bras est en adduction - presser le muscle vers le haut
Médiane interne du bras-4
au-dessus du creux axillaire • 1 doigt en dehors d'une ligne reliant le creux axillaire jusqu'à la clavicule • placer le pouce juste au-dessus du creux axillaire et appuyer en latéral, sur le tendon du biceps, vers l'humérus

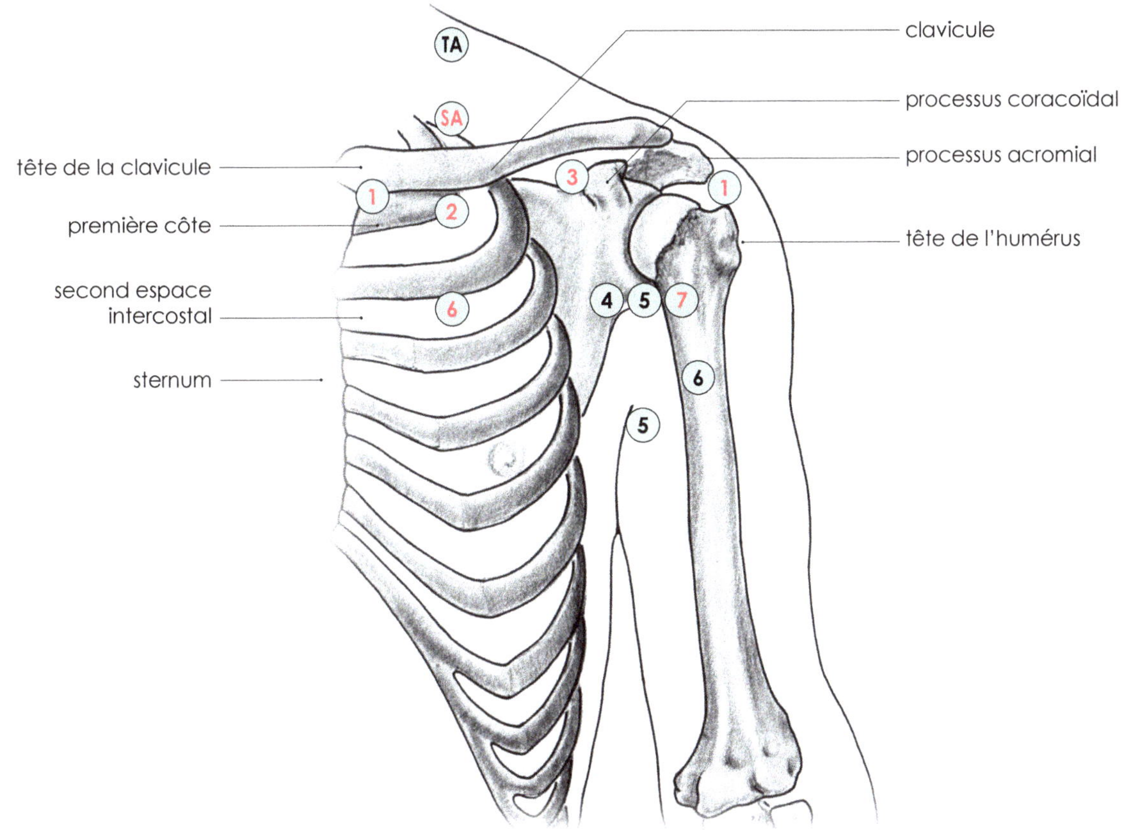
TA
SA
clavicule
processus coracoïdal
processus acromial
tête de la clavicule
première côte
tête de l'humérus
second espace
intercostal
sternum
1
2
3
1
4
5
7
6
6
5

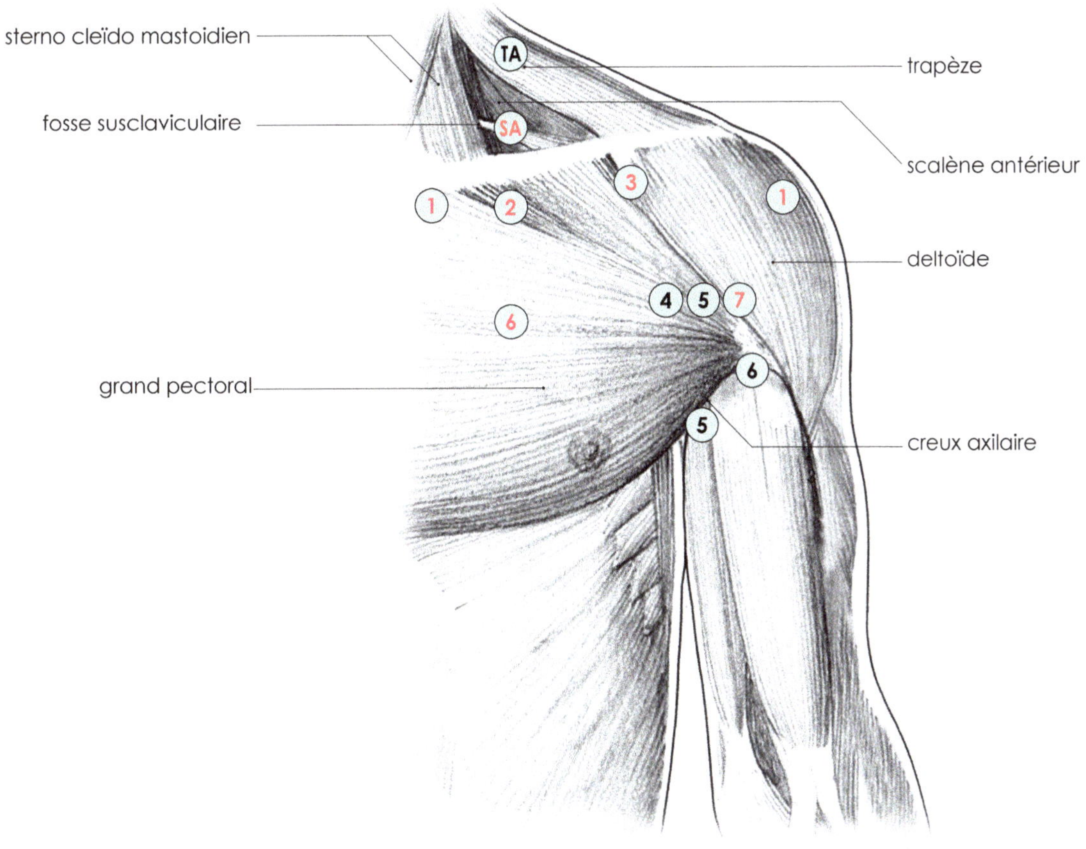
sterno cleïdo mastoidien
TA
trapèze
fosse susclaviculaire
SA
scalène antérieur
1
2
3
1
deltoïde
4
5
7
6
grand pectoral
6
5
creux axilaire

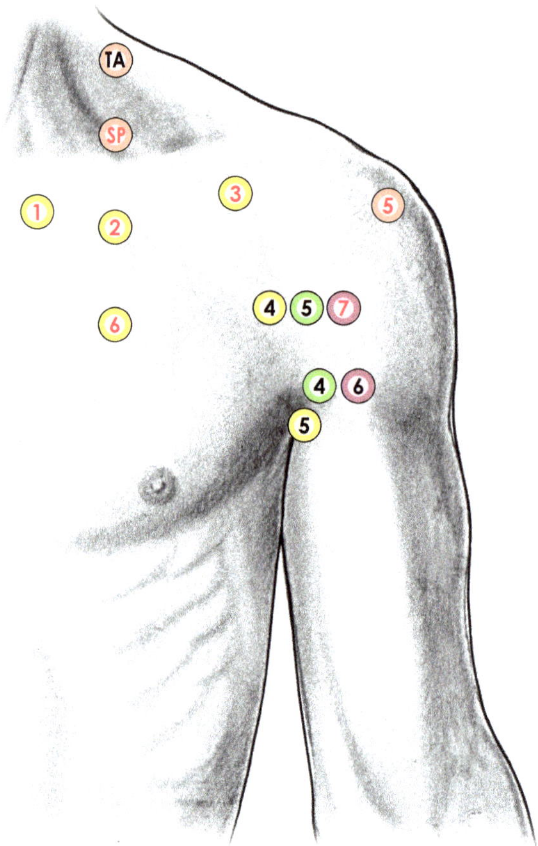
TA
SP
1
2
3
5
6
4
5
7
4
6
5

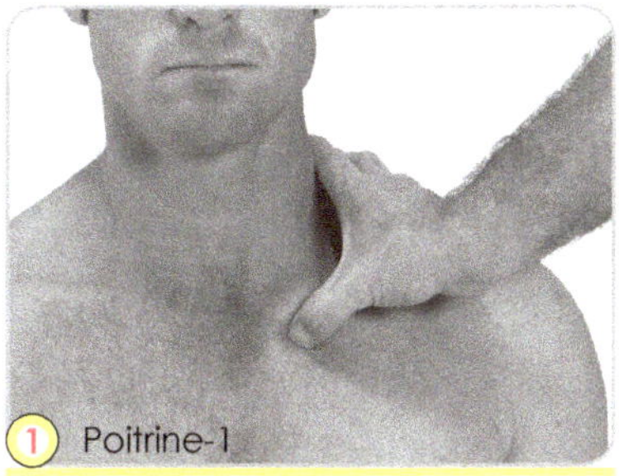
1 Poitrine-1

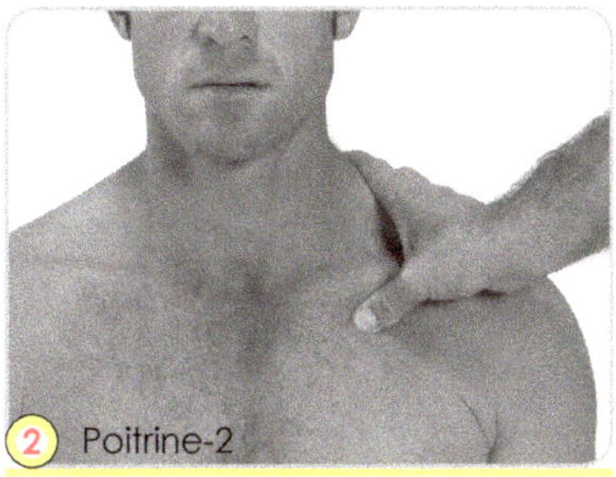
2 Poitrine-2

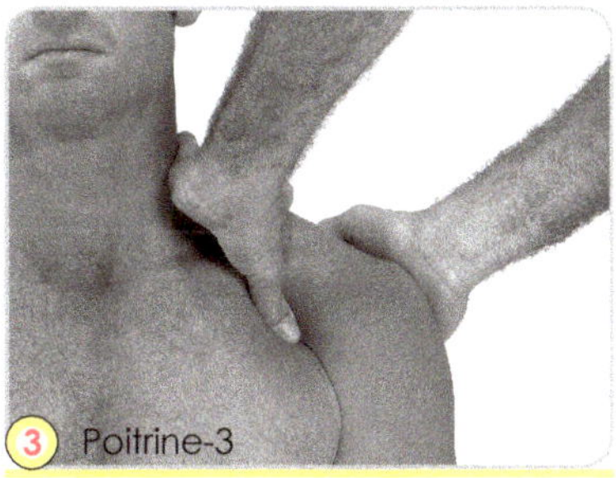
3 Poitrine-3

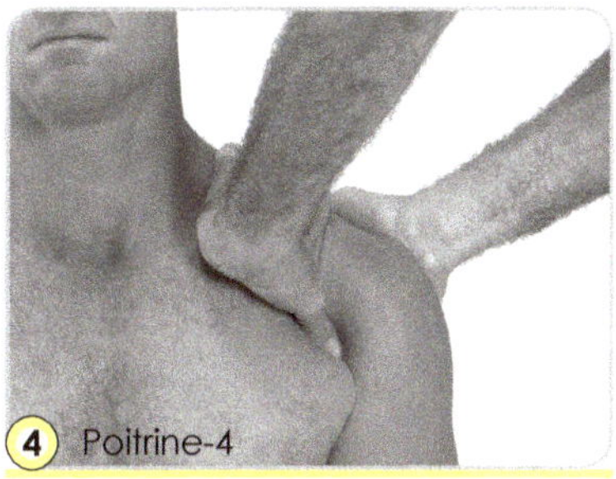
4 Poitrine-4

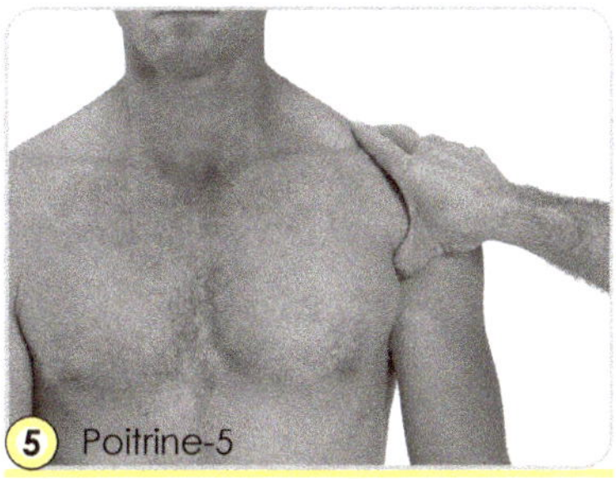
5 Poitrine-5

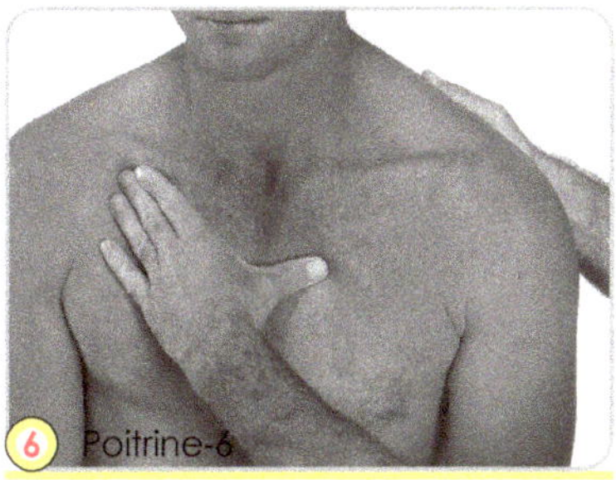
6 Poitrine-6

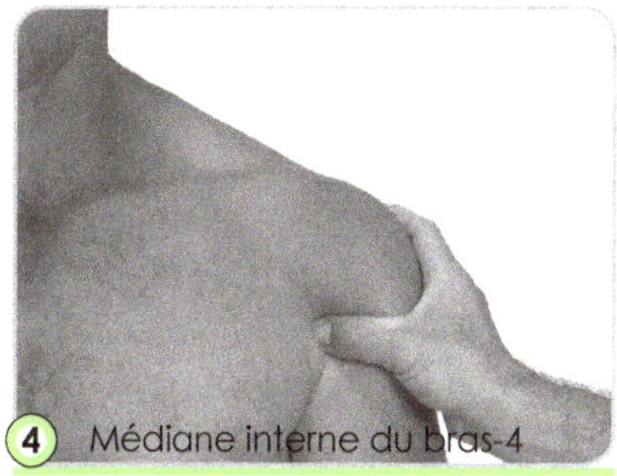
4 Médiane interne du bras-4

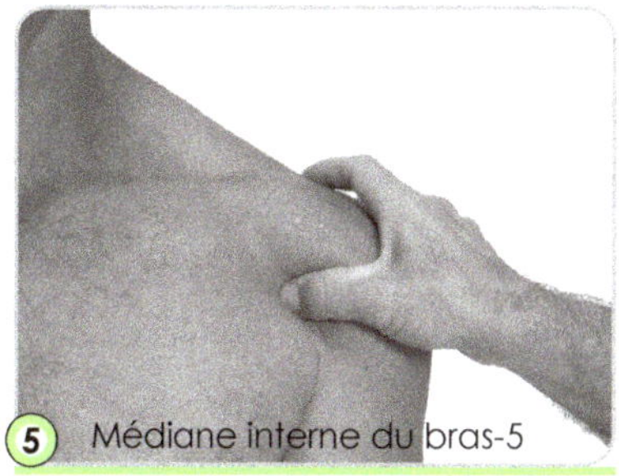
5 Médiane interne du bras-5

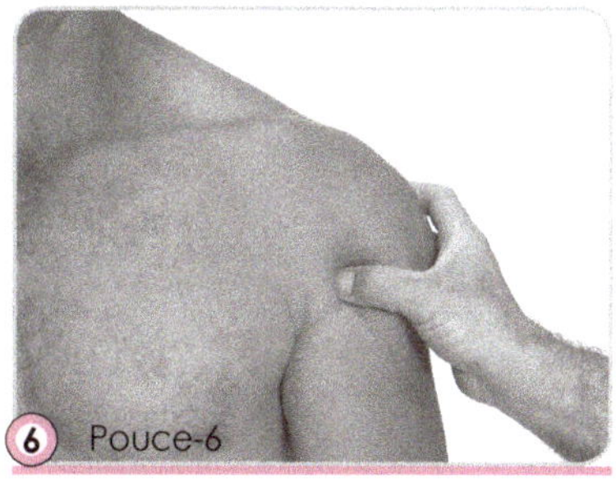
6 Pouce-6

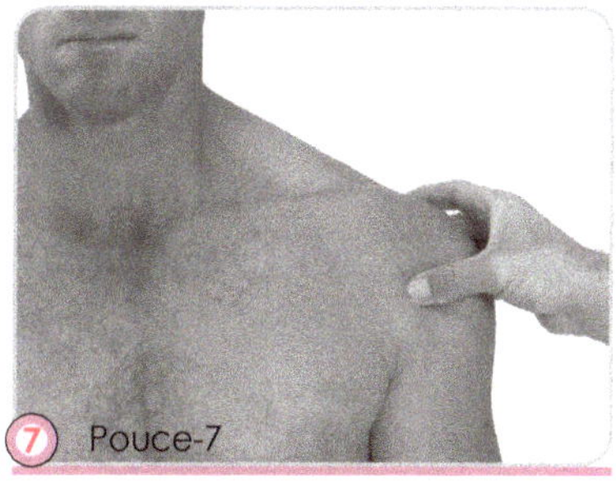
7 Pouce-7

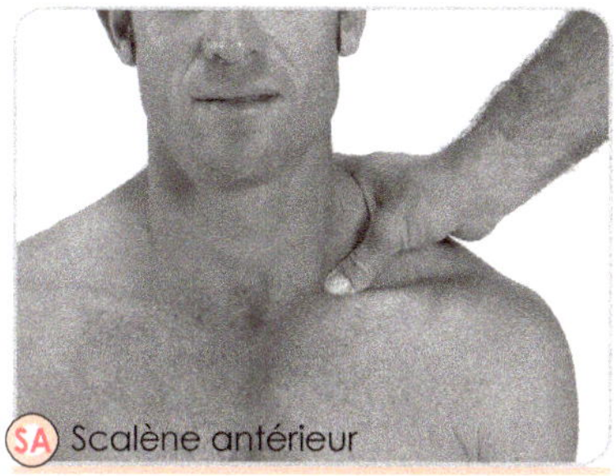
SA Scalène antérieur

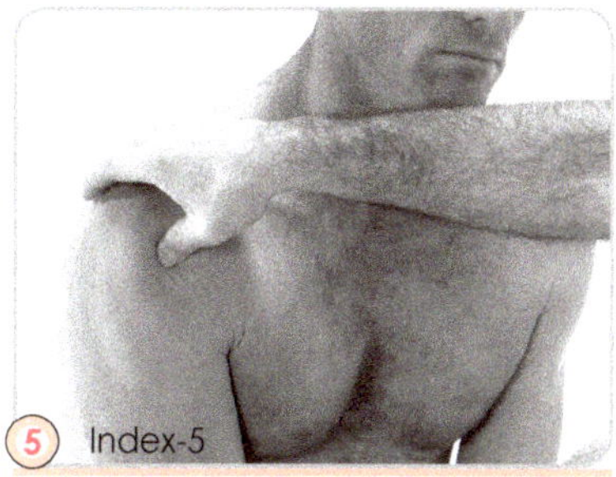
5 Index-5

Ligne médiane du ventre

Cette ligne part du processus xiphoïde - l'extrémité inférieure de l'os thoracique (sternum)- descend tout droit le long de la ligne blanche, la ligne médiane de l'abdomen, entre les chefs du muscle droit, et se termine au pubis.

1re ligne du ventre

Cette ligne part de l'extérieur du processus xiphoïde - l'extrémité de l'os thoracique (sternum). Elle descend le long du muscle droit, à 2 doigts en-dehors de la ligne médiane, et se termine au pubis.

2e ligne du ventre

Cette ligne commence sous la 6e côte, descend verticalement le long du muscle droit, 3 doigts en-dehors de la ligne médiane, et se termine au pubis.

3e ligne du ventre

Cette ligne commence sous la 7e côte, descend une ligne droite à la verticale, le long du muscle droit, 4 à 5 doigts en-dehors de la ligne médiane.

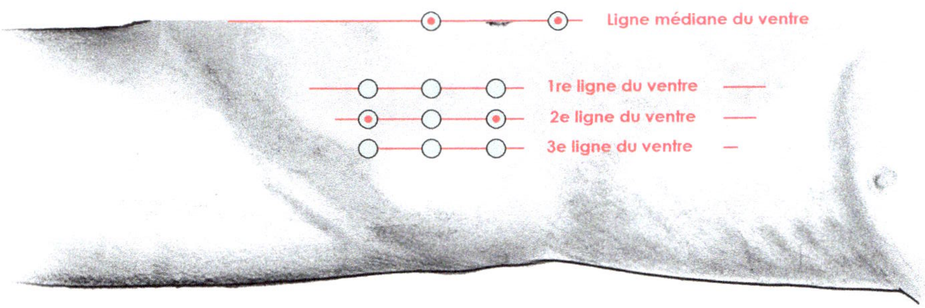
Ligne médiane du ventre
1re ligne du ventre
2e ligne du ventre
3e ligne du ventre

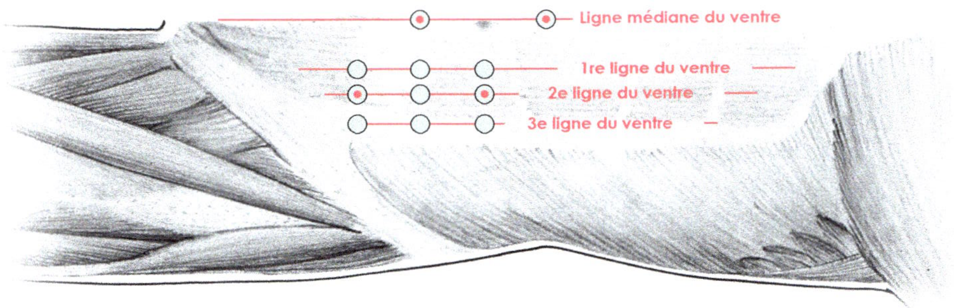
Ligne médiane du ventre
1re ligne du ventre
2e ligne du ventre
3e ligne du ventre

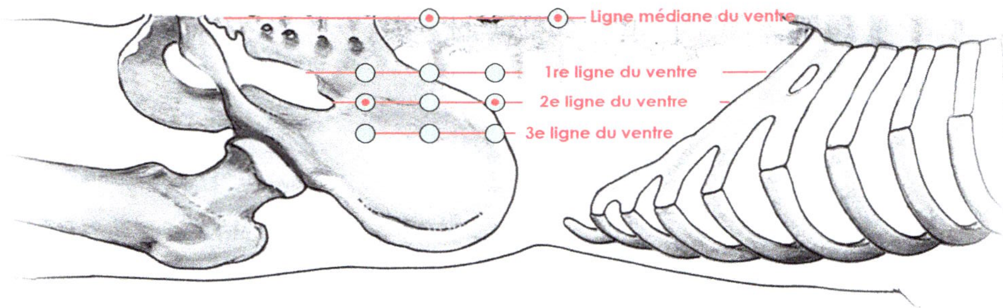
Ligne médiane du ventre
1re ligne du ventre
2e ligne du ventre
3e ligne du ventre

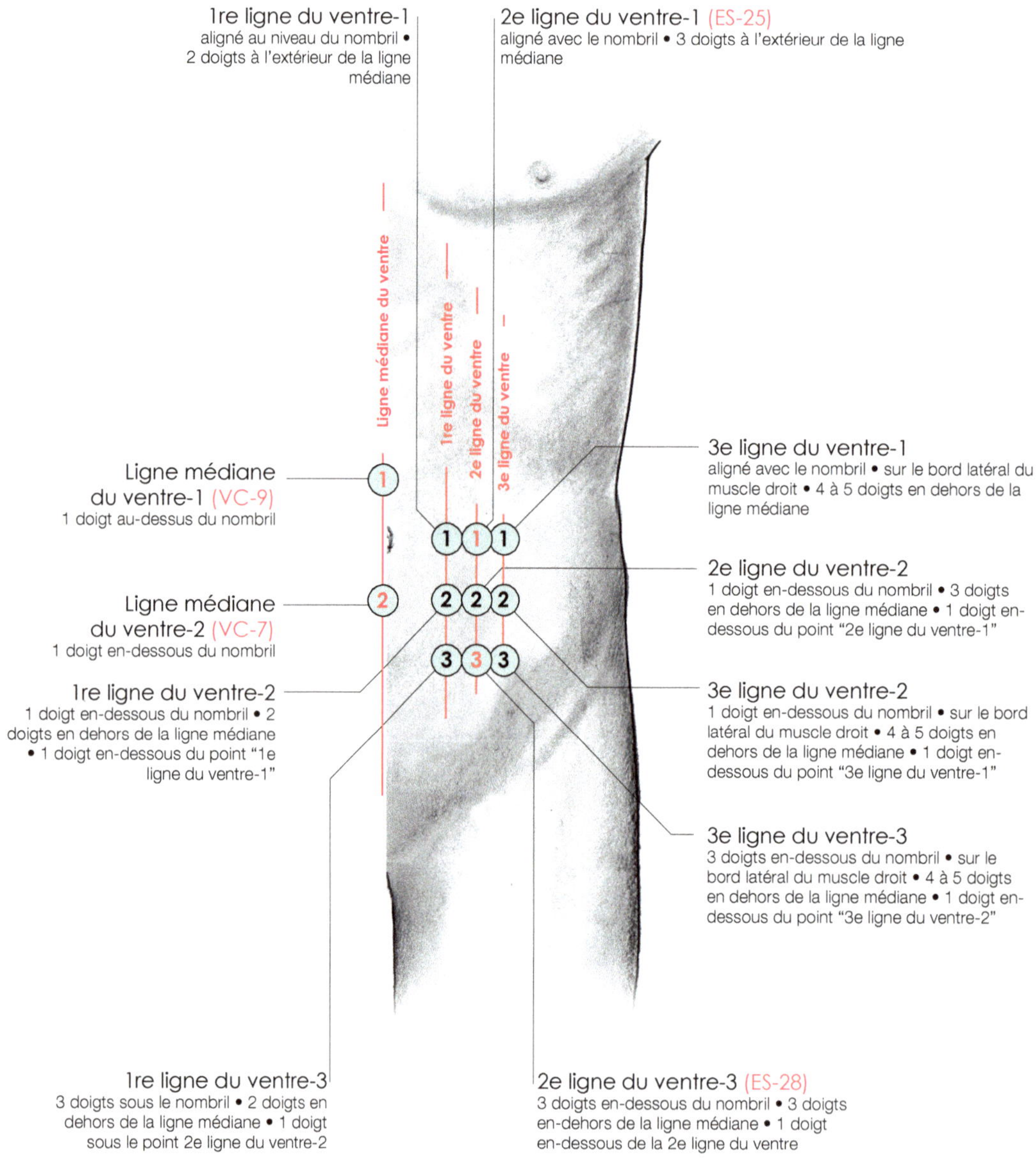
1re ligne du ventre-1
aligné au niveau du nombril • 2 doigts à l'extérieur de la ligne médiane
2e ligne du ventre-1 (ES-25)
aligné avec le nombril • 3 doigts à l'extérieur de la ligne médiane
Ligne médiane du ventre
1re ligne du ventre
2e ligne du ventre
3e ligne du ventre
Ligne médiane du ventre-1 (VC-9)
1 doigt au-dessus du nombril
3e ligne du ventre-1
aligné avec le nombril • sur le bord latéral du muscle droit • 4 à 5 doigts en dehors de la ligne médiane
2e ligne du ventre-2
1 doigt en-dessous du nombril • 3 doigts en dehors de la ligne médiane • 1 doigt en-dessous du point "2e ligne du ventre-1"
Ligne médiane du ventre-2 (VC-7)
1 doigt en-dessous du nombril
1re ligne du ventre-2
1 doigt en-dessous du nombril • 2 doigts en dehors de la ligne médiane • 1 doigt en-dessous du point "1e ligne du ventre-1"
3e ligne du ventre-2
1 doigt en-dessous du nombril • sur le bord latéral du muscle droit • 4 à 5 doigts en dehors de la ligne médiane • 1 doigt en-dessous du point "3e ligne du ventre-1"
3e ligne du ventre-3
3 doigts en-dessous du nombril • sur le bord latéral du muscle droit • 4 à 5 doigts en dehors de la ligne médiane • 1 doigt en-dessous du point "3e ligne du ventre-2"
1re ligne du ventre-3
3 doigts sous le nombril • 2 doigts en dehors de la ligne médiane • 1 doigt sous le point 2e ligne du ventre-2
2e ligne du ventre-3 (ES-28)
3 doigts en-dessous du nombril • 3 doigts en-dehors de la ligne médiane • 1 doigt en-dessous de la 2e ligne du ventre

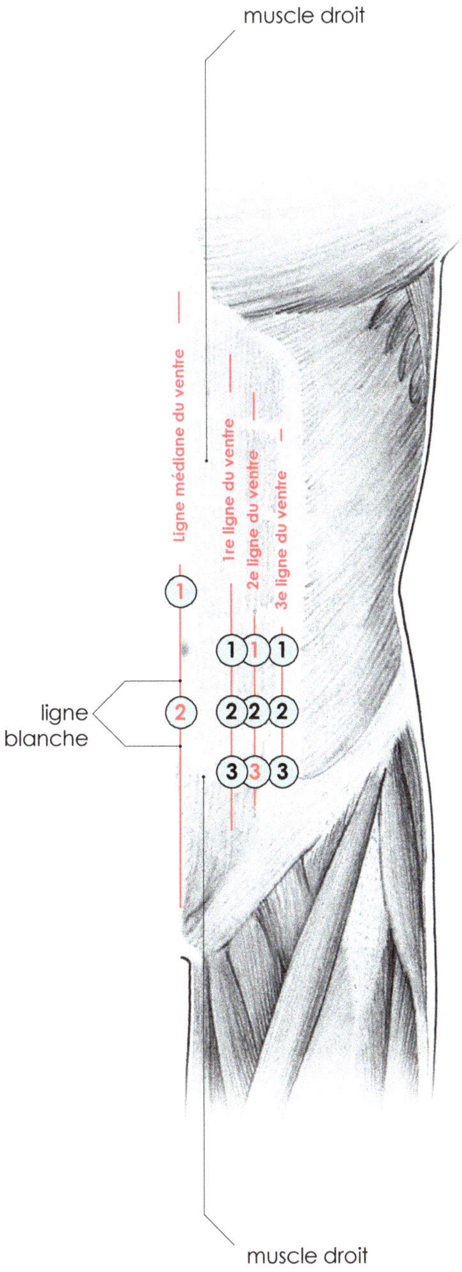
muscle droit
Ligne médiane du ventre
1re ligne du ventre
2e ligne du ventre
3e ligne du ventre
ligne blanche
muscle droit

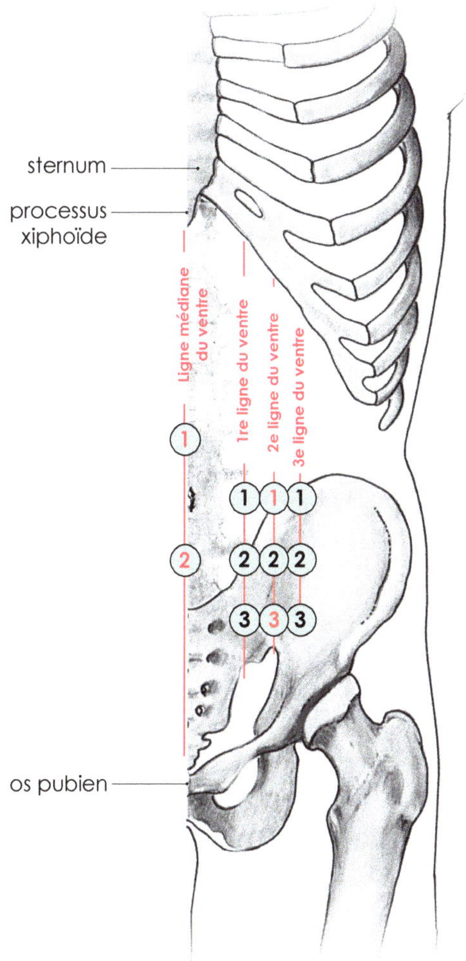
sternum
processus xiphoïde
Ligne médiane du ventre
1re ligne du ventre
2e ligne du ventre
3e ligne du ventre
os pubien

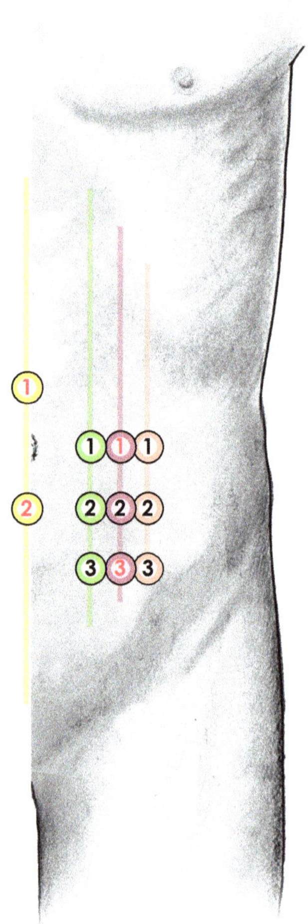
1
1
1
1
2
2
2
2
3
3
3

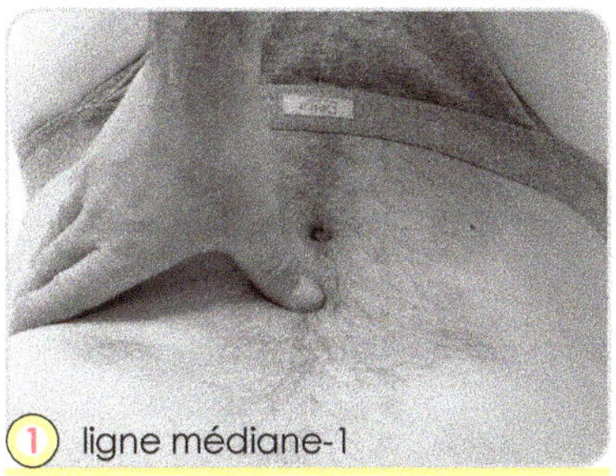

1 ligne médiane-1

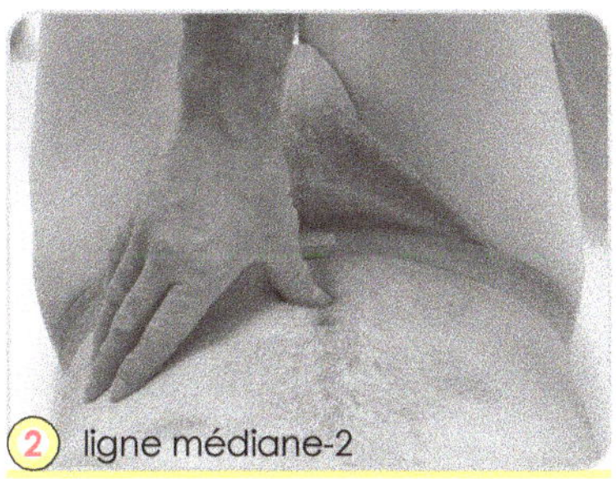

2 ligne médiane-2

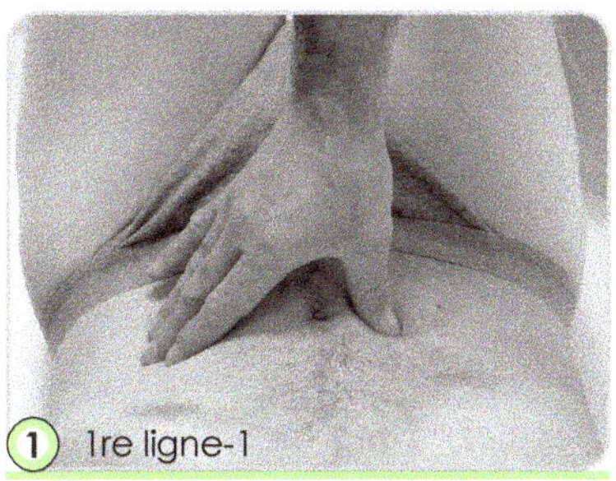

1 1re ligne-1

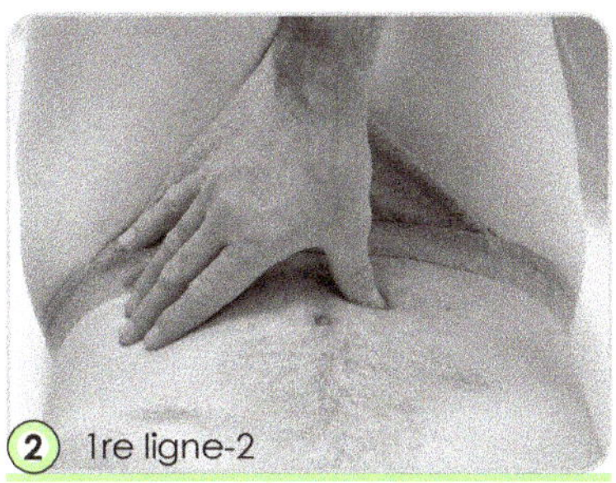

2 1re ligne-2

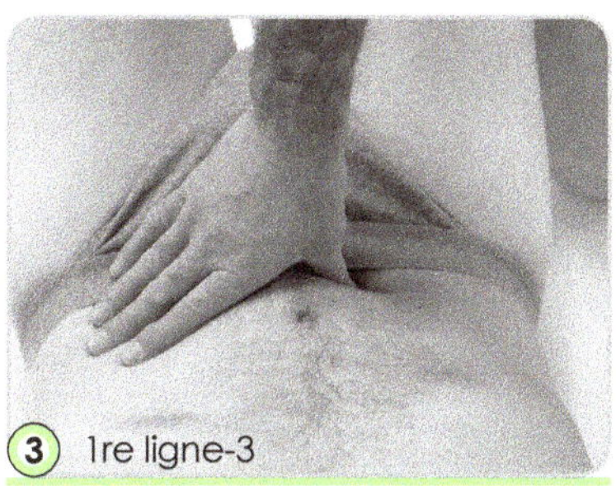

3 1re ligne-3

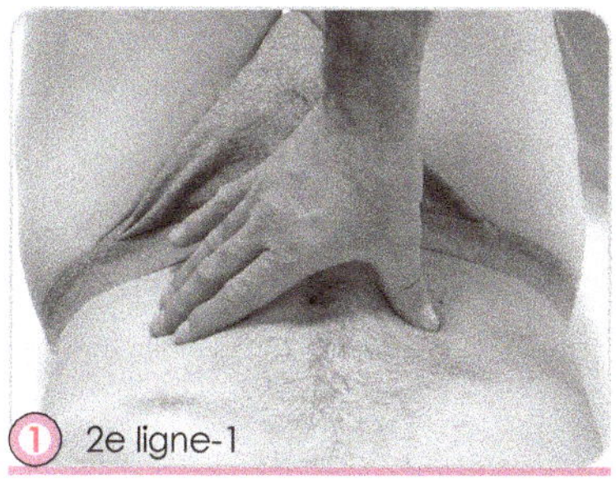

1 2e ligne-1

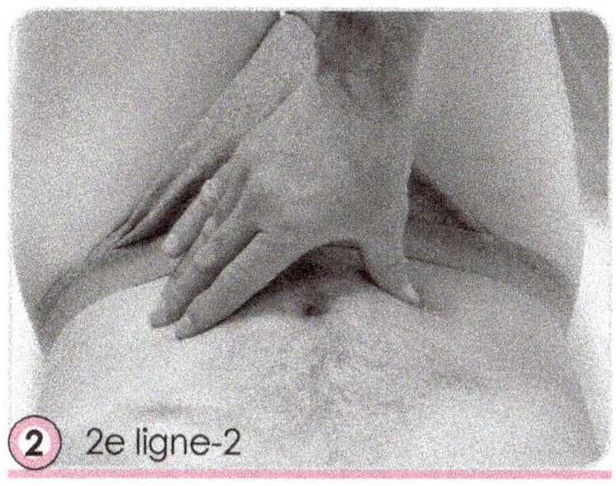

2 2e ligne-2

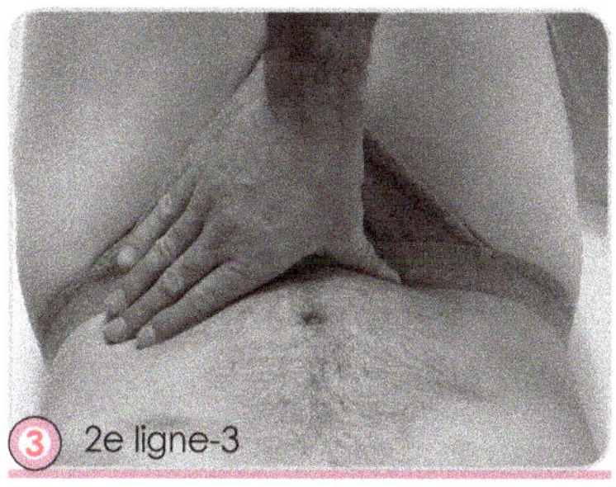

3 2e ligne-3

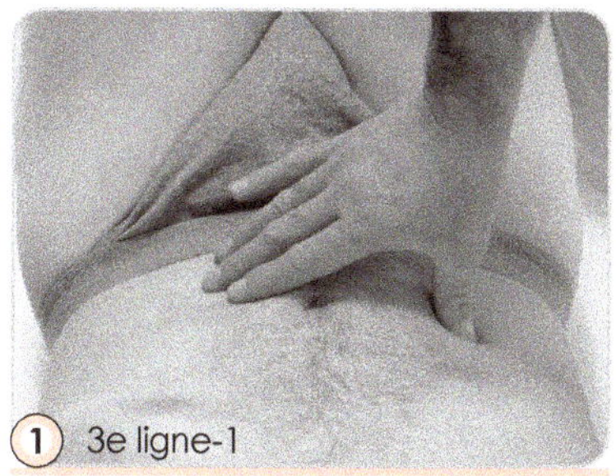

1 3e ligne-1

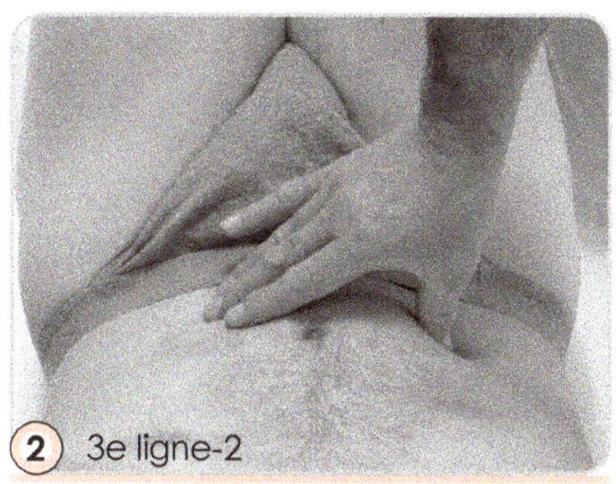

2 3e ligne-2

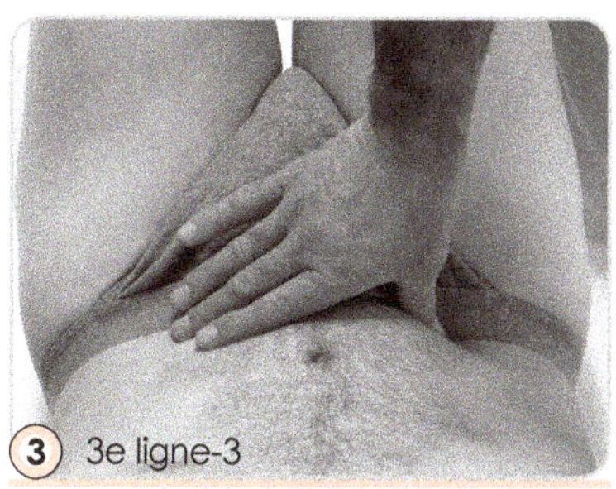

3 3e ligne-3

3e ligne interne de la jambe - Position couchée sur le dos

Voici 2 points de repères pour cette ligne :

1. Au-dessus du genou, en arrière du muscle gracile.
2. En-dessous de l'aine, en arrière du muscle gracile.

- Cette ligne part du dessus du genou.
- Elle remonte le long de la dépression en arrière du muscle gracile, passe derrière le fémur et finit à l'aine.

2e ligne interne de la jambe - Position couchée sur le dos

4 points de repères pour cette ligne :

1. Le bord interne du tendon d'Achille, au niveau de la malléole médiale.
2. Sous le condyle médian du tibia, 2 doigts en arrière sur la face externe du tibia, entre le soléaire et le muscle jumeau.
3. Au-dessus de l'épicondyle médial du fémur, entre le vaste interne de la cuisse et les adducteurs.
4. Le pli de l'aine sur l'artère fémorale, entre l'iliopsoas et les adducteurs.

- Cette ligne part de la face interne du tendon d'Achille.
- Elle remonte entre le soléaire et le chef médial du gastrocnémien, 2 doigts en arrière du bord interne du tibia.
- Elle rejoint le genou sous l'épicondyle médial du tibia.
- Elle reprend au-dessus de l'épicondyle médial du fémur, entre le vaste médial et les adducteurs.
- Elle remonte ensuite toute la dépression derrière le sartorius, continue sur le long adducteur, atteint le pli de l'aine sur l'artère fémorale entre l'iliopsoas et le pectiné.

1re ligne interne de la jambe - Position couchée sur le dos

4 points de repères pour cette ligne :

1. Le bord postérieur de la malléole externe.
2. Sous la tête du tibia.
3. Au-dessus du bord supérieur interne de la patella.
4. À l'aine, dans l'alignement du bord médial de l'EIAS.

- Cette ligne part de la dépression entre la malléole médiale et le tendon d'Achille.
- Elle remonte dans la dépression adjacente au bord médial du tibia, d'abord sur le long fléchisseur des orteils, puis sur le soléaire avant de rejoindre la tête du tibia sous le genou.
- Elle reprend au-dessus du bord supérieur médial de la patella, remonte le long du vaste médial puis le long du bord médial du droit fémoral.
- Sur la cuisse, elle suit la dépression le long d'une ligne entre le bord médial de la patella et l'EIAS, et se termine sous l'aine.

1re ligne externe de la jambe - Position couchée sur le dos

4 points de repères pour cette ligne :

1. La dépression entre les deux tendons (long extenseur des orteils et long extenseur de l'hallux) sur la face antérieure de la cheville.
2. En-dessous du genou, sous la tête du tibia.
3. Au-dessus de l'articulation du genou, au niveau de sa ligne médiane.
4. Sous l'EIAS (épine iliaque antéro-supérieure).

2e ligne externe de la jambe - Position couchée sur le dos

4 points de repères pour cette ligne :

1. Au-dessus de la cheville, sur le bord antérieur de la fibula.
2. Sous le genou, avant la tête de la fibula.
3. L'angle supérieur latéral de l'articulation du genou.
4. Le bord antérieur du grand trochanter.

- La ligne commence au-dessus de la cheville sur le bord antérieur de la fibula.
- Elle remonte dans la dépression sur le bord antérieur de la fibula entre le tibial antérieur et le long extenseur des orteils et arrive sous le genou, avant la tête de la fibula.
- Elle reprend à l'angle supérieur latéral de l'articulation du genou.
- Elle remonte dans la petite dépression entre le droit fémoral et le vaste latéral, sur une ligne reliant le bord latéral de l'articulation du genou et le bord latéral du grand trochanter.
- Elle s'achève à mi-chemin entre le grand trochanter et l'EIAS, entre le fémur et les muscles du tenseur fascia lata, sur le bord latéral d'un pli formé lorsque l'articulation de la hanche est fléchie.

3e ligne externe de la jambe - Position couchée sur le dos

4 points de repères pour cette ligne :

1. La cheville latérale.
2. La tête de la fibula.
3. Au-dessus du genou sur le tractus ilio-tibial.
4. Le grand trochanter.

- La ligne commence derrière la cheville latérale.
- Elle remonte sur le tendon du long fibulaire.
- Elle continue sur le côté postérieur du muscle qui se trouve sur la fibula (le long fibulaire).
- Elle rejoint le genou, sous la tête de la fibula.
- Elle reprend sous le genou.
- Elle remonte sur le tractus ilio-tibial jusqu'au grand trochanter.

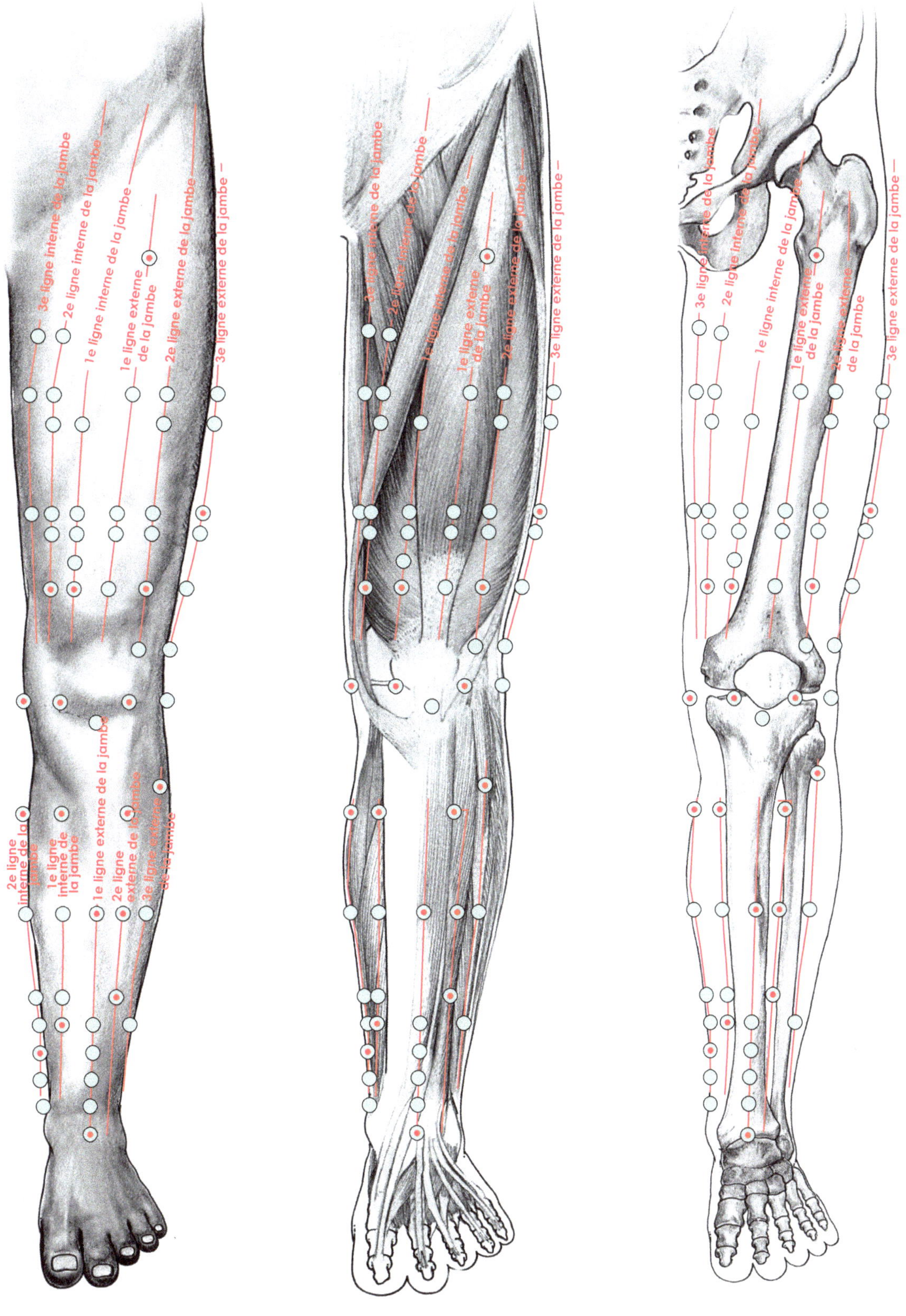
3e ligne interne de la jambe
2e ligne interne de la jambe
1e ligne interne de la jambe
1e ligne externe de la jambe
2e ligne externe de la jambe
3e ligne externe de la jambe
2e ligne interne de la jambe
1e ligne interne de la jambe
1e ligne externe de la jambe
2e ligne externe de la jambe
3e ligne externe de la jambe

1re ligne externe de la jambe-10
10 doigts au-dessus du milieu du bord supérieur de l'articulation du genou • à mi-chemin sur la ligne reliant le milieu du genou et l'EIAS • sur le droit fémoral

1re ligne externe de la jambe-9
5 doigts au-dessus du bord supérieur de l'articulation du genou • sur le droit fémoral

1re ligne interne de la jambe-9
9 doigts au-dessus du coin supérieur médial de la patella • à mi-chemin entre le bord supérieur de la patella et l'aine • sur la ligne reliant le bord médial de la patella et le bord médial de l'EIAS • en dedans du muscle droit fémoral

2e ligne interne de la jambe-14
12 doigts au-dessus de l'épicondyle médial du fémur • dans une dépression sur le long adducteur • sur une ligne qui va de l'épicondyle médial du fémur jusqu'à un point du pli de l'aine où le pouls de l'artère fémorale est aisément palpable, entre l'ilio-psoas et le pectiné

3e ligne interne de la jambe 3
12 doigts au-dessus de l'épicondyle médial du fémur • dans une dépression en arrière du muscle gracile

2e ligne interne de la jambe-13
10 doigts au-dessus de l'épicondyle médial du fémur • dans une dépression sur le long adducteur • sur une ligne qui va de l'épicondyle médial du fémur jusqu'à un point sur le pli de l'aine où le pouls de l'artère fémorale est aisément palpable, entre l'ilio-psoas et le pectiné

3e ligne interne de la jambe 2
10 doigts au-dessus de l'épicondyle médial du fémur • dans une dépression en arrière du muscle gracile

2e ligne interne de la jambe-12
9 doigts au-dessus de l'épicondyle médial du fémur • sur le long adducteur • presser dans le muscle, vers le haut

1re ligne interne de la jambe-8
5 doigts au-dessus du coin supérieur médial de la patella • sur la ligne reliant le bord médial de la patella et le bord médial de l'EIAS • dans la dépression entre le droit fémoral et le vaste médial oblique

3e ligne interne de la jambe-1
2 doigts au dessus de l'épicondyle médial du fémur • dans une dépression derrière le muscle gracile

2e ligne interne de la jambe-11
5 doigts au-dessus de l'épicondyle médial du fémur • dans une dépression entre le vaste médial et les adducteurs • presser à l'intérieur et vers le haut, en poussant le vaste médial

2e ligne interne de la jambe-10
4 doigts au-dessus du coin supérieur médial de la patella • au quart du chemin entre le bord médial supérieur de la patella et l'aine • sur la ligne reliant le bord médial supérieur de la patella et le bord médial de l'EIAS

1re ligne interne de la jambe-7
4 doigts au-dessus du coin supérieur médial de la patella • au quart du chemin entre le bord médial supérieur de la patella et l'aine • sur la ligne reliant le bord médial supérieur de la patella et le bord médial de l'EIAS

2e ligne interne de la jambe-9 (FO-9)
2 doigts au dessus de l'épicondyle médial du fémur • dans une dépression entre le vaste médial et les adducteurs

1re ligne interne de la jambe-5 (RA-10)
2 doigts au-dessus du coin supérieur médial de la patella • sur une ligne entre le bord médial de la patella et le bord médial de l'EIAS

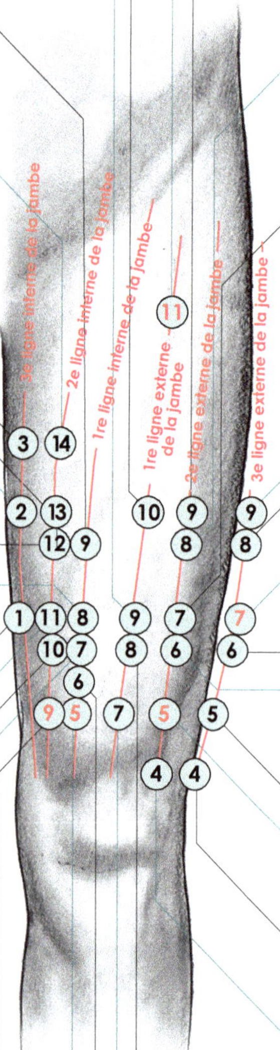

1re ligne externe de la jambe-11 (ES-31)
5 doigts en-dessous de l'EIAS (l'épine iliaque antéro-supérieure) • sur une ligne qui va du milieu du bord supérieur du genou à l'EIAS • sur le muscle droit fémoral

2e ligne externe de la jambe-9
10 doigts au-dessus de la patella • à mi-chemin entre l'angle latéral supérieur de la patella et le sommet du grand trochanter • entre les muscles droit fémoral et vaste latéral • ou, variante : juste en dedans du tractus ilio-tibial

2e ligne externe de la jambe-8
9 doigts au-dessus de la patella • à mi-chemin entre la patella et le sommet du grand trochanter • entre les muscles droit fémoral et vaste latéral • ou, variante : juste en dedans du tractus ilio-tibial

2e ligne externe de la jambe-7
6 doigts au-dessus de la patella • dans un petit sillon entre les muscles droit fémoral et vaste latéral • ou, variante : juste en dedans du tractus ilio-tibial

3e ligne externe de la jambe-9
10 doigts au-dessus du genou sur le tractus ilio-tibial • à mi-chemin entre le genou et le grand trochanter

3e ligne externe de la jambe-8
9 doigts au-dessus du genou sur le tractus ilio-tibial • à mi-chemin entre le genou et le grand trochanter quand la jambe est droite

3e ligne externe de la jambe-7 (VB-31)
5 doigts au-dessus du genou sur le tractus ilio-tibial • au quart du chemin entre le genou et le grand trochanter, quand la jambe est pliée

3e ligne externe de la jambe-6
4 doigts au-dessus du bord latéral du genou sur le tractus ilio-tibial • au 1/4 du chemin entre le genou et le grand trochanter, lorsque la jambe est droite

2e ligne externe de la jambe-6
4 doigts au-dessus de la patella • dans une mince dépression entre le droit fémoral et le vaste latéral • ou, variante : juste en avant du tractus ilio-tibial

3e ligne externe de la jambe-5
2 doigts au-dessus du bord latéral du genou sur le tractus ilio-tibial

2e ligne externe de la jambe-5 (ES-34)
2 doigts au-dessus de la patella • dans une fine dépression entre les muscles droit fémoral et vaste latéral • ou, variante : juste en avant du tractus ilio-tibial

3e ligne externe de la jambe-4
juste au-dessus du bord latéral de l'articulation du genou sur le tractus ilio-tibial

2e ligne externe de la jambe-4
au-dessus du coin supérieur latéral de la patella • sur le tendon du vaste latéral • devant le tractus ilio-tibial

1re ligne externe de la jambe-8
4 doigts au-dessus du centre du bord supérieur de l'articulation du genou • sur le muscle droit fémoral

1re ligne externe de la jambe-7
2 doigts au-dessus du bord supérieur de l'articulation du genou • sur le muscle droit fémoral

1re ligne interne de la jambe-6
3 doigts au-dessus du coin supérieur médial de la patella • sur une ligne entre le bord médial de la patella et le bord médial de l'EIAS • dans la dépression entre le droit fémoral et le vaste médial oblique

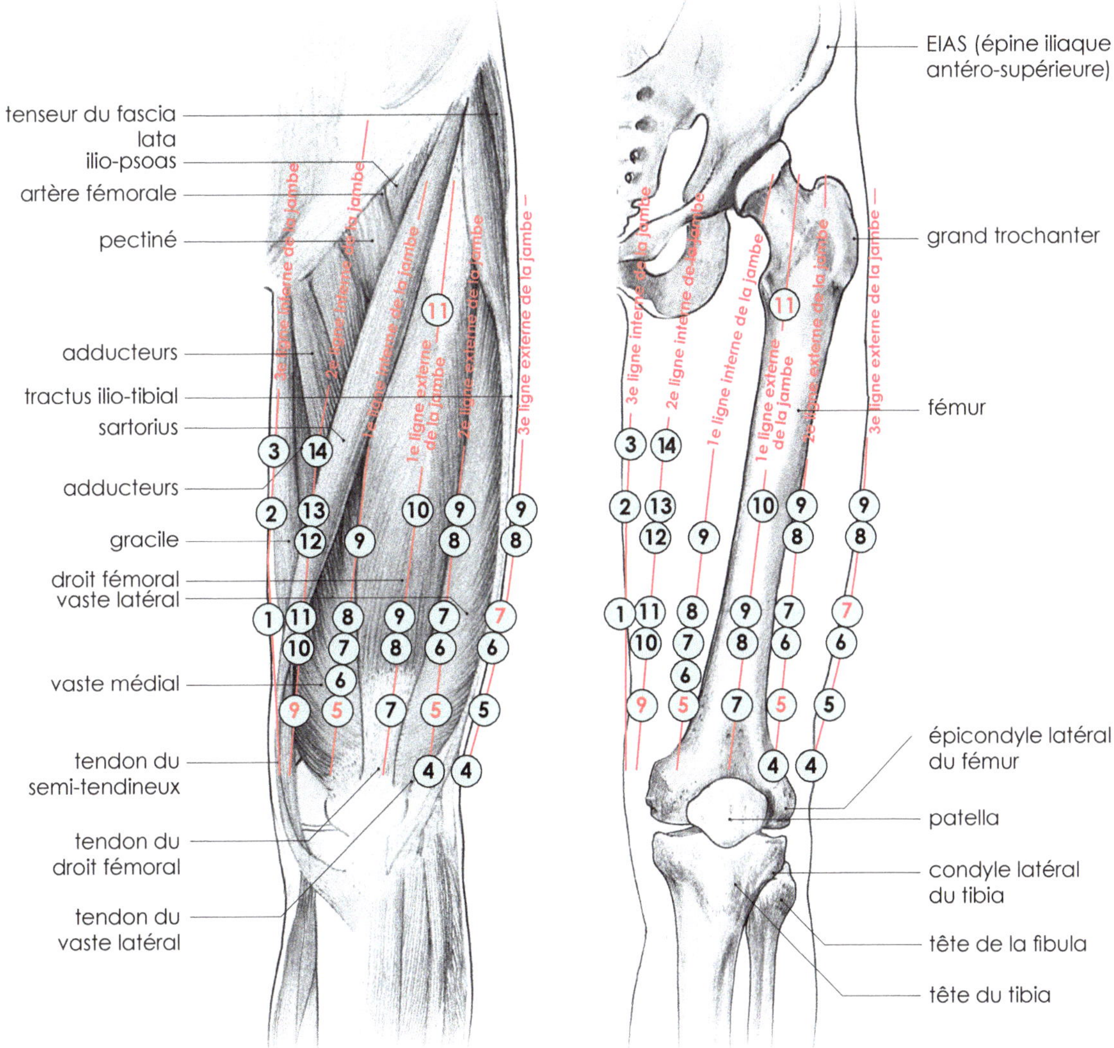
tenseur du fascia lata
ilio-psoas
artère fémorale
pectiné
adducteurs
tractus ilio-tibial
sartorius
adducteurs
gracile
droit fémoral
vaste latéral
vaste médial
tendon du semi-tendineux
tendon du droit fémoral
tendon du vaste latéral
3e ligne interne de la jambe
2e ligne interne de la jambe
1e ligne interne de la jambe
1e ligne externe de la jambe
2e ligne externe de la jambe
3e ligne externe de la jambe
EIAS (épine iliaque antéro-supérieure)
grand trochanter
fémur
épicondyle latéral du fémur
patella
condyle latéral du tibia
tête de la fibula
tête du tibia

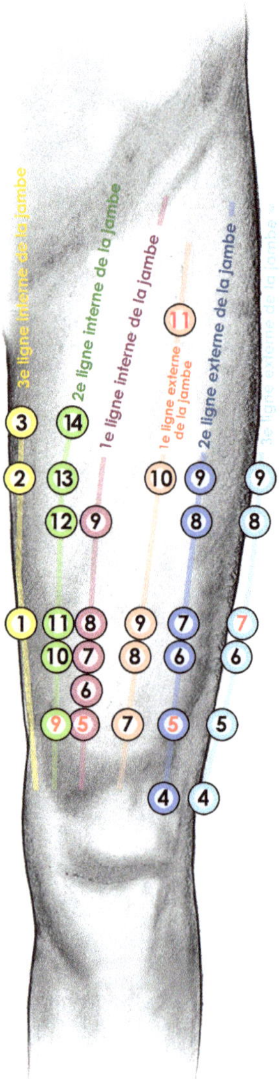

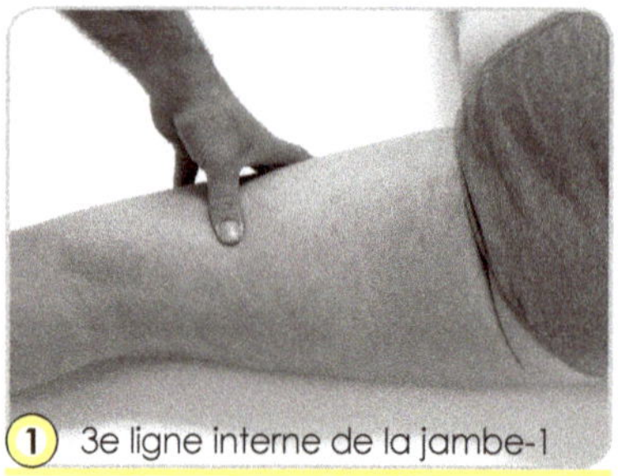
1 3e ligne interne de la jambe-1

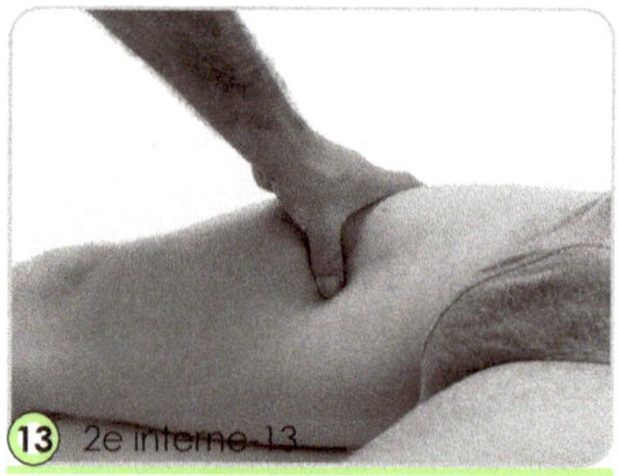
13 2e interne-13

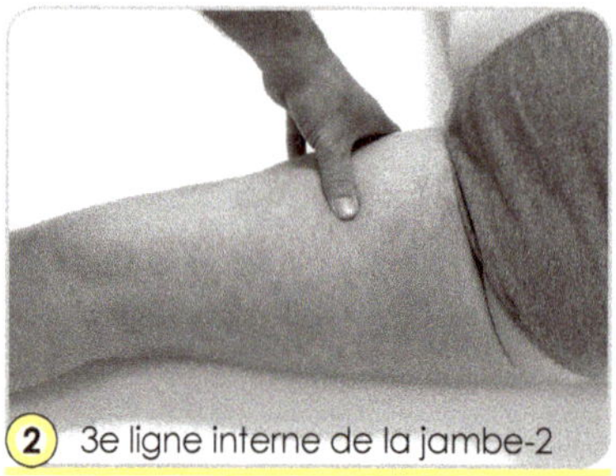
2 3e ligne interne de la jambe-2

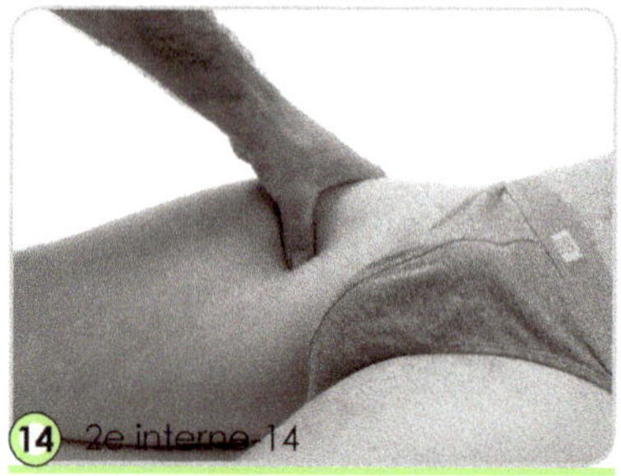
14 2e interne-14

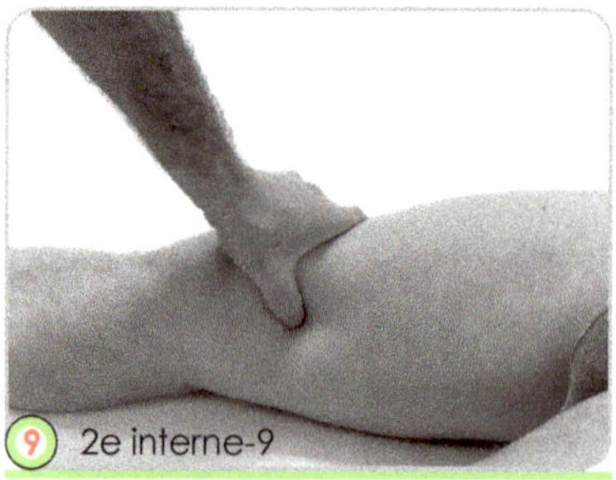
9 2e interne-9

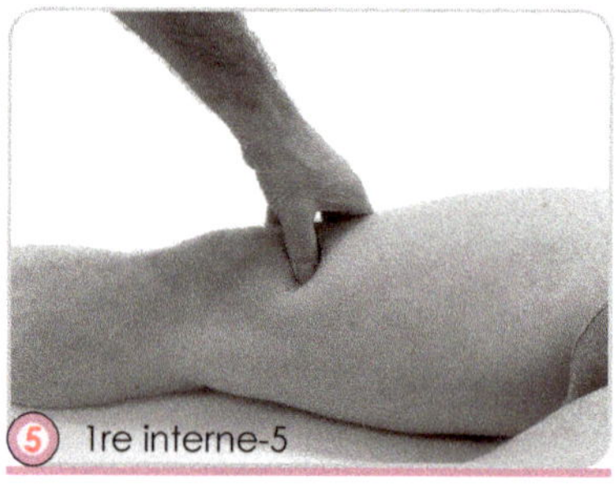
5 1re interne-5

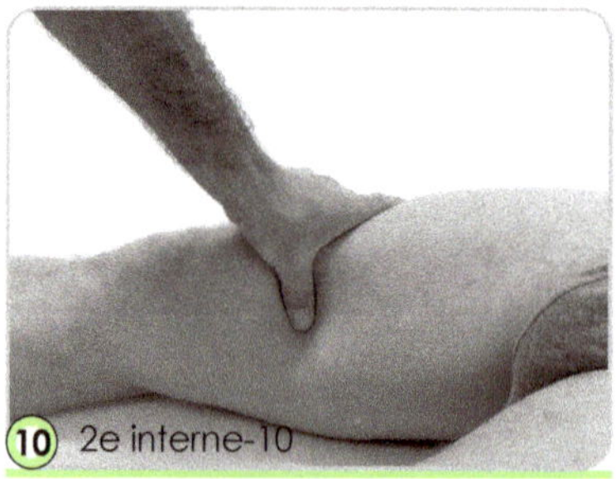
10 2e interne-10

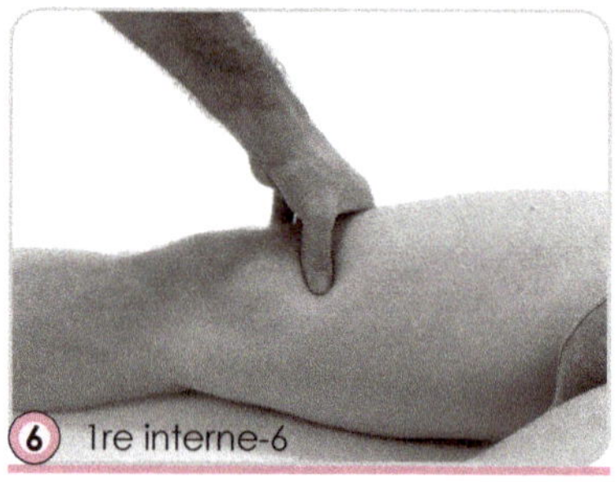
6 1re interne-6

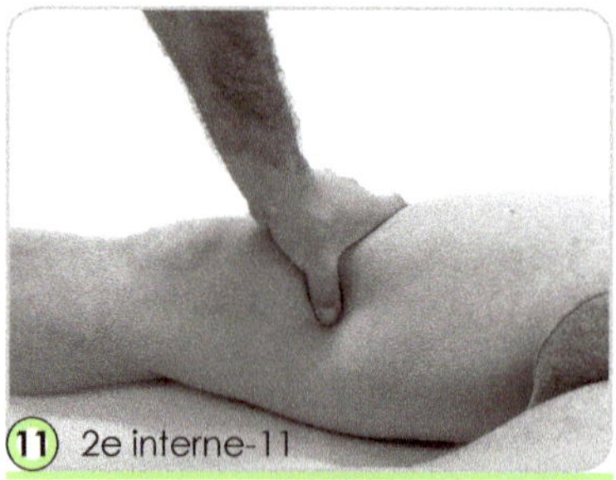
11 2e interne-11

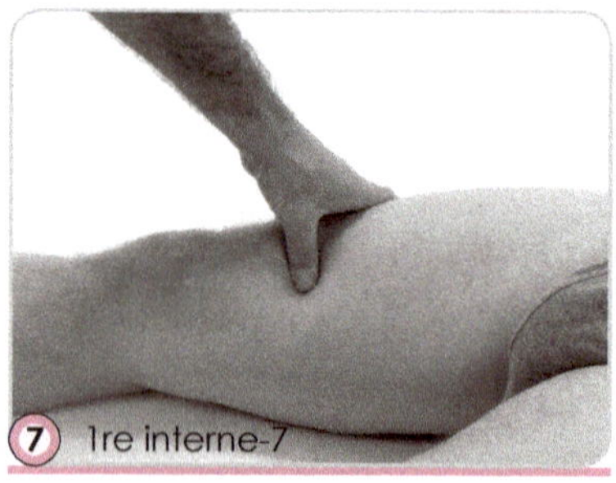
7 1re interne-7

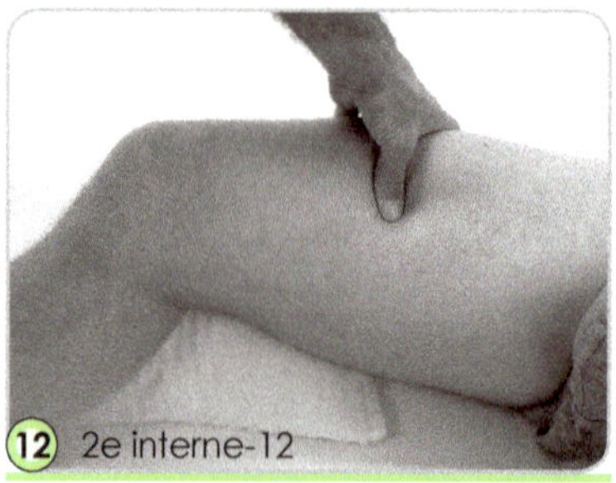
12 2e interne-12

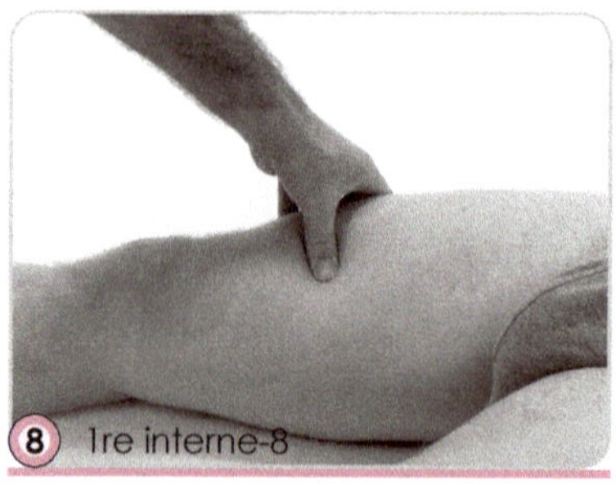
8 1re interne-8

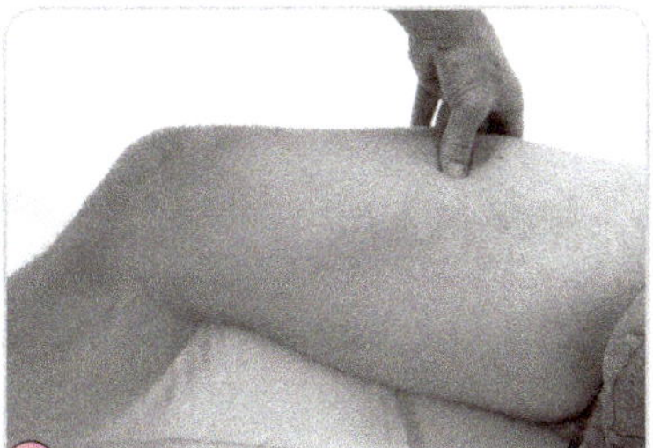
9 1re interne-9

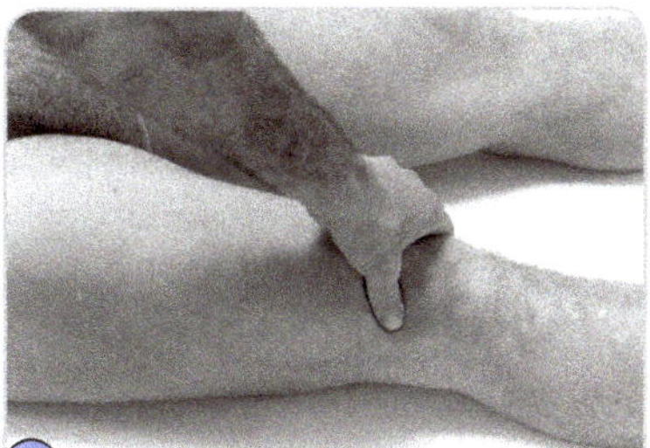
4 2e externe-4

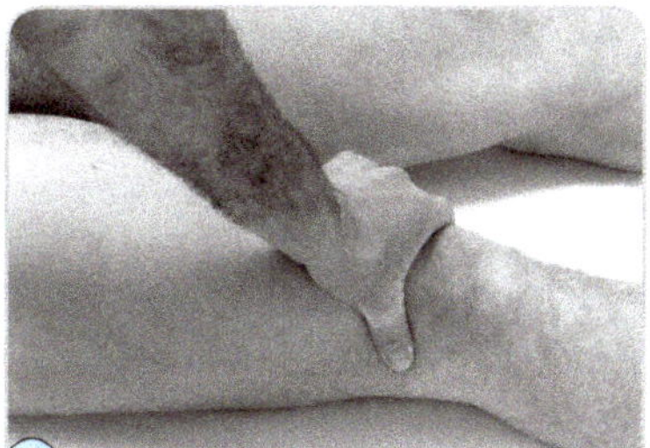
4 3e externe-4

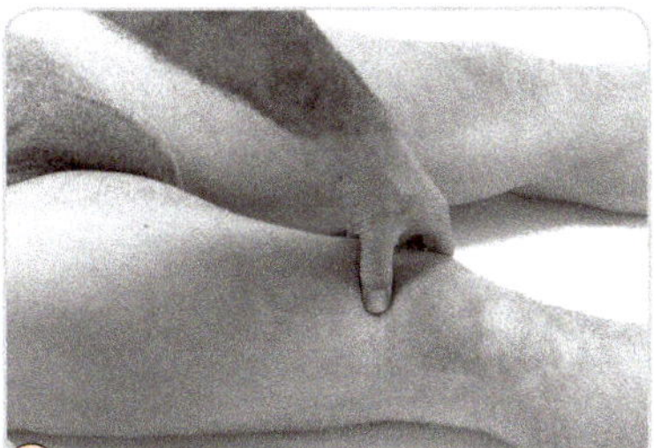
7 1re externe-7

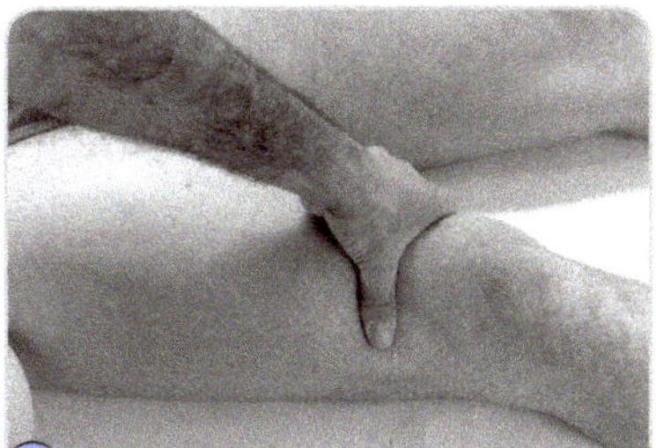
5 2e externe-5

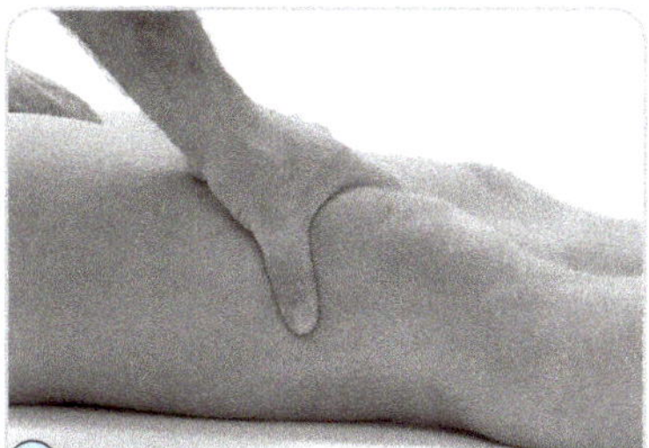
5 3e externe-5

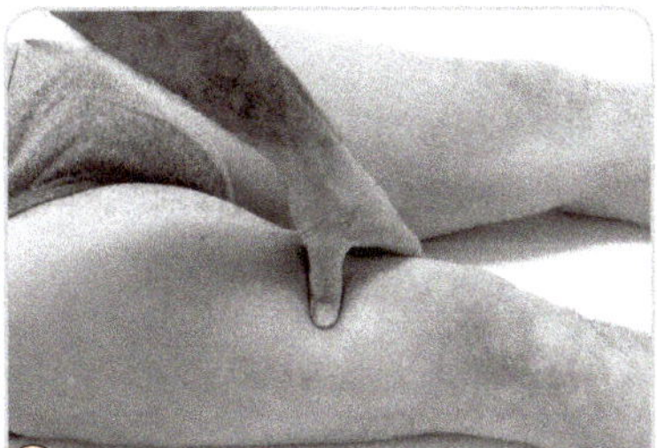
8 1re externe-8

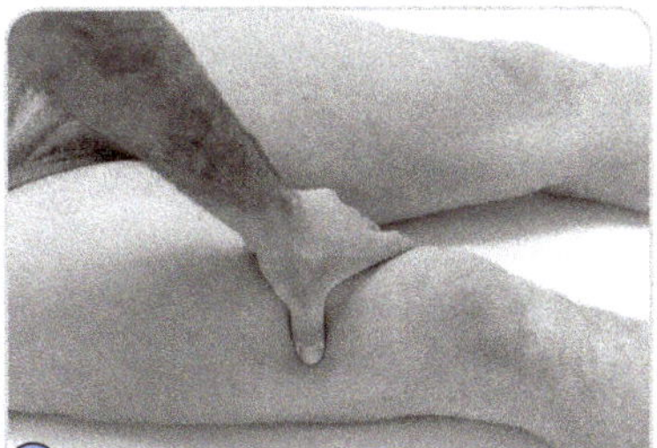
6 2e externe-6

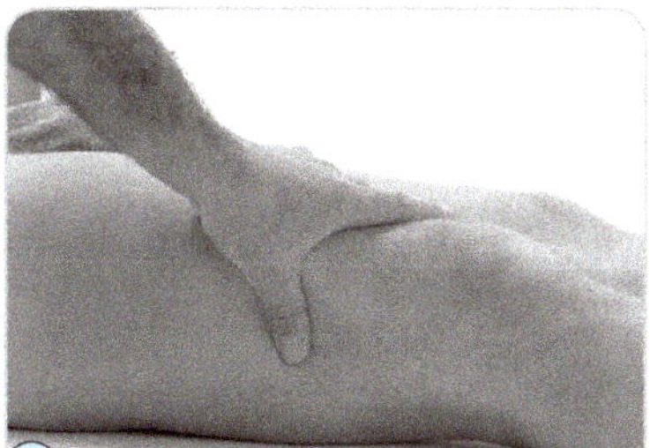
6 3e externe-6

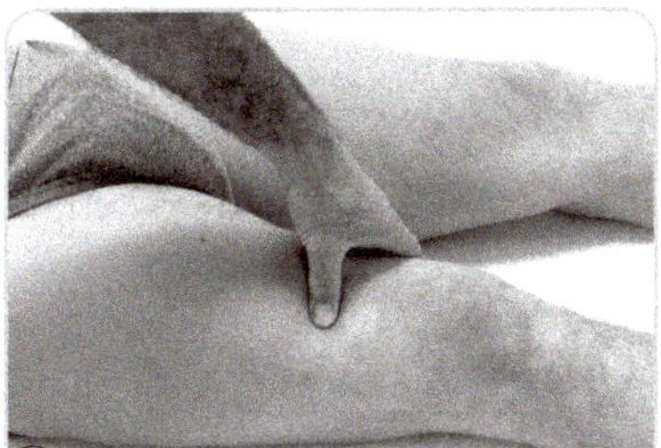
9 1re externe-9

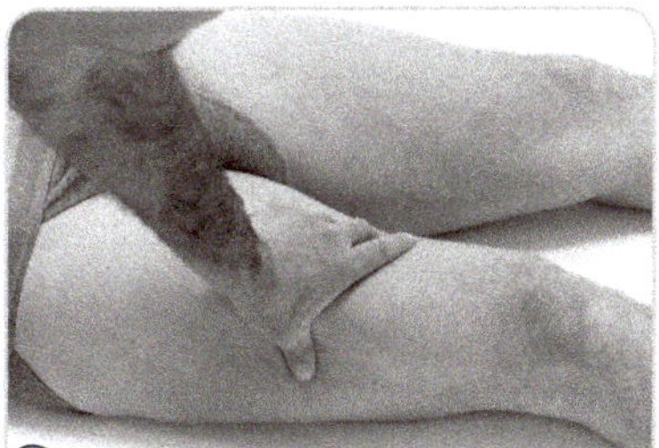
7 2e externe-7

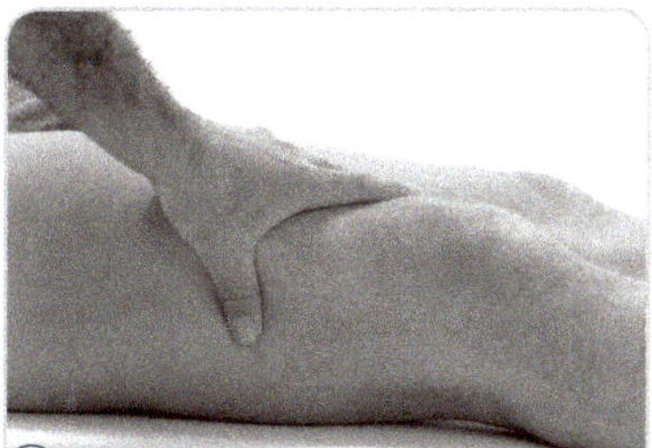
7 3e externe-7

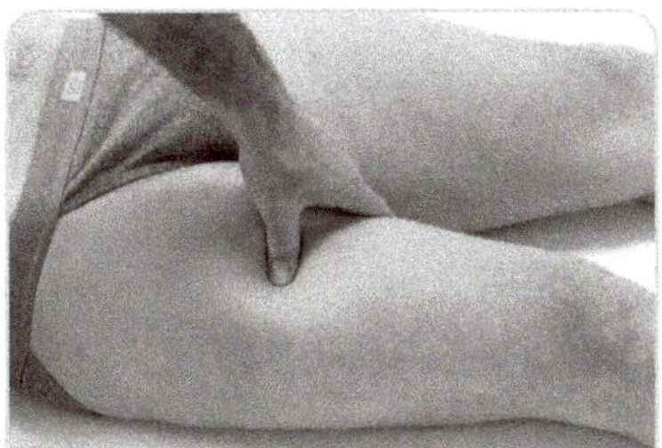
10 1re externe-10

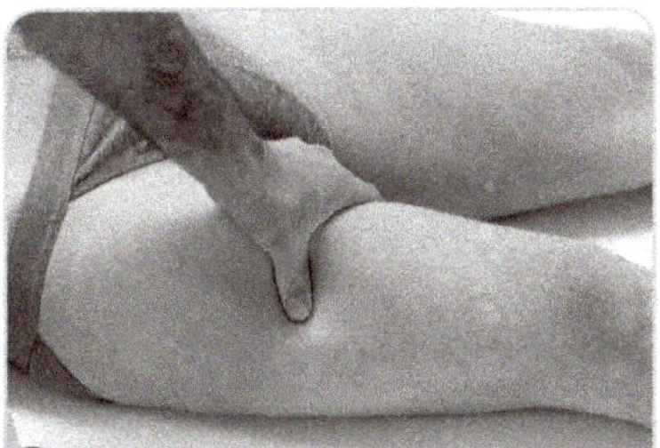
8 2e externe-8

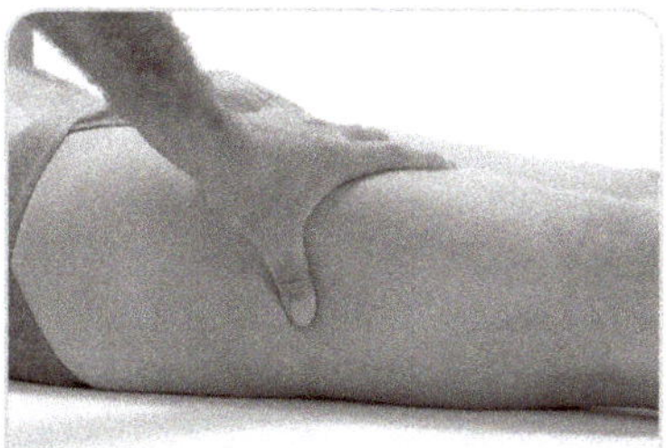
8 3e externe-8

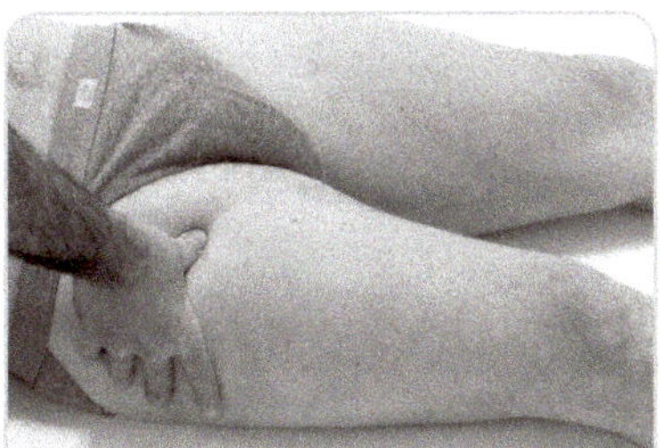
11 1re externe-11

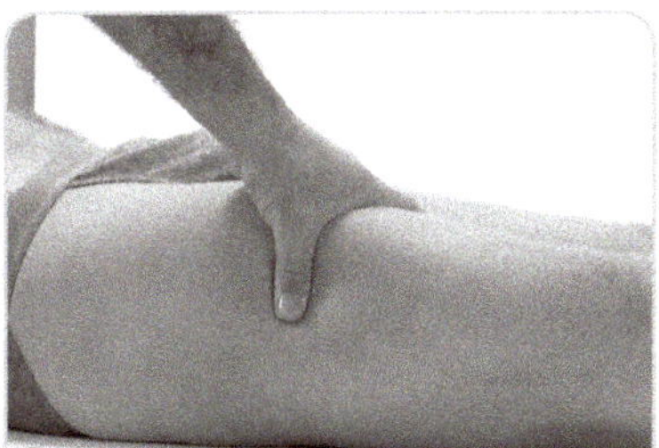
9 2e externe-9

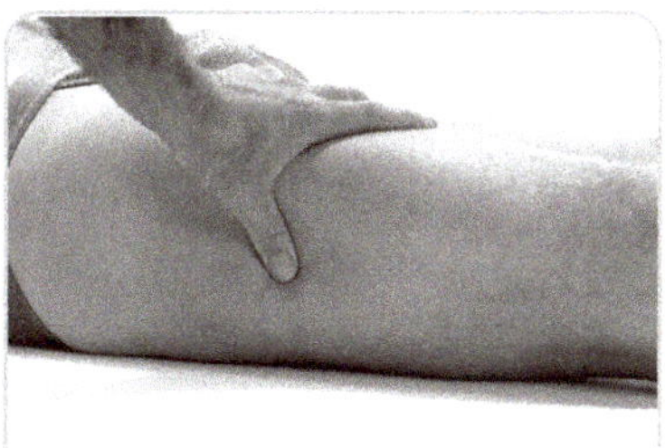
9 3e externe-9

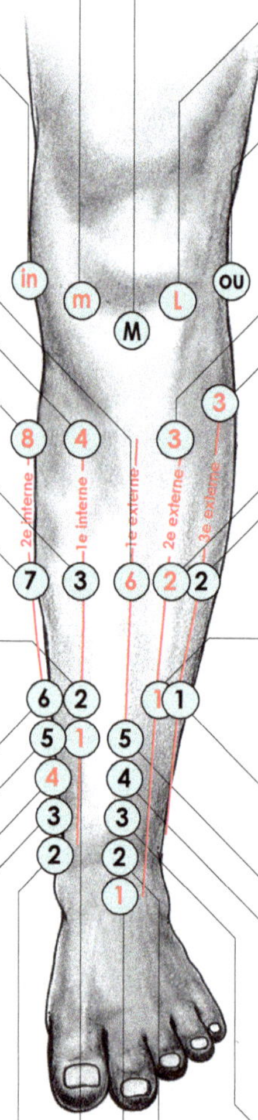

Œil médial du genou (ES-35)
juste en-dessous de la patella, dans le creux médial formé par le genou lorsqu'il est en flexion

Articulation du genou-médial (FO-8)
juste au-dessus de l'articulation médiale du genou • au niveau du bord inférieur de la patella • dans une mince dépression entre le fémur et le tibia - dans le "trou" de l'articulation

1re ligne externe de la jambe-6 (ES-38)
à mi-chemin de la cheville et du genou, attenant au bord latéral du tibia • appuyer sur le muscle tibial antérieur près de l'os

1re ligne interne de la jambe-4 (RA-9)
4 doigts en-dessous du bord inférieur du genou • attenant au bord médial du tibia

2e ligne interne de la jambe-8 (FO-7)
sous le condyle médial du tibia • 3 doigts sous le genou

1re ligne interne de la jambe-3
à mi-chemin entre la cheville et le genou • attenant au bord médial du tibia

2e ligne interne de la jambe-7
à mi-chemin entre la cheville et le genou entre le solaire et le gastrocnémien • sous le muscle du mollet

1re ligne interne de la jambe-2
4 doigts au-dessus de la proéminence de la malléole médiale • attenant au bord médial du tibia

2e ligne interne de la jambe-6
sur la face médiale du tendon d'Achille • au-dessus du point "2e ligne interne de la jambe-5" • 4 doigts au-dessus de la malléole médiale

2e ligne interne de la jambe-5
sur la face médiale du tendon d'Achille • au-dessus du point "2e ligne interne de la jambe-4" • 3 doigts au-dessus de la malléole médiale

2e ligne interne de la jambe-4 (RE-7)
sur la face médiale du tendon d'Achille • au-dessus du point "2e ligne interne de la jambe-3 • 2 doigts au-dessus de la malléole médiale

2e ligne interne de la jambe-3
sur la face médiale du tendon d'Achille • au-dessus du point "2e ligne interne de la jambe-2 • 1 doigt au-dessus de la malléole médiale

2e ligne interne de la jambe-2
sur la face médiale du tendon d'Achille • au-dessus du point "2e ligne interne de la jambe-1" • au-dessus de la malléole médiale

1re ligne interne de la jambe-1 (RA-6)
3 doigts au-dessus de la proéminence de la malléole médiale • attenant au bord médial du tibia

Œil médian du genou
1 doigt en-dessous de la patella, dans l'axe de sa ligne médiane • à mi-chemin entre les 2 "yeux" du genou, sur le ligament patellaire

Œil latéral du genou (ES 35)
juste en-dessous de la patella, dans le creux latéral formé par le genou lorsqu'il est fléchi

Articulation du genou-latéral
juste sur l'articulation • au niveau du bord inférieur de la patella • dans une mince dépression entre le fémur et le tibia - le trou de l'articulation

2e ligne externe de la jambe-3 (ES-36)
4 doigts sous le bord inférieur de la patella • sur le muscle tibial antérieur, environ 1 doigt en dehors de la crête tibiale • irradie dans le pied

3e ligne externe de la jambe-3
(zone VB-34)
1 doigt en arrière de VB-34 • 3 doigts en-dessous de la patella • sous la tête de la fibula, le long du muscle long fibulaire

2e ligne externe de la jambe-2 (ES-40)
à mi-chemin entre la cheville et le genou • dans une dépression devant l'os de la fibula, entre les muscles long fibulaire et tibial antérieur

3e ligne externe de la jambe-2
à mi-chemin entre la cheville et le genou sur le tendon du long fibulaire • faire rouler le tendon vers le haut, en direction de l'os de la fibula

2e ligne externe de la jambe-1 (VB-38)
4 doigts au-dessus de la malléole latérale • en dehors du bord latéral du tibia, 1 doigt avant la fibula • si pressé trop près de l'os, peut envoyer des picotements douloureux au pied

3e ligne externe de la jambe-1
4 doigts au-dessus de la proéminence de la malléole latérale • sur le tendon long fibulaire • rouler le tendon vers le haut, en direction de l'os de la fibule

1re ligne externe de la jambe-5
au-dessus du point "1re ligne externe de la jambe - 4" • 3 doigts au-dessus de la malléole latérale • en dehors du bord latéral du tibia • presser sur le muscle tibial antérieur près de l'os

1re ligne externe de la jambe-4
au-dessus du point 3 • 2 doigts au-dessus de la malléole latérale • en dehors du bord latéral du tibia • presser sur le muscle tibial antérieur, près de l'os

1re ligne externe de la jambe-3
au-dessus du point 9 • 1 doigt au-dessus de la malléole latérale • en dehors du bord latéral du tibia • presser à côté de l'os, sur le muscle tibial antérieur

1re ligne externe de la jambe-2
au-dessus du point 10 • au-dessus du bord supérieur de la malléole latérale • en latéral du bord latéral du tibia • presser sur le muscle tibial antérieur, près de l'os

1re ligne externe de la jambe-1 (ES-41)
dans la dépression juste à la jonction entre la jambe et le dos du pied • entre les deux tendons longs extenseurs de l'hallux et des orteils • au niveau de la malléole latérale

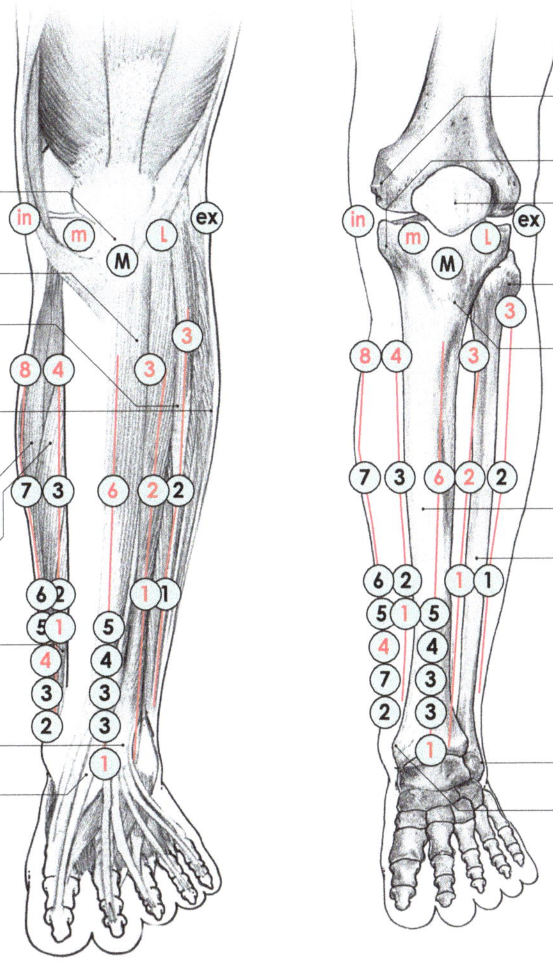
ligament patellaire
tibial antérieur
péroné
tête latérale du gastrocnémien
tête médiale du gastrocnémien
soléaire
long fléchisseur des orteils
long extenseur des orteils
extenseur de l'hallux
épicondyle médial du fémur
condyle médial du tibia
patella
tête de la fibula
tête du tibia
tibia
fibula
malléole latérale
malléole médiale

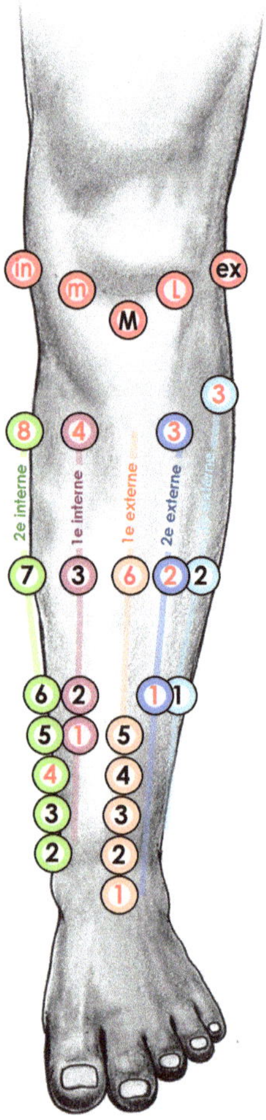

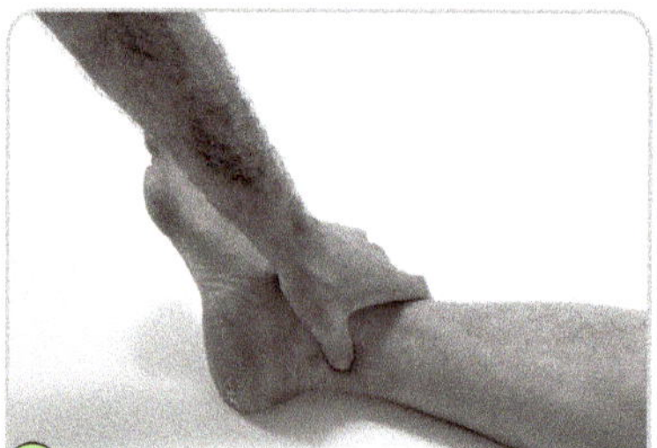
2 2e interne-2

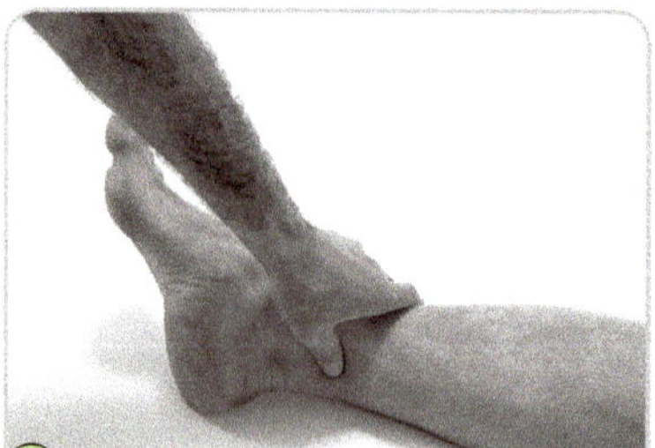
3 2e interne-3

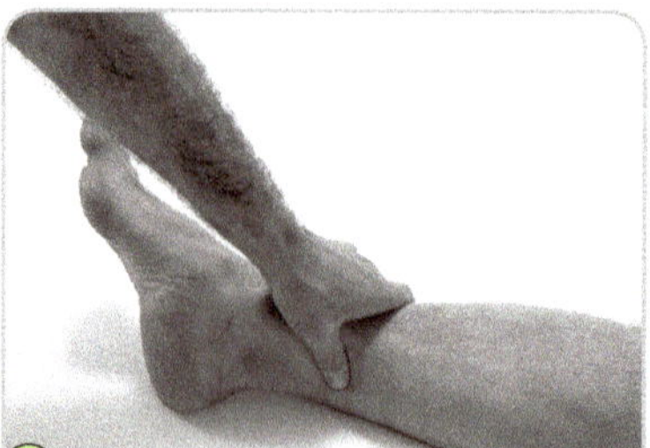
4 2e interne-4

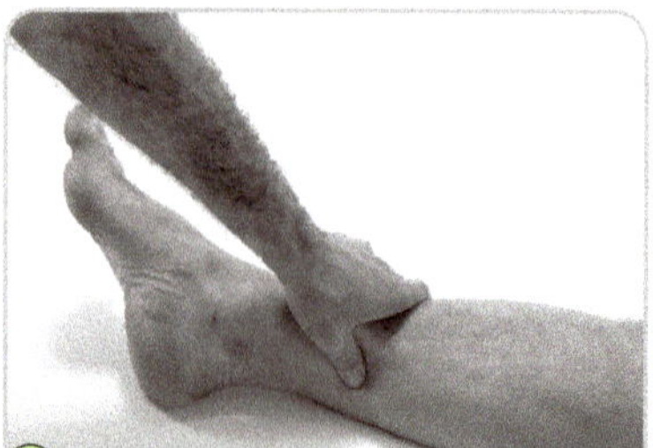
5 2e interne-5

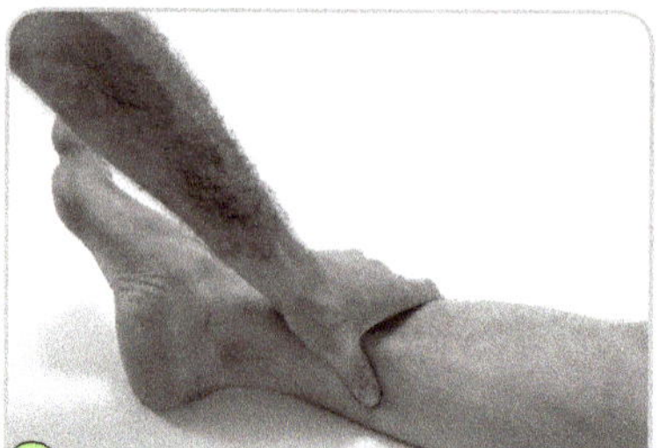
6 2e interne-6

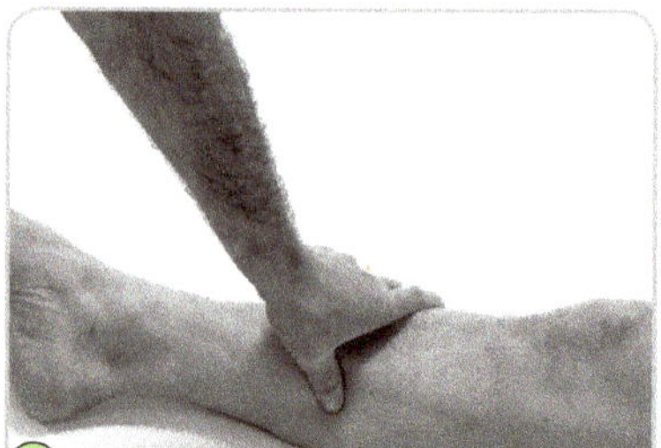
7 2e interne-7

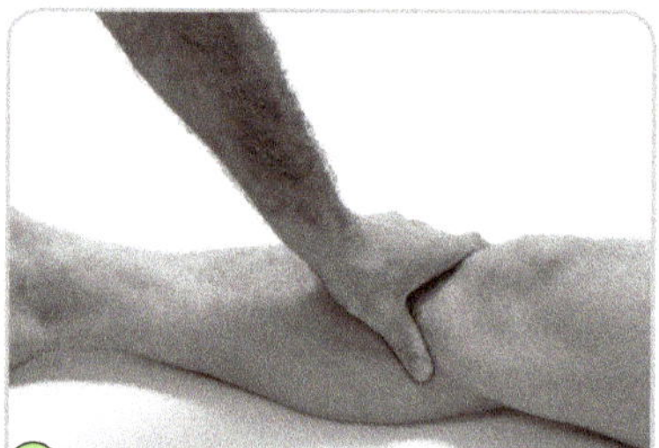
8 2e interne-8

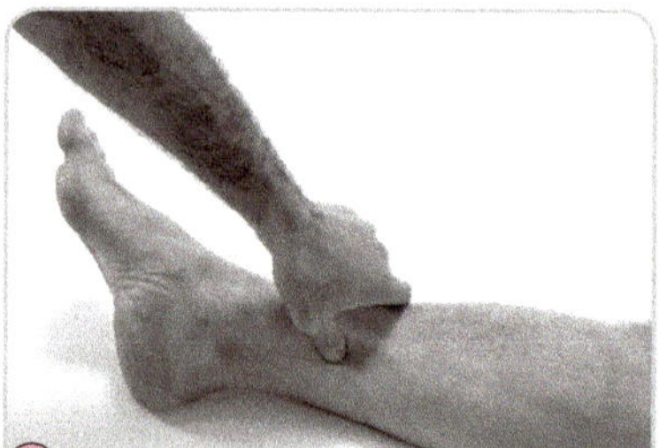
1 1re interne-1

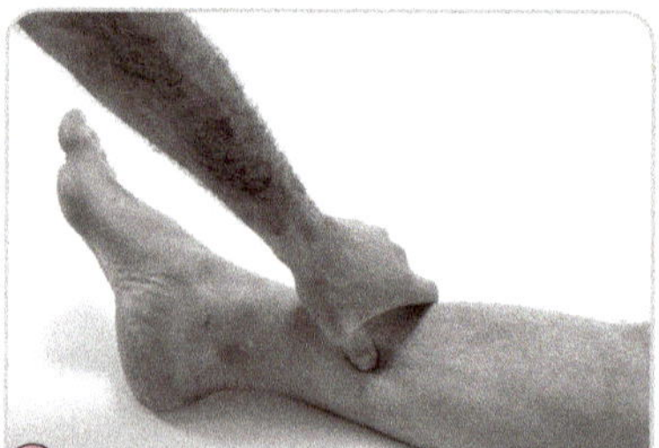
2 1re interne-2

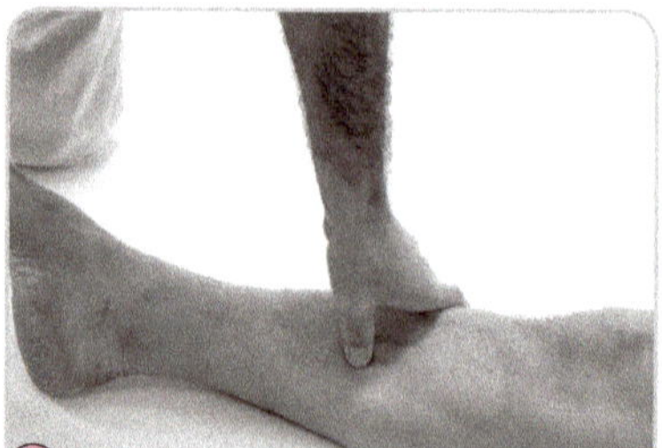
3 1re interne-3

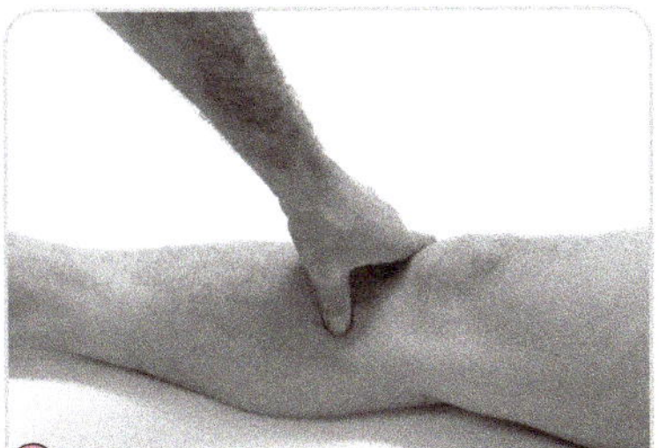

4 1re interne-4

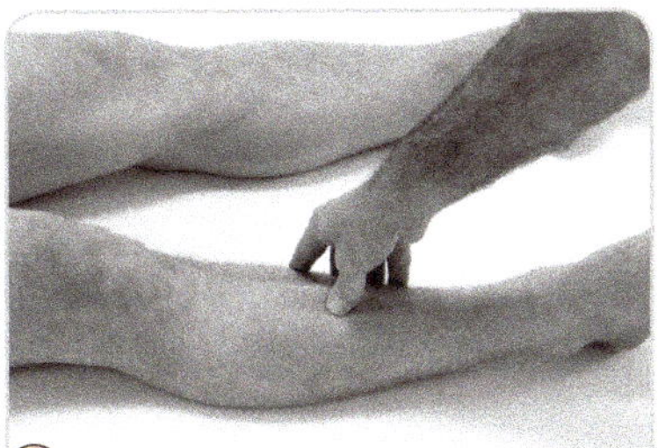

6 1re externe-6

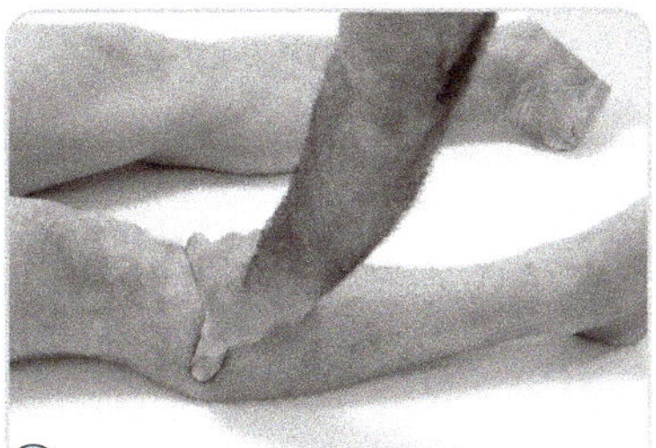

3 3e externe-3

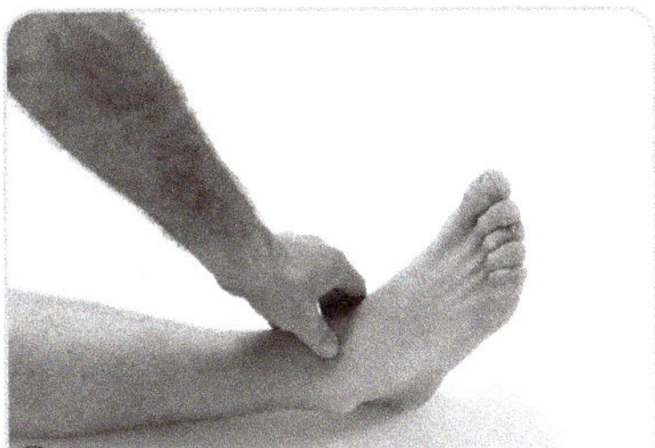

1 1re externe-1

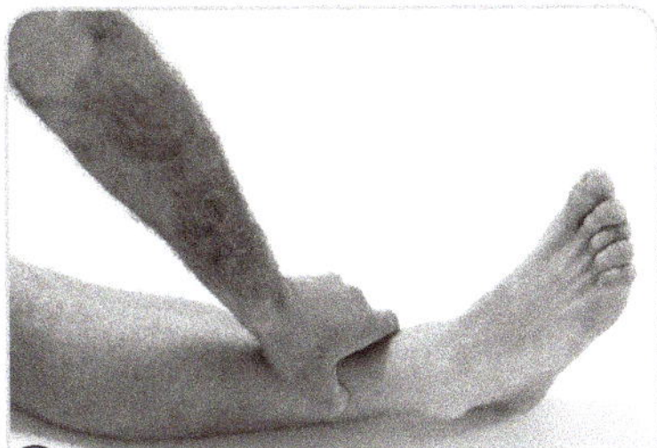

1 2e externe-1

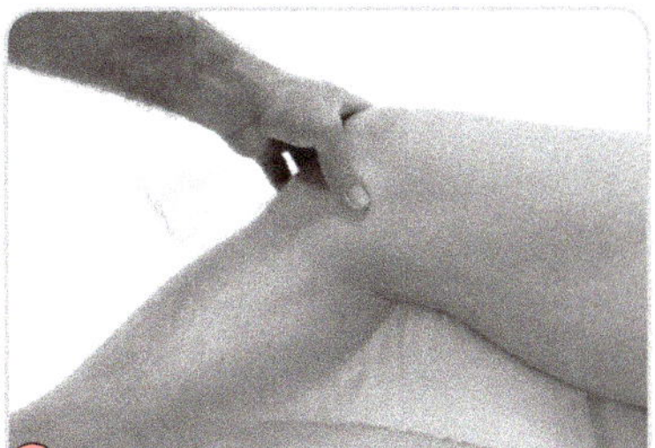

IN Articulation du genou-médial

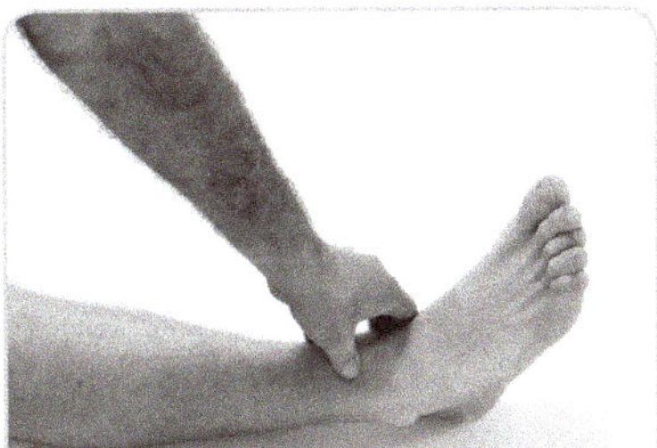

2 1re externe-2

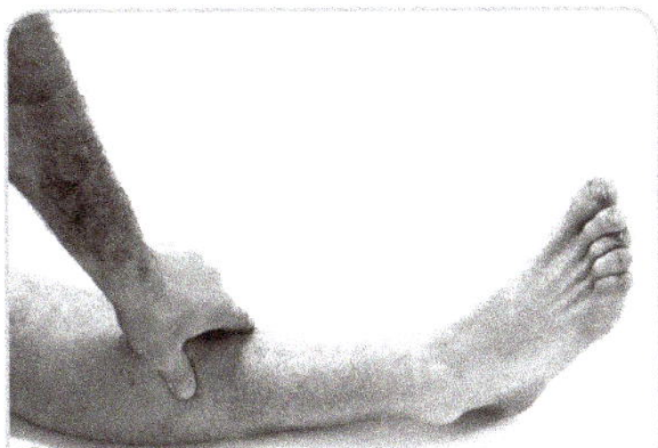

2 2e externe-2

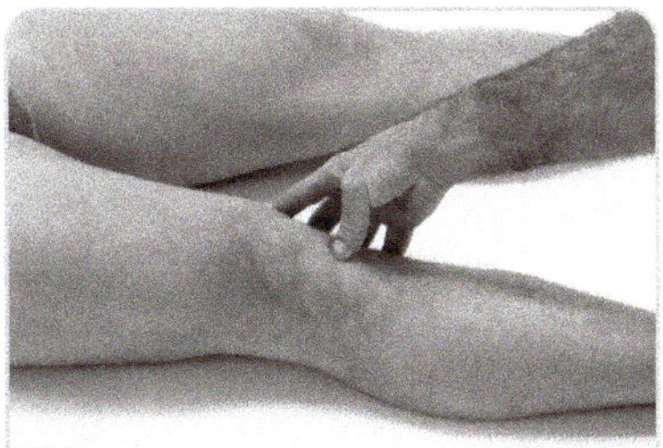

m Œil du genou-médial

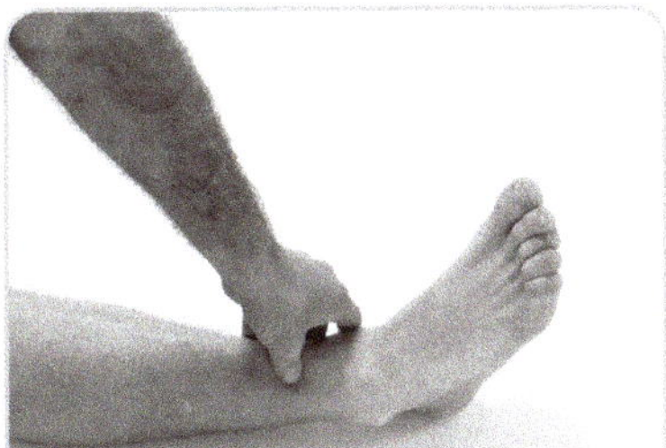

3 1re externe-3

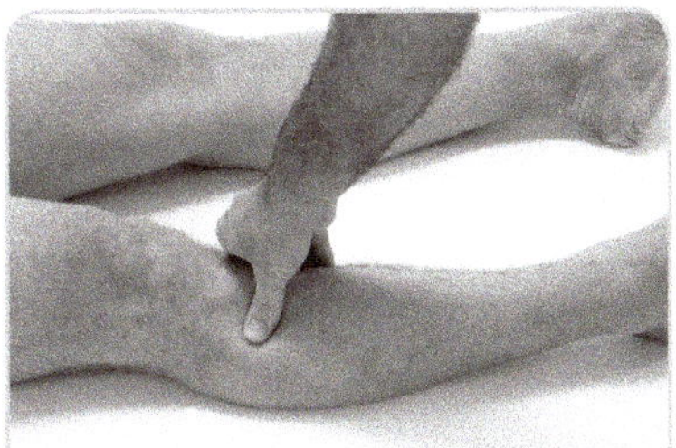

3 2e externe-3

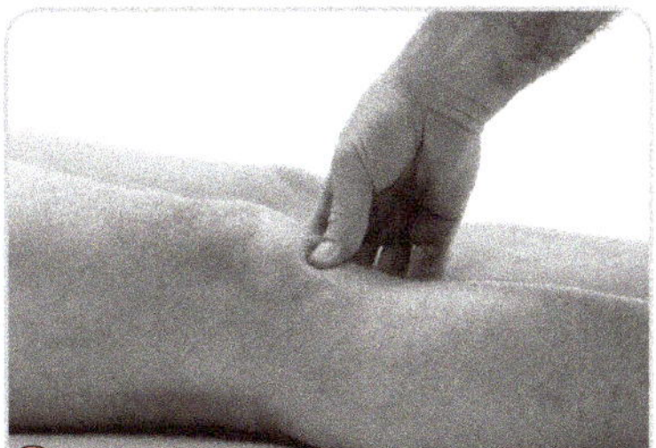

M Œil du genou-médian

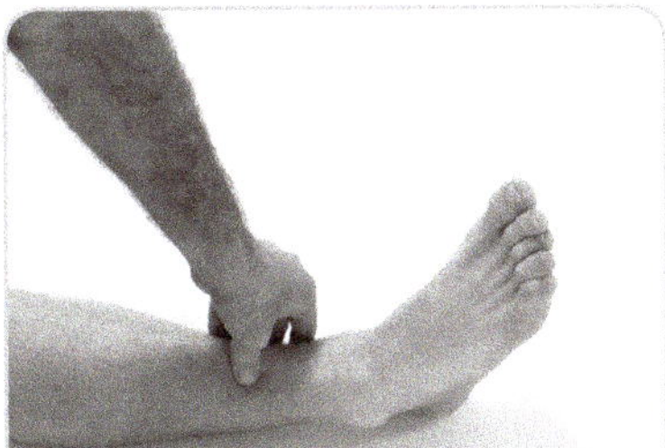

4 1re externe-4

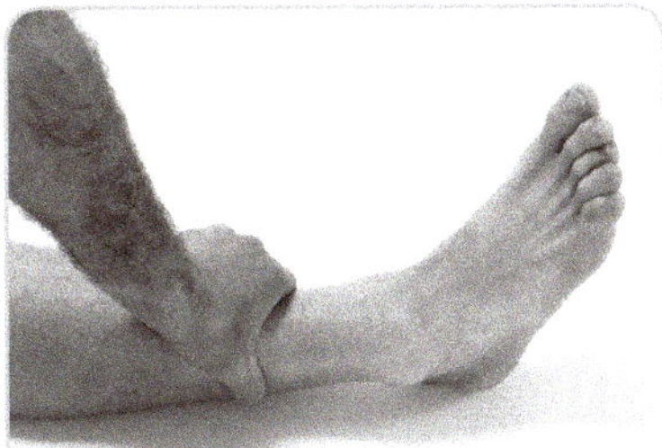

1 3e externe-1

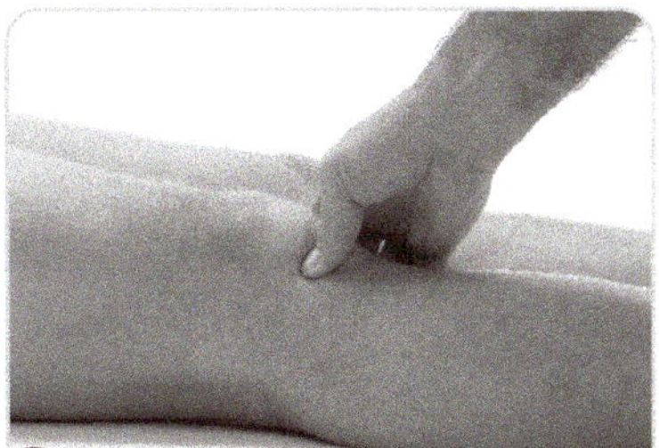

L Œil du genou-latéral

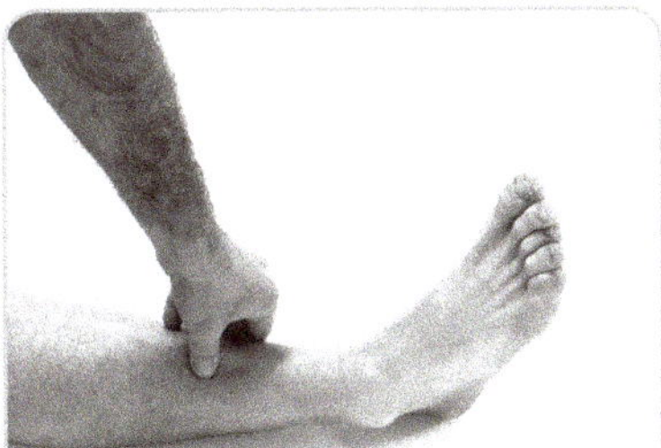

5 1re externe-5

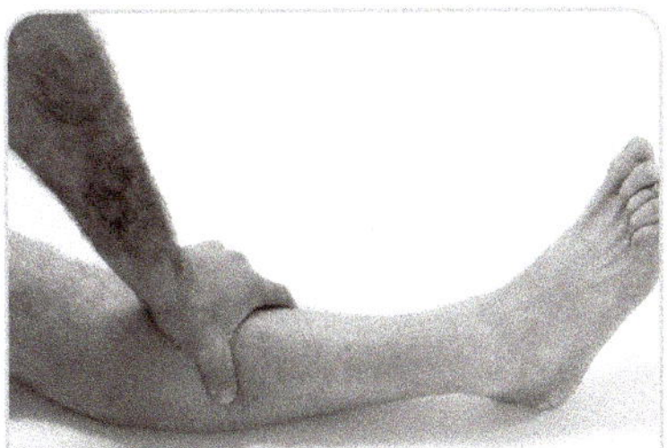

2 3e externe-2

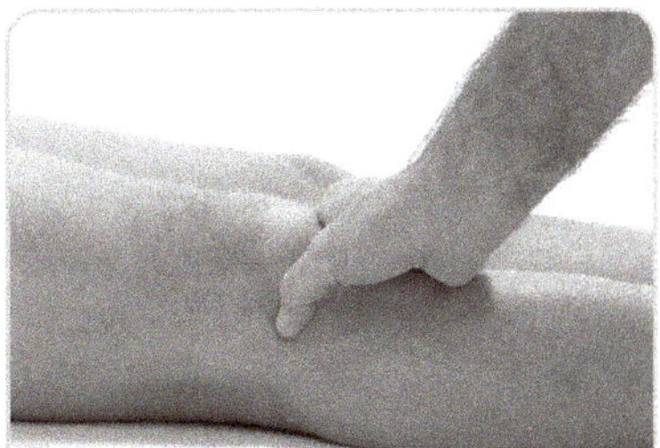

ex Articulation du genou-latéral

Bras et mains

Ligne de l'auriculaire

Voici 3 points de repère pour cette ligne :

1. Le point de rencontre entre l'annulaire et l'auriculaire.
2. L'épicondyle médial du coude.
3. Le milieu de l'aisselle.

- La ligne démarre au poignet, sous la tête de l'ulna, entre les os pisiforme et lunatum, dans la dépression entre les deux tendons du fléchisseur superficiel des doigts et du fléchisseur ulnaire du carpe.
- Elle continue vers le haut, sur la face antéro-médiale de l'avant-bras, dans la mince dépression entre les deux muscles fléchisseur ulnaire du carpe et long palmaire, puis elle traverse ensuite l'épicondyle médial de l'humérus.
- La ligne poursuit sa route le long de la face médiale de l'humérus, sur l'arrondi du chef médial du triceps, jusqu'au creux axillaire.

Ligne médiane interne du bras

5 points de repère pour cette ligne :

1. Le majeur.
2. L'extrémité médiale du pli du coude, lorsqu'il est complètement plié.
3. Le muscle brachial, entre le biceps et le triceps.
4. L'extrémité distale du biceps, au milieu.
5. Le bord latéral du processus coracoïde de la scapula.

- La ligne démarre au milieu du pli du poignet, juste en-dessous du point de rencontre du radius et de l'ulna, dans la dépression entre les tendons du long palmaire et du fléchisseur radial du carpe.
- Elle continue vers le haut, sur la ligne médiane de l'avant-bras, traverse le coude, au milieu entre l'épicondyle médial et le tendon du biceps brachial.
- Ensuite, elle suit le muscle brachial et grimpe sur la ligne médiane du biceps brachial.
- Elle continue à 1 doigt en-dehors de la limite entre la poitrine et le bras, lorsque le bras est étendu en adduction, sur le tendon du biceps, et vient se terminer sur le bord latéral du processus coracoïde de la scapula.

Ligne du pouce

3 points de repère pour cette ligne :

1. Le point de rencontre entre l'index et le majeur sur la paume de la main.
2. L'"œil du coude" (le grand pli du creux du coude).
3. En-dessous, l'acromion antérieur, dans un creux sur le bord médial du deltoïde moyen.

- La ligne démarre dans la dépression au creux du poignet, en arrière de l'extrémité distale du radius, entre les tendons du fléchisseur radial du carpe et du long adducteur du pouce.
- Elle continue en ulnaire vers le radius, entre le bracho-radial et le fléchisseur radial du carpe.
- La ligne traverse le grand pli du coude, continue sur l'arrondi latéral du biceps brachial, puis descend dans le creux sur le bord médial du deltoïde moyen.
- La ligne se termine sous la face antérieure de l'acromion, à environ 2 doigts en dehors de la limite entre la poitrine et le bras, lorsque le bras pend le long du corps en adduction.

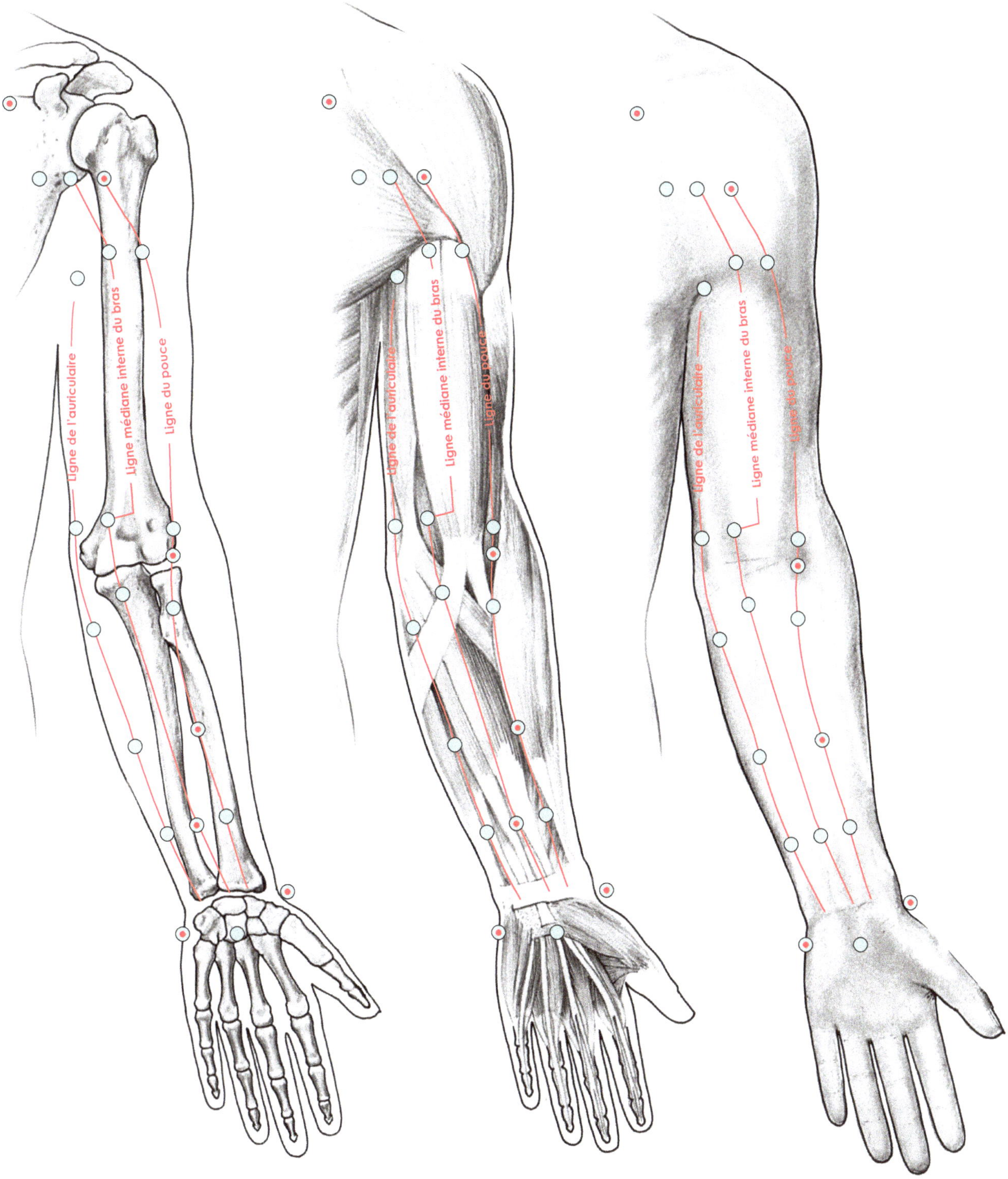
Ligne de l'auriculaire
Ligne médiane interne du bras
Ligne du pouce
Ligne de l'auriculaire
Ligne médiane interne du bras
Ligne du pouce
Ligne de l'auriculaire
Ligne médiane interne du bras
Ligne du pouce

Médiane interne du bras-5
1 doigt en dehors d'une ligne verticale reliant le creux axillaire à la clavicule • à mi-chemin de cette ligne • placer le pouce à la frontière entre la poitrine et le bras, et presser en latéral sur le tendon du biceps, en direction de l'humérus

Pouce-7 (Jianqian)
à mi-chemin entre le creux axillaire et l'extrémité latérale de l'acromion • 2 doigts en dehors d'une ligne verticale reliant le creux axillaire à la clavicule • sur le col de la tête de l'humérus • presser dans la dépression, sur le bord médial du deltoïde antérieur

Poitrine-3 (PO-2)
juste en-dessous de la clavicule • au bord médial du processus coracoïde, dans la dépression profonde juste avant l'épaule • presser en avant et vers le haut

Médiane interne du bras-4
au-dessus du creux axillaire • 1 doigt en dehors d'une ligne reliant le creux axillaire à la clavicule • placer le pouce juste au-dessus du creux axillaire et presser en latéral sur le tendon du biceps, vers l'humérus

Poitrine-4
à la frontière entre l'épaule et la poitrine • à mi-chemin entre la clavicule et le creux axillaire

Pouce-6
au-dessus du creux axillaire • 2 doigts en dehors d'une ligne verticale reliant le creux axillaire à la clavicule • presser dans la dépression, sur le bord médial du deltoïde antérieur

Poitrine-5
sur l'avant du creux axillaire lorsque le bras pend en adduction • presser le muscle vers le haut

Pouce-5
un point situé au-dessus du grand pli du coude • en-dessous et en dehors du bord inférieur du biceps, lorsque le coude est à moitié plié (à 90°) • presser le muscle brachio-radial contre l'os

Médiane interne du bras-3
aligné avec le bord inférieur du biceps quand le bras est semi-fléchi (à 90°) • presser le muscle brachial, entre le triceps et le biceps, sur l'humérus

Pouce-4 (PO-5)
dans le pli du coude

Auriculaire-4
1 doigt au-dessus de l'épicondyle médial du coude • sur le chef médial du triceps • presser en direction de l'os • irradie dans le poignet et le petit doigt

Pouce-3
2 doigts en-dessous du grand pli du coude • dans la dépression entre le muscle brachio-radial et le fléchisseur radial du carpe • presser contre l'os • irradie dans le pouce

Médiane interne du bras-2
1 doigt en-dessous du point central d'une ligne reliant l'épicondyle médial et le tendon du biceps • sur l'arrondi du muscle rond pronateur

Pouce-2 (région de PO-6)
à mi-chemin entre le poignet et le coude • dans la dépression juste en dedans du radius, entre le muscle brachio-radial et le fléchisseur radial du carpe

Auriculaire-3
1 doigt en-dessous de l'épicondyle médial du coude • sur le tendon du fléchisseur ulnaire du carpe • irradie dans le petit doigt

Auriculaire-2
à mi-chemin entre le coude et le poignet • dans la petite dépression entre les deux muscles - long palmaire et fléchisseur ulnaire du carpe

Pouce-1
au 1/4 du chemin (3 doigts) entre le poignet et le coude • dans la dépression entre le radius et le tendon du fléchisseur radial du carpe

Auriculaire-1
au quart du chemin (3 doigts) entre le coude et le poignet • dans la petite dépression entre les deux tendons - long palmaire et fléchisseur ulnaire du carpe

Médiane interne du bras-1 (PO-5)
au 1/4 du chemin entre le poignet et le coude • dans la dépression entre les deux tendons -le long palmaire et le fléchisseur radial du carpe

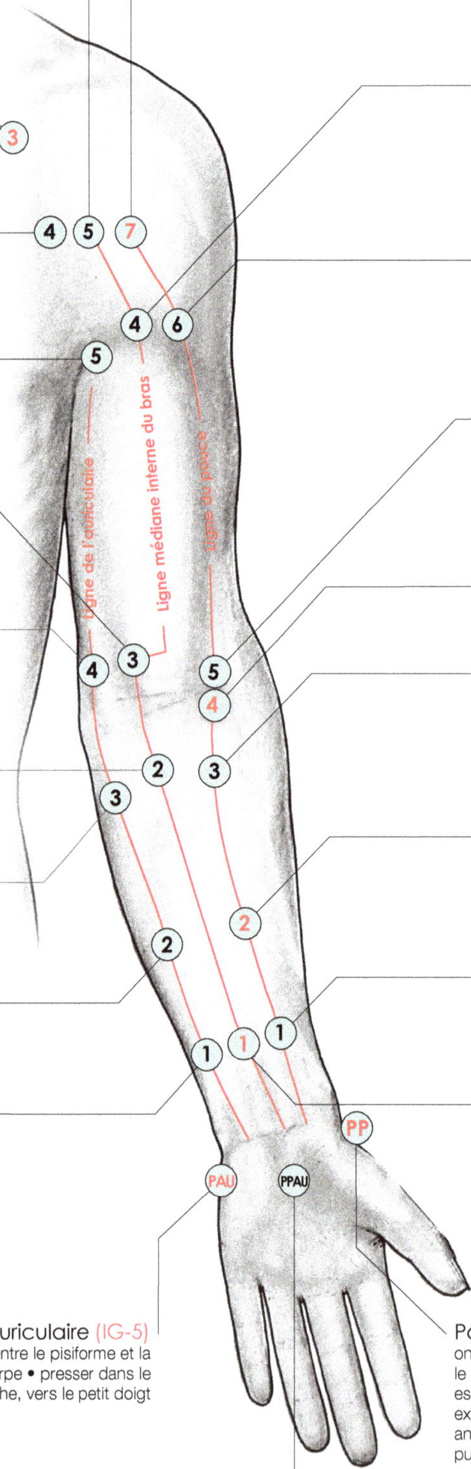

Poignet-auriculaire (IG-5)
Presser le muscle entre le pisiforme et la base des os du métacarpe • presser dans le sens de la flèche, vers le petit doigt

Poignet-pouce (FO-5)
on sur le bord radial du poignet • dans le creux formé à base du pouce, quand il est en extension • entre les court et long extenseurs du pouce • dans la tabatière anatomique • presser dans la dépression, puis appuyer en direction du pouce

Poignet-paume
1 doigt sous le pli du poignet • sur le bord palmaire du rétinaculum des fléchisseurs • presser, puis appuyer en direction de la zone douloureuse

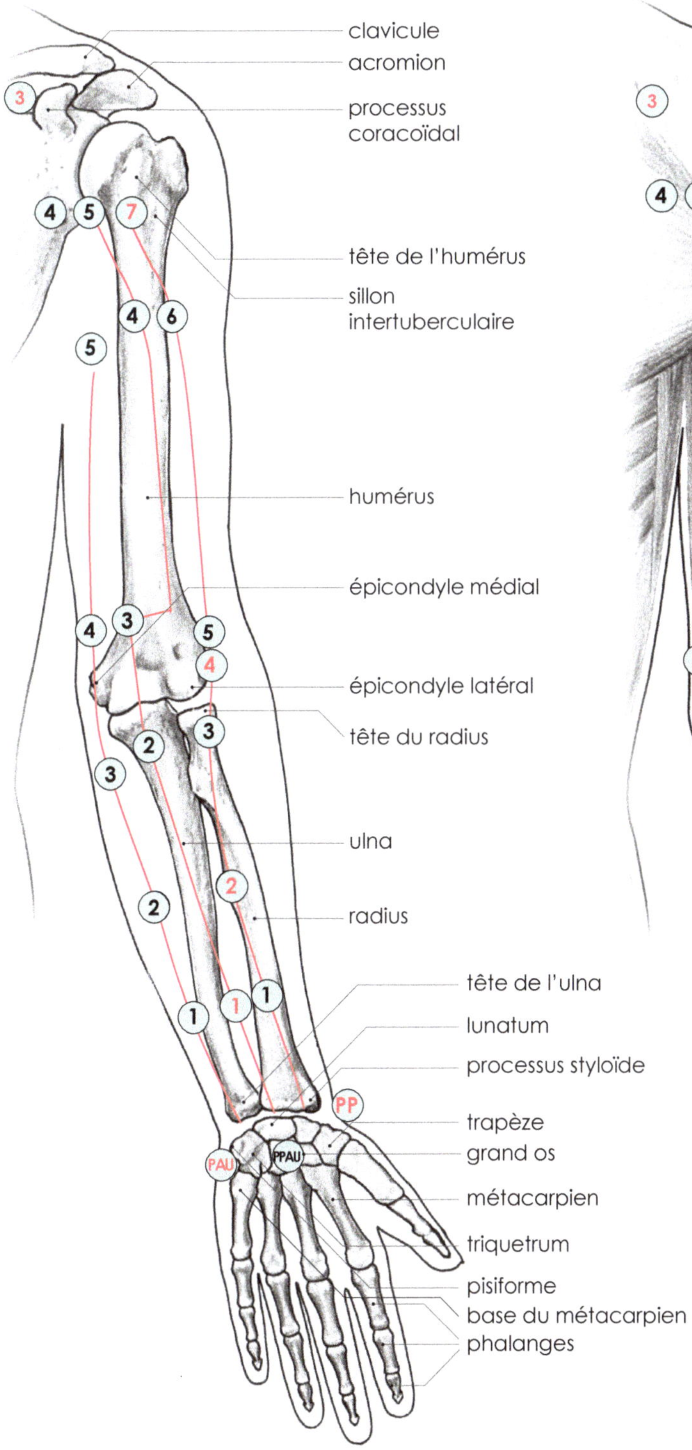
clavicule
acromion
processus coracoïdal
tête de l'humérus
sillon intertuberculaire
humérus
épicondyle médial
épicondyle latéral
tête du radius
ulna
radius
tête de l'ulna
lunatum
processus styloïde
trapèze
grand os
métacarpien
triquetrum
pisiforme
base du métacarpien
phalanges
PP
PAU
PPAU

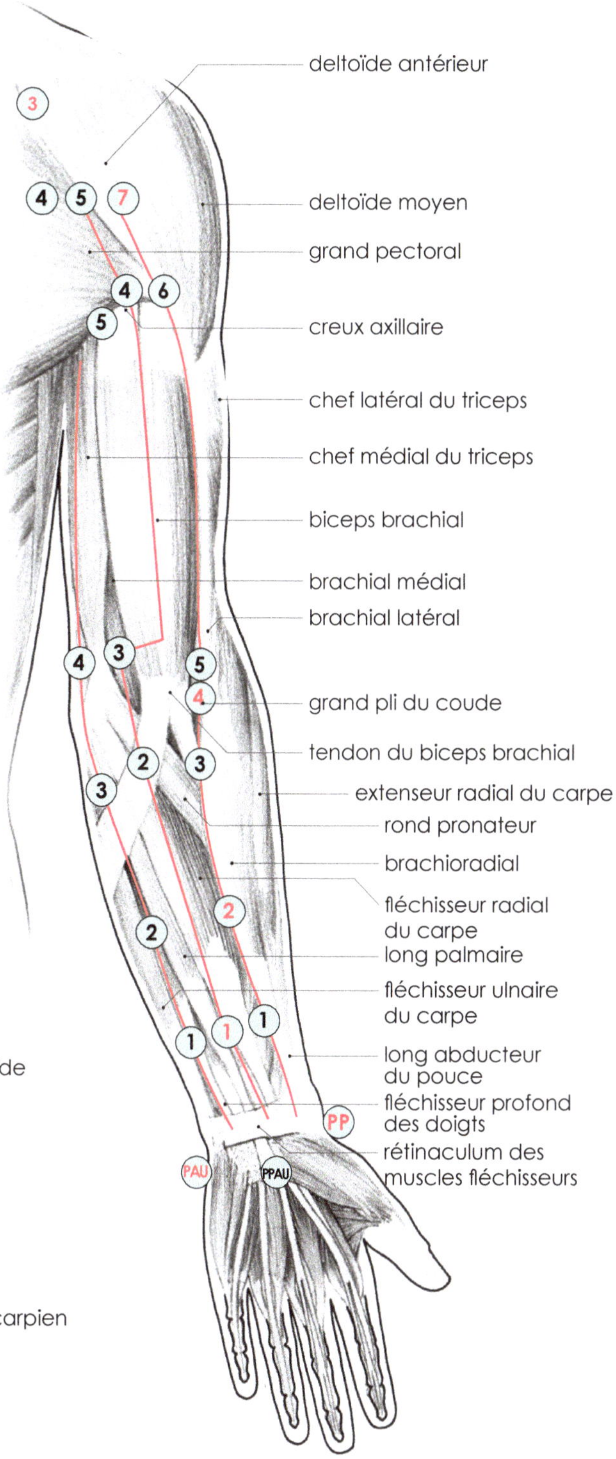
deltoïde antérieur
deltoïde moyen
grand pectoral
creux axillaire
chef latéral du triceps
chef médial du triceps
biceps brachial
brachial médial
brachial latéral
grand pli du coude
tendon du biceps brachial
extenseur radial du carpe
rond pronateur
brachioradial
fléchisseur radial du carpe
long palmaire
fléchisseur ulnaire du carpe
long abducteur du pouce
fléchisseur profond des doigts
rétinaculum des muscles fléchisseurs
PP
PAU
PPAU

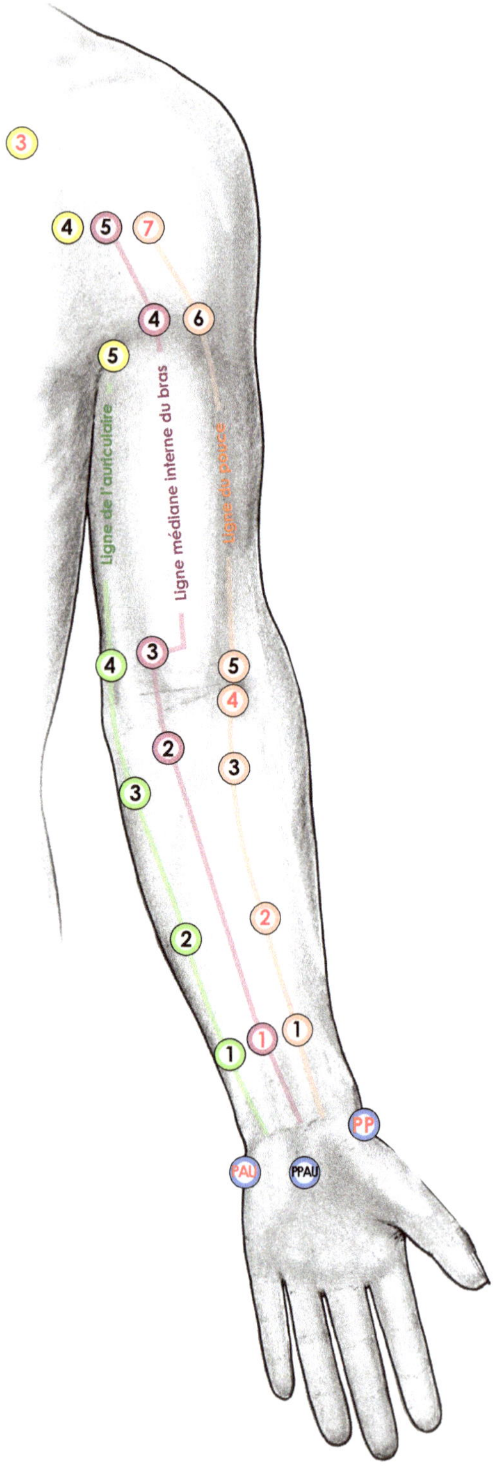

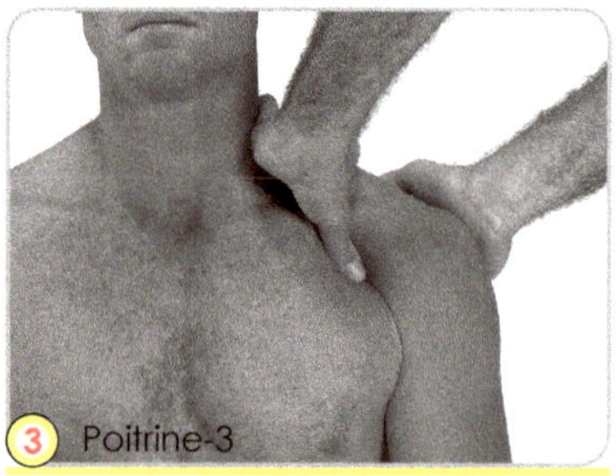
3 Poitrine-3

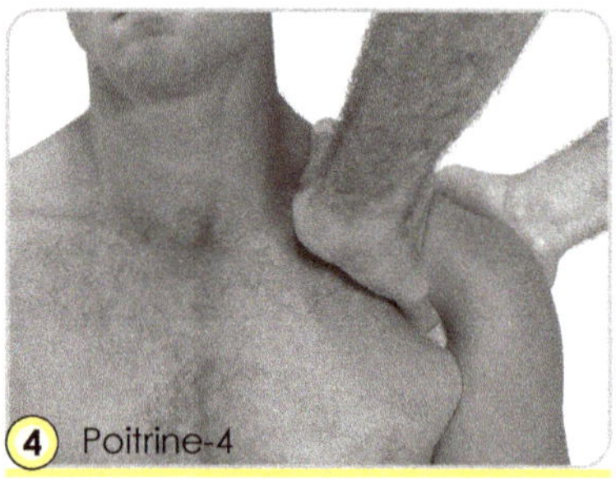
4 Poitrine-4

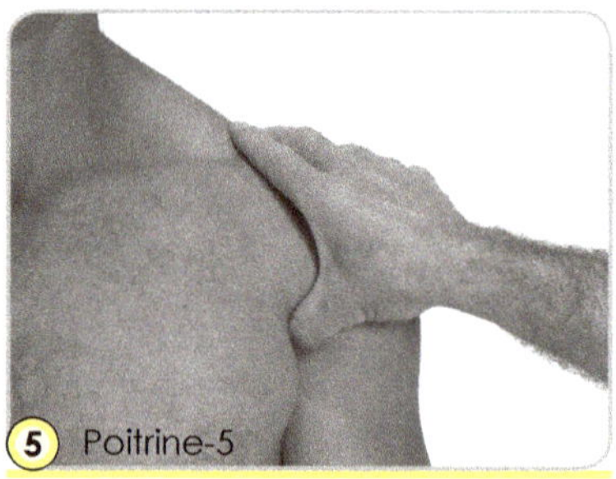
5 Poitrine-5

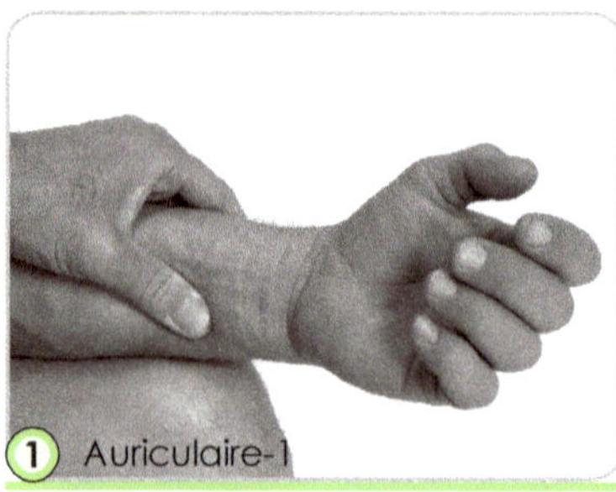
1 Auriculaire-1

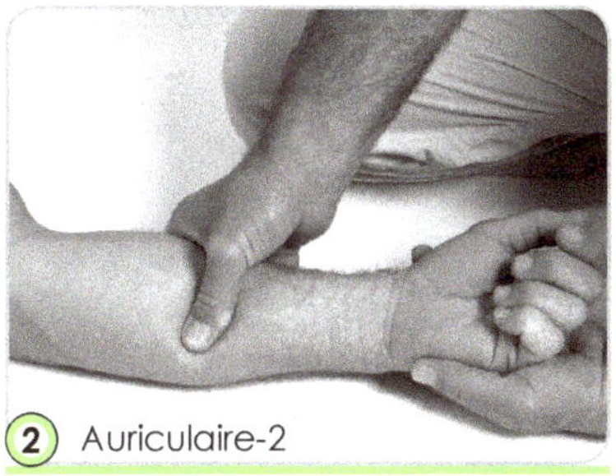
2 Auriculaire-2

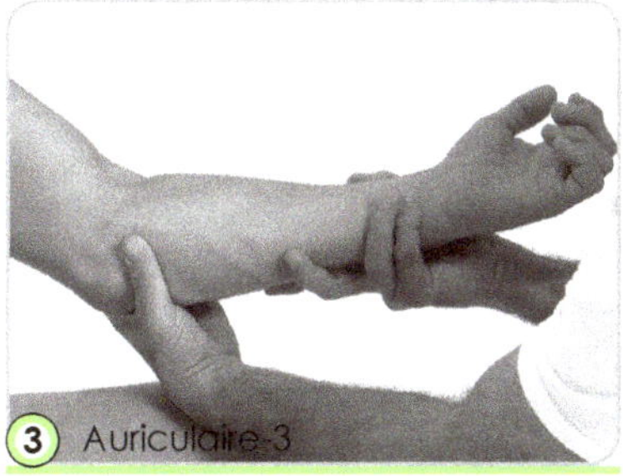
3 Auriculaire-3

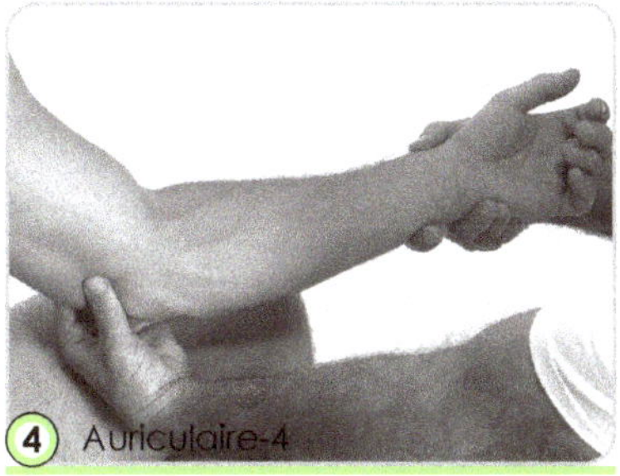
4 Auriculaire-4

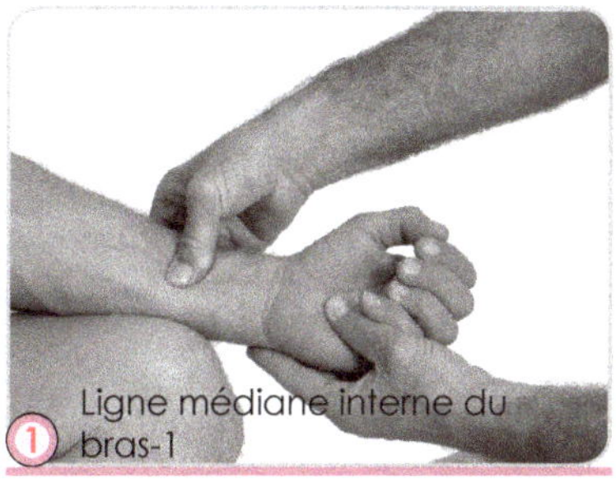
1 Ligne médiane interne du bras-1

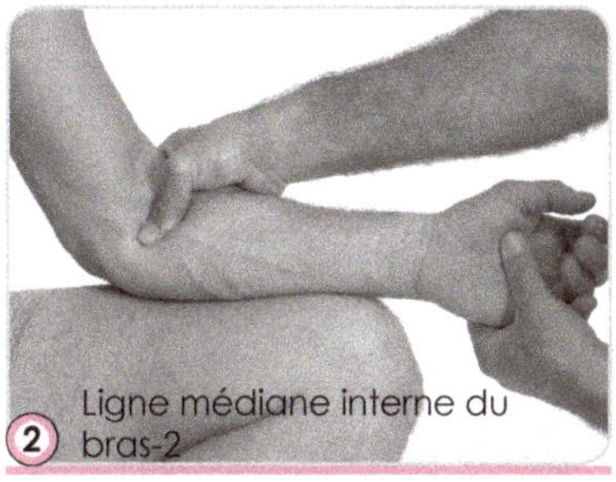
2 Ligne médiane interne du bras-2

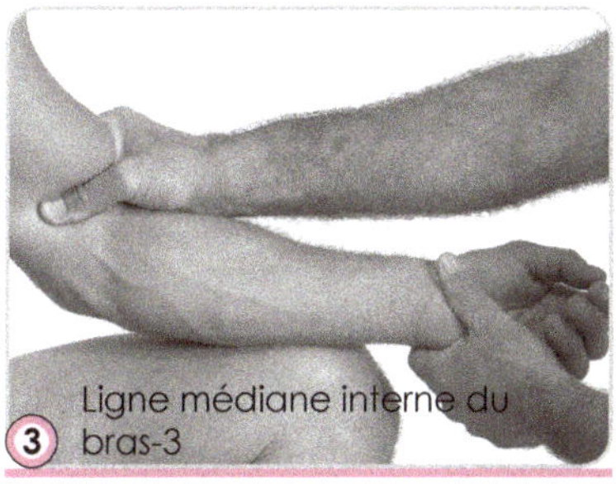
3 Ligne médiane interne du bras-3

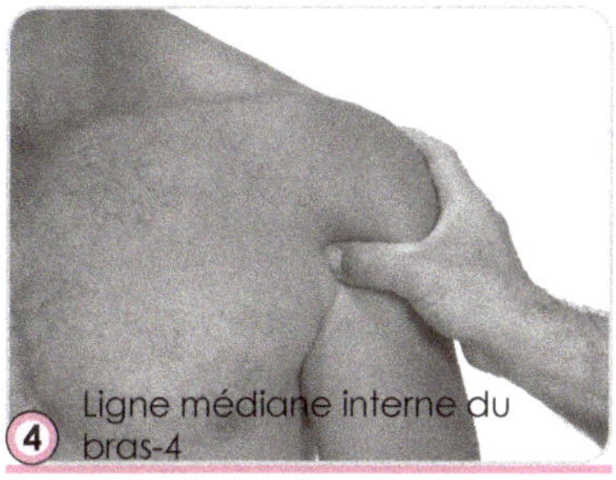
4 Ligne médiane interne du bras-4

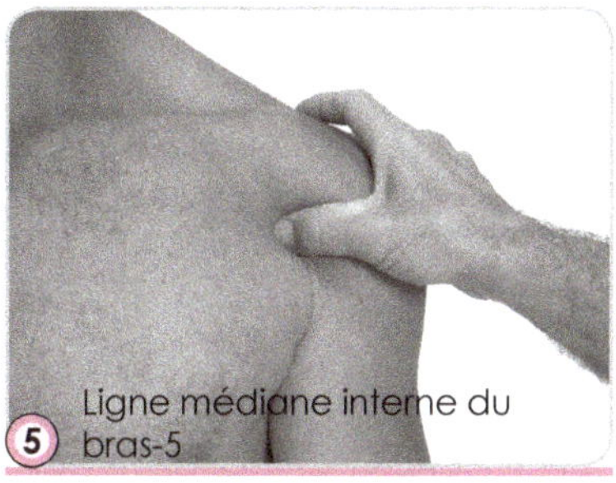
5 Ligne médiane interne du bras-5

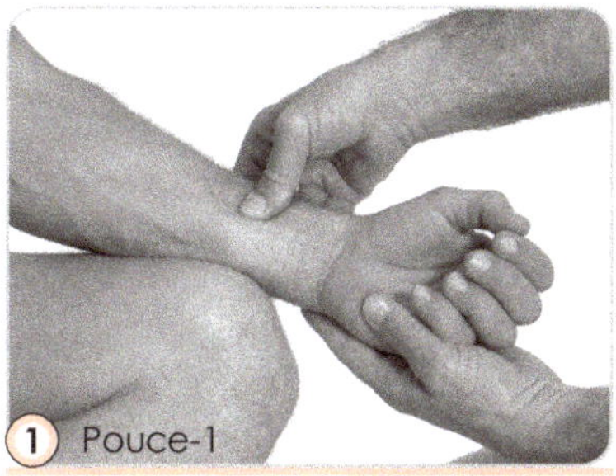
1 Pouce-1

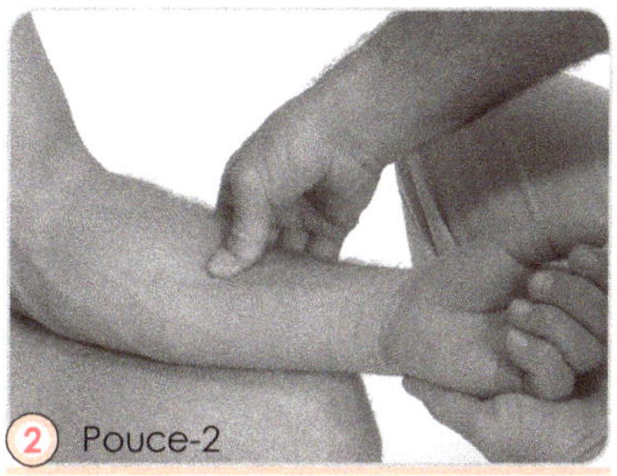
2 Pouce-2

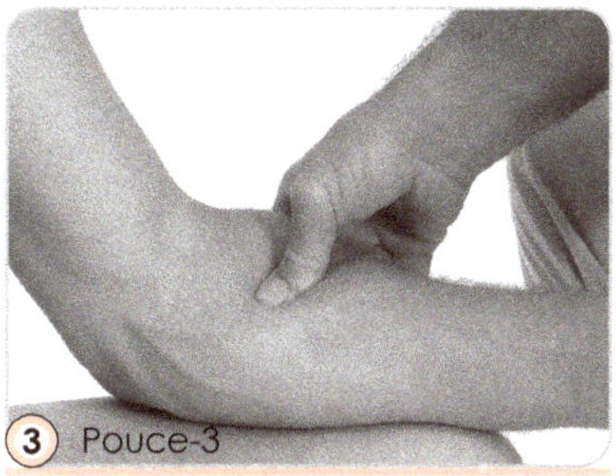
3 Pouce-3

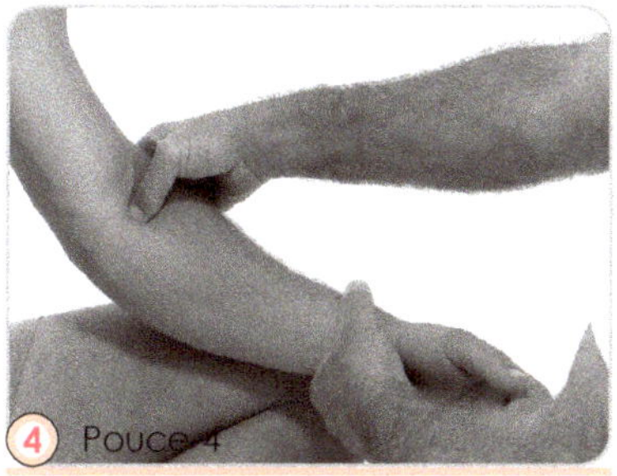
4 Pouce-4

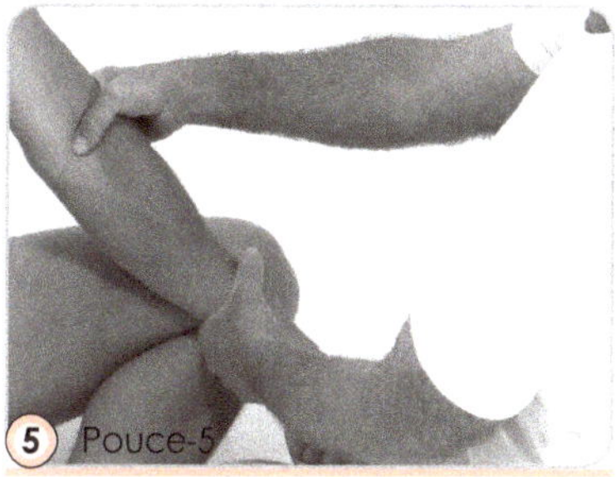
5 Pouce-5

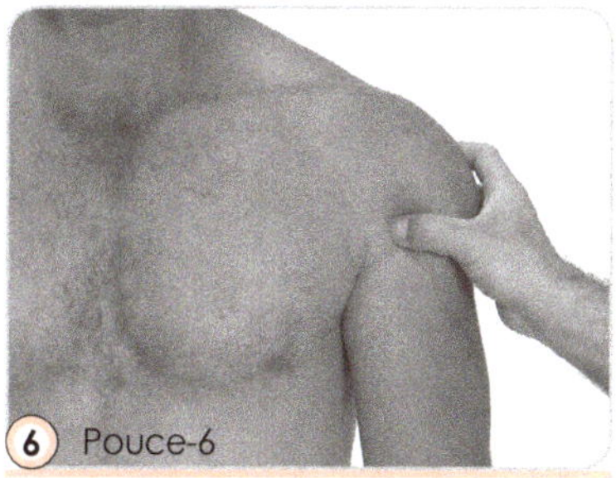
6 Pouce-6

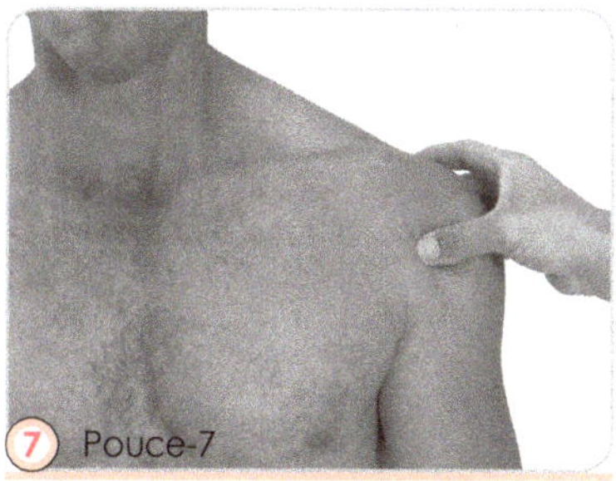
7 Pouce-7

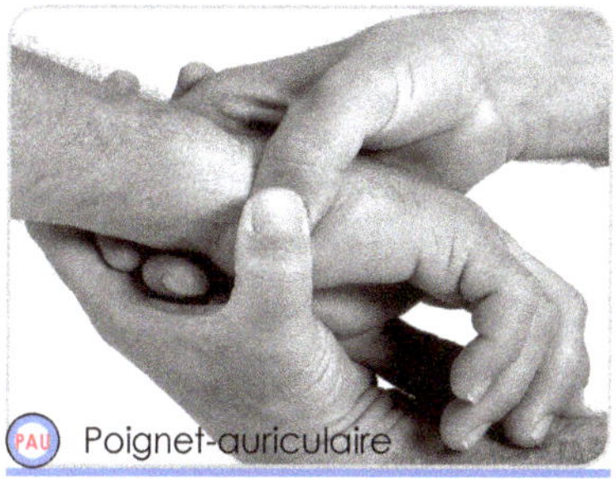
PAU Poignet-auriculaire

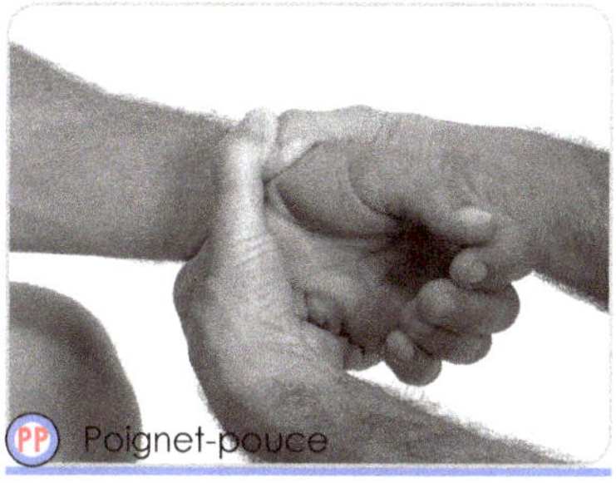
PP Poignet-pouce

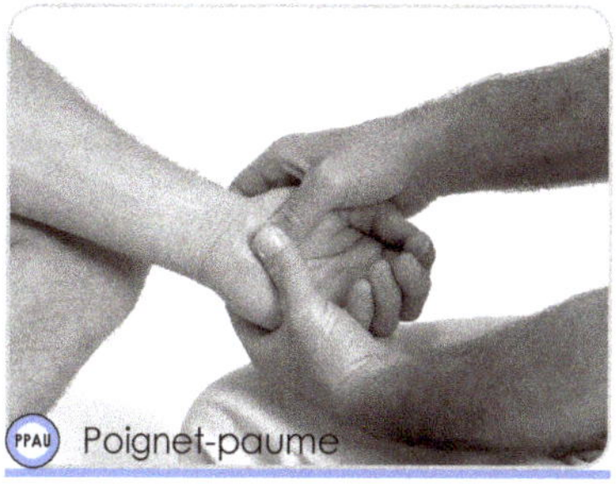
PPAU Poignet-paume

Ligne de l'index

Voici les 3 points de repère pour cette ligne :

1. L'index.
2. Le pli du coude, 1 doigt en arrière du grand creux.
3. Sous l'extrémité latérale de l'acromion.

- La ligne commence sur la face dorsale du poignet dans une dépression entre les tendons de l'extenseur long du pouce et de l'extenseur des doigts, en dessous de l'extrémité distale du radius, dans le prolongement de l'index.
- Elle monte le long du radius sur le court extenseur du pouce, sur le long abducteur du pouce, sur l'extenseur radial du carpe puis au milieu du brachio-radial.
- Elle rejoint le pli du coude, 1 doigt en dehors du grand creux, sur le brachio-radial.
- Elle remonte ensuite sur le côté latéral de l'os du bras.
- Elle continue sur le deltoïde moyen.
- Elle se termine en dessous de l'extrémité latérale de l'acromion.

Ligne du majeur

4 points de repère pour cette ligne :

1. L'index.
2. Le pli du coude, 1 doigt en arrière du grand creux.
3. Sous l'extrémité latérale de l'acromion.

- La ligne commence sur la face dorsale du poignet dans une dépression entre les tendons de l'extenseur long du pouce et de l'extenseur des doigts, en dessous de l'extrémité distale du radius, dans le prolongement de l'index.
- Elle monte le long du radius sur le court extenseur du pouce, sur le long abducteur du pouce, sur l'extenseur radial du carpe puis au milieu du brachio-radial.
- Elle rejoint le pli du coude, 1 doigt en arrière du grand creux, sur le brachio-radial.
- Elle remonte ensuite sur le côté latéral de l'os du bras.
- Elle continue sur le deltoïde moyen.
- Elle se termine en dessous de l'extrémité latérale de l'acromion.

Ligne de l'annulaire

4 points de repère pour cette ligne :

1. L'annulaire.
2. L'épicondyle latéral (tête du radius).
3. La dépression au dessus de l'olécrâne.
4. L'extrémité supérieure du creux axillaire, quand le bras pend en adduction.

- La ligne commence au creux dorsal du poignet, dans une dépression en dessous de la tête de l'ulna, dans le prolongement de l'annulaire, entre les tendons de l'extenseur ulnaire du carpe et du petit doigt.
- Elle suit ensuite l'extenseur ulnaire du carpe jusqu'au col de la tête du radius.
- Elle reprend dans la dépression au dessus de l'olécrâne.
- Elle passe au milieu du triceps.
- Elle se termine à l'extrémité supérieure du creux axillaire, quand le bras pend en adduction.

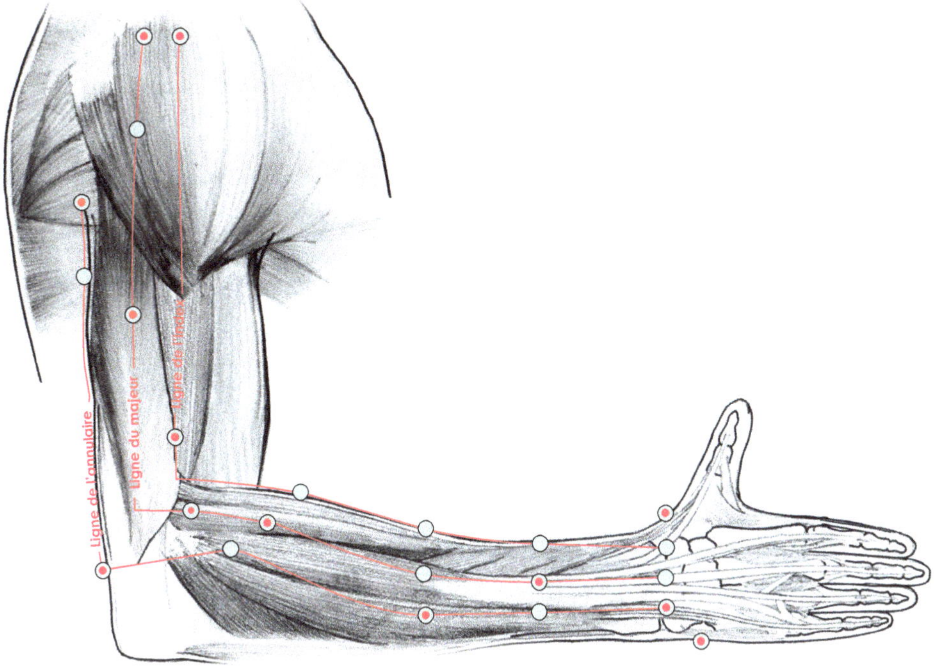
Ligne de l'annulaire
Ligne du majeur
Ligne de l'index

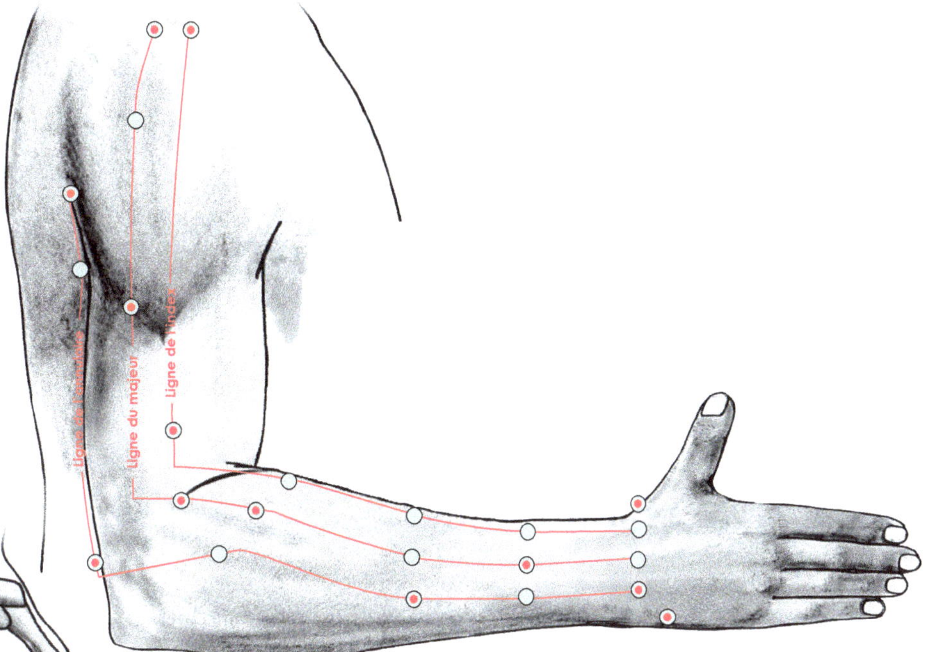
Ligne du majeur
Ligne de l'index

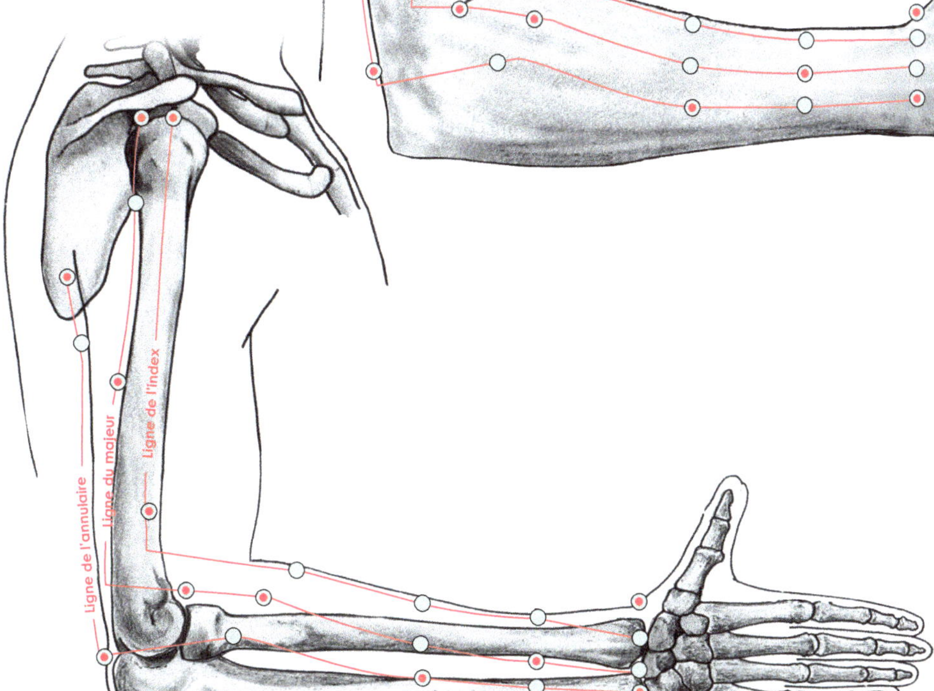
Ligne de l'annulaire
Ligne du majeur
Ligne de l'index

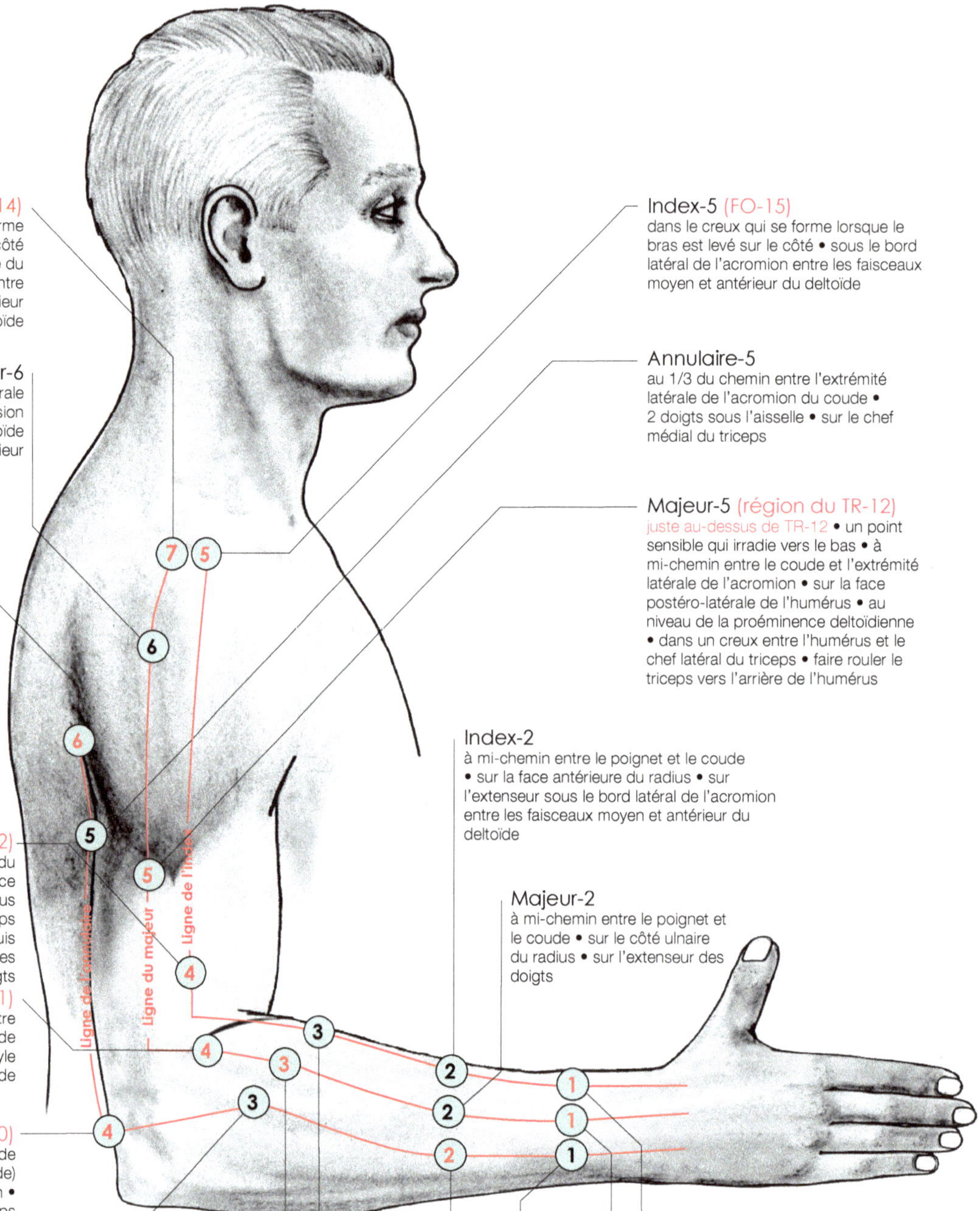

Majeur-7 (TR-14)
dans un petit creux qui se forme lorsque le bras est levé sur le côté • en-dessous et en-arrière du bord latéral de l'acromion • entre les faisceaux moyen et postérieur du deltoïde

Majeur-6
3 doigts sous l'extrémité latérale de l'acromion • dans la dépression entre le deltoïde moyen et le deltoïde postérieur

Annulaire-6 (IG-9)
un point sensible qui irradie dans le bras • placer le pouce sur l'aisselle et presser vers le haut sur le tissu musculaire, à l'angle où le bras et la scapula se rejoignent- ou alternative : presser vers l'avant, 2 doigts au-dessus de l'aisselle

Index-4 (FO-12)
2 doigts au-dessus du pli du coude • sur la face antérolatérale de l'humérus • entre le biceps et le triceps • pousser vers le haut puis presser • irradie dans tous les doigts

Majeur-4 (FO-11)
dans la dépression entre l'extrémité latérale du pli du coude lorsqu'il est fléchi et l'épicondyle latéral du coude

Annulaire-4 (TR-10)
2 doigts au-dessus de l'olecrâne (la pointe du coude) • au milieu de la dépression • sur le tendon du triceps

Annulaire-3
1 doigt sous le pli du coude • juste en-dessous de la tête du radius • sur le muscle extenseur des doigts

Majeur-3 (FO-10)
2 doigts sous l'extrémité latérale du pli du coude lorsqu'il est fléchi • dans le petit creux entre les deux muscles - extenseur des doigts et extenseur radial du carpe

Index-3
3 doigts sous le pli du coude • sur le muscle brachio-radial • sur l'aspect antérieur du radius • presser contre l'os, en empêchant le muscle de glisser d'un côté ou de l'autre • irradie dans l'index

Annulaire-2 (région d'IG-7)
à mi-chemin entre le poignet et le coude • sur l'extenseur ulnaire du carpe • presser vers l'intérieur, contre l'os radius

Index-5 (FO-15)
dans le creux qui se forme lorsque le bras est levé sur le côté • sous le bord latéral de l'acromion entre les faisceaux moyen et antérieur du deltoïde

Annulaire-5
au 1/3 du chemin entre l'extrémité latérale de l'acromion du coude • 2 doigts sous l'aisselle • sur le chef médial du triceps

Majeur-5 (région du TR-12)
juste au-dessus de TR-12 • un point sensible qui irradie vers le bas • à mi-chemin entre le coude et l'extrémité latérale de l'acromion • sur la face postéro-latérale de l'humérus • au niveau de la proéminence deltoïdienne • dans un creux entre l'humérus et le chef latéral du triceps • faire rouler le triceps vers l'arrière de l'humérus

Index-2
à mi-chemin entre le poignet et le coude • sur la face antérieure du radius • sur l'extenseur sous le bord latéral de l'acromion entre les faisceaux moyen et antérieur du deltoïde

Majeur-2
à mi-chemin entre le poignet et le coude • sur le côté ulnaire du radius • sur l'extenseur des doigts

Index-1 (FO-6)
au quart du chemin (3 doigts) entre le poignet et le coude • sur la face antérieure du radius • sur le muscle diagonal long abducteur du pouce • presser contre l'os, en empêchant le muscle de glisser d'un côté ou de l'autre

Majeur-1 (TR-6)
au 1/4 du chemin (3 doigts) entre le poignet et le coude • dans la dépression entre le radius et l'ulna

Annulaire-1
au quart du chemin (3 doigts) entre le poignet et le coude • sur l'extenseur ulnaire du carpe • presser vers l'intérieur, contre l'os radius

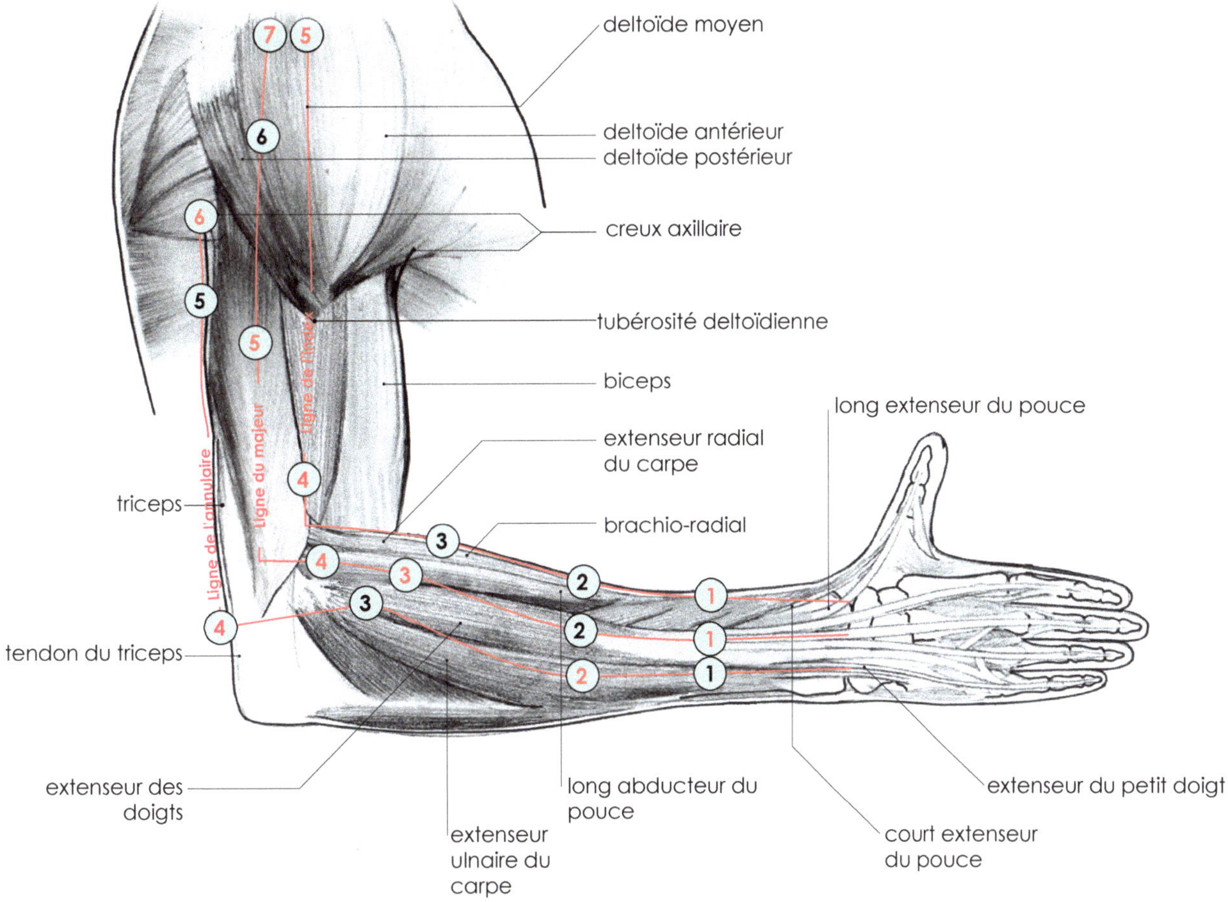
deltoïde moyen
deltoïde antérieur
deltoïde postérieur
creux axillaire
tubérosité deltoïdienne
biceps
long extenseur du pouce
extenseur radial
du carpe
brachio-radial
triceps
tendon du triceps
extenseur des
doigts
long abducteur du
pouce
extenseur du petit doigt
court extenseur
du pouce
extenseur
ulnaire du
carpe
Ligne de l'annulaire
Ligne du majeur
Ligne de l'index

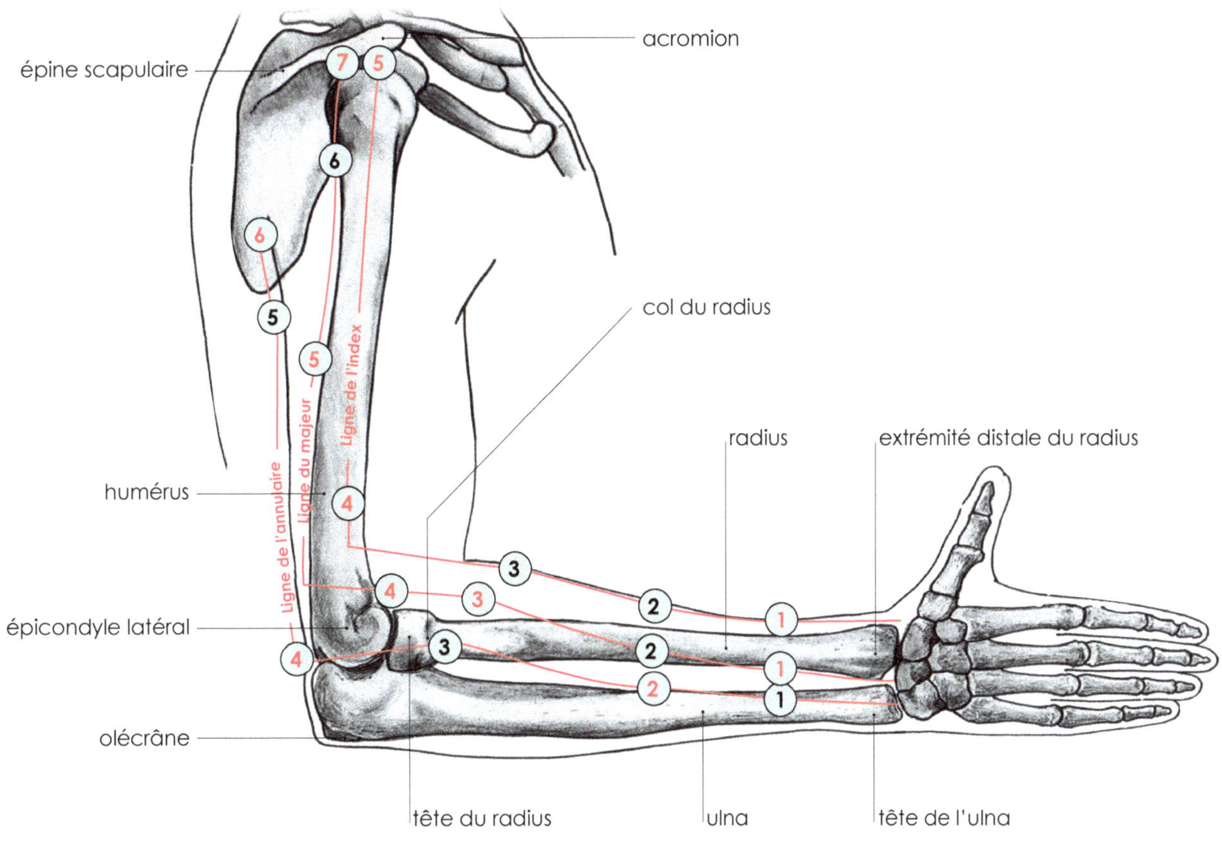
acromion
épine scapulaire
col du radius
radius
extrémité distale du radius
humérus
épicondyle latéral
olécrâne
tête du radius
ulna
tête de l'ulna
Ligne de l'annulaire
Ligne du majeur
Ligne de l'index

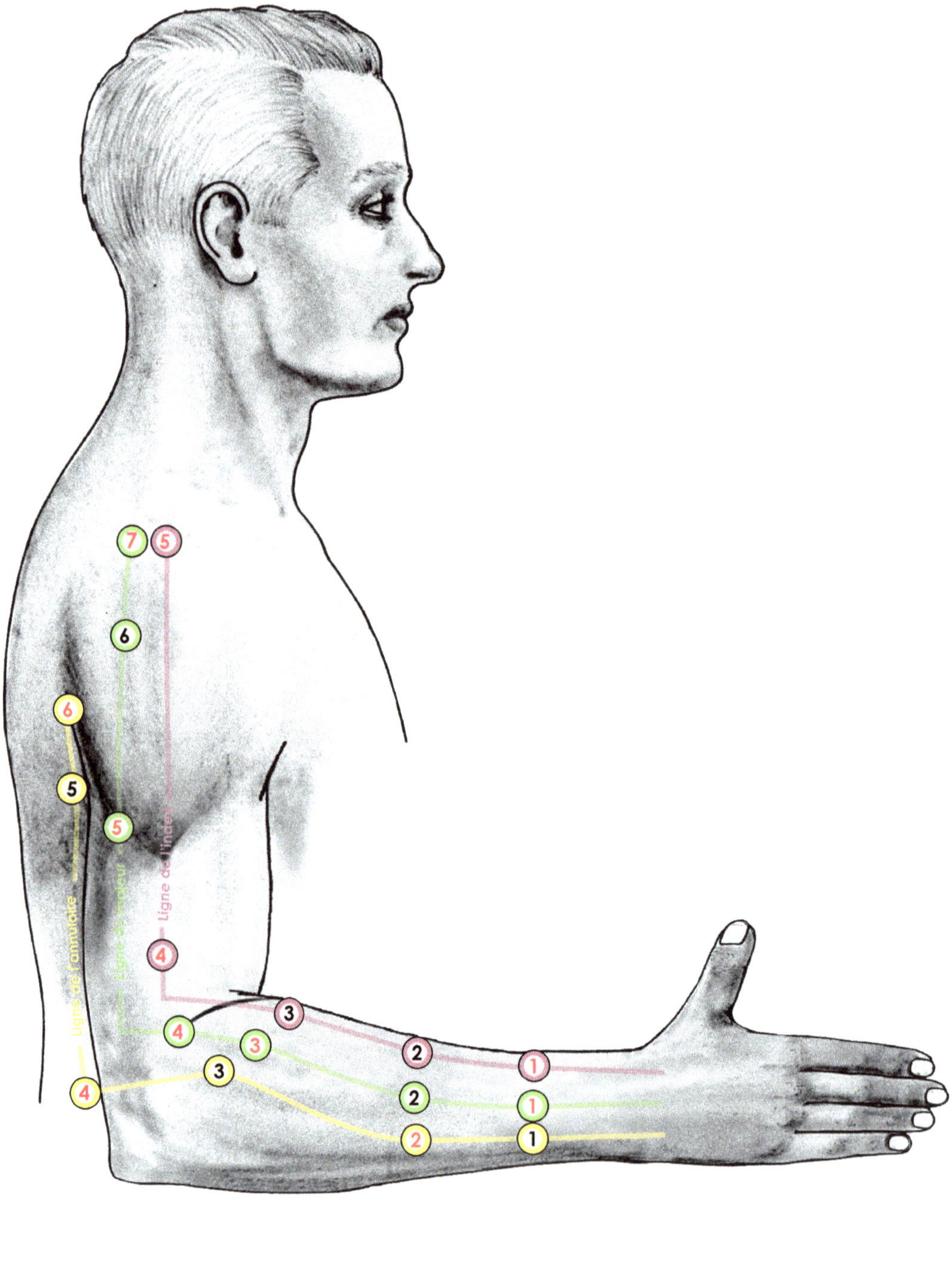

Ligne de l'annulaire
Ligne du majeur
Ligne de l'index

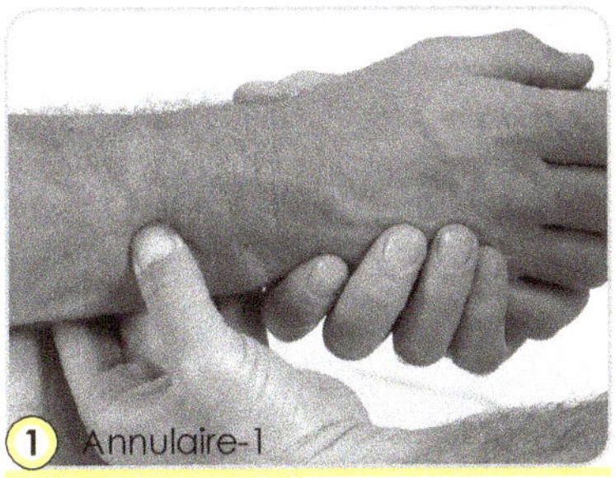
1 Annulaire-1

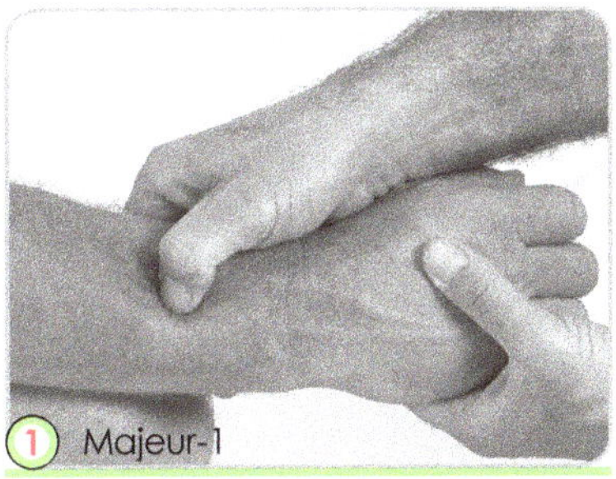
1 Majeur-1

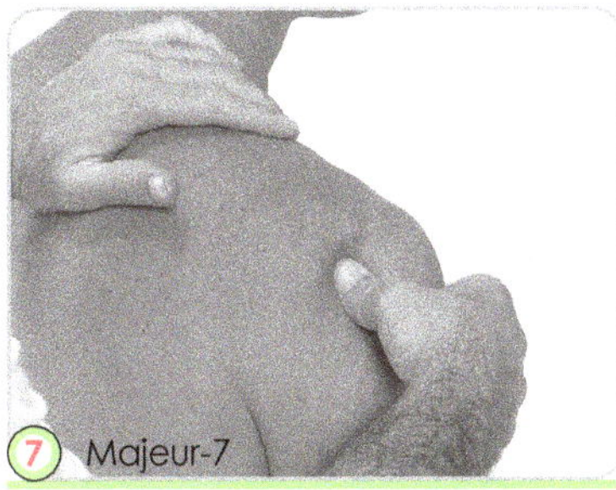
7 Majeur-7

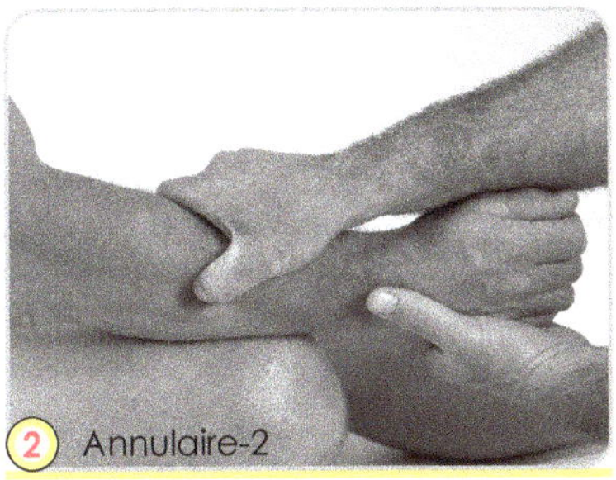
2 Annulaire-2

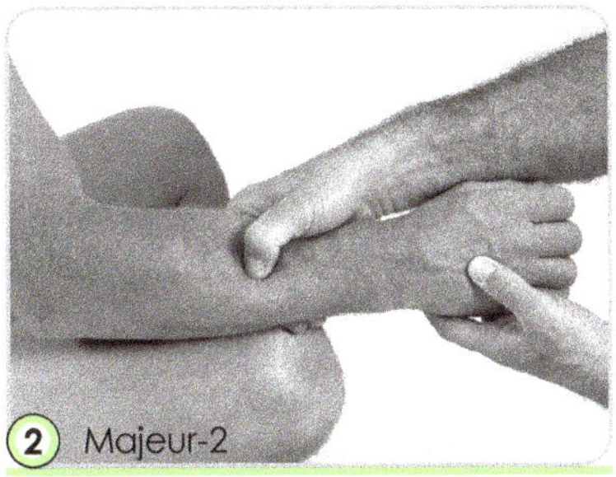
2 Majeur-2

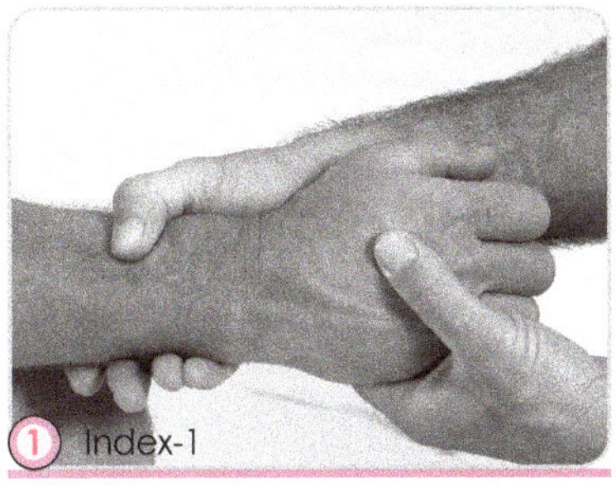
1 Index-1

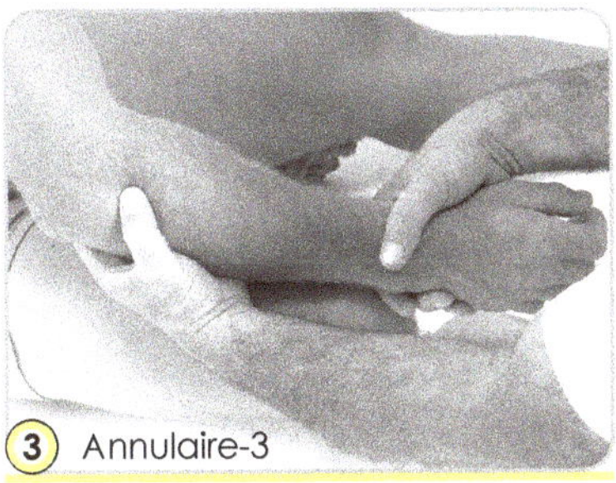
3 Annulaire-3

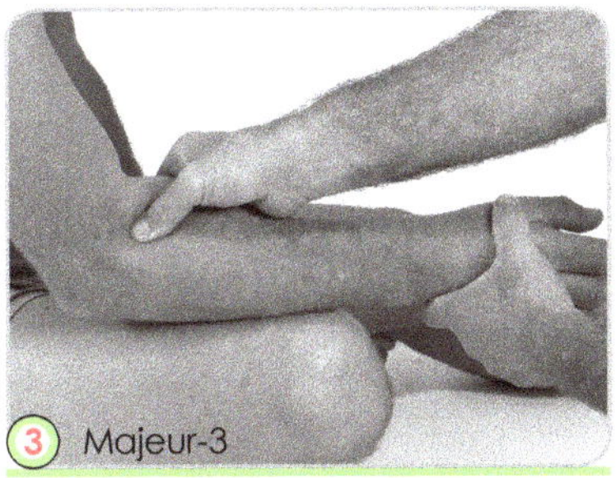
3 Majeur-3

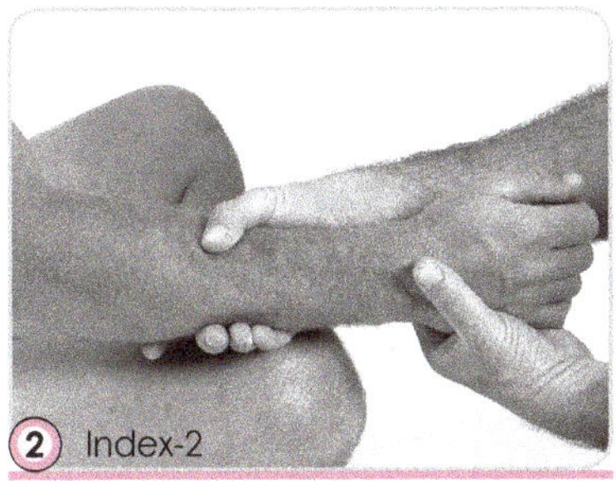
2 Index-2

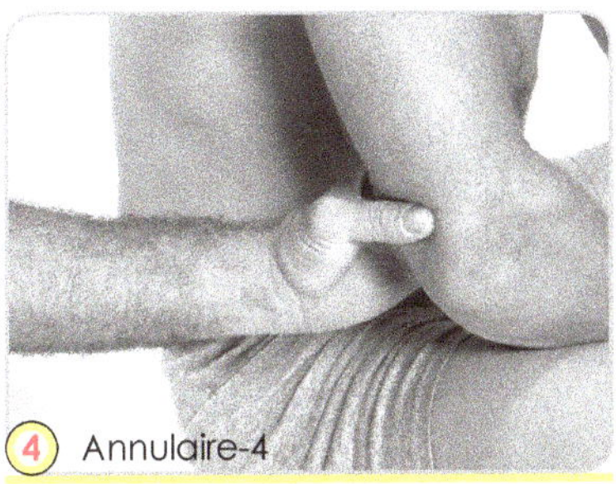
4 Annulaire-4

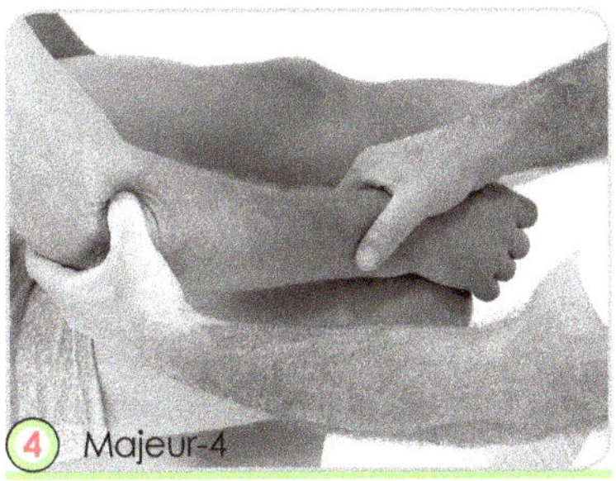
4 Majeur-4

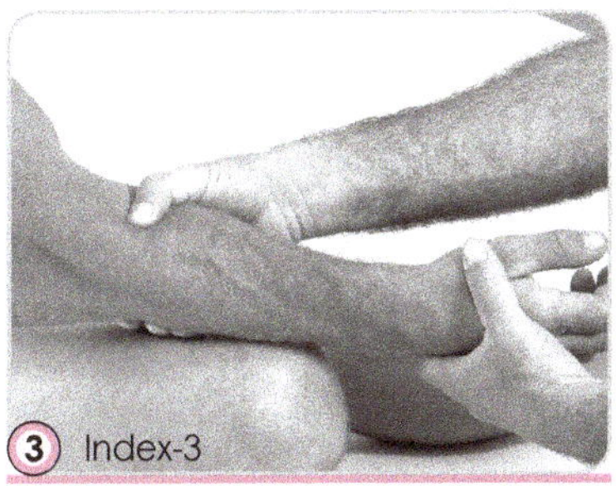
3 Index-3

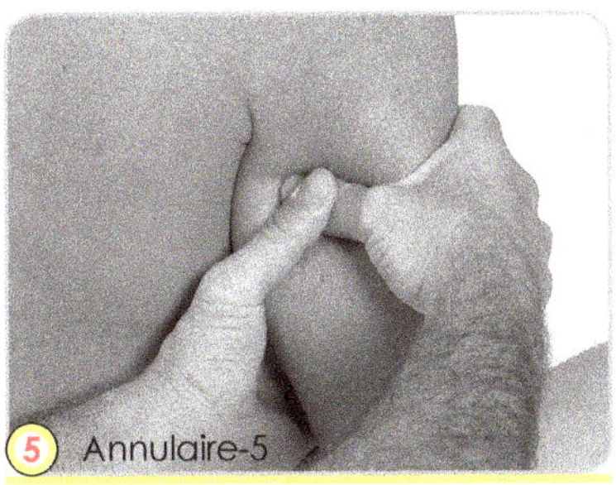
5 Annulaire-5

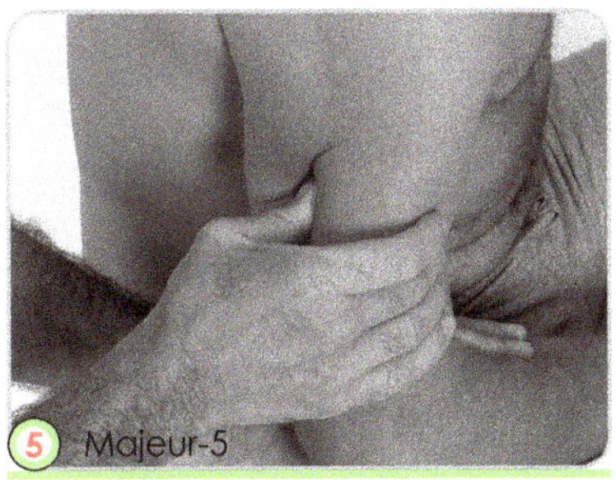
5 Majeur-5

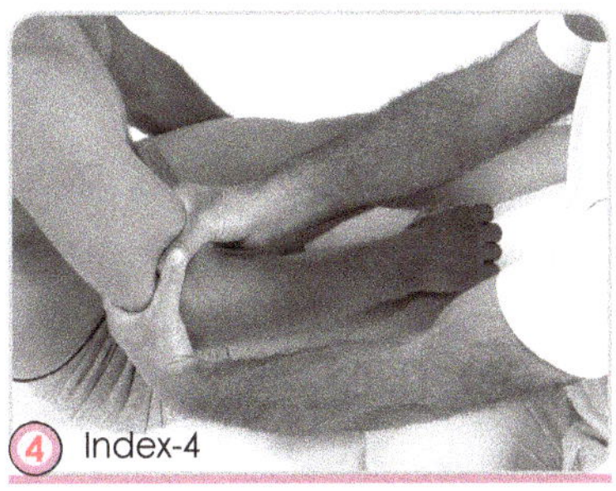
4 Index-4

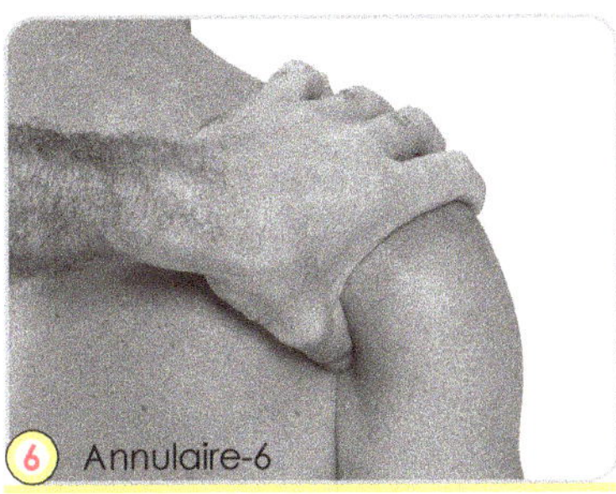
6 Annulaire-6

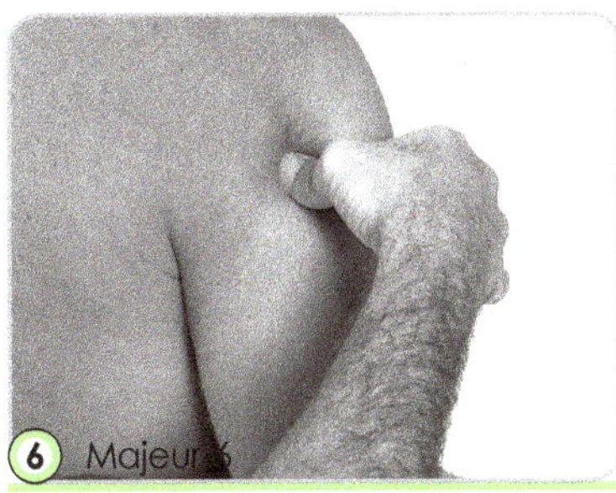
6 Majeur-6

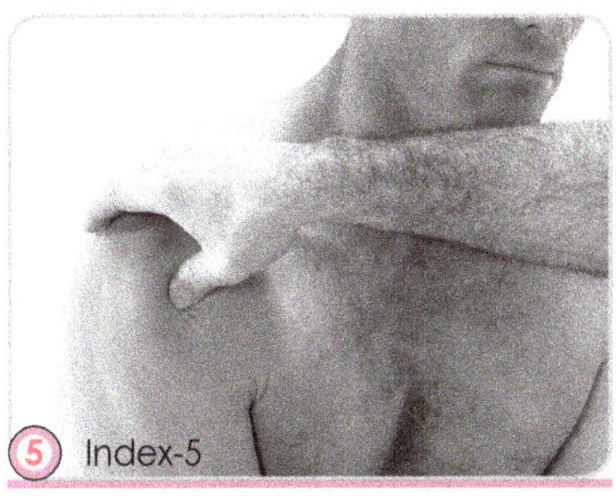
5 Index-5

Index radial (FO-3)
en partant du poignet, faire glisser votre doigt jusqu'à toucher la partie saillante de la première phalange de l'index • en proximal, juste à côté de la tête du deuxième os du métacarpe, sur son bord médial

Poignet-pouce (FO-5)
sur le bord radial du poignet • dans le creux formé lorsque le pouce est en extension • entre les deux tendons extenseurs du pouce (le long et le court) • dans la tabatière anatomique • presser dans la dépression, puis dans la direction de la flèche, en direction du pouce

Poignet-Index
dans une dépression, au niveau de l'index • entre les deux tendons extenseurs, le long du pouce et de l'extenseur des doigts • à 1/2 doigt depuis le coude jusqu'au bord radial du poignet

Poignet-majeur
dans une dépression, située sur le dos du poignet, au milieu • dans le prolongement du majeur

Poignet-annulaire (TR-4)
dans une dépression, dans le prolongement de l'annulaire • entre les tendons des extenseurs ulnaire du carpe et du petit doigt • 1 doigt en-dessous du bord ulnaire (interne) du poignet

Poignet-auriculaire (IG-4)
Presser le muscle entre le pisiforme et la base des os du métacarpe • presser dans le sens de la flèche (vers l'auriculaire)

Majeur-ulnaire (Baxie)
presser vers le trou de l'articulation • dans le creux, sur le bord ulnaire de la 1re phalange du majeur • 1 doigt au-dessus du pli de la peau, à la jointure entre le majeur et l'annulaire (lorsque la main est repliée en poing)

Index-ulnaire (Baxie)
presser vers le trou de l'articulation • dans le creux, sur le bord ulnaire de la 1re phalange de l'index • 1 doigt au-dessus du pli de la peau, à la jointure entre l'index et le majeur (lorsque la main est repliée en poing)

Majeur-radial (Baxie)
presser vers le trou de l'articulation • dans le creux, sur le bord radial de la 1re phalange du majeur • 1 doigt au-dessus du pli de la peau, à la jointure entre l'index et le majeur (lorsque la main est repliée en poing)

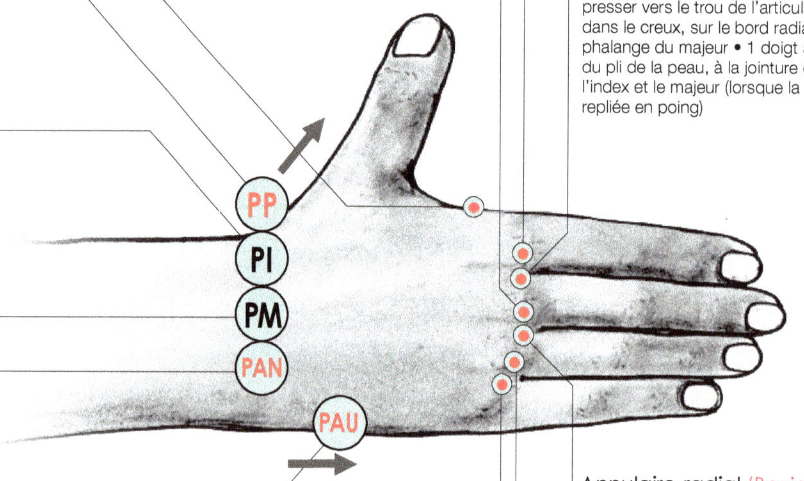

Annulaire-radial (Baxie)
presser vers le trou de l'articulation • dans le creux, sur le bord radial de la 1re phalange de l'annulaire • 1 doigt au-dessus du pli de la peau, à la jointure entre le majeur et l'annulaire (lorsque la main est repliée en poing)

Auriculaire-radial (Baxie)
presser vers le trou de l'articulation • dans le creux, sur le bord radial de la 1ere phalange de l'auriculaire • 1 doigt au-dessus du pli de la peau, à la jointure entre l'annulaire et l'auriculaire (lorsque la main est repliée en poing)

Annulaire-ulnaire (Baxie)
presser vers le trou de l'articulation • dans le creux, sur le bord ulnaire de la 1re phalange de l'annulaire • 1 doigt au-dessus du pli de la peau, à la jointure entre l'annulaire et l'auriculaire (lorsque la main est repliée en poing)

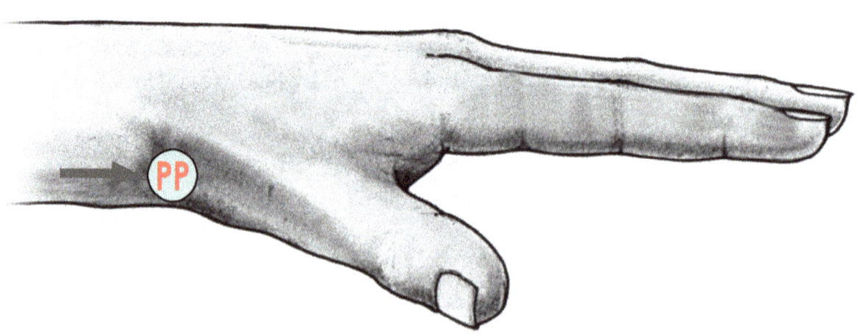

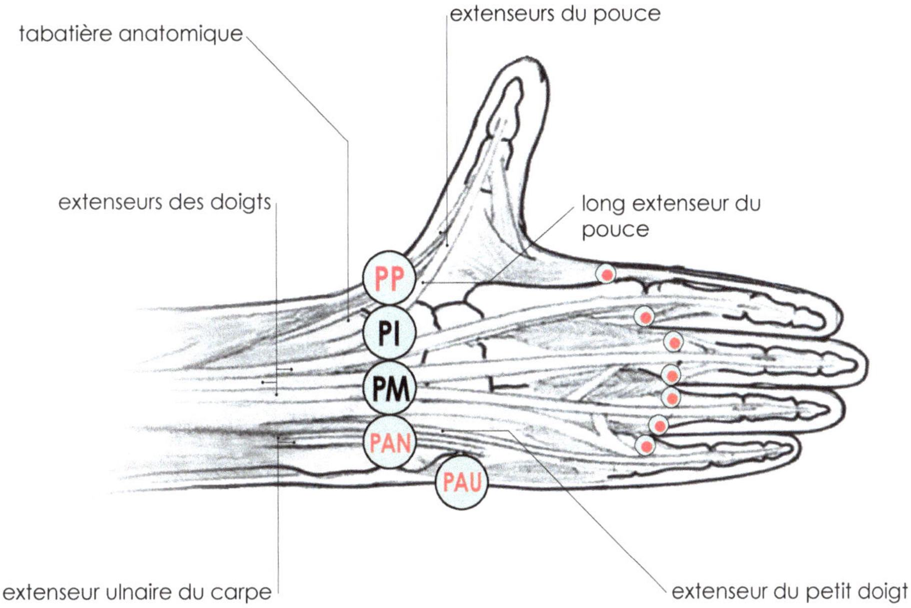

extenseurs du pouce
tabatière anatomique
extenseurs des doigts
long extenseur du pouce
PP
PI
PM
PAN
PAU
extenseur ulnaire du carpe
extenseur du petit doigt

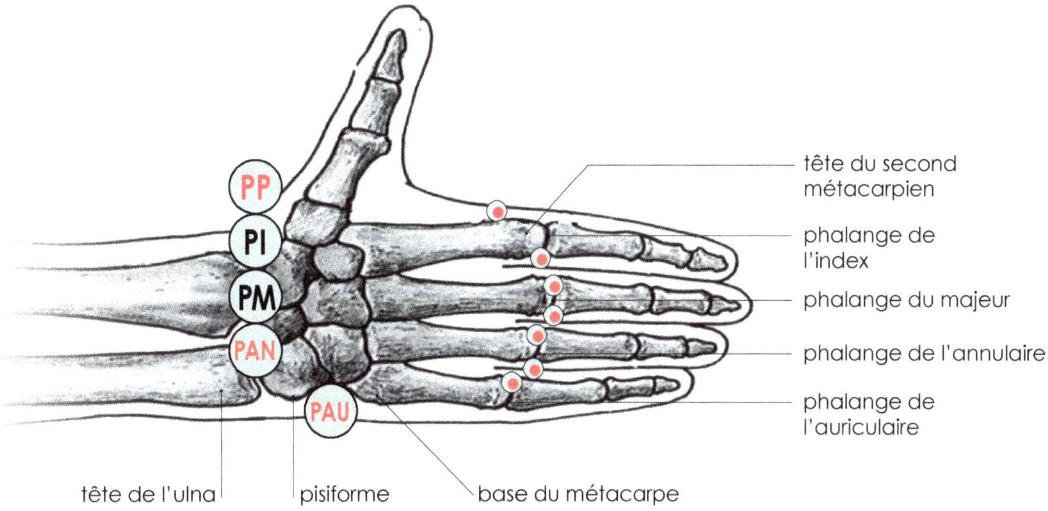

tête du second métacarpien
PP
PI
PM
PAN
PAU
phalange de l'index
phalange du majeur
phalange de l'annulaire
phalange de l'auriculaire
tête de l'ulna
pisiforme
base du métacarpe

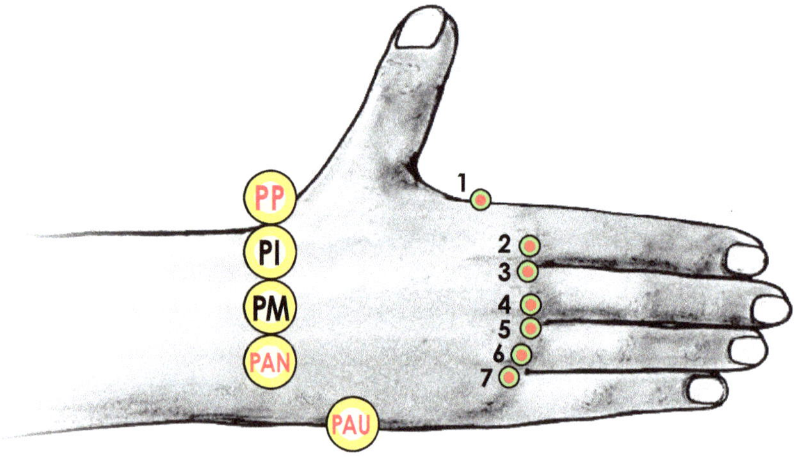
PP
PI
PM
PAN
PAU
1
2
3
4
5
6
7

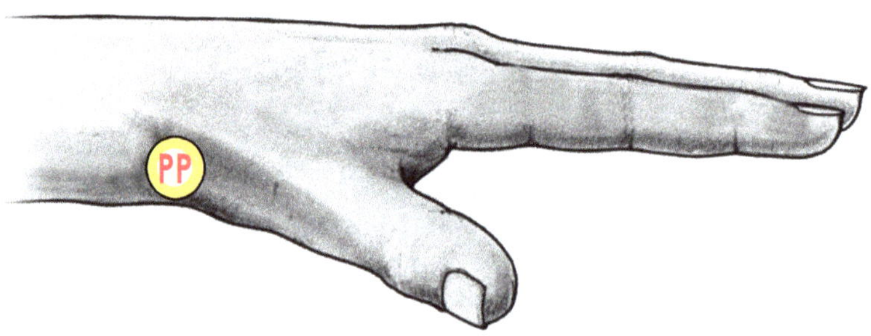
PP

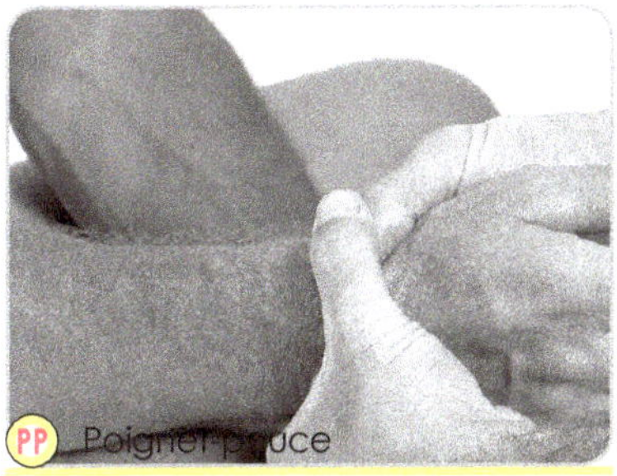
PP Poignet-pouce

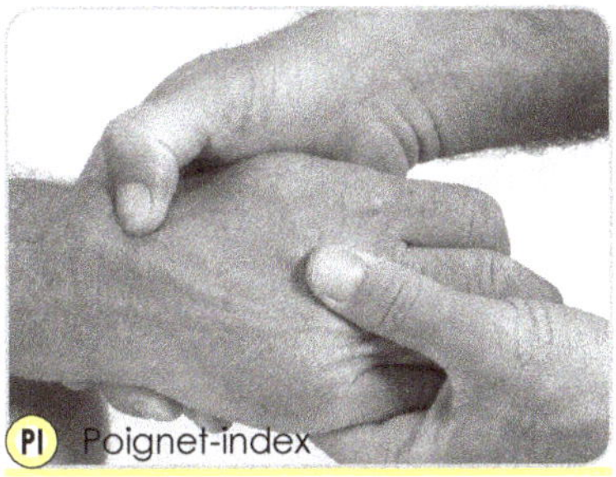
PI Poignet-index

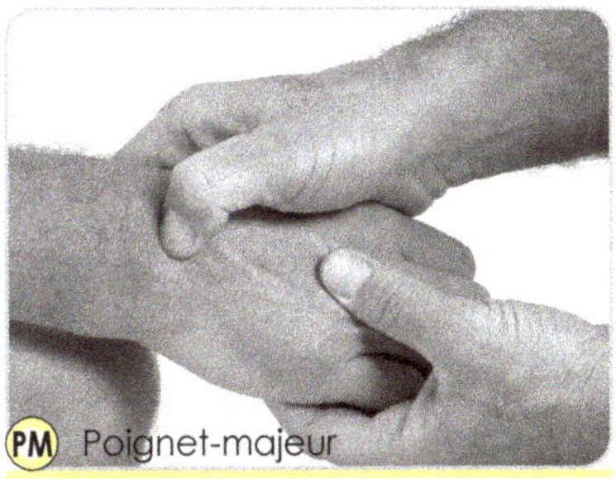
PM Poignet-majeur

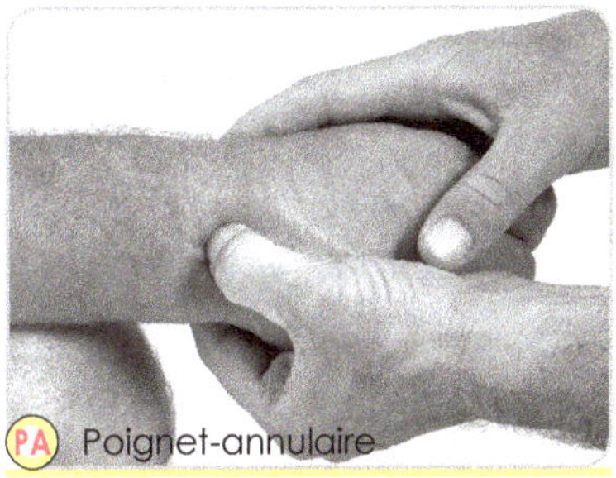
PA Poignet-annulaire

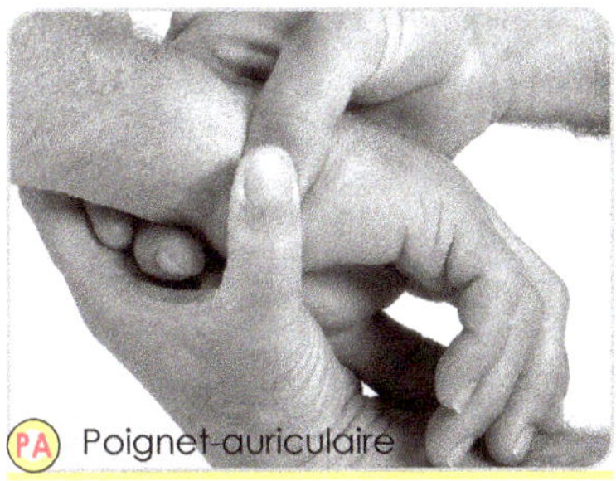
PA Poignet-auriculaire

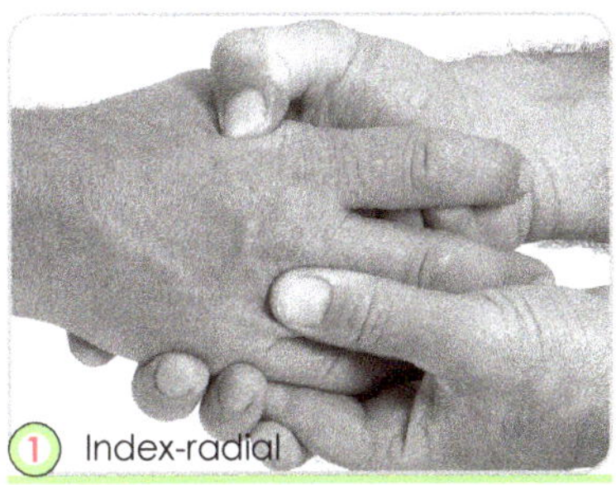
1 Index-radial

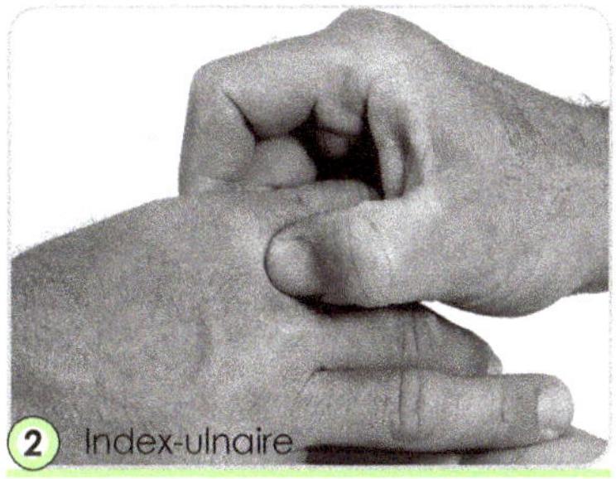
2 Index-ulnaire

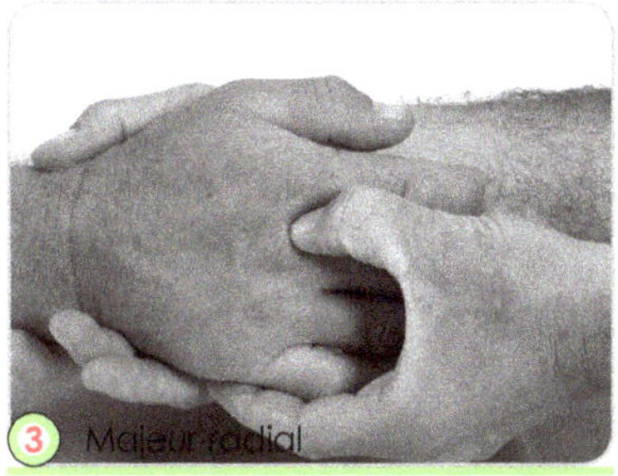
3 Majeur-radial

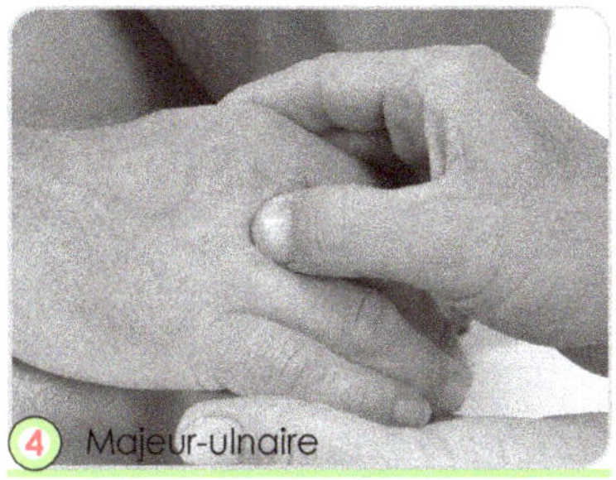
4 Majeur-ulnaire

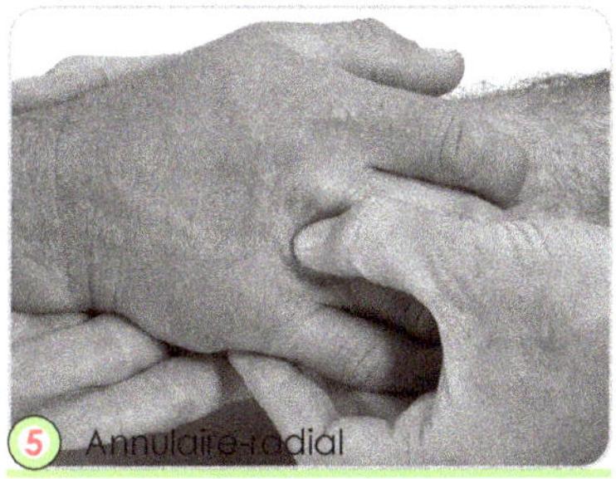
5 Annulaire-radial

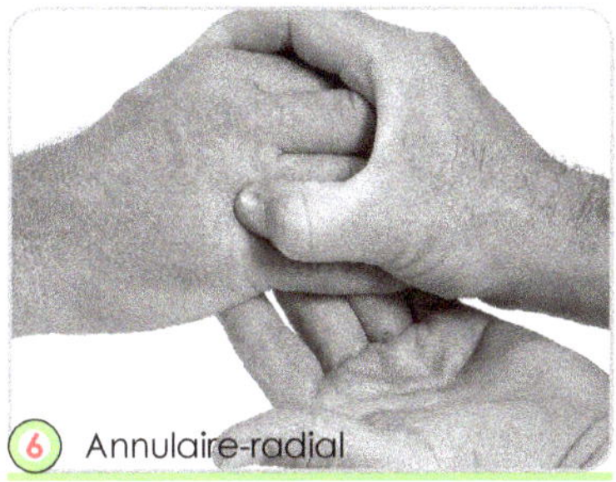
6 Annulaire-radial

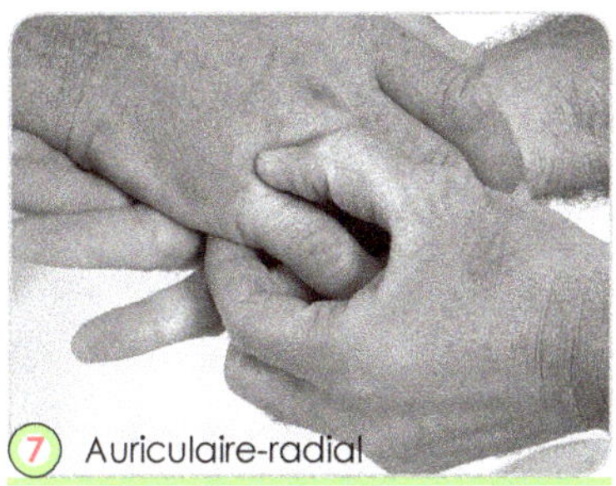
7 Auriculaire-radial

Face postérieure du corps

1re ligne du dos

Voici 2 points de repères pour cette ligne :

1. La base du crâne, au-dessus de C-1, à 1/2 doigt en dehors de la ligne médiane.
2. 1/2 doigt en dehors du processus épineux de la 5e vertèbre lombaire.

- La ligne commence à l'os occipital, à la base du crâne, au-dessus de C-1.
- Elle descend 1/2 doigt en latéral de la ligne médiane du cou, dans le sillon intervertébral.
- Puis elle passe à 1/2 doigt en latéral du processus épineux de C6.
- Elle continue à 1/2 doigt en latéral des vertèbres thoraciques.
- Elle continue à 1/2 doigt en latéral des vertèbres lombaires. Cette ligne passe dans un creux, entre les processus épineux et les muscles paravertébraux
- Elle s'aligne avec le processus épineux de L5, là où se termine le creux entre les vertèbres et les muscles paravertébraux, à l'os du sacrum.

2e ligne du dos

5 points de repère :

1. 1/2 doigt en dehors de la ligne médiane à la base du crâne, au-dessus de C1.
2. 1/2 doigt en dehors du processus épineux de la 7e vertèbre cervicale.
3. 2 doigts en dehors du processus épineux de T7
4. 2,5 doigts en dehors du processus épineux de L1
5. 1 doigt en dehors du processus épineux de L5

- La ligne commence à l'os occipital, à la base du crâne, au-dessus de C1, à mi-chemin entre le creux qui se trouve juste au-dessus de C1 et la dépression du trapèze et du SCM (sternocléidomastoïdien).
- Elle descend le long du cou, au point le plus saillant dut trapèze, 1,5 doigt en dehors de la ligne médiane, à mi-chemin entre la ligne médiane et la 3e ligne du dos, dans la dépression du trapèze et du SCM.
- Elle descend ensuite sur le haut du dos, 1,5 doigt en dehors du processus épineux de la 2e vertèbre thoracique.
- Elle continue de descendre sur le milieu du dos, au point le plus saillant des muscles paravertébraux, 2 doigts en dehors du processus épineux de la 7e vertèbre thoracique.
- Elle descend ensuite 2,5 doigts en dehors du processus épineux de la 3e vertèbre lombaire.
- Elle s'arrête dès qu'elle rencontre l'os du sacrum, 1 doigt en dehors du processus épineux de la 5e vertèbre lombaire.

3e ligne du dos

5 points de repères pour la première partie de la ligne :

1. À la base du crâne, au-dessus de C1, dans la dépression entre le trapèze et le SCM.
2. 2,5 doigts en dehors du processus épineux de C7.
3. 3,5 doigts en dehors du processus épineux de T7.
4. 4,5 doigts en dehors du processus épineux de L3.
5. 2,5 doigts en dehors du creux situé entre L3 et L4

- La première partie démarre sous l'os occipital, à la base du crâne, dans la dépression entre le trapèze et le SCM.
- Elle descend le long du cou, dans la dépression du trapèze et du SCM, 3 à 4 doigts en dehors de la ligne médiane, vers le le point "3e ligne du dos-4", où une deuxième partie de la ligne tourne le long du bord supérieur du trapèze pour se terminer sur le bord médial de l'acromion.
- Elle descend ensuite sur le dos, dans une dépression à 2,5 doigts en dehors du processus épineux de T1.
- Elle continue à mi-chemin entre le processus épineux et le bord médial de la scapula.
- Elle descend ensuite 3,5 doigts en dehors du processus épineux de T7.
- Elle rejoint, à 4,5 doigts en dehors le processus épineux de L3, juste au-dessus de l'os iliaque.
- La ligne tourne vers l'intérieur et s'arrête dans une petite dépression à 2,5 doigts en dehors du trou entre les vertèbres L3 et L4.

2 points de repère pour la 2e partie de la ligne :

1. La courbe du trapèze en direction de l'épaule.
2. Le bord médial de l'acromion.

- Cette ligne court sur le point le plus saillant des trapèzes et se termine à l'épaule.

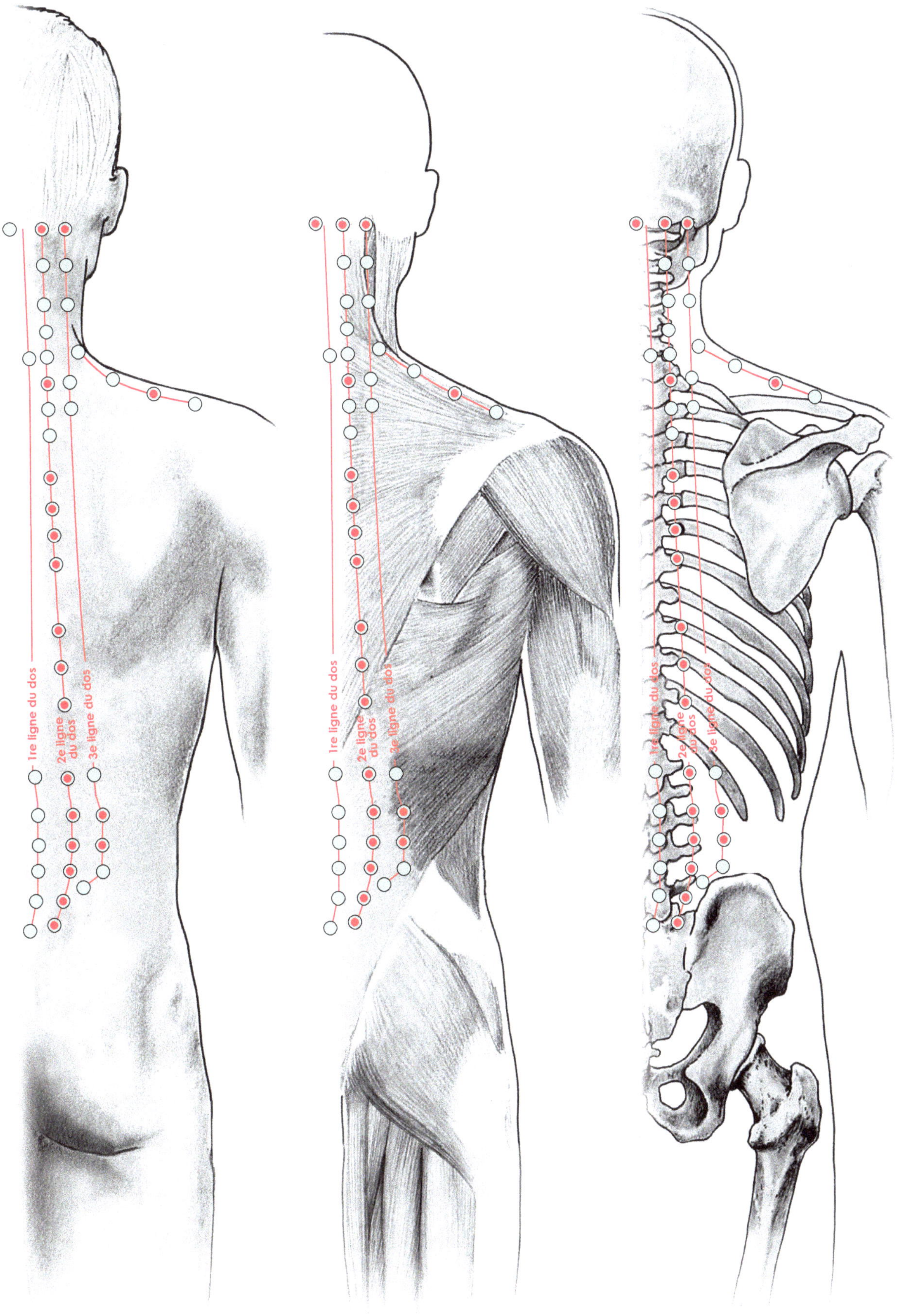
1re ligne du dos
2e ligne du dos
3e ligne du dos
1re ligne du dos
2e ligne du dos
3e ligne du dos
1re ligne du dos
2e ligne du dos
3e ligne du dos

points thérapeutiques du **COU, HAUT ET MILIEU DU DOS**

2e ligne du dos-1 (VE-10)
à la base du crâne juste en-dessous de l'os occipital • 1 doigt en-dehors de la ligne médiane • au point le plus saillant des muscles paravertébraux • maintenir le front avec une main, presser vers le centre du cou avec l'autre main

2e ligne du dos-2
au 1/4 du chemin entre l'occiput et C-7 • 1 doigt en-dehors de la ligne médiane • au point le plus saillant des muscles paravertébraux • maintenir le front avec une main, presser vers le centre du cou avec l'autre main

Milieu occiput (VG-16)
dans la dépression sous la protubérance externe • au-dessus de C1

2e ligne du dos-3
à mi-chemin entre l'occiput et C7 • 1 doigt en-dehors de la ligne médiane • au pli du cou, quand la tête penche en arrière • sur le point le saillant des muscles paravertébraux • presser vers l'intérieur du cou, en maintenant le front avec l'autre main

2e ligne du dos-4
en-dessous du point "2e ligne du dos-3" • 1 doigt en-dehors de la ligne médiane • sur le point saillant des trapèzes • presser vers l'intérieur du cou, en maintenant le front avec votre autre main

2e ligne du dos-5
1 doigt en-dehors de la ligne médiane • au niveau du processus épineux de C-6 • juste au-dessus de C-7 • sur le point saillant des muscles para-vertébraux • presser vers l'intérieur du cou, en maintenant le front avec l'autre main

1re ligne du dos-1
au-dessus de C-7, dans la gouttière para-vertébrale • au niveau du processus épineux de C-6 • presser juste à côté du processus épineux vers le milieu du cou, en maintenant le front de la personne avec votre autre main

2e ligne du dos-6 (Ding chuan)
1 doigt en-dehors du processus épineux de C-7 • sur le point saillant des muscles para-vertébraux • presser vers l'avant et à 45° vers le bas

2e ligne du dos-7
1 doigt en-dehors du processus épineux de T-1 • 1 doigt en-dessous de C-7 • à mi-chemin entre les points "2e ligne du dos-6" et "2e ligne du dos-8" • sur le point saillant des muscles para-vertébraux • presser vers l'intérieur et à 45° vers le bas

2e ligne du dos-8
1 doigt en-dehors du processus épineux de T-2 • 1 doigt en-dessous de C-7 • aligné avec l'angle supérieur de la scapula • sur le point le plus saillant des muscles para-vertébraux • presser vers l'intérieur, à 45° en direction vers le bas

2e ligne du dos-9 (VE-13)
1 doigt en-dehors du processus épineux de T-3 • aligné avec le bord médial de l'épine de la scapula • sur le point le plus saillant des muscles para-vertébraux • presser vers l'intérieur

2e ligne du dos-13 (Weiguanxiashu)
1,5 doigt en-dehors du processus épineux de T8 • en-dessous du niveau de la pointe inférieure de la scapula • sur le point le plus saillant des muscles para-vertébraux

2e ligne du dos-15 (VE-19)
1,5 doigt en dehors du processus épineux de T10 • 1 doigt en-dessous du point "2e ligne du dos-14" • 4 doigts en dessous du niveau de la pointe de la scapula • au point le plus saillant des muscles paravertébraux

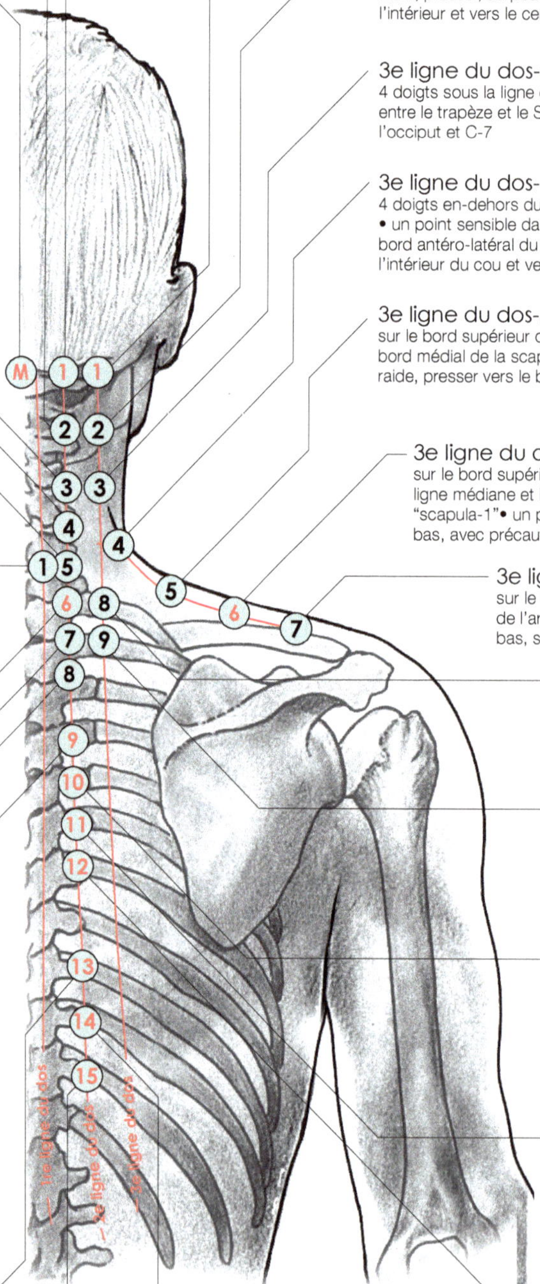

2e ligne du dos-14 (VE-18)
1,5 doigt en dehors du processus épineux de T-9 • 2 doigts en-dessous du bord inférieur de la scapula • au point le plus saillant des muscles paravertébraux

3e ligne du dos-1 (VB-20)
sous la ligne occipitale dans la dépression entre le trapèze et le SCM • 4 doigts en dehors de la ligne médiane et au-dessus de C-1 • maintenir le front avec une main, presser, au pouce avec l'autre main, vers l'intérieur et vers le centre du cou

3e ligne du dos-2
2 doigts sous la ligne occipitale dans la dépression entre le trapèze et le SCM • au 1/4 du chemin entre l'occiput et C-7 • maintenir le front avec une main, presser, au pouce avec l'autre main, vers l'intérieur et vers le centre du cou

3e ligne du dos-3
4 doigts sous la ligne occipitale, dans la dépression entre le trapèze et le SCM • à mi-chemin entre l'occiput et C-7

3e ligne du dos-4
4 doigts en-dehors du processus épineux de C-6 • un point sensible dans le creux du cou sur le bord antéro-latéral du trapèze • presser à 45° vers l'intérieur du cou et vers le bas, en direction de C-7

3e ligne du dos-5
sur le bord supérieur du trapèze • à la verticale du bord médial de la scapula • un point sensible et raide, presser vers le bas, avec précaution

3e ligne du dos-6 (VB-21)
sur le bord supérieur du trapèze, à mi-chemin entre la ligne médiane et l'acromion • juste au-dessus du point "scapula-1"• un point sensible et raide, presser vers le bas, avec précaution

3e ligne du dos-7
sur le bord supérieur du trapèze, en dedans de l'articulation de l'épaule • presser vers le bas, sur le tendon supra-épineux

3e ligne du dos-8
2 doigts en-dehors du processus épineux de C-7 • dans un petit creux • presser à 45°, vers l'intérieur

3e ligne du dos-9
2 doigts en-dehors du processus épineux de T-1 • en-dessous de C-7, dans la dépression en latéral des muscles paravertébraux • à mi-chemin entre le bord supérieur de la scapula et C-7 • presser vers l'intérieur

2e ligne du dos-10 (VE-14)
1 doigt en-dehors du processus épineux de T-4 • 1 doigt au-dessus du point "2e ligne du dos-11", sur le point le plus saillant des muscles para-vertébraux • à l'horizontale d'une ligne qui passe sous l'épine scapulaire • presser vers l'intérieur

2e ligne du dos-11 (VE-15)
1 à 1,5 doigt en dehors du processus épineux de T-5 • au niveau du milieu du bord médial de la scapula • au point le plus saillant des muscles paravertébraux

2e ligne du dos-12 (VE-16)
1 à 1,5 doigt en dehors du processus épineux de T-6 • au niveau du premier tiers en partant du bas d'un ligne verticale reliant les angles supérieur et inférieur de la scapula • 1 doigt en-dessous du point 7 • au point le plus saillant des muscles paravertébraux

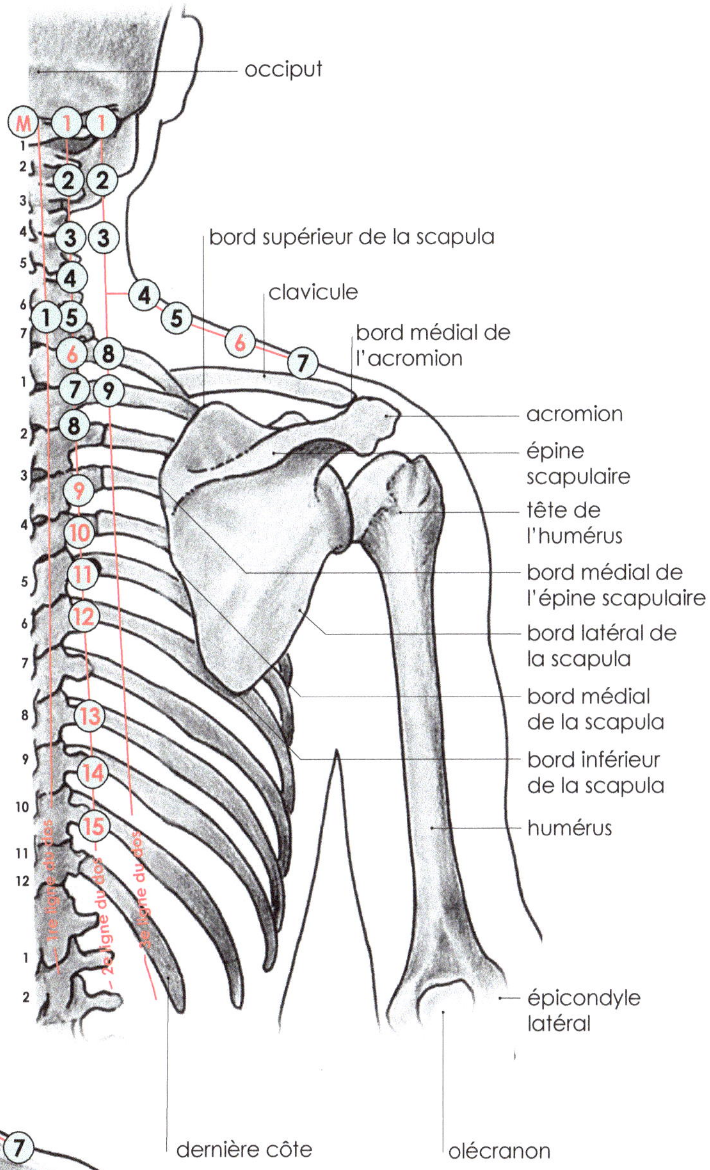
occiput
bord supérieur de la scapula
clavicule
bord médial de l'acromion
acromion
épine scapulaire
tête de l'humérus
bord médial de l'épine scapulaire
bord latéral de la scapula
bord médial de la scapula
bord inférieur de la scapula
humérus
épicondyle latéral
dernière côte
olécranon
1re ligne du dos
2e ligne du dos
3e ligne du dos

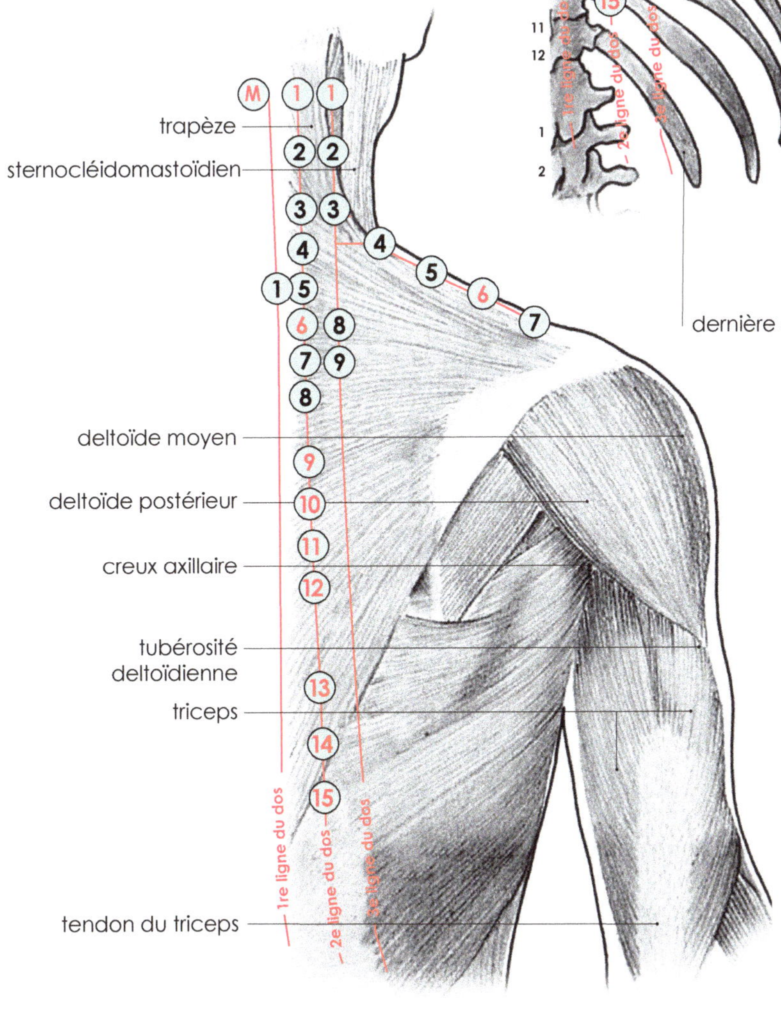
trapèze
sternocléidomastoïdien
deltoïde moyen
deltoïde postérieur
creux axillaire
tubérosité deltoïdienne
triceps
tendon du triceps
1re ligne du dos
2e ligne du dos
3e ligne du dos

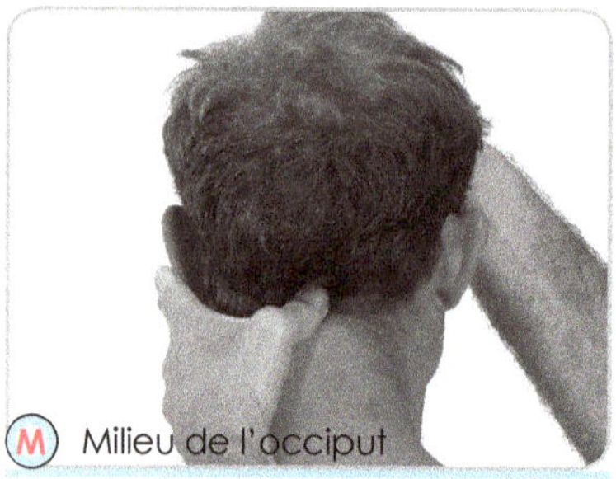

(M) Milieu de l'occiput

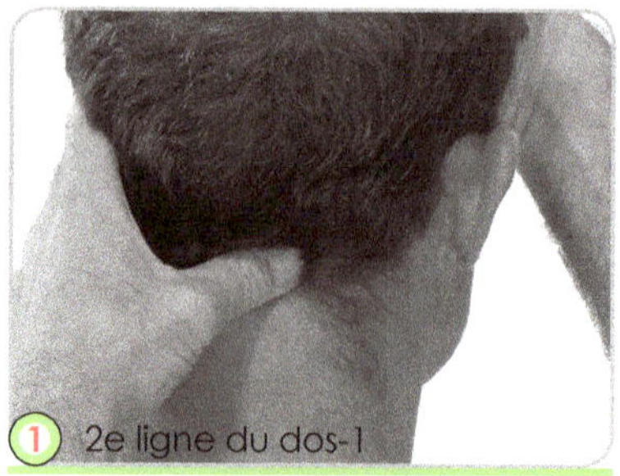

(1) 2e ligne du dos-1

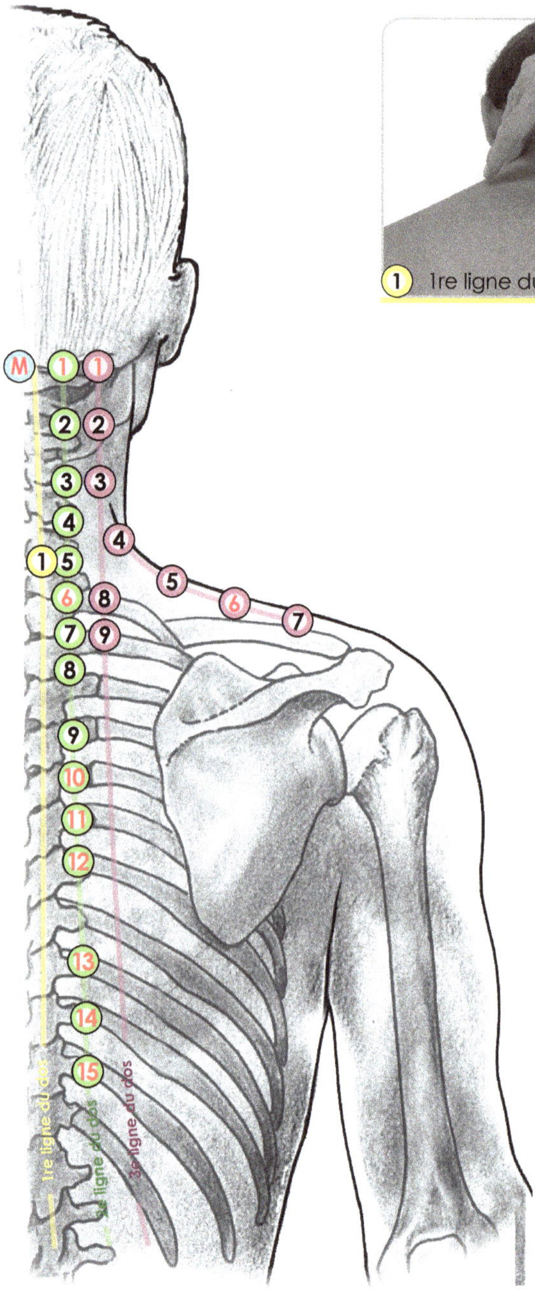

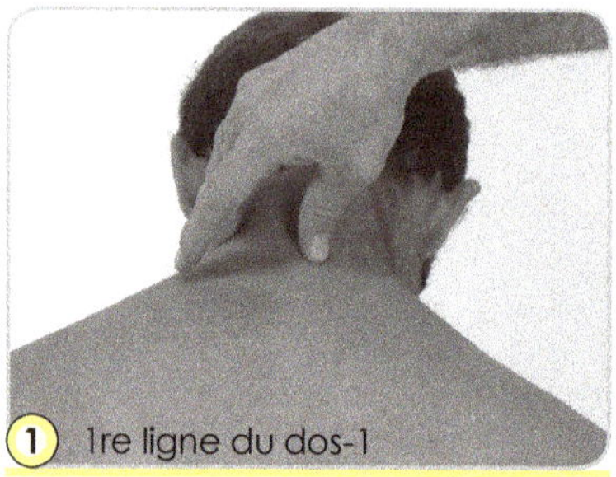

(1) 1re ligne du dos-1

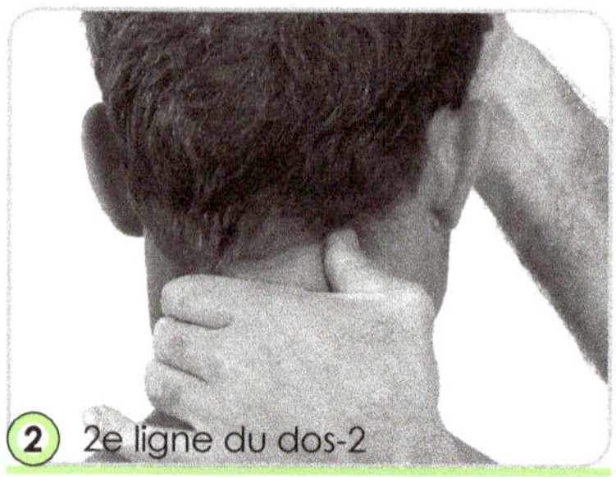

(2) 2e ligne du dos-2

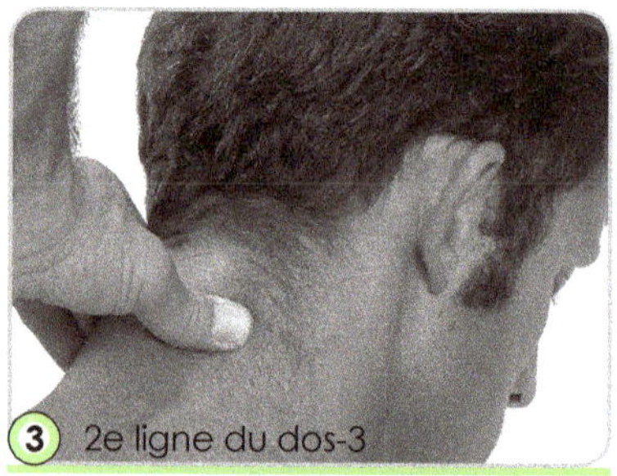

(3) 2e ligne du dos-3

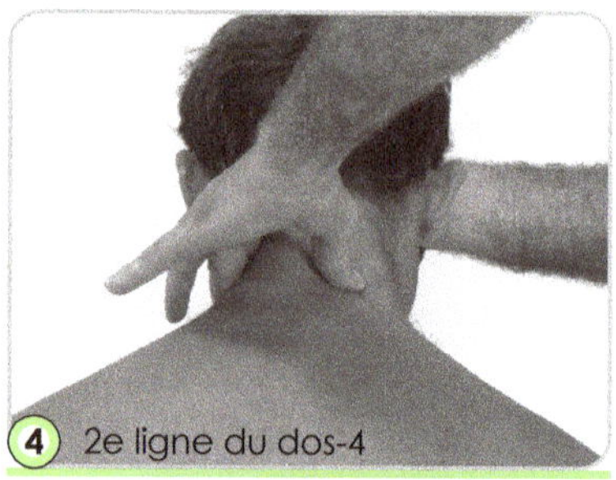

(4) 2e ligne du dos-4

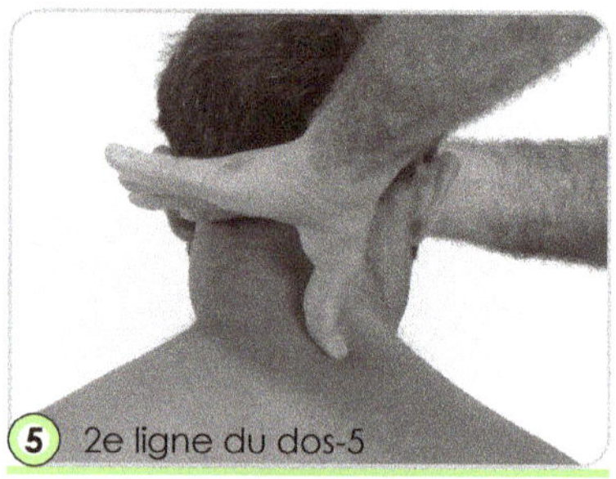

(5) 2e ligne du dos-5

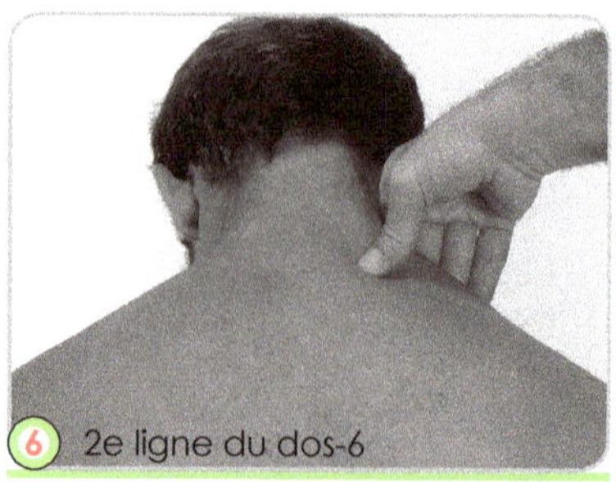

(6) 2e ligne du dos-6

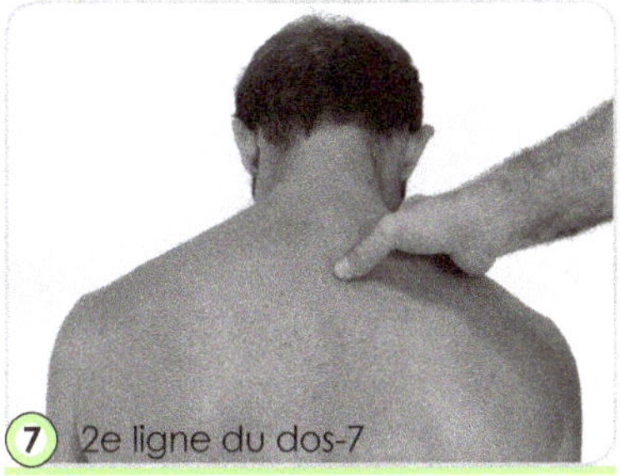
7 2e ligne du dos-7

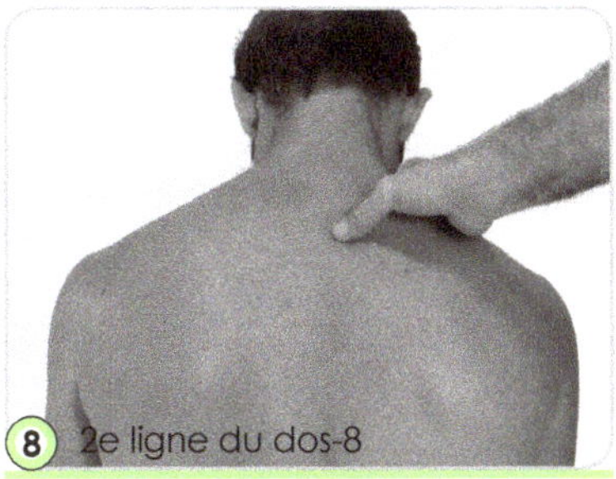
8 2e ligne du dos-8

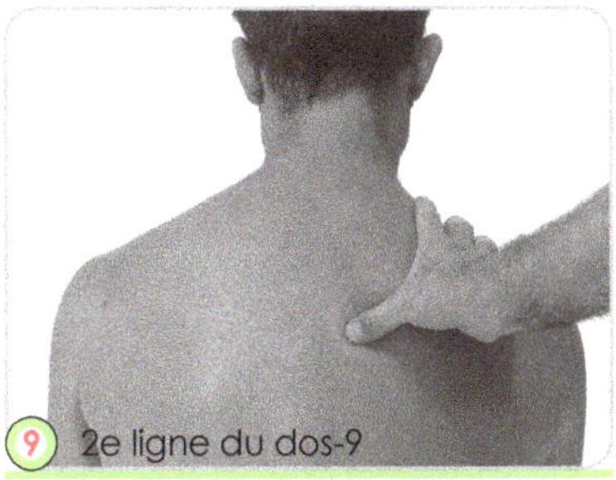
9 2e ligne du dos-9

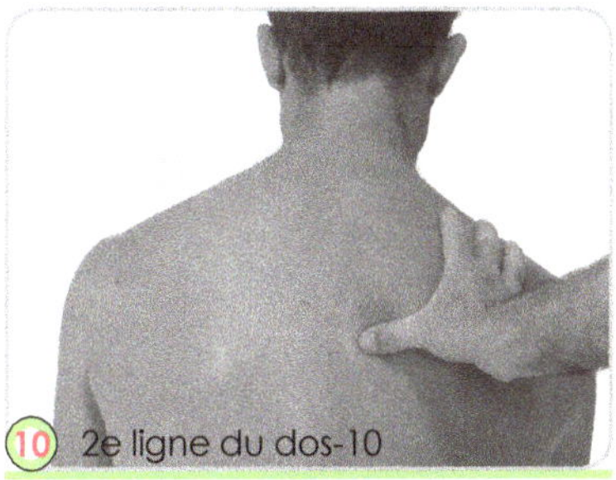
10 2e ligne du dos-10

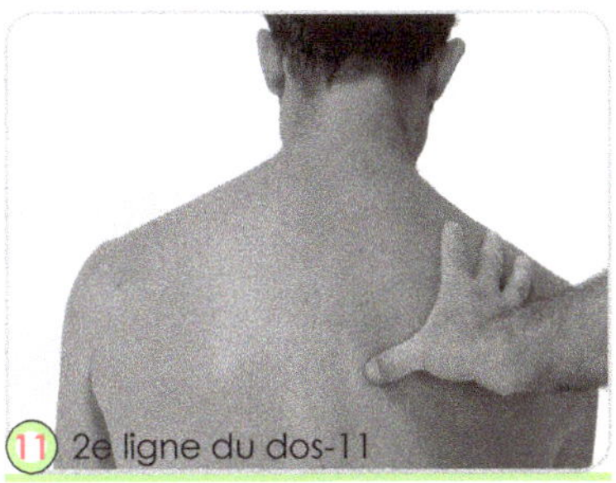
11 2e ligne du dos-11

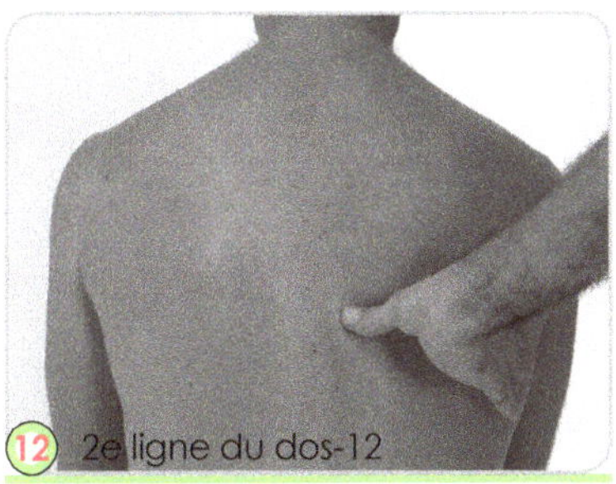
12 2e ligne du dos-12

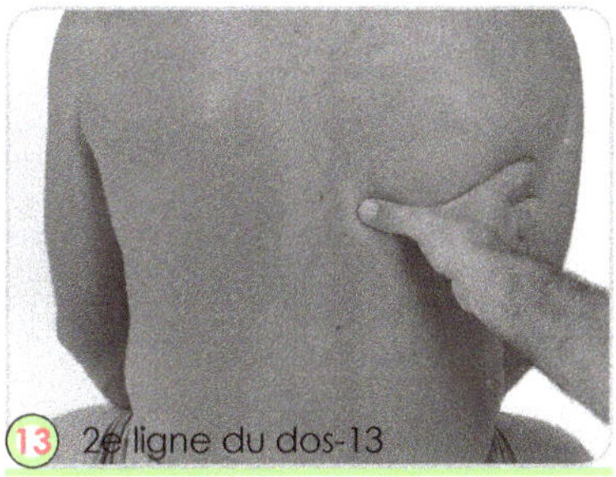
13 2e ligne du dos-13

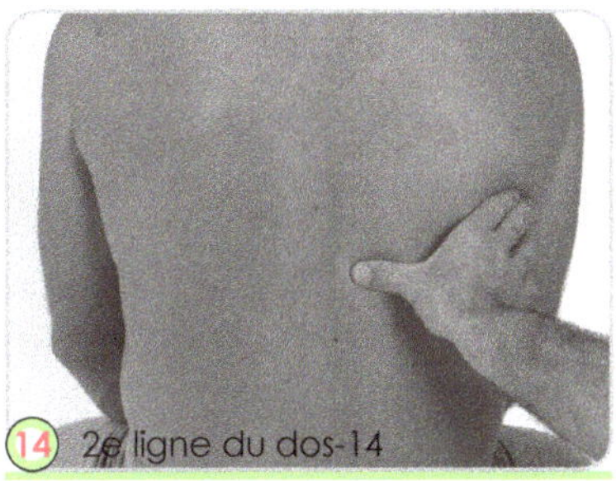
14 2e ligne du dos-14

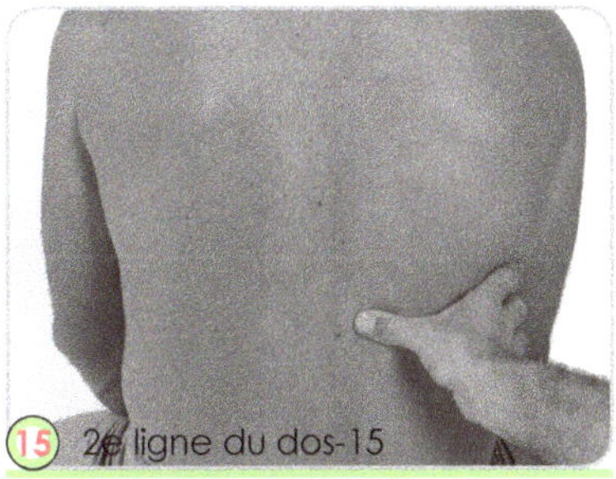
15 2e ligne du dos-15

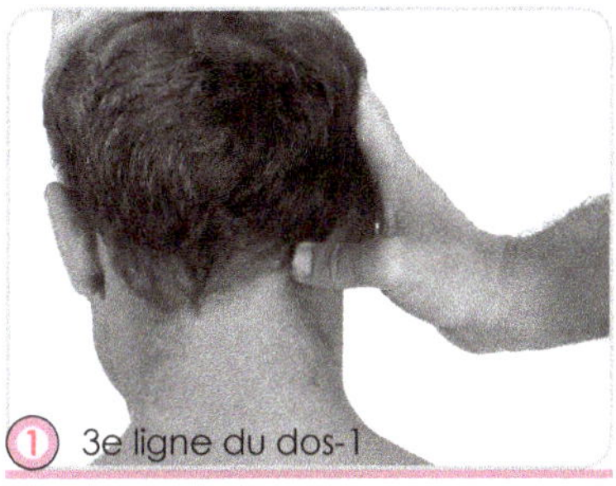
1 3e ligne du dos-1

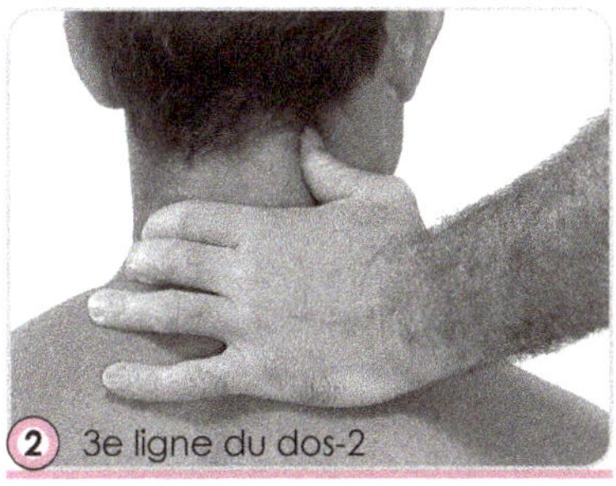
2 3e ligne du dos-2

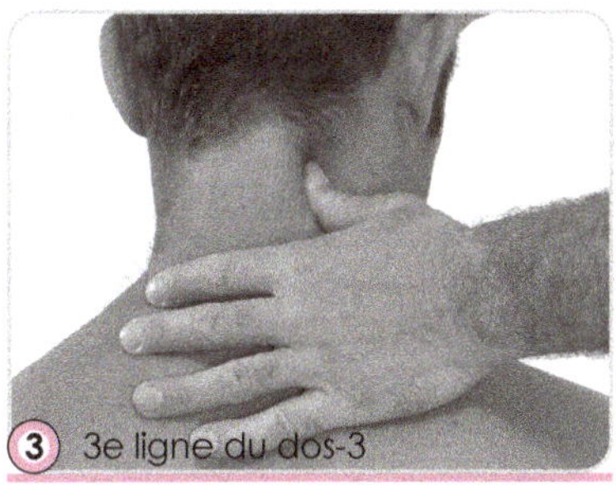
3 3e ligne du dos-3

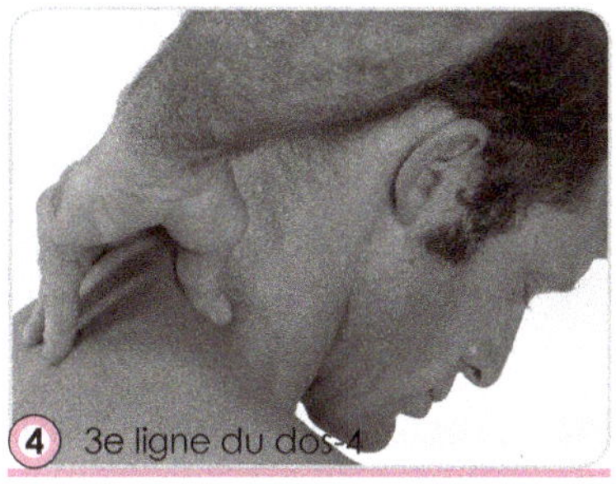
4 3e ligne du dos-4

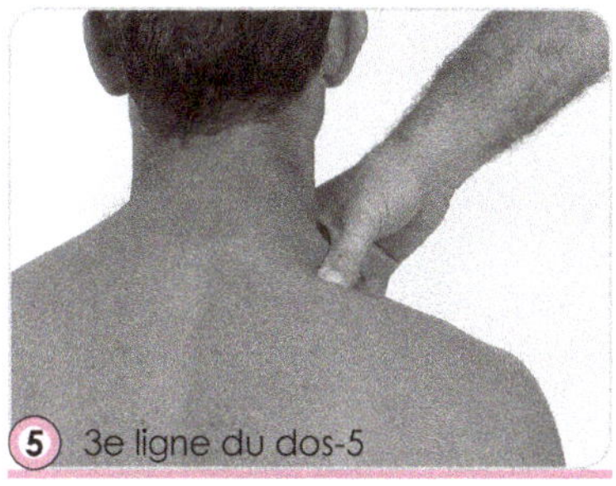
5 3e ligne du dos-5

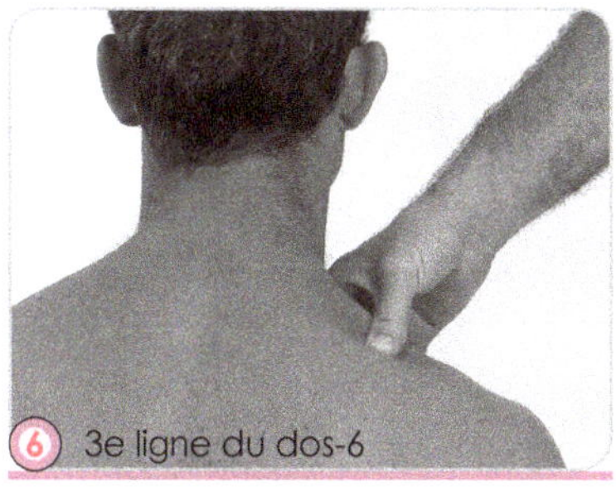
6 3e ligne du dos-6

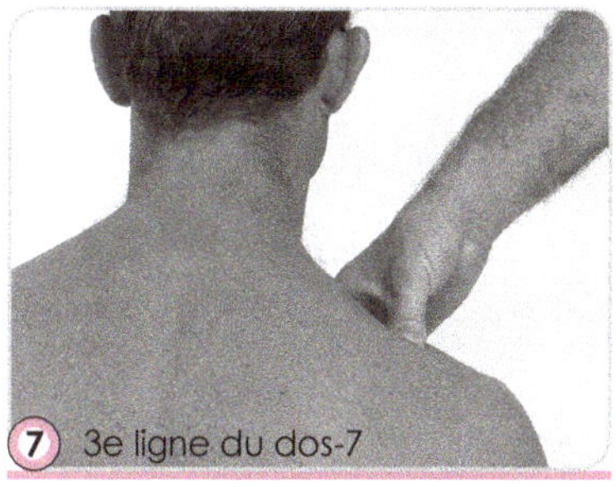
7 3e ligne du dos-7

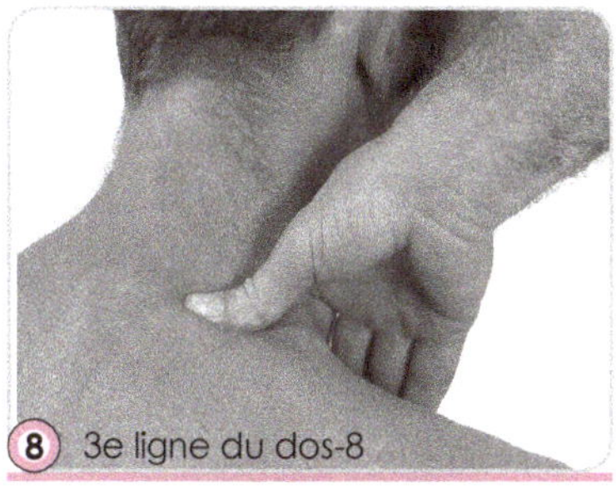
8 3e ligne du dos-8

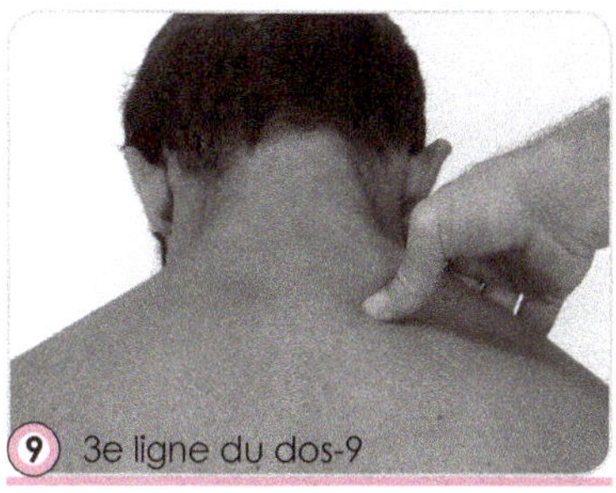
9 3e ligne du dos-9

Ligne scapulaire

Voici 8 points de repère :

1. Au-dessus du milieu de l'épine de la scapula.
2. Au-dessus de l'épine de la scapula, juste en dehors de son extrémité médiale.
3. L'angle supérieur de la scapula.
4. L'angle inférieur de la scapula.
5. Sous l'extrémité latérale de l'épine scapulaire, juste au-dessus du creux axillaire.
6. En bas de l'épine scapulaire, juste en dehors de son bord médial
7. Au-dessus de l'angle inférieur de la scapula.
8. Le milieu de la scapula.

- Cette ligne commence dans la dépression au-dessus du point central de l'épine scapulaire.
- Elle court vers l'intérieur pour rejoindre en dehors le bord médial de l'épine scapulaire.
- Elle tourne vers le haut, à l'angle supérieur de la scapula.
- Elle tourne et descend ensuite le long du bord médial de la scapula, pour rejoindre son bord inférieur.
- Puis elle tourne encore et suit le bord latéral de la scapula.
- Elle passe en dedans du creux axillaire postérieur, vers le haut et rejoint le bord inférieur de l'épine scapulaire (Scapulaire-13).
- Puis elle tourne vers l'intérieur, le long du bord inférieur de l'épine scapulaire, tourne encore et descend au bord latéral du bord médial de la scapula (Scapulaire-14).
- Elle continue 1 doigt en dehors du bord médial de la scapula.
- La ligne atteint une dépression au-dessus de la pointe inférieure de la scapula, dans un angle osseux en V (Scapulaire-16).
- Puis elle tourne vers le haut de nouveau, pour s'achever au milieu de la scapula (Scapulaire-17).

Ligne du majeur

4 points de repère :

1. Le majeur.
2. Le bord radial de l'épicondyle latéral (tête du radius).
3. La face postérolatérale supérieure du bras, 3 doigts au-dessus de l'olécrâne.
4. La dépression en-dessous et en dehors de la pointe de l'acromion, lorsque le bras est levé sur le côté.

- Cette ligne commence au milieu du creux dorsal du poignet, dans l'alignement du majeur, dans une dépression en dessous du point de rencontre entre la tête de l'ulna et l'extrémité distale (éloignée) du radius sur l'os lunatum.
- Elle court le long de l'avant-bras dans une dépression entre l'ulna et le radius.
- Elle se poursuit sur le radius, sur l'extenseur des doigts, puis entre les muscles extenseurs des doigts et extenseur du carpe.
- Elle rejoint le pli du coude à son extrémité latérale, quand le coude est plié, en radial de l'épicondyle latéral (tête du radius).
- Elle reprend sur la face postérolatérale de l'os du bras, 3 doigts au-dessus de l'olécrâne.
- Puis elle court vers le haut sur le bord postérolatéral de l'humérus.
- Elle continue dans un creux entre les deltoïdes moyen et postérieur.
- La ligne se termine en dehors et en dessous de la pointe latérale de l'acromion, dans une dépression formée lorsque le bras est levé sur le côté.

Ligne de l'annulaire

4 points de repère :

1. L'annulaire.
2. L'épicondyle latéral (tête du radius).
3. La dépression au-dessus de l'olécrâne.
4. L'extrémité supérieure du creux axillaire, lorsque le bras pend en adduction.

- Cette ligne commence au creux dorsal du poignet, dans une dépression en dessous de la tête de l'ulna, alignée avec l'annulaire, entre les tendons ulnaire du carpe et le fléchisseur du petit doigt.
- Elle suit l'extenseur ulnaire du carpe jusqu'à la tête du radius (épicondyle latéral).
- Puis elle recommence dans la dépression au dessus de l'olécrâne.
- Elle suit la ligne médiane du triceps jusqu'à l'extrémité supérieure du creux axillaire, quand le bras est pendu le long du corps en adduction.

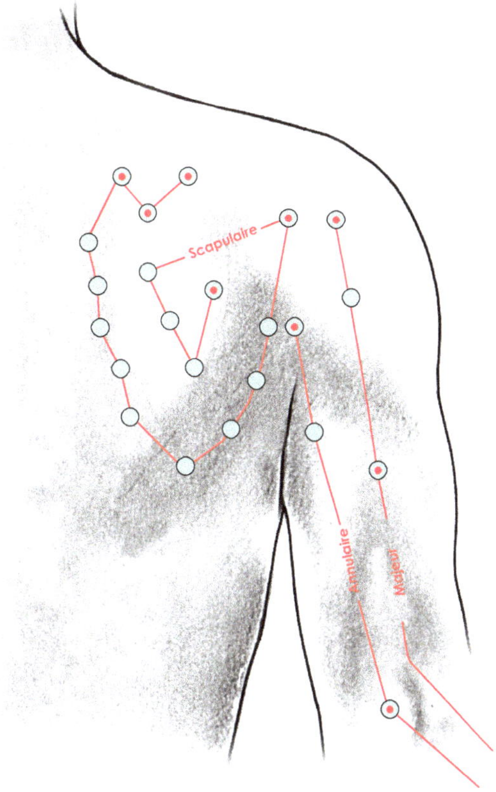
Scapulaire
Annulaire
Majeur

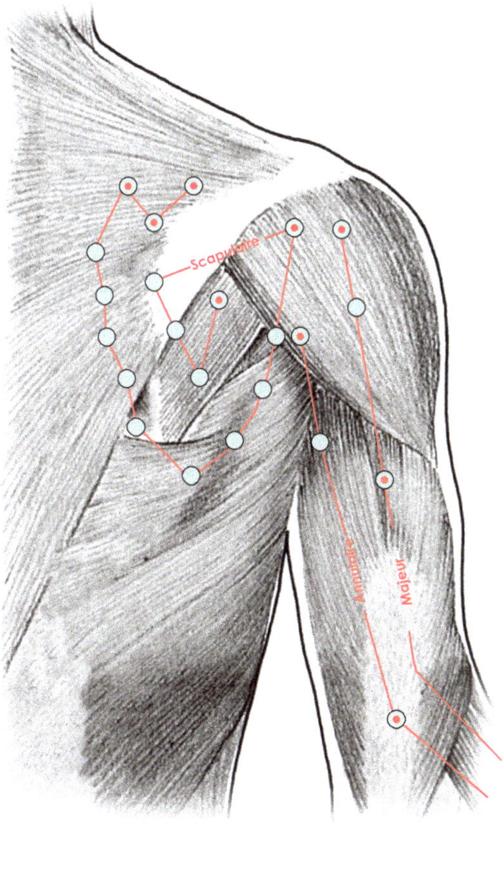
Scapulaire
Annulaire
Majeur

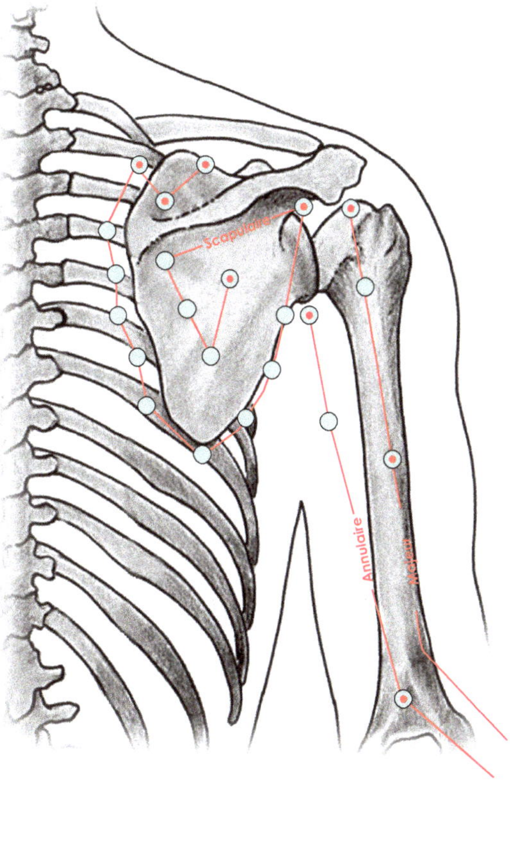
Scapulaire
Annulaire

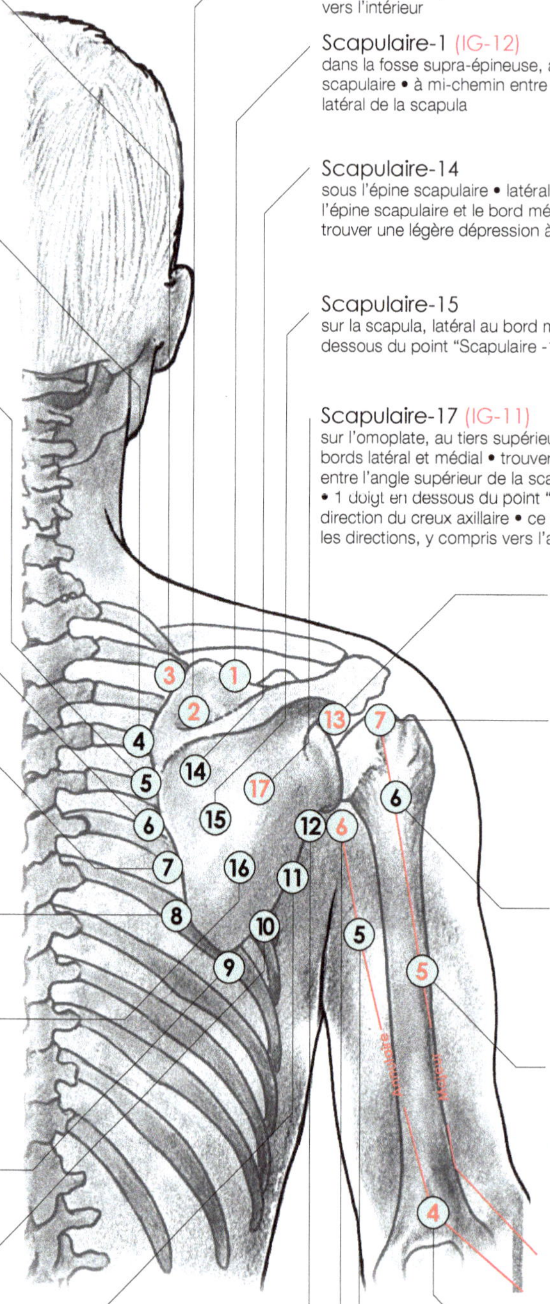

Scapulaire-3 (IG-14)
à l'angle supérieur de la scapula • 1 doigt au-dessus de l'épine scapulaire • faire glisser le bout du doigt le long du bord médial de la scapula jusqu'à ce qu'elle dévie sur le côté et disparaisse sous l'élévateur. Là : presser ce point, en évitant de "lâcher" le muscle, qu'il ne roule d'un côté ou de l'autre • point très sensible qui irradie de tous côtés y compris jusque dans la tête

Scapulaire-4
contre le bord médial de la scapula, en dedans • au niveau du bord médial de l'épine scapulaire

Scapulaire-5
contre le bord médial de la scapula, en dedans • au niveau d'une ligne horizontale qui passe sous l'épine scapulaire

Scapulaire-6
au milieu du bord médial de la scapula • à mi-chemin entre les coins supérieurs et inférieurs de la scapula

Scapulaire-7
contre le bord médial de la scapula, en dedans • au 1/3 du chemin entre les angles supérieurs et inférieurs de la scapula • 1 doigt en-dessous du milieu du bord médial de la scapula

Scapulaire-8
contre le bord médial de la scapula, en dedans • au premier 1/5 du chemin entre les angles inférieur et supérieur de la scapula • 2 doigts au-dessus de l'angle inférieur de la scapula

Scapulaire-16
1 doigt en-dessous du point "Scapulaire -15" • les bords médial et latéral de la scapula forment un angle : au milieu, trouver un petit creux • 3 doigts juste au-dessus de l'angle inférieur de la scapula

Scapulaire-9
en-dessous de l'angle inférieur de la scapula, légèrement en latéral • trouver un petit muscle fin, qui glisse

Scapulaire-10
contre le bord latéral de la scapula • 1 doigt au-dessus du point "Scapula-9" • à mi-chemin entre l'angle inférieur de la scapula et le creux axillaire • presser sur le bord, en direction de l'os

Scapulaire-11
contre le bord latéral de la scapula • au niveau du creux axillaire • pressez sur le bord, en direction de l'os

Scapulaire-12
contre le bord latéral de la scapula • 2 doigts au-dessus du creux axillaire • pressez sur le bord en dedans • point très sensible sur le muscle petit rond (teres minor)

Scapulaire-2 (IG-13)
dans la fosse supra-épineuse, au-dessus de l'épine scapulaire, en dehors du bord médial de la scapula • en partant de l'épaule, faire glisser le doigt le long du bord supérieur de l'épine scapulaire jusqu'au bord médial de la scapula, jusqu'à atteindre une dépression juste en dehors du bord • presser vers l'avant et vers l'intérieur

Scapulaire-1 (IG-12)
dans la fosse supra-épineuse, au-dessus de l'épine scapulaire • à mi-chemin entre les bords médial et latéral de la scapula

Scapulaire-14
sous l'épine scapulaire • latéral au bord médial de la scapula • l'épine scapulaire et le bord médial forment un angle osseux : trouver une légère dépression à ce niveau

Scapulaire-15
sur la scapula, latéral au bord médial • 1 doigt en-dessous du point "Scapulaire -14"

Scapulaire-17 (IG-11)
sur l'omoplate, au tiers supérieur, à mi-chemin des bords latéral et médial • trouver un point très sensible entre l'angle supérieur de la scapula et le creux axillaire • 1 doigt en dessous du point "Scapulaire-14", en direction du creux axillaire • ce point irradie dans toutes les directions, y compris vers l'avant de l'épaule

Scapulaire-13 (IG-10)
directement au-dessus du creux axillaire • sous le bord inférieur de l'épine scapulaire • presser sur le bord, en dedans

Majeur-7 (TR-14)
en-dessous et derrière le bord latéral de l'acromion • dans un petit creux formé par le bras lorsqu'il est levé sur le côté • entre les faisceaux moyen et postérieur du deltoïde

Majeur-6
3 doigts sous le bord latéral de l'acromion • dans la dépression entre les deltoïdes moyen et postérieur

Majeur-5 (région du TR-12)
à mi-chemin entre le coude et la pointe latérale de l'acromion • un point sensible sur la face postérolatérale de l'humérus • aligner avec la tubérosité deltoïdienne • dans un creux entre l'humérus et le chef latéral du triceps • faire rouler le triceps vers l'arrière de l'humérus

Annulaire-4 (TR-10)
2 doigts au-dessus de l'olécrâne (pointe du coude) • au milieu de la dépression • sur le tendon du triceps

Annulaire-5
Au tiers du chemin entre l'extrémité latérale de l'acromion et le coude • 2 doigts en-dessous du creux axillaire • sur le chef médial du triceps

Annulaire-6 (IG-9)
un point sensible qui irradie dans le bras • placer le pouce sur l'aisselle et presser vers le haut sur le tissu musculaire, à l'angle où le bras et la scapula se rejoignent- ou alternative : presser vers l'avant, 2 doigts au-dessus de l'aisselle

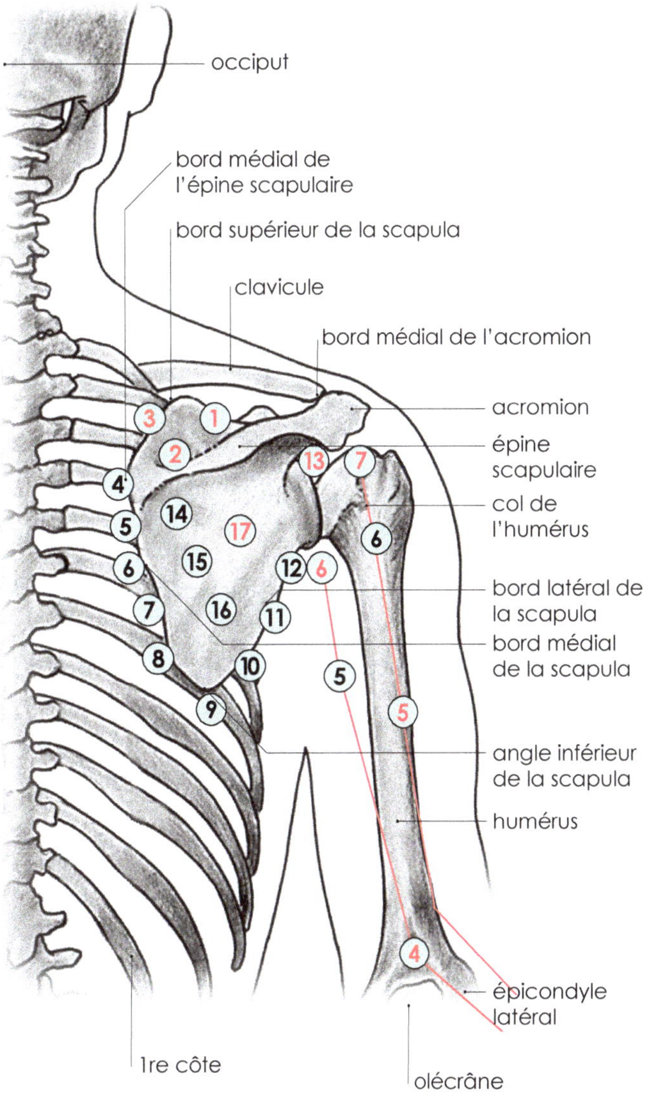
occiput
bord médial de l'épine scapulaire
bord supérieur de la scapula
clavicule
bord médial de l'acromion
acromion
épine scapulaire
col de l'humérus
bord latéral de la scapula
bord médial de la scapula
angle inférieur de la scapula
humérus
épicondyle latéral
1re côte
olécrâne
1
2
3
4
5
6
7
8
9
10
11
12
13
14
15
16
17

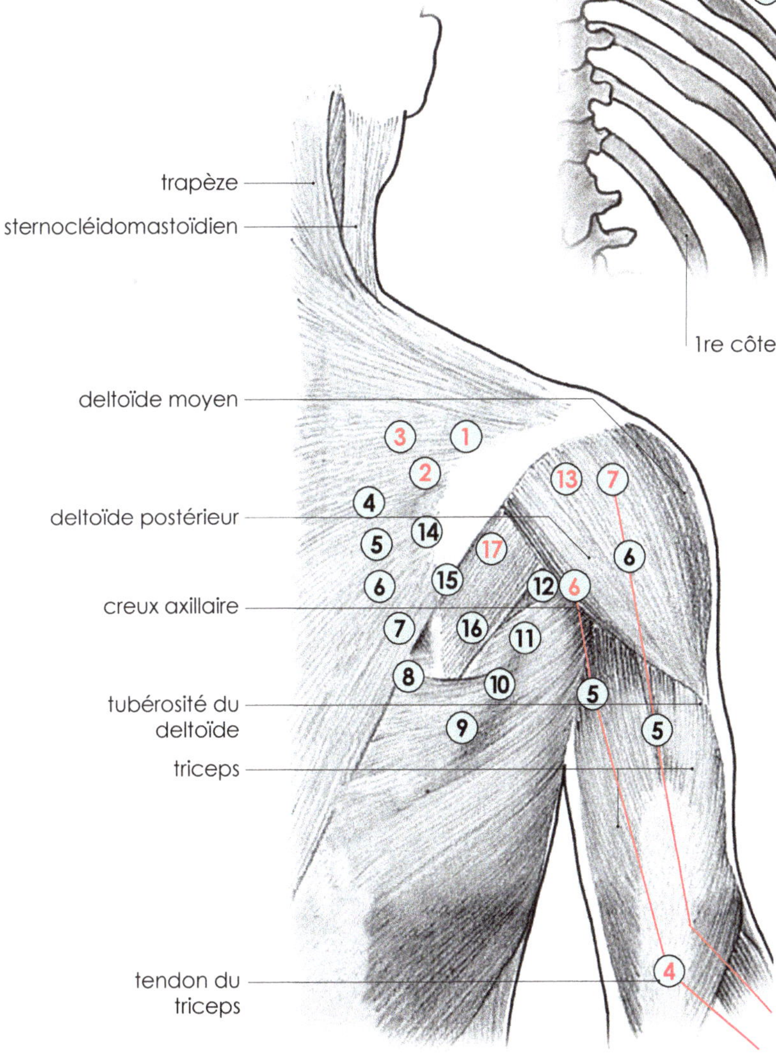
trapèze
sternocléidomastoïdien
deltoïde moyen
deltoïde postérieur
creux axillaire
tubérosité du deltoïde
triceps
tendon du triceps
1
2
3
4
5
6
7
8
9
10
11
12
13
14
15
16
17

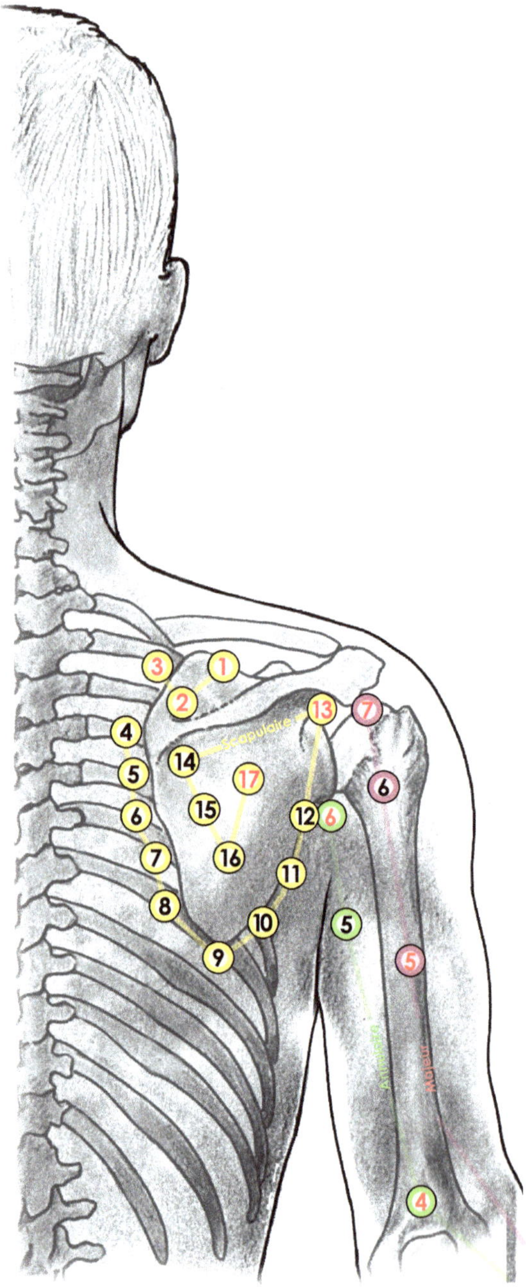

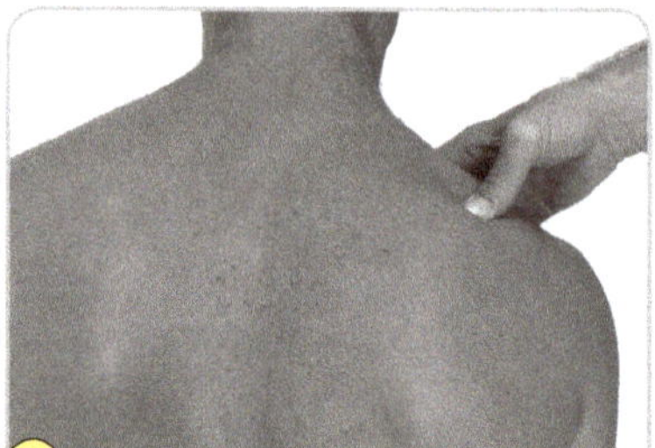

1 Scapulaire-1

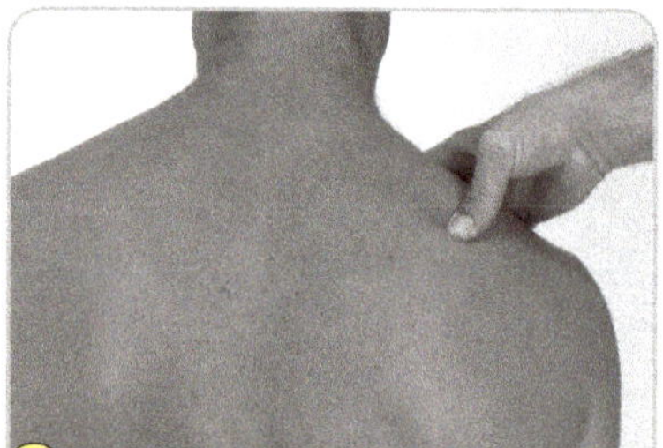

2 Scapulaire-2

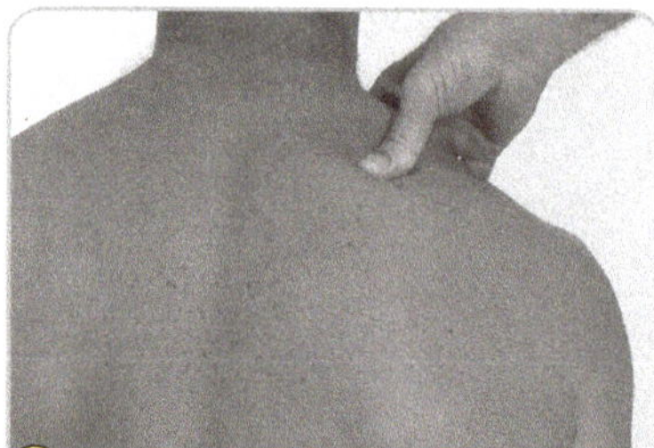

3 Scapulaire-3

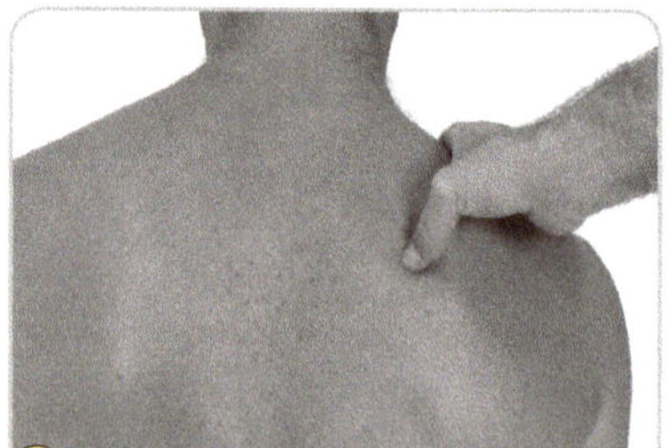

4 Scapulaire-4

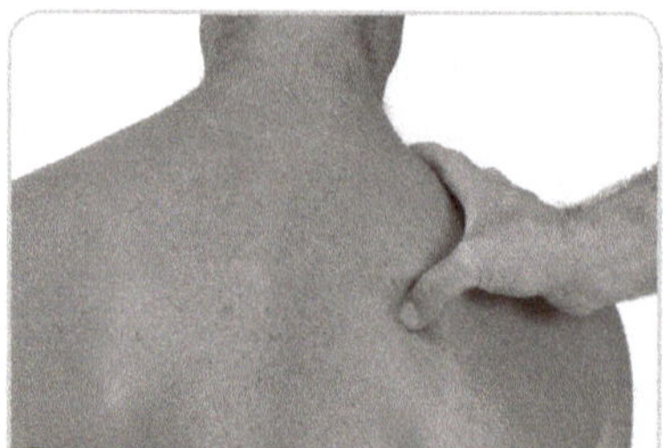

5 Scapulaire-5

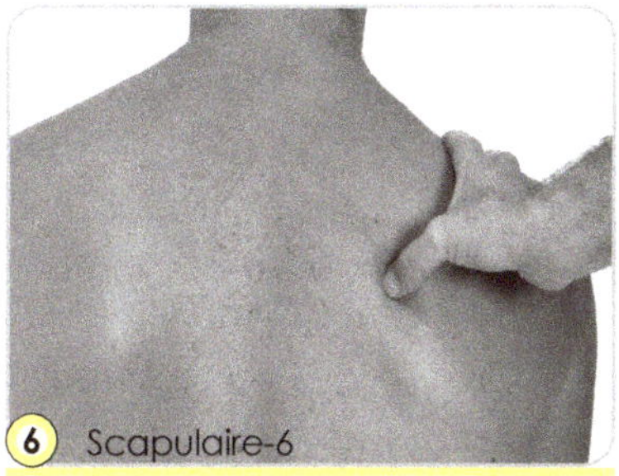
6 Scapulaire-6

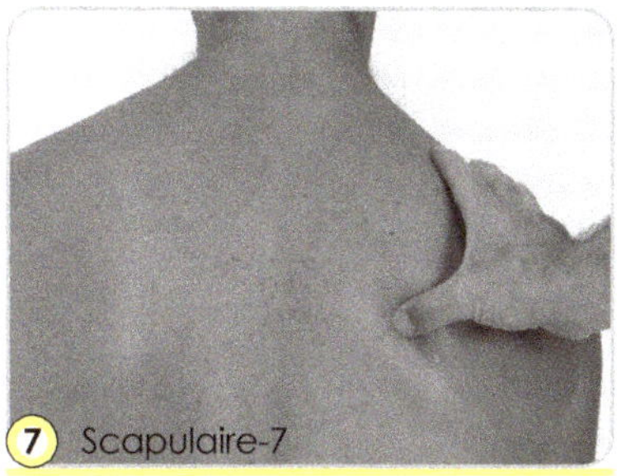
7 Scapulaire-7

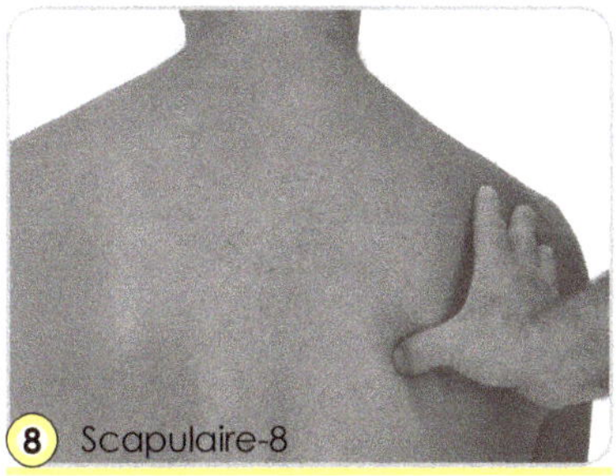
8 Scapulaire-8

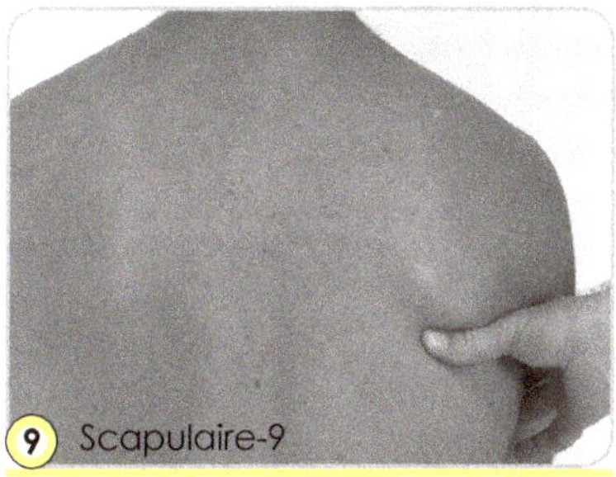
9 Scapulaire-9

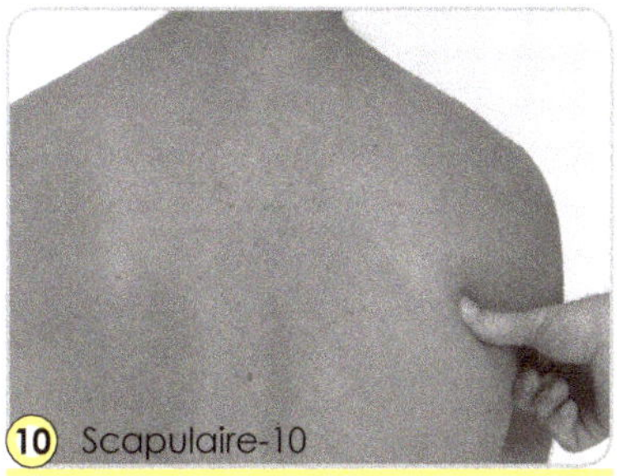
10 Scapulaire-10

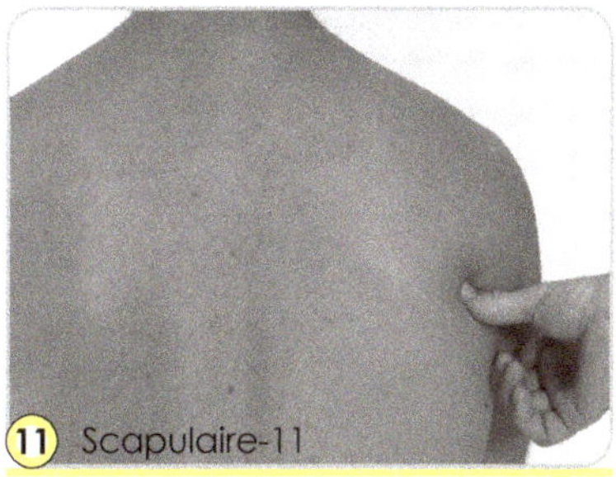
11 Scapulaire-11

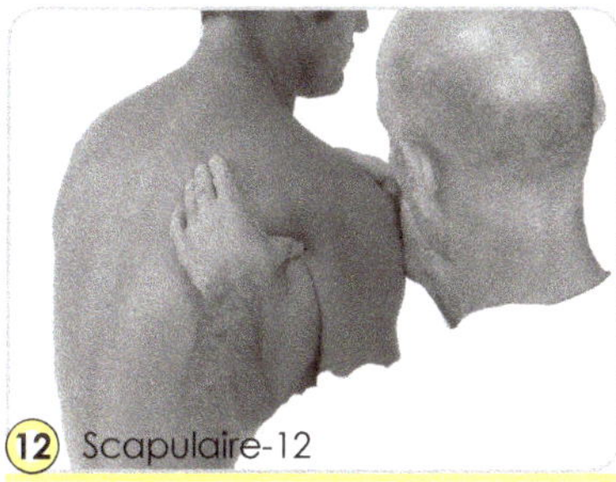
12 Scapulaire-12

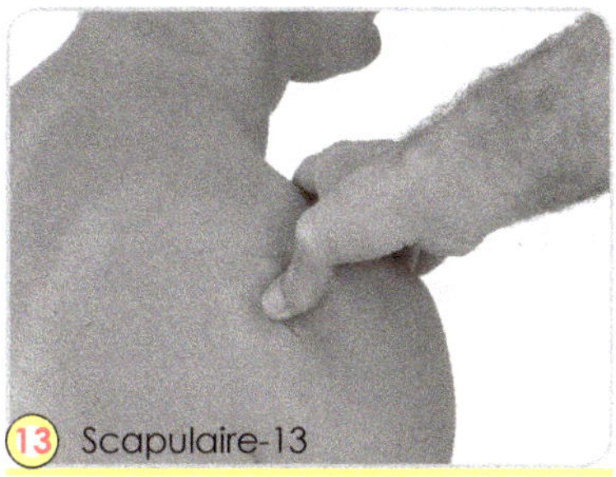
13 Scapulaire-13

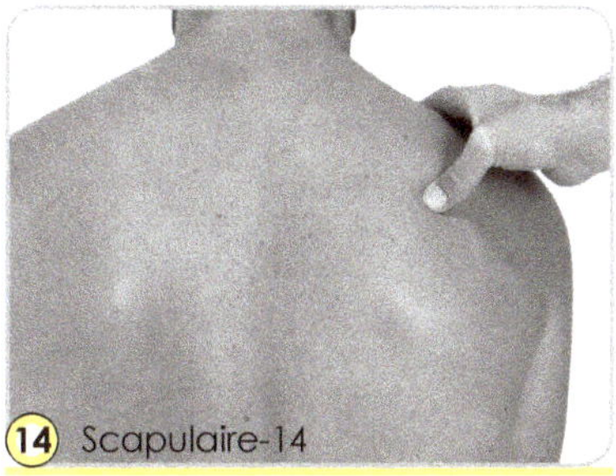
14 Scapulaire-14

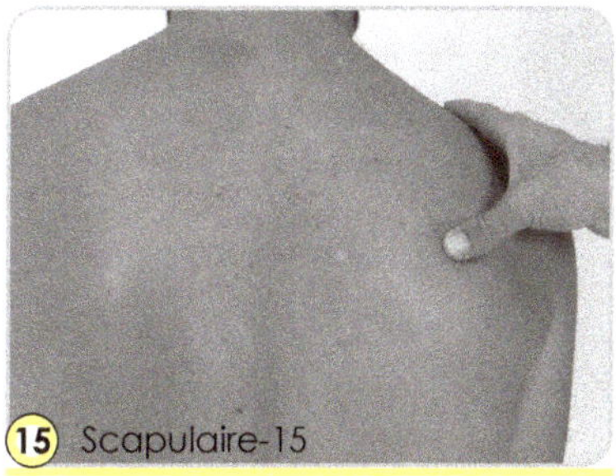
15 Scapulaire-15

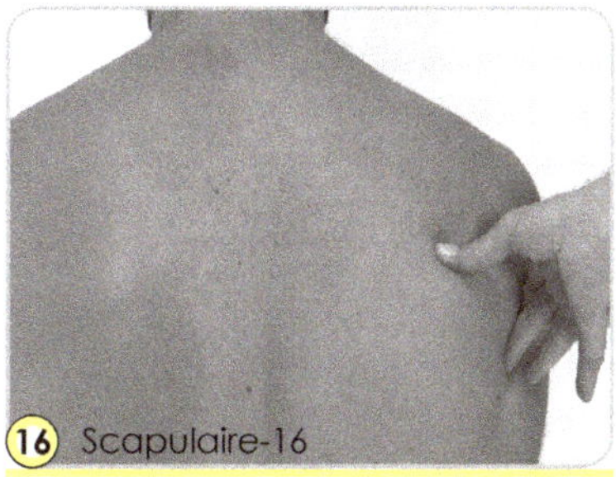
16 Scapulaire-16

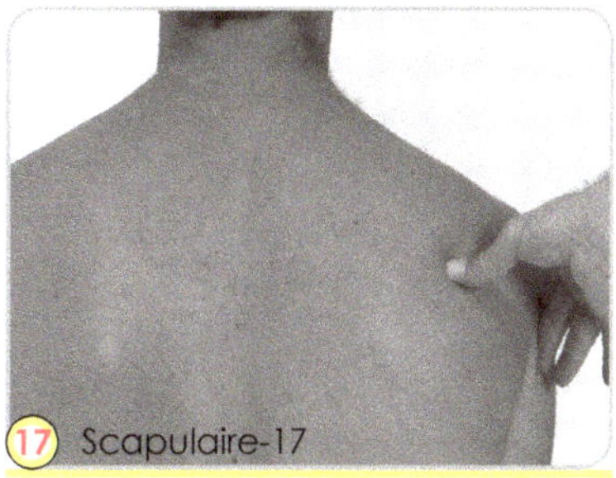
17 Scapulaire-17

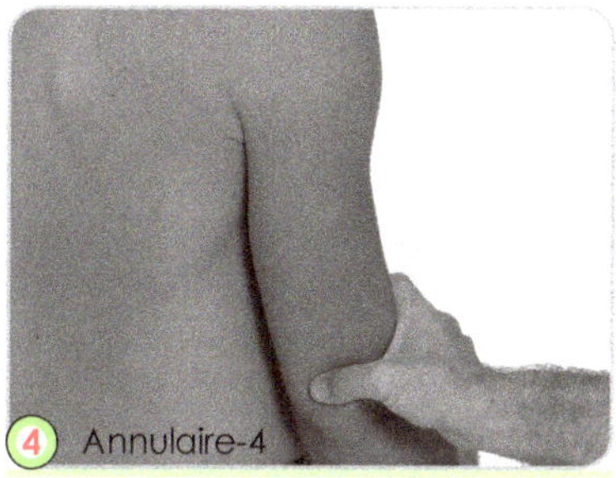
4 Annulaire-4

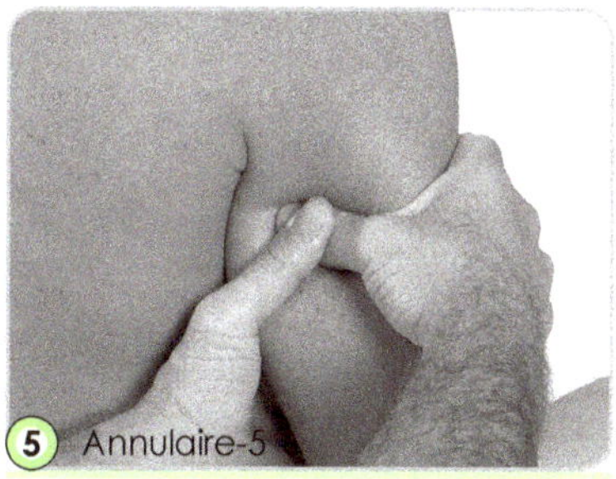
5 Annulaire-5

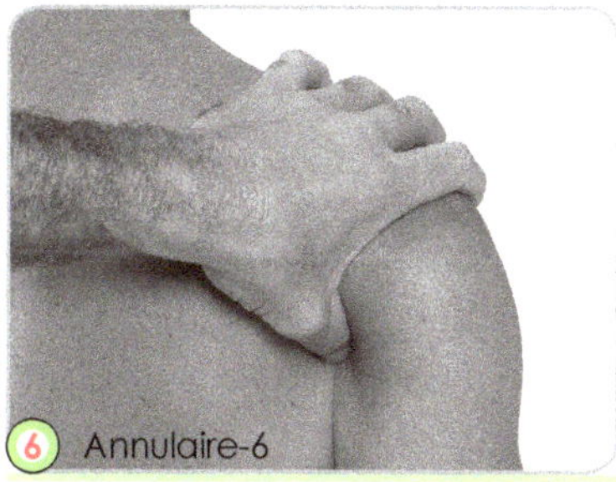
6 Annulaire-6

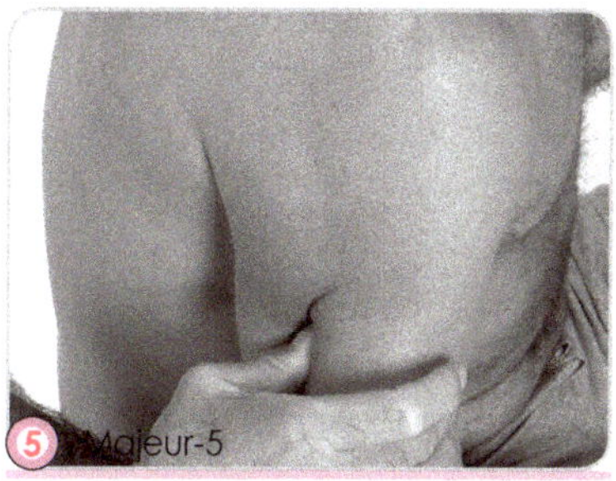
5 Majeur-5

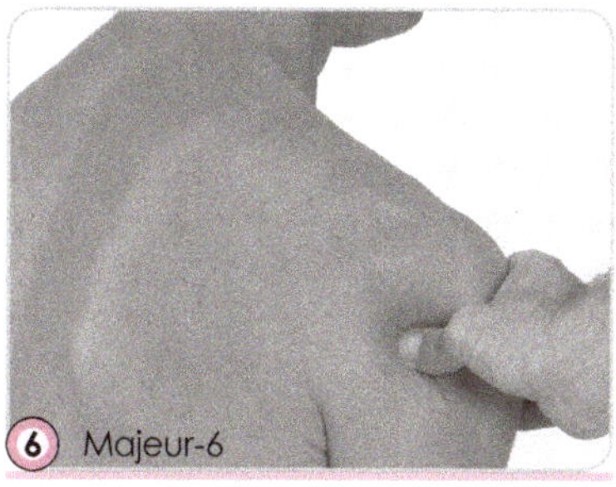
6 Majeur-6

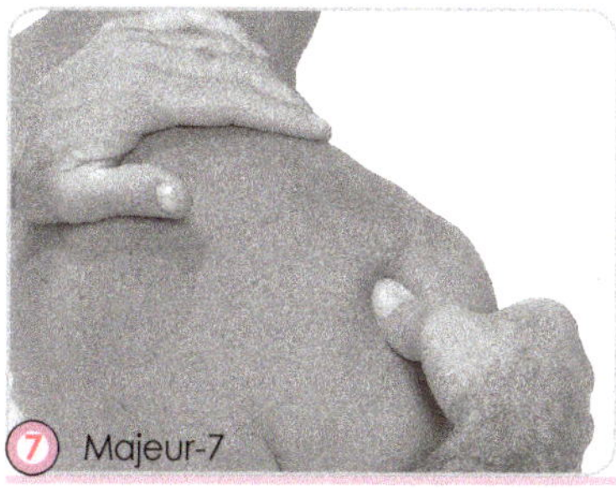
7 Majeur-7

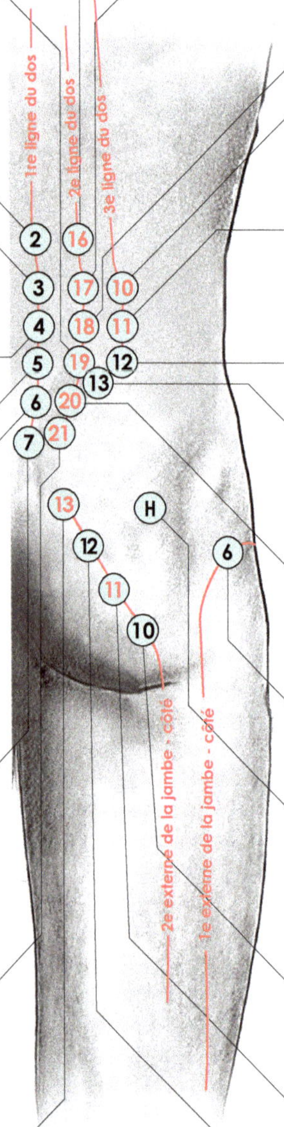

2e ligne du dos-16 (VE-21)
2 doigts en dehors du processus épineux • au niveau du bord inférieur du processus épineux de T12 • au point le plus saillant des muscles para-vertébraux

2e ligne du dos-19 (VE-24)
2 doigts en dehors du processus épineux • au niveau du bord inférieur du processus épineux de L-3 • au niveau de la saillie la plus haute de la crête iliaque • sur le point le plus saillant des muscles para-vertébraux

1re ligne du dos-2
au niveau du bord inférieur du processus épineux de T12 • dans la gouttière du rachis • presser vers l'avant, juste à côté de la colonne

1re ligne du dos-3
au niveau du bord inférieur du processus épineux de L-1 • alignez avec le point "3e ligne du dos-10" • juste en-dessous de la dernière côte • dans la gouttière du rachis • presser en latéral, en poussant juste à côté du processus épineux

1re ligne du dos-4
au niveau du bord inférieur du processus épineux de L-2 • à mi-chemin entre le point le plus saillant de la crête iliaque et le bord inférieur de la dernière côte • dans la gouttière du rachis • presser vers l'avant, juste à côté de la colonne

1re ligne du dos-5
au niveau du bord inférieur du processus épineux de L-3 • au niveau du point les plus saillant de la crête iliaque • dans la gouttière du rachis • presser vers l'avant, juste à côté de la colonne

1re ligne du dos-6
au niveau du bord inférieur du processus épineux de L-4 • au-dessus point le plus bas de la ligne, et juste au-dessus de l'EIPS • dans la gouttière du rachis • presser vers l'avant, juste à côté de la colonne

1re ligne du dos-7
au niveau du bord inférieur du processus épineux de L-5 • le point le plus bas de la ligne, juste au-dessus du sacrum • glisser votre pouce vers le haut du sacrum, vers la base, et presser au niveau du départ des tissus mous -érecteurs du rachis • presser vers l'avant, juste à côté de la colonne

2e ligne du dos-21 (VE-26)
1 doigt en dehors du processus épineux • au niveau du bord inférieur du processus épineux de L-5 • le point le plus bas de la ligne, juste au-dessus du sacrum • juste en médial de l'EIPS • sur le sacrum, faire glisser vos pouces vers le haut jusqu'à la base, et presser là où commencent les tissus mous - c'est le tendon commun des érecteurs du rachis

2e ligne externe, position de côté-13 (VE-29)
bord latéral du sacrum • au niveau de S3,4 • à l'horizontale d'une ligne qui court au-dessus du grand trochanter

2e ligne du dos-17 (VE-22)
2 doigts en dehors du processus épineux • au niveau du bord inférieur du processus épineux de L-1 • juste en-dessous du bord inférieur de la côte la plus basse • sur le point le plus haut où le bas du dos est vulnérable • au point le plus saillant des muscles para-vertébraux

2e ligne du dos-18 (VE-23)
2 doigts en dehors du processus épineux • au niveau du bord inférieur du processus épineux de L-2 • à mi-chemin, entre la saillie la plus haute de la crête iliaque et le bord inférieur de la côte la plus basse • sur le point le plus saillant des muscles érecteurs du rachis

3e ligne du dos-10 (VE-51)
4 doigts en dehors du processus épineux de L-1 • juste en-dessous de la dernière côte • dans la gouttière para-vertébrale • presser vers l'avant, à 45° vers la colonne • irradie vers le bas

3e ligne du dos-11 (VE-52)
4 doigts en dehors du processus épineux de L-2 • juste en-dessous de la dernière côte • à mi-chemin entre la crête iliaque et la 12e côte • presservers l'avant • irradie vers le bas

3e ligne du dos-12
4 doigts en dehors du processus épineux • dans l'alignement du point le plus saillant des crêtes iliaques • presser vers l'avant, à 45° vers la colonne

3e ligne du dos-13
à mi-chemin entre les extrémités inférieures des 2e et 3e lignes du dos • dans un petit creux sur les muscles érecteurs du rachis • juste au-dessus de l'EIPS, légèrement en dehors

2e ligne du dos-20 (VE-25)
1 doigt en dehors du processus épineux de L4 • au-dessus du point le plus bas de la ligne, et juste au-dessus du niveau de l'EIPS • au point le plus saillant des muscles paravertébraux

1re ligne externe, position de côté-6
au-dessus de la proéminence du grand trochanter

Hanche
sur une ligne à mi-chemin entre le grand trochanter et l'EIPS (épine iliaque postéro-supérieure) • 3 doigts au-dessus du grand trochanter, et 2 ou 3 doigts en arrière, vers le sacrum

2e ligne externe, position de côté-10
1 doigt en-dessous du point 11 • sur le grand glutéal

2e ligne externe, position de côté-11 (VB-30)
au tiers du chemin entre le grand trochanter et le haut du coccyx

2e ligne externe, position de côté-12
1 doigt en-dessous du point 13

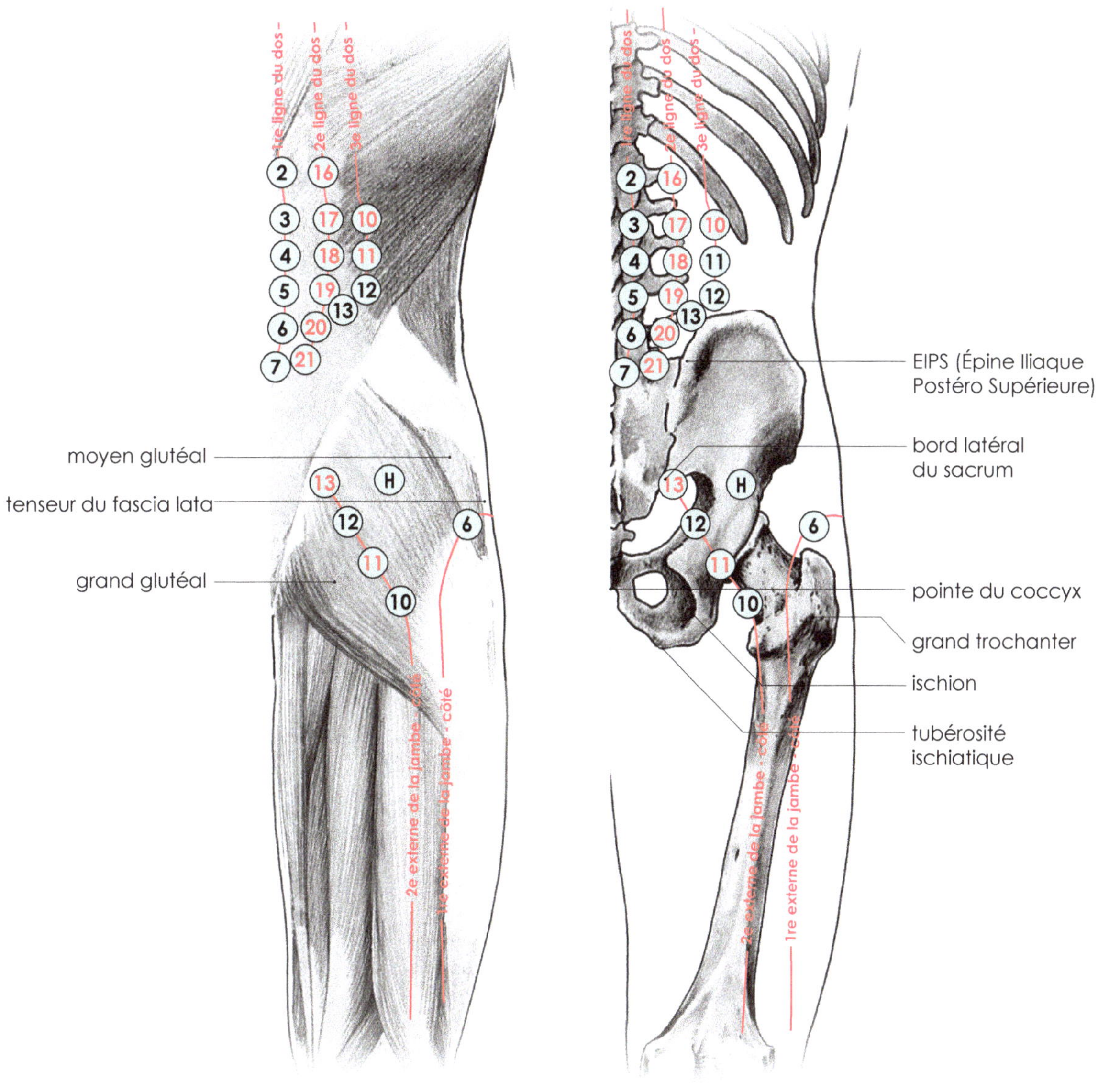

- *Pour situer le creux entre L5 et S1, trouver la ligne qui relie les deux EIPS*

- *Pour situer L4 et L3, trouver la ligne qui relie les points les plus saillants des crêtes iliaques. Cette ligne court entre L3 et L4.*

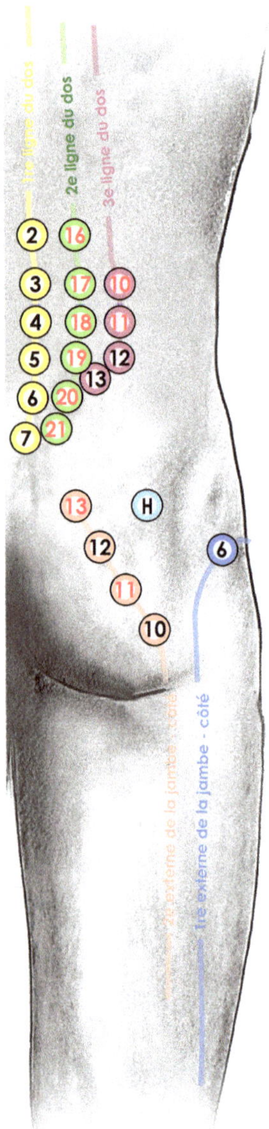

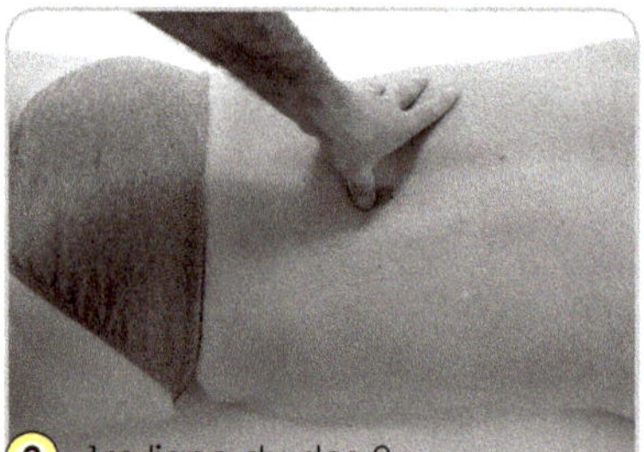

2 1re ligne du dos-2

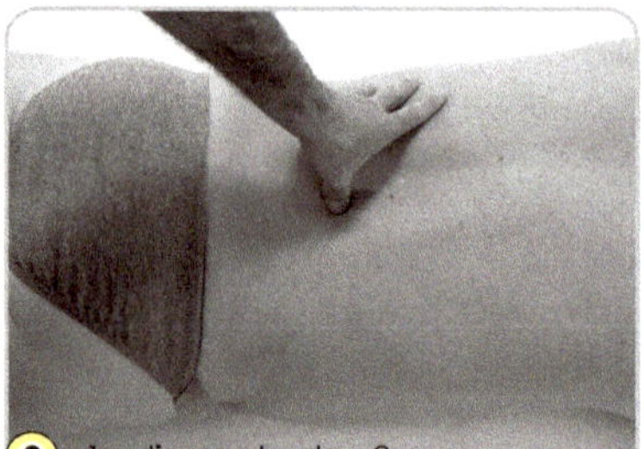

3 1re ligne du dos-3

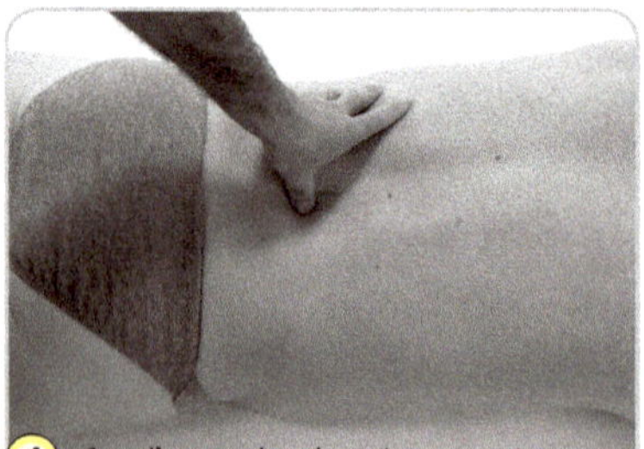

4 1re ligne du dos-4

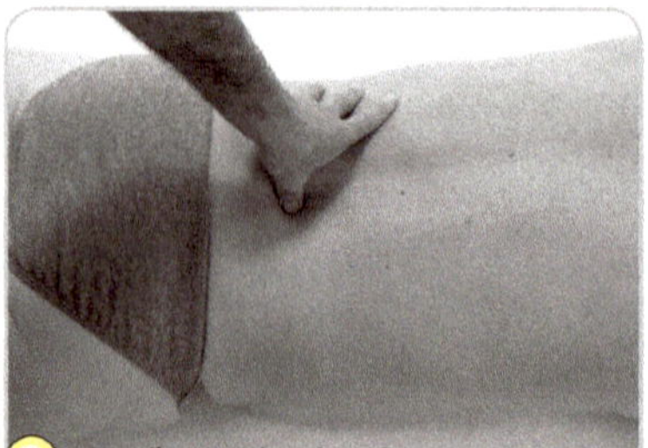

5 1re ligne du dos-5

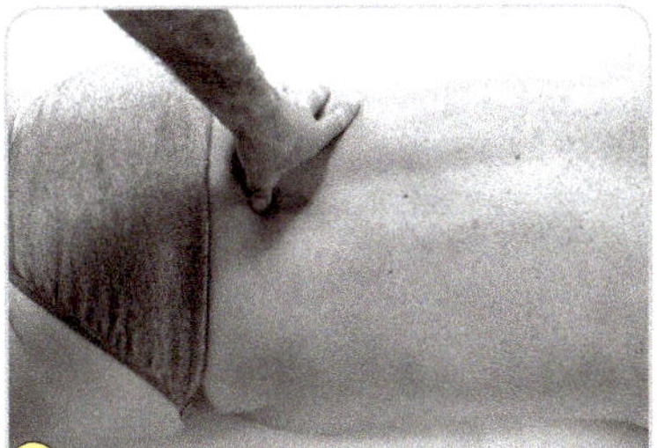
6 1re ligne du dos-6

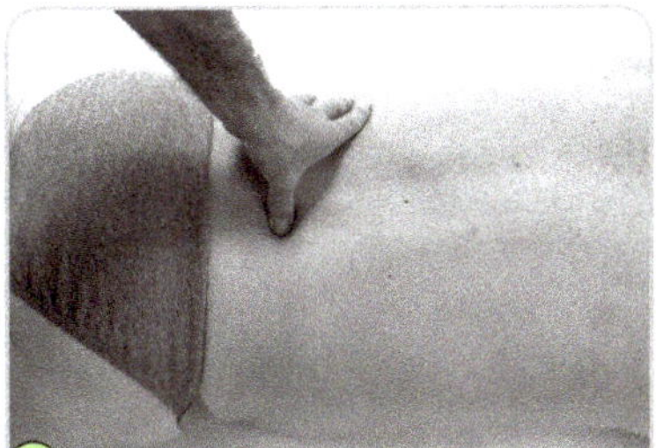
20 2e ligne du dos-20

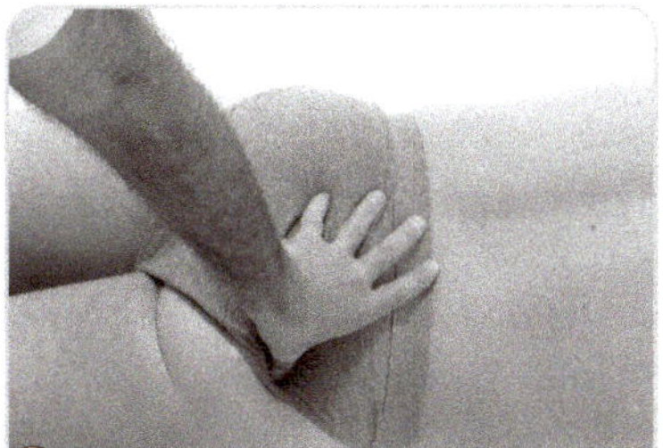
10 2e externe de la jambe-côté-10

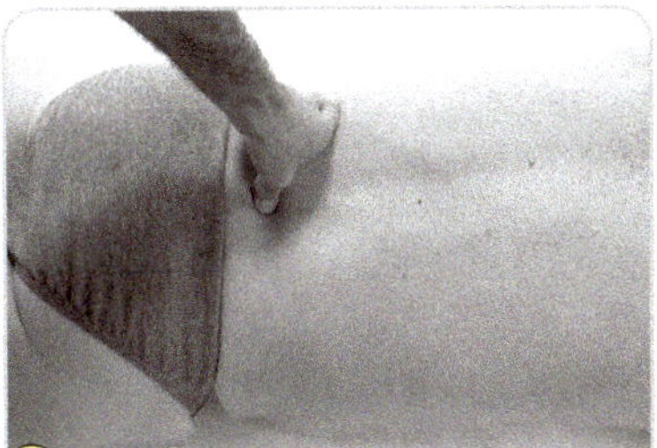
7 1re ligne du dos-7

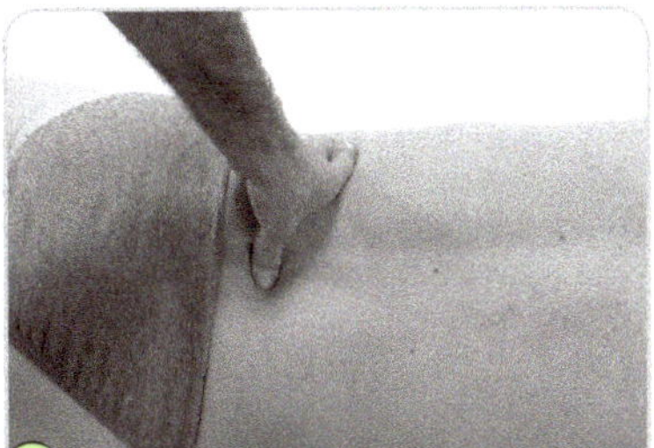
21 2e ligne du dos-21

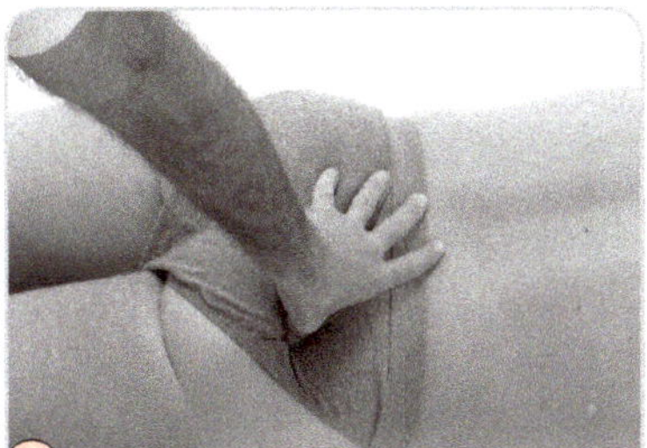
11 2e externe de la jambe-côté-11

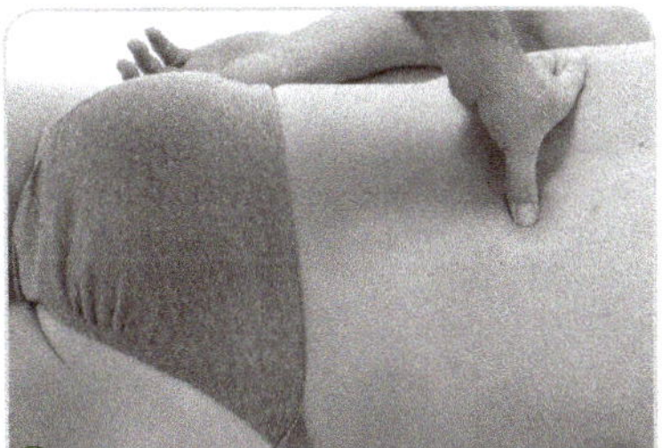
16 2e ligne du dos-16

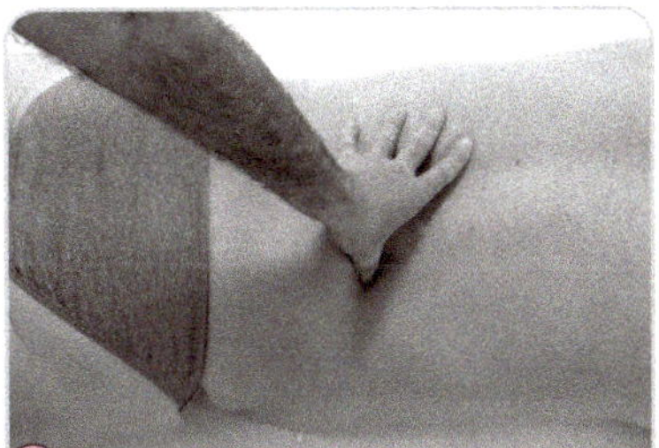
10 3e ligne du dos-10

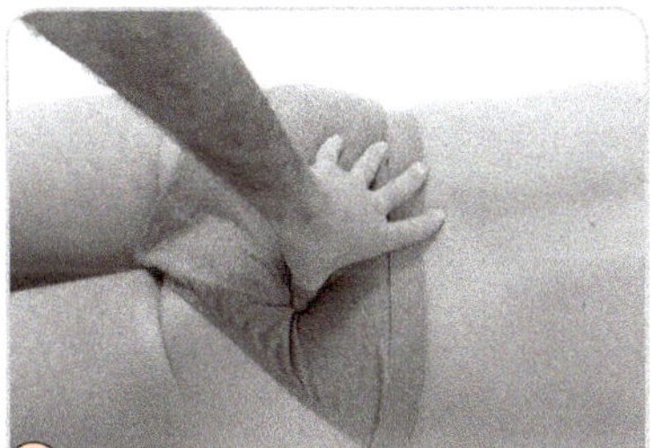
12 2e externe de la jambe-côté-12

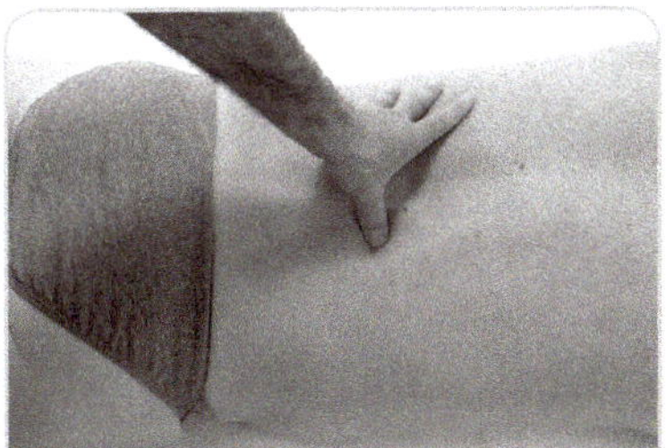
17 2e ligne du dos-17

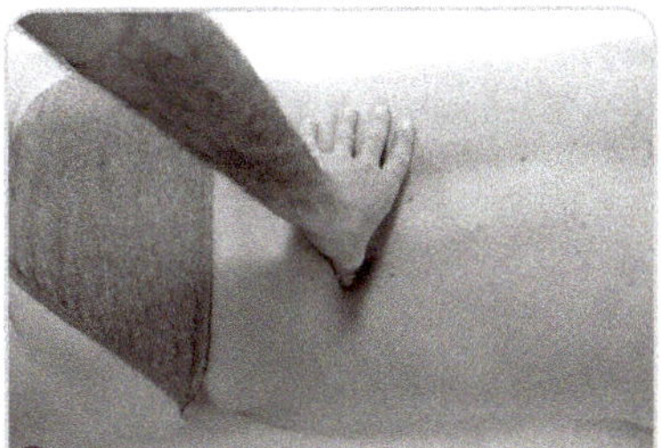
11 3e ligne du dos-11

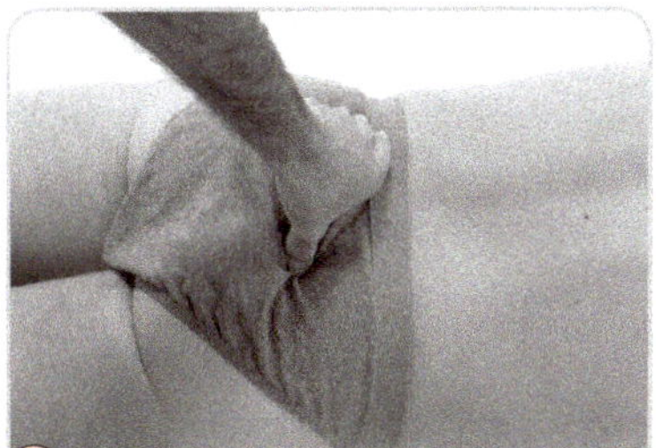
13 2e externe de la jambe-côté-13

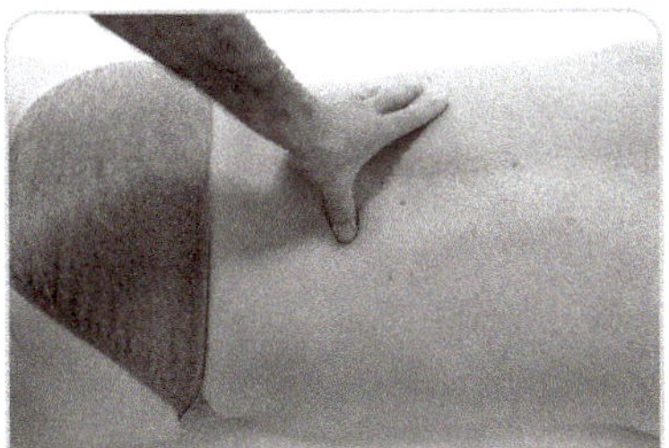
18 2e ligne du dos-18

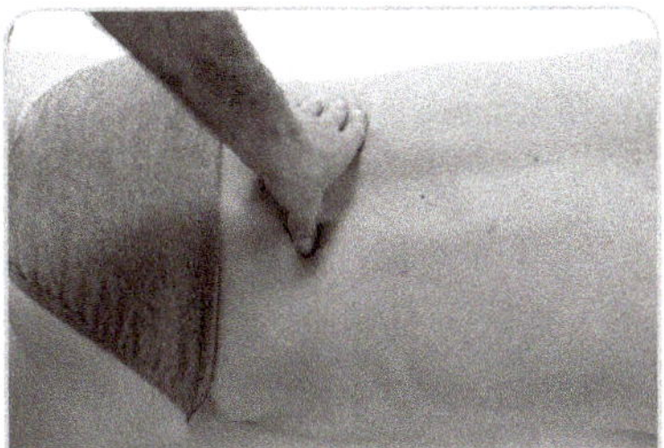
12 3e ligne du dos-12

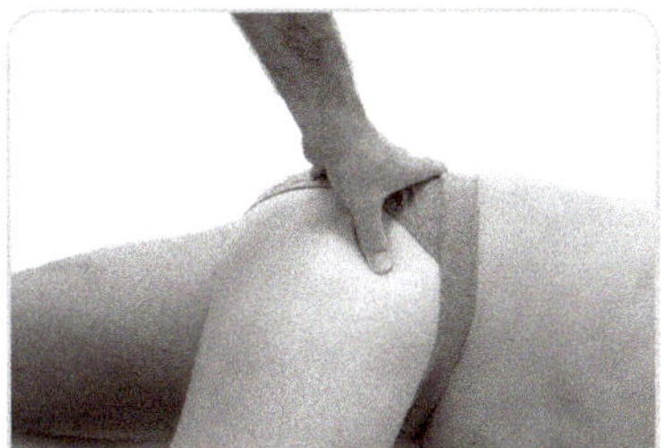
6 1re externe de la jambe-côté-6

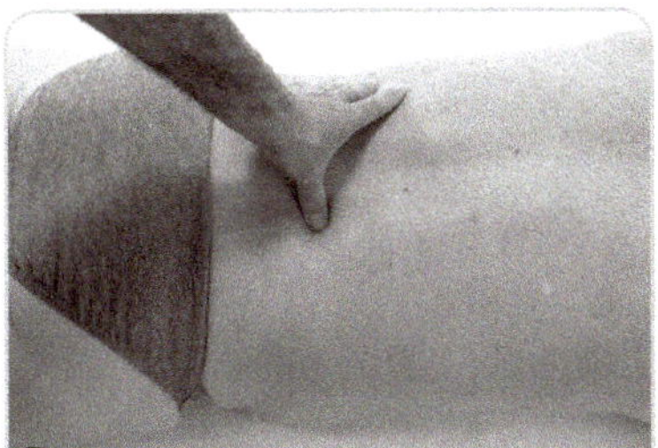
19 2e ligne du dos-19

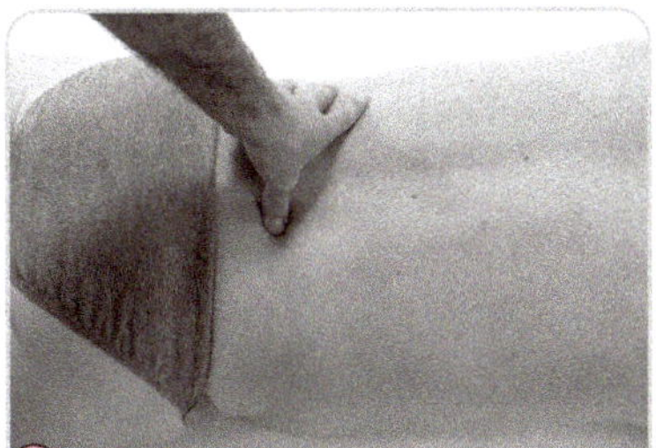
13 3e ligne du dos-13

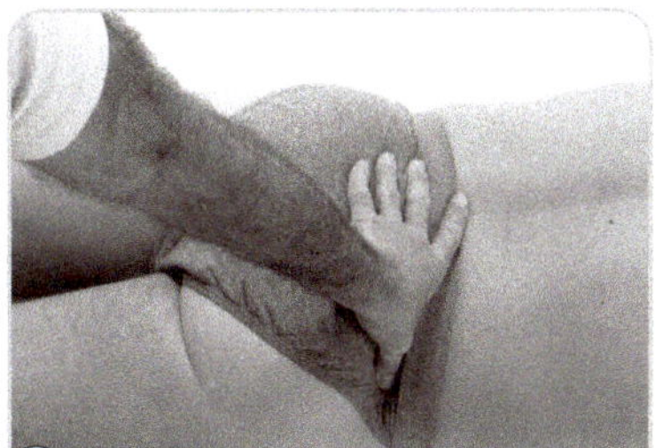
H Hanche

1re ligne interne de la jambe basse - Position couchée sur le côté (identique à la 2e ligne interne de la jambe - Position couchée sur le dos)

2 points de repère pour cette ligne :

1. Le bord médial du tendon d'Achille, au niveau de la malléole médiale.
2. Sous le condyle médial du tibia, 2 doigts en arrière du bord médial du tibia, sur le chef médial du gastrocnémien.

- La ligne commence au bord médial du talon d'Achille, au niveau de la malléole médiale.
- Elle monte ensuite sur la proéminence médiale du gastrocnémien, 2 doigts en arrière du bord médial du tibia.
- Puis elle rejoint le genou sous le condyle médial du tibia.

1re ligne interne de la cuisse - Position couchée sur le côté

2 points de repère :

1. Au-dessus du genou, sur le muscle semi-membraneux.
2. En-dessous de l'aine sur le grand adducteur.

- La ligne commence au-dessus du genou.
- Elle suit ensuite la ligne la plus haute de la cuisse, quand le patient est allongé sur le côté.
- Puis elle court le long des muscles semi-membraneux et grand adducteur, pour se terminer à l'aine.

Ligne médiane postérieure de la jambe

3 points de repère :

1. Le point de rencontre du talon d'Achille et du talon.
2. Le milieu du creux derrière le genou.
3. Le milieu du pli de la fesse.

- La ligne commence au talon, continue sur le talon d'Achille et monte le long du mollet, au milieu (gastrocnémien).
- Elle rejoint ensuite le milieu du creux situé derrière le genou, entre les tendons du biceps fémoral et du semi-tendineux.
- Elle continue ensuite vers le haut, dans une dépression au milieu des ischio-jambiers, entre le biceps fémoral et le semi-tendineux.
- Elle se termine au pli de la fesse, sous la tubérosité ischiatique.

2e ligne externe de la jambe - Position couchée sur le côté

5 points de repère :

1. Le bord latéral du talon d'Achille, au niveau de la malléole.
2. Le bord latéral du creux derrière le genou, en dedans du tendon du biceps fémoral.
3. Sous la fesse, sur le chef latéral du biceps fémoral (ischio-jambier).
4. Sur la fesse, dans une dépression entre l'ischion et le grand trochanter.
5. Le bord latéral du sacrum, au niveau de S3 et S4.

- La ligne commence au-dessus du talon, en arrière de la malléole au niveau du bord latéral du talon d'Achille.
- Elle monte ensuite jusqu'au mollet, entre le milieu du mollet et l'os de la fibula, sur le chef latéral du gastrocnémien.
- Elle rejoint ensuite l'extrémité latérale du pli derrière le genou.
- Elle continue le long d'une dépression sur le chef latéral du biceps fémoral (ischio-jambier).
- Elle monte sur la fesse puis longe la dépression entre l'ischion et le grand trochanter.
- Elle se termine sur le bord latéral du sacrum, au niveau de S3 et S4.

1re ligne externe de la jambe - Position couchée sur le côté

6 points de repère :

1. La dépression derrière la cheville latérale.
2. Le bord postérieur de la tête de la fibula.
3. Juste au-dessus du genou, dans la dépression derrière le tractus ilio-tibial et en avant du tendon du biceps fémoral.
4. Derrière le grand trochanter.
5. Au-dessus du grand trochanter.
6. À mi-chemin entre le grand trochanter et l'EIAS.

- La ligne commence derrière la cheville latérale, monte le long du bord postérieur de la fibula entre l'os et le muscle gastrocnémien, puis passe sous le genou en arrière de la tête de la fibula.
- Elle monte ensuite au-dessus du genou en arrière du tractus ilio-tibial.
- Elle longe ensuite le bord postérieur du tractus ilio-tibial.
- Elle monte sur la fesse, passe derrière le grand trochanter, fait un cercle autour du trochanter, et finit devant lui, sur l'extrémité latérale d'un creux formé par la hanche quand elle est pliée (quand le genou est fléchi et ramené sur le ventre), à mi-chemin entre le grand trochanter et l'EIAS.

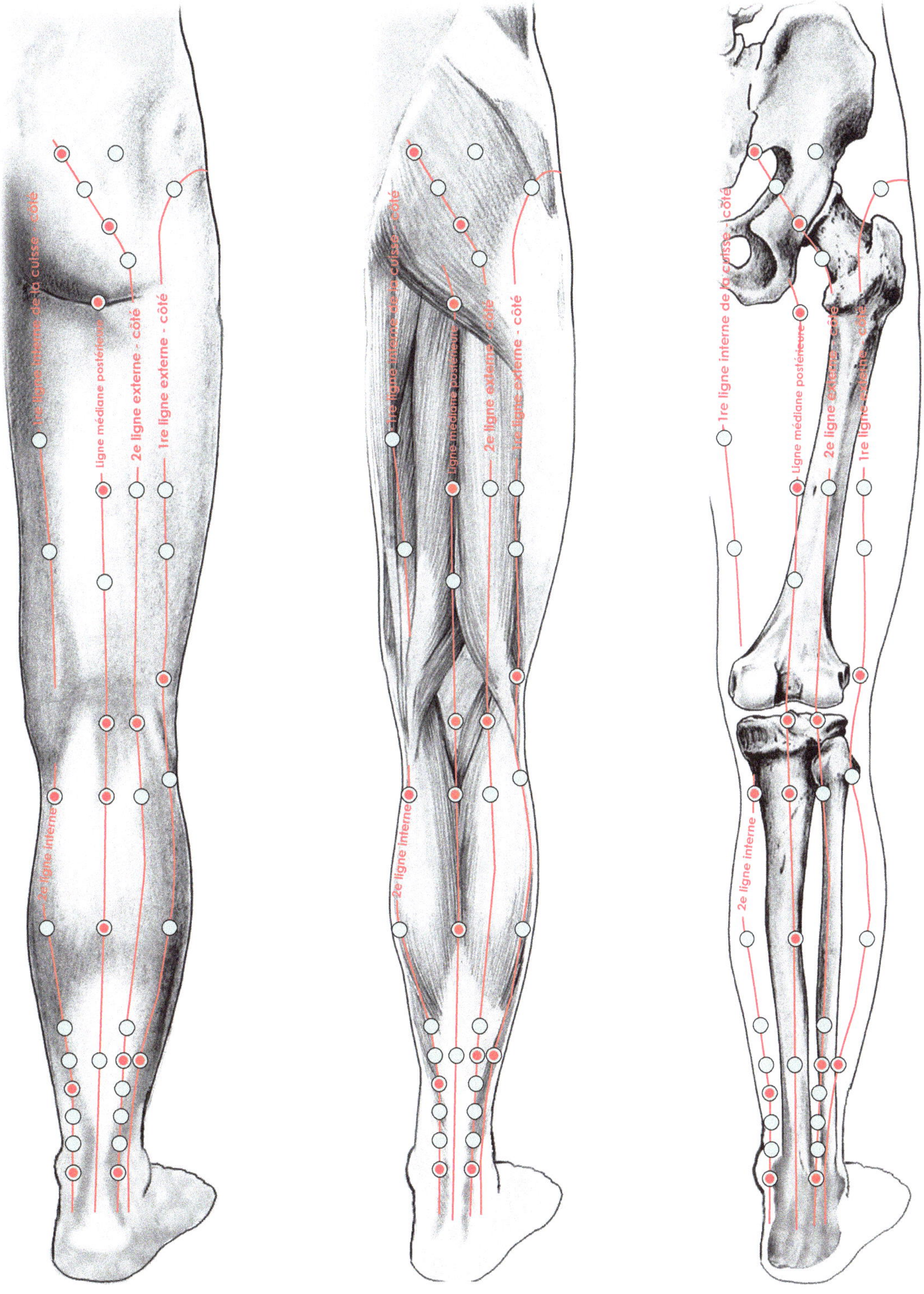
1re ligne interne de la cuisse - côté
Ligne médiane postérieure
2e ligne externe - côté
1re ligne externe - côté
2e ligne interne

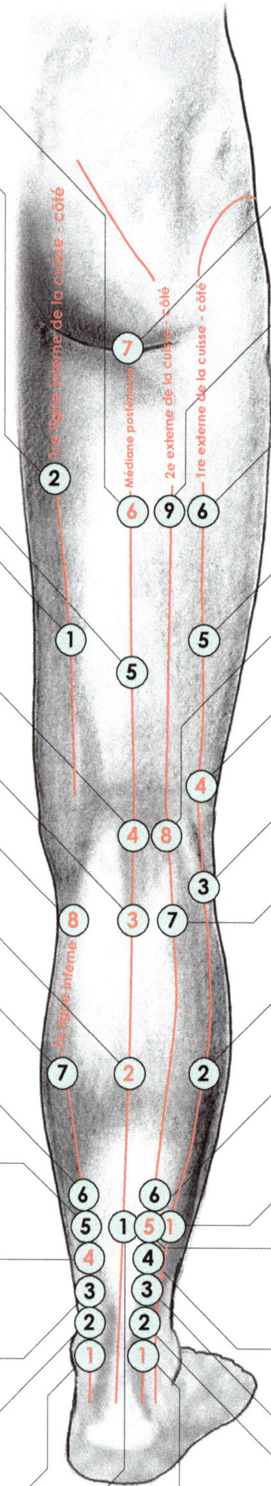

Ligne médiane postérieure de la jambe-6 (VE-37)
10 doigts au-dessus du pli du genou, au-dessus du point "Médiane postérieure de la jambe-5" • dans une dépression au milieu de l'ischio-jambier • entre le biceps fémoral et le semi-tendineux

1re ligne interne de la cuisse, position de côté-2
10 doigts au-dessus du genou, sur la ligne la plus haute de la cuisse, quand votre patient est couché sur le côté • au 2/3 du chemin entre le genou et l'aine, sur le muscle semi-membraneux

Ligne médiane postérieure de la jambe-5
5 doigts au-dessus du pli du genou, au-dessus du point "Médiane postérieure de la jambe-4" • dans une dépression au milieu de l'ischio-jambier • entre le biceps fémoral et le semi-tendineux

1re ligne interne de la cuisse, position de côté-1
5 doigts au-dessus du genou, sur la ligne la plus haute de la cuisse, quand votre patient est couché sur le côté • au 1/3 du chemin entre le genou et l'aine, sur le muscle semi-membraneux

Ligne médiane postérieure de la jambe-4 (VE-40)
au milieu du pli du genou • à mi-chemin entre les tendons du biceps fémoral et du semi-tendineux • ne presser que lorsque le genou est plié

Ligne médiane postérieure de la jambe-3 (VE-55)
au milieu du mollet • 2 doigts en-dessous du pli du genou • juste en-dessous d'un tissu musculaire assez mou

2e ligne interne de la jambe-8 (FO-7)
sous le condyle médial du tibia • 4 doigts en-dessous du genou

Ligne médiane postérieure de la jambe-2 (VE-57)
au milieu du mollet • à mi-chemin entre le pli du genou et la cheville • sous le gastrocnémien, dans une dépression formée lorsqu'il est contracté • sur la jonction musculo-tendineuse

2e ligne interne de la jambe-7
à mi-chemin entre la cheville et le genou • entre le soléaire et le gastrocnémien • sous le muscle du mollet quand il est contracté

2e ligne interne de la jambe-6
sur la face médiale du tendon d'Achille • au-dessus du point "2e ligne interne de la jambe-5" • 4 doigts au-dessus de la malléole médiale

2e ligne interne de la jambe-5
sur la face médiale du tendon d'Achille • au-dessus du point "2e ligne interne de la jambe-4" • 3 doigts au-dessus de la malléole médiale

2e ligne interne de la jambe-4 (RE-7)
sur la face médiale du tendon d'Achille • au-dessus du point "2e ligne interne de la jambe-3" • 2 doigts au-dessus de la malléole médiale

2e ligne interne de la jambe-3
sur la face médiale du tendon d'Achille • au-dessus du point "2e ligne interne de la jambe-2" • 1 doigt au-dessus de la malléole médiale

2e ligne interne de la jambe-2
sur la face médiale du tendon d'Achille • au-dessus du point "2e ligne interne de la jambe-1" • juste au-dessus de la malléole médiale

2e ligne interne de la jambe-1 (RE-3)
entre la malléole médiale et le tendon d'Achille • à l'horizontale au niveau de la malléole

Ligne médiane postérieure de la jambe-1
sur le talon d'Achille • 4 doigts au-dessus du talon ou 3 doigts en-dessous de la cheville

Ligne médiane postérieure de la jambe-7 (VE-36)
dans une dépression au milieu du pli fessier • sur la ligne centrale des muscles ischio-jambiers • presser vers l'intérieur et vers le haut, en direction de la tubérosité ischiatique

2e ligne externe, position de côté-9
à mi-chemin entre le genou et le grand trochanter • dans une dépression sur le chef latéral du biceps fémoral

1re ligne externe, position de côté-6
à mi-chemin entre le genou et le grand trochanter • sur le bord postérieur du tractus ilio-tibial

1re ligne externe, position de côté-5
5 doigts au-dessus du genou • sur le bord postérieur du tractus ilio-tibial, sur l'os du fémur

2e ligne externe, position de côté-8 (BL-39)
sur le creux derrière le genou, à l'extrémité latérale du pli • dans une dépression en dedans du tendon du biceps fémoral • ne presser que si le genou est fléchi

1re ligne externe, position de côté-4 (VB-33)
juste au-dessus du genou • à l'horizontale du bord supérieur de la patella • entre le tendon du biceps fémoral et le fémur • presser en direction de l'os

1re ligne externe, position de côté-3
2 doigts en-dessous du genou latéral • un point sensible sur le bord postérieur de la tête de la fibula

2e ligne externe, position de côté-7
2 doigts en-dessous du creux du genou • au même niveau à l'horizontale que le point "Médiane postérieure de la jambe - 3" • 1 doigt en dehors de ce point

1re ligne externe, position de côté-2
à mi-chemin entre la cheville et le genou, dans une dépression entre la fibula et le muscle du mollet (gastrocnémien)

2e ligne externe, position de côté-6
sur le bord latéral du talon d'Achille • au-dessus du point "2e ligne externe, côté-5" • 4 doigts au-dessus de la malléole latérale

1re ligne externe, position de côté-1 (VB-39)
3 doigts au-dessus de la proéminence de la malléole latérale, dans une dépression entre l'os de la fibula et le tendon d'Achille • presser, en direction de la fibula

2e ligne externe, position de côté-5 (BL-59)
2 doigts en-dessous du creux du genou • au même niveau à l'horizontale que le point "Médiane postérieure de la jambe - 3" • 1 doigt en dehors de ce point

2e ligne externe, position de côté-4
sur la face latérale du tendon d'Achille • au-dessus du point "2e ligne externe, position de côté-2" • 2 doigts au-dessus de la malléole latérale

2e ligne externe, position de côté-3
sur la face latérale du tendon d'Achille • au-dessus du point "2e ligne externe, position de côté-2" • 1 doigt au-dessus de la malléole latérale

2e ligne externe, position de côté-2
sur la face latérale du tendon d'Achille • au-dessus du point "2e ligne externe, position de côté-1" • au-dessus de la malléole latérale

2e ligne externe, position de côté-1 (VE-60)
sur la face latérale du tendon d'Achille • aligné au niveau de la malléole latérale

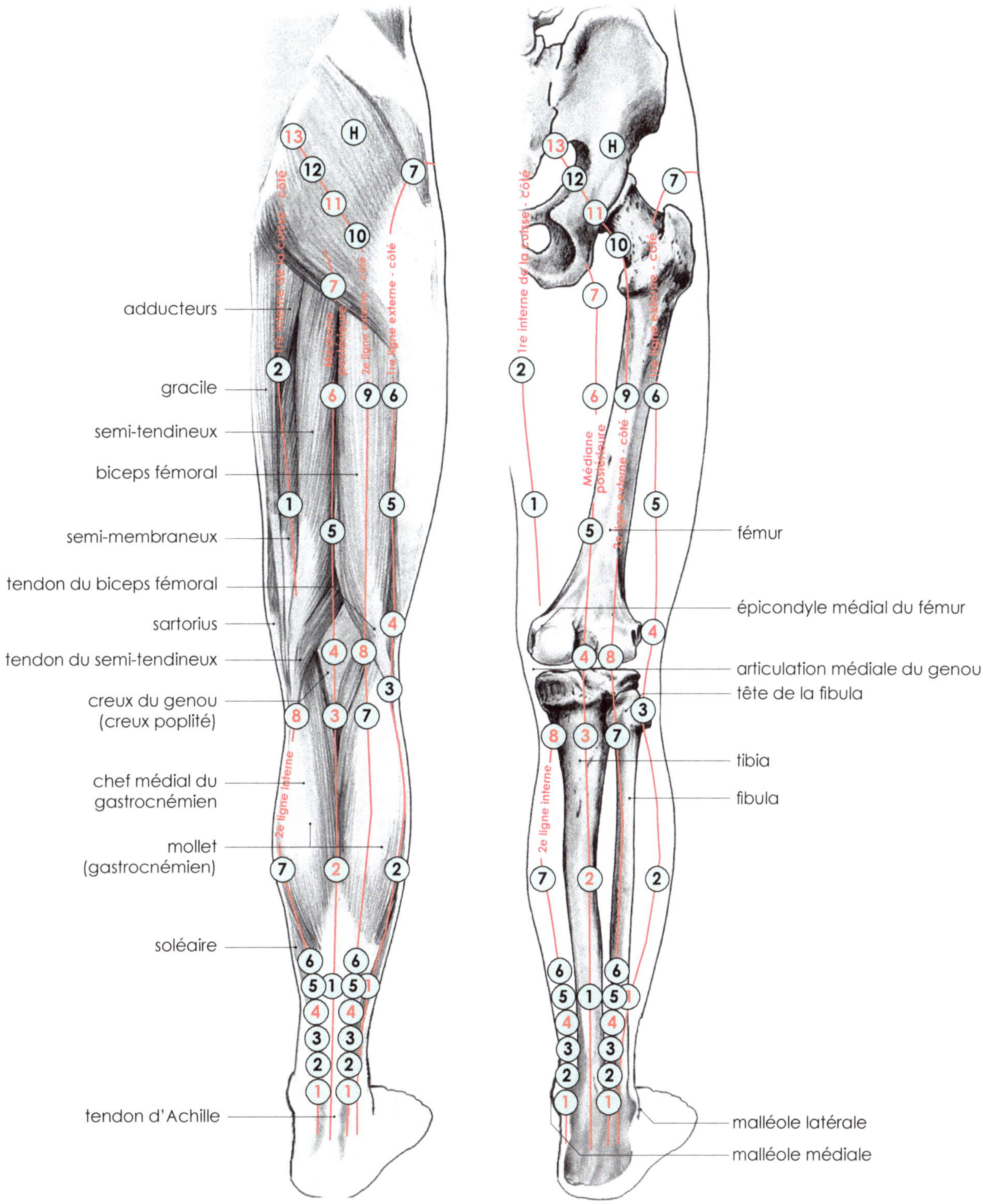
adducteurs
gracile
semi-tendineux
biceps fémoral
semi-membraneux
tendon du biceps fémoral
sartorius
tendon du semi-tendineux
creux du genou
(creux poplité)
chef médial du
gastrocnémien
mollet
(gastrocnémien)
soléaire
tendon d'Achille
fémur
épicondyle médial du fémur
articulation médiale du genou
tête de la fibula
tibia
fibula
malléole latérale
malléole médiale
1re interne de la cuisse - côté
Médiane postérieure
2e ligne externe - côté
1re ligne externe - côté
2e ligne interne

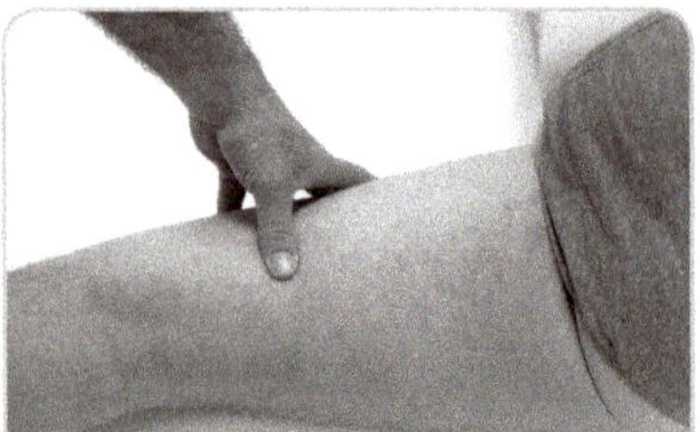
1 1re interne de la cuisse, position côté-1

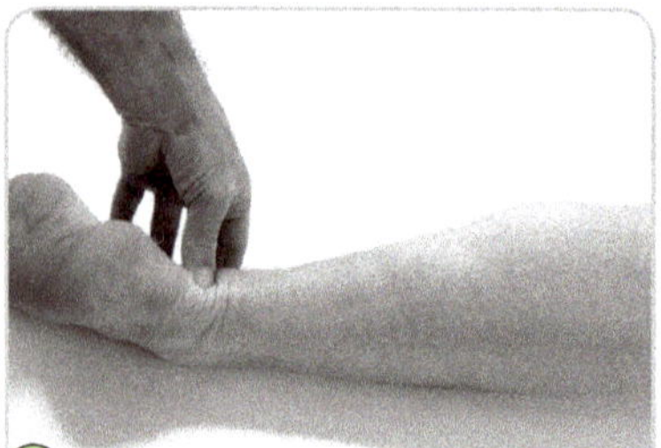
1 2e interne-1

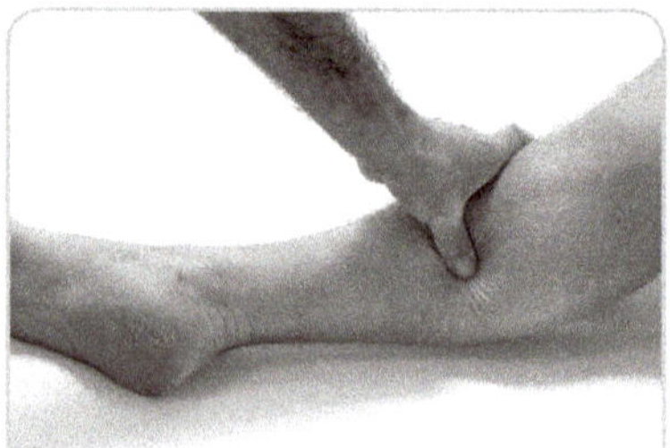
7 2e interne-7

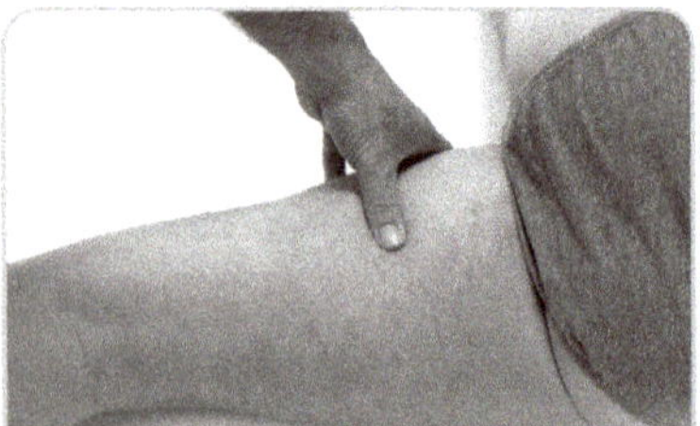
2 1re interne de la cuisse, position côté-2

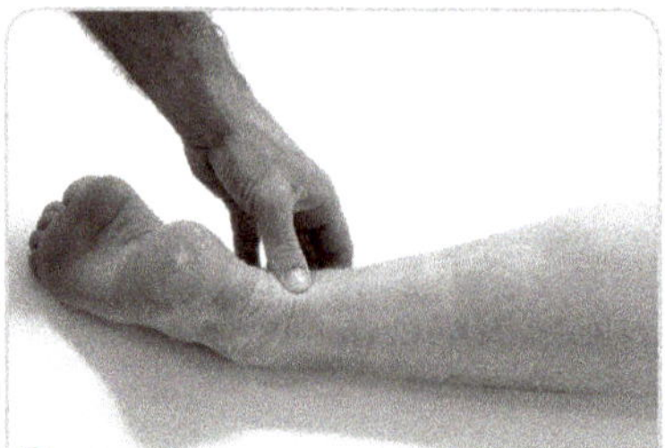
2 2e interne-2

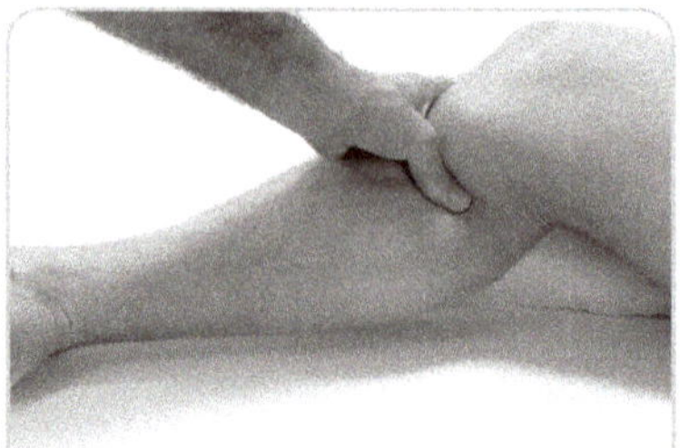
8 2e interne-8

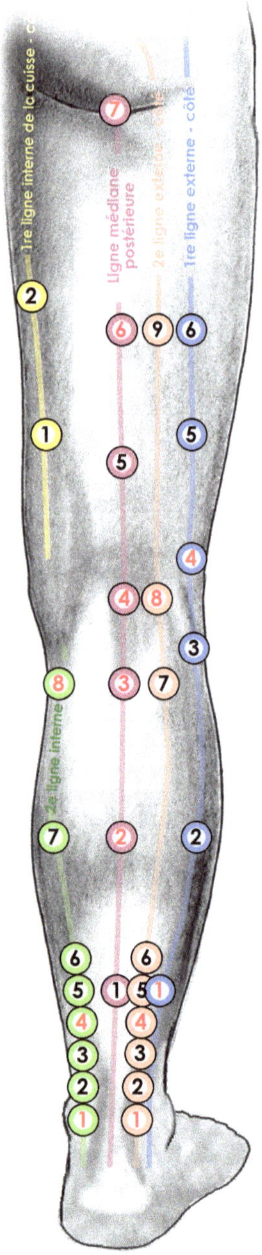

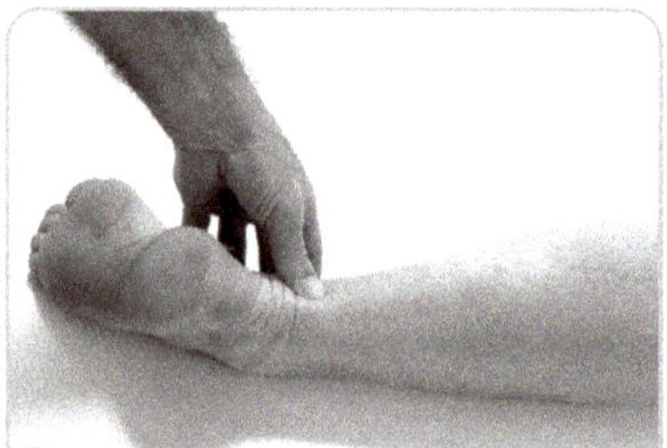
3 2e interne-3

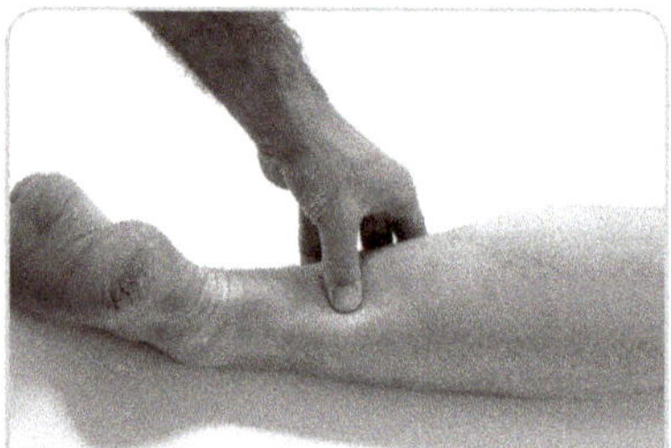
1 Médiane postérieure-1

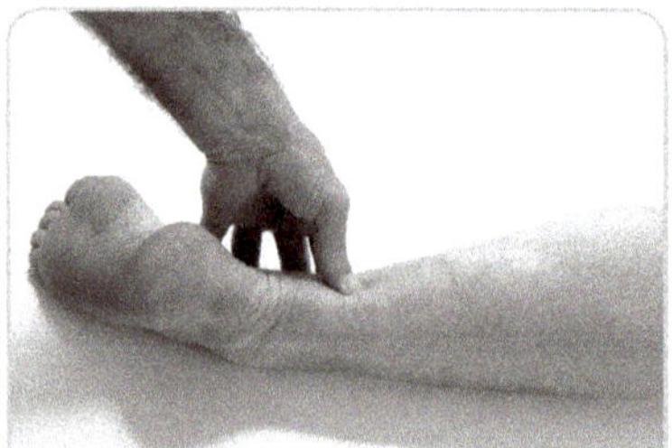
4 2e interne-4

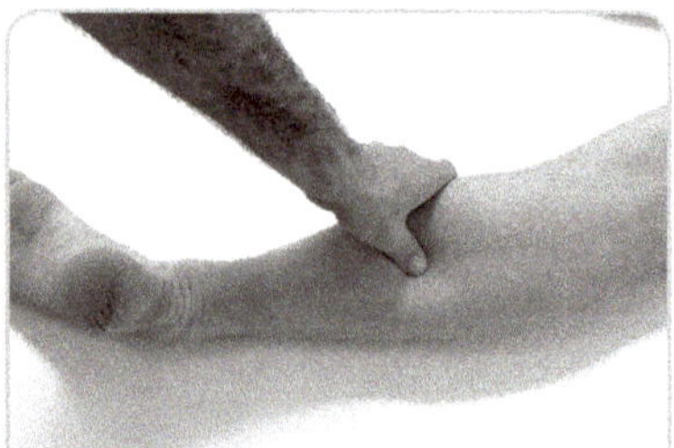
2 Médiane postérieure-2

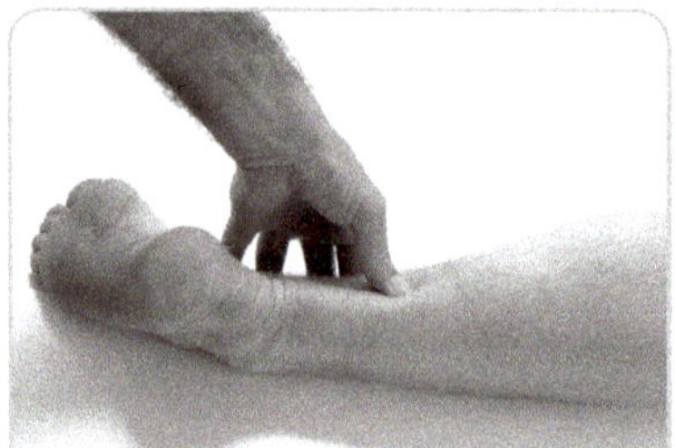
5 2e interne-5

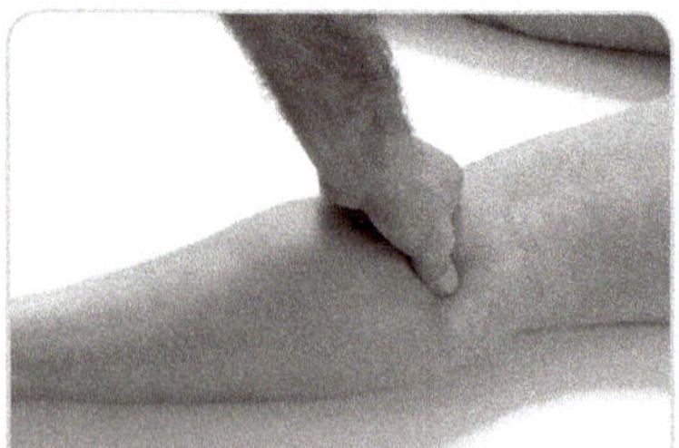
3 Médiane postérieure-3

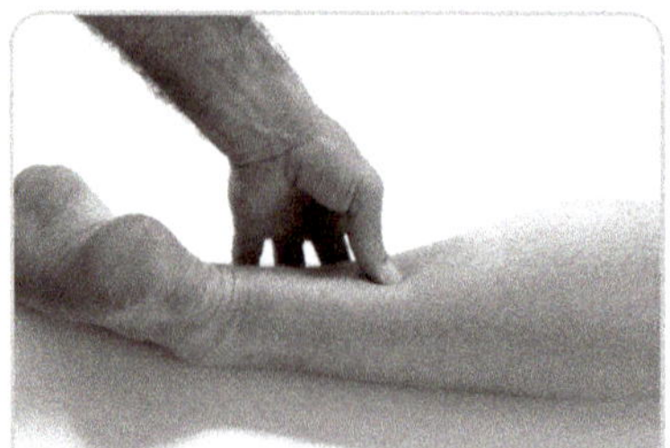
6 2e interne-6

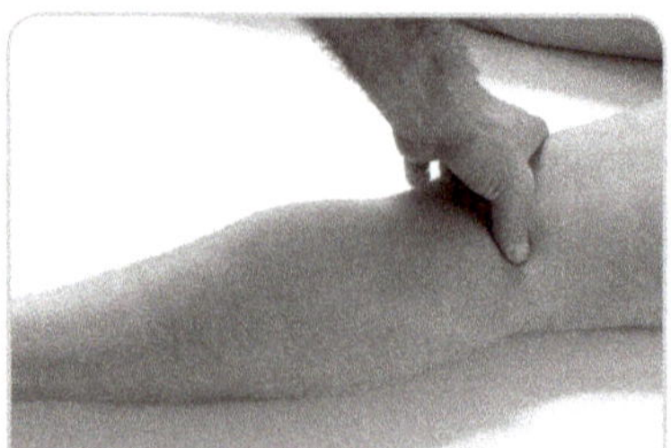
4 Médiane postérieure-4

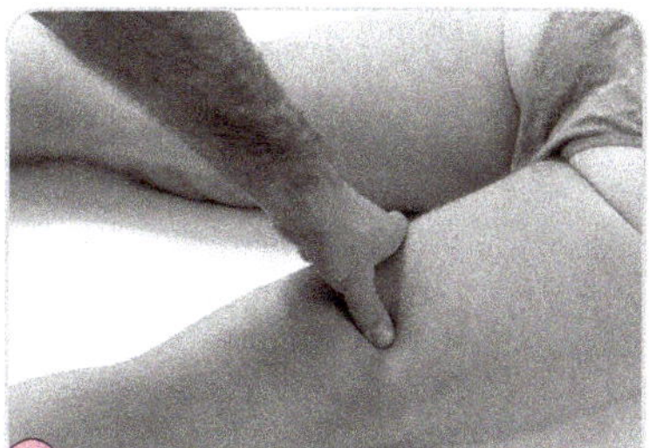
5 Médiane postérieure-5

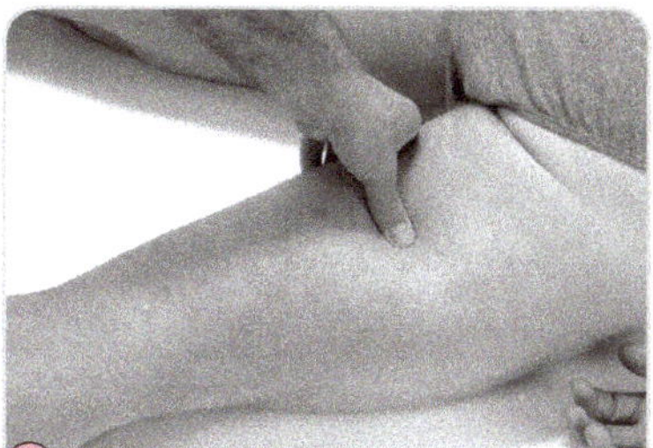
6 Médiane postérieure-6

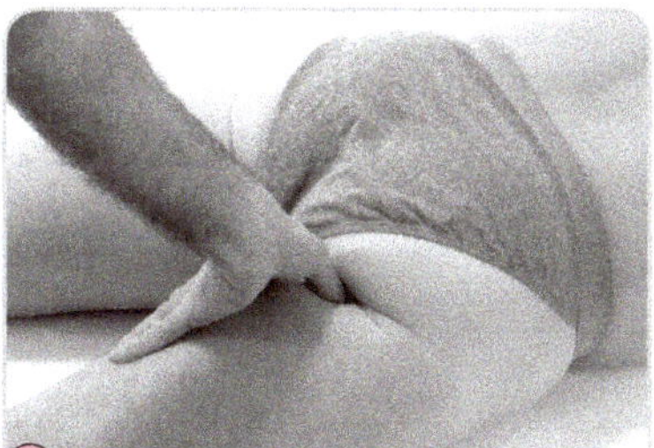
2 Médiane postérieure-7

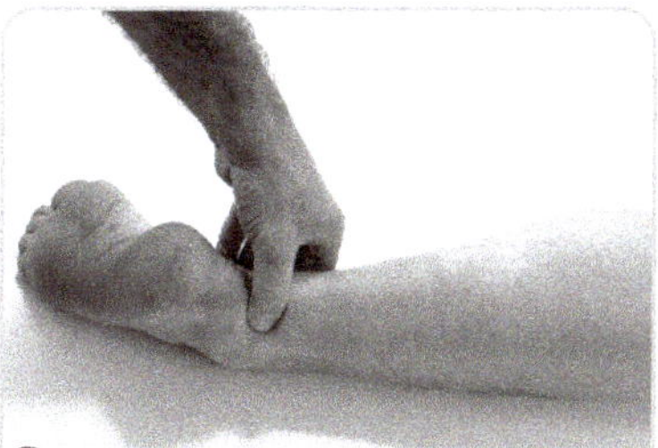
1 2e externe, position côté-1

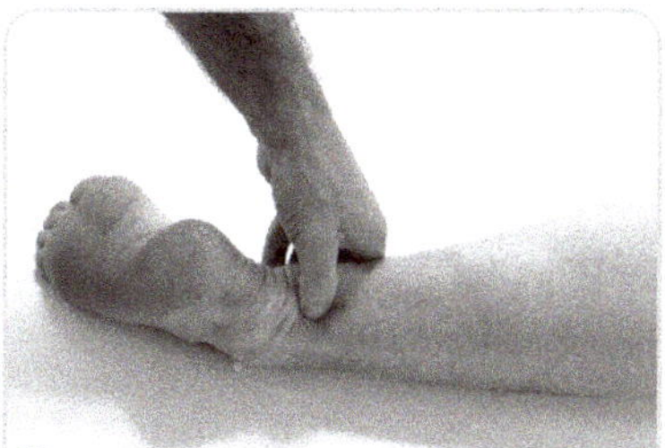
2 2e externe, position côté-2

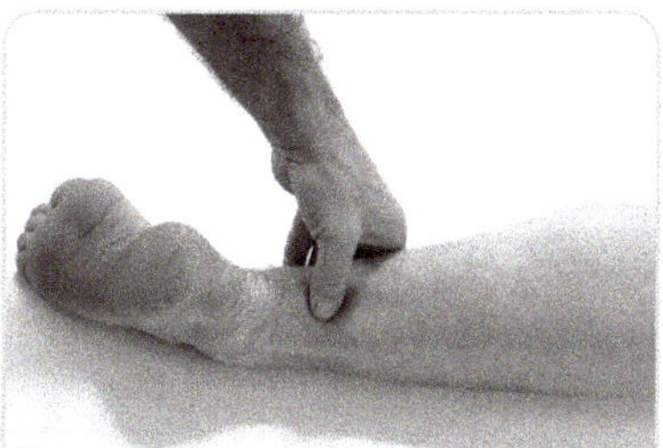
3 2e externe, position côté-3

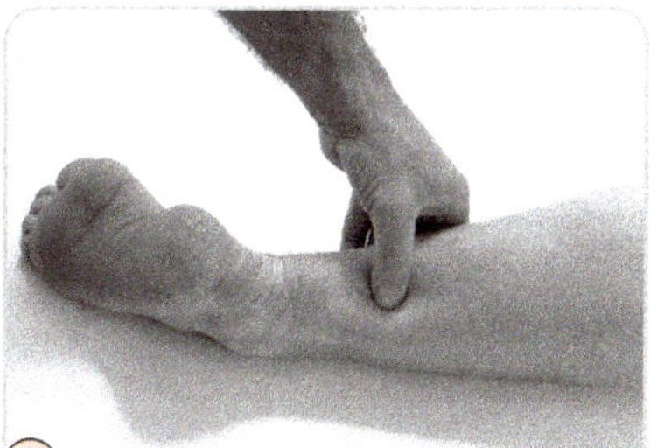
4 2e externe, position côté-4

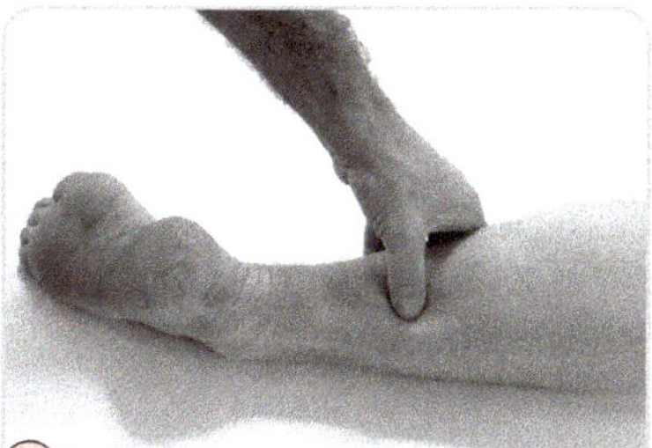
5 2e externe, position côté-5

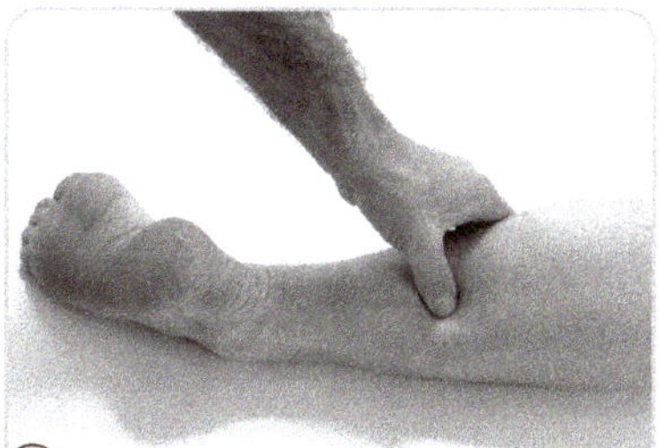
6 2e externe, position côté-6

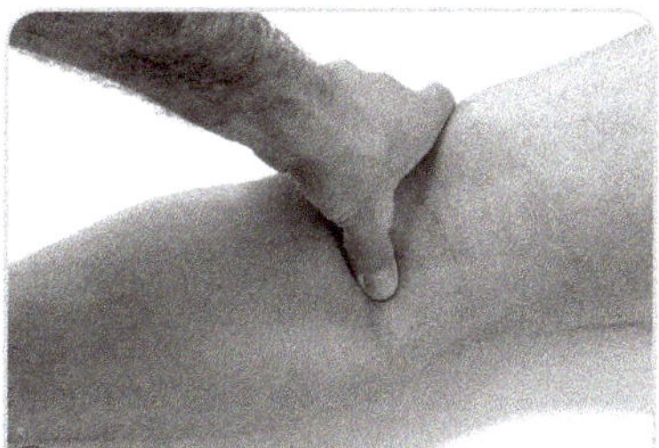
7 2e externe, position côté-7

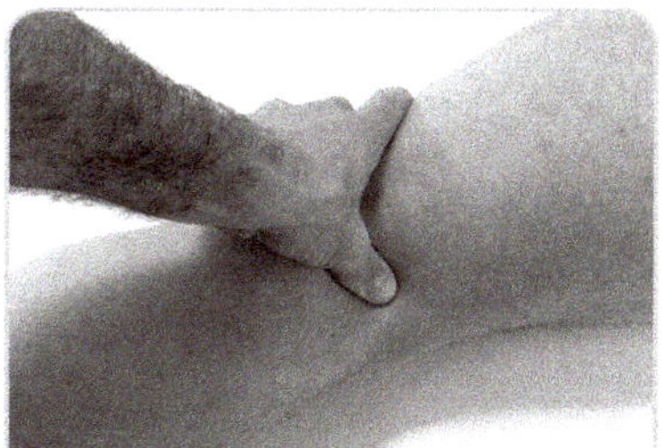
8 2e externe, position côté-8

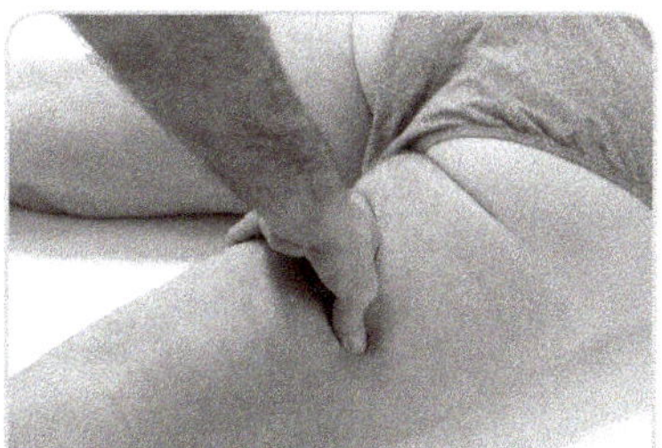
10 2e externe, position côté-10

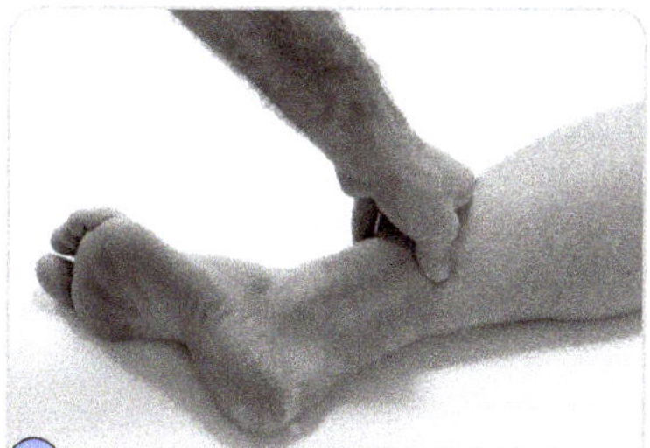
1 1re externe, position côté-1

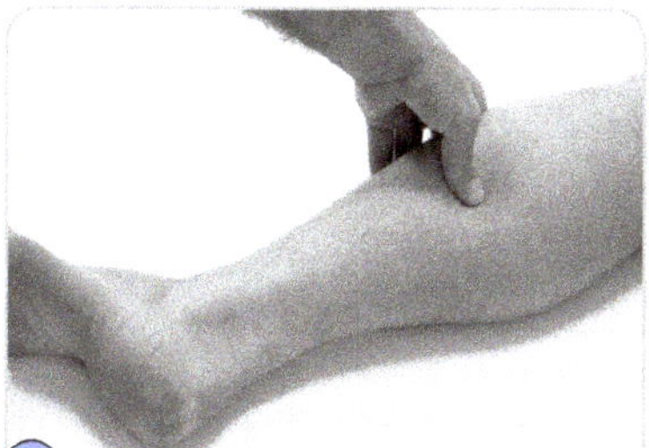
2 1re externe, position côté-2

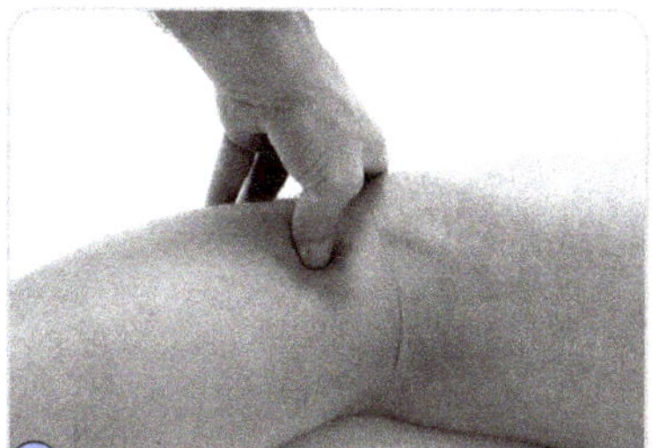
3 1re externe, position côté-3

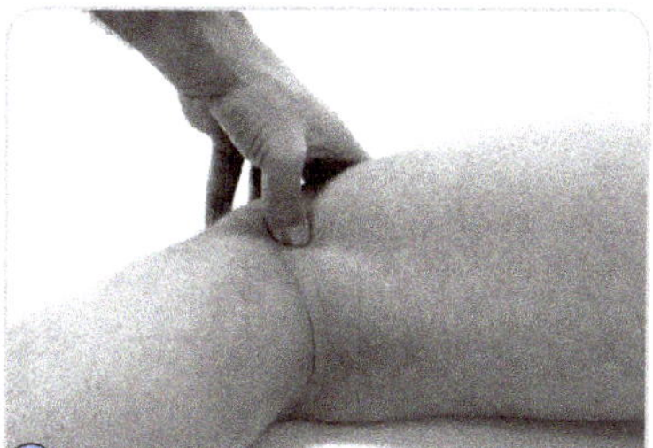
4 1re externe, position côté-4

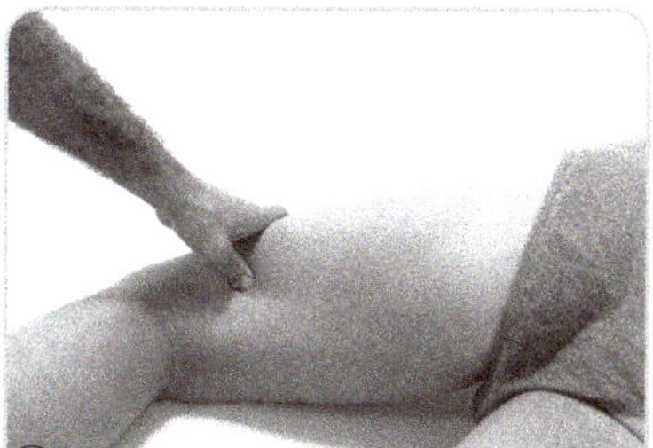
5 1re externe, position côté-5

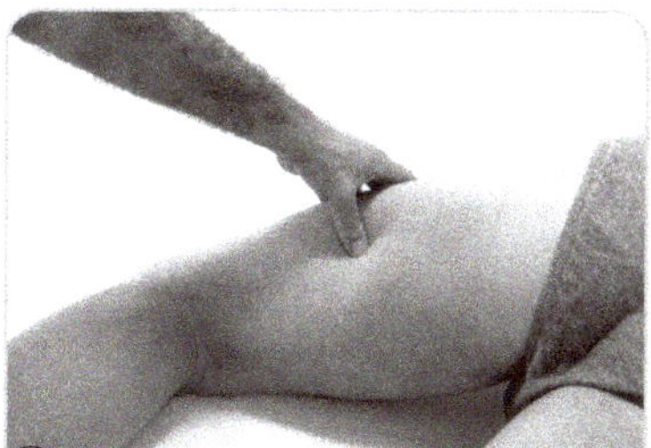
6 1re externe, position côté-6

Hanche et jambe, face latérale

1re ligne externe de la jambe - position couchée sur le dos

4 points de repère pour cette ligne :

1. La dépression entre les deux tendons (long extenseur de l'hallux et long extenseur des orteils) sur la face antérieure de la cheville.
2. Sous le genou, sous la tête du tibia.
3. Au-dessus du genou, sur sa ligne centrale.
4. Sous l'EIAS (Épine Iliaque Antéro Supérieure).

- La ligne commence sur la face antérieure de la cheville dans la dépression entre les tendons de l'extenseur long de l'hallux et de l'extenseur long des orteils, au niveau de la malléole latérale.
- Elle monte en longeant le bord latéral du tibia sur le muscle tibial antérieur jusqu'au genou, sous la tête du tibia.
- Elle continue vers le haut depuis le bord supérieur du genou, à son milieu, le long de la face antérieure de la cuisse sur l'arrondi du droit fémoral, et se termine sous l'EIAS (Épine Iliaque Antéro Supérieure).

2e ligne externe de la jambe - position couchée sur le dos

4 points de repère :

1. Au-dessus de la cheville sur le bord antérieur de la fibula.
2. Sous le genou, en avant de la tête de la fibula.
3. L'angle supérieur latéral du genou.
4. Le bord antérieur du grand trochanter.

- La ligne commence au-dessus de la cheville sur le bord antérieur de la fibula.
- Elle continue dans une dépression sur le bord antérieur de la fibula entre les muscles tibial antérieur et extenseur long des orteils, pour rejoindre le dessous du genou, en avant de la tête de la fibula.
- Elle reprend à l'angle supérieur latéral du genou.
- Elle continue le long d'une petite dépression entre le droit fémoral et le vaste latéral, sur une ligne qui court entre le bord latéral du genou et le bord antérieur du grand trochanter, ou variante, en avant du tractus ilio-tibial.
- Elle se termine à mi-chemin entre le grand trochanter et l'EIAS, entre le droit fémoral et le tenseur des muscles du fascia lata, à l'extrémité latérale d'un pli formé par la hanche, lorsqu'elle est en flexion.

3e ligne externe de la jambe - position couchée sur le dos

4 points de repère :

1. La cheville latérale.
2. La tête de la fibula.
3. Au-dessus du genou sur le tractus ilio-tibial.
4. Le grand trochanter.

- La ligne commence derrière la cheville latérale.
- Elle remonte sur le tendon du long fibulaire et sur la fibula.
- Elle continue sur la face postérieure du muscle qui se trouve sur la fibula (le long fibulaire).
- Elle rejoint ensuite le genou sous la tête de la fibula.
- Elle reprend au-dessus du genou.
- Elle remonte le long du tractus ilio-tibial, jusqu'au trochanter.

1re ligne externe de la jambe - position couchée sur le côté

6 points de repère :

1. La dépression derrière la cheville latérale.
2. Le bord postérieur de la tête de la fibula.
3. Juste au-dessus du genou, dans la dépression derrière le tractus ilio-tibial et en avant du biceps fémoral.
4. Derrière le grand trochanter.
5. Au-dessus du grand trochanter.
6. À mi-chemin entre le grand trochanter et l'EIAS.

- La ligne commence derrière la cheville latérale et court le long du bord postérieur de la fibula entre l'os et le gastrocnémien, avant d'arriver sous le genou, en arrière de la tête de la fibula.
- Elle continue vers le haut, au-dessus du genou, en arrière du tractus ilio-tibial.
- Elle continue ensuite le long du bord postérieur du tractus ilio-tibial.
- Elle grimpe sur la fesse, derrière le grand trochanter, l'enroule par le haut, et se termine devant lui, sur la face antérieure, à l'extrémité latérale d'un pli formé par la hanche lorsqu'elle est en flexion (quand le genou est rapproché vers le ventre), à mi-chemin entre le grand trochanter et l'EIAS.

2e ligne externe de la jambe - position couchée sur le côté

5 points de repère :

1. Le bord latéral du tendon d'Achille, au niveau de la malléole latérale.
2. Le bord latéral du creux derrière le genou, en dedans du tendon du biceps fémoral.
3. Sous la fesse sur le chef latéral du biceps fémoral (ischio-jambier).
4. Sur la fesse dans une dépression entre l'ischion et le grand trochanter.
5. Le bord latéral du sacrum, au niveau de S3 et S4.

- Cette ligne commence au-dessus du talon sur le bord latéral du talon d'Achille.
- Elle court vers le haut, entre le milieu du mollet et la fibula, sur le chef latéral du gastrocnémien.
- Elle rejoint ensuite l'extrémité latérale du pli derrière le genou.
- Elle remonte dans une dépression qui suit le bord postérieur du muscle vaste latéral et le bord antérieur du biceps fémoral.
- Elle grimpe sur la fesse puis traverse la dépression entre l'ischion et le grand trochanter.
- Elle se termine sur le bord latéral du sacrum, au niveau de S3 et S4.

Ligne médiane postérieure de la jambe

5 points de repère :

1. Le bord latéral du tendon d'Achille, au niveau de la malléole latérale.
2. Le bord latéral du creux derrière le genou, en dedans du tendon du biceps fémoral.
3. Sous la fesse sur le chef latéral du biceps fémoral (ischio-jambier).
4. Sur la fesse dans une dépression entre l'ischion et le grand trochanter.
5. Le bord latéral du sacrum, au niveau de S3 et S4.

- Cette ligne part du talon, passe sur le bord latéral du talon d'Achille, puis sur le milieu du mollet (gastrocnémien).
- Elle rejoint le milieu du creux derrière le genou, à mi-chemin entre les tendons du biceps fémoral et du semi-tendineux.
- Elle continue vers le haut dans une dépression au milieu des ischio-jambiers, entre le biceps fémoral et le semi-tendineux.
- Elle se termine au pli des fesses sous la tubérosité ischiatique.

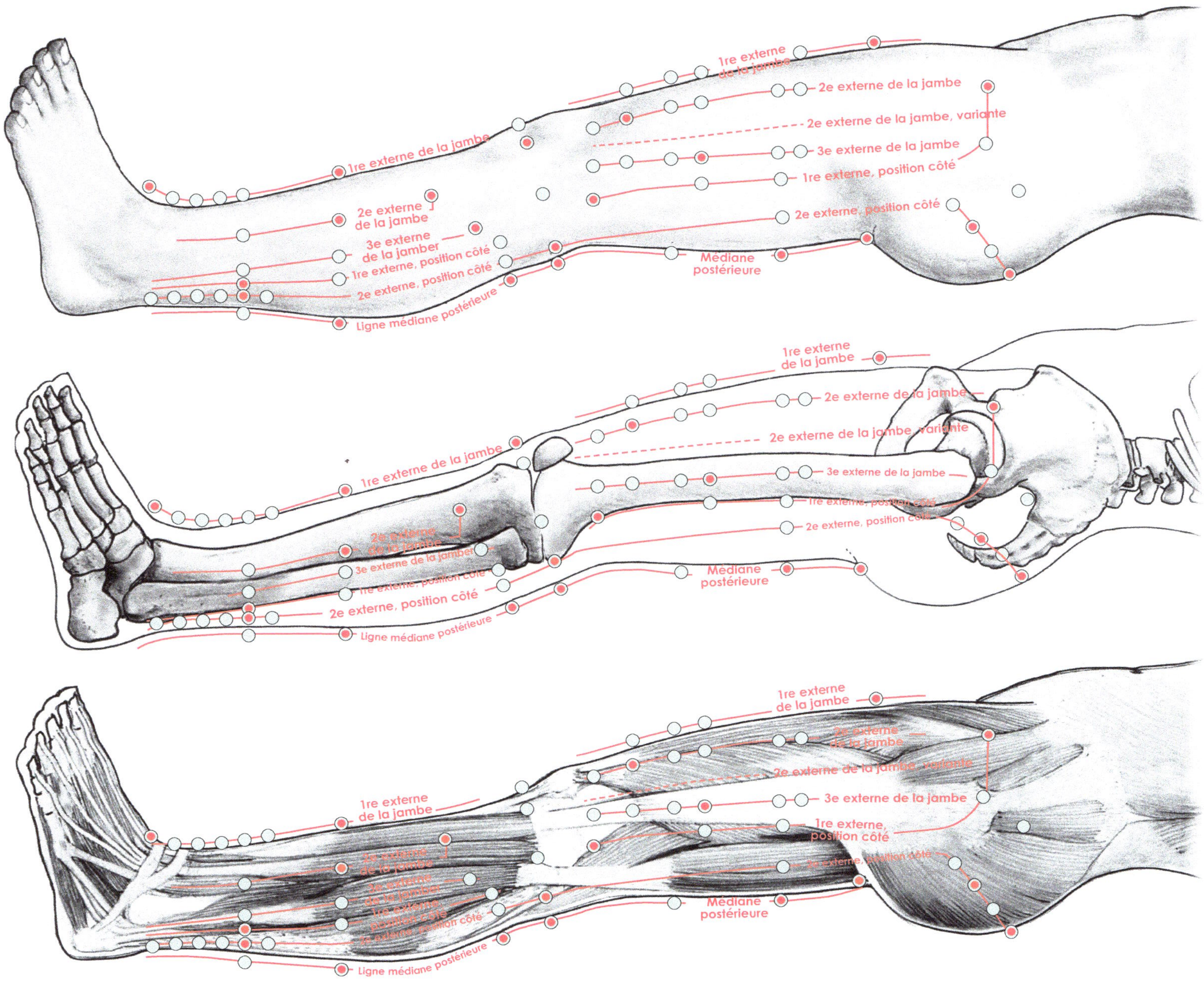
1re externe de la jambe
2e externe de la jambe
2e externe de la jambe, variante
3e externe de la jambe
1re externe, position côté
2e externe, position côté
Médiane postérieure
1re externe de la jambe
2e externe de la jambe
3e externe de la jamber
1re externe, position côté
2e externe, position côté
Ligne médiane postérieure
1re externe de la jambe
2e externe de la jambe
2e externe de la jambe, variante
3e externe de la jambe
1re externe, position côté
2e externe, position côté
Médiane postérieure
1re externe de la jambe
2e externe de la jambe
3e externe de la jamber
1re externe, position côté
2e externe, position côté
Ligne médiane postérieure
1re externe de la jambe
2e externe de la jambe
2e externe de la jambe, variante
3e externe de la jambe
1re externe, position côté
2e externe, position côté
Médiane postérieure
1re externe de la jambe
2e externe de la jambe
3e externe de la jambe
1re externe, position côté
2e externe, position côté
Ligne médiane postérieure

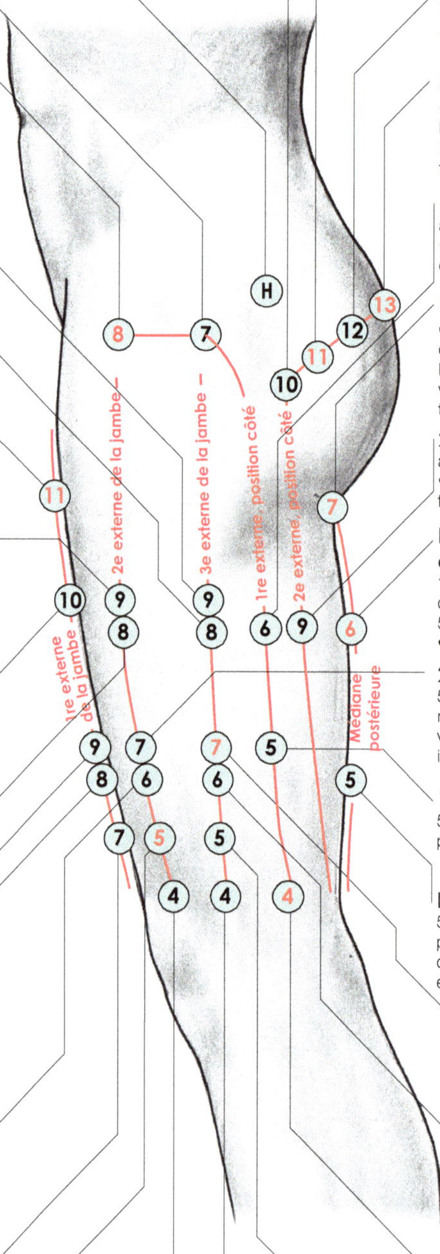

Hanche
sur une ligne à mi-chemin entre le grand trochanter et l'EIPS (épine iliaque postéro supérieure) • 3 doigts au-dessus du grand trochanter, et 2 ou 3 doigts en arrière, vers le sacrum, sur le moyen glutéal

1re ligne externe, position de côté-7
au-dessus de la proéminence du grand trochanter

1re ligne externe, position de côté-8 (VE-29)
un point sensible qui irradie vers le bas • à mi-chemin sur une ligne reliant le grand trochanter à l'EIAS • au bord latéral du pli formé par la hanche quand elle est en flexion, lorsque votre patient approche son genou vers le ventre • sur la face antérieure du tenseur du fascia lata

3e ligne externe de la jambe-9
10 doigts au-dessus du genou sur le tractus ilio-tibial • à mi-chemin entre le genou et le grand trochanter quand la jambe est pliée

3e ligne externe de la jambe-8
9 doigts au-dessus du genou sur le tractus ilio-tibial • à mi-chemin entre le genou et la proéminence du grand trochanter

1e ligne externe de la jambe-11 (ST-31)
5 doigts en-dessous de l'EIAS (l'Épine Iliaque Antéro Supérieure) • sur une ligne reliant le milieu du bord supérieur de la patella à l'EIAS • sur le muscle droit fémoral

2e ligne externe de la jambe-9
10 doigts au-dessus de la patella • à mi-chemin entre l'angle supérieur latéral de la patella et la proéminence du grand trochanter quand la jambe est pliée • entre le droit fémoral et le vaste latéral • ou, variante : juste avant le tractus ilio-tibial

1re ligne externe de la jambe-10
10 doigts au-dessus du milieu du bord supérieur de la patella • à mi-chemin sur une ligne reliant le milieu du bord supérieur de la patella à l'EIAS • sur le muscle droit fémoral

2e ligne externe de la jambe-8
9 doigts au-dessus de la patella • à mi-chemin entre la patella et la proéminence du grand trochanter, quand la jambe est droite • entre le droit fémoral et le vaste latéral • ou, variante : juste avant le tractus ilio-tibial

1re ligne externe de la jambe-9
5 doigts au-dessus du milieu du bord supérieur de la patella • sur le muscle droit fémoral

1e ligne externe de la jambe-8
4 doigts au-dessus du milieu du bord supérieur de la patella • sur le muscle droit fémoral

2e ligne externe de la jambe-6
4 doigts au-dessus de la patella • dans une légère dépression, entre le droit fémoral et le vaste latéral • ou, variante : juste avant le tractus ilio-tibial

1re ligne externe, position de côté-7
2 doigts au-dessus de la proéminence du grand trochanter • sur le muscle droit fémoral

2e ligne externe de la jambe-5 (ES-34)
2 doigts au-dessus de la patella • dans une légère dépression, entre le droit fémoral et le vaste latéral • ou, variante : juste avant le tractus ilio-tibial

2e ligne externe de la jambe-4
au-dessus du coin latéral supérieur de la patella • sur le tendon du vaste latéral • avant le tractus ilio-tibial

3e ligne externe de la jambe-4
juste au-dessus du bord latéral du genou sur le tractus ilio-tibial

2e ligne externe, position de côté-10
1 doigt en-dessous du point "2e ligne externe, côté-11" • sur le muscle piriforme

2e ligne externe, position de côté-11 (VB-30)
1 doigt en-dessous du point "2e ligne externe, côté-12" • "au 1/3 du chemin entre le grand trochanter et le haut du coccyx

2e ligne externe, position de côté-12
1 doigt en-dessous du point "2e ligne externe, côté-13" • sur le muscle piriforme

2e ligne externe, position de côté-13 (VE-29)
bord latéral du sacrum • au niveau de S3,4 • à l'horizontale d'une ligne qui court au-dessus du grand trochanter

1re ligne externe, position de côté-6
à mi-chemin entre le genou et le grand trochanter • sur le bord postérieur du tractus ilio-tibial, sur l'os du fémur

Ligne médiane postérieure de la jambe-7 (VE-36)
dans une dépression au milieu du pli fessier • sur la ligne centrale des muscles ischio-jambiers • presser vers l'intérieur et vers le haut, en direction de la tubérosité ischiatique

2e ligne externe, position de côté-9
à mi-chemin entre le genou et le grand trochanter • dans une dépression sur le chef latéral du biceps fémoral

Ligne médiane postérieure de la jambe-6 (VE-37)
10 doigts au-dessus du pli du genou, directement au-dessus du point "Médiane postérieure de la jambe - 5" • dans une dépression au milieu de l'ischio-jambier • entre le biceps fémoral et le semi-tendineux

2e ligne externe de la jambe-7
5 doigts au-dessus de la patella • dans une mince dépression entre le droit fémoral et le vaste latéral • ou, variante : juste avant le tractus ilio-tibial

1re ligne externe, position de côté-5
5 doigts au-dessus du genou • sur le bord postérieur du tractus ilio-tibial, sur l'os du fémur

Ligne médiane postérieure de la jambe-5
5 doigts au-dessus du genou, juste au-dessus du point "Médiane postérieure de la jambe-4"• dans une dépression au milieu des muscles ischio-jambiers • entre le biceps fémoral et le semi-tendineux

3e ligne externe de la jambe-7 (VB-31)
5 doigts au-dessus du genou sur le tractus ilio-tibial • au 1/4 du chemin entre le genou et le grand trochanter quand la jambe est pliée

3e ligne externe de la jambe-6
4 doigts au-dessus du bord latéral du genou sur le tractus ilio-tibial • au 1/4 du chemin entre le genou et le grand trochanter

1re ligne externe, position de côté-4 (VB-33)
juste au-dessus du genou • à l'horizontale du bord supérieur de la patella • entre le tendon du biceps fémoral et le fémur • presser en direction de l'os

3e ligne externe de la jambe-5
2 doigts au-dessus du bord latéral du genou sur le tractus ilio-tibial

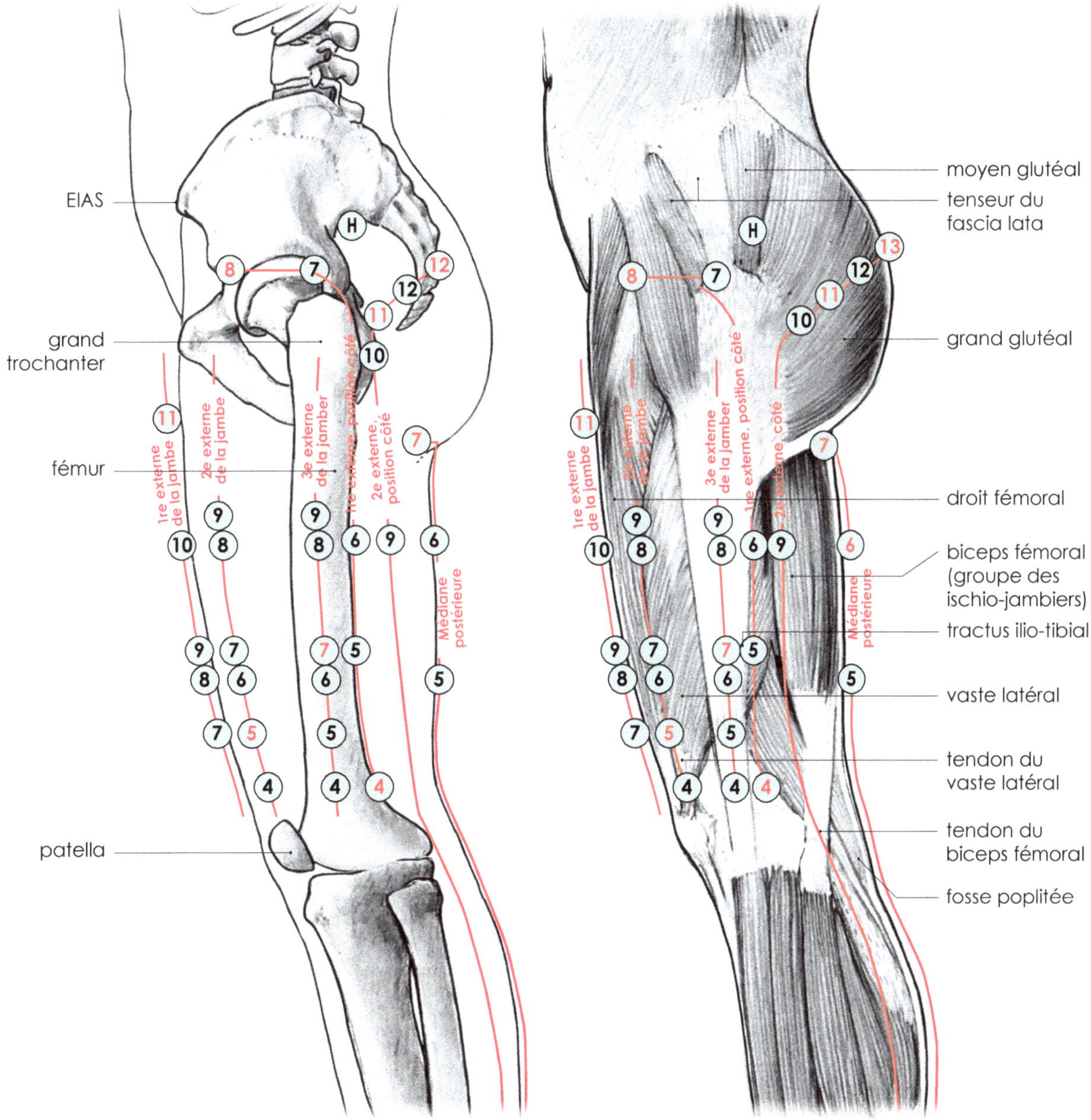

En raison d'une erreur d'illustration, les points 10, 11, 12 et 13 ne sont pas situés de la même manière sur la hanche, dans ces deux dessins. Pour trouver les points sur le corps, il faut se fier à la description textuelle.

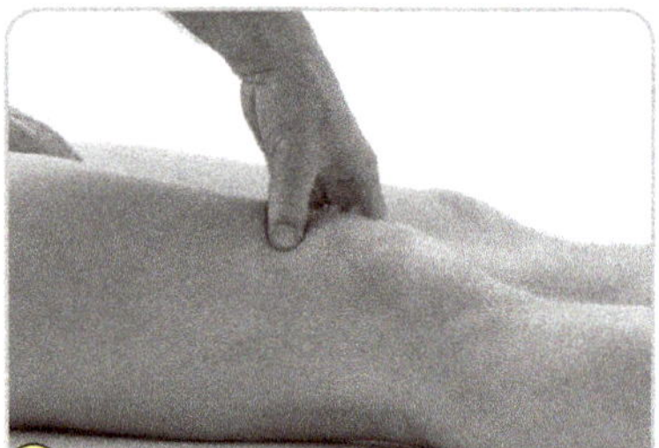
7 1re externe-7

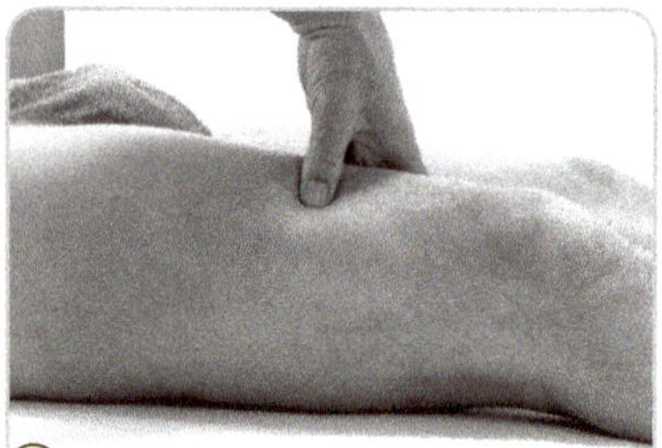
8 1re externe-8

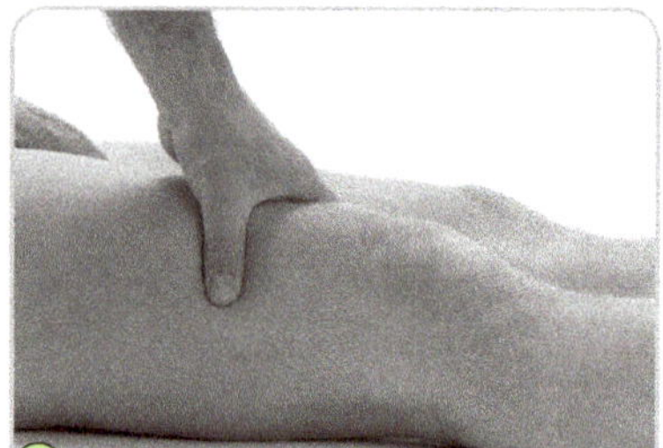
6 2e externe-6

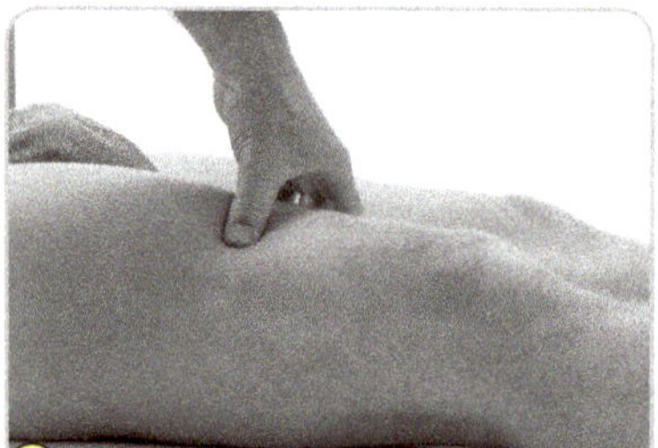
9 1re externe-9

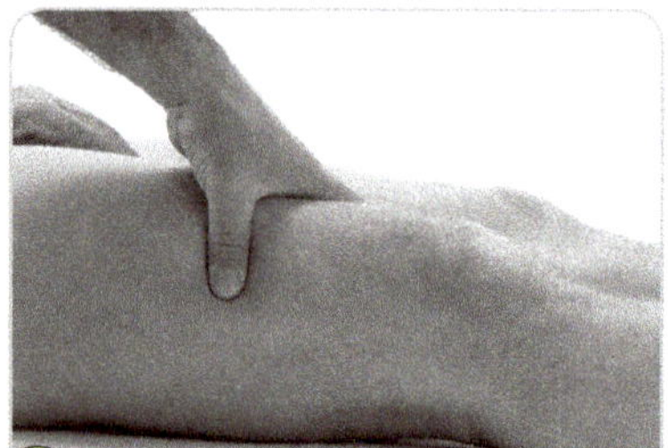
7 2e externe-7

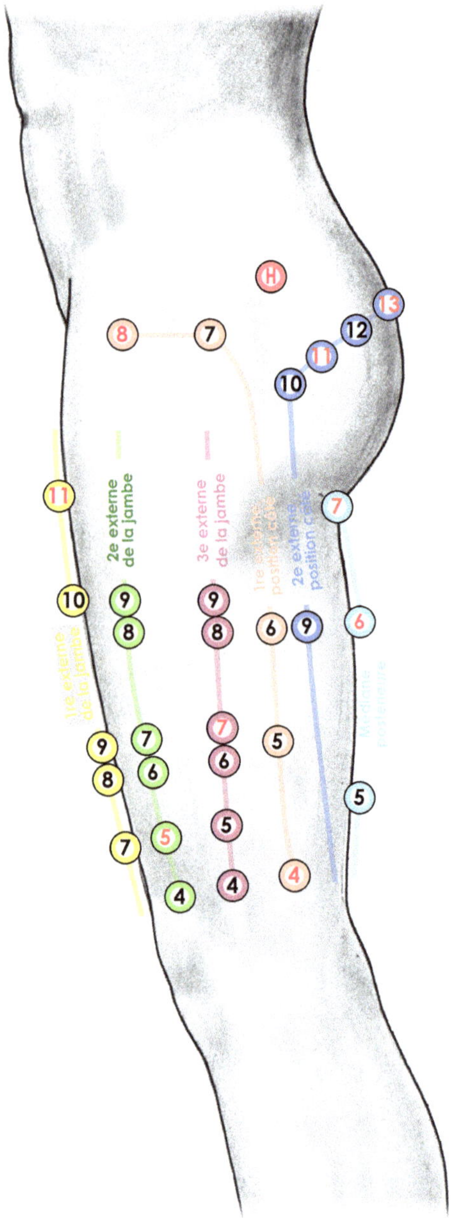

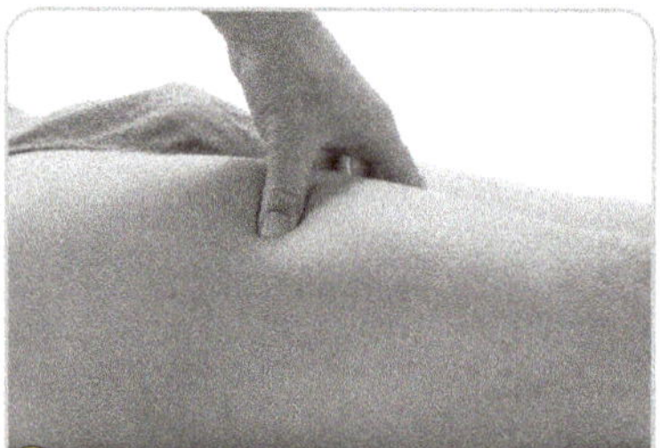
10 1re externe-10

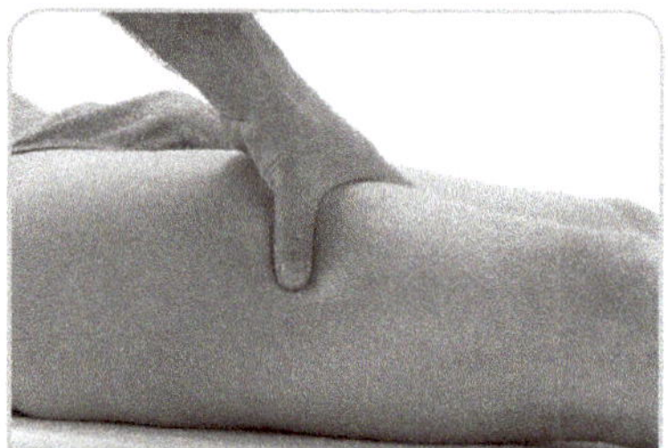
8 2e externe-8

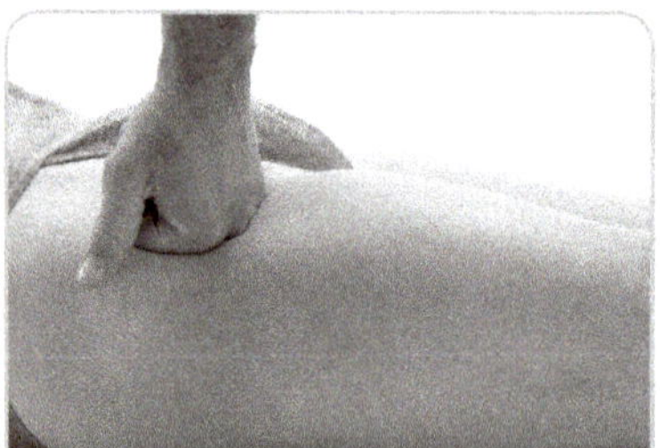
11 1re externe-11

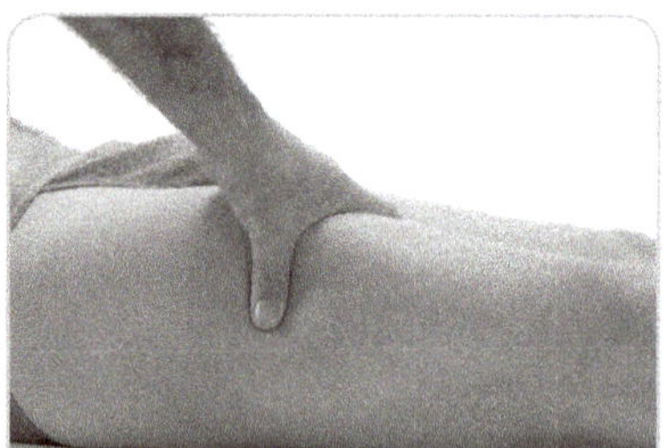
9 2e externe-9

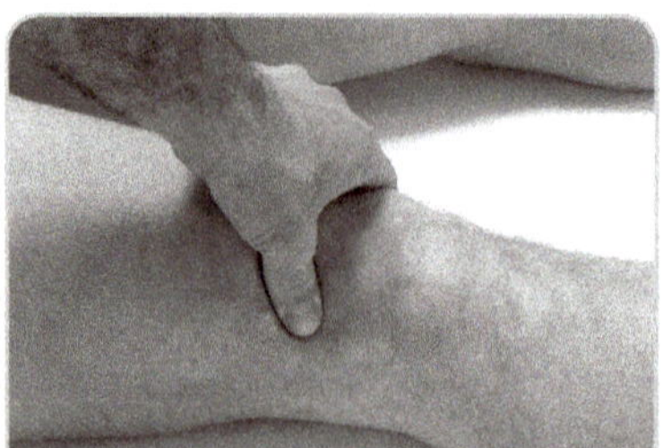
4 2e externe-4

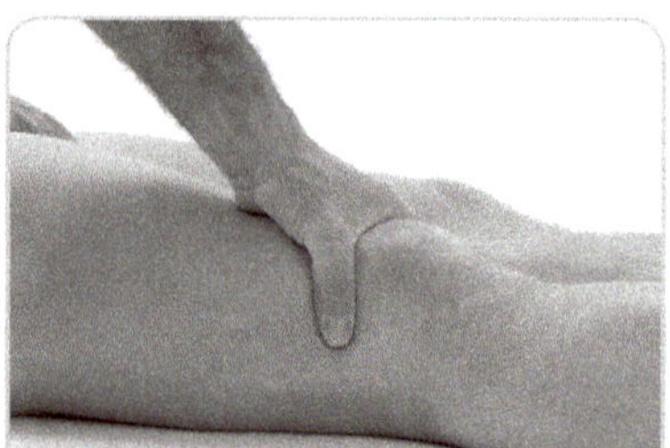
4 3e externe-4

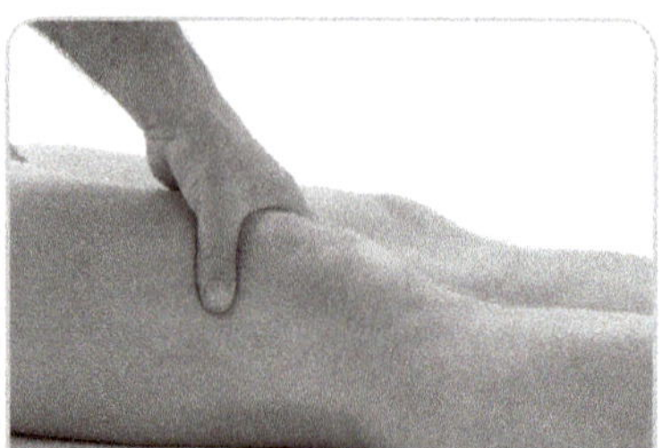
5 2e externe-5

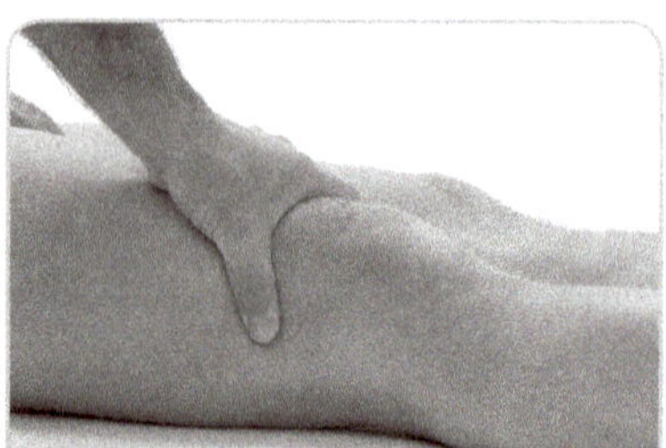
5 3e externe-5

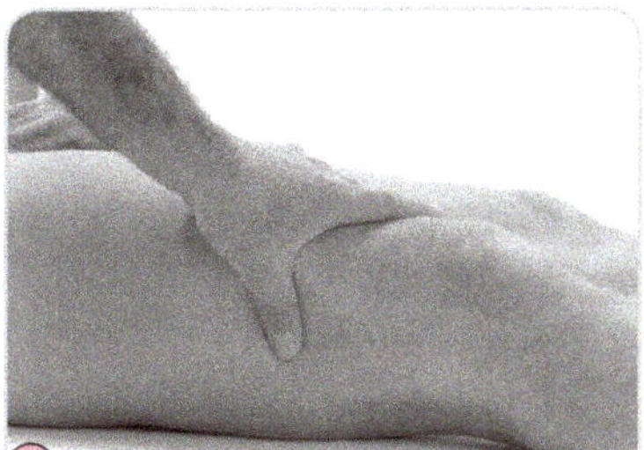
6 3e externe-6

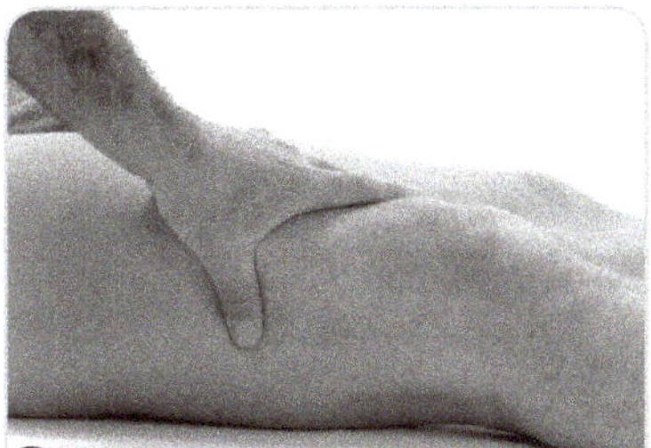
7 3e externe-7

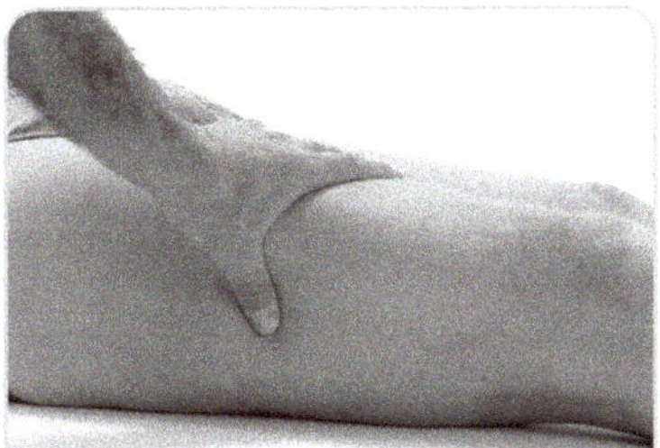
8 3e externe-8

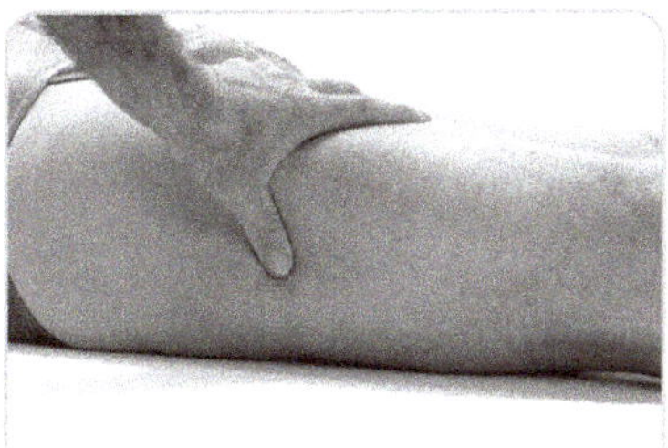
9 3e externe-9

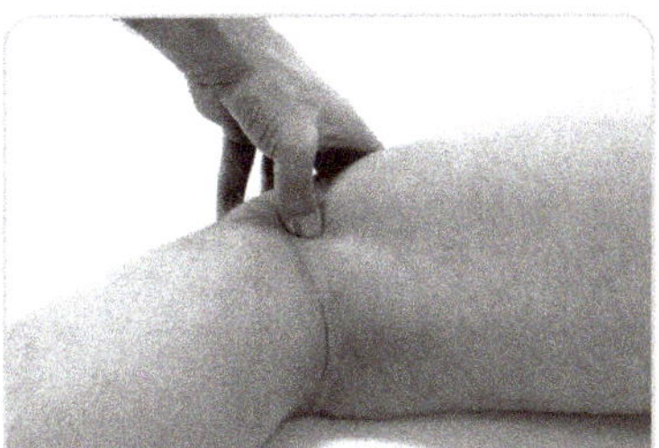
4 1re externe, position côté-4

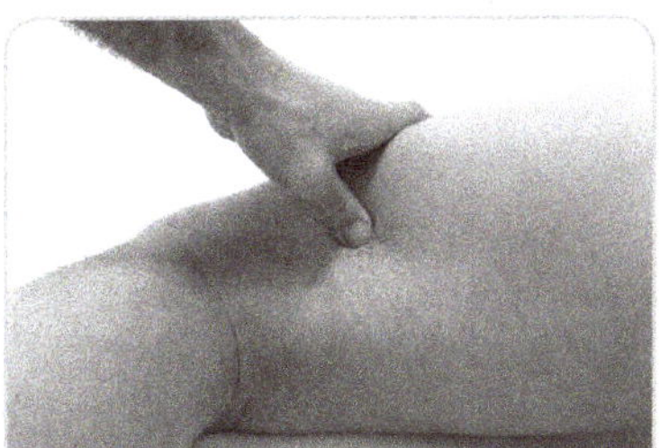
5 1re externe, position côté-5

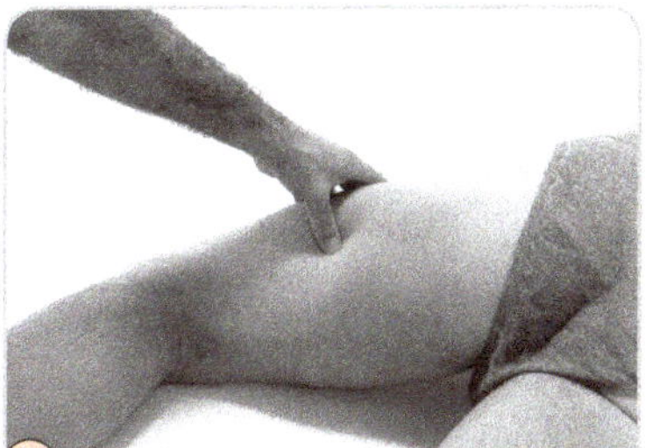
6 1re externe, position côté-6

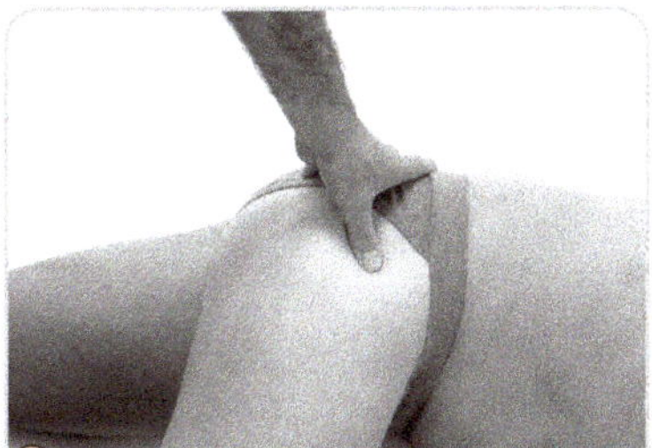
7 1re externe, position côté-7

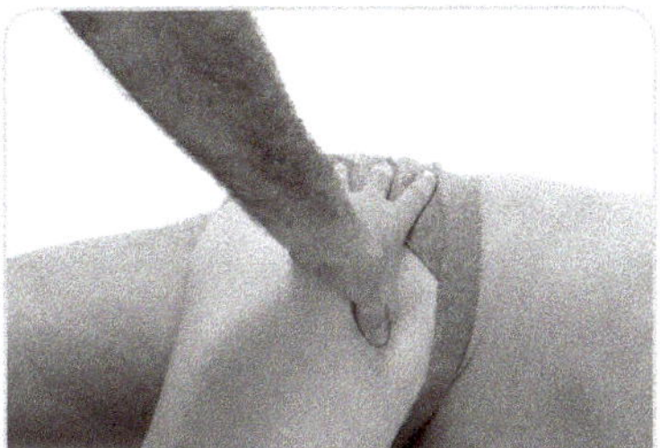
8 1re externe, position côté-8

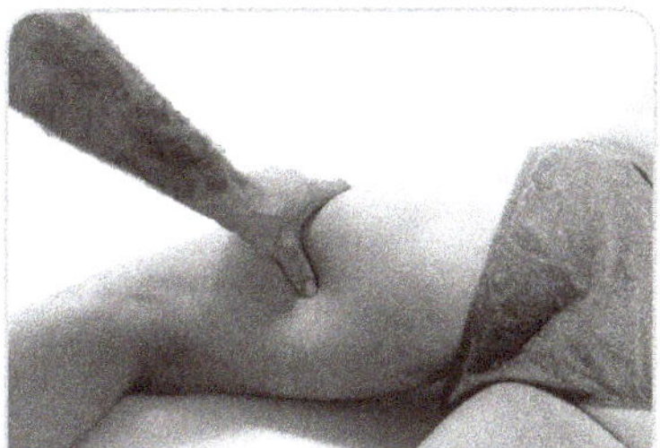
9 2e externe, position côté-9

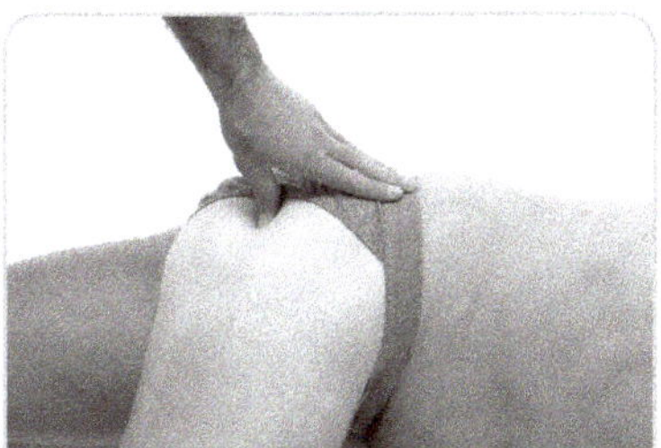
10 2e externe, position côté-10

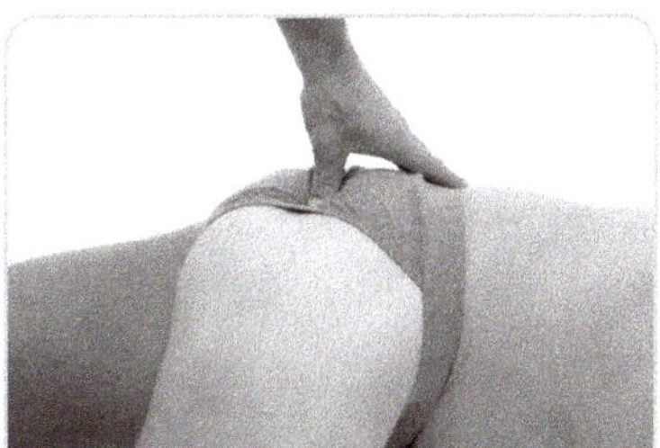
11 2e externe, position côté-11

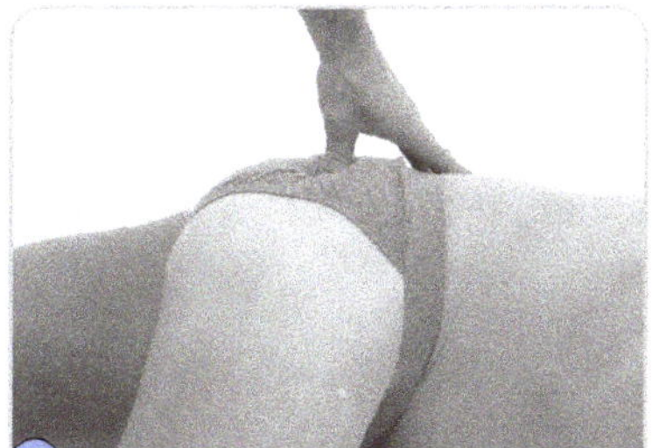
12 2e externe, position côté-12

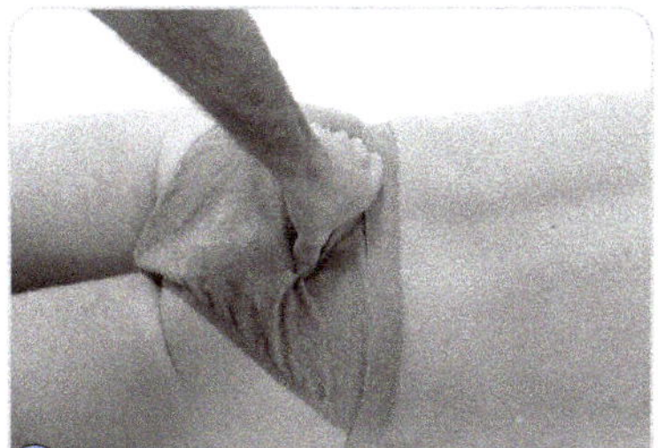
13 2e externe, position côté-13

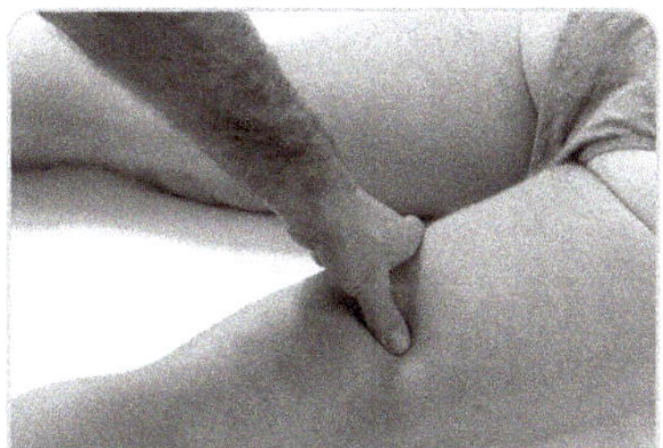
5 Médiane postérieure-5

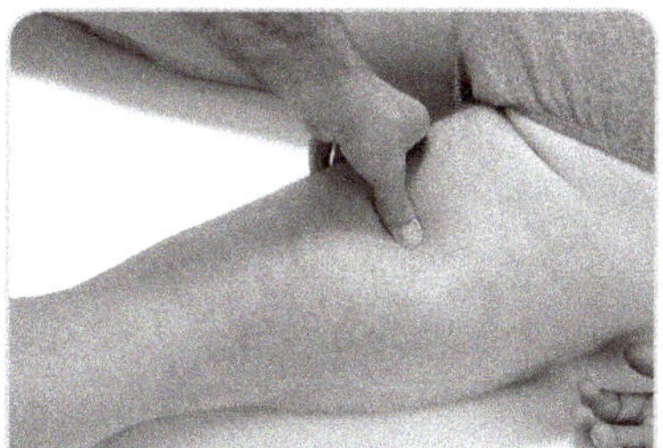
6 Médiane postérieure-6

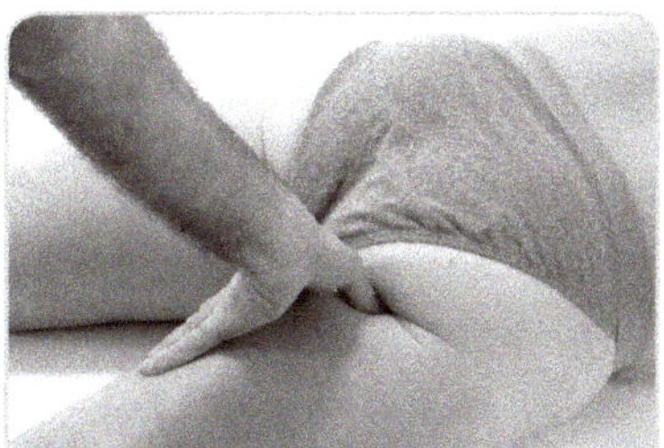
7 Médiane postérieure-7

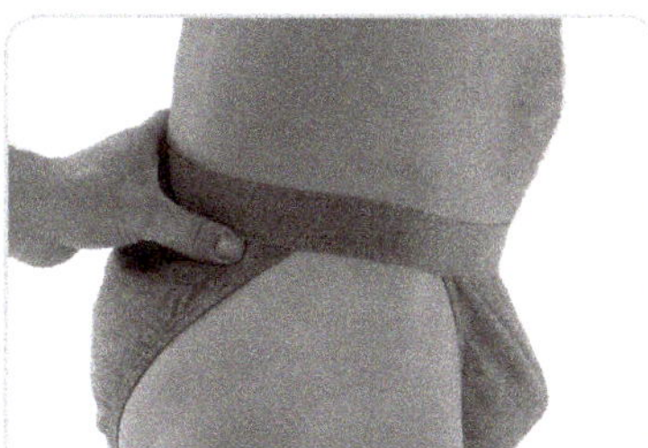
H Hanche

Articulation du genou latéral
Exactement sur l'articulation du genou latéral • à l'horizontale du bord inférieur du genou • dans une mince dépression entre le fémur et le tibia -le trou de l'articulation

3e ligne externe de la jambe-3 zone VB-34)
1 doigt en arrière de VB-34 • 3 doigts en-dessous de la patella, sous la tête de la fibula, le long du muscle long fibulaire

2e ligne externe de la jambe-3 (ES-36)
4 doigts sous le bord inférieur de la patella • sur le muscle tibial antérieur, environ 1 doigt en dehors de la crête tibiale • irradie dans le pied

Œil du genou latéral (ES-35)
1 doigt en-dessous du genou, dans le creux latéral formé par le genou lorsqu'il est en flexion

Œil du genou médian
juste en-dessous du genou, dans l'axe de sa ligne médiane • à mi-chemin entre les 2 "yeux" du genou, sur le ligament patellaire

2e ligne externe de la jambe-2 (ES-40)
à mi-chemin entre le genou et la cheville • dans une dépression en avant de l'os de la fibula entre les deux muscles -long fibulaire et tibial antérieur

1re ligne externe de la jambe-6 (ES-38)
à mi-chemin entre la cheville et le genou sur le bord latéral du tibia • presser sur le muscle tibial antérieur, près de l'os

2e ligne externe de la jambe-1 (VB-38)
4 doigts au-dessus de la malléole latérale • 1 doigt en avant de la fibula • si le point est pressé trop près de la fibule il peut irradier des picotements douloureux dans le pied

1re ligne externe de la jambe-5
au-dessus du point "1re ligne externe de la jambe-4" • 3 doigts au-dessus de la malléole latérale • en dehors du bord latéral du tibia • presser sur le muscle tibial antérieur, près de l'os

1re ligne externe de la jambe-4
au-dessus du point "1re ligne externe de la jambe-3" • 2 doigts au-dessus de la malléole latérale • en dehors du bord latéral du tibia • presser sur le muscle tibial antérieur, près de l'os

1re ligne externe de la jambe-3
au-dessus du point "1re ligne externe de la jambe-2" • 1 doigt au-dessus de la malléole latérale • en dehors du bord latéral du tibia • presser sur le muscle tibial antérieur, près de l'os

1re ligne externe de la jambe-2
au-dessus du point "1re ligne externe de la jambe-1" • au-dessus du bord supérieur de la malléole latérale • en dehors du bord latéral du tibia • presser sur le muscle tibial antérieur, près de l'os

1re ligne externe de la jambe-1 (ST-41)
dans une dépression à la jonction entre le dos du pied et la jambe • entre les deux tendons extenseur long de l'hallux et extenseur long des orteils • à la hauteur de la malléole latérale

3e ligne externe de la jambe-2
à mi-chemin entre la cheville et le genou sur le tendon du long fibulaire • faire rouler le tendon vers le haut, vers l'os de la fibula

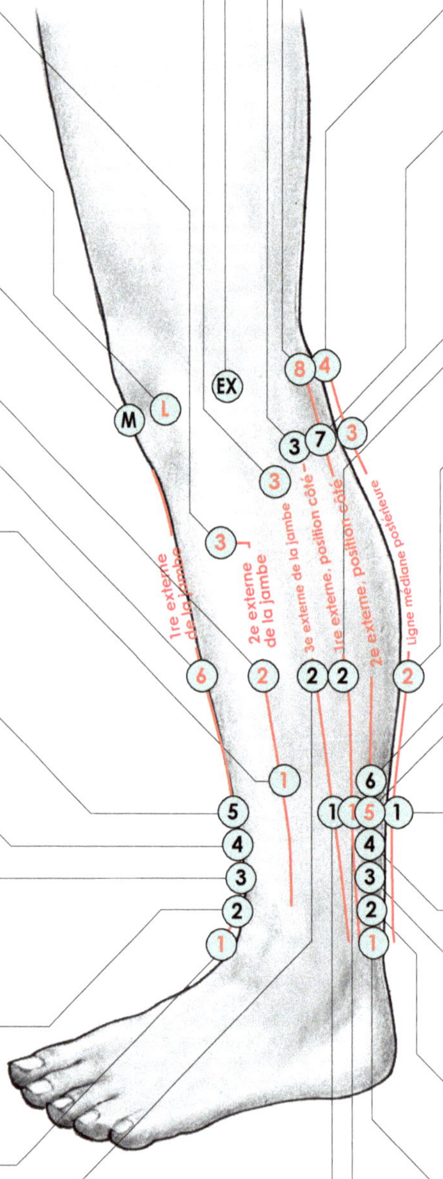

3e ligne externe de la jambe-1
3 doigts au-dessus de la proéminence de la malléole latérale • sur le tendon du long fibulaire • faire rouler le tendon vers le haut, vers l'os de la fibula

1re ligne externe, position de côté-3
2 doigts en-dessous du genou • un point sensible sur le bord postérieur de la tête de la fibula

2e ligne externe, position de côté-8 (VE-39)
dans le creux derrière le genou, à l'extrémité latérale du pli • dans une dépression en dedans du tendon du biceps fémoral • ne presser que sur une jambe pliée

Ligne médiane postérieure de la jambe-4 (VE-40)
au milieu du creux derrière le genou • à mi-chemin entre les tendons du biceps fémoral et du semi-tendineux • ne presser que sur une jambe pliée

2e ligne externe, position de côté-7
2 doigts en-dessous du creux derrière le genou • au niveau du point "médiane postérieure de la jambe - 3" • 1 doigt en dehors de la ligne médiane postérieure de la jambe

Ligne médiane postérieure de la jambe-3 (VE-55)
au milieu du muscle du mollet • 2 doigts en-dessous du pli du genou • juste en-dessous d'un tissu musculaire légèrement dur

1re ligne externe, position de côté-2
à mi-chemin entre la cheville et le genou, dans une dépression entre la fibula et le muscle du mollet (gastrocnémien)

Ligne médiane postérieure de la jambe-2 (VE-57)
au milieu du muscle du mollet • à mi-chemin entre le pli du genou et la cheville • sous le muscle gastrocnémien, dans une dépression formée quand le muscle est contracté sur la jonction musculo-tendineuse

2e ligne externe, position de côté-6
sur la face latérale du tendon d'Achille • au-dessus du point "2e ligne externe, position de côté - 5" • 4 doigts au-dessus de la malléole latérale

2e ligne externe, position de côté-5 (VE-59)
sur la face latérale du tendon d'Achille • au-dessus du point "2e ligne externe, position de côté - 4" • 3 doigts au-dessus de la malléole latérale

Ligne médiane postérieure de la jambe-1
sur le tendon d'Achille • 4 doigts au-dessus du talon, ou 3 doigts au-dessus de la cheville

2e ligne externe, position de côté-4
sur la bord latéral du tendon d'Achille • au-dessus du point "2e ligne externe, position de côté -3" • 2 doigts au-dessus de la malléole latérale

2e ligne externe, position de côté-3
sur la bord latéral du tendon d'Achille • au-dessus du point "2e ligne externe, position de côté -2" • 1 doigt au-dessus de la malléole latérale

2e ligne externe, position de côté-2
sur la bord latéral du tendon d'Achille • au-dessus du point "2e ligne externe, position de côté -1" • au-dessus de la malléole latérale

2e ligne externe, position de côté-1 (VE-60)
sur la bord latéral du tendon d'Achille • au niveau de la malléole latérale

1re ligne externe, position de côté-1 (VB-39)
3 doigts au-dessus de la proéminence de la malléole latérale, dans une dépression entre l'os de la fibula et le tendon d'Achille • presser vers l'os

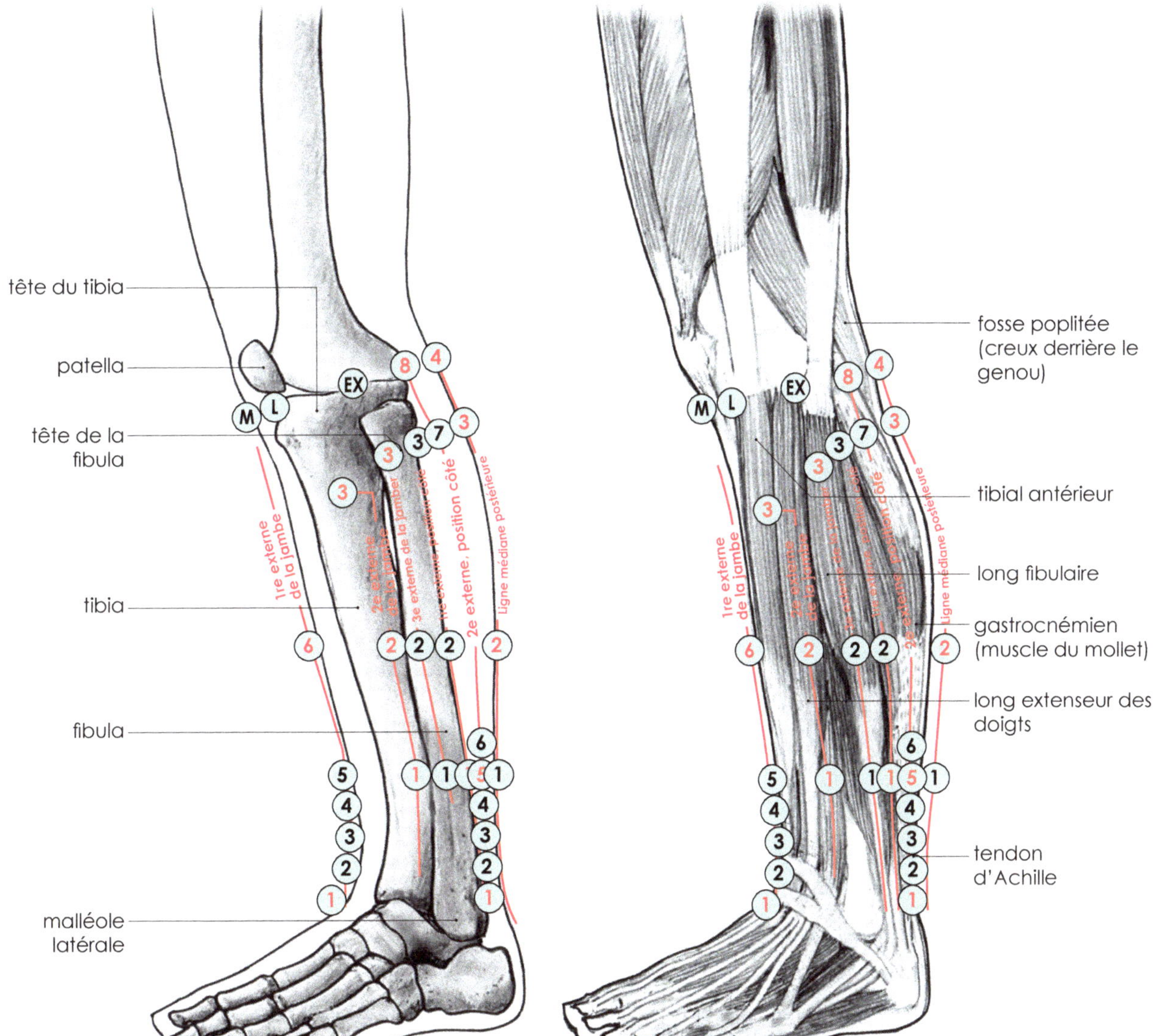
tête du tibia
patella
tête de la fibula
tibia
fibula
malléole latérale
1re externe de la jambe
2e externe de la jambe
3e externe de la jambe
2e externe, position côté
ligne médiane postérieure
EX
M
L
fosse poplitée (creux derrière le genou)
tibial antérieur
long fibulaire
gastrocnémien (muscle du mollet)
long extenseur des doigts
tendon d'Achille

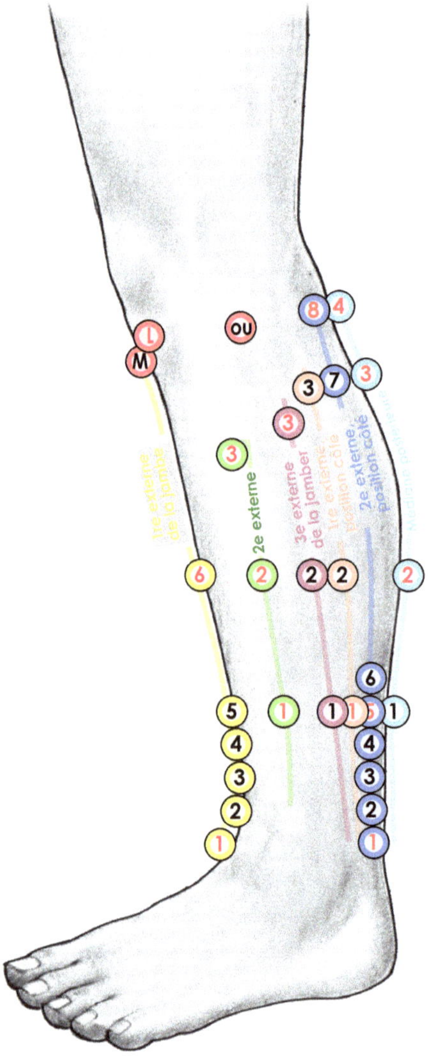

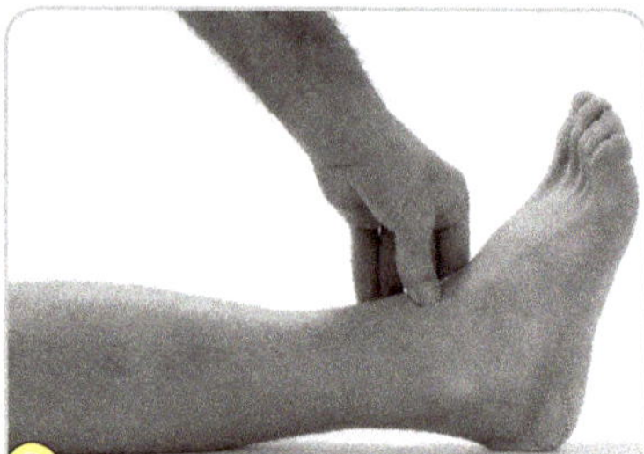
(1) 1re externe-1

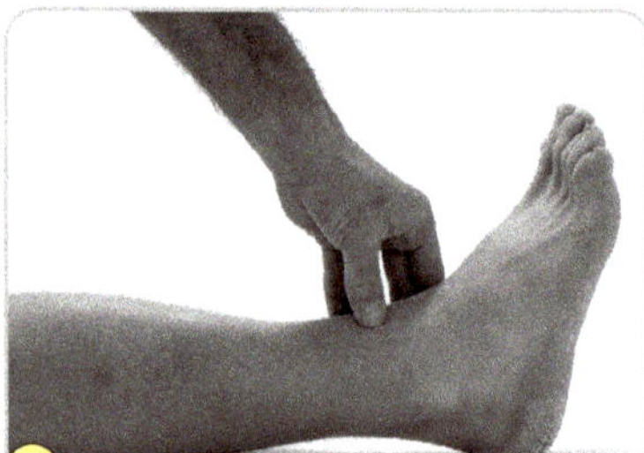
(2) 1re externe-2

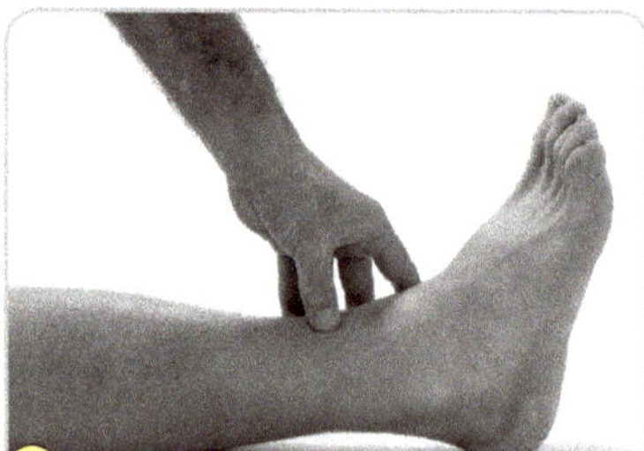
(3) 1re externe-3

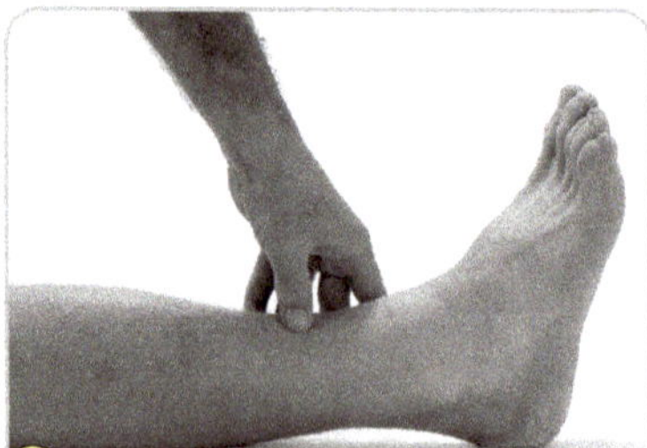
(4) 1re externe-4

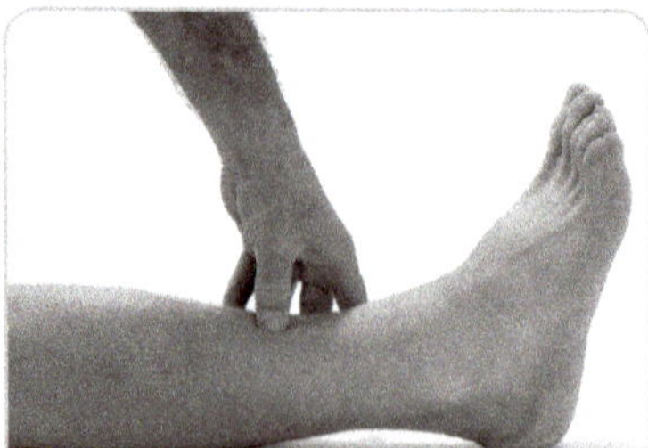
(5) 1re externe-5

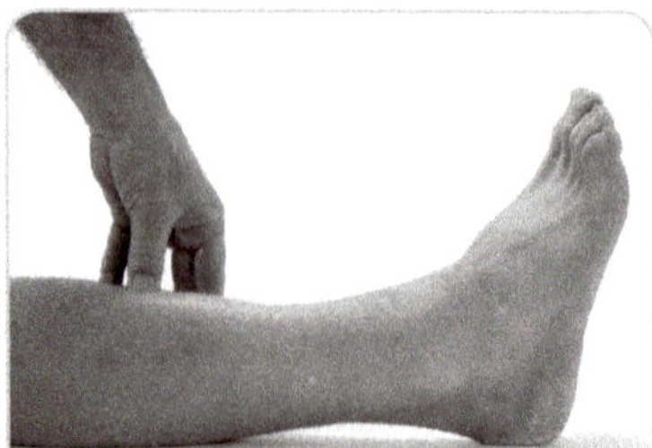
(6) 1re externe-6

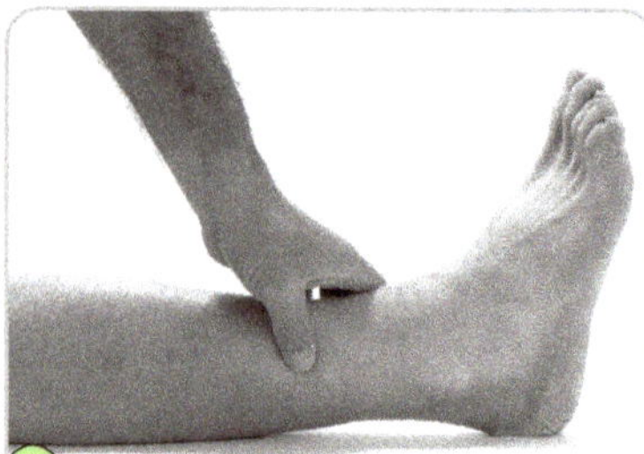
(1) 2e externe-1

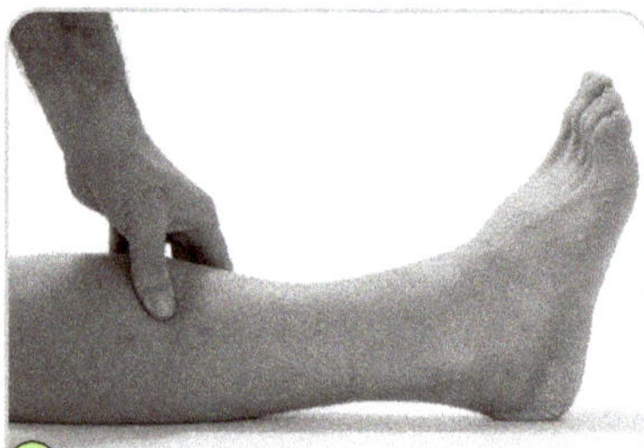
(2) 2e externe-2

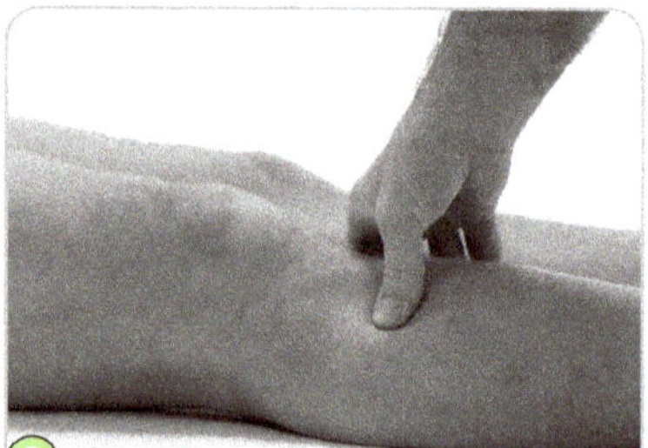
(3) 2e externe-3

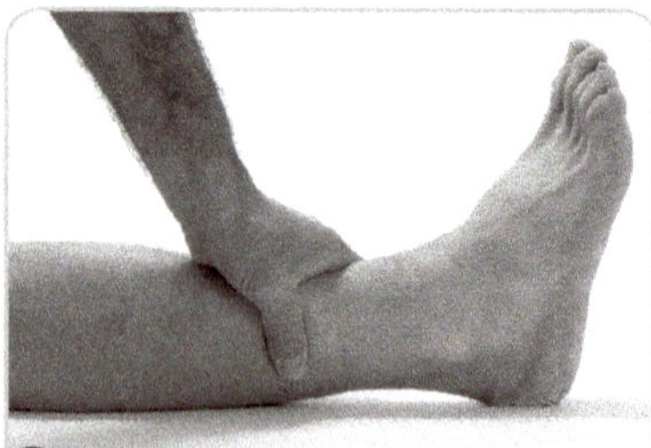
(1) 3e externe-1

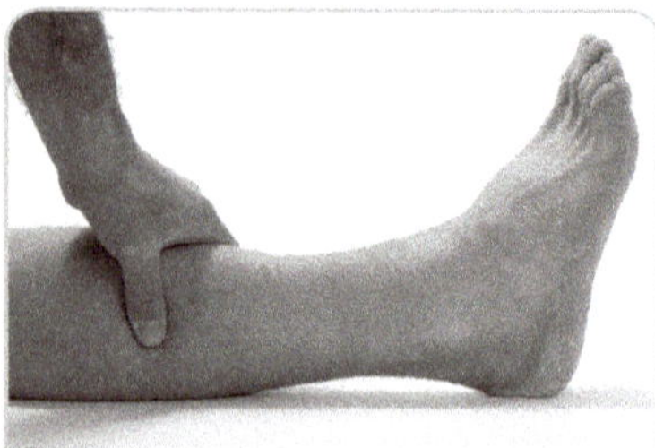
(2) 3e externe-2

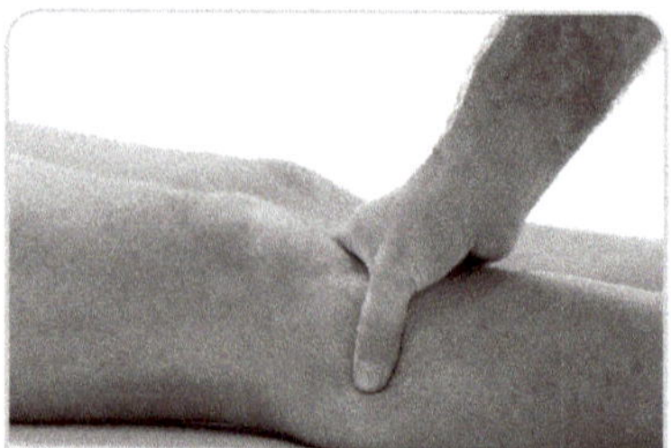
(3) 3e externe-3

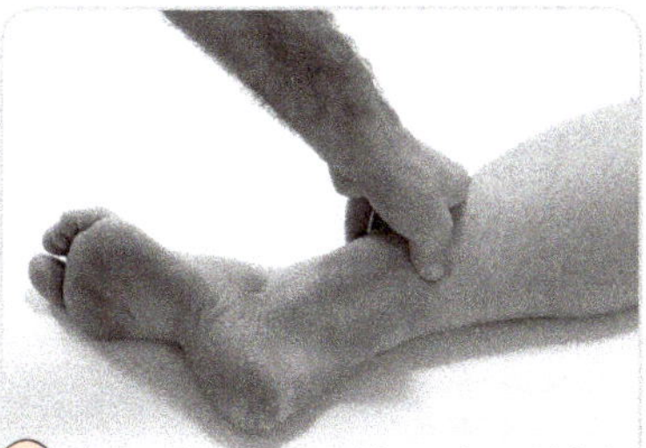
1 1re externe, position de côté-1

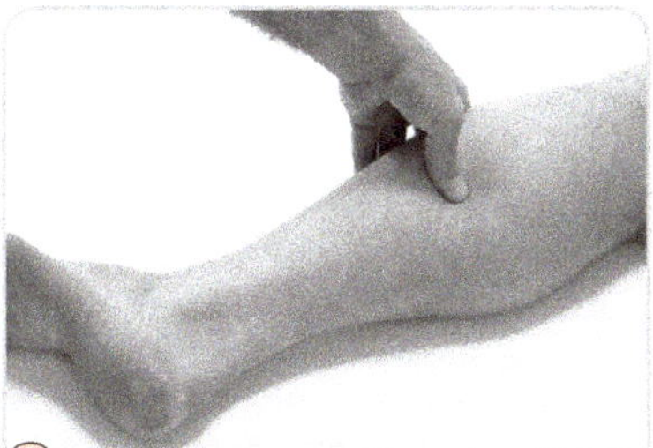
2 1re externe, position de côté-2

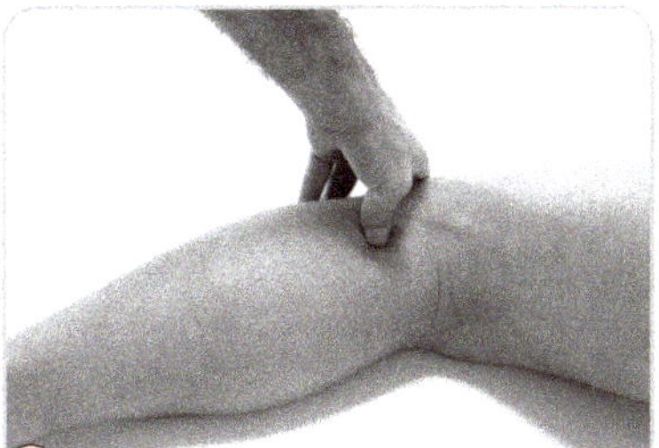
3 1re externe, position de côté-3

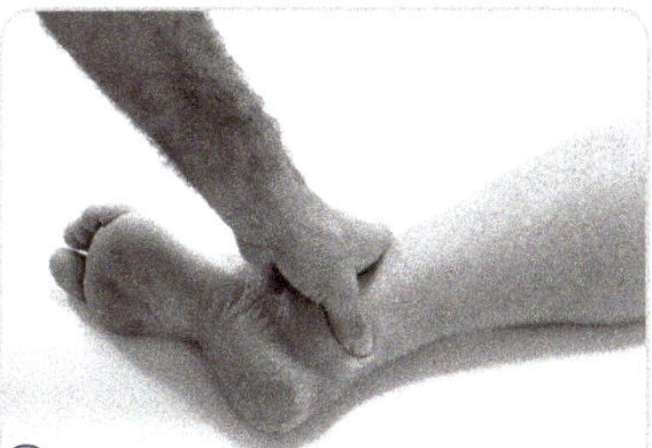
1 2e externe, position de côté-1

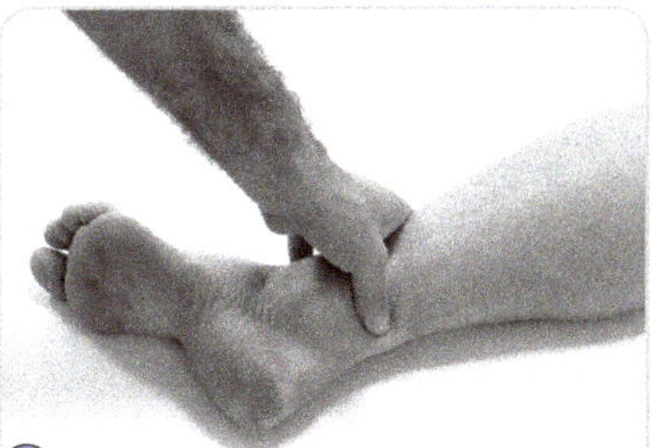
2 2e externe, position de côté-2

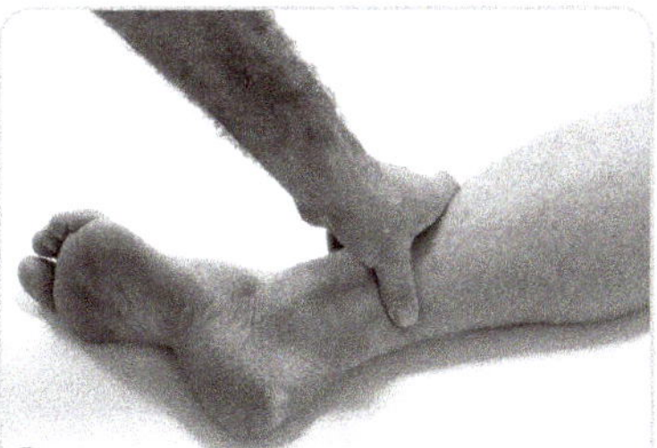
3 2e externe, position de côté-3

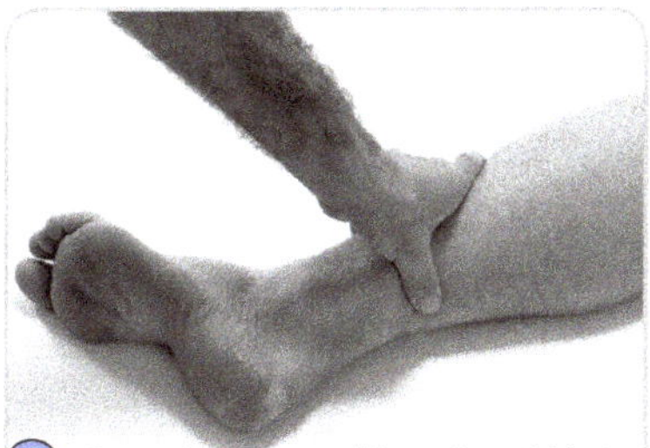
4 2e externe, position de côté-4

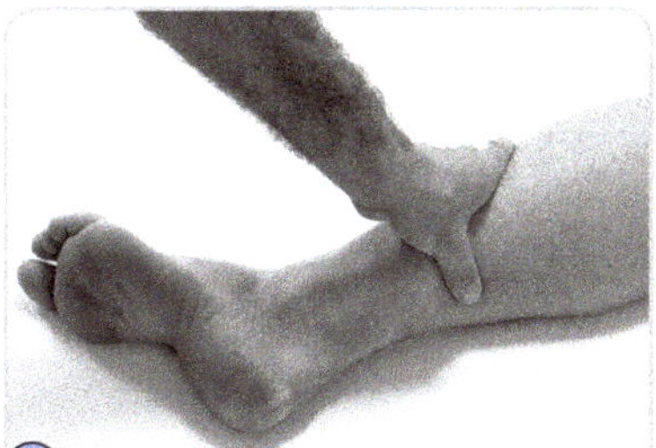
5 2e externe, position de côtén-5

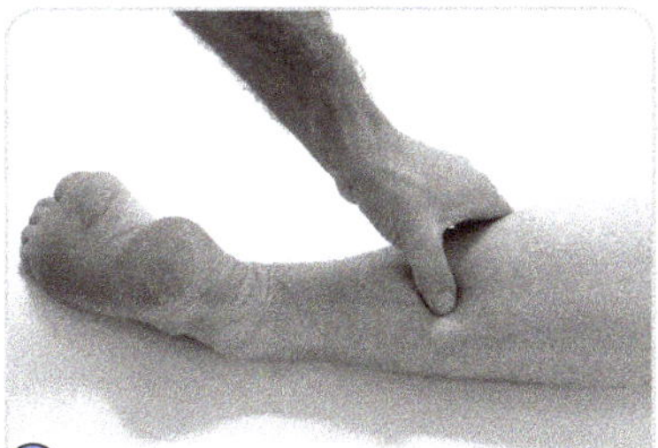
6 2e externe, position de côté-6

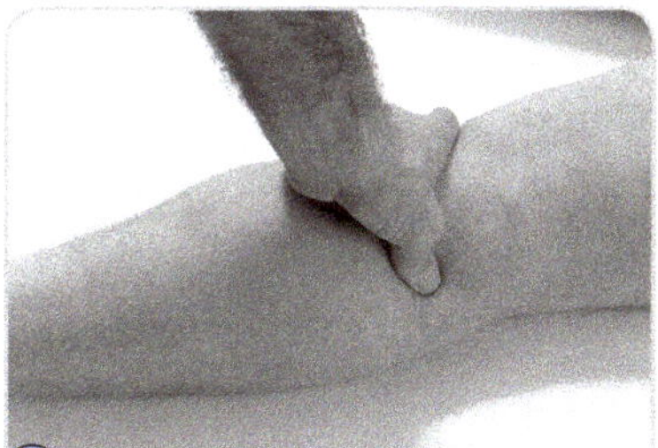
7 2e externe, position de côté-7

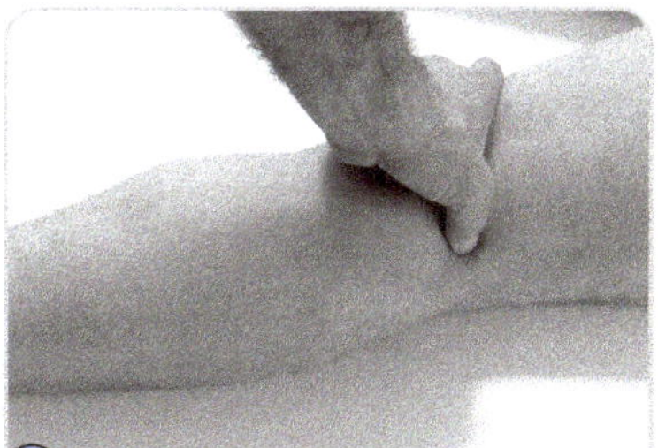
8 2e externe, position de côté-8

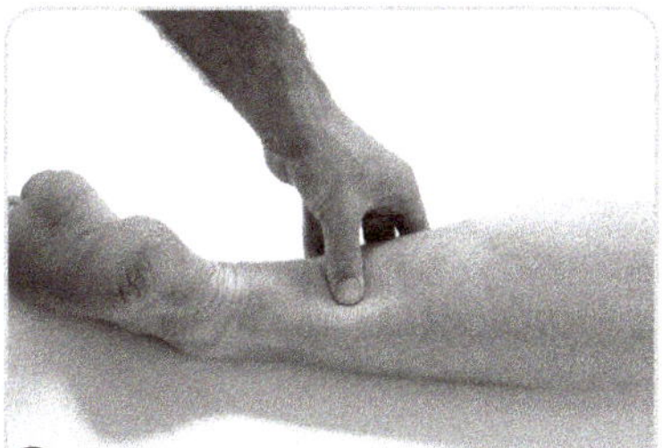
1 Médiane postérieure-1

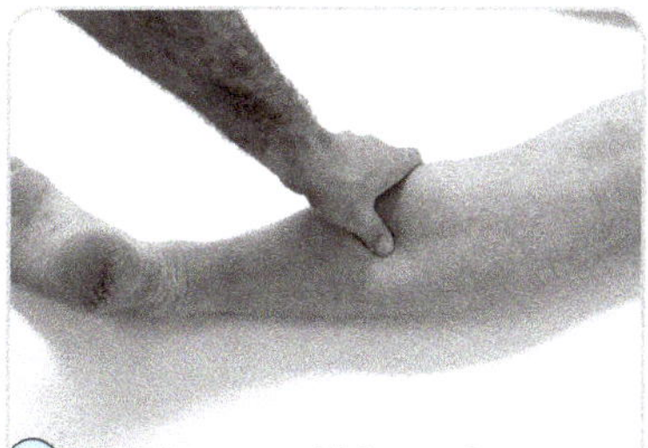
2 Médiane postérieure-2

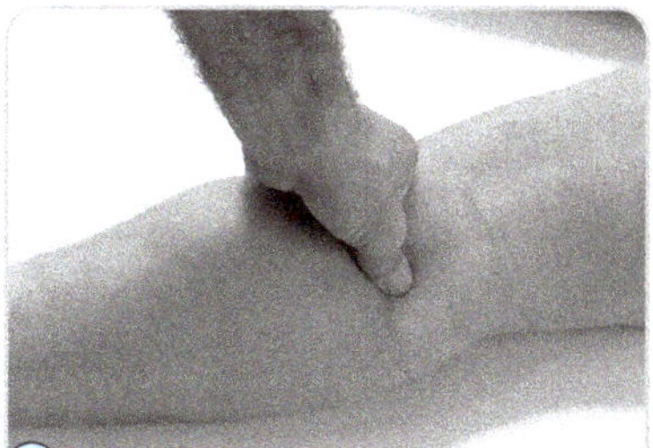
3 Médiane postérieure-3

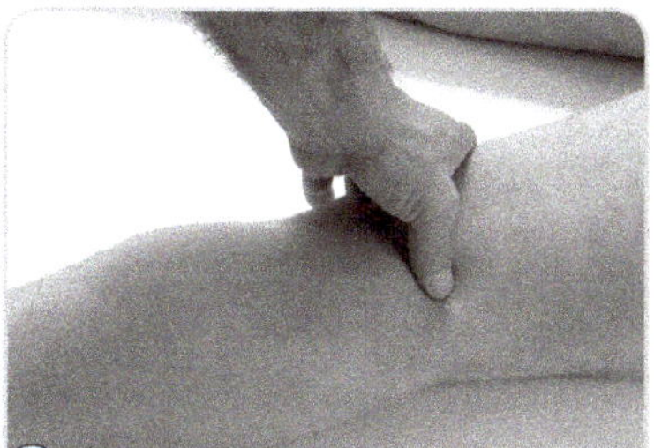
4 Médiane postérieure-4

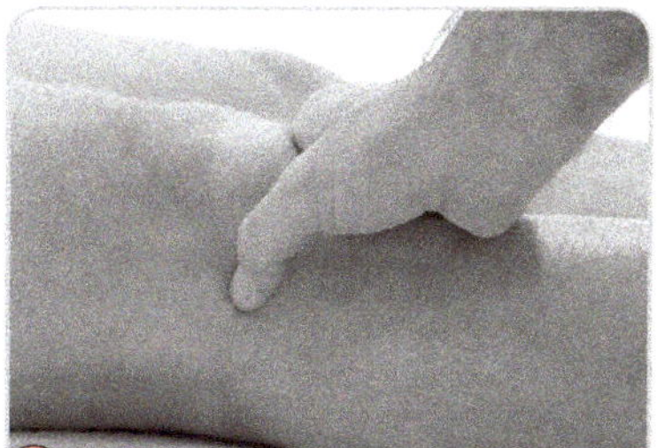
OU Articulation du genou - latéral

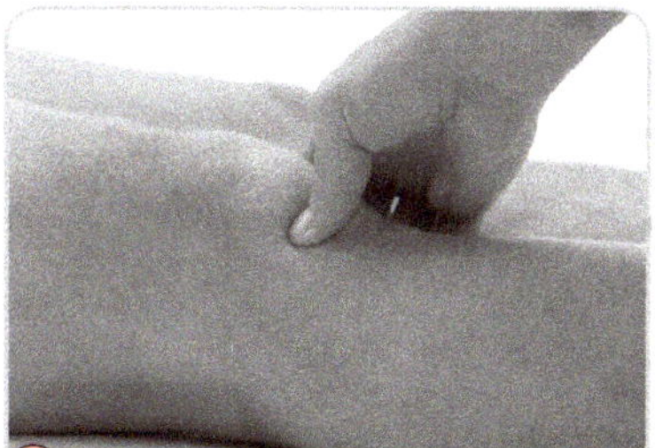
L Œil du genou - latéral

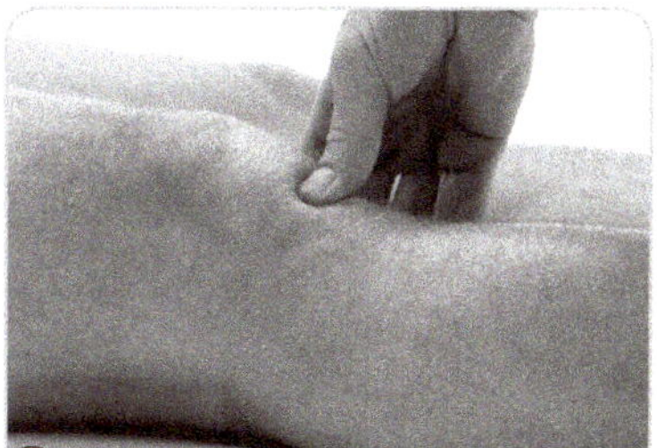
M Œil du genou - médian

Face interne de la jambe

1re ligne interne de la jambe - position couchée sur le dos

Voici 4 points de repère pour cette ligne :

1. Le bord postérieur de la malléole médiale.
2. Sous la tête du tibia.
3. Au-dessus du bord médial supérieur de la patella.
4. À l'aine, dans l'alignement avec le bord médial de l'EIAS.

- La ligne commence à la dépression entre la malléole médiale et le tendon d'Achille.
- Elle monte et suit une dépression attenante au bord médial du tibia sur le long fléchisseur des orteils d'abord, puis sur le soléaire, avant de rejoindre la tête du tibia sous le genou.
- Elle reprend au-dessus du bord médial supérieur de la patella et continue le long du vaste médial, puis du bord médial du droit fémoral.
- Elle continue sur la cuisse, le long d'un creux sur une ligne reliant le bord médial de la patella et le bord médial de l'EIAS, pour se terminer en-dessous de l'aine.

2e ligne interne de la jambe - position couchée sur le dos

Voici 4 points de repère :

1. Le bord médial du tendon d'Achille, au niveau de la malléole médiale.
2. Sous le condyle médial du tibia, 2 doigts en arrière du bord médial du tibia, sur le chef médial du gastrocnémien.
3. Au-dessus de l'épicondyle médial du fémur, entre le vaste médial et les adducteurs.
4. À l'aine, dans l'alignement avec le bord médial de l'EIAS.

- La ligne commence au bord médial du tendon d'Achille, au niveau de la malléole.
- Elle monte et suit l'arrondi du gastrocnémien, à son milieu, 2 doigts en arrière du bord médial du tibia.
- Elle reprend au-dessus de l'épicondyle médial du fémur entre le vaste médial et les adducteurs.
- Elle suit la dépression derrière le sartorius, continue sur le long adducteur pour rejoindre le creux de l'aine, sur l'artère fémorale entre l'ilio-psoas et le pectiné.

3e ligne interne de la jambe - position couchée sur le dos

Cette ligne traverse 2 points clés :

1. Au-dessus du genou, en arrière du muscle gracile.
2. Sous l'aine, en arrière du muscle gracile.

- La ligne commence au-dessus du genou.
- Elle remonte une dépression en arrière du muscle gracile et derrière le fémur, pour se terminer à l'aine.

1re ligne interne de la cuisse - position couchée sur le côté

2 points de repère :

1. Le bord postérieur de la malléole médiale.
2. Sous la tête du tibia.

- La ligne commence au-dessus du genou.
- Elle suit la ligne de la cuisse, la plus haute, lorsque le patient est couché sur le côté.
- Elle continue sur le semi-membraneux et sur le grand adducteur, pour se terminer à l'aine.

Ligne médiane postérieure de la jambe

3 points de repère :

1. Le bord postérieur de la malléole médiale.
2. Le milieu du creux derrière le genou.
3. Le milieu du pli fessier.

- La ligne part du talon, passe sur le tendon d'Achille, puis au milieu du mollet (gastrocnémien).
- Elle rejoint le milieu du creux derrière le genou, entre les tendons du biceps fémoral et du semi-tendineux.
- Elle continue vers le haut dans une dépression au milieu des ischio-jambiers, entre le biceps fémoral et le semi-tendineux.
- Elle se termine au pli fessier, sous la tubérosité ischiatique.

lignes de la **JAMBE INTERNE**

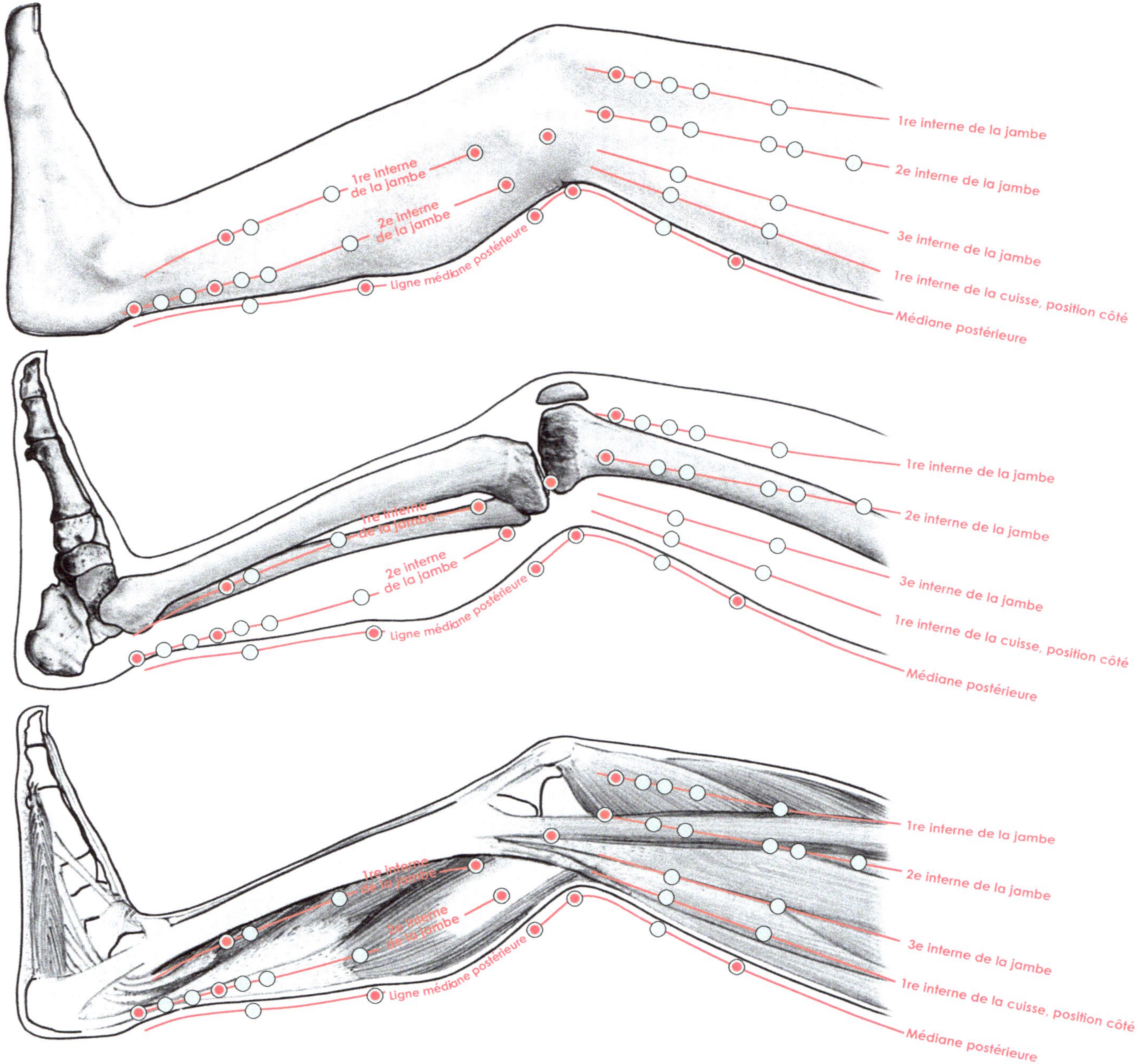

2e ligne interne de la jambe-14
12 doigts au-dessus de l'épicondyle médial du fémur • dans une dépression sur le muscle long adducteur • sur une ligne qui va de l'épicondyle médial du fémur au point le plus saillant du creux de l'aine, où l'on peut sentir facilement le pouls de l'artère fémorale, entre l'ilio-psoas et le pectiné

2e ligne interne de la jambe-13
10 doigts au-dessus de l'épicondyle médial du fémur • dans une dépression sur le long adducteur • sur une ligne reliant l'épicondyle médial du fémur à un point dans le creux de l'aine où on peut facilement sentir le pouls de l'artère fémorale, entre l'ilio-psoas et le pectiné

1re ligne interne de la jambe-9
9 doigts au-dessus du coin médial supérieur de la patella • à mi-chemin entre le bord supérieur de la patella et le pli de l'aine • sur une ligne qui court entre le bord médial de la patella et le côté médial de l'EIAS • en dedans du droit fémoral et en dehors des adducteurs

1re ligne interne de la jambe-8
5 doigts au-dessus du coin médial supérieur de la patella • sur une ligne qui court entre le bord médial de la patella et le bord médial de l'EIAS • dans la dépression située entre le droit fémoral et le vaste médial

1re ligne interne de la jambe-7
4 doigts au-dessus du coin médial supérieur de la patella • au 1/4 du chemin entre le bord supérieur de la patella et le pli de l'aine • sur une ligne qui court entre le bord médial de la patella et le côté médial de l'EIAS • dans une dépression entre le droit fémoral et le vaste médial

1re ligne interne de la jambe-6
3 doigts au-dessus du coin médial supérieur de la patella • sur une ligne qui court entre le bord médial de la patella et le côté médial de l'EIAS • dans la dépression entre le droit fémoral et le vaste médial

1re ligne interne de la jambe-5 (RA-10)
2 doigts au-dessus du coin médial supérieur de la patella • sur une ligne qui court entre le bord médial de la patella et le côté médial de l'EIAS • sur le vaste médial

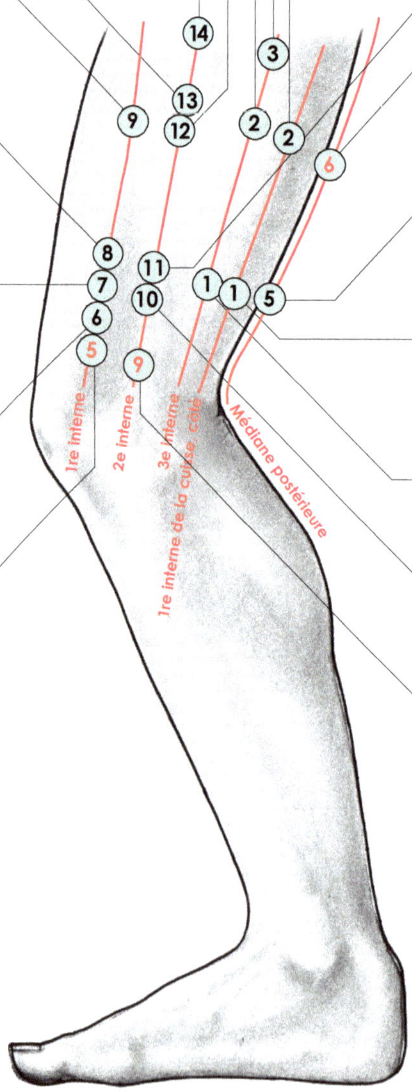

2e ligne interne de la jambe-12
9 doigts au-dessus de l'épicondyle médial du fémur • sur le long adducteur • presser vers l'intérieur et vers le haut, sur le muscle

3e ligne interne de la jambe- 2
10 doigts au-dessus de l'épicondyle médial du fémur • dans une dépression en arrière du muscle gracile

3e ligne interne de la jambe- 3
12 doigts au-dessus de l'épicondyle médial du fémur • dans une dépression en arrière du muscle gracile

1e ligne interne de la cuisse, position de côté-2
10 doigts au-dessus du genou, sur la ligne la plus haute de la cuisse, quand votre patient est couché sur le côté • au 2/3 du chemin entre le genou et l'aine, sur le muscle semi-membraneuxhe adductor mangus muscle

2e ligne interne de la jambe-11
5 doigts au-dessus de l'épicondyle médial du fémur • dans une dépression entre le vaste médial et les adducteurs • presser vers l'intérieur et vers le haut, en poussant le muscle vaste médial

Ligne médiane postérieure de la jambe-6 (VE-37)
10 doigts au-dessus du pli du genou, juste au-dessus du point "médiane postérieure de la jambe - 5" • dans une dépression au milieu de l'ischio-jambier • entre le biceps fémoral et le semi-tendineux

Ligne médiane postérieure de la jambe-5
5 doigts au-dessus du pli du genou, juste au -dessus du point "médiane postérieure de la jambe - 4" • dans une dépression au milieu de l'ischio-jambier • entre le biceps fémoral et le semi-tendineux

1re ligne interne de la cuisse, position côté-1
5 doigts au-dessus du genou, sur la ligne interne la plus haute de la cuisse, quand le patient est couché sur le côté • au tiers du chemin entre le genou et l'aine, sur le muscle semi-membraneux

3e ligne interne de la jambe-1
5 doigts au-dessus de l'épicondyle médial du fémur • dans une dépression en arrière du muscle gracile

2e ligne interne de la jambe-10
4 doigts au-dessus de l'épicondyle médial du fémur • dans une dépression au quart du chemin entre le genou et l'aine • entre le vaste médial et les adducteurs • presser vers l'intérieur et vers le haut, en poussant le muscle vaste médial

2e ligne interne de la jambe-9 (FO-9)
2 doigts au-dessus de l'épicondyle médial du fémur • dans une dépression entre le vaste médial et les adducteurs

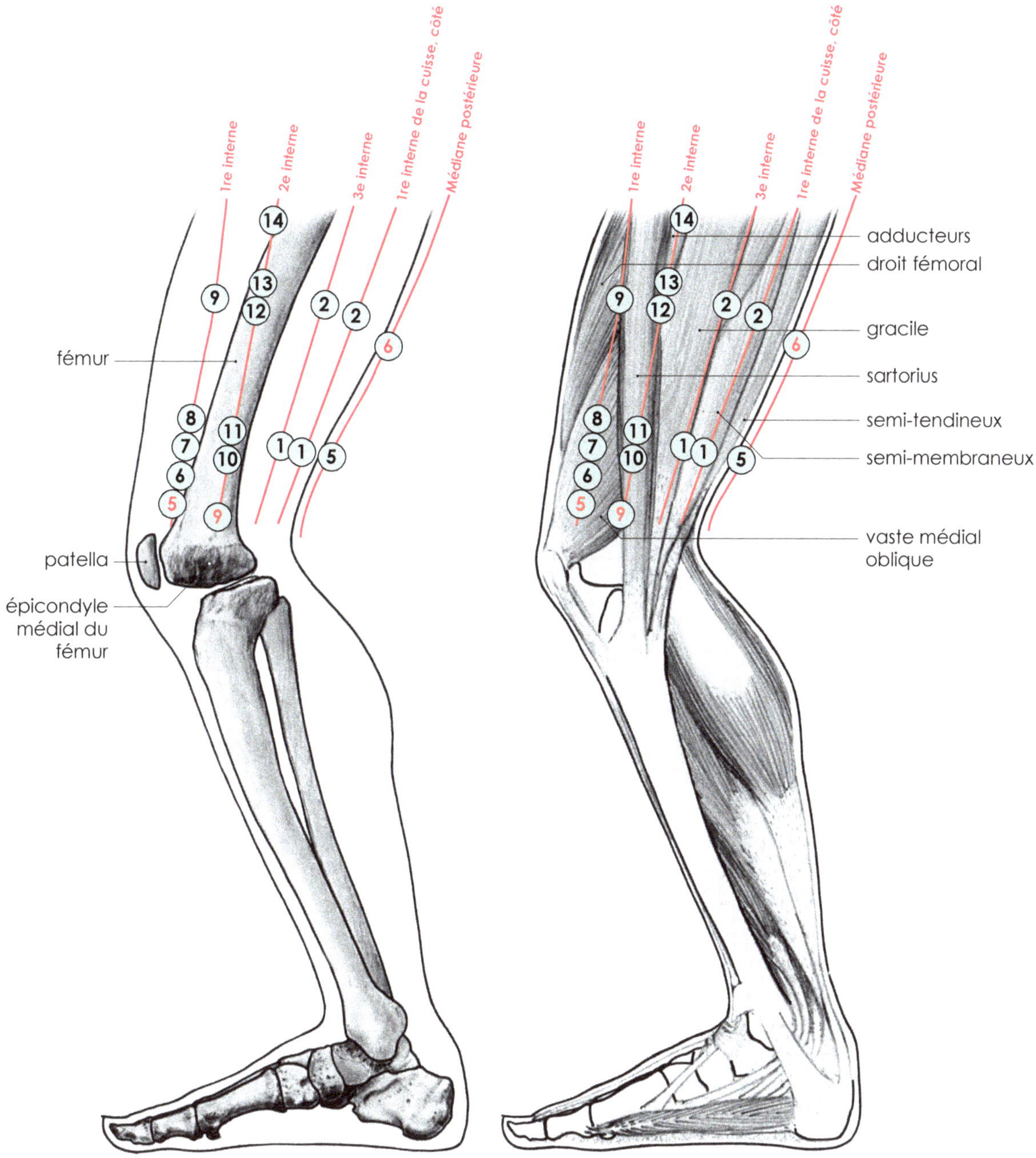
1re interne
2e interne
3e interne
1re interne de la cuisse, côté
Médiane postérieure
14
13
12
9
2
2
6
8
11
7
10
1
1
5
6
5
9
fémur
patella
épicondyle médial du fémur
adducteurs
droit fémoral
gracile
sartorius
semi-tendineux
semi-membraneux
vaste médial oblique

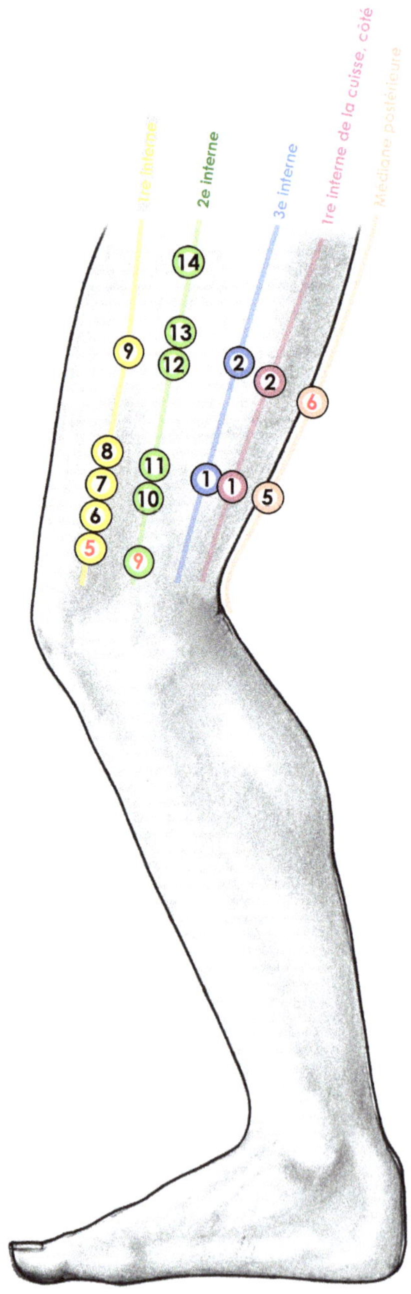

• *La 3e ligne interne de la jambe - position couchée sur le dos, est une ligne supplémentaire, dont les points ne sont pas illustrés par des photos.*

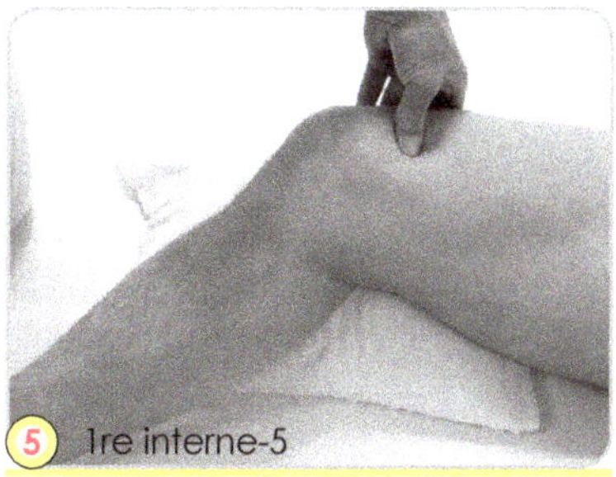
5 1re interne-5

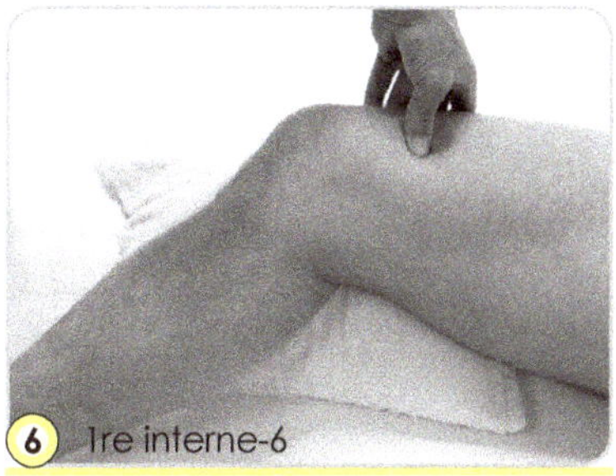
6 1re interne-6

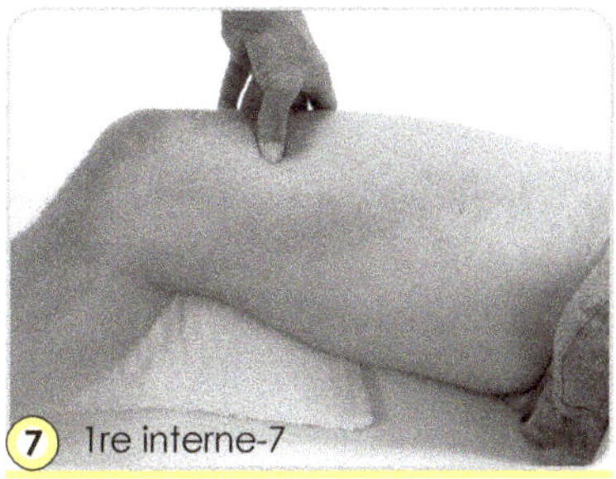
7 1re interne-7

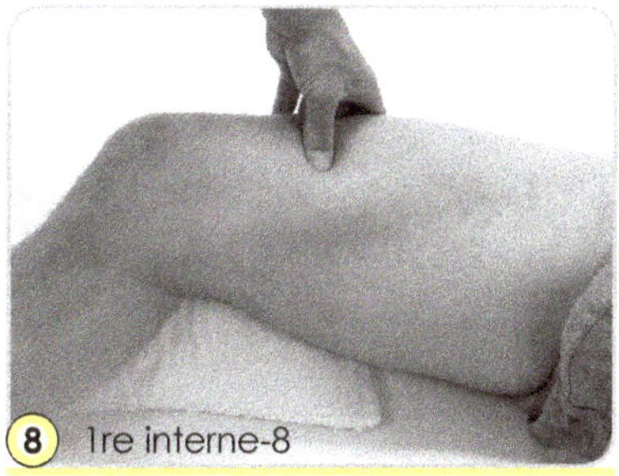
8 1re interne-8

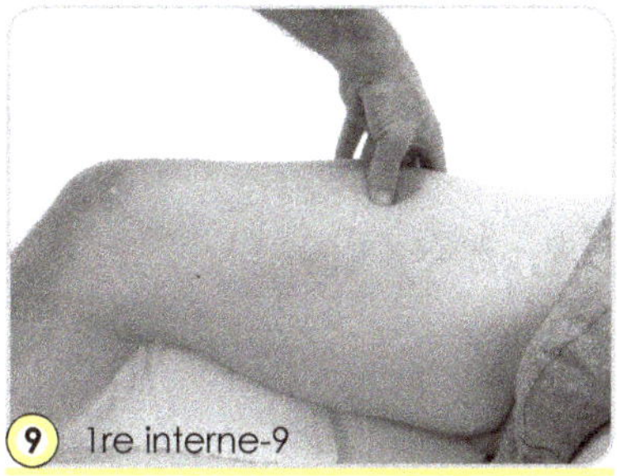
9 1re interne-9

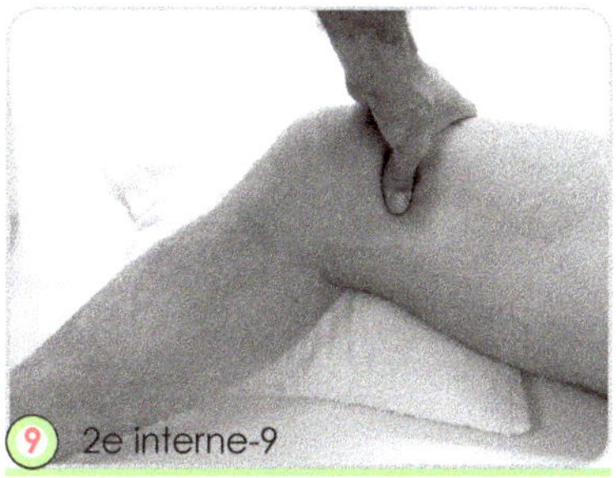
9 2e interne-9

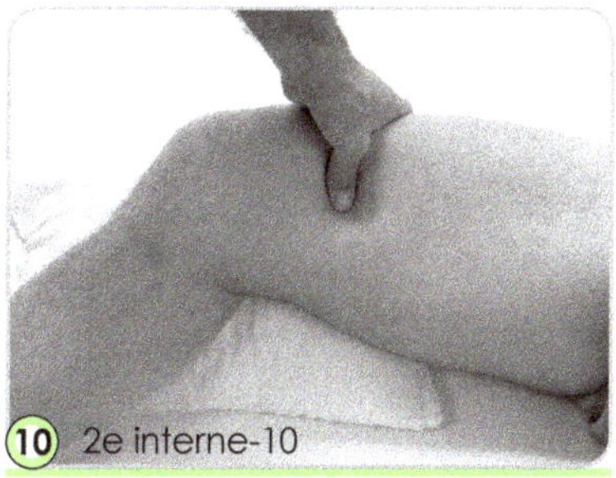
10 2e interne-10

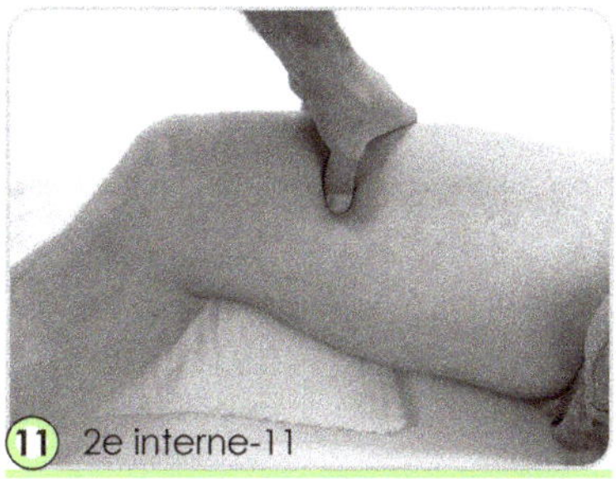
11 2e interne-11

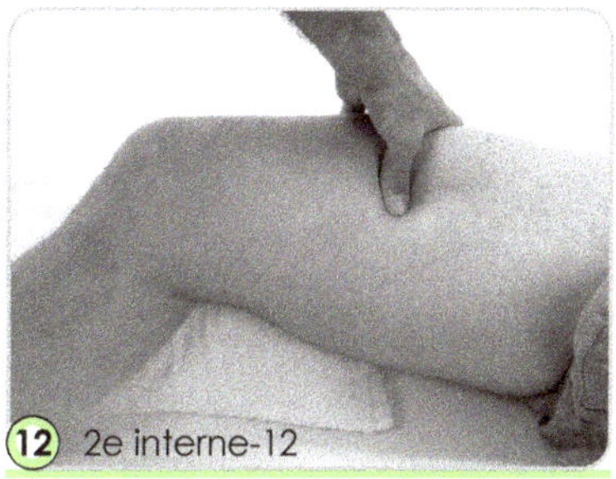
12 2e interne-12

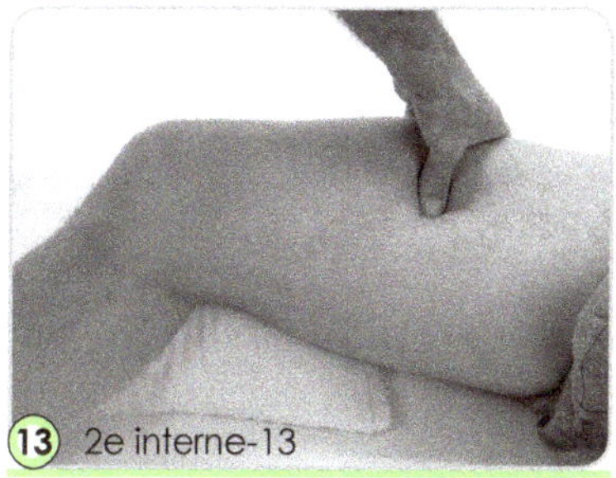
13 2e interne-13

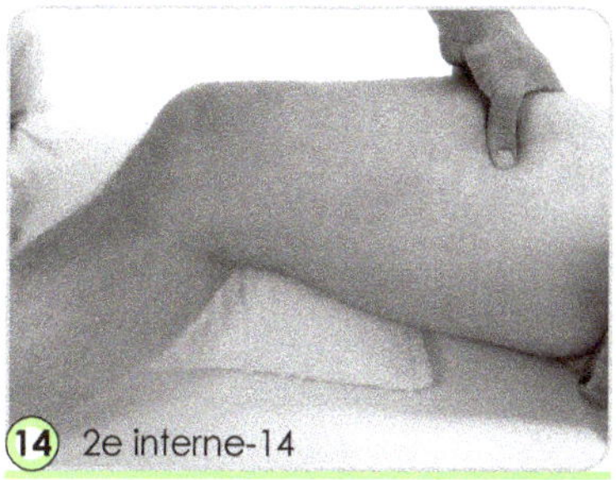
14 2e interne-14

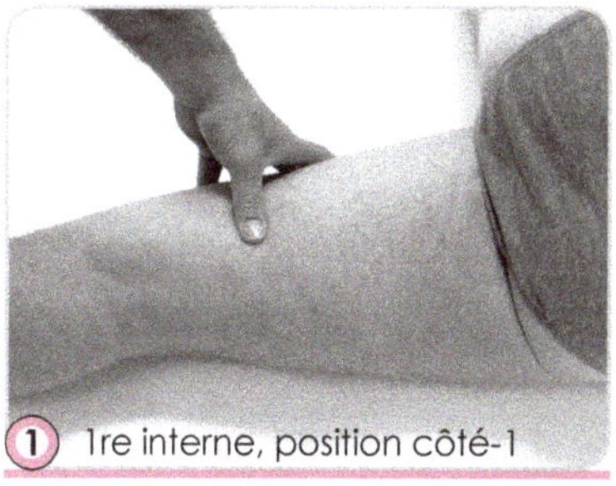
1 1re interne, position côté-1

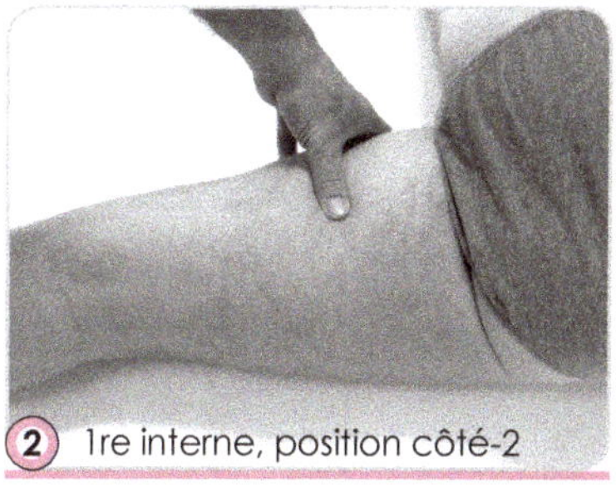
2 1re interne, position côté-2

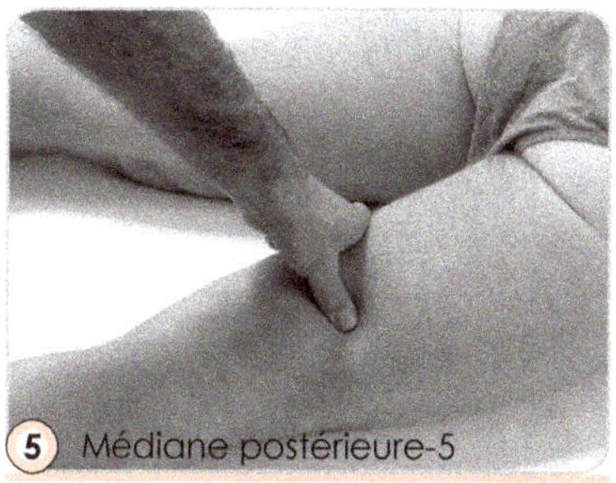
5 Médiane postérieure-5

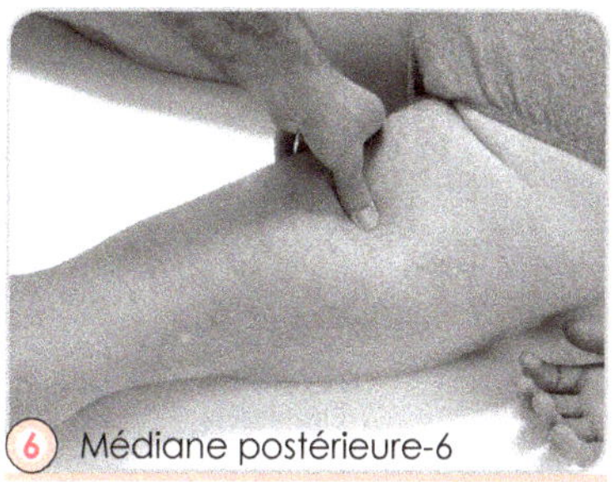
6 Médiane postérieure-6

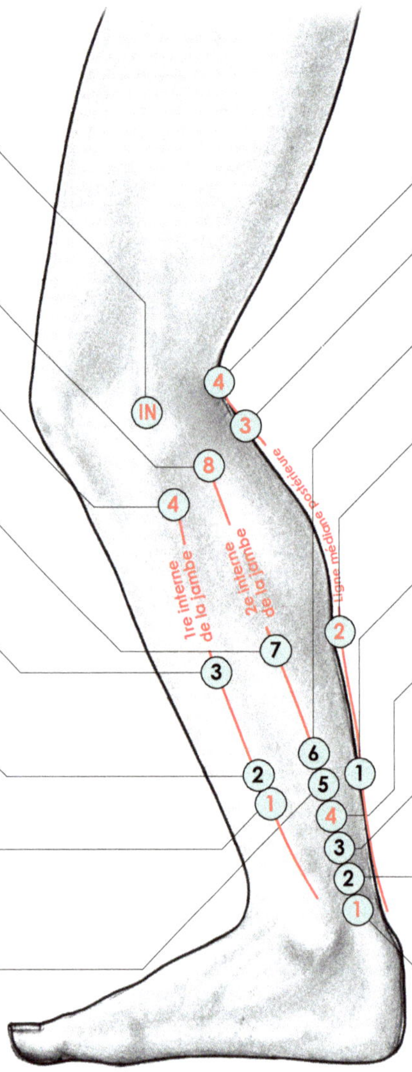

Articulation du genou médial (FO-8)
exactement sur l'articulation du genou médial • à l'horizontale du bord inférieur du genou • dans une mince dépression entre le fémur et le tibia -le trou de l'articulation

2e ligne interne de la jambe-8 (FO-7)
sous le condyle médial du tibia • 4 doigts en-dessous du genou

1re ligne interne de la jambe-4 (RA-9)
4 doigts en-dessous du bord du genou • attenant à l'angle du tibia

2e ligne interne de la jambe-7
à mi-chemin entre la cheville et le genou • entre le soléaire et le gastrocnémien • juste sous le muscle du mollet, quand il est contracté

1re ligne interne de la jambe-3
à mi-chemin entre la cheville et le genou • attenant au bord médial du tibia

1re ligne interne de la jambe-2
4 doigts au-dessus du sommet de la malléole médiale • attenant au bord médial du tibia

1re ligne interne de la jambe-1 (RA-6)
3 doigts au-dessus de la proéminence de la malléole médiale • attenant au bord médial du tibia

2e ligne interne de la jambe-5
sur la face médiale du tendon d'Achille • au-dessus du point "2e ligne interne de la jambe-4" • 3 doigts au-dessus de la malléole médiale

Ligne médiane postérieure de la jambe-4 (VE-40)
au milieu du pli du genou • à mi-chemin entre les tendon du biceps fémoral et du semi-tendineux • ne presser que quand le genou est plié

Ligne médiane postérieure de la jambe-3 (VE-55)
sur la ligne médiane du muscle du mollet • 2 doigts en-dessous du pli du genou • juste en-dessous d'un tissu musculaire légèrement dur

2e ligne interne de la jambe-6
sur la face médiale du tendon d'Achille • au-dessus du point "2e ligne interne de la jambe - 5" • 4 doigts au-dessus de la malléole médiale

Ligne médiane postérieure de la jambe-2 (VE-57)
sur la ligne médiane du muscle du mollet • à mi-chemin entre le pli du genou et la cheville • dans une dépression sous le muscle gastrocnémien, sur la jonction musculo-tendineuse

Ligne médiane postérieure de la jambe-1
sur le tendon d'Achille • 4 doigts au-dessus du talon ou 3 doigts au-dessus de la cheville

2e ligne interne de la jambe-4 (RE-7)
sur la face médiale du tendon d'Achille • au-dessus du point "2e ligne interne de la jambe-3" • 2 doigts au-dessus de la malléole médiale

2e ligne interne de la jambe-3
sur la face médiale du tendon d'Achille • au-dessus du point "2e ligne interne de la jambe - 2" • 1 doigt au-dessus de la malléole médiale

2e ligne interne de la jambe-2
sur la face médiale du tendon d'Achille • au-dessus du point 1 de cette ligne • au-dessus de la malléole médiale

2e ligne interne de la jambe-1 (RE-3)
entre la malléole médiale et le tendon d'Achille, à l'horizontale de la malléole

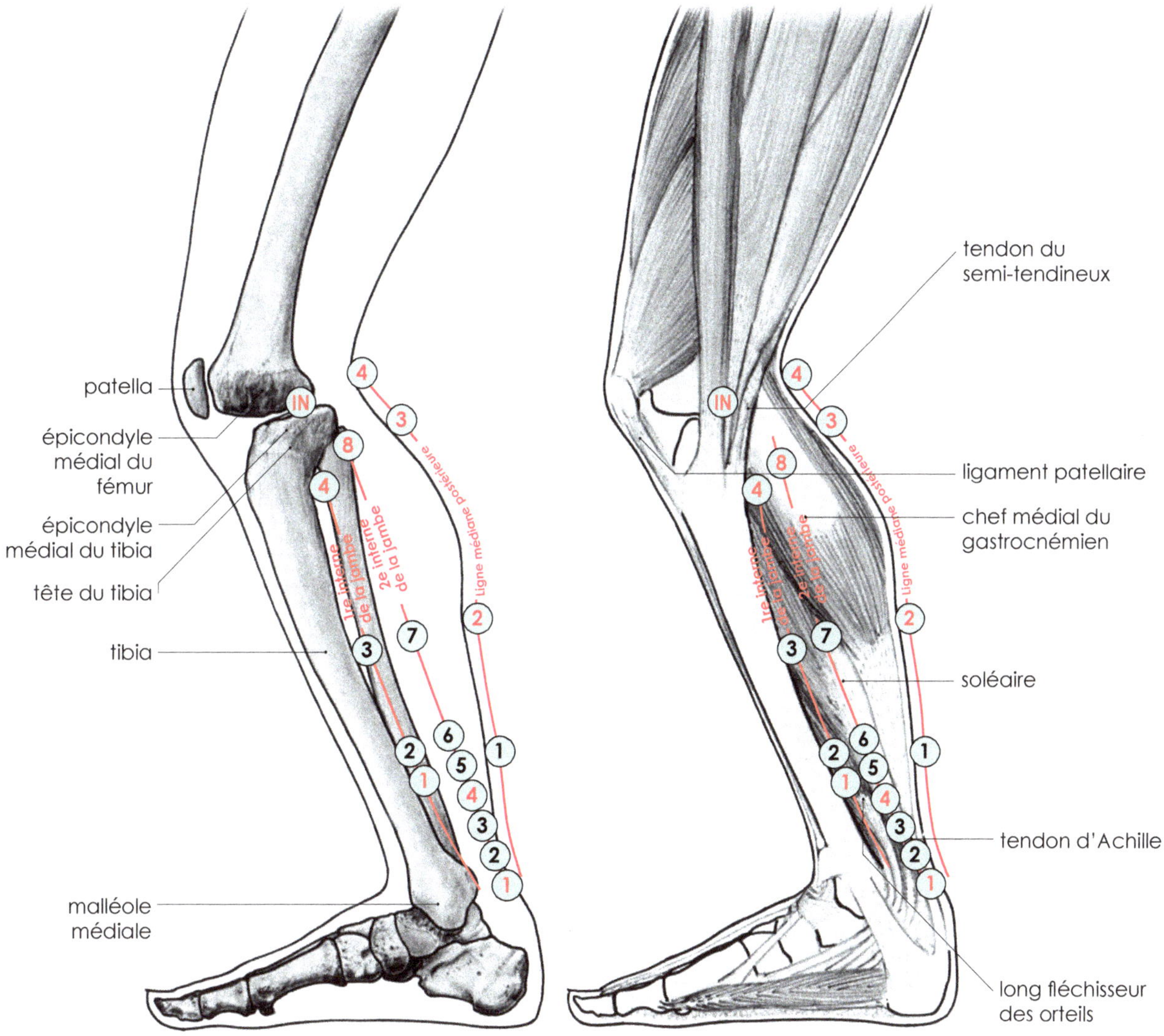
patella
épicondyle médial du fémur
épicondyle médial du tibia
tête du tibia
tibia
malléole médiale
1re interne de la jambe
2e interne de la jambe
Ligne médiane postérieure
IN
tendon du semi-tendineux
ligament patellaire
chef médial du gastrocnémien
soléaire
tendon d'Achille
long fléchisseur des orteils

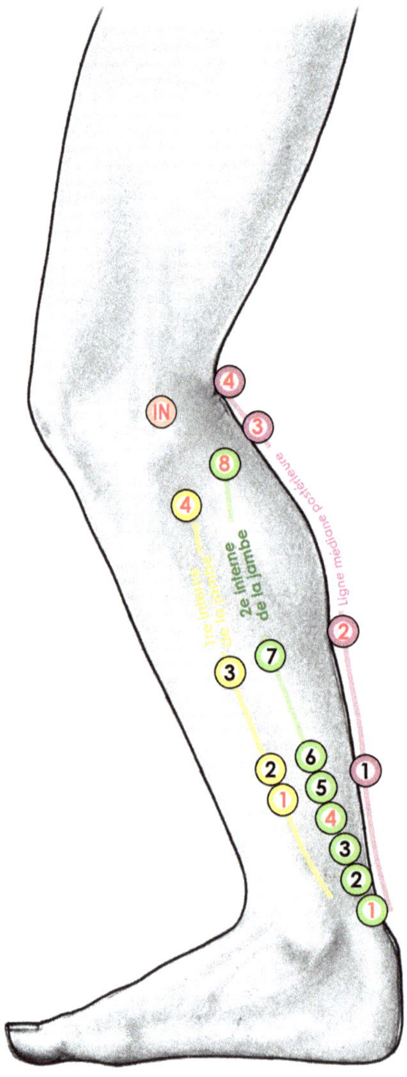
IN
4
3
8
4
1re interne de la jambe
2e interne de la jambe
Ligne médiane postérieure
2
7
3
6
2
5
1
4
1
3
2
1

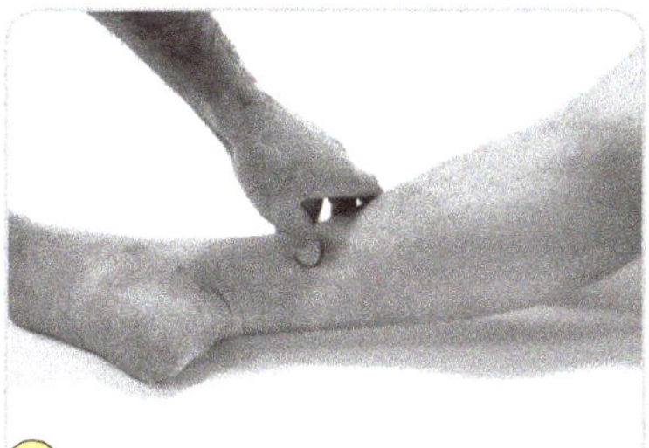
(1) 2e interne-1

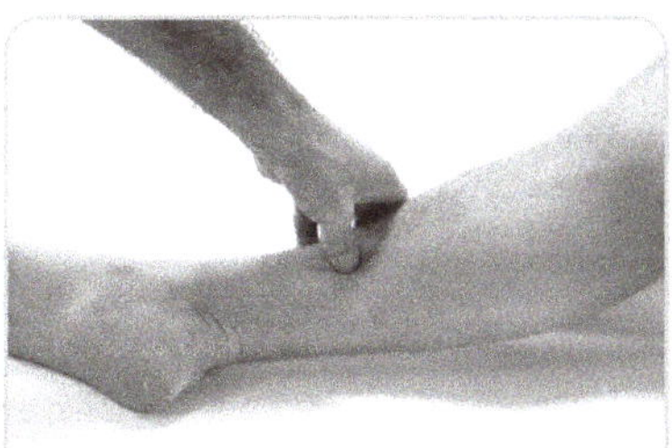
(2) 1re interne-2

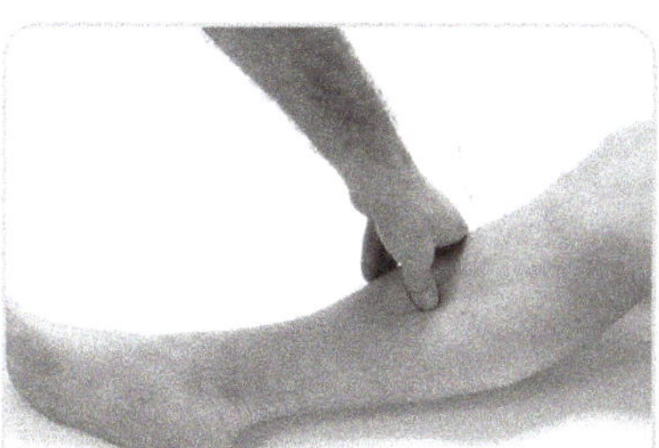
(3) 1re interne-3

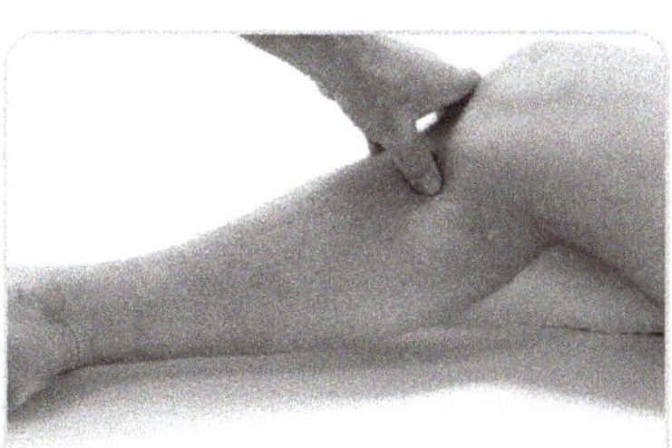
(4) 1re interne-4

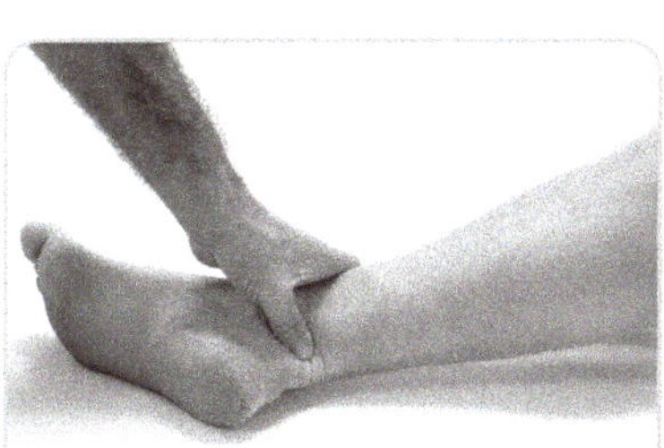
(1) 2e interne-1

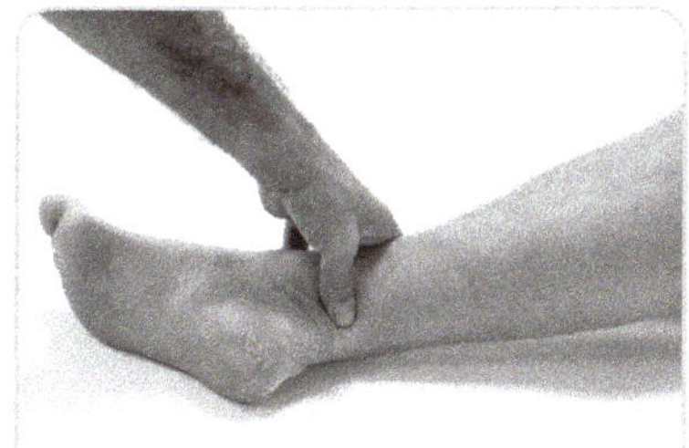
(2) 2e interne-2

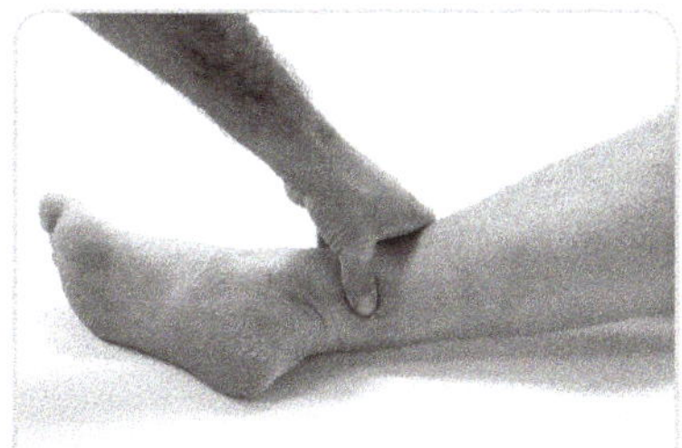
(3) 2e interne-3

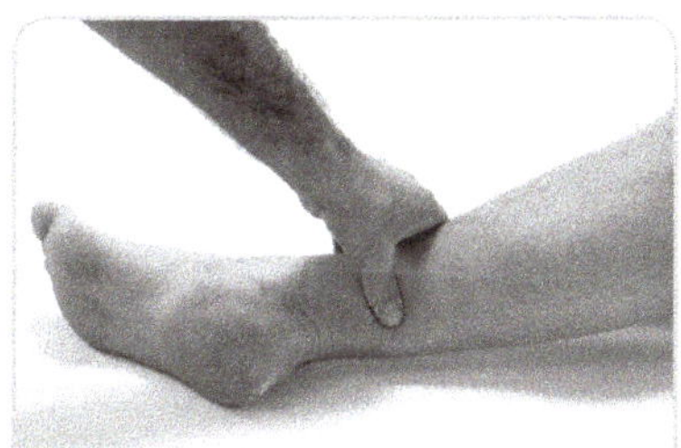
(4) 2e interne-4

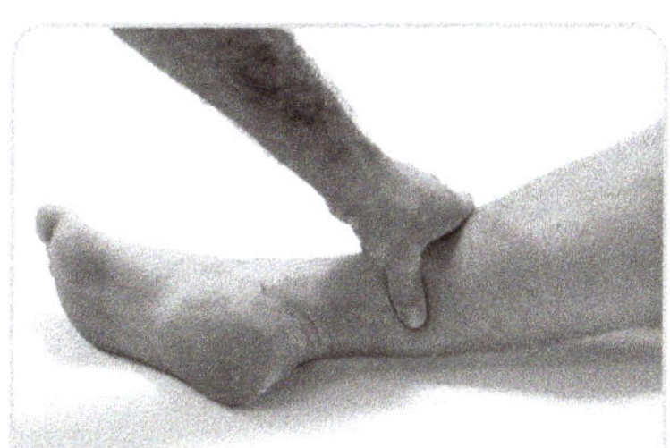
(5) 2e interne-5

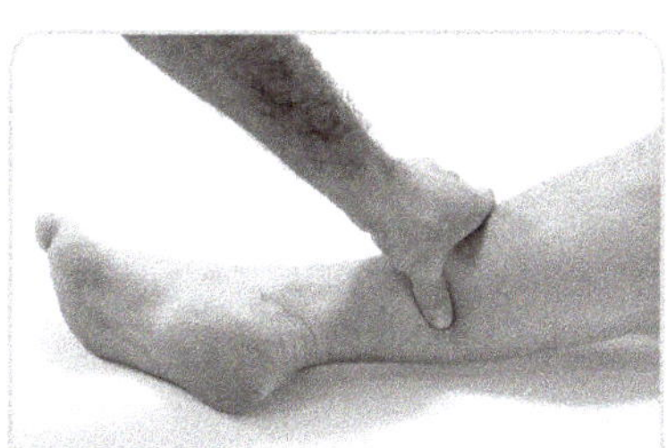
(6) 2e interne-6

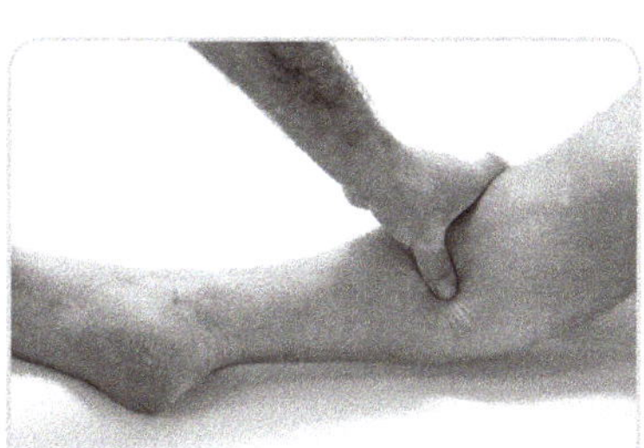
(7) 2e interne-7

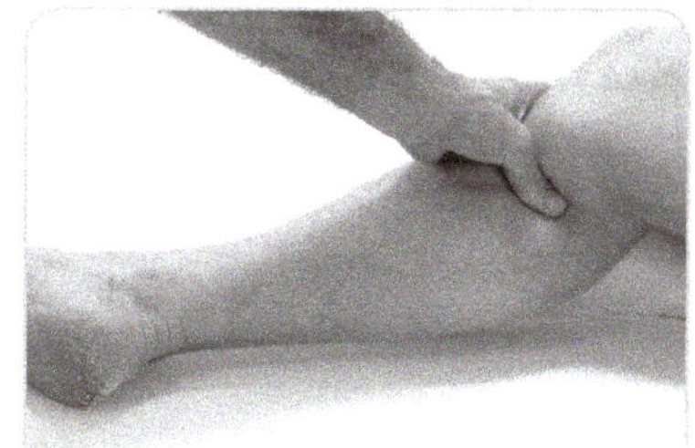
(8) 2e interne-8

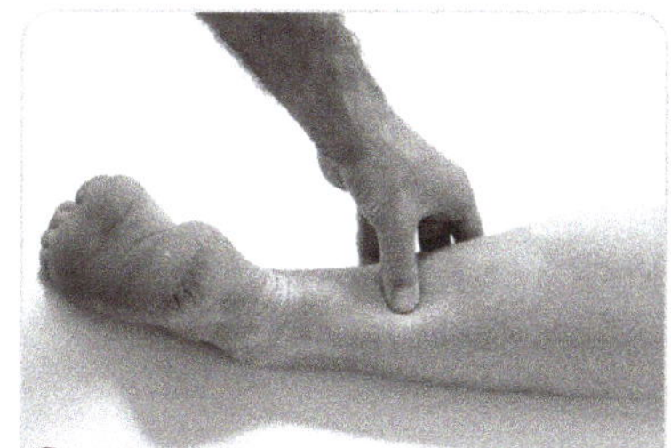
(1) Médiane postérieure-1

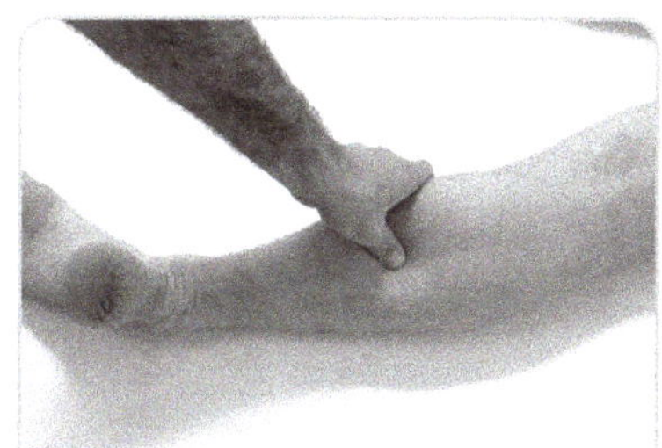
(2) Médiane postérieure-2

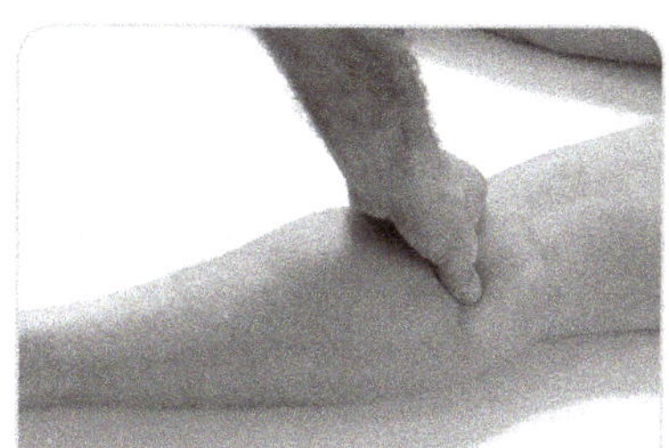
(3) Médiane postérieure-3

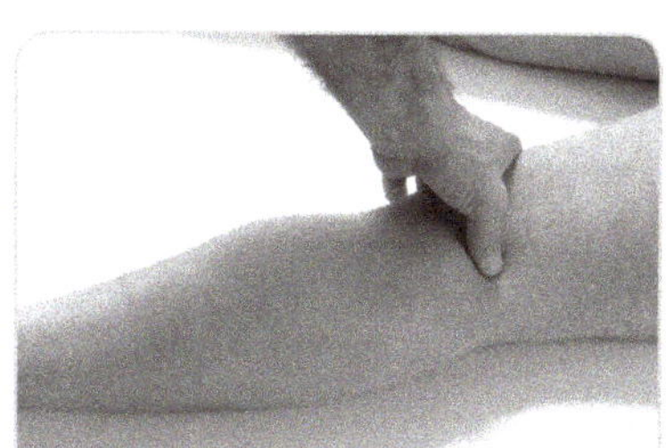
(4) Médiane postérieure-4

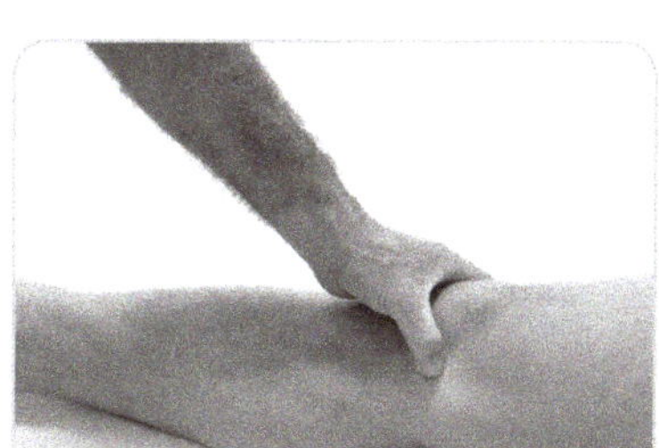
(IN) Articulation du genou - médiale

Pied

4e orteil médial
dans le creux entre le 3e et le 4e orteil, proche du pli interdigital, dans une mince dépression sur le bord médial de la 4e articulation métatarso-phalangienne • appuyer en direction de l'articulation

5e orteil médial (zone VB-43)
0.5 cun au-dessus de VB-43, presser en direction de l'articulation • dans le creux entre le 4e et le 5e orteil, proche du pli interdigital, dans une mince dépression sur le bord latéral de la 5e articulation métatarso-phalangienne • appuyer en direction de l'articulation

4e orteil latéral (zone VB-43)
0.5 cun au-dessus de VB-43, presser en direction de l'articulation • dans le creux entre le 4e et le 5e orteil, proche du pli interdigital, dans une mince dépression sur le bord latéral de la 3e articulation métatarso-phalangienne • appuyer en direction de l'articulation

5e orteil (petit orteil) latéral (VE-66)
sur la face externe du 5e orteil, dans une légère dépression devant la 5e articulation métatarso-phalangienne • appuyer en direction de l'articulation

3e orteil latéral
dans le creux entre les 3e et 4e orteils, proche du pli interdigital, dans une mince dépression sur le bord latéral de la 3e articulation métatarso-phalangienne • appuyer en direction de l'articulation

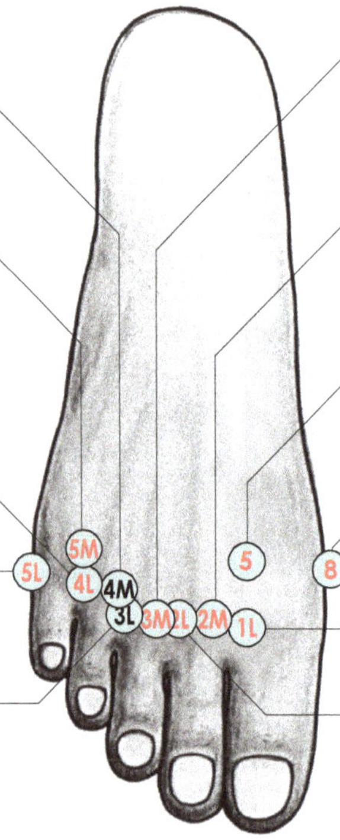

3e orteil médial (zone ES-44)
0.5 cun au-dessus de ES-44, presser en direction de l'articulation • dans le creux entre le 2e et le 3e orteil, proche du pli interdigital, dans une mince dépression sur le bord latéral de la 3e articulation métatarso-phalangienne • appuyer en direction de l'articulation

2e orteil médial (zone FO-2)
0.5 cun au-dessus de FO-2, presser vers l'articulation • dans le creux entre le 1er et 2e orteil, proche du pli interdigital, dans une mince dépression sur le bord latéral de la 1e articulation métatarso-phalangienne • appuyer en direction de l'articulation

Pied externe-5 (FO-3)
un point sensible entre le premier et deuxième orteil, dans la dépression qui se trouve 2 doigts en arrière du pli • 2 doigts en avant de la jonction entre les 1er et 2e métatarses

Pied interne-8 (RA-3)
à côté de l'articulation métatarso-phalangienne du gros orteil • sous l'os du métatarse

1er orteil (gros orteil) latéral (zone FO-2)
0.5 cun au-dessus de FO 2, presser vers l'articulation • dans le creux entre les 1er et 2e orteils, proche du pli interdigital, dans une mince dépression sur le bord latéral de la 1e articulation métatarso-phalangienne • appuyer en direction de l'articulation

2e orteil latéral (zone ES-44)
0.5 cun au-dessus de ES-44, presser vers l'articulation • dans le creux entre le 2e et le 3e orteil, proche du pli interdigital, dans une mince dépression sur le bord latéral de la 2e articulation métatarso-phalangienne • appuyer en direction de l'articulation

2e ligne interne de la jambe-1 (RE-3)
sur la face médiale du tendon d'Achille • au niveau de la malléole médiale • appuyer en direction de la malléole en cas d'entorse, et en direction du tendon d'Achille en cas de raideur du tendon

Pied interne-2 (RE-6)
juste en-dessous de la malléole médiale • trouver la petite dépression entre le bord inférieur de la malléole et le talus

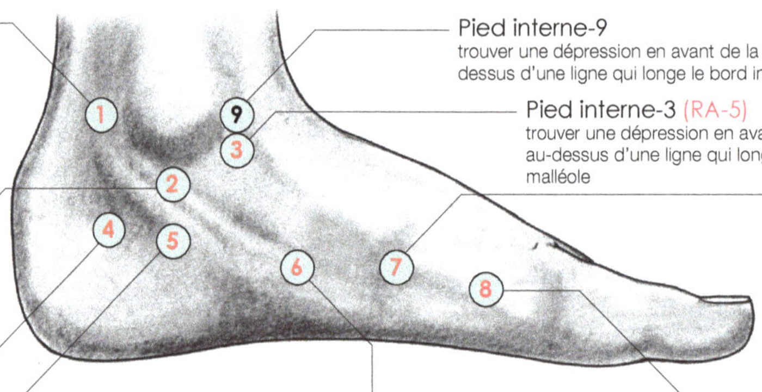

Pied interne-9
trouver une dépression en avant de la malléole • 1 doigt au-dessus d'une ligne qui longe le bord inférieur de la malléole

Pied interne-3 (RA-5)
trouver une dépression en avant de la malléole • juste au-dessus d'une ligne qui longe le bord inférieur de la malléole

Pied interne-7 (RA-4)
1 doigt avant le point 2 • en-dessous de la base du 1er métatarse

Pied interne-4 (RE-5)
1 doigt en-dessous de la malléole médiale • en arrière d'une ligne verticale qui part du bord postérieur de la malléole

Pied interne-5 (RE-6)
1 doigt en-dessous du bord inférieur de la malléole médiale • trouver la dépression située entre deux groupes de ligaments sous le talus

Pied interne-6 (RE-2)
2 doigts en-dessous et 1 doigt en avant de la malléole • dans la dépression sous la tubérosité naviculaire

Pied interne-8 (RA-3)
à côté de l'articulation métatarso-phalangienne du gros orteil • sous l'os du métatarse

Pied externe-6
dans une dépression 1 doigt au-dessus d'une ligne qui longe le bord inférieur de la malléole

Pied externe-3 (VB-40)
en avant de la malléole • juste au-dessus d'une ligne qui longe le bord inférieur de la malléole

5e orteil (petit orteil) latéral (VE-66)
sur la face externe du 5e orteil, dans une légère dépression devant la 5e articulation métatarso-phalangienne • appuyer en direction de l'articulation

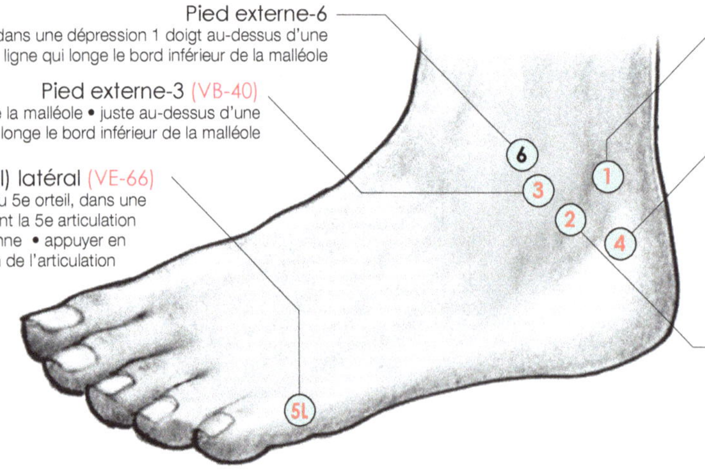

2e ligne externe, position de côté-1 (VE-60)
dans une dépression sur le bord postérieur de la malléole • appuyer en direction de la malléole

Pied externe-4 (VE-61)
trouver une mince dépression sur le talon, à mi-chemin entre le sommet de la malléole et le bord inférieur postérieur • 1 doigt sous la malléole, sur une ligne qui suit le bord postérieur de la malléole • appuyer, et faire glisser vers le bas

Pied externe-2 (VE-62)
sous la proéminence de la malléole • dans une mince dépression entre la malléole et les tendons du tibial postérieur

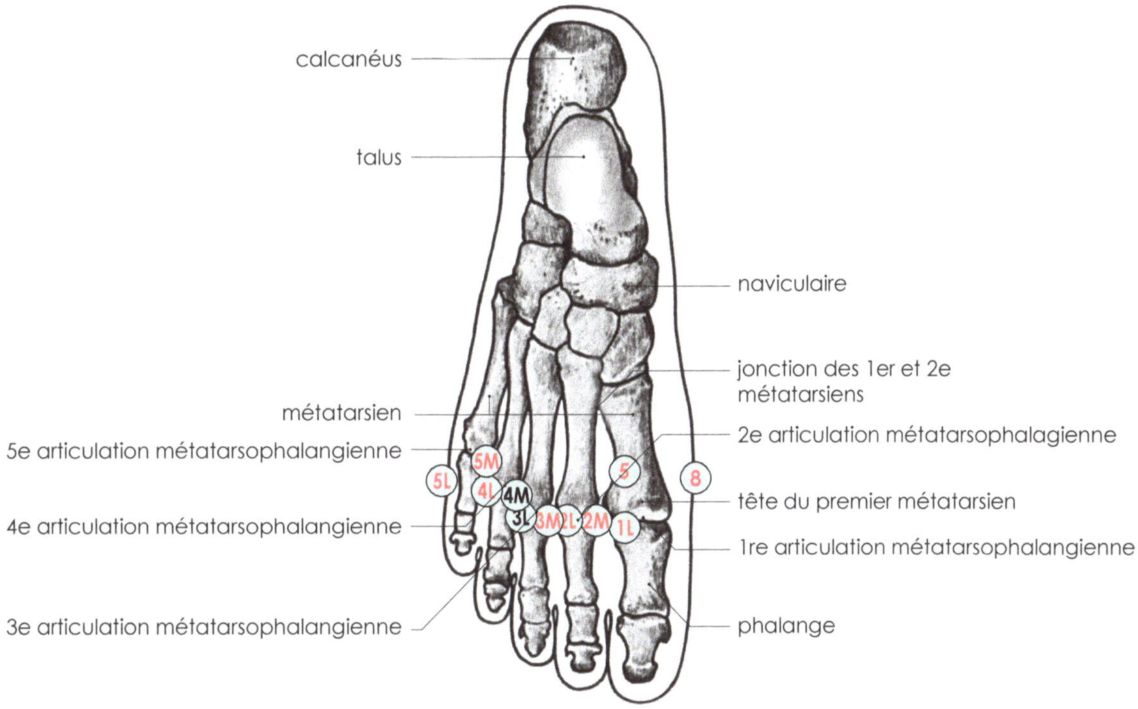
calcanéus
talus
naviculaire
jonction des 1er et 2e métatarsiens
métatarsien
2e articulation métatarsophalagienne
5e articulation métatarsophalangienne
tête du premier métatarsien
4e articulation métatarsophalangienne
1re articulation métatarsophalangienne
3e articulation métatarsophalangienne
phalange
5M
5L
4L
4M
3L
3M
2L
2M
1L
5
8

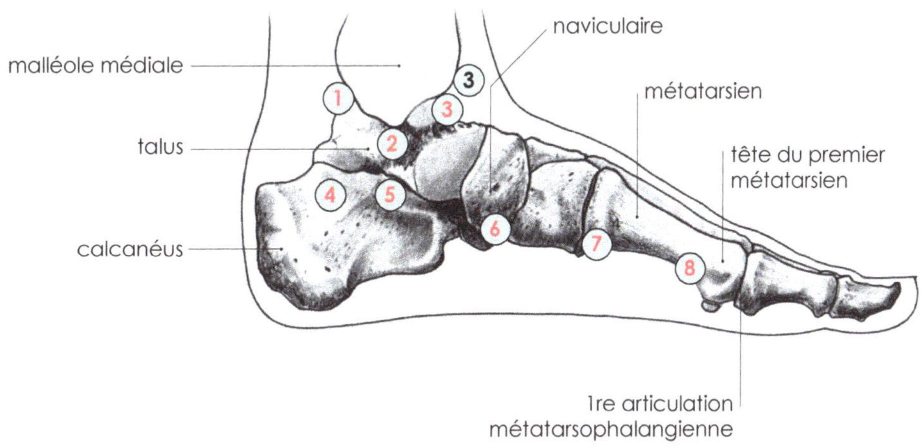
naviculaire
malléole médiale
métatarsien
talus
tête du premier métatarsien
calcanéus
1re articulation métatarsophalangienne
1
2
3
4
5
6
7
8

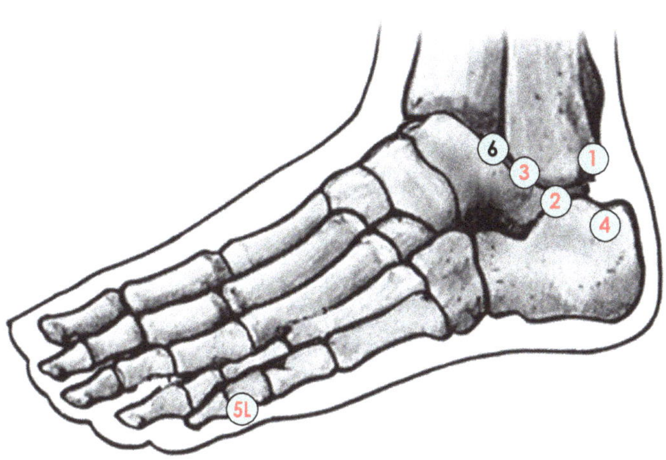
6
3
1
2
4
5L

Les points bleus 6 et 9 sont des points additionnels qui peuvent s'avérer efficaces pour soigner les entorses d'orteil. Il n'y a pas de photo de ces points.

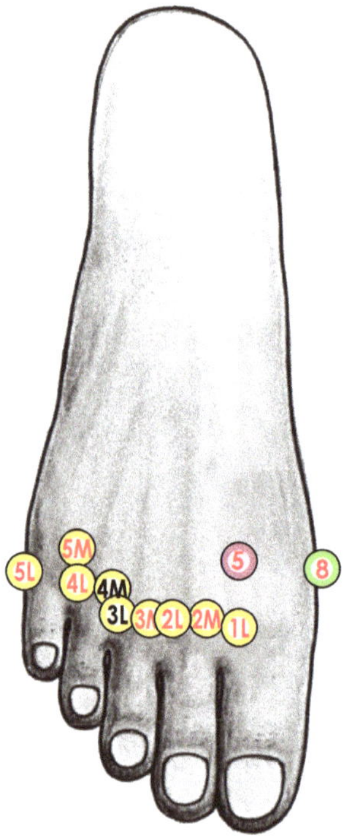

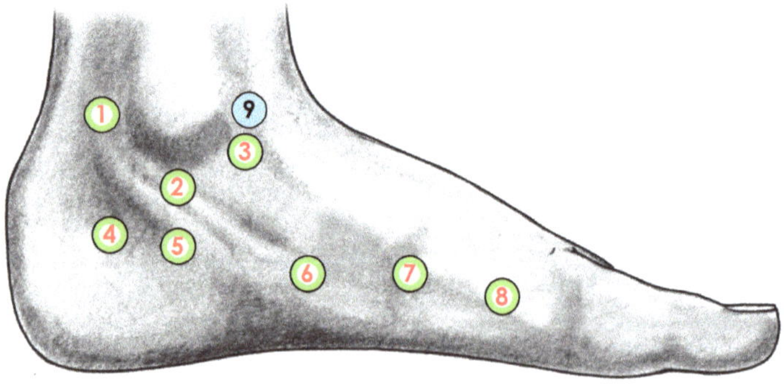

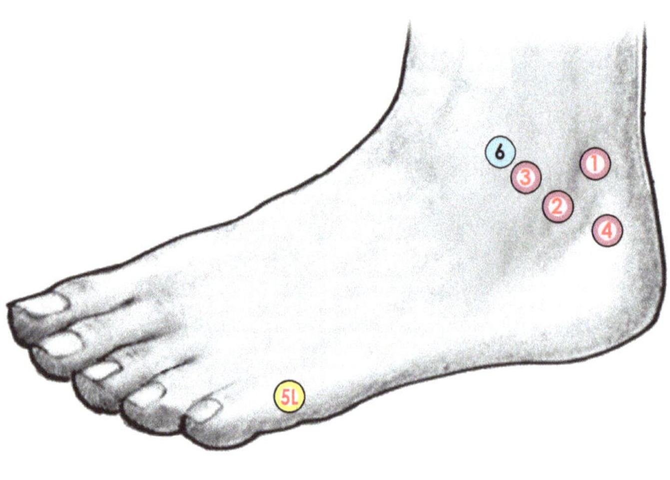

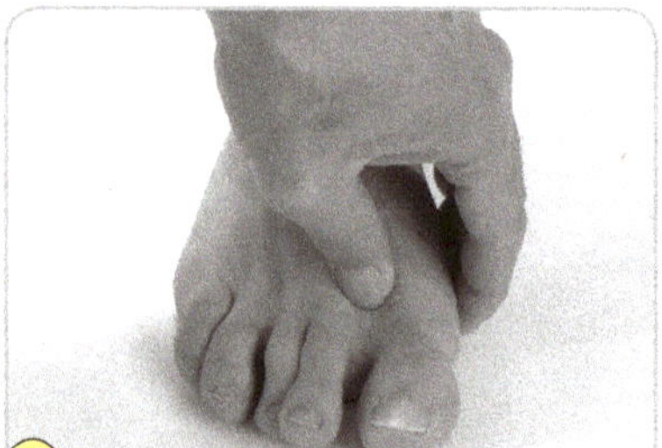

1L 1er orteil-latéral

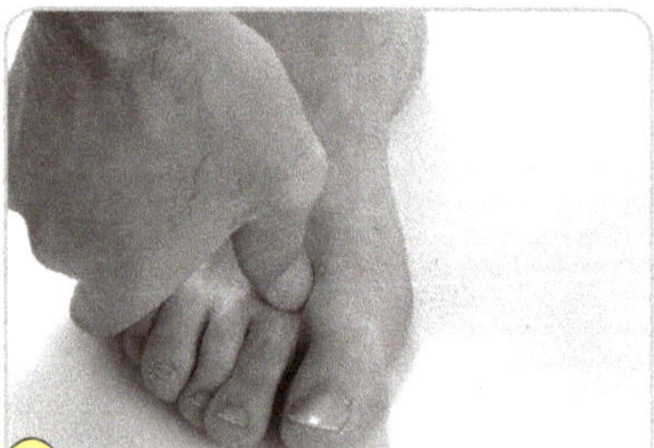

2M 2e orteil-médial

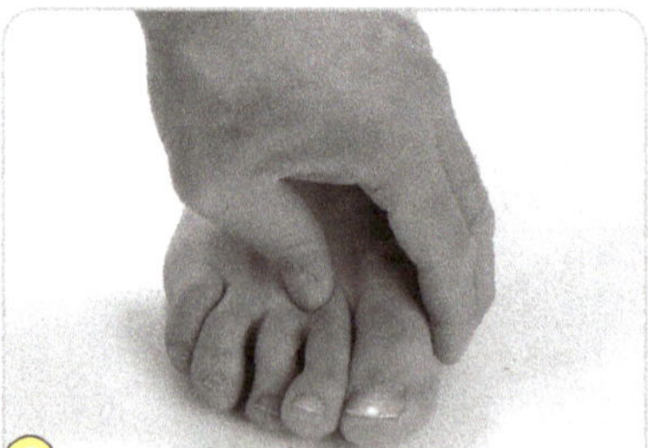

2L 2e orteil-latéral

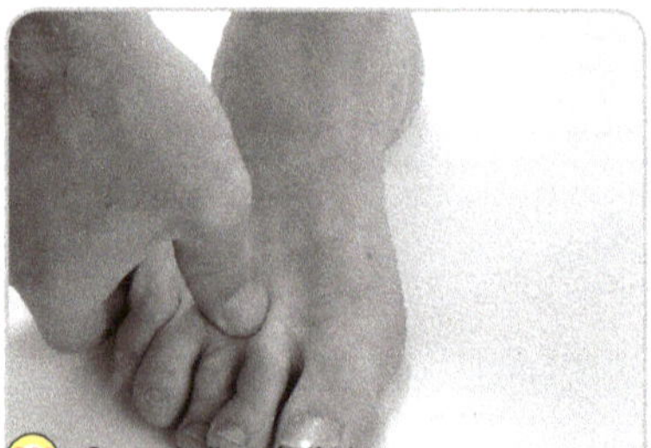

3M 3e orteil-médial

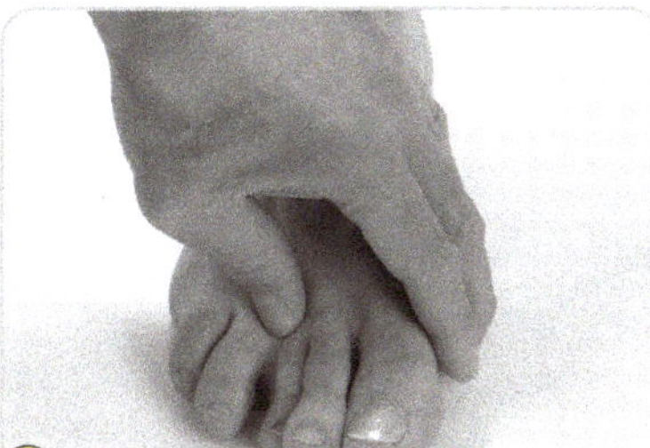

3L 3e orteil-latéral

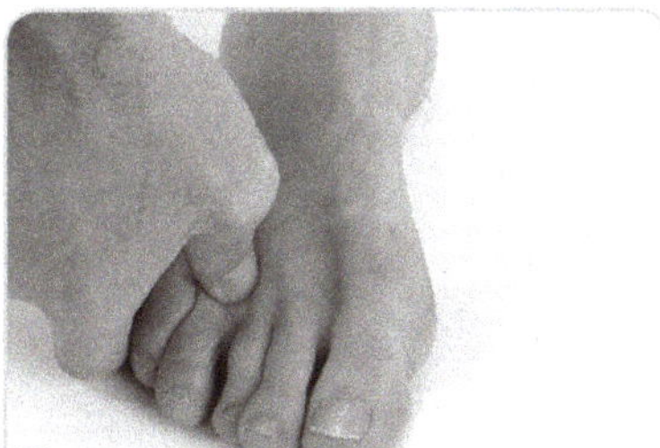

4M 4e orteil-médial

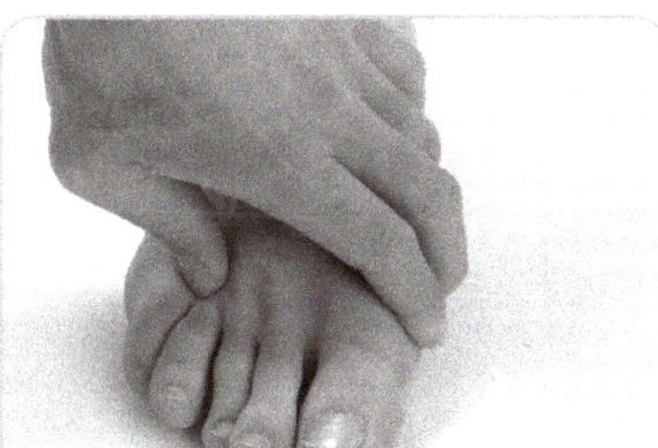

4L 4e orteil-latéral

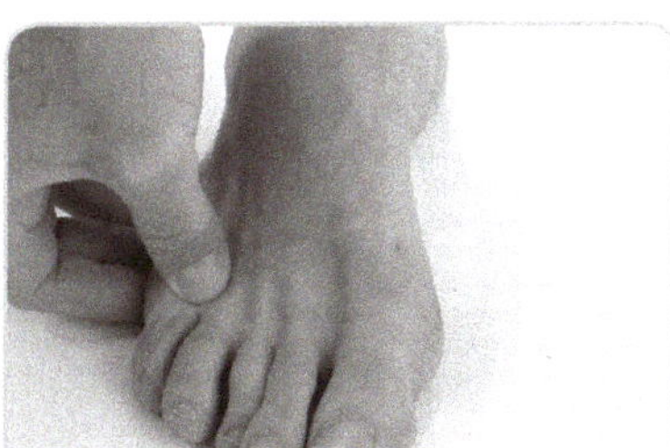

5M 5e orteil-médial

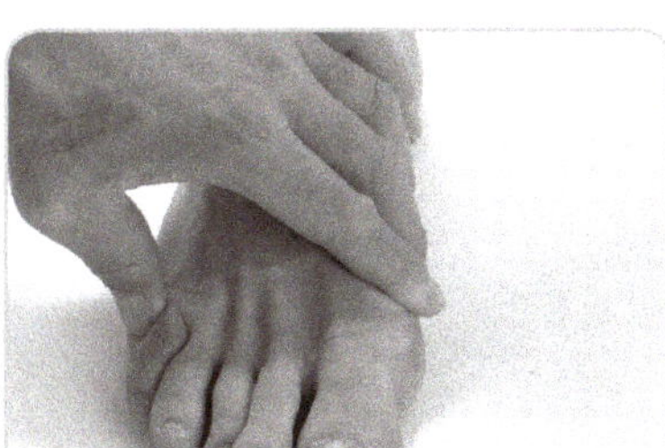

5L 5e orteil-latéral

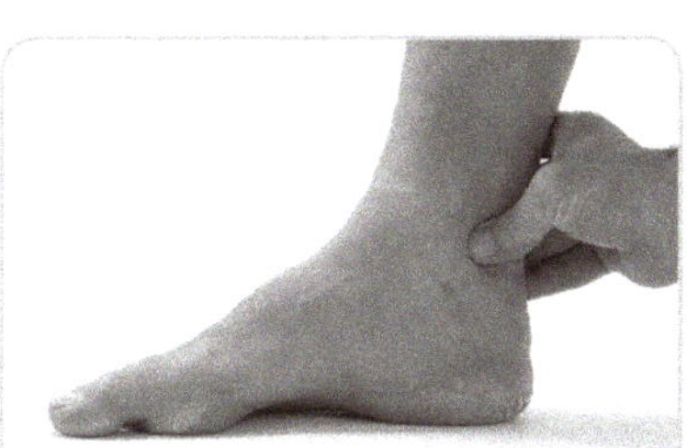

1 2e ligne interne-1

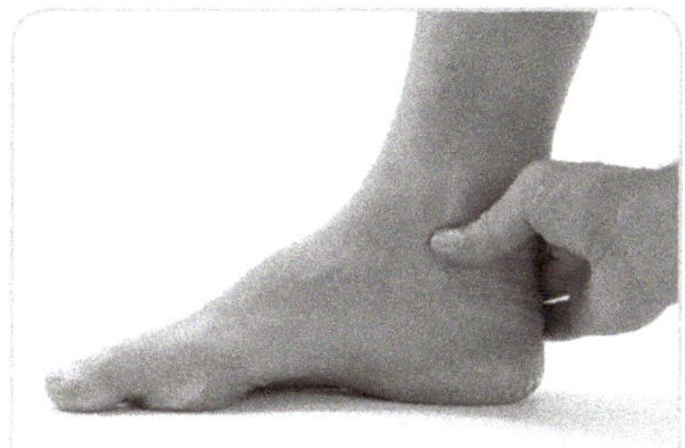

2 Pied interne-2

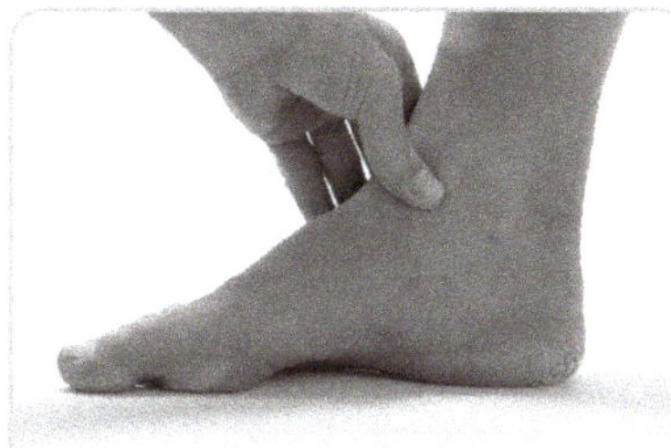

3 Pied interne-3

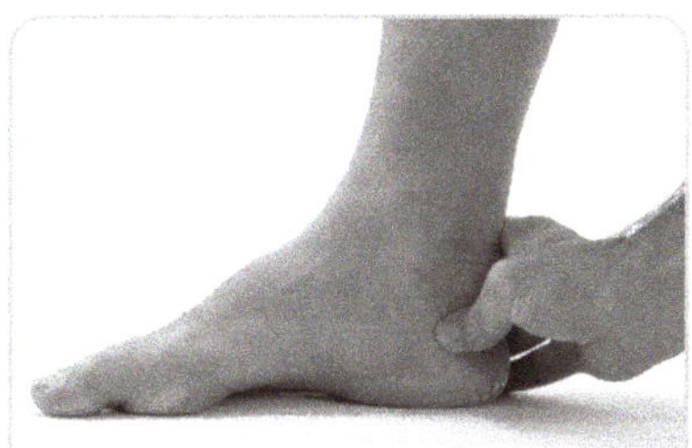

4 Pied interne-4

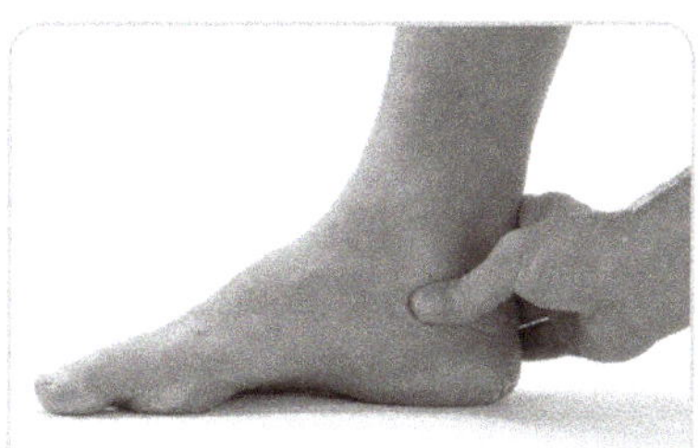

5 Pied interne-5

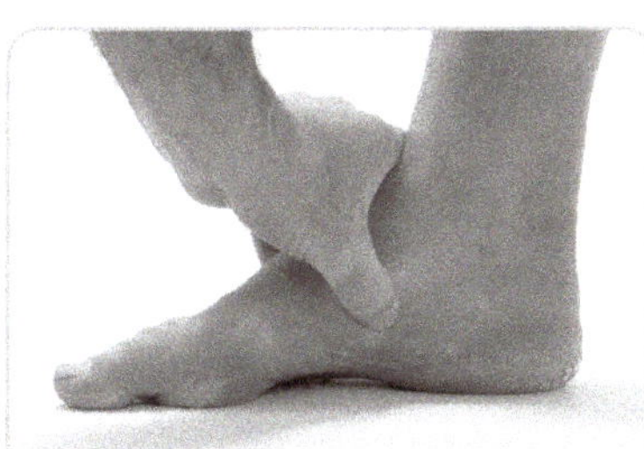

6 Pied interne-6

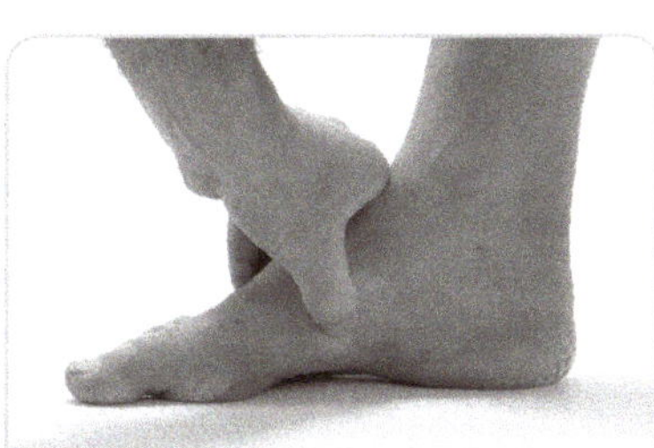

7 Pied interne-7

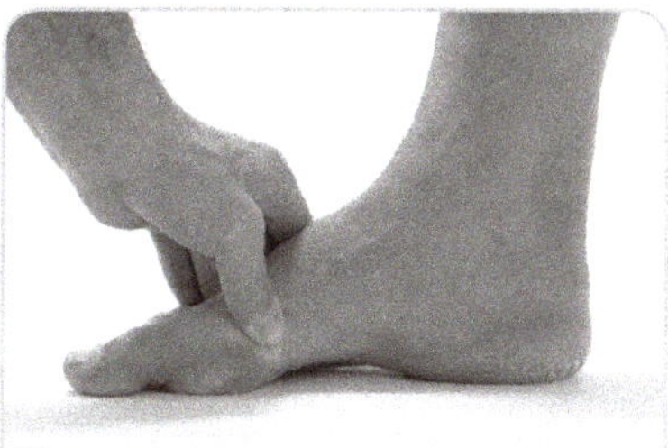

8 Pied interne-8

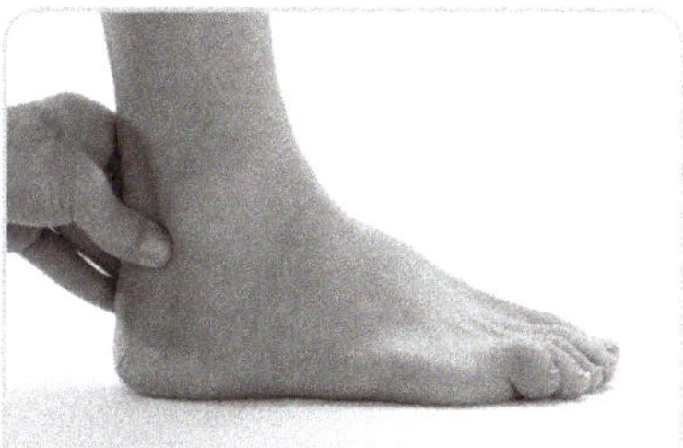

1 2e ligne externe- côté-1

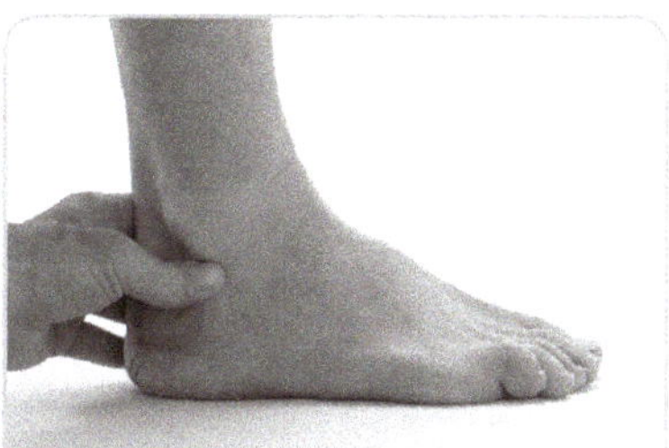

2 Pied externe-2

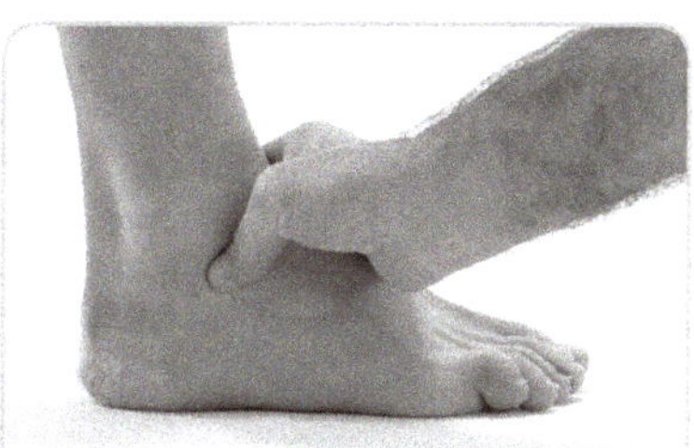

3 Pied externe-3

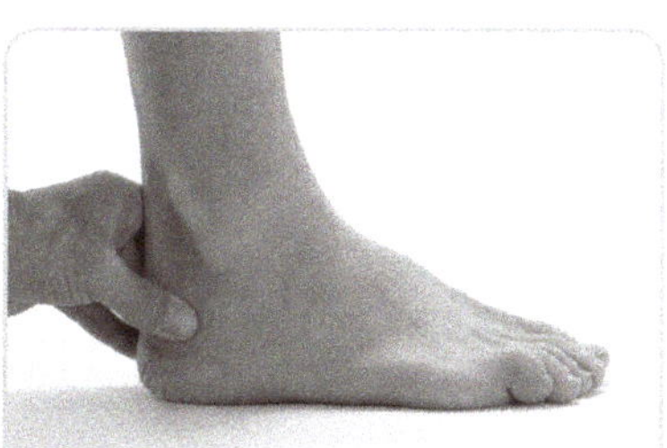

4 Pied externe-4

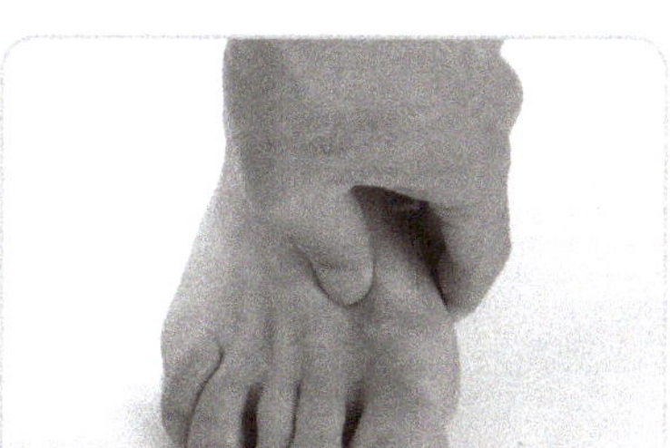

5 Pied externe-5

www.ingramcontent.com/pod-product-compliance
Lightning Source LLC
LaVergne TN
LVHW072245300926
849160LV00017B/1596